医学细菌名称及分类鉴定

Names of Medical Bacteria and Taxonomic Identification

赵乃昕　苑广盈　边锋芝　主编

山东大学出版社
SHANDONG UNIVERSITY PRESS
·济南·

图书在版编目(CIP)数据

医学细菌名称及分类鉴定/赵乃昕,苑广盈,边锋芝主编.—济南:山东大学出版社,2021.9

ISBN 978-7-5607-7146-5

Ⅰ.①医… Ⅱ.①赵… ②苑… ③边… Ⅲ.①病原细菌—名称 ②病原细菌—细菌分类—鉴定 Ⅳ.①R378

中国版本图书馆CIP数据核字(2021)第193695号

责任编辑 李昭辉

封面设计 杜 婕

出版发行 山东大学出版社

社　　址 山东省济南市山大南路20号

邮政编码 250100

电　　话 市场部(0531)88363008

经　　销 新华书店

印　　刷 济南华林彩印有限公司

规　　格 787毫米×1092毫米 1/16

　　　　 36.75印张 872千字

版　　次 2021年9月第1版

印　　次 2021年9月第1次印刷

定　　价 178.00元

《医学细菌名称及分类鉴定》

编　委　会

主　编　赵乃昕　苑广盈　边锋芝

副主编　裴凤艳　唐文强　曹铭锋

　　　　高　屹　李荣国　刘伦琴

编　委　（以姓名汉语拼音为序）

　　　　边锋芝　曹铭锋　程广霞　高　屹　公衍文

　　　　纪全江　李　赫　李荣国　林黎明　刘伦琴

　　　　马全萍　裴凤艳　孙玉国　唐文强　王金鹏

　　　　王　丽　王　勇　温方红　杨　勇　姚明晓

　　　　苑广盈　张　倩　张书新　赵乃昕

本书参编人员及所在单位

赵乃昕　山东潍坊医学院

苑广盈　山东省公共卫生临床中心

边锋芝　山东第一医科大学第三附属医院

裴凤艳　山东第一医科大学附属中心医院

唐文强　聊城市人民医院

曹铭锋　山东第一医科大学第二附属医院

高　屹　国家卫生健康委员会临床检验中心

李荣国　济南市妇幼保健院

刘伦琴　山东省公共卫生临床中心

公衍文　山东大学第二医院

纪全江　山东第一医科大学第三附属医院

李　赫　齐齐哈尔医学院

林黎明　山东省出入境检验检疫局

王　勇　山东省立医院

程广霞　山东省公共卫生临床中心

孙玉国　山东第一医科大学第三附属医院

王金鹏　山东省中医药大学第二附属医院

王　丽　山东省公共卫生临床中心

马全萍　山东第一医科大学第三附属医院

张　倩　山东第一医科大学第三附属医院

杨　勇　山东第一医科大学第二附属医院

温方红　济南市第二人民医院

姚明晓　山东省疾病预防控制中心

张书新　齐鲁医药学院

赵乃昕教授简介

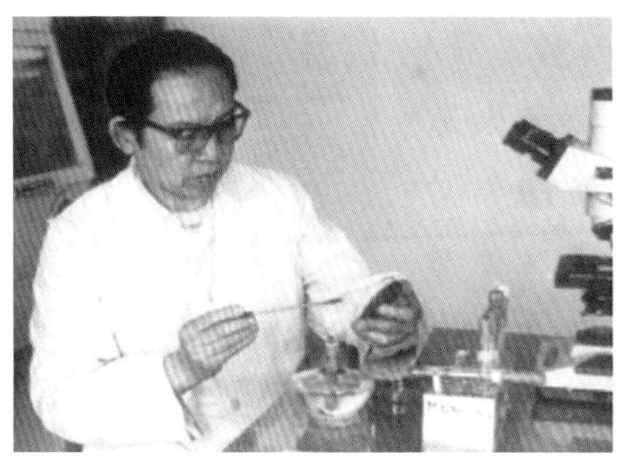

赵乃昕，山东龙口（原黄县）人。1954年毕业于山东医学院，先后在哈尔滨医学院和黑龙江省卫生学校教授微生物学专业课程，1959年任讲师，1981年任副教授。1984年转至潍坊医学院任微生物学副教授，1987年任微生物学教研室主任，1988年晋升为教授。赵教授长期从事微生物学和微生物检验的教学和科研工作，多年来研究东北农村发酵米面食物的中毒，对此类食物中毒的中毒菌的分离、鉴定和分类以及中毒菌的产毒、毒素提取、中毒机制和解毒进行了广泛研究。近年来，赵教授对临床感染病原菌和条件致病菌的分离、鉴定和分类进行了研究，还对有机农业用的细菌肥料进行了研究，在国际上首次报道了几个条件致病菌新菌种。

赵教授曾获1958年和1959年的"哈尔滨市劳动模范"称号，是1959年黑龙江省文教群英会代表。他曾任黑龙江省医学会医学检验分会副主任委员、黑龙江省微生物学会理事、中国微生物学会系统细菌学组常务组员、日本酵素菌社山东总部顾问、美国微生物学会会员。曾获山东省科技进步三等奖2项，获山东省卫生厅和山东省科技厅（科委）颁发的二等奖4项。赵教授所鉴定分类命名的多种细菌被国际菌种保藏机构保藏（保藏号：英国NCIMB12451，法国CIP104582，比利时LMG18113等）。赵教授在国内外共发表论文百余篇，其中在外文期刊上发表论文5篇；出版专著1本（《医学细菌名称及分类鉴定》）。

苑广盈教授简介

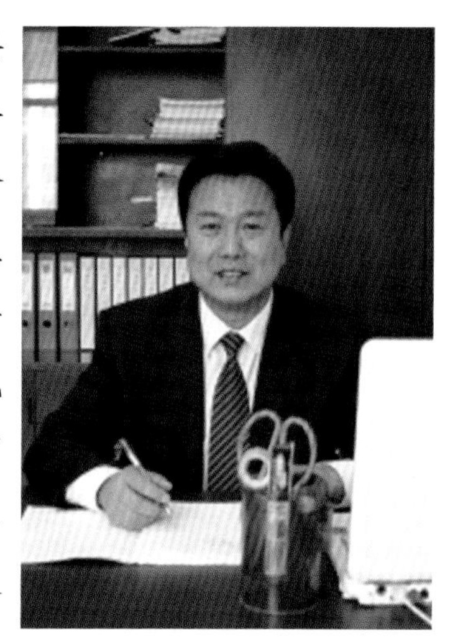

苑广盈，山东济南人，医学硕士，教授，主任检验师，山东大学、山东第一医科大学硕士生导师，现任济南医学会微生物与免疫学专业委员会主任委员、济南市传染病病原学重点实验室主任、济南市新突发传染病重点实验室主任。近年来先后完成科研课题8项，获济南市优秀学术成果一等奖3项、二等奖4项；获济南市科技进步一等奖1项、二等奖3项、三等奖3项；获泰山医学院科技进步一等奖2项；获发明专利2项；发表SCI论文8篇、"中华牌"系列论文12篇、中文核心期刊论文40余篇；编写著作4部。苑教授曾先后被授予"山东省临床实验室质量管理先进个人""济南市首批学术技术带头人""济南专业技术拔尖人才""济南市十佳医务人员""济南市抗震救灾模范个人""山东省卫健委第十一届全运会医疗卫生保障先进个人"等荣誉称号，并记三等功1次。

苑教授的主要社会兼职有山东省医学会微生物与免疫学分会副主任委员、山东省医院协会临床检验专业委员会常务委员、山东省医院协会传染病分会副主任委员、山东生物化学与分子生物学会理事、中国免疫学会会员、山东省罕见疾病防治协会理事、济南医学会副秘书长、《医学检验与临床》杂志副主编等。

边锋芝简介

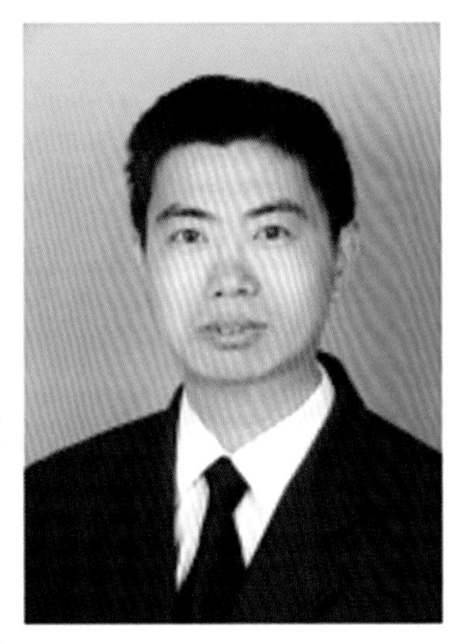

边锋芝，山东聊城人，医学硕士，副主任检验师。2001年毕业于天津医科大学医学检验专业，现兼任山东省老年医学学会检验专业委员会委员、山东省研究型医院协会临床微生物学委员会委员、济南医学会微生物与免疫学专业委员会委员兼秘书。近年来参编著作1部，发表论文10余篇，其中以第一作者发表SCI论文1篇，“中华牌”核心期刊论文3篇；曾获得济南市科技进步一等奖1项、三等奖1项，济南市自然科学学术创新奖3项；在工作中被授予“济南市艾滋病筛查实验室检测工作先进个人”“济南市卫生系统岗位技术能手”等荣誉称号。

出版说明

《医学细菌名称及分类鉴定》一书自 1996 年出版以来，由于资料翔实、具体、新颖，因此深受我国各地区细菌学工作者的欢迎，并将此书作为必备工具书之一，从中查找科学依据和资料。有的科研单位还将此书作为细菌编码鉴定研究的主要参考资料，编写了计算机软件，建立了用计算机对细菌进行鉴定的自动化系统。我国台湾九州图书文物有限公司还以《医学细菌词汇及分类鉴定》为书名，将普通文本翻印成繁体精装文本，在我国台湾等地区销售，深受众多同行欢迎，对有关方面的学术交流也产生了很好的影响。

随着细菌系统分类与多相分类研究与应用的深入，新菌种的报道与菌种分类位置的变化也不断增加，每年约有 150 个新菌种被报道，其中 1/4～1/3 与医学和动物有关。为了及时反映这些新菌种与分类变化情况，我们在前三版的基础上加以修改补充，将《医学细菌名称及分类鉴定》一书再版，以便使细菌学工作者在分离、诊断、鉴定和分类工作中了解最新的分类现状和查找有关权威性文献。

新版《医学细菌名称及分类鉴定》一书以排列有序且查询方便为目标，全书编排顺序基本上同第三版，以细菌菌属的学名(即拉丁学名)按字母顺序排列，逐个介绍菌属，其内容主要有：每个菌属的学名与中文名；发表此菌属的原始文献；菌属的修正描述文献；菌属的定义性描述；菌属中包括的菌种及拉丁学名与中文名对照，每个菌种的建种文献(杂志、年、卷、期、起止页)；最后是菌属中菌种的表型和鉴别特征。

新版《医学细菌名称及分类鉴定》一书资料充实，内容新颖。书中收集了大量与人体、动物(哺乳动物)有关的病原菌、条件致病菌，对这些细菌特征的鉴别都作了简要论述，共收集菌属 280 个，菌种 5000 余种，可供科研、教学、临床医学、兽医学、检验学、疾病预防控制中心和公共卫生等单位应用和参考。书中包含有一些常见菌，农业、工业、土壤、环境等学科也可能用到。

当代国际上对细菌的鉴别与分类有两大巨著：一是著名的《伯杰氏鉴定细菌学手册》(*Bergey's Manual of Determinative Bacteriology*)，二是《伯杰氏系统细菌学手册》(*Bergey's Manual of Systematic Bacteriology*)，但这两大巨著出版周期太长(10 年左右)。此外，还有美国的《临床微生物学手册》(*Manual of Clinical Microbiology*)，每四年一版，出版周期也较长，而且数量有限，一般单位少有。参考上述手册，还需补充有关刊物资料，而基础条件差的单位很少有这些资料，致使一般细菌研究与检验单位的工作人员很难参考。我们编写的《医学细菌名称及分类鉴定》一书直接取材于《伯杰氏系统细菌学手册》和历年的《国际系统与进化微生物学》(IJSEM)。IJSEM 是国际上最权威的细菌分类杂志，所有细菌命名只有在此杂志上刊出方为合格有效。此刊物 1951 年时称为《细菌命名和分类国际公报》(*International Bulletin of Bacteriological Nomenclature and Taxonomy*)，1966 年改为《国际系统细菌学杂志》(*International Journal of Systematic Bacteriology*，简称 IJSB)，2000 年改为《国际系统与进化微生物学杂志》(*International Journal of Systematic and Evolutionary Microbiology*，简称 IJSEM)。还有其他权威性英文刊物，如《系统应用微生物学》(*System Applied Microbiology*)、《FEMS 微生物学通讯》(*FEMS Microbiology Letter*，*Archives Microbiology*)、《临床微生物学杂志》(*Journal of Clinical Microbiology*)、《应用环境微生物学》(*Applied Environment Microbiology*)、《当前微生物学》(*Current Microbiology*)等，可以查阅有关的有效发表(effective publication)文章，反映细菌分类的历史和现状。除了杂志，还可以查询网络(http://www.bacterio.cict.fr 和 LPSN-list of prokaryotic names with standing in nomenclature)；欲知致病性和购买菌种可查“DSMZ bacterial nomenclature up to date”。本书列出的细菌名称尽量按其原文解释译出中文名称；有的未见原文解释，有的虽能见到原文解释，但难于确切地译出，便不硬去翻译。一般而言，分离、鉴定、研究的菌种是不是个新种，除准确的鉴定外，还必须掌握与之有关的最新而全面的权威性文献，这就是为什么在建立每个菌种时，要把所发表的文献全部列出的原因。由于许多新的菌种多由发达国家的学者发现和建种，因此我们更需要掌握这些新的文献，这正是本书再版的目的。

在细菌的鉴定工作中，为了准确发表，不但要描述表型性状，还要进行遗传(基因)实验，如16S rDNA的提取与测序。为了达到多相分类的目的，还要进行化学分析，如检测脂肪酸、磷脂、肽聚糖等。在表型描述上，目前大多使用商品供应的微量法，即快速上机鉴定，例如“生物梅里埃”、autoSCAN-W/A自动系统、Phoenix自动系统、Biolog鉴定系统等。这类方法有其方便与基本准确之处，但微量快速法毕竟是微量快速法，对于细菌生化反应中的弱阳性和迟缓阳性容易与阴性混淆，有时不得不用多个型号的产品来印证，国外也是这样，最好还是用传统的试管法来印证和补充。在国外，分子学方法已普遍使用，而表型方法倒成了短板。详细的基因测定可以鉴定基因型，而详细准确的生化反应有助于鉴别生物型。

要发表建立新种的论文，按要求需将进行多相分类的论文在IJSEM上发表，也就是“合格发表”(valid publication)。一旦发表，此菌便正式立户，等于上了“户口”。也可以在其他英文刊物上发表，但这只能称为“有效发表”，再将此文提交IJSEM，审查通过，认为合格，便在IJSEM上列表(此菌名称、作者、刊物名称、年、卷、起止页)公布，称为“合格化”(validation)，此外别无他途。

在译名问题上，近年来有的医学出版物在汉译细菌名称上做了一个改变，即把词源源于人名的菌名中的“氏”字去掉，例如将沙门氏菌称为“沙门菌”，将志贺氏菌称为“志贺菌”，将克雷伯氏菌称为“克雷伯菌”，将沙雷氏菌称为“沙雷菌”，等等。这改变了过去的传统做法，为学者和教者都带来了不便。现在菌名已达数千，不久即可上万，而每一个行业所涉及的细菌(例如医学或农业细菌)其菌种数也达数百乃至上千，如何能方便地见到菌名即可读出来并能略知其含义，就要在译名上多带一些信息，尽管菌名只是一个符号，但其起名的词源(etymology)应当弄清。命名有的根据性状，例如金黄色葡萄球菌、白色葡萄球菌、溶血性链球菌等；有的根据所致疾病，例如伤寒沙门氏菌、痢疾志贺氏菌、肺炎链球菌等;有的根据分离的场所如口腔类杆菌、粪产碱菌、海洋类香菌等;有的用分离地点的地名以地名为词源构成菌名;有的为纪念某人的功绩而以人名构成菌名。而来自人名和地名者最易引起混淆,因为二者都是音译。例如,志贺氏菌属(Shigella)的"志贺"词源来自人名,而志贺金黄杆菌(*Chryseobacterium shigense*)的"志贺"词源却来自地名;以色列军团菌(*Legionella israelensis*)的"以色列"来自国名,而以色列放线菌(*Actinomyces israelii*)的"以色列"却来自人名。总之,人名和地名不易区别的例子不胜枚举,往往使人一头雾水,学生问起来老师也不易回答。如果凡来自人名者一律加一"氏"字,就可以轻而易举地将二者区分开来,为学者提供方便,明明白白,何乐而不为!前时与程光胜教授表达过此意,认为应当保留"氏"字,周德庆教授、廖延雄教授以及医学家和医学翻译家王贤才教授也表达过此意。

生物学名用双名法,拉丁学名前为属名,后为种名,二者之间书写与读音都要断开,汉译后虽连在一起,但读时中间也要断开一下,光认得字但不知其义便难以断开。如菌名词源来自人名者有一个"氏"字,就在此处断开,即略一停顿,顺理成章,堪称便利。科学出版社、高等教育出版社、农业出版社、化学工业出版社都是按这一过去的传统来做,我国港、澳、台等地区也是这样做的。

《医学细菌名称及分类鉴定》目前出版的是新修订版。之前第一版主编为赵乃昕和岳启安,1996 年出版;第二版主编为赵乃昕和张明,2006 年出版;第三版主编为赵乃昕和苑广盈,2013 年出版;本次修订版是在前三版的基础上重新进行了编写,并且在编写工作中得到了有关单位的支持和帮助,在此一并深表谢意。由于编者能力所限,书中难免有疏漏、不妥乃至谬误之处,敬请读者不吝赐教。

编　者

2020 年 7 月

前　言

近年来，对致病菌与条件致病菌的报道越来越多，新的种属的报道也不断出现。随着16S rRNA基因测序的应用与多相分类的开展，对过去的细菌分类又进行了重新的验证与调整，也出现了许多变动。我国细菌鉴定分类方面与先进国家仍有较大差距，特别是系统细菌学工作差距更大。我们对细菌的鉴定很少能做到多相鉴定，也很少见由我们首先报道命名的新种。原因是多方面的，而书籍和资料缺乏也是一个重要原因。要提高我国相关领域的人员细菌鉴定的水平，就要进行系统细菌学方面的工作，首要的工具书是《伯杰氏系统细菌学手册》和《国际系统细菌学杂志》(*International Journal of Systematic Bacteriology*，简称IJSB)或《国际系统和进化微生物学杂志》(*International Journal of Systematic and Evolutionary Microbiology*)，其次较权威的还有国际上重要的微生物学杂志，如《系统与应用微生物学》(*Systematic And Applied Microbiology*)、《临床微生物学杂志》(*Journal of Clinical Microbiology*)、《欧洲微生物学会联合会微生物生态学》(*FEMS Microbiology Ecology*)、《微生物学档案》(*Archives of Microbiology*)、《微生物学研究》(*Research in Microbiology*)和《微生物与免疫学》(*Microbiology and Immunology*)等。但一般单位要备有这些书刊实难办到，即便是最基本的《伯杰氏系统细菌学手册》和《国际系统细菌学杂志》往往也不具备。单靠一般的临床细菌学手册和一般的细菌编码鉴定手册，往往不易对细菌作出准确而系统的鉴定。我们参考1984年《伯杰氏系统细菌学手册》第1卷(革兰氏阴性菌部分)、1986年的《伯杰氏系统细菌学手册》第2卷(革兰氏阳性菌部分)和1985～2018年共33年的《国际系统细菌学杂志》，并参考了1999年第7版的《临床微生物学手册》(*Manual of Clinical Microbiology*)以及上述国际上的重要微生物学杂志，将与医学有关的，甚至只要与人体有关和与高等动物有关的细菌均摘录出来，以菌属为单位编排列出，着重于对菌属的定义和性状的描述。对每个菌属的描述尽量采取发表建立此属的原作者的描述，因为是合格发表，具有权威性，故本手册原原本本地照录而不做任何增删。然后是每个菌属中包括的菌种，用拉丁名和中文对照列出。对于建属之后陆续发表的菌种，则于每个菌名之后列出合格发表和有效发表的文献，以便于查找或委托有条件的单位代为复印此文献。菌种在属间的变迁本书中也适当进行了反映。对于临床常见的菌属，则列出此属内的菌种鉴别表，以资一般鉴定时参考。这样，此书对广大防疫和临床战线上的细菌学工作者及有关的大专院校和科研工作者具有较实用的参考价值，可以节省时间和精力，起到“一册在手，统揽全局”的作用，从而提高工作效率和工作水平。

【附】本手册的引用书刊简称与注解如下：

(1)1984 年手册第 1 卷：Bergey's Manual of Systematic Bacteriology, Volume 1, Krieg N. R. et al. (ed.)1984 The Williams & Wilkins, Baltimore/London.

(2)1986 年手册第 2 卷：Bergey's Manual of Systematic Bacteriology, Volume 2, Sneath P. H. A. et al. (ed) 1986. The Williams & Wilkins, Baltimore.

(3)2009 年手册：Bergey's Manual of Systematic Bacteriology, 2nd edn, Edited by P. de Voges & G. M. Garrity et al. New York Springer Dordrecht Heidelberg London.

(4)2005 年手册：Bergey's Manual of Systematic Bacteriology, 2nd edn. Volume two Part C.

(5)IJSB：Int. J. Syst. Bacteriol.

(6)IJSEM：Int. J. Syst. Evol. Microbiol.

(7)valid：合格化。

(8)emend：修正描述。

(9)AL：Approved List of Bacteriol Names Published in January 1980 (1980 年的细菌名称批准表)。

(10)VP：Validly Published in Int. J Syst. Bacteriol (《国际系统细菌学》杂志的合格发表)。

(11)LN：List No. of Validly Published in Int. J. Syst. Bacterol. or J. Int Syst. Evol Microbiol. (在《国际系统细菌学杂志》和《国际系统和进化微生物学杂志》上的合格化表号)。

(12)书中表中的字母注释：V 为可变的、不定，ND 为未检测，S 为敏感，R 为耐药，D 为 21%～79% 阳性，W 为弱反应或迟缓反应。

(13)菌名后未列文献者为 1986 年手册第 2 卷中列出的菌名。

目　录

Abiotrophia 乏养(球)菌属 Kawamura et al. 1995，IJSB 1995；45(4)：798～803.

革兰氏染色阳性，不形成芽胞，无动力，菌体主要呈球形，但在补充有吡哆醛盐酸盐(pyridoxal hydrochloride)或L-半胱氨酸(L-cysteine)的THB(Todd-Hewitt broth，托德-休伊特肉汤)或CBA(Clumbia blood agar，哥伦比亚血琼脂)培养基中可呈多形性的卵圆形和球杆状。兼性厌氧，触酶和氧化酶阴性，发酵葡萄糖的主要产物是乳酸，不从葡萄糖中产气，不能在10 ℃和45 ℃或在6.5%的氯化钠中生长，营养挑剔，在THB或CBA中不生长或生长轻微，生长需要巯基化合物(sulfydryl compounds，通常用0.01%的L-半胱氨酸)或维生素B_6(通常用0.001%的吡哆醛盐酸盐)。在血平板上，在表皮葡萄球菌周围呈卫星菌落生长。吡咯烷酮芳胺酶(pyrrolidonyl arylamidase)阳性，抵抗奥普托欣(optochin)，对万古霉素敏感。L-赖氨酸是3位的二氨基酸，丙氨酸或丙氨酸-丙氨酸为肽交联桥，因而肽型推测为A3α。DNA的G+C mol%为36.6～46.6。

模式种：*Abiotropha defectiva*(软弱乏养菌)

A. adiacens(原 *Streptococcus adjacens*) 毗邻乏养菌

A. adiacens→*Granulicatella* IJSEM 2000；50(1)：365～369.

A. balaenopterae 鲸乏养菌 IJSB 1999；49(2)：503～506.

A. balaenopterae→*Granulicatella* IJSEM 2000；50(1)：365～369.

A. defectiva(原 *Streptococcus defectivus*) 软弱乏养菌

A. elegans 苛求乏养菌 IJSB 1999；49：1. J. Clin. Microbiol. 1998；36：100～104.

A. elegens→*Granulicatella* IJSEM 2000；50(1)：365～369.

A. para-adiacens 副毗邻乏养菌 J. Clin. Microbiol. 2000；38(2)：492～498.

表1 低G+C mol%，触酶阴性，革兰氏染色阳性球菌的鉴别

菌属(Genus)	G+C mol%	肽聚糖3-位(Peptidoglycan position 3)	万古霉素(Vancomycin, 30 μg/皿)	葡萄糖产气	PYR活性	亮氨酸氨肽酶(Leucine aminopeptidase)	6.5%的氯化钠	10 ℃生长	45 ℃生长	动力(motility)	溶绵羊血
乏养(球)菌属(*Abiotropha*)	37～47	赖(L)	S	−	+	+	−	−	−	−	α
气球菌属(*Aerococcus*)	35～40	赖(L)	S	−	+	−	+	−	+	−	α
肠球菌属(*Enterococcus*)	37～45	ND	S	−	+	+	+	+	+	V	α，β，−
孪生(球)菌属(*Gemella*)	32～35	内消旋DAP	S	−	+	V	−	−	−	−	α，−

续表

菌属(Genus)	G+C mol%	肽聚糖3-位(Peptidoglycan position 3)	万古霉素(Vancomycin, 30 μg/皿)	葡萄糖产气	PYR 活性	亮氨酸氨肽酶(Leucine aminopeptidase)	6.5%的氯化钠	10 ℃生长	45 ℃生长	动力(motility)	溶绵羊血
乳球菌属(*Lactococcus*)	34～43	赖(L)	S	−	+	+	V	+	−	−	α,−
明串珠菌属(*Leuconostoc*)	38～44	赖(L)	R	+	−	−	V	+	V	−	α,−
片球菌属(*Pediococcus*)	34～42	赖(L)	R	−	−	+	V	−	+	−	α
链球菌属(*Streptococcus*)	34～46	赖(L)	S	−	−	+	−	−	V	−	α,β,−
游球菌属(*Vagococcus*)	33～37	赖(L)	S	−	+	+	+	+	−	+	α,−

注:PYR 为吡咯烷酮基芳胺酶(pyrrolidonyl arylamidase);"赖(L)"为赖氨酸(lysine);内消旋 DAP 为庚二酸(meso-diaminopimelic acid);S 为"敏感";R 为"耐药";V 为"可变的,有阴有阳";ND 为"未获得资料";α 为 α 溶血,β 为 β 溶血。后同。

***Achromobacter* 无色杆菌属** (Yabuuchi and Yano) emended by Yabuuchi et al. 1998 IJSB 1998;48(4):1083～1084. Microbiol. Immunol. 1998;42(6):429～438.

革兰氏染色阳性无芽胞直杆菌,大小(0.8～1.2)μm×(2.5～3.0)μm,端钝。以有鞘的周鞭毛运动,每个菌有鞭毛 1～20 根。为严格需氧的非发酵菌,有的菌株可以用硝酸盐为受氢体进行厌氧生长,它们进行硝酸盐呼吸并结合亚硝酸盐和氧化二氮(nitrous oxide)呼吸。有两种细菌铜蓝蛋白可以从木糖氧化无色杆菌中分离到,可能起电子传递作用。从同株中得到的亚硝酸盐还原酶分 1 型和 2 型。有的菌株也是兼性化能自养菌,其氢化酶(hydrogenase)为水溶性的,而不是膜结合型的。有的种能利用甲硫氨酸和 S-甲基-L-半胱氨酸形成 DMDS(dimethyl disulfide)。还原硝酸盐生成氮气或亚硝酸盐。

产生触酶和氧化酶。不嗜盐,不溶血,无水溶性或脂溶性色素。在氧化发酵(OF)培养基中从某些糖类中产酸,产酸通常不强,需 3 天或以上方显阳性。脲酶、DNase、苯丙氨酸脱氨酶、赖氨酸、鸟氨酸脱羧酶、精氨酸双水解酶和明胶酶阴性。3 个种都能同化苹果酸、己二酸和苯乙酸盐而不能利用 L-阿拉伯糖、D-甘露醇、D-甘露糖、麦芽糖和 N-乙酰-D-葡萄糖胺。皮氏无色杆菌不能利用柠檬酸盐,木糖氧化无色杆菌反硝化亚种不利用葡萄糖酸盐,上述两种菌都不利用正癸酸(n-capric acid)。

虽存在于土壤和水中，但对其生态知之甚少。有时分离自医院环境和临床标本，有病理意义或仅为污染菌。其 DNA 的 G+C mol% 为 65～67.7。

无色杆菌属为德·雷(de Ley)等于 1986 年建立的产碱菌科的成员，属于变形菌纲(*Proteobacteria*)*beta* 组。无色杆菌属现在的成员有木糖氧化无色杆菌(*A. xylosoxidans*)、木糖氧化无色杆菌反硝化亚种(*A. xylosoxidans* subsp. *denitrificans*)、卢氏无色杆菌(*A. ruhlandii*)和皮氏无色杆菌(*A. piechaudii*)。

无色杆菌属与产碱杆菌属二者相近，木糖氧化无色杆菌与反硝化产碱杆菌在这两个属内变换存在，并互为种和亚种，在 1980～2003 年间由不同作者报道而演化出约 10 个种和亚种，弄得人眼花缭乱，其实就是两个模式菌株 ATCC27061 和 ATCC15173，因此在这两个属内谈到此菌时就分别注明此菌株。

模式种：*Achromobacter xylosoxidans*(木糖氧化无色杆菌)

A. aegrifaciens 致病无色杆菌 IJSEM 2014;64:1～5. Syst. Appl. Microbiol. 2013;36:474～482.

A. agilis 敏捷无色杆菌 IJSEM 2016;66:3708～3717.

A. animicus 动物无色杆菌 IJSEM 2013;63:2365～2367. Syst. Appl. Microbiol. 2013;36:1～10.

A. anxifer 不幸无色杆菌 IJSEM 2014;64:1～5. Syst. Appl. Microbiol. 2013;36:474～482.

A. defragrans 脱香味无色杆菌(非真正无色杆菌) IJSB 1998;48(4):1083～1084. Syst. Appl. Microbiol. 1998;21:237～244.

A. deleyi 德瑞氏无色杆菌 IJSEM 2016;66:3708～3717.

A. denitrificans(原 *Alcaligenes denitrifieans* Ruger & Tan 1983) 反硝无色杆菌 IJSEM 2003;53:1825～1831.(模式株：ATCC 15173)

A. dolens 伤害无色杆菌 IJSEM 2014;64:1～5. Syst. Appl. Microbiol. 2013;36:474～482.

A. insolitus 稀有无色杆菌 IJSEM 2003;53:1819～1824.

A. insuavis 厌人无色杆菌 IJSEM 2014;64:1～5. Syst. Appl. Microbiol. 2013;36:474～482.

A. kerstersii 克氏无色杆菌 IJSEM 2016;66:3708～3717.

A. marplatensis 马德普拉塔无色杆菌 IJSEM 2011;61:231～2237.

A. mucicolens 黏液无色杆菌 IJSEM 2013;63:2365～2367. Syst. Appl. Microbiol. 2013;36:1～10.

A. pestifer 有害色杆菌 IJSEM 2016;66:3708～3717.

A. piechaudii(原 *Alcaligenes piechaudii*) 皮氏无色杆菌

A. pulmonis 肺无色杆菌 IJSEM 2013;63:2365～2367. Syst. Appl. Microbiol. 2013;36:1～10.

A. ruhlandii(原 *Alcaligenes ruhlandii*) 卢氏(拉氏)无色杆菌 Microbiol. Immunol. 1998;42:429～438.

A. sediminus 沉淀无色杆菌 IJSEM 2014;64:2244～2249.

A. spanius 少见无色杆菌 IJSEM 2003;53:1819～1824.

A. spiritinus 圣灵无色杆菌 IJSEM 2013; 63: 2365 ～ 2367. Syst. Appl. Microbiol. 2013;36:1～10.

A. xylosoxidans 木糖氧化无色杆菌 J. Clin. Microbiol. 2002;40:1210～1213.（模式株:ATCC 27061）

A. xylosoxidans* subsp. *denitrificans（原 *Alcaligenes denitrificans*） 木糖氧化无色杆菌反硝化亚种（模式株:ATCC 15173）

A. xylosoxidans* subsp. *xylosoxidans （Yabuuchi & Ohyama 1971）（Yabuuchi & Yano 1981） 木糖氧化无色杆菌木糖氧化亚种（模式株:ATCC27061）

表 2 无色杆菌属（*Achromobacter*）菌种的鉴别

特 征	生长于乙酰胺	脱硝	同 化				
			葡萄糖	木糖	中康酸盐（mesaconate）	乌头酸盐	二氨基丁烷
稀有无色杆菌	+	−	−	−	+	+	−
少见无色杆菌	−	−	−	−	−	−	+
木糖氧化无色杆菌	−	+	+	+	+	+	ND
脱硝无色杆菌	V	+	−	−	V	+	ND
皮氏无色杆菌	V	−	−	−	+	+	V
卢氏无色杆菌	ND	−	+	+	ND	+	ND

注:引自 IJSEM 2003;53:1819～1824.

表 3 无色杆菌属几个种与近似属种的鉴别

	木糖氧化无色杆菌	脱硝无色杆菌	卢氏无色杆菌	皮氏无色杆菌	粪产碱菌	支气管鲍特氏菌
革兰氏染色阴性杆状	+	+	+	+	+	+
周毛运动	+	+	+	+	+	+
触酶,氧化酶	+	+	+	+	+	+
0%,5%的氯化钠	+	+	+	+	+	+
麦康克琼脂	+	+	+	+	+	+
溶解绵羊血	−	−	−	ND	−	−
西蒙氏柠檬酸盐	+	+	+	−	+	+
丙二酸盐利用	+	−	（+）	−	+	+
硝酸盐产气	+	+	−	−	−	−
还原硝酸盐为亚硝酸盐	−	−	+	+	−	+
氧化产酸自:						
D-阿拉伯糖	（+）	−	+	−	−	（+）

续表

	木糖氧化无色杆菌	脱硝无色杆菌	卢氏无色杆菌	皮氏无色杆菌	粪产碱菌	支气管鲍特氏菌
L-阿拉伯糖	−	−	(+)	−	−	−
3%的乙醇	(+)	+	−	−	+	−
半乳糖	+	−	−	−	−	−
葡萄糖	+	−	(+)	−	−	−
甘油	(+)	(+)	−	−	−	−
木糖	+	−	(+)	−	−	−
果、乳、麦、甘、蔗糖	−	−	−	−	−	−
同化：						
苹果酸盐、苯乙酸盐	+	+	+	+	+	−
己二酸盐	+	+	+	+	−	+
葡萄糖酸盐	+	−	+	+	−	−
癸酸盐	+	−	+	−	+	−

注：上述菌株呈现阴性反应的试验为尿素、硫化氢、七叶苷水解、吐温 80 水解、赖氨酸和乌氨酸脱羧酶。

表 4　无色杆菌属几个菌种的鉴别

	致病无色杆菌	不幸无色杆菌	伤害无色杆菌	厌人无色杆菌
42 ℃生长	+/−	+	+	+/−
动力	+	+	+	+/−
D-木糖的 O/F 培养基	−	−	+/−	(+)
溴化十六烷基三甲铵琼脂培养基	+/−	+	+	+
3%的氯化钠	+/−	+	+	+
4.5%的氯化钠	(−)	−	+/−	+/−
6%的氯化钠		−	+/−	−
硝酸盐还原	(+)	+	+	+
亚硝酸盐还原	+	+	−	+
反硝化	−	−	−	(+)
乙酰胺生长	+	+	−	+
同化试验：				
葡萄糖	−	−	+	+
D-葡萄糖(API 20NE)	(+)	−	+	+
D-葡萄糖酸盐(API 20NE)	(+)	+	+	(+)

续表

	致病无色杆菌	不幸无色杆菌	伤害无色杆菌	厌人无色杆菌
癸酸盐(API 20NE)	(+)	+	+/−	+
己二酸盐(API 20NE)	(+)	+	+	+
L-苹果酸盐	(+)	+	+	+
柠檬酸盐	(+)	+	+	+
苯乙酸盐	(+)	+	+	+
蔗糖	−	−	−	(−)
D-甘露糖	−	−	+/−	+/−
D-乳酸盐	+	+	+	+
乳酸+甲硫氨酸	+	+	+	+
葡萄糖产酸(API 20NE)	−	−	−	(−)
碱性磷酸盐活性(API ZYM)	+/−	−	+	+
C4-脂肪酶活性(API ZYM)	+	+	+	(+)
C8-脂肪酶活性(API ZYM)	−	−	−	(−)
酸性磷酸酶活性(API ZYM)	+	+/−	+	+
磷酰胺酶活性(API ZYM)	−	−	+	+/−
底物氧化利用(Biolog GEN Ⅲ):				
α-D-葡萄糖	−	+/−	+/−	(+)
D-天门冬氨酸	−	−	−	−
D-丝氨酸	(−)	−	−	−
甘氨酰-L-脯氨酸	−	+	−	−
L-丙氨酸	(+)	+	+/−	(+)
L-天冬氨酸	+	+	+	(+)
L-谷氨酸	+	+	+	(+)
L-组氨酸	−	+	−	−
L-焦谷氨酸	(+)	+	+	(+)
L-丝氨酸	(+)	+	+	(+)
D-葡萄糖酸	(+)	+	+	(+)
D-葡萄糖醛酸	−	−	−	(−)
葡萄糖醛酰胺	−	−	−	(−)
黏液酸	−	+/−	+/−	+/−
D-糖二酸	−	+	+	(+)

续表

	致病无色杆菌	不幸无色杆菌	伤害无色杆菌	厌人无色杆菌
甲基丙酮酸	(+)	+/−	+/−	(+)
D-苹果酸	+/−	+/−	+	+
溴-丁二酸	+/−	+/−	−	+/−
γ-氨基-丁酸	(−)	+	−	−
α-羟基-丁酸	−	+/−	−	−
β-羟基-D,L-丁酸	−	+	+/−	(+)
α-酮-丁酸	+/−	+/−	−	−
丙酸	(+)	+	+	+
乙酸	(+)	+	+	+
甲酸	(−)	−	−	−
敏感试验(Biolog GEN Ⅲ):				
pH=5	(+)	+	+	+
4%的氯化钠	(+)	+	+	+
8%的氯化钠	(−)	−	+/−	+/−
D-丝氨酸	(+)	+	−/−	(+)
二甲胺四环素	−	+/−	+	+/−
亚碲酸钾	(+)	+	+	(+)
丁酸钠	(+)	+	+	+

注:(+)为 80%~89%阳性,(−)为 11%~20%阳性,+/−为 30%~70%阳性。

Acidovorax 食酸菌属 Willems et al. 1990,IJSB 1990;40:384~398. emend Willems et al. 1992,IJSB 1992;42:107~119.

革兰氏染色阴性,直或略弯曲,大小(0.2~0.7)μm×(1.0~5.0)μm。单个或短链存在,单极毛运动,氧化酶阳性,脲酶活性因株而异。有的株生长于克里斯滕森(Christensen)尿素琼脂上,但在 API 20 NE 试验中缺乏脲酶活性。在营养琼脂上不产色素,需氧,化能有机营养型。*Acidovorax facilis* 和某些 *A. delafieldii* 菌株能利用氢为能源进行自养生长,以氧为最终受氢体进行氧化糖类代谢;*A. temperans* 和 *A. delafieldii* 的一些株可用硝酸盐进行脱硝。在有机酸、氨基酸或胨培养基中能良好生长,但只利用有限的几种糖。存在两种羟基脂肪酸(hydroxylated fatty acid):3-羟辛酸($C_{8:0}$—3OH)和 3-羟癸酸($C_{10:0}$—3OH),而缺乏 2-羟脂肪酸,大多数菌株还存在环丙烷脂肪酸(cyclopropane-substituted fatty acid, 17:cyc)。G+C mol%为 62~66。DNA-rRNA 杂交,此属的全部菌株与 *Acidovorax facilis* ATCC 11228^T 的热变性[Tm(e)]范围在 77.2 ℃与 80.6 ℃之间。*Acidovorax* 属于食酸 rRNA 菌群,与此群的其他属种(*Hydrogenopha-*

ga, *Comamonas*, *Xylophilus*, [*Alcaligenes*] *paradoxus*, [*Pseudomonas*] *avenae*)等距离。

模式种：*Acidovorax facilis*(敏捷食酸菌)

A. delafieldii(原 *Pseudomonas delafielddii*) 德氏食酸菌

A. facilis(原 *Pseudomonas facilis*) 敏捷食酸菌

A. kalamii 凯氏食酸菌 IJSEM 2018;68:1719～1724.

A. lacteus 乳白食酸菌 IJSEM 2017;67:4291～4293. *Antonie van Leeuwenhoek* 2017; 110:1199～1205.

A. temperans 中泛食酸菌

A. wauterii 沃特氏食酸菌 IJSEM 2013;63:2203～2206.

Acidovorax 食酸菌属 (Willems et al. 1990)修正描述 Willems et al. 1992,IJSB 1992;42:107～119.

将此属原来的描述扩大如下：呈直的或略弯的杆状，大小(0.2～0.8)μm×(1.0～5.0)μm，单个，成对或短链状。由单极毛或偶然以 2～3 根极毛运动。在营养琼脂上，菌落圆而光滑到有扇贝状或扩展的边，有时一个培养物具有不同边缘型的菌落而不能分离开。菌落凸起，光滑至轻度颗粒状，米色到淡黄色，可有半透明的边。30 ℃时培养 3 天菌落直径 0.5～3 mm，7 天可达 4 mm。食酸菌属(*Acidovorax*)的种存在于土壤、水、临床标本和传染的植物体中。有的植物病原性菌株产生黄色到淡棕色扩散性色素。最适生长温度 30～35 ℃。G+C mol%为 62～70(Tm)。DNA-rRNA 杂交，食酸菌属菌株与 *Acidovorax avenae* NCPPB1011^T 和 *A. facilis* ATCC 11228^T 的 rRNA 之间的 Tm(e)值最低为 77 ℃。食酸菌属与丛毛单胞菌属(*Comamonas*)、噬氢菌属(*Hydrogenophaga*)、嗜木杆菌属(*Xylophilus*)和贪噬菌属(*Variovorax*)一起成为变形菌纲(*Proteobacteria*)的 beta 亚纲(rRNA 超科Ⅲ)中的丛毛单胞菌科(*Comamonadaceae*)。修正描述中又提出了两个种。

A. anthurii 安祖花食酸菌 IJSEM 2000;50(1):235～246.

A. avenae(原 *Pseudomonas avenae*) 燕麦食酸菌

A. caeni 污泥食酸菌 IJSEM 2008;58:73～77.

A. cattleyae 花食酸菌 IJSEM 2009;59:923～925. Syst. Appl. Microbiol. 2008;31:439～446.

A. citrulli 瓜食酸菌 IJSEM 2009;59:923～925. Syst. Appl. Microbiol. 2008;31:439～446.

A. defluvii 污水食酸菌 IJSB 1999;49(4):1325～1326. Syst. Appl. Microbiol. 1999;22:204～214.

A. konjaci(原 *Pseudomonas pseudoalcaligones* subsp. *konjaci*) 魔芋食酸菌

A. oryzae 稻食酸菌 IJSEM 2009;59:923～925. Syst. Appl. Microbiol. 2008;31:439～446.

A. radicis 根食酸菌 IJSEM 2011;61:2589～2594.

A. soli 土壤食酸菌 IJSEM 2010;60:2715～2718.

A. valerianellae 野苣(缬草)食酸菌 IJSEM 2003;53:795～800.

A. wautersii 沃特氏食酸菌 IJSEM 2013;63:2203～2206.

表 5 食酸菌属(*Acidovorax*)种和亚种间的鉴别

特征(Characteristic)	燕麦食酸菌(*A. avenae* subsp. *aveane*)(A)	燕麦食酸菌(*A. avenae* subsp. *cattleyae*)(B)	燕麦食酸菌(*A. avenae* subsp. *citrulli*)(C)	魔芋食酸菌(*A. konjaci*)	敏捷食酸菌(*A. facilis*)	德氏食酸菌(*A. delafieldii*)	中泛食酸菌(*A. temperans*)
阿拉伯糖或半乳糖(Arabinose or galactose)	+	+	+	−	+	+	−
核糖(Ribose)	D	+	+	+	+	+	−
木糖(Xylose)	+	−	D	−	−	−	−
葡萄糖(Glucose)	+	+	+	−	+	+	+
甘露糖(Mannose)	−	−	−	D	+	+	−
D-岩藻糖(D-Fucose)	+	+	D	−	−	+	−
甘露醇(Mannitol)	+	+	−	+	+	+	D
山梨醇(Sorbitol)	+	+	−	−	+	+	D
异丁酸盐(Isobutyrate)	+	+	D	+	−	D	D
异戊酸盐(Isovalerate)	+	+	−	+	+	+	+
己酸盐(n-Caproate)	D	+	−	−	−	D	D
丙二酸盐(Malonate)	−	−	−	+	−	−	−
顺乌头酸盐(Aconitate)	D	−	−	+	−	D	−
己二酸盐(Adipate)	+	+	+	+	−	+	+
庚二酸盐(Pimelate)	+	+	+	+	D	+	+
2-酮葡糖酸盐(2-Ketogluconate)	−	−	D	−	−	+	D
D-酒石酸盐(D-Tartrate)	+	+	+	+	−	D	−

续表

特征(Characteristic)	燕麦食酸菌(*A. avenae* subsp. *aveane*)(A)	燕麦食酸菌(*A. avenae* subsp. *cattleyae*)(B)	燕麦食酸菌(*A. avenae* subsp. *citrulli*)(C)	魔芋食酸菌(*A. konjaci*)	敏捷食酸菌(*A. facilis*)	德氏食酸菌(*A. delafieldii*)	中泛食酸菌(*A. temperans*)
m-酒石酸盐(M-Tartrate)	D	—	+	+	—	D	D
柠康酸盐(Citraconate)	+	+	+	+	—	+	D
2-酮戊二酸盐(2-Oxoglutarate)	+	+	+	+	—	+	D
柠檬酸盐(Citrate)	D	+	D	D	—	D	—
P-羟苯甲酸盐(P-Hydroxybenzoate)	—	—	—	—	D	+	D
L-苏氨酸或 L-组氨酸(L-Threonine or L-Histidine)	+	+	—	+	+	+	D
L-色氨酸(L-Tryptophan)	+	+	D	+	+	D	—
DL-3-氨基丁酸(DL-3-Aminobutyrate)	D	+	D	+	—	—	—
DL-2-氨基丁酸(DL-2-Aminobutyrate)	D	+	—	—	—	—	D
乙酰胺(Acetamide)	D	+	—	—	—	—	—
乙醇胺(Ethanolamine)	+	+	+	—	—	—	—
硝酸盐还原(Nitrate reduction)	+	+	—	+	+	+	+
明胶酶(Gelatinase)	D	—	+	—	+	D	—

注:D 表示 21%～79%阳性。

Acinetobacter 不动杆菌属　Brisou and Prevot 1954,727[AL] Elliot Juni 1984 手册;1:303。

革兰氏染色阴性但有时难于脱色,杆菌,大小(0.9～1.6)μm×(1.5～2.5)μm,在生长的稳定期呈球形,通常成对,也可呈长度不等的链,不形成芽胞,不发生"泳动"(swimming motility),但有"搐动"(twitching motility),可能是由于存在极菌毛(polar fimbriae)所致。需氧,以氧为最终受氢体进行严格的呼吸型代谢。全部菌株生长于 20～30 ℃，大多数菌株最适温度为 33～35 ℃，在普通的培养基中生长良好。氧化酶阴性，触酶阳性。大多数菌株可生长于含有单一碳源的铵盐无机盐培养基中而不需生长因子。葡萄糖是某些菌株唯一可利用的己糖，戊糖中的核糖、木糖和 L-阿拉伯糖也能作为碳源被某些菌株利用。自然存在于土壤、净水和污水中，可引起院内感染。G+C mol%为 38～47(Tm，Bd)。

模式种：*Acinetobacter calcoaceticus*（乙酸钙不动杆菌）

1980 年批准表中只有 *A. calcoaceticus* 和 *A. lwoffi*，1984 年《系统细菌学手册》只描述了乙酸钙不动杆菌（*A. calcoaceticus*），1986 年布雷（Bouret）和格里蒙（Grimont）描述了 12 个杂交组，对 4 个基因种（genospecies）建立了新名。*A. calcoaceticus*-*A. baumannii* Complex = Acb 包括 *A. calcoaceticus*（genomic sp. 1），*A. baumannii*（genomic sp. 2），*A. genomic* 3 和 *A. genomic* sp. 13 TU。

A. albensis 阿贝河不动杆菌 IJSEM 2015;65:3905～3912.

A. apis 蜜蜂不动杆菌 IJSEM 2014;64:3603～3606. J. Microbiol. 2014;52:639～645.

A. baumannii 鲍氏不动杆菌

A. baylyi 拜利氏不动杆菌 IJSEM 2003;53:953～963.

A. beijerinckii 贝氏不动杆菌 IJSEM 2009;59:118～124.

A. beissieri 布瓦西耶氏不动杆菌 IJSEM 2013;63:1532～1539.

A. bereziniae 贝雷占氏不动杆菌(=Bouret 和 Grimont 的不动杆菌基因种 10) IJSEM 2010;60:896～903.

A. bohemicus 波希米亚不动杆菌 IJSEM 2015;65:1～4. Syst. Appl. Microbiol. 2014;37; 467～473.

A. boissieri 布瓦西耶氏不动杆菌 IJSEM 2013;63:1532～1539.

A. bouvetii 伯伟特氏不动杆菌 IJSEM 2003;53:953～963.

A. brisouii 布雷索氏不动杆菌 IJSEM 2011;61:1499～1501. J. Microbiol. 2010;48:36～39.

A. calcoaceticus 乙酸钙不动杆菌

A. celticus 凯尔特不动杆菌 IJSEM 2016;66:5392～5398.

A. colistiniresistens 抗多黏菌素不动杆菌 IJSEM 2017;67:2134～2141.

A. courvalinii 考维氏不动杆菌 IJSEM 2016;66:1673～1685.

A. defluvii 污水不动杆菌 IJSEM 2017;67:1709～1713.

A. dijkshoorniae 迪氏不动杆菌 IJSEM 2016;66:4105～4111.

A. dispersus 异源不动杆菌 IJSEM 2016;66:1673～1685.

A. equi 马不动杆菌 IJSEM 2016;66:881～888.

A. gandensis 根特不动杆菌 IJSEM 2014;64;4007～4015.

A. gerneri 格尔纳氏不动杆菌 IJSEM 2003;53:953～963.

A. grimontii 格氏不动杆菌 IJSEM 2003;53:953～963.

A. guangdongensis 广东不动杆菌 IJSEM 2014;64:3417～3421.

A. guillouiae 吉洛氏不动杆菌 IJSEM 2003;53:953～963.

A. gyllenbergii 吉氏不动杆菌 IJSEM 2009;59:118～124.

A. haemolyticus 溶血不动杆菌

A. harbinensis 哈尔滨不动杆菌 IJSEM 2014;64:1507～1513

A. indicus 印度不动杆菌 IJSEM 2012;62:2883～2890.

A. johnsonii 约氏不动杆菌

A. junii 琼氏不动杆菌

A. kookii 鞠氏不动杆菌 IJSEM 2013;63:4402～4406.

A. lwoffi 鲁氏(洛菲氏)不动杆菌

A. lactucae 莴苣不动杆菌 IJSEM 2016;66:3566～3572.

A. larvae 幼虫不动杆菌 IJSEM 2017;67:806～811.

A. modestus 中度不动杆菌 IJSEM 2016;66:1673～1685.

A. nectaris 花蜜不动杆菌 IJSEM 2013;63:1532～1539.

A. nosocomialis 医院不动杆菌 IJSEM 2011;61:1499～1501. Res. Microbiol. 2011;162:393～404.

A. parkistanensis 巴基斯坦不动杆菌 IJSEM 2015;65;1～4. Pak. J. Agri. Sci. 2014;51:593～606.

A. parvus 小不动杆菌 IJSEM 2003;53(5):1563～1567.

A. piscicola 栖鱼不动杆菌 IJSEM 2018;68:905～910.

A. pittii 培特氏不动杆菌(＝基因种 3) IJSEM 2011;61: 1499～1501. Res. Microbiol. 2011;162: 393～404.

A. populi 树不动杆菌 IJSEM 2015;65:4461～4468.

A. pragensis 普拉加不动杆菌 IJSEM 2016;66:3897～3903.

A. proteolyticus 解蛋白不动杆菌 IJSEM 2016;66:1673～1885.

A. puyangensis 濮阳不动杆菌 IJSEM 2013;63:2963～2969.

A. qingfengensis 清丰不动杆菌 IJSEM 2014;64:1043～1050.

A. radioresistens 抗辐射不动杆菌 Nishimura et al. 1988 IJSB 1988;38:209～211.

A. rudis 粗初不动杆菌 IJSEM 2011;62:2837～2843.

A. schindleri 逊德勒氏不动杆菌 IJSEM 2001;51(5)1891～1899.

A. seifertii 塞夫氏不动杆菌 IJSEM 2015;65:934～942.

A. soli 土壤不动杆菌 IJSEM 2009;59:1555～1556. J. Microbiol. 2008;46:396～401.

A. tandoii 坦德氏不动杆菌 IJSEM 2003;53:953～963.

A. tjernbergiae 詹恩比格氏不动杆菌 IJSEM 2003;53:953～963.

A. towneri 托尼尔氏不动杆菌 IJSEM 2003;53:953～963.

A. ursingii 沃森氏不动杆菌 IJSEM 2001;51(5):1891～1899.

A. variabilis 易变不动杆菌 IJSEM 2015;65:857～863.

A. venetianus 威尼斯不动杆菌 Res. Microbiol. 1997;148:237～249. IJSEM 2009;59:1376～1381.

A. vivianii 维氏不动杆菌 IJSEM 2016;66:1673～1685.

表 6　17 个不动杆菌属(*Acinetobacter*)基因种的表型性状

特　征 (Characteristic)	基因种(gene species)中阳性的百分比/%															
	1 (8)	2 (121)	3 (15)	4 (23)	5 (17)	6 (3)	7 (23)	8、9 (34)	10 (4)	11 (4)	12 (3)	13 (9)	14 (3)	15 (2)	16 (4)	17 (2)
生长于:																
37 ℃	100	100	100	100	100	0	100	100	100	100	89	100	100	75	100	100
41 ℃	100	100	0	90	0	0	0	0	0	0	0	0	0	0	0	0
44 ℃	100	0	0	0	0	0	0	0	0	0	0	0	0	0	0	0
明胶酶 (Gelatinase)	0	0	96	0	100	0	0	0	0	0	100	100	100	100	100	0
葡萄糖产酸	95	100	52	0	66	0	6	100	0	33	100	100	0	0	0	100
羊血琼脂溶血	0	0	100	0	100	0	0	0	0	0	100	100	100	100	100	0
利用:																
反乌头酸盐 (trnas-Aconitate)	99	100	52	0	0	0	0	0	0	0	11	67	0	0	50	100
β-丙氨酸 (β-Alanine)	95	94	0	0	0	0	0	100	100	0	0	100	0	75	100	100
DL-4-氨基丁酸 (DL-4-Aminobutyrate)	100	100	100	88	0	35	40	100	100	100	11	100	0	25	100	100
L-精氨酸 (L-Arginine)	98	100	96	95	100	35	0	0	0	100	100	100	50	100	100	100
壬二酸盐 (Azelate)	90	100	0	0	0	0	100	50	25	100	0	100	0	0	0	100
柠檬酸盐 (Citrate)	100	100	91	82	100	100	0	100	100	0	100	100	50	100	100	100
戊二酸盐 (Glutarate)	100	100	0	0	0	0	0	100	100	100	0	100	0	0	100	100
L-组氨酸 (L-Histidine)	98	94	96	100	100	0	0	100	100	0	100	100	100	100	100	100
DL-乳酸盐 (DL-Lactate)	100	100	0	100	0	100	100	100	100	100	100	100	100	100	100	100
D-苹果酸盐 (D-Malate)	98	100	96	100	66	22	76	100	100	0	100	66	50	100	100	0
丙二酸盐 (Malonate)	98	87	0	0	0	13	0	0	0	100	11	100	0	50	50	100

表 7　不动杆菌属(*Acinetobacter*)种的鉴别

特征(Characteristic)	基因种（123）（144株）	基因种4［溶血不动杆菌（*A. haemolyticus*）23株］	基因种5［琼氏不动杆菌（*A. junii*）17株］	基因种6（3株）	基因种7［约氏不动杆菌（*A. johnsonii*）23株］	基因种8、9［鲁氏不动杆菌（*A. lwoffi*）34株］	基因种10（4株）	基因种11（4株）	基因种12（3株）
生长于：									
44 ℃	D	−	−	−	−	−	−	−	−
41 ℃	D	−	90	−	−	−	−	−	−
37 ℃	+	+	+	+	−	+	+	+	+
明胶酶(Gelatinase)	−	96	−	+	−	−	−	−	−
溶血(Hemolysis)	−	+	−	+	−	−	−	−	−
γ-谷氨酰转移酶(γ-Glutamyltransferase)	99	4	−	66	−	−	−	−	−
西蒙氏柠檬酸盐(Simmon's citrate)	+	91	82	+	+	−	+	+	−
从葡萄糖产酸	98	52	−	66	−	6	+	−	33
β-木糖苷酶(β-Xylosidase)	D	52	−	66	−	6	−	−	−
利用：									
DL-乳酸盐(DL-Lactate)	+	−	+	−	+	+	+	+	+
戊二酸盐(Glutarate)	+	−	−	−	−	−	+	+	+
L-苯丙氨酸(L-Phenylalanine)	84	−	−	−	−	−	−	−	+
苯乙酸盐(Phenylacetate)	84	−	−	−	−	94	25	50	+
丙二酸盐(Malonate)	95	−	−	−	13	−	−	−	+
L-组氨酸(L-Histidine)	97	96	+	+	−	−	+	+	−

续表

特征(Characteristic)	基因种(123)(144株)	基因种4[溶血不动杆菌(A. haemolyticus) 23株]	基因种5[琼氏不动杆菌(A. junii) 17株]	基因种6(3株)	基因种7[约氏不动杆菌(A. johnsonii) 23株]	基因种8、9[鲁氏不动杆菌(A. lwoffi) 34株]	基因种10(4株)	基因种11(4株)	基因种12(3株)
壬二酸盐(Azelate)	99	—	—	—	—	+	50	25	+
D-苹果酸盐(D-Malate)	D	96	+	66	22	76	+	+	—
L-天冬氨酸盐(L-Aspartate)	+	64	40	66	61	—	+	75	—
L-亮氨酸(L-Leucine)	97	96	11	+	—	—	—	—	+
组织胺(Histamine)	—	—	—	—	—	—	75	+	—
L-酪氨酸(L-Tyrosine)	+	5	60	66	70	3	+	75	+
β-丙氨酸(β-Alanine)	96	—	—	—	—	—	+	+	—
乙醇(Ethanol)	+	96	+	+	+	97	+	+	+
2,3-丁二醇(2,3-Butandiol)	+	—	—	—	35	—	+	+	+
反乌头酸盐(trans-Aconitate)	99	52	—	—	—	—	—	—	—
L-精氨酸(L-Arginine)	99	96	95	+	35	—	—	—	+
L-鸟氨酸(L-Ornithine)	97	—	—	—	42	—	—	—	
DL-4-氨基丁酸(DL-4-Aminobutyrate)	+	+	88	—	35	40	+	+	+

注:基因种 1 是乙酸钙不动杆菌(*A. calcoaceticus*);基因种 2 是鲍氏不动杆菌(*A. baumannii*);+表示全部菌株阳性,—表示全部菌株阴性;D 可用来鉴别 1～3 基因种的特征。

表 8　沃森氏不动杆菌、逊德勒氏不动杆菌与类似种的鉴别

特 征	沃森氏不动杆菌	逊德勒不动杆菌	琼氏不动杆菌	约氏不动杆菌	鲁氏不动杆菌	基因种 15TU
41 ℃生长	－	＋	D	－	－	D
37 ℃生长	＋	＋	＋	－	D	＋
利用：						
戊二酸盐	＋	＋	－	－	－	－
L-天门冬氨酸盐	＋	－	－	D	－	－

注：引自 IJSEM 2001；51：1891～1899. TU 为 Tjernberg 与 Ursing 的基因种。

表 9　临床可见的葡萄糖阴性的两种不动杆菌

特　征	沃森氏不动杆菌(29 株)	逊德勒不动杆菌(22 株)
41 ℃生长	－	＋
37 ℃生长	＋	＋
利用：		
柠檬酸盐	＋	59
戊二酸盐	97	95
L-天门冬氨酸盐	97	－
壬二酸盐	＋	64
D-苹果酸盐	＋	95
4-羟基苯甲酸盐	97	64
L-酒石酸盐	－	18
2，3-丁二醇	－	32
乙醇	＋	95
葡萄糖	－	－

注：引自 IJSEM 2001；51：1891～1899.

表 10　不动杆菌属几个菌种的表型特征

特征(Characteristic)	波西尼亚不动杆菌（25株）	布雷索氏不动杆菌（1株）	溶血不动杆菌（16株）	哈尔滨不动杆菌（1株）	印度不动杆菌（2株）	约氏不动杆菌（20株）	琼氏不动杆菌（14株）	鞠氏不动杆菌（1株）	鲁氏（洛菲氏）不动杆菌（16株）	清丰不动杆菌（2株）	濮阳不动杆菌（2株）	粗初不动杆菌（3）
生长于：										+	+	+
37 ℃	—	+	+	—	+	25W	+	+	+	+	+	+
35 ℃	—	+	+	—	+	+	+	+	+	—	—	—
D-葡萄糖产酸	—	—	75	—	—	—	—	—	19	—	—	—
溶血(绵羊血)	80W	—	+	—	—	70W	50	—	—	—	—	—
明胶酶	—	—	94	—	—	—	—	—	—	—	—	—
利用：												
反乌头酸盐	—	+	63	—	—	—	—	—	6	—	—	—
己二酸盐	—	—	—	—	—	—	—	—	81	—	—	—
β-丙氨酸	—	+	—	—	—	—	—	—	—	—	—	+
4-氨基丁酸	+	+	+	—	—	+	86	+	88	+	50	+
L-精氨酸	+	+	94	—	—	+	93	—	—	—	—	—
L-天冬氨酸盐	+	+	31	—	—	95	21	—	—	50	50	—
壬二酸盐	—	—	—	—	50	—	—	—	+	—	—	—
苯甲酸盐	92	+	—	+	50	+	79	+	88	—	D	+
2,3-丁二醇	+	+	—	—	—	80	—	+	6	+	+	+
西蒙氏柠檬酸盐	—	+	75	—	—	90	79	—	13	50	—	+
乙醇	+	+	94	+	+	+	93	+	+	+	+	+
龙胆酸盐	4	—	81	—	—	—	—	—	—	—	—	—

续表

特征(Characteristic)	波西尼亚不动杆菌（25株）	布雷索氏不动杆菌（1株）	溶血不动杆菌（16株）	哈尔滨不动杆菌（1株）	印度不动杆菌（2株）	约氏不动杆菌（20株）	琼氏不动杆菌（14株）	鞠氏不动杆菌（1株）	鲁氏（洛菲氏）不动杆菌（16株）	清丰不动杆菌（2株）	濮阳不动杆菌（2株）	粗初不动杆菌（3）
L-谷氨酸	+	+	+	—	50	+	+	—	6	+	+	+
戊二酸盐	—	+	—	—	—	—	—	—	—	—	50	+
L-组氨酸	+	—	+	—	—	—	93	—	—	—	—	+
4-羟基苯甲酸盐	92	+	81	—	—	30	—	—	—	+	+	+
DL-乳酸盐	+	+	—	+	+	+	93	+	89	+	+	+
L-亮氨酸	—	—	88	—	—	—	14	—	—	—	—	+
D-苹果酸盐	D	+	88	—	—	15W	79	—	19W	—	—	—
丙二酸盐	+	+	—	+	—	90	—	—	6	+ W	—	+
L-鸟氨酸	—	+	—	—	—	—	—	—	—	—	—	—
苯乙酸盐	—	+	—	—	+	—	—	+	69	—	—	+
L-苯丙氨酸	—	—	—	—	—	—	—	—	—	—	—	+
腐氨	—	D	—	—	—	—	—	—	—	—	—	—
L-酒石酸盐	16	+	—	—	—	45	—	—	—	—	—	—
丙三酸盐	4	+	—	—	—	—	—	—	6	—	—	—
葫芦巴碱	—	—	—	—	—	—	—	—	—	+	50	—
色胺	—	—	—	—	—	—	—	—	—	—	—	+

注：引自 Systematic and Applied Microbiology 2014;37:467～473.

表 11 不动杆菌属几个菌种的表型特征

特征 (Characteristic)	抗多黏菌素不动杆菌（24 株）	贝氏不动杆菌（15 株）	考维氏不动杆菌（9 株）	异源不动杆菌（9 株）	吉氏不动杆菌（9 株）	溶血不动杆菌（16 株）	解蛋白不动杆菌（6 株）	威尼斯不动杆菌（5 株）	Gen. sp. 6（3 株）	Gen. sp. 15BJ（2 株）	Gen. sp. 16（4 株）
生长于：											
41 ℃	−	−	50W(D)	−	−	94(+)	−	−	−	−	−
37 ℃	82(+)	+	+	+	+	+	+	+	+	50	+
D-葡萄糖产酸	+	−	+	−	−	75(+)	−	−	+	−	−
溶血(绵羊血)	+	+	89(+)	+	+	+	+	+	+	+	+
明胶液化	+	13(−)	+	+	+	94(+)	+	80(+)	+	+	+
利用：											
反乌头酸盐	−	−	44(−)	11(−)	−	63(+)	+	−	−	−	−
己二酸盐	−	−	+	22(−)	+	−	67(−)	20(−)	−	−	25
β-丙氨酸	17(−)	−	89(+)	+	+	−	+	−	−	−	+
4-氨基丁酸	−	+	+	+	D	+	D(−)	+	−	−	D
L-精氨酸	+	−	+	+	+	94(+)	+	+	+	+	+
L-天冬氨酸盐	−	+	11(−)	−	−	31(−)	−	−	67	−	−
壬二酸盐	−	−	+	22(−)	+	−	67(−)	20(−)	−	−	25
苯甲酸盐	17(−)	−	+	+	+	−	+	+	−	+	+
西蒙氏柠檬酸盐	+	+	+	+	+	75(+)	+	+	+	50	+
乙醇	17(−)	+	−	11(−)	22(−)	94(+)	−	+	+	−	−
龙胆酸盐	88(+)	−	−	33(−)	11(+)	81(+)	+	−	−	+	+
戊二酸盐	−	−	+	+	D(−)	−	33(−)	−	−	−	−

续表

特征 (Characteristic)	抗多黏菌素不动杆菌（24 株）	贝氏不动杆菌（15 株）	考维氏不动杆菌（9 株）	异源不动杆菌（9 株）	吉氏不动杆菌（9 株）	溶血不动杆菌（16 株）	解蛋白不动杆菌（6 株）	威尼斯不动杆菌（5 株）	Gen. sp. 6（3 株）	Gen. sp. 15BJ（2 株）	Gen. sp. 16（4 株）
组氨酸	−	−	11(−)	−	−	−	−	−	−	−	−
4-羟基苯甲酸盐	83(+)	−	+	+	89(+)	81(+)	+	−	33	+	+
DL-乳酸盐	96(+)	−	+	+	+	−	+	−	−	+	+
L-亮氨酸	13(−)	93(+)	+	+	+	81(+)	83(−)	+	+	+	+
乙酰丙酸盐	−	−	11(−)	−	−	−	−	−	−	−	−
D-苹果酸盐	92(+)	+	89(+)	+	+	81(+)	+	+	67	50	+
丙二酸盐	8(−)	+	+	22(−)	78(+)	−	67(+)	+	−	+	50
L-鸟氨酸	−	−	89(+)	89(D)	56(+)	−	+	−	−	−	50
苯乙酸盐	96(+)	−	+	89(+)	+	−	83(−)	−	−	+	+
L-苯丙氨酸	96(+)	−	+	89(+)	89(+)	−	+	−	−	+	+
腐氨	−	−	+	+	−	−	−	−	−	−	−
L-酒石酸盐	−	−	22(−)	−	−	−	−	−	−	−	−
丙三酸盐	−	−	44(−)	11(−)	−	−	+	−	−	−	−
葫芦巴碱	33(−)	−	67(+)	−	−	−	−	−	−	+	25
色胺	−	−	22(D)	11(+)	−	−	50(+)	−	−	−	50

注：引自 IJSEM 2017；67：2134～2141.

表 12　不动杆菌属中菌种的鉴别

特征	菌株数	产酸自								同化																							
		葡萄糖	乳糖	L-阿拉伯糖	鼠李糖	木糖	纤维二糖	蜜二糖	甘露糖	庚二酸盐	顺乌头酸盐	反乌头酸盐	己二酸盐	4-氨基丁酸盐	壬二酸盐	柠檬酸盐	戊二酸盐	丙二酸盐	氧异癸酸盐	辛二酸盐	β-丙氨酸	L-精氨酸	L-天门冬氨酸	DL-天门冬氨酸	L-谷氨酸盐	组氨酸	L-亮氨酸	L-苯丙氨酸	L-色氨酸	L-亮胺	4-羟苯甲酸盐	苯乙酸盐	奎尼酸盐
乙酸钙-鲍曼复合体	73	89	88	89	89	89	89	89	88	99	95	93	97	100	97	100	97	92	100	100	93	100	97	99	100	100	99	82	93	100	95	85	95
溶血不动杆菌	16	100	88	100	62	100	94	100	100	56	88	69	44	94	0	69	12	75	100	12	6	100	38	6	100	100	94	0	0	88	100	0	100
琼氏不动杆菌	21	5	0	0	0	5	0	0	0	57	14	0	71	81	0	48	14	57	33	71	0	95	29	10	100	95	29	0	0	10	0	0	0
BG6	2	100	100	100	50	100	100	100	100	100	100	0	100	50	0	100	50	100	100	50	0	100	100	100	100	100	100	0	0	100	50	0	100
约氏不动杆菌	18	0	0	11	0	6	0	6	0	61	6	0	56	56	17	56	28	50	50	50	0	33	61	44	100	0	17	0	0	22	6	0	56
鲁氏/洛菲氏不动杆菌	23	43	9	91	4	74	9	74	48	91	0	0	87	78	83	9	26	65	22	100	0	4	0	0	39	0	0	0	0	0	0	83	0
BG10	3	100	67	100	67	100	67	100	100	100	33	33	67	67	67	100	100	0	0	100	100	0	100	100	100	100	0	0	0	0	67	0	67
BG11	7	0	0	0	0	0	0	0	0	100	0	0	100	86	100	57	100	14	0	100	100	0	100	86	100	100	0	0	0	0	86	71	100
BJ12	22	77	5	95	0	77	0	82	55	100	0	0	100	100	95	0	100	100	100	100	0	95	27	0	100	0	100	100	14	100	9	95	0
BJ14	2	50	50	50	50	50	50	50	50	50	50	50	50	50	50	100	50	100	100	50	100	100	0	50	100	100	100	100	100	100	100	100	50
BJ15	1	0	0	0	0	0	0	0	0	0	0	0	0	0	0	0	0	100	100	0	100	100	0	0	100	100	100	100	100	100	100	100	100
BJ16	1	100	100	100	100	100	100	100	100	100	100	0	100	100	100	100	100	0	100	100	0	100	100	0	100	100	100	100	0	0	0	100	100
BJ17	1	100	100	100	0	100	100	100	100	100	0	100	100	0	0	100	100	100	100	0	100	100	0	0	100	100	100	100	100	100	100	100	100
TU14	4	100	100	100	0	100	100	100	100	75	0	0	100	0	0	100	50	75	25	50	50	75	50	0	100	100	25	100	100	25	100	100	100
TU15	2	100	50	100	50	100	50	100	100	100	0	0	100	50	50	0	50	50	0	100	0	0	0	0	50	0	0	50	0	0	0	100	0
沃森氏不动杆菌	3	0	0	0	0	0	0	0	0	100	33	0	100	0	100	100	100	0	0	100	0	0	0	67	0	0	0	0	0	0	100	0	100
逊德勒氏不动杆菌	3	0	0	0	0	0	0	0	0	67	100	33	0	0	67	33	0	33	0	67	0	0	0	100	0	0	0	0	0	0	67	0	0
不动杆菌株 10090	1	100	100	100	100	100	100	0	100	100	100	100	0	0	100	100	100	0	100	0	0	0	100	100	0	100	0	100	100	0	100	100	0
菌株 10095	1	100	100	100	100	100	100	0	100	100	100	100	100	0	100	100	100	100	100	100	100	0	100	100	0	100	100	100	100	0	100	100	100
A. baylyi	3	100	100	100	100	100	100	0	100	100	100	100	100	100	100	100	0	100	0	100	0	100	100	100	0	33	0	0	0	0	100	100	100
菌株 A23	1	0	0	0	0	0	0	0	0	100	100	100	100	100	100	100	100	0	0	100	100	0	100	100	0	100	0	0	0	0	0	0	100
格氏不动杆菌	1	100	100	100	100	100	100	0	100	100	0	0	100	100	100	100	100	0	0	100	100	0	0	0	0	0	0	100	0	0	100	100	0
A. bouvetii	1	0	0	0	0	0	0	0	0	0	0	0	0	0	0	0	100	0	0	0	0	0	0	100	0	100	0	0	0	0	0	0	100
菌株 5B02	1	0	0	0	0	0	0	0	0	0	0	0	0	0	0	100	0	0	0	0	0	0	0	0	0	0	0	0	0	0	0	0	0
A. tjernbergiae	2	0	0	0	0	0	0	0	0	0	0	0	0	0	0	0	0	0	0	0	0	100	0	50	0	100	0	0	0	50	0	0	100
AB1110/2N01[T]	2	0	0	0	0	0	0	0	0	0	0	0	0	0	0	0	0	50	0	0	0	0	0	0	0	0	0	0	0	0	0	0	0
A. grimontii	1	0	0	0	0	0	0	0	0	0	0	0	0	100	0	100	0	0	0	0	0	0	0	0	0	100	0	0	0	0	0	0	0
A. tandoii	1	0	0	0	0	0	0	0	0	0	100	100	0	100	0	0	0	100	0	0	0	100	100	100	0	100	0	100	0	0	0	0	0

注：引自IJSEM 2003;53:953-963．BG表示Bouvet & Grimont 1986 的基因种，BJ表示 Bouvet & Jeanjean 1989 的基因种，TU表示Tjernberg & Ursing 1989 的基因种。

Actinobacillus 放线杆菌属

Brumpt 1910，849[AL] 1984 手册；1：570～575.

革兰氏染色阴性，不抗酸，表现不规则的染色性，菌体呈球形、卵圆形或杆状，大小(0.4±0.1)μm×(1.0±0.4)μm。大多为杆状但点缀着球状体，球状体经常在杆菌的一头，呈“摩尔斯电码”(Morse code)状，有的菌体较长可达 6 μm，特别是在含葡萄糖或麦芽糖的培养基上。菌单个，成对，极少成链，不形成芽胞，在湿印度墨汁(India ink)标本中呈少量胞外黏液(slime)，无动力。兼性厌氧，最适温度 37 ℃，生长温度范围 20～42 ℃。初分离时菌落极黏，难于完全从琼脂表面上除去。表面培养生活力差，5～7 天死亡。化能有机营养型，为发酵型代谢，在 24 h 内分解葡萄糖和果糖产酸不产气，不发酵卫矛醇、肌醇和菊糖(Inulin)，可发酵其他糖类产酸不产气。β-半乳糖苷酶阳性，甲基红试验阴性，还原硝酸盐为亚硝酸盐，不产生吲哚，除一种之外脲酶阳性。据报道，仅在复杂培养基中生长，最低的营养要求未知，除一个种外，其余均可生长于麦康克琼脂。寄生于哺乳动物(包括人)和鸟类。DNA 的 G+C mol%为 40～43(Tm)。

模式种：*Actinobacillus lignieresii*(李氏放线杆菌)

A. actinomycetemcomitans　伴放线放线杆菌

A. anseriformium　鹅放线杆菌　IJSEM 2012；62：352～358.

A. capsulatus　荚膜放线杆菌

A. delphinicola　居海豚放线杆菌　IJSB 1996；46(3)：648～652.

A. equuli　马驹放线杆菌

A. hominis　人放线杆菌　IJSB 1985；35：375～376. *Haemophilus*，*Pasteurella* and *Actinobacillus*. Academic Press. London 1981；151～157.

A. indolicus　吲哚放线杆菌　IJSB 1996；46(4)：951～956.

A. lignieresii　李氏放线杆菌

A. minor　小放线杆菌　IJSB 1996；46(4)：951～956.

A. muris　鼠放线杆菌　IJSB 1988；38：220～222. ActA. Pathol. Micrbiol Immunol. Scad. Sect. B 1986；94：1～8.

A. pleuropneumoniae(原 *Haemophilus pleuropneumoniae*)　胸膜肺炎放线杆菌　IJSB 1983；33：513.

A. porcinus　豚放线杆菌　IJSB 1996；46(4)：951～956.

A. rossii　罗氏放线杆菌　IJSB 1990；40(2)：148～153.

A. scotiae　苏格兰放线杆菌　IJSB 1998；48(3)：929～933.

A. seminis　精液放线杆菌　IJSB 1990；40(2)：148～153.

A. succinogenes　产琥珀酸放线杆菌　IJSB 1999；49(1)：207～216.

A. suis　猪放线杆菌

A. ureae　脲放线杆菌　IJSB 1986；36：343～344.

表 13　放线杆菌属(*Actinobacillus*)中菌种的鉴别

特　征	居海豚放线杆菌(*A. delphinicola*)	伴放线放线杆菌(*A. actionmycetemcomitans*)	荚膜放线杆菌(*A. capsulatus*)	马驹放线杆菌(*A. equuli*)	人放线杆菌(*A. hominis*)	李氏放线杆菌(*A. lignieresii*)	小鼠放线杆菌(*A. muris*)	胸膜肺炎放线杆菌(*A. pleuropneumoniae*)	罗氏放线杆菌(*A. rossii*)	精液放线杆菌(*A. seminis*)	猪放线杆菌(*A. suis*)
触酶(Catalase)	−	+	+	D	−	D	+	D	+	+	+
氧化酶(Oxidase)	+	+	+	(+)	+	(+)	+	D	+	D	(+)
β-半乳糖苷酶(β-Galactosidase)	−	−	+	D	+	D	−	+	(+)	−	(+)
鸟氨酸脱羧酶(Ornithine decarboxylase)	D	−	−	−	−	−	−	−	−	D	−
脲酶(Urease)	−	−	+	+	+	+	+	+	+	−	+
麦康克琼脂(MacConkey agar)生长	−	D	+	+	−	+	−	−	(+)	−	+
β-溶血(羊血)	−	−	−	−	−	−	−	+	D	−	(+)
产酸自:											
半乳糖(Galactose)	−	+	+	D	+	+	D, W	+, W	+	D, 1	(+)
肌醇(Inositol)	−	−	−	−	−	−	D, W	−	+	D	−
乳糖(Lactose)	−	−	+	+	+	D, 1	−	D	D	−	+
麦芽糖(Maltose)	−	+	+	+	+	+	+	+	(−)	D, 1	+
甘露醇(Mannitol)	−	(+)	+	+	+	+	+	+	+	D, 1	−
甘露糖(Mannose)	+	+	+	+	−	+	+	+	D	−	+
蜜二糖(Melibiose)	−	−	+	+	+,L	−	+,L	−	−	−	+
棉子糖(Raffinose)	−	−	+	+	+	D	+	D	(−)	−	+
水杨素(Salicin)	−	−	+	−	D	−	+	−	−	−	+
山梨醇(Sorbitol)	−	(−)	+	D	−	(−)	−	−	+	−	−
蔗糖(Sucrose)	−	−	+	+	+	+	+	+	−	−	+
蕈糖(Trehalose)	−	−	+	+	+	−	+	−	−	−	+
木糖(Xylose)	−	D	+	+	+	+	−	+	+	−	+

注:W 为弱反应,L 为迟反应,D 为 21%～79%阳性,(+)为 80%～89%阳性,(−)为 11%～20%阳性。

Actinobaculum 放杆菌属 Lawson et al. 1997 IJSB 1997;47(3):899～903.

革兰氏染色阳性，不抗酸，在血琼脂上细胞为直的或略弯曲的杆状，未见溶血，不运动，不形成芽胞。厌氧或兼性厌氧，触酶阴性，葡萄糖产酸或不产酸，麦芽糖产酸，但乳糖、甘露醇、松三糖(melezitose)、蜜二糖(melibiose)、棉子糖(raffinose)或山梨醇不产酸，代谢葡萄糖和(或)麦芽糖的主要终产物是乙酸盐。不水解七叶苷(esculin)和明胶，不还原硝酸盐为亚硝酸盐，不产生乙酰甲基甲醇。胞壁黏肽型为 A5α(L-赖-L-丙-赖-D-谷或 L-赖-赖-D-谷)。主要的长链脂肪酸是直链饱和和单不饱和脂肪酸。DNA 的 G+C mol% 为 55～57。此属为革兰氏染色阳性菌中的高 G+C 分支而形成的独特的系统发育系。此属与隐秘杆菌属(*Arcanobacterium*)在系统发育上最密切。

模式种：*Actinobaculum suis*(猪放杆菌)

A. massiliense 马赛放杆菌 IJSEM 2006;56:2025～2027. J. Clin. Microbiol. 2002;40:3938～3941.

A. schaalii 斯氏放杆菌

A. suis(原 *Actinomyces suis*) 猪放杆菌

A. urinale 脲放杆菌 IJSEM 2003;53:679～682.

Actinomyces 放线菌属 Harz 1877,1986 年手册;2:1383.

革兰氏染色阳性，但不规则着色呈现珠状或条纹状，不抗酸，直或略弯曲的杆菌，直径 0.2～1.0 μm，形状大小差别可很大，柔弱丝状，宽度可不足 1 μm 而长度可达 10～50 μm 或更长，并有树状分枝，常见末端呈棒状或不呈棒状的短杆菌(长度 1.5～5.0 μm)，并可单个、成对和类白喉菌样排列(“Y”形、“V”形、“T”形和栅形)，呈短链或小团。偶见球杆状，主要呈现丝状的种或直的或呈波状，呈不同程度的分枝，可有膨大的、棒状的末端。无动力，不形成芽胞，不产生孢子。

兼性厌氧，多数喜厌氧生活，有的种需氧生长良好，良好生长需要二氧化碳。某些种产生特征性的丝状微菌落，由分枝的有隔的丝状组成，有或无中心断碎的现象，其余种的微菌落主要是非丝状的，由类白喉菌样和(或)分枝的杆菌组成。成熟的菌落(7～14 天)直径 0.5～5.0 mm，既有粗糙干燥至皱褶的，也有光滑柔软至黏液状或呈二者中间的过渡类型。多数菌落白、灰白或乳白色，但溶齿放线菌(*A. odontolyticus*)在血平板上有深红色素，齿垢放线菌(*A. denticolens*)当厌氧生长于马血平板上时形成粉红色菌落。衣氏放线菌(*A. israelii*)通常缺乏气中菌丝，但其粗糙分离物在某些培养条件下可产生短的气中菌丝(aerial filaments)。最适温度 35～37 ℃。

化能有机营养型，发酵糖类产酸不产气。发酵葡萄糖的终产物包括甲酸、乙酸、乳酸和琥珀酸而无丙酸。触酶阴性或阳性，硝酸盐还原阳性或阴性，不产生吲哚。

生长时需要有机含氮化合物。有的种在含兔、马或人血的培养基上显示绿色或完全溶血。肽聚糖的特征性氨基酸为赖氨酸、天冬氨酸或乌氨酸或缺乏后两种氨基酸，无二氨基庚二酸或甘氨酸。胞壁糖中有葡萄糖、半乳糖、鼠李糖、6-脱氧塔罗糖(6-deoxytalose)、岩藻糖(fucose)和甘露糖而无阿拉伯糖或木糖。G+C mol%为 57～69。

模式种:*Actinomyces bovis*(牛型放线菌)

A. bernardiae 伯纳德氏放线菌(原 CDC-coryneform group-2) IJSB 1995;45:57～60.

A. bovis 牛型放线菌

A. bowdenii 伯氏放线菌 IJSB 1999;49(4):1873～1877.

A. canis 犬放线菌 IJSEM 2000; 50: 1547～1551.

A. cardiffensis 加的夫放线菌 IJSEM 2003;53:1～2. J. Clin. Microbiol. 2002; 40:3427～3431.

A. catuli 小狗放线菌 IJSEM 2001;51(2):679～682.

A. coleocanis 犬阴道放线菌 IJSEM 2002;52:1201～1203.

A. dentalis 牙齿放线菌 IJSEM 2005;55:427～431.

A. denticolens 齿垢放线菌

A. europaeus 欧洲放线菌 IJSB 1997;47(3):687～692.

A. funkei 芬克氏放线菌 IJSEM 2001;51(3):853～855.

A. graevenitzii 格雷文尼茨氏放线菌 IJSB 1997;47(3):885～888.

A. georgiae 乔治氏放线菌 IJSB 1990;40:273～286.

A. gerencseriae 格拉斯氏放线菌 IJSB 1990;40:273～286.

A. haliotis 鲍鱼放线菌 IJSEM 2014;64:456～461.

A. hominis 人放线菌 IJSEM 2010;60:1678～1681.

A. hongkongensis 香港放线菌 IJSEM 2004; 54: 307 ～ 308. Syst. Appl. Microbiol. 2003;26:515～522.

A. hordeovulneris 受损大麦放线菌

A. howellii 豪威尔放线菌

A. hyovaginalis 猪阴道放线菌 IJSB 1993;43:471～473.

A. israelii 衣氏放线菌

A. johnsonii 约翰逊氏放线菌 IJSEM 2009;59:509～516.

A. liubingyangii 刘秉阳放线菌 IJSEM 2017;67:1873～1879.

A. marimammalium 海哺乳动物放线菌 IJSEM 2001;51(1):151～156.

A. massiliensis 马赛放线菌 IJSEM 2009;59:540～544.

A. meyeri 麦尔放线菌

A. naeslundii 内氏放线菌

A. nasicola 居鼻放线菌 IJSEM 2003;53(5):1447.

A. naturae 自然放线菌 IJSEM 2012;62:473～475. Antonie van Leeuwenhook 2012;101:155～168.

A. neuii 诺伊放线菌 IJSB 1994;44:167～171.

A. odontolyticus 龋齿放线菌

A. oricola 居口放线菌 IJSEM 2003;53(5):1515～1518.

A. oris 口腔放线菌 IJSEM 2009;59:509～516.

A. pyogenes 化脓放线菌

A. radicidentis 牙根放线菌 IJSEM 2001;51(1):1～2. J. Clin. Microbiol. 2000;38:3399～3403.

A. radingae 雷丁放线菌(原 CDC coryneform group E) IJSB 1995;45(3):619～620. Lett. Appl. Microbiol. 1995;20(2):76～81.

A. ruminicola 瘤胃放线菌 IJSEM 2006;56:2043～2048.

A. slackii 斯莱克氏放线菌 IJSB 1986;36:392～395.

A. suimastitidis 猪乳腺炎放线菌 IJSEM 2001;51(4):1323～1326.

A. suis(原 *Eubacterium suis*) 猪放线菌 IJSB 1992;42:161～165.

A. timonensis 蒂蒙放线菌 IJSEM 2010;60:1516～1521.

A. turicensis 苏黎世放线菌(原 CDC Coryneform group E) IJSB 1995;45(3):619～620. Lett. Appl. Microbiol. 1995;20(2):76～81.

A. urogenitalis 尿生殖道放线菌 IJSEM 2000;50:1649～1654.

A. vaccimaxillae 牛腭放线菌 IJSEM 2003;53:603～606.

A. viscosus 粘放线菌

A. vulturis 秃鹰放线菌 IJSEM 2017;67:1720～1726.

A. weissii 魏氏放线菌 IJSEM 2012;62:1755～1760.

表 14 放线菌属(*Actinomyces*)中触酶阴性菌种的鉴别

菌种(Species)	β-溶绵羊血	硝酸盐还原(Nitrate reduction)	脲酶活性(Urease activity)	七叶苷水解(Esculin hydrolysis)	发酵底物(fermentation substrates)				
					葡萄糖(Glucose)	麦芽糖(Maltose)	蔗糖(Sucrose)	甘露醇(Mannitol)	木糖(Xylose)
牛型放线菌(*A. bovis*)	V	－	－	V	＋	V	＋	－	－
乔治氏放线菌(*A. georgiae*)	－	V	－	V	＋	＋	＋	V	＋
格拉斯氏放线菌(*A. gerencseriae*)	－	V	－	＋	＋	＋	＋	V	V
猪阴道放线菌(*A. hyovaginalis*)	－	＋	－	＋	＋	＋	＋	ND	＋
衣氏放线菌(*A. israelii*)	－	V	－	＋	＋	＋	＋	V	＋
麦尔放线菌(*A. meyeri*)	－	－	V	－	＋	V	＋	－	＋
内氏放线菌(*A. naeslundii*)	－	V	(＋)	＋	＋	＋	＋	V	V

续表

菌种(Species)	β-溶绵羊血	硝酸盐还原(Nitrate reduction)	脲酶活性(Urease activity)	七叶苷水解(Esculin hydrolysis)	发酵(Fermentation substrates) 葡萄糖(Glucose)	麦芽糖(Maltose)	蔗糖(Sucrose)	甘露醇(Mannitol)	木糖(Xylose)
溶齿放线菌(*A. odontolyticus*)	−	+	−	V	+	V	+	−	V
化脓放线菌(*A. pyogenes*)	+	−	−	−	+	V	V	V	+
猪放线菌(*A. suis*)	V	−	+	−	−	V	−	−	−
伯纳德氏放线菌(*A. bernardiae*)	V	−	−	−	+	+	−	−	−

注:V 表示可变的,有阴有阳。

表 15　放线菌属(*Actinomyces*)菌种与丙酸杆菌(*P. acidipropionici*)的鉴别特征

特征(Characteristic)	粘放线菌(*A. viscosus*)	化脓放线菌(*A. pyogenes*)	麦尔放线菌(*A. meyeri*)	衣氏放线菌(*A. israelii*)	内氏放线菌(*A. naeslundii*)	溶齿放线菌(*A. odontolyticus*)	丙酸丙酸杆菌(*P. acidipronici*)	乔治氏放线菌(*A. georgiae*)	格拉斯氏放线菌(*A. gerencseriae*)
触酶(Calatase)产生	+	−	−	−	−	−	−	−	−
硝酸盐还原(Nitrate reduction)	D	−	−	D	+	+	+	−	−
明胶酶(Gelatinase)	−	+	−	−	ND	−	D	D	−
硫化氢(三糖铁)(Hydrogen sulfide, TSI)	+	−	−	+	+	+	D	D	ND
七叶苷水解(Esculin hydrolysis)	D	−	−	+	+	D	−	+	+
血平板上粉红色	−	−	−	−	−	+	−	−	−
脲酶(Urease)	D	−	D	−	+	−	−	−	−
产酸自:									
肌醇(Inositol)	D	D	−	+	+	−	D	D	D
甘油(Glycerin)	D	−	D	−	D	D	D	−	−
木糖(D-Xylose)	−	D	+	+	D	D	−	−	−
棉子糖(Raffinose)	+	−	−	+	+	−	+	−	+
蕈糖(Trehalose)	D	D	−	−	+	−	D	+	+
甘露醇(Mannitol)	−	−	−	D	ND	−	+	−	+
DNA 的 G+C mol%	59～69	56～58	64～67	57～65	63～68	62	63～65	65～69	70～71

注:D 为 21%～79%阳性,ND 为未阐明或未获得资料。

表 16　放线菌属(*Actinomyces*)与隐秘杆菌属(*Arcanobacterium*)菌种的鉴别特征

菌种(Species)	硝酸盐还原(Nitrate reduction)	脲酶(Urease)	七叶苷水解(Esculin hydrolysis)	甘露醇产酸(Acid from mannitol)	木糖产酸(Acid from xylose)	β-半乳糖苷酶(β-Galactosidase)	α-葡糖苷酶(α-Glucosidase)	N-乙酰-β-氨基葡糖苷酶(N-Acetyl-β-glucosaminidase)	β-溶血	肽聚糖类型(Peptidoglycan type)
牛型放线菌(*A. bovis*)	−	−	V	−	−	−	−	+	V	ND
齿垢放线菌(*A. denticolens*)	+	ND	+	V	−	+	+	−	ND	ND
乔治氏放线菌(*A. georgiae*)	V	−	+	V	+	ND	ND	ND	−	$A_{5β}$(L-Orn-Lys-D-Glu)
格拉斯氏放线菌(*A. gerencseriae*)	V	−	V	V	+	ND	ND	ND	−	$A_{5β}$(L-Orn-Lys-D-Glu)
衣氏放线菌(*A. israelii*)	V	−	+	V	+	+	+	−	−	$A_{5β}$(L-Orn-Lys-D-Glu)
麦氏放线菌(*A. meyeri*)	−	V	−	−	+	−	+	−	−	ND
内氏放线菌(*A. naeslundii*)	V	+	+	−	V	V	V	−	−	ND
钮氏放线菌钮氏亚种(*A. neuii* subsp. *neuii*)	+	−	−	+	+	+	+	V	−	$A_{5α}$(L-Lys-Lys-D-Glu)
钮氏放线菌无硝亚种(*A. neuii* subsp. *anitratus*)	−	−	−	+	+	+	+	V	−	$A_{5α}$(L-Lys-Lys-D-Glu)
溶齿放线菌(*A. odontolyticus*)	+	−	V	−	V	−	−	−	−	ND
雷丁放线菌(*A. radingae*)	−	−	+	V	+	+	+	+	−(w)	$A_{5α}$(L-Lys-[L-Orn]-Lys-D-Glu)
图列茨放线菌(*A. turicensis*)	−	−	−	V	+	−	+	−	−(w)	$A_{5β}$(L-Orn-L-Lys-D-Glu)
黏放线菌(*A. viscosus*)	+	V	V	−	V	V	V	−	−	ND
沙氏放线菌(*A. schaalii*)	−	−	−	−	+	−	+	−	−	$A_{5α}$(L-Lys-Lys-D-Glu)

续表

菌种(Species)	硝酸盐还原(Nitrate reduction)	脲酶(Urease)	七叶苷水解(Esculin hydrolysis)	甘露醇产酸(Acid from mannitol)	木糖产酸(Acid from xylose)	β-半乳糖苷酶(β-Galactosidase)	α-葡糖苷酶(α-Glucosidase)	N-乙酰-β-氨基葡糖苷酶(N-Acetyl-β-glucosaminidase)	β-溶血	肽聚糖类型(Peptidoglycan type)
猪放线菌(*A. suis*)	−	+	−	−	−	+	ND	ND	−	$A_{5\alpha}$(L-Lys-L-Ala-Lys-D-Glu)
伯纳德氏隐秘杆菌(*A. bernardiae*)	−	−	−	−	−	−	+	−	V	$A_{5\alpha}$(L-Lys-L-Ala-Lys-D-Glu)
溶血隐秘杆菌(*A. haemolyticum*)	−	−	−	−	−	+	ND	+	+	$A_{5\alpha}$(L-Lys-Lys-D-Glu)
化脓隐秘杆菌(*A. pyogenes*)	−	−	−	V	+	v(w)	−	+	+	$A_{5\alpha}$(L-Lys-L-Ala-Lys-D-Glu)
海豹隐秘杆菌(*A. phocae*)	−	−	−	V	−	+(w)	+(s)	−	+	ND

注:V 为可变的,ND 为未检测或未获得资料。

表 17　来自人体需氧生长及触酶阴性放线菌(*Actinomyces*)的鉴别

菌种(Species)	硝酸盐还原(Nitrate reduction)	脲酶(Urease)	七叶苷水解(Esculin hydrolysis)	甘露醇产酸(Acid from mannitol)	木糖产酸(Acid from xylose)	β-半乳糖苷酶(β-Galactosidase)	α-葡糖苷酶(α-Glucosidase)	N-乙酰-β-氨基葡糖苷酶(N-Acetyl-β-glucosaminidase)
格雷文尼茨氏放线菌(*A. graevenitzii*)	−	−	−	−	−	+	−	+
乔治氏放线菌(*A. georgiae*)	V	−	V	V	+	ND	ND	ND
格拉斯氏放线菌(*A. gerencseriae*)	V	−	+	V	+	ND	ND	ND
衣氏放线菌(*A. israelii*)	V	−	+	V	+	+	+	−
内氏放线菌(*A. naeslundii*)	V	+	+	−	V	V	V	−
溶齿放线菌(*A. odontolyticus*)	+	−	V	−	V	−	−	−

续表

菌种(Species)	硝酸盐还原(Nitrate reduction)	脲酶(Urease)	七叶苷水解(Esculin hydrolysis)	甘露醇产酸(Acid from mannitol)	木糖产酸(Acid from xylose)	β-半乳糖苷酶(β-Galactosidase)	α-葡糖苷酶(α-Glucosidase)	N-乙酰-β-氨基葡糖苷酶(N-Acetyl-β-glucosaminidase)
雷丁放线菌(*A. radingae*)	−	−	+	V	+	+	+	+
图列茨放线菌(*A. turicensis*)	−	−	−	V	+	−	+	−

注:V 表示可变的,ND 为未检测或未获得资料。

Advenella 颇陌菌属

Coenye et al. 2005　IJSEM 2005;55:251～256. IJSEM 2009;59:1914～1918.

革兰氏染色阴性小杆菌或球菌(1～2 μm),单个,成双或以短链的形式存在。动力因株而异,在营养琼脂上菌落扁平或略微凸起,边缘光滑。菌落呈淡黄色,氧化酶与触酶阳性但β-半乳糖苷酶阴性。硝酸盐还原多阴性,柠檬酸盐同化阳性,苯乙酸盐阴性。同化蕈糖、L-精氨酸、甘露醇多为阴性,能同化乳酸盐。DNA 的 C+G mol% 为 53.6～57.7。从人和动物临床标本中分离。

A. faeciporci　猪粪颇陌菌　IJSEM 2012;62:2986～2990.

A. incenata　禁食(斋戒)颇陌菌　IJSEM 2005;55:251～256.

A. kashmirensis　克什米尔颇陌菌　IJSEM 2009;59:1914～1918.(原*Tetrathiobacter kashmirensis*)

A. kashmirensis* subsp. *kashmirensis　克什米尔颇陌菌克什米尔亚种　IJSEM 2017;67:1～3. Microbiology 2016;85:646～648.

A. kashmirensis* subsp. *methylica　克什米尔颇陌菌甲基亚种　IJSEM 2017;67:1～3. Microbiology 2016;85:646～648.

A. mimigardefordensis(原 *Tetrathiobacter mimigardefordensis*)　明斯特颇陌菌　IJSEM 2009;59:1914～1918.

Aerococcus 气球菌属

Williams,Hirch & Cowan 1953,475[AL] 1986 手册;2:1080.

革兰氏染色阳性,球形,直径 1.0～2.0 μm,当生长于适合的液体培养基中时极倾向形成四联状排列。无动力。微嗜氧菌,摇瓶培养或在软的含糖琼脂中,在近表面处产生分散菌落的稠密带,厌氧不生长,如生长则迟缓且仅长出少数分散的菌落。触酶活性缺乏或弱,即使存在也是非血红素(heme)的假触酶(pseudocatalase),无卟啉呼吸酶,需氧生长时产生过氧化氢。在固体培养基上生长稀疏,呈小珠状(小的分散的菌落),在血琼脂上产生绿色反应。DNA 的 G+C mol%为 35~40(Tm)。

模式种:*Aerococcus viridans*(绿色气球菌)

A. christensenii 克氏气球菌 IJSB 1999;49(3):1125~1128.

A. sanguinicola 住血气球菌 IJSEM 2001;51(2):475~479.

A. suis 肉猪气单胞菌 IJSEM 2007;57:1291~1294.

A. urinae 尿道气球菌 IJSB 1992;42(3):511. J. Gen. Microbiol. 1992;138:401~405.

A. urinaeequi 马尿气球菌(原 *Pediococcus urinaeequi*) IJSEM 2005;55:1325~1327.

A. urinaehominis 人尿气球菌 IJSEM 2001;51(2):683~686.

A. vaginalis 阴道气球菌 IJSEM 2014;64:1229~1236.

A. viridans 绿色气球菌

Aeromonas 气单胞菌属 Kluyver and van Niel 1936,39[AL] 1984 手册;1:545~548.

革兰氏染色阴性,菌体外观从钝端直杆状到球形,大小(0.3~1.0)μm×(1.0~3.5)μm,单个、成对或短链,没有芽胞,通常由单极毛运动;固体培养基上的幼稚培养可形成周毛,一个种无动力。兼性厌氧,以呼吸和发酵代谢葡萄糖。糖类分解产酸或产酸产气(二氧化碳和氢气),硝酸盐还原为亚硝酸盐,氧化酶阳性,触酶阳性。最适温度为 22~28 ℃,有的菌株不能在 35 ℃生长。抵抗弧菌抑菌剂 2,4-二氨基-6,7-二异丙蝶啶(O/129)。化能有机营养型,能用各种糖和有机酸为碳源。存在于淡水和污水中。有的种对蛙和鱼有致病性。G+C mol%为 57~63(Bd,Tm)。

模式种:*Aeromonas hydrophila*(嗜水气单胞菌)

A. allosaccharophila 异嗜糖气单胞菌 FEMS Microbiol. Lett. 1992;91:199~206. Valid. IJSB 1992;42:511,LN42.

A. aquariorum 鱼缸气单胞菌 IJSEM 2008;58:1169~1175.

A. aquatica 水生气单胞菌 JSEM 2015;65:2777~2783. Syst. Appl. Microbiol. 2015;38:161~168.

A. australiensis 澳大利亚气单胞菌 IJSEM 2013;63:2270~2276.

A. bestiarum 兽生气单胞菌(原嗜水气单胞菌 DNA Group 2) IJSB 1996;46(4):1189~1190. Med. Microbiol. Lett. 1996;5:156~165.

A. bivalvium 双壳贝气单胞菌 IJSEM 2007; 57: 582~587.(分离自双壳类软体动物)

A. caviae 豚鼠气单胞菌

A. culicicola 库蚊气单胞菌 IJSEM 2002;52:1723~1728.

A. culicicola 是 *A. veronii* 的同义词 Syst. Appl. Microbiol. 2005;28:604~609.

A. dhakensis 达卡气单胞菌 IJSEM 2015;65:1~4. Syst. Appl. Microbiol. 2013;36:171~176.

A. diversa 多样气单胞菌 IJSEM 2010;60:1009~1010. Syst. Appl. Microbiol.

2010;33:15～19.

A. encheleia 鳗气单胞菌 IJSB 1995;45(3):462～466.

A. enteropelogenes 肠棕气单胞菌 Hyg. Med. 1990;15:471～472. Valid IJSB 1991;41:456～458,LN38.

A. enteropelogenes 与 *A. trota* 为同义词 IJSEM 2002;52:1969～1972.

A. eucrenophila 嗜泉气单胞菌 Zentralbl. Bakteriol. Parasitenkd. Infektionskr. Hyg. Abt. I. Orig. Reihe A 1988;286:34～39. Valid IJSB 1988;38:449,LN27.

A. fluvialis 河流气单胞菌 IJSEM 2010:60:72～77.

A. hydrophila 嗜水气单胞菌

A. hydrophila* subsp. *anaerogenes 嗜水气单胞菌厌氧亚种

A. hydrophila* subsp. *dhakensis 嗜水气单胞菌达卡亚种 IJSEM 2002;52:705～712.

A. hydrophila* subsp. *hydrophila 嗜水气单胞菌嗜水亚种 IJSEM 2002;52:705～712.

A. hydrophila* subsp. *proteolytica 嗜水气单胞菌解蛋白亚种

A. hydrophila* subsp. *ranae 嗜水气单胞菌蛙亚种 IJSEM 2003;53:885～891.

A. ichthiosmia 小鱼气单胞菌 Hyg. Med, 1990;15:477～479. Valid IJSB 1991;41:456～458, LN38.

A. ichthiosmia 与 *A. veronii* 相同 IJSB 1993 43:855～856. Syst. Appl. Microbiol. 2001;24:177～182.

A. jandaei 简达气单胞菌 J. Clin. Microbiol. 1991;29:560～564. Valid 1992;42:191～192, LN40.

A. jandaei emend 简达气单胞菌(修正描述) IJSEM 2003;53(5):1416.

A. lacus 湖泊气单胞菌 IJSEM 2015;65:2777～2783. Syst. Appl. Microbiol. 2015;38:161～168.

A. media 间气单胞菌 IJSB 1983;33:599～604.

A. molluscorum 软体动物气单胞菌 IJSEM 2004;54:2073～2078.(分离自双壳类软体动物)

A. piscicola 栖鱼气单胞菌 IJSEM 2010;60:1～2 Syst. Appl. Microbiol. 2009;32:471～479.

A. popoffii 波氏气单胞菌 IJSB 1997;47(4):1165～1171.

A. punctata 小斑气单胞菌 IJSB 1980;30:246.

A. rivipollensis 里维埃拉气单胞菌 IJSEM 2016;66:1913～1915. J. Basic. Microbiol. 2015; 55:1435～1439.

A. rivuli 小溪气单胞菌 IJSEM 2011;61:242～248.

A. salmonicida 杀鲑气单胞菌

A. sanarellii 桑氏气单胞菌 IJSEM 2010;60:2048～2055.

A. schubertii 舒伯特气单胞菌 J. Clin. Microbiol. 1988;26:1561～1564. Valid IJSB 1989;39:205,LN29.

A. sharmana 夏氏气单胞菌 IJSEM 2006;56:1905～1909.

A. simiae 猴气单胞菌 IJSEM 2004;54:481～485.

A. sobria 温和气单胞菌

A. taiwanensis 台湾气单胞菌 IJSEM 2010;60:2048～2055.

A. tecta 隐蔽气单胞菌 IJSEM 2010;60:469～472. Syst. Appl. Microbiol. 2008;31:278～286.

A. trota 脆弱气单胞菌 J. Clin. Microbiol. 1991;29:1206～1210. Valid IJSB 1992;42:191～192,LN40.

A. veronii 维隆气单胞菌 J. Clin. Microbiol. 1987;25:900～906. Valid IJSB 1988;38:220～222,LN25.

表 18 气单胞菌属(*Aeromonas*)种的鉴别

菌种(Species)				产酸			利 用					水 解		
	动力(Motility)	吲哚(Indole)	葡萄糖产气	水杨素(Salicin)	纤维二糖(Cellobiose)	鸟氨酸脱羧酶(Ornithine decarboxylase)	葡萄糖酸(Gluconate)	精氨酸(Arginine)	谷酰胺(Glutamine)	阿拉伯糖(Arabinose)	42℃生长	弹性蛋白酶(Elastin)	七叶苷(Esculin)	熊果苷(Arbutin)
嗜水气单胞菌(*A. hydrophila*)	+	+	+	D	D	−	+	+	D	+	D	+	+	+
豚鼠气单胞菌(*A. caviae*)	+	+	−	+	D	−	+	+	+	+	D	−	+	+
中间气单胞菌(*A. media*)	−	+	−	+	+	−	+	+	+	D	D	−	+	+
嗜泉气单胞菌(*A. eucrenophila*)	+	+	+	+	+	−	+	+	+	+	−	+	+	−
温和气单胞菌(*A. sobria*)	+	+	+	−	D	−	+	−	−	−	D	D	D	−
维隆气单胞菌维隆变种(*A. veronii bv. veronii*)	+	+	+	+	D	+	+	+	+	−	+	−	+	D
维隆气单胞菌温和变种(*A. veronii bv. sobria*)	D	+	+	−	ND	−	ND	ND	ND	ND	+	ND	−	−
简达气单胞菌(*A. jandaei*)	+	+	+	−	D	−	D	D	D	−	+	D	−	−
脆弱气单胞菌(*A. trota*)	+	+	+	−	+	−	+	+	+	−	+	−	−	D
异嗜糖气单胞菌(*A. allosaccharophila*)	+	+	+	−	+	D	+	+	D	+	+	−	D	−
肠棕气单胞菌(*A. enteropelogenes*)	+	+	+	ND	ND	−	ND	ND	ND	ND	ND	ND	−	−
小鱼气单胞菌(*A. ichthiosmia*)	+	+	+	ND	D	−	ND	ND	ND	ND	−	ND	−	−
舒伯特气单胞菌(*A. schubertii*)	+	−	−	−	−	−	+	+	ND	−	+	+	−	−
鳗气单胞菌(*A. encheleia*)	+	+	D	+	−	−	−	−	−	−	−	−	+	+

注:D为21%～79%阳性,ND为未获得资料。

表 19　气单胞菌属(*Aeromonas*)种的鉴别

特征(Characteristic)	嗜水气单胞菌(*A. hydrophila*)	豚鼠气单胞菌(*A. caviae*)	温和气单胞菌(*A. sobria*)	维隆气单胞菌(*A. veronii*)	舒伯特气单胞菌(*A. schubertii*)	脆弱气单胞菌(*A. trota*)	简达气单胞菌(*A. jandaei*)
氧化酶(Oxidase)	+	+	+	+	+	+	+
触酶(Catalase)	+	+	+	+	+	+	+
DNA 酶(DNase)	+	+	+	+	+		
NDND 吲哚(Indole)	+	+	+	+	−	+	+
硫化氢(三糖铁中)(Hydrogen sulfide, TSI)	−	−	−	−	−	−	−
VP 反应	+	−	+	+	V	−	+
尿酶(Urease)	−	−	−	−	−	−	−
赖氨酸脱羧酶(Lysine decarboxylase)	+	−	+	+	+	+	+
乌氨酸脱羧酶(Ornithine decarboxylase)	−	−	−	+	−	−	−
精氨酸双水解酶(Arginine dihydrolase)	+	+	+	−	+	+	+
KCN 中生长	+	+	V	V	−	ND	ND
七叶苷水解(Esculin hydrolysis)	+	+	−	+	−	−	−
β-溶绵羊血	+	−	+	+	V	V	+
敏感于 O/129(Susceptibility to 0/129)	−	−	−	−	−	−	−
6.5%的氯化钠中生长	−	−	−	−	−	−	−
22 ℃液化明胶	+	+	+	+	+	ND	+
葡萄糖产气	+	−	+	+	−	+	+
产酸:							
葡萄糖(Glucose)	+	+	+	+	+	+	+
熊果苷(Arbutin)	+	+	−	ND	−	V	−
乳糖(Lactose)	V	V	−	−	ND	ND	ND
纤维二糖(Cellobiose)	V	+	V	V	−	+	−
蔗糖(Sucrose)	+	+	+	+	−	−	−
麦芽糖(Maltose)	+	+	+	+	+	ND	−
L-阿拉伯糖(L-Arabinose)	+	+	V	−	−	−	−

续表

特征(Characteristic)	嗜水气单胞菌(A. hydrophila)	豚鼠气单胞菌(A. caviae)	温和气单胞菌(A. sobria)	维隆气单胞菌(A. veronii)	舒伯特气单胞菌(A. schubertii)	脆弱气单胞菌(A. trota)	简达气单胞菌(A. jandaei)
棉子糖(Raffinose)	−	−	−	−	−	ND	ND
异构肌醇(Inositol)	−	−	−	−	−	ND	−
卫矛醇(Dulcitol)	−	−	−	−	−	ND	ND
D-山梨醇(D-Sorbitol)	V	−	−	−	−	ND	−
水杨素(Salicin)	V	+	−	+	−	−	−
甘露醇(Mannitol)	+	+	+	+	−	+	+

注:ND 为未阐明或未获得资料,V 为不定。

表 20 气单胞菌属(*Aeromonas*)种的鉴别

特征	从葡萄糖产气	水解七叶苷	产生吲哚	产酸自:水杨素	产酸自:D-纤维二糖	产酸自:D-甘露醇	产酸自:蔗糖	产酸自:L-阿拉伯糖	鸟氨酸脱羧	赖氨酸脱羧	精氨酸双水解	吡嗪酰胺酶
猴气单胞菌	−	V	−	−	+	−	+	−	−	+	+	+
嗜水气单胞菌	+	+	+	+	−	+	+	+	+	+	+	+
嗜水气单胞菌达卡亚种	ND	+	+	+	−	+	+	−	−	+	+	ND
兽生气单胞菌	V+	+	+	V+	−	+	+	+	−	+	+	V+
豚鼠气单胞菌	−	+	+	+	+	+	+	+	−	−	+	V+
中间气单胞菌	−	+	+	V−	+	+	+	+	−	−	+	V−
嗜泉气单胞菌	+	+	+	+	+	+	V+	V+	−	−	+	+
温和气单胞菌	V	−	+	−	+	+	+	−	−	+	−	−
维隆气单胞菌温和生物组	+	−	+	−	V+	+	+	V−	−	+	+	−
库蚊气单胞菌	+	ND	+	−	−	+	+	−	−	+	+	ND
维隆气单胞菌维隆生物组	V+	+	+	+	V+	+	+	−	+	+	−	−
简达气单胞菌	+	−	+	−	−	+	V+	−	−	+	+	−
鳗气单胞菌	V+	+	+	+	−	+	V+	−	−	−	+	−
舒伯特气单胞菌	−	−	−	−	−	−	−	−	−	V+	+	−

续表

特 征	从葡萄糖产气	水解七叶苷	产生吲哚	产酸自：水杨素	D-纤维二糖	D-甘露醇	蔗糖	L-阿拉伯糖	鸟氨酸脱羧	赖氨酸脱羧	精氨酸双水解	吡嗪酰胺酶
脆弱气单胞菌	V+	−	+	−	+	V+	V−	−	−	+	+	−
异嗜糖气单胞菌	+	V+	+	−	+	+	+	V+	V−	+	V+	V−
波氏气单胞菌	+	−	V+	−	−	+	−	V	−	−	+	−

注：引自 IJSEM 2004；54：481～485. "＋"为超过 85％阳性，"－"为低于 15％阳性，"V＋"为 60％～85％阳性，"V－"为 15％～40％阳性，V 为 50％菌株阳性，ND 为未获得数据。

Afipia 军院菌属（阿菲波菌属） Brenner et al. J. Clin. Microbiol. 1991；29(11)：2450～2460. Valid IJSB 1992；42：327，LN41.

军院菌属（*Afipia*）由美国军事病理研究所（armed forces institute of pathology）命名。此属模式种（type species）的模式株（type strain）在美国军事病理研究所分离，为革兰氏染色阴性、氧化酶阳性的杆菌，属于变形菌纲（Proteobacteria）α-2 亚纲，由单极、亚极或侧毛运动。可生长于 BCYE 琼脂（buffered charcoal-yeast extract agar）和营养肉汤中，但在含 6％的氯化钠的营养肉汤中不生长，也罕见在 25～30 ℃生长于麦康克琼脂（MacConkey agar）。35 ℃生长至少很弱，但在 42 ℃不生长。菌落灰白色、湿润、突起、不透明，直径约 1.5 mm。尿酶（urease）阳性，可使石蕊牛乳（litmus milk）变碱。不溶血，不能从硝酸盐（nitrate）产气，不产生吲哚（indole）和硫化氢（hydrogen sulfide）（三糖铁法），不水解明胶（gelatin）和七叶苷（esculin）。非发酵型（nonfermentative type）菌不能从葡萄糖（glucose）、乳糖（lactose）、麦芽糖（maltose）和蔗糖（sucrose）中产酸。

含有 11-甲基-十八碳-12 烯酸（11-methyloctadec-12-enoic）、顺式十八碳-11-烯酸（cis-octadec-11-enoic）和具有环丙烷环的十一碳酸和十九碳酸为主要的细胞脂肪酸，只有微量羟酸。G+C mol％为 61～69。种间 DNA 杂交的相关性在 12％～69％。对人有致病性。

模式种：*Afipia felis*（猫军院菌）

A. birgiae 贝格氏军院菌 IJSEM 2002；52：1773～1782.

A. broomeae 布鲁姆氏军院菌

A. clevelandensis 克里夫兰军院菌

A. felis 猫军院菌（原称为"猫抓病菌"）

A. massiliensis 马赛军院菌 IJSEM 2002；52：1773～1782.

本属的修正描述，IJSEM 2002；52：1773～1782.

革兰氏染色阴性，但可用姬姆萨（Gimenez）染色法染得很好，氧化酶阳性，触酶弱阳性的杆菌，属于变形菌纲 α-2 亚群，多数由单极或亚极鞭毛运动。可生长于 BCYE 琼脂和营养肉汤中，但不能在含 6%的氯化钠的营养肉汤中生长，全部可生长于 25 ℃和 30 ℃，但不在 42 ℃生长。菌落灰白，有光泽，凸起而浑浊。全部脲酶阳性。不溶血，无精氨酸双水解酶活性，不水解七叶苷和明胶，不产生 β-半乳糖苷酶活性，硫化氢阴性，对大多数糖类发酵或氧化产酸，包括葡萄糖、果糖、甘露糖、蔗糖、甘露醇和麦芽糖。G+C mol%为 59.3～64.0。

表 21　军院(阿菲波)菌属(*Afipia*)种的鉴别

特　征	猫军院菌	猫基因种A	克里夫兰军院菌	猫基因种1	猫基因种2	猫基因种3	猫基因种3相关株	布鲁姆氏军院菌	贝格氏军院菌	马赛军院菌
动力	+	+	+	+	+	+	+	+	−	+
生长于含 5%绵羊血的哥伦比亚琼脂	+^{w}	+^{w}	+	−	−	+^{w}	+^{w}	−	−	−
麦康克琼脂	−	−	+^{w}	−	−	−	−	−	−	−
生长于 BCYE 琼脂于：										
35 ℃	+	+	+^{w}	+	+	+	−	+	−	−
37 ℃	+	+	−	+	+	+	−	+	−	−
硝酸盐还原	+	+	−	−	−	−	+	−	+	+
同化：										
葡萄糖	−	−	−	+	+	−	−	−	−	−
阿拉伯糖	−	−	−	+	+	−	−	−	−	−
甘露糖	−	−	−	+	+	−	−	−	−	−
甘露醇	−	−	−	+	+	−	−	−	−	−
N-乙酰葡萄糖胺	−	−	−	+	+	−	−	−	−	−
葡萄糖酸盐	−	−	+	+	+	+	−	+	−	−
己二酸盐	−	−	+	+	+	+	+	+	+	+
苹果酸盐	+	+	+	+	−	+	+	+	−	−
柠檬酸盐	−	−	−	+	−	−	−	−	−	−
苯乙酸盐	−	−	−	+	−	+	−	+	−	−
G+C 含量(mol%)	62.5	63.1	64.0	69.0	67.0	65.5	61.9	61.5	59.3	60.2

注：引自 IJSEM 2002;52:1773～1782. +^{w} 为弱阳性。

Agrobacterium 土壤杆菌属　Conn 1942, 359[AL]1984 手册; 1: 244～254.

革兰氏染色阴性杆菌,大小(0.6～1.0)μm×(1.5～3.0)μm,单个或成对存在,无芽胞,以1～6根周毛运动。需氧,以氧为最终受氢体进行呼吸型代谢,某些种能在硝酸盐存在的情况下进行厌氧呼吸,多数菌株能在低氧张力的植物组织中生长。适温25～28 ℃,菌落通常凸起、圆整光滑、无色素至浅灰黄色,生长于富含糖类的培养基时通常伴有丰富的细胞外多糖黏液。触酶阳性,通常氧化酶和脲酶也阳性。根癌土壤杆菌(*A. tumefaciens*)生物1型和放射形土壤杆菌(*A. radiobacter*)生物1型的大多数菌株产生3-酮糖苷(3-ketoglycosides)。化能有机营养型利用多种糖类、有机酸盐和氨基酸为碳源,但不能利用纤维素、淀粉、琼脂或壳多糖(chitin)。在含有葡萄糖、半乳糖和其他糖类的无机盐培养基中产生酸性反应。某些种和生物变种的菌株可用铵盐和硝酸盐为氮源;另外的菌株需要氨基酸和另外的生长因子。除放射形土壤杆菌(*A. radiobacter*)外,此属的菌株可通过破伤侵入许多种类的双子叶植物和某些裸子植物的花冠、根和干使植物细胞转化为自发繁殖的肿瘤细胞。引起的病通常称为“冠瘿病”(crown gall)、“毛根”(hairy root)、“茎杆瘿瘤”(cane gall)。有的株宿主范围广,而另一些(例如从葡萄藤 grapevine 中分离物)宿主范围很窄。肿瘤有自我繁殖性并可移植。由土壤杆菌属引起的肿瘤与菌细胞内的肿瘤诱导质粒(Ti 质粒)有关。土壤杆菌为土壤居住菌,瘤源株主要存在于有病植物污染的土壤,某些非瘤源土壤杆菌株从人的临床标本分离。G+C mol%为57～63(Tm)。土壤杆菌属基因组分子量为$3.0\times10^{9}\sim3.6\times10^{9}$。

模式种:*Agrobacterium tumefaciens*(根癌土壤杆菌)

A. atlanticum　大西洋土壤杆菌　IJSB 1992; 42: 133～143.

A. atlanticum→*Ruegeria atlantica*　IJSB 1999;49(1):1～3. J. Gen. Appl. Microbiol. 1998;44:201～210.

A. ferrugineum　锈色土壤杆菌　IJSB 1992;42:133～143.

A. gelatinovorum　食明胶土壤杆菌　IJSB 1992;42:133～143.

A. gelatinovorum→*Ruegeria gelatinovora*　IJSB 1999;49(1):1～3. J. Gen. Appl. Microbiol. 1998;44:201～210.

A. meteori　梅氏土壤杆菌　IJSB 1992;42:133～143.

A. meteori→*Ruegeria atlantica*　IJSB 1999; 49(1): 1～3. J. Gen. Appl. Microbiol. 1998;44:201～210.

A. nepotum　侄甥土壤杆菌　IJSEM 2016; 66: 4229～4305. Syst. Appl. Microbiol. 2015;38:84～90.

A. pusense　普萨土壤杆菌　IJSEM 2016;66:4299～4305. Syst. Appl. Microbiol. 2015;38:84～90.

A. radiobacter　放射形土壤杆菌

A. rhizogenes　发根土壤杆菌→*Rhizobium as R. rhizogenes*　IJSEM 2001;51(1):89～103.

A. rubi　悬钩子土壤杆菌→*Rhizobium as R. rubi*　IJSEM 2001;51(1):89～103.

A. salinitolerans 耐盐土壤杆菌 IJSEM 2017;67:1906～1911.

A. skierniewicense 斯基涅温塞土壤杆菌 IJSEM 2016;66:4299～4305. Syst. Appl. Microbiol. 2015;38:84～90.

A. stellulatum 星斑土壤杆菌 IJSB 1992;42:133～143.

A. stellulatum (ATCC 25650)→*Stappia aggregata* IJSB 1999;49(1):1～3. J. Gen. Appl. Microbiol. 1998;44:201～210.

A. stellulatum (ATCC 15215^{T})→*Stappia stellulata* IJSB 1999;49(1):1～3. J. Gen. Appl. Microbiol. 1998;44:201～210.

A. tumefaciens 根癌土壤杆菌

A. tumefaciens(=*A. radiobacter*)→*Rhizobium as R. radiobacter* IJSEM 2001; 51(1):89～103.

A. vitis 葡萄土壤杆菌 IJSB 1990;40:236～241. →*Rhizobium as R. vitus* IJSEM 2001;51(1):89～103.

Agrobacterium 土壤杆菌属

修正描述 Sawada et al. 1993; IJSB 1993;43(4):694～702。与原来的描述基本一致,但未提氧化酶反应;未提淀粉(starch)、琼脂和壳多糖(chitin)的水解;最适 pH 值为 6～7。毛根病与大的 Ri 质粒(root-inducing plasmid)有关。泛醌 Q-10 (ubiquinone Q-10)为主要的呼吸醌。

模式种:*Agrobacterium radiobacter*(放射形土壤杆菌)

A. algicola→Ruegeria 鲁格菌属 J. Gen. Appl. Microbiol. 1998;44:201～210.

A. gelatinovora→*Ruegeria* 鲁格菌属 J. Gen. Appl. Microbiol. 1998; 44: 201～210.

A. kieliense→*Ahrensia* 阿伦斯菌属 IJSB 1999;49(1):1～3. J. Gen. Appl. Microbiol. 1998;44:201～210.

A. larrymoorei 拉莫氏土壤杆菌 IJSEM 2001;51(3):1023～1026.

A. larrymoorei→*Rhizobium larrymoorei* IJSEM 2004;54:149.

A. radiobacter 放射形土壤杆菌 修正描述 IJSB 1993;43:694～702.

A. rhizogenes 发根土壤杆菌 修正描述 IJSB 1993;43:694～702.

A. tumefaciens 根癌土壤杆菌 提出拒绝 IJSB 1993;43:694～702.

Agromyces 壤霉菌属

Gledhill and Casida 1969, 346^{AL}1986 手册;2:1329～1331.

琼脂培养基上的微菌落(microcolonies)开始由分枝的丝状单位(直径不超过 1 μm)组成,其后分隔并断裂产生球状的或不规则的细胞。革兰氏染色阳性,随着菌丝分隔断裂而呈革兰氏染色阴性。不产生气中菌丝和孢子,非抗酸性,无动力。在琼脂或肉汤培养时不显色素,微喜氧至需氧,厌氧生长差或不生长,生长不需要二氧化碳,良好生长要求有机氮。触酶阴性,联苯胺(benzidine)阴性,氧化酶阴性,糖氧化不产气。细胞壁含有 2,4-二氨基丁酸、丙氨酸、谷氨酸、甘氨酸和鼠李糖。对溶菌酶(lysozyme)敏感。最适生长温度为 30 ℃,20 ℃和 37 ℃也生长良好。最适 pH 值为 6.6～7.1。DNA 的 G+C mol%为 71(Bd)或 76.7(Tm)。

模式种:*Agromyces ramosus*(分枝壤霉菌)

A. ramosus 分枝壤霉菌

Agromyces 壤霉菌属 修正描述 Zgurskaya et al. 1992 IJSB 1992;42(4):635～641.

分枝的菌丝体(hyphae,宽 0.3～0.6 μm),断裂成白喉菌样和杆状不规则、无动力的菌体,无芽胞和孢子(exospores)。在胨-酵母浸液培养基上形成不透明、完整、凸起的菌落,有时侵入琼脂中,可有粗糙菌落变异,产生黄色类胡萝卜素。革兰氏染色阳性,非抗酸性。需氧至微需氧,触酶与氧化酶因种别不同而不同。化能有机营养型,氧化性代谢葡萄糖,碳源和氮源利用范围广,无机氮的培养基可供生长,某些株需要有机氮。中温菌,最适生长于 26～30 ℃,有的株可在 37 ℃生长。乙肽甲基甲醇(VP)试验阴性。其肽聚糖(peptidoglycan)中含有 2,4-二氨基丁酸、丙氨酸、谷氨酸和甘氨酸(物质的量比值为 2∶1∶1∶1)。多数株细胞壁中有半乳糖和鼠李糖,也可能有岩藻糖(fucose)、泰威糖(tyvelose)、葡萄糖、甘露糖、木糖或核糖。无枝菌酸(mycolic acids)。有诊断意义的极性脂为二磷脂酰甘油和磷脂酰甘油。主要的甲基醌(menaquinone)为 MK-12。异构型和反异构型分枝脂肪酸占优势(占总脂肪酸的 94%)。DNA 的 G+C mol%为 70～72(Tm)。主要存在于土壤中。

A. albus 白色壤霉菌 IJSEM 2003;53(5):1435～1438.

A. allii 大蒜壤霉菌 IJSEM 2007;57:588～593.

A. atrinae 珧壤霉菌 IJSEM 2010;60:1056～1059.

A. aurantiacus 金色(橙色)壤霉菌 IJSEM 2003;53:303～307.

A. aureus 金黄壤霉菌 JSEM 2016;66:3749～3754.

A. bauzanensis 博尔扎诺壤霉菌 IJSEM 2010;60:2341～2345.

A. binzhouensis 滨州壤霉菌 IJSEM 2016;88:2278～2283.

A. bracchium 细枝(末梢)壤霉菌 IJSEM 2001;51(4):1529～1537.

A. cerinus 蜜黄壤霉菌 IJSB 1992;42:635～641.

A. flavus 黄壤霉菌 IJSEM 2011;61:1705～1709.

A. fucosus 岩藻糖壤霉菌 IJSB 1992;42:635～641.

A. hippuratus 酸盐壤霉菌 IJSEM 2004;54:1553～1556.

A. humatus 地壤霉菌 IJSEM 2005;55:871～875.

A. indicus 印度壤霉菌 IJSEM 2012;62:2549～2554. Antone Van Leeuwenhoek 2012;102:345～352.

A. insulae 岛屿壤霉菌 IJSEM 2016;66:2202～2207.

A. iriomotensis 西表壤霉菌 IJSEM 2014;64:833～838.

A. italicus 大利壤霉菌 IJSEM 2005;55:871～875.

A. lapidis 石头壤霉菌 IJSEM 2005;55:871～875.

A. luteolus 黄壤霉菌 IJSEM 2001;51(4):1529～1537.

A. marinus 海洋壤霉菌 IJSEM 2015;65:741～744. J. Antibiot. 2014;67:703～706.

A. mediolanus 兰壤霉菌 IJSB 1996;46(1):88～93.

A. neolithicus 石器壤霉菌 IJSEM 2005;55:153～157.

A. ramosus 分枝壤霉菌

A. rhizospherae 根球(围)壤霉菌 IJSEM 2001;51(4):1529～1537.

A. salentinus 萨伦丁壤霉菌 IJSEM 2005;55:153～157.(地名 Salentine Peninsula)

A. soli 土壤壤霉菌 IJSEM 2011;61:1286～1292.

A. subbeticus 第克壤霉菌 IJSEM 2005;55:1897～1901.

A. terreus 地壤霉菌 IJSEM 2008;58:1308～1312.

A. tropicus 热带壤霉菌 IJSEM 2011;61:605～609.

A. ulmi 榆树壤霉菌 IJSEM 2004;54:1987～1990.

Alcaligenes 产碱菌属 Castellani and Chalmers 1919, 936[AL] 1984 手册;1:361～373.

革兰氏染色阴性,呈杆状、球杆状或球状,大小(0.5～1.0)μm×(0.5～2.6)μm,通常单个存在,以 1～8 根(有时达 12 根)周毛运动。专性需氧,进行严格的呼吸型代谢,以氧为最终电子受体,有的株在存在硝酸盐时能进行厌氧呼吸。适温 20～37 ℃,在营养琼脂上菌落无色素。氧化酶阳性,触酶阳性,不产生吲哚,通常不水解纤维素、七叶苷、明胶和 DNA。化能有机营养型,使用多种有机酸和氨基酸为碳源,从若干有机酸盐和胺(amines)中产碱,通常不利用糖类;有的株从葡萄糖和木糖产酸并利用它们为碳源。存在于水和土壤中,某些腐生性的为脊椎动物肠道普通寄生者,许多菌株曾从血、尿、粪、化脓性耳分泌物、脑脊液和伤口等临床材料中分离到,偶尔引起人的条件感染。DNA 的 G+C mol%为 56～70(Tm, Bd)。

模式种:*Alcaligenes faecalis*(粪产碱菌)

本属属于 rRNA 超科Ⅲ,与鲍特氏菌属(*Bordetella*)关系极密切(IJSB 1986;36:405～414)。

A. denitrificans 反硝化产碱菌(Type strain: ATCC15173) IJSB 1983;33:85～89.

A. denitrificans→*Achromobacter denitrificans* IJSEM 2003;53:1825～1931.

A. denitrificans subsp. denitrificans 反硝化产碱菌反硝化亚种(模式株:ATCC15173)

A. denitrificans* subsp. *xylosoxydans 反硝化产碱菌木糖亚种(模式株:ATCC27061)

A. endophyticus 植物内产碱菌 IJSEM 2017;67:939～943.

A. faecalis 粪产碱菌

下面为未定位种:

A. aestus 海潮产碱菌→*Deleya aesta* IJSB 1989;39(4):462～466.

A. aquamarinus 海水产碱菌→*Deleya aesta* IJSB 1989;39:462～466.

A. cupidus 渴望产碱菌

A. eutrophus 真养产碱菌(非真正产碱菌)

A. latus 广泛产碱菌 非真正产碱菌 IJSB 1991;41:65～73.

A. pacificus 太平洋产碱菌

A. paradoxus 争论产碱菌(非真正产碱菌)

A. venustus 优美产碱菌

近年报道的种:

A. aquatilis 水产碱菌 IJSEM 2005;55:2571～2575.

A. defragrans 解芳香产碱菌 IJSB 1998;48(4):1083～1084. Syst. Appl. Microbiol. 1998;21:237～244. (此菌分解单萜 monoterpens) →*Castellaniella defragrans*

A. eutrophus→*Ralstonia* IJSB 1997;46(2):625～626. Microbiol. Immunol. 1995;39(11):897～904.

A. piechaudii 皮氏产碱菌 IJSB 1986;36:282～287.

A. piechaudii→*Achromobacter piechaudii* IJSB 1998;48(4):1083～1084. Microbiol. Immunol. 1998;42:429～438.

A. faecalis* subsp. *homari 粪产碱菌龙虾亚种 IJSB 1981;31:72～76.

A. faecalis* subsp. *homari→*Deleya aesta* IJSB 1989;39:462～466.

A. faecalis* subsp. *parafaecalis 粪产碱菌副粪亚种

A. faecalis* subsp. *phenolicus 粪产碱菌酚亚种

A. paskistanensis 巴基斯坦产碱菌 IJSEM 2016;66:1～3. Antoniae van Leeuwenhoek 2015;108:859～870.

A. piechaudii 皮氏产碱菌 IJSB 1986;36:282～287.

A. piechaudii→*Achromobacter piechaudii* IJSB 1998;48(4):1083～1084. Microbiol. Immunol. 1998;42:429～438.

A. xylosoxidans (Yabuuchi and Yano 1981) Kiredjian 1986 木糖氧化产碱菌(模式株:ATCC 27061)

Alicyclobacillus 脂环酸芽胞杆菌属 Wisotzkey et al. IJSB 1992;42:263～269.

革兰氏染色阳性或染色不定,细杆状,直或比较直,大小(0.3～0.8)μm×(2.0～4.5)μm,需氧或兼性厌氧菌。在不利环境或营养条件下可形成芽胞，芽胞的形成耐氧。专性嗜酸，生长 pH 值 2～6，需要或不需要生长因子。主要的膜脂肪酸为 ω-脂环酸，含六碳环或七碳环，主要的类异戊二烯醌为甲基萘醌，有 7 个异戊二烯单位（MK-7）。有藿烷类化合物（hopanoids）和硫脂（sulfonolipids）。生长温度 40～70 ℃。本属内的种的 16S rRNA 的序列同源性高于 92%。DNA 的 G+C mol%为 51.6～60.3（Tm）。

模式种：*Alicyclobacillus acidocaldarium*（酸热脂环酸芽胞杆菌），此种的模式株为 *A. acidiphil* ATCC 27009。

A. acidiphilus 嗜酸脂环酸芽胞杆菌 IJSEM 2002;52:1681～1685.

A. acidocaldarium （原 *Bacillus acidocaldarium*） 酸热脂环酸芽胞杆菌

A. acidoterrestris （原 *Bacillus acidoterrestris*） 酸土脂环酸芽胞杆菌

A. aeris 金属矿脂环酸芽胞杆菌 IJSEM 2009;59:2415～2420.

A. cellulosilyticus 解纤维素脂环酸芽胞杆菌 IJSEM 2014;64:2257～2263.

A. contaminans 污染脂环酸芽胞杆菌 IJSEM 2007;57:1276～1285.

A. cycloheptanicus（原 *Bacillus cycloheptanicus*） 环庚基脂环酸芽胞杆菌

A. dauci 胡萝卜脂环酸芽胞杆菌 IJSEM 2015;65:716～722.

A. desulfidooxidans 二硫化物氧化脂环酸芽胞杆菌 IJSEM 2005;55:941～947.

A. disulfidooxydans 氧化二硫醚环酸芽胞杆菌 IJSB 1996;46:1056～1064. Emend: IJSEM 2003;53(5):1542.

A. fastidiosus 脆弱脂环酸芽胞杆菌 IJSEM 2007;57:1276～1285.

A. fodiniaquatilis 矿水脂环酸芽胞杆菌 IJSEM 2015;65:4915～4920.

A. herbarius 草脂环酸芽胞杆菌 IJSEM 2002;52:109～113.

A. hesperidum 神话环酸芽胞杆菌 IJSEM 2000;50:451～457.

A. kakegawensis 挂川脂环酸芽胞杆菌 IJSEM 2007;57:1276～1285.

A. macrosporangiidus 大孢囊脂环酸芽胞杆菌 IJSEM 2007;57:1276～1285.

A. montanus 山岭脂环酸芽胞杆菌 IJSEM 2018;68:1608～1615.

A. pohliae 苔脂环酸芽胞杆菌 IJSEM 2008;58:221～225.

A. pomorum 水果脂环酸芽胞杆菌 IJSEM 2003;53(5):1537～1544.

A. sacchari 糖脂环酸芽胞杆菌 IJSEM 2007;57:1276～1285.

A. sendaiensis 仙台脂环酸芽胞杆菌 IJSEM 2003;53:1081～1084.

A. shizuokensis 静冈脂环酸芽胞杆菌 IJSEM 2007;57:1276～1285.

A. tengchongensis 腾冲脂环酸芽胞杆菌 IJSEM 2016;66:2463～2466. J. Microbiol. 2014;52:884～889.

A. tolerans 耐受环酸芽胞杆菌 IJSEM 2005;53:941～947.

A. vulcanalis 瓦尔肯脂环酸芽胞杆菌 IJSEM 2004;54:1703～1707.

表 22　脂环酸芽胞杆菌属中种的鉴别

特　征	仙台脂环酸芽胞杆菌 NTAP-1^{T}	酸热脂环酸芽胞杆菌 DSM446^{T}	酸土脂环酸芽胞杆菌 DSM3922^{T}	*A. hesperidum* DSM12489^{T}	环庚基脂环酸芽孢杆菌 DSM4006^{T}	草脂环酸芽胞杆菌 DSM13609^{T}
VP 反应	+	−	−	−	ND	−
触酶活性	−	W	W	−	+	+
产酸自：						
甘油	+	+	+	−	+	+
赤藓醇	−	−	+	−	−	−
D-阿拉伯糖	−	−	−	−	−	+
L-阿拉伯糖	+	+	+	+	−	+
半乳糖	+	+	+	+	−	+
鼠李糖	−	+	+	−	+	+
肌醇	−	−	+	−	+	−
山梨醇	−	−	+	−	−	−
甲基 α-D-甘露糖苷	−	−	−	−	−	+
甲基 α-D-葡萄糖苷	+	−	−	−	−	+
苦杏仁苷	−	−	−	−	−	+
熊果苷	+	−	+	−	−	+
七叶苷	−	−	−	−	−	+
水杨素	+	−	+	+	−	+
纤维二糖	+	+	+	+	−	+
麦芽糖	+	+	+	+	−	+
乳糖	+	+	+	−	−	+
蜜二糖	−	+	−	−	−	+
蔗糖	+	+	−	+	−	+
蕈糖	+	+	−	+	−	+
松三糖	−	−	−	−	−	+
鼠李糖	+	+	−	−	−	+
糖原	+	−	−	+	−	−
木糖醇	−	−	+	−	+	−
龙胆二糖	−	−	+	−	+	+

续表

特　征	仙台脂环酸芽胞杆菌 NTAP-1T	酸热脂环酸芽胞杆菌 DSM446T	酸土脂环酸芽胞杆菌 DSM3922T	*A. hesperidum* DSM12489T	环庚基脂环酸芽孢杆菌 DSM4006T	草脂环酸芽胞杆菌 DSM13609T
松二糖	+	+	−	−	−	+
D-阿拉伯糖醇	−	−	+	−	−	−
D-岩藻糖	−	−	−	−	−	+
5-酮葡萄糖酸盐	−	−	−	−	+	+

注：引自 IJSEM 2003；53：1081～1084. 全部菌株使核糖、木糖、葡萄糖、果糖、甘露糖和甘露醇产酸；全部菌株都不能使 L-木糖、侧金盏花醇、甲基 β-木糖苷、山梨糖、卫矛醇、N-乙酰-D-葡萄糖胺、菊糖、D-木糖、塔格糖、L-岩藻糖、L-阿拉伯糖醇、葡萄糖酸盐和 2-酮葡萄糖酸盐产酸。

Aliivibrio 别弧菌属 Urbanczyk et al. IJSEM 2007；57：2823～2829. 修正描述 IJSEM 2010；60：223～228.

A. fischeri 费氏别弧菌(原 Vibrio fischeri) IJSEM 2007；57：2823～2829.

A. finisterrensis 菲尼斯泰(地之角)别弧菌 IJSEM 2010；60：223～228.

A. logi 火神别弧菌(原 *Vibrio logi*) IJSEM 2007；57：2823～2829.

A. salmonicida 杀鲑别弧菌(原 *Vibrio salmonicida*) IJSEM 2007；57：2823～2829.

A. sifiae 挪威女神别弧菌 IJSEM 2011；61：1011～1013. J. Gen. Appl. Microbiol. 2010；56：509～518.

A. wodanis 渥顿别弧菌(原 *Vibrio wodanis*) IJSEM 2007；57：2823～2829.

Alishewanella 别许旺氏菌属 Fonnesbech Vogel et al. 2000；IJSEM 2000；50：1133～1142.

革兰氏染色阴性，非动力的杆菌，可利用氧化三甲胺(TMAO)、硝酸盐、硫代硫酸盐和亚硝酸盐进行厌氧呼吸，但不能利用亚硫酸盐或亚铁进行厌氧呼吸。氧化酶和触酶阳性，耐盐并且需要氯化钠才能生长。不代谢葡萄糖产酸，能水解明胶和七叶苷，但不产生吲哚、脲酶、β-半乳糖苷酶、精氨酸双水解酶和硫化氢。20 ℃或更低的温度下不生长。DNA 的 G+C mol%为 51。

模式种：*Alishewanella fetalis*(胎儿别许旺氏菌)

A. aestuarii 河口别许旺氏菌 IJSEM 2009；59：421～424.

A. agri 田野别许旺氏菌 IJSEM 2010；60：2199～2203.

A. fetalis 胎儿别许旺氏菌 IJSEM 2000；50：1133～1142.

该模式种革兰氏染色阴性，无动力杆菌，大小(0.5～1.0)μm×2 μm。多以单个胞体存在。生长于 25～42 ℃,最适温度为 37 ℃。耐盐并需要氯化钠方可生长,可耐受高达 8%的氯化钠,但 10%时不生长。氧化酶和触酶阳性,不能发酵糖类(葡萄糖、麦芽糖、核糖、阿拉伯糖等)。其他性状如同属的描述。

A. jeotgali　发酵海鲜别许旺氏菌　IJSEM 2009;59:2313～2316.

A. solinquinati　污染土许旺氏菌　IJSEM 2014;64:1～5. Curr. Microbiol. 2013;67:454～459.

A. tabrizica　大不里士别许旺氏菌　IJSEM 2012;62:1986～1991.

(裴凤艳　编写)

Alistipes 另枝菌属

Rautio et al. 2003 IJSEM 2003; 53:1701～1702. Syst. Appl. Microbiol. 3003;26:182～188.

革兰氏染色阴性,专性厌氧,抵抗胆汁,在血平板上产生棕色色素;为抗万古霉素和卡那霉素的杆菌,优势脂肪酸为异构型 $C_{15:0}$。

模式种:*Alistipes putredinis*(腐败另枝菌)

A. finegoldii　芬戈尔德氏另枝菌　IJSEM 2003;53:1701～1702. Syst. Appl. Micerobiol. 2003;26:182～188.

A. ihumii　大学医研院另枝菌　IJSEM 2017;67:2075～2078. Stand. Genomic. Sci. 2014;9:1221～1235.

A. indistinctus　难辨另枝菌　IJSEM 2010;60:2199～2203.

A. inops　乏力另枝菌　IJSEM 2015;65:4580～4588.

A. onderdonkii　翁德顿氏另枝菌　IJSEM 2006;56:1985～1990.

A. putredinis　腐败另枝菌　IJSEM 2003; 53: 1701～1702. Syst. Appl. Micerobiol. 2003;26:182～188.

A. shahii　谢氏另枝菌　IJSEM 2006;56:1985～1990.

A. timonensis　蒂莫另枝菌　IJSEM 2014;64:1～5. Stand. Genomic. Sci. 2012;6:315～324.

Alloiococcus 异球菌属

Aquirre and Collins 1992 IJSB 1992; 42:79～83.

革兰氏染色阳性,胞体呈球形,大多成对或四联存在,不形成芽胞。在 6.5%的氯化钠存在下和胆汁七叶苷琼脂(bile esculin agar)上可生长,需氧,触酶阳性而氧化酶阴性。不能从葡萄糖和其他糖中产酸,吡咯烷基芳胺酶(pyrrolidonylarylamidase)阳性。DNA 的 G+C mol%为 44～45。

模式种:*Alloiococcus otitis*(耳炎异球菌)

A. otitis　耳炎异球菌

Allorhizobium 别根瘤菌属 De Lajudie et al. 1998, IJSB 1988; 48(4):1277～1290.

革兰氏染色阴性,需氧性,无芽胞杆菌,宽 0.5～0.7 μm,长 2～4 μm。菌株生长快,在酵母甘露醇无机盐琼脂上 1～2 天形成 0.5～3 mm 的菌落,在振荡肉汤培养基中 1～2 天明显混浊。化能有机营养型,广泛利用糖类、有机酸和氨基酸为主要的碳源进行生长,不能从乳糖产生 3-酮乳糖,生长于糖类培养基上通常伴有胞外多糖的产生。此菌典型特征为能侵入某些温带的豆科植物(*Medicago sativa*)和某些热带的豆科植物(*Neptunia natans*,*Acacia senegal*,*Acacia seyal*, *Acacia tortilis* subsp. *raddiana*, *Lotus arabicus*, *Faidherbia albida*)的根毛,作为细胞内的共生者引起根结的产生。全部菌株存在宿主特异性,没有菌株能在 *Sesbania rostrata*,*Sesbania pubescens*,*Sesbania grandiflora*,*Vagna unguiculata* 或 *Macroptilium atropurpureum* 上结瘤。DNA 的 G+C mol%为 60.1(Tm)。在分子水平上,此属可由全细胞蛋白的 SDS-PAGE 分析、PCR-RFLP 和 16S RNA 基因序列来识别。

模式种:*Allorhizobium undicola*(居水别根瘤菌)

A. borbori　烂泥别根瘤菌　IJSEM 2016;66:4299～4305. Syst. Appl. Microbiol. 2015;38:84～90.

A. oryzae　水稻别根瘤菌　IJSEM 2016;66:4299～4305. Syst. Appl. Microbiol. 2015;38:84～90.

A. pseudooryzae　副水稻别根瘤菌　IJSEM 2016;66:4299～4305. Syst. Appl. Microbiol. 2015;38:84～90.

A. undicola　居水别根瘤菌　IJSB 1998;48:1277～1290.

A. undicola→*Rhizobium as R. undicola*　IJSEM 2001;51(1):89～103.

A. vitis　葡萄别根瘤菌　IJSEM 2016;66:4299～4305. Syst. Appl. Microbiol. 2015;38:84～90.

Alteromonas 异单胞菌属,交替单胞菌属 Baumann et al. 1972, 418[AL] 1984 手册;1:343~352.

革兰氏染色阴性,直或弯曲杆状,大小(0.7～1.5)μm×(1.8～3.0)μm。不积累聚 β-羟丁酸盐为胞内贮存物质,不形成小孢囊(microcysts)或芽胞,单极鞭毛运动。化能有机营养型,能进行呼吸但不进行发酵代谢,分子氧为普遍的电子受体,不脱硝,没有菌株具有固有的精氨酸双水解酶系统。全部菌需要海水基础供其生长,许多菌株需要有机生长因子,全部菌株可在 20 ℃生长。通常存在于沿海海水及大洋中。DNA 的 G+C mol%为 38～50(Tm,Bd)。

模式种:*Alteromonas macleodii*(麦克留德氏异单胞菌)

A. addita　加入异单胞菌　IJSEM 2005;55:1065～1068.

A. aestuariivivens　滩涂异单胞菌　IJSEM 2017;67:2791～2797.

A. atlantica　大西洋异单胞菌　IJSB 1992;42:621～627.

A. aurantia　橙色异单胞菌　IJSB 1980;30:225～420.

A. australica　塔斯曼海异单胞菌　IJSEM 2013;63:2365～2367.

A. carrageenovora　鹿角菜异单胞菌　IJSB 1992;42:621～627.

A. citrea　柠檬异单胞菌　IJSB 1980;30:225～420.

A. colwelliana　科氏异单胞菌　IJSB 1988;38:240～244.

A. confluentis　汇水异单胞菌　IJSEM 2015;65:3603～3608.

A. communis　普遍异单胞菌　IJSB 1980;30:225～420.

A. denitrificans　反硝化异单胞菌　IJSB 1987;37:416～421.

A. distincta　差异(明显)异单胞菌　IJSB 1995;45(4):879～880. Mikrobiologiya 1995;64:74～77.

A. distincta→*Pseudoalteromonas*　IJSEM 2000;50(1):141～144.

A. espejiana　埃氏异单胞菌

A. fuliginea　烟色异单胞菌　IJSB 1995;45(4):879～880. Mikrobiologiya 1994;63:1081～1087.

A. genovensis　热那亚异单胞菌　IJSEM 2008;58:2589～2596.

A. gracilis　细长异单胞菌　IJSEM 2015;65:1498～1503.

A. halophila　嗜盐异单胞菌　IJSEM 2012;62:2549～2554. Antone van Leeuwenhoek 2009;96:259～266.

A. haloplanktis　盐浮淤异单胞菌　IJSB 1980;30:225～420.

A. hanedai　羽田氏异单胞菌　IJSB 1981;31:382～383.

A. hispanica　西班牙异单胞菌　IJSEM 2005;55:2385～2390.

A. lipolytica　解脂异单胞菌　IJSEM 2017;67:237～242.

A. litorea　海岸异单胞菌　IJSEM 2004;54:1197～1201.

A. luteoviolacea　藤黄紫异单胞菌　IJSB 1982;32:82～86.

A. macleodii　麦克留德氏异单胞菌 J. Bact. 1972;110:402～429. emend IJSEM 2004;54:571～576.

A. marina　海异单胞菌　IJSEM 2003;53:1625～1630.

A. nigrifaciens　产黑异单胞菌　IJSB 1984;34:145～149.

A. oceani　大洋异单胞菌　IJSEM 2018;68:657～662.

A. pelagimontana　海中山异单胞菌　IJSEM 2017;67:4032～4038.

A. putrefaciens　腐败异单胞菌　J. Gen. Microbiol. 1977;98:439～451. →*Shewanella*　Valid IJSB 1981;31:215～218.

A. rubra　红色异单胞菌　IJSB 1980;30:225～420.

A. simiduii　清水氏异单胞菌　IJSEM 2007;57:1209～1216.

A. stellipolaris　北极星异单胞菌　IJSEM 2004;54:1157～1163.

A. tagae　塔加氏异单胞菌　IJSEM 2007;57:1209～1216.

A. tetraodonis 产河豚毒异单胞菌 IJSB 1990;40:331～336.

A. tetraodonis＝*A. haloplanktis* IJSB 1993;43:500～503.

A. undina 水蛹异单胞菌 IJSB 1980;30:225～420.

A. vaga 漫游异单胞菌 IJSB 1980;30:225～420.

Alteromonas 异单胞菌属 emend Gauthier, Gauthier and Christen 1995 IJSB 1995;45(4):755～761.（将 *A. haloplanktis*, *A. atlantica*, *A. aurantia*, *A. carrageenovora*, *A. citrea*, *A. denitrificans*, *A. espejiana*, *A. luteoviolacea*, *A. nigrifaciens*, *A. rubra*, *A. undina*, *A. piscicida*,从 *Alteromonas* 中除去,放入新的属 *Pseudoalteromonas* 中,将 *Alteromonas* 修正如下）

革兰氏染色阴性,无芽胞,直杆菌,大小(0.7～1.0)μm×(2～3)μm。以无鞘的单极毛运动,不发光,无色素。专性需氧菌,化能有机营养型,进行呼吸而非发酵型代谢。氧化酶阳性,触酶阴性,生长于 20～35 ℃,但 4 ℃不生长。不脱硝,无固有性精氨酸双水解酶系统,不从 β-羟丁酸盐积累聚 β-羟丁酸盐(poly-β-hydroxybutyrate),生长需海水基础(seawater base)但非生长因子。DNA 的 G+C mol%为 44～47。

模式种:*Alteromonas macleodii*(麦氏异单胞菌)

A. elyakovii 伊莱库夫异单胞菌 IJSB 1997;47(2):601～602. Biologiya Morya (Russion Journal of Marine Biology, Vladivostok)1996;22:213～237.

A. elyakovii→*Pseudoalteromonas* IJSEM 2000;50(1):265～271.

A. ifernmus 劣热区异单胞菌 J. App. Microbiol. 1997;82(4):422～430.

Ammoniphilus 嗜氨菌属 Zaitsev et al. 1998 IJSB 1998;48:151～163.

革兰氏染色反应可变,直或微弯的杆菌,周鞭毛运动,形成芽胞。胞壁由两层电子致密的层和电子致密的颗粒组成。专性需氧,触酶和氧化酶阳性。含有甲基萘醌,为 MK-7。生长需要高浓度铵离子,最适浓度为 $c(NH_4^+)\geqslant 0.07$ mol/L 。化能有机营养型,利用草酸盐为主要的碳和能源。分离自酸模(Rumex acetosa)根或腐木。适温 28～30 ℃,最适 pH 值 8.0～8.5。细胞水解物含有内消旋二氨基庚二酸和葡萄糖。根据 16S rRNA 序列,此属属于革兰氏染色阳性菌 *Clostridium-Bacillus subphylum*。

模式种:*Ammoniphilus oxalaticus*(草酸嗜氨菌)

A. oxalaticus 草酸嗜氨菌

A. oxalivorans 食草酸嗜氨菌

Anaerobiospirillum 厌氧螺菌属 (Davis et al. 1976)修正描述 Malnick 1997;IJSB 1997;47(2):381～384.

革兰氏染色阴性螺旋状杆菌,两端钝圆,大小为(0.6～0.8)μm×(3～15)μm,有的可达 32 μm,由双极丛毛运动,通常单个存在,不形成芽胞,严格厌氧。触酶和氧化酶阴性,不水解七叶苷、马尿酸盐或尿素,不还原硝酸盐,发酵代谢糖类,代谢葡萄糖的主要产物是琥珀酸和乙酸,也可形成少量的乳酸和甲酸。最适生长温度是 37～42 ℃。发现于人体内以及猫、狗的粪中,作为人的病原菌可引起败血症和(或)腹泻。DNA 的 G+C mol%为 39～44。

模式种:*Anaerobiospirillum succiniciproducens*(产琥珀酸厌氧螺菌)

A. succiniciproducens 产琥珀酸厌氧螺菌

A. thomasii 托马斯氏厌氧螺菌 IJSB 1997;47(2):381～384.

Anaerococcus 厌氧球菌属 Ezaki et al. 2001 IJSEM 2001;51(4):1521～1528.

革兰氏染色阳性,无动力球菌,细胞成对、四联或不规则呈堆或链状。严格厌氧菌,代谢蛋白胨或氨基酸,在蛋白胨-酵母浸膏-葡萄糖(PYG)培养基中发酵的终产物为丁酸、乳酸及少量的丙酸和琥珀酸。多数种能发酵若干糖类,但多为弱发酵性,主要发酵的糖为葡萄糖、果糖、蔗糖和乳糖,多数种不产生吲哚。胞壁的二氨基酸为 L-赖氨酸,除第八厌氧球菌外,肽桥为 D-谷氨酸。默多克(Murdoch,1998, Clin. Microbiol. Rev. 11:81～120)描述了此菌主要的糖分解酶和蛋白分解酶。分离自人的阴道和脓性分泌物,DNA 的 G+C mol%为 25～33(Tm)。

模式种:*Anaerococcus prevotii*(普氏厌氧球菌)

A. degeneri 退化厌氧球菌 IJSEM 2017;67:529～531. Anaerobe 2015;33:71～75.

A. hydrogenalis(原 *Peptostreptococcus hydrogenalis*) 氢厌氧球菌 IJSEM 2001;51(4):1521～1528.

A. lactolyticus(原 *Peptostreptococcus lactolyticus*) 解乳厌氧球菌 IJSEM 2001;51(4):1521～1528.

A. murdochii 默多克氏厌氧球菌 IJSEM 2010;60:1477～1479. J. Clin. Microbiol. 2007;45:1746～1752.

A. nagyae 纳氏厌氧球菌 IJSEM 2017;67:529～531. Anaerobe 2016;38:111～118.

A. octavius(原 *Peptostreptococcus octavius*) 第八厌氧球菌 IJSEM 2001;51(4):1521～1528.

A. pacaensis 阿尔伯德省厌氧球菌 IJSEM 2017;67:2075～2078. Stand Genimic Sci. 2013;8:548～560.

A. prevotii(原 *Peptostreptococcus prevotii*) 普氏厌氧球菌 IJSEM 2001;51(4):

1521～1528.

A. provencensis （法国东南）省厌氧球菌 IJSEM 2017;67:2075～2078. Stand. Genomic. Sci. 2014;9:1198～1210.

A. rubeinfantis 红婴厌氧球菌 IJSEM 2017;67:2075～2078. Anaerobe 2016;40:85～94.

A. senegalensis 塞内加尔厌氧球菌 IJSEM 2014;64:1～5. Stand. Genomic. Sci. 2012;6:116～125.

A. tetradius（原 *Peptostreptococcus tetradius*） 四联厌氧球菌 IJSEM 2001;51(4):1521～1528.

A. vaginalis（原 *Peptostreptococcus vaginalis*） 阴道厌氧球菌 IJSEM 2001;51(4):1521～1528.

Anaerofilum 厌氧细杆菌属 Zellner et al. 1996;IJSB 1996;46(4):871～875.

革兰氏染色阳性，无芽胞，直的细杆菌，胞壁为典型的革兰氏染色阳性菌结构，有胞壁质(murein)但特别薄，菌株 F^T 的肽聚糖含有 L-甘氨酸、D-谷氨酸、L-丝氨酸和 D-丙氨酸。肽桥由 L-丝氨酸组成，细胞脆弱，在稳定期形成球状体，以周毛运动或无动力。专性厌氧菌，无/微需氧或需氧生长发生。触酶阴性。为中温菌株(17～45 ℃)。化能有机营养菌，发酵各种单糖和双糖，发酵葡萄糖的主要产物包括乳酸、乙酸、乙醇、甲酸、2,3-丁二醇(2,3-butandiol)和二氧化碳。不从葡萄糖产生丙酸盐、异丁酸盐(isobutyrate)、异戊酸盐(isovalerate)、琥珀酸盐和 3-羟基丁酮(acetoin)。不还原硫酸盐，不产生氢和硫化氢。分解氨基酸（异白氨酸、缬氨酸）可产生异丁酸盐（isobutyrate）和（或）异戊酸盐(isovalerate)。已知菌株的 DNA 的 G+C mol%为 54～55。存在于城市和工业废水处理厂的厌氧污水污泥中。已知有两个种 *Anaerofilum pentosovorans* 和 *Anaerofilum agile*，指定 *A. pentosovorans*(嗜戊糖厌氧细杆菌)为模式种，因生长较好。

A. agile 快动厌氧细杆菌

A. pentosovorans 嗜戊糖厌氧细杆菌

Anaeroglobus 厌氧球菌属 Carlier et al. IJSEM 2002;52:983～986.

革兰氏染色阴性，球形至椭圆形。通常成对，有时短链，无芽胞，无动力。严格厌氧，糖分解能力弱，在肉汤培养基中生长差。触酶阴性，在 PYG 培养基中代谢的终产物是乙酸、丙酸、异丁酸、丁酸和异戊酸。DNA 的 G+C mol%为 51.8。此属与韦荣氏球菌科中的其他菌属以终代谢产物和 16S rDNA 的序列来区别。模式种是 *Anaeroglobus geminatus*(成双厌氧球菌)。韦荣氏球菌科中有四个属：*Veillonella*，*Acidaminococcus*，*Megasphaera*，*Anaeroglobus*。

A. geminatus 成双厌氧球菌

Anaerorhabdus 厌氧杆菌属(棍状厌氧菌属) Shan and Collins 1986 Syst. Appl. Microbiol. 1986;8:86～88. Valid IJSB 1986;36:573.

革兰氏染色阴性,无芽胞、无动力的短杆菌,专性厌氧。不分解大多数糖类,仅对少数几种糖类进行弱的发酵,在PYG培养基中主要的代谢产物是乙酸和乳酸,产生葡萄糖-6-磷酸脱氢酶,缺乏6-磷酸葡萄糖酸盐脱氢酶、苹果酸盐脱氢酶和谷氨酸盐脱氢酶。缺乏鞘脂(sphingolipid)和甲基萘醌(menaquinones)。无羟基的长链脂肪酸主要是直链的饱和型和不饱和型,甲基支链脂肪酸或缺乏或仅含微量。DNA的G+C mol%为34。

模式种:*Anaerorhabdus furcosus*(叉形厌氧杆菌)

A. furcosus(原 *Bacteroides furcosus*) 叉形厌氧杆菌

Aneurinibacillus 解硫胺芽胞杆菌属 Shida et al. 1996;IJSB 1996;46(4b):939～946.

革兰氏染色阳性,细胞杆状,大小(0.7～0.9)μm×(3.0～5.0)μm,周毛运动,膨大的孢子囊内形成椭圆形芽胞。菌落扁平、光滑、灰黄色,营养琼脂上无可溶性色素。严格需氧。触酶阳性或弱阳性。氧化酶反应不定,VP反应阴性,VP肉汤的pH值高于7.0,不产生二羟丙酮(dihydroxyacetone)、硫化氢和吲哚,还原硝酸盐为亚硝酸盐,不水解酪蛋白、明胶、淀粉、吐温20、吐温40、吐温60、吐温80、尿素和马尿酸盐,水解DNA反应不定。分解酪氨酸,水解硫胺素,使苯丙氨酸脱氨,不利用柠檬酸盐、丙酸盐、藻酸盐(alginate)、葡萄糖酸盐、丙二酸盐、硝酸盐和酒石酸盐,利用乙酸盐、延胡索酸盐、乳酸盐、琥珀酸盐、L-谷氨酸盐、L-天门冬酸盐和L-苹果酸盐,对α-酮戊二酸盐和铵离子利用不定。卵黄反应阳性,石蕊牛乳(litmus milk)能被还原和碱化。生长于20～50 ℃和pH值5.0～9.0,最适生长温度和pH值为37 ℃和7.0。存在2%的氯化钠和0.001%的溶菌酶时可以生长,存在0.02%的叠氮化钠时生长不定,5%的氯化钠可抑制生长。对果糖、蔗糖、海藻糖、D-核糖、甘油、D-山梨醇和L-山梨糖的产酸不定,不产气;对葡萄糖、L-阿拉伯糖、半乳糖、麦芽糖、乳糖、D-木糖、甘露醇、D-纤维二糖、水杨素、D-甘露糖(D-mannose)、蜜二糖(melibiose)、L-鼠李糖、棉子糖、肌醇、赤藓醇(erythritol)、侧金盏花和淀粉不分解产酸。存在特殊的S层蛋白质。主要的细胞脂肪酸是异构型$C_{15:0}$、异构型$C_{16:0}$和$C_{16:0}$。主要的呼吸醌是MK-7。DNA的G+C mol%为41.1～43.4。此属成员16S rRNA基因序列的类似度为98.6%。用引物ANEU 506F和1377R行PCR可放大16S rRNA的基因片段。

模式种:*Aneurinibacillus aneurinolyticus*(解硫胺解硫胺芽胞杆菌)

A. aneurinolyticus(原 *Bacillus aneurinolyticus*) 解硫胺解硫胺芽胞杆菌

A. aneurinolyticus 修正为 *A. aneurinilyticus* IJSB 1997;47(3):808～817.

A. danicus 丹麦解硫胺芽胞杆菌 IJSEM 2004;54:419～427.

A. migulanus（原 *Bacillus migulanus*） 米氏解硫胺芽胞杆菌

A. migulanus 米氏解硫胺芽胞杆菌 修正描述 IJSB 1997;47(3):808～817.

A. sediminis 沉淀解硫胺芽胞杆菌 IJSEM 2017;67:2544～2548.

A. soli 土壤解硫胺芽胞杆菌 IJSEM 2014;64:3792～3797.

A. terranovensis 特拉诺瓦湾解硫胺芽胞杆菌 IJSEM 2005;55:1039～1050.

A. thermoaerophilus（原 *Bacillus thermoaerophilus*） 嗜热氧解硫胺芽胞杆菌 IJSB 1997;47(3):808～817.

A. tyrosinisolvens 解酪氨酸解硫胺芽胞杆菌 IJSEM 2015;65:1999～2005.

表 23 解硫胺芽胞杆菌（*Aneurinibacillus*）和短芽胞杆菌（*Brevibacillus*）一些种的表型鉴别特征

特征（Characteristic）	解硫胺芽胞杆菌（*Aneurinibacillus*）			芽胞杆菌（*Bacillus*）	短芽胞杆菌（*Brevibacillus*）								
	解硫胺芽胞杆菌（*A. aneurinolyticus*）	米氏芽胞杆菌（*A. migulanus*）	嗜热氧芽胞杆菌（*A. thermoaerophilus*）	栗褐芽胞杆菌（*B. badius*）	土壤芽胞杆菌（*B. agri*）	短芽胞杆菌（*B. brevis*）	美丽芽胞杆菌（*B. formosus*）	副短芽胞杆菌（*B. parabrevis*）	侧孢芽胞杆菌（*B. laterosporus*）	波茨坦芽胞杆菌（*B. borstelensis*）	中孢芽胞杆菌（*B. centrosporus*）	桥石芽胞杆菌（*B. choshinensis*）	罗尹氏芽胞杆菌（*B. reuszeri*）
类芽胞体（Parasporal bodies）	−	−	−	−	−	−	−	−	+	−	−	−	−
酪蛋白（Casein）水解	−	−	+	+	+	+	+	+	+	+	−	−	−
明胶水解（Hydrolysis of gelatin）	−	−	+	+	+	+	+	+	+	+	−	−	−
55 ℃生长	−	−	+	−	−	−	−	−	−	−	−	−	−
20 ℃生长	−	+	−	+	V	−	+	+	V	−	+	+	+
同化：													
4-氨基丁酸盐（4-Aminobutyrate）	−	+	V	+	−	V	V	−	−	−	−	−	+
L-天冬氨酸盐（L-Asparate）	+	+	+	+	+	+	+	+	+	−	+	+	+
乙醇胺（Ethanolamine）	+	+	+	−	+	V	+	+	V	+	−	V	−
果糖（D-Fructose）	−	+	V	−	+	+	+	−	+	+	−	−	V
延胡索酸盐（Fumarate）	+	+	+	+	+	V	+	−	+	+	+	V	−
葡萄糖酸盐（Gluconate）	V	+	−	−	+	+	+	+	−	+	+	−	+

续表

特征(Characteristic)	解硫胺芽胞杆菌(*Aneurinibacillus*)			芽胞杆菌(*Bacillus*)	短芽胞杆菌(*Brevibacillus*)								
	解硫胺芽胞杆菌(*A. aneurinolyticus*)	米氏芽胞杆菌(*A. migulanus*)	嗜热氧芽胞杆菌(*A. thermoaerophilus*)	栗褐芽胞杆菌(*B. badius*)	土壤芽胞杆菌(*B. agri*)	短芽胞杆菌(*B. brevis*)	美丽芽胞杆菌(*B. formosus*)	副短芽胞杆菌(*B. parabrevis*)	侧孢芽胞杆菌(*B. laterosporus*)	波茨坦芽胞杆菌(*B. borstelensis*)	中孢芽胞杆菌(*B. centrosporus*)	桥石芽胞杆菌(*B. choshinensis*)	罗尹氏芽胞杆菌(*B. reuszeri*)
D-葡萄糖胺(D-Glucosamine)	−	−	−	−	−	+	−	V	−	−	+	−	−
戊二酸盐(Glutarate)	+	V	−	+	−	−	−	−	−	−	−	−	−
DL-甘油酸盐(DL-Glycerate)	−	−	V	−	−	−	−	−	+	+	−	−	+
甘油(Glycerol)	+	+	+	+	+	+	+	+	+	+	−	−	−
2-酮戊二酸盐(2-Oxoglutarate)	V	V	+	+	+	V	+	+	V	−	+	−	+
DL-乳酸盐(DL-Lactate)	+	+	+	+	+	−	+	−	−	−	+	−	+
乳果糖(Lactulose)	−	−	−	−	−	−	−	−	−	−	−	−	+
D-苹果酸盐(D-Malate)	V	−	+	−	−	−	−	−	−	−	−	−	−
麦芽糖(Maltose)	−	−	−	−	+	+	+	+	+	−	−	−	−
N-乙酰-D-氨基葡萄糖(N-Acetyl-D-glucosamine)	−	−	+	−	+	+	+	+	+	−	+	+	+
腐胺(Putrescine)	+	+	+	+	+	−	−	+	−	−	V	V	+
奎尼酸盐(Quinate)	−	−	+	−	−	−	−	−	−	−	−	−	−
L-山梨糖(L-Sorbose)	−	−	+	−	−	−	−	−	−	−	−	−	−
蔗糖(Sucrose)	V	−	−	+	+	+	+	+	−	−	−	−	−
L-酒石酸盐(L-Tartrate)	−	−	+	−	−	−	−	−	−	−	−	−	−
D-蕈糖(D-Trehalose)	V	−	−	−	+	+	+	+	+	−	−	−	−
3-羧基戊二酸盐(3-Tricarballytate)	−	−	+	−	−	−	−	−	−	−	−	−	−
松二糖(Turanose)	−	−	V	−	+	+	+	+	−	−	−	−	−
L-酪氨酸(L-Tyrosine)	−	+	+	−	V	−	−	V	−	−	−	−	−

注：V 表示反应不定。

Arachnia 蛛网菌属 Pine and Georg 1969，269[AL] 1986 手册；2：1332～1342.

革兰氏染色阳性，短的白喉样杆菌，大小(0.2～0.3)μm×(3.0～5.0)μm，分枝或不分枝，而分枝的丝可达 5～20 μm 或更长；有时细胞的直径不均一，常有膨胀或棒状的末端，球状细胞类似原生质体(spheroplasts)，直径可达 5.0 μm，常可看到培养物全由球状体(coccoid forms)组成。非抗酸性，无动力，不形成芽胞、分生孢子(conidia)或荚膜。

兼性厌氧，但在厌氧下生长好，需氧或厌氧生长都不需二氧化碳。通常呈明显丝状的微菌落，由长的分枝的、分隔的或无隔的丝状体(filaments)组成，常发自单个的、偏心的繁殖单体(single eccentric reproductive element)。成熟的菌落(7～14 天)直径 2 mm，白到灰白色，粗糙或光滑，易碎和质软，但不呈黏液状。无气中菌丝(aerial filaments)。适温 35～37 ℃。

化能有机营养型，发酵型代谢，糖类为发酵底物，厌氧发酵葡萄糖产生二氧化碳、乙酸、丙酸及少量乳酸和琥珀酸；在有氧时，葡萄糖发酵成乙酸和二氧化碳。触酶阴性，不产生吲哚。

细胞壁含有 LL-二氨基庚二酸、甘氨酸和半乳糖，但无赖氨酸、鸟氨酸或阿拉伯糖。DNA 的 G+C mol%为 63～65(Tm)。

模式种：*Arachnia propionica*(丙酸蛛网菌)

A. propionica 丙酸蛛网菌

Arcanobacterium 隐秘杆菌属 Collins, Jones & Schofield 1983, 438VP1986 手册；2：1287～1288.

在血琼脂中培养前 18 h 表现为纤细，不规则，以杆状为主，有的呈“V”形，延长培养时形成颗粒并断裂而类似小的不规则的球菌。不论杆状还是球形，皆呈革兰氏染色阳性，不抗酸，无动力，不形成异染颗粒，不产生芽胞。兼性厌氧菌，二氧化碳可明显促进生长。在普通培养基上生长稀疏，血液或血清可促进生长，适温 37 ℃。触酶反应通常阴性，有的株显示触酶弱阳性，从葡萄糖和其他某些糖产酸。

胞壁肽聚糖含赖氨酸、谷氨酸和丙氨酸，主要的呼吸醌为 MK-9(H_4)，无枝菌酸(mycolic acid)。长链脂肪酸主要为直链饱和和单不饱和酸，主要的脂肪酸为十六烷酸(hexadecanoic acid，棕榈酸)、十八烷酸(octadecanoic acid，硬脂酸)和十八碳烯酸(octadecenoic acid，9)。DNA 的 G+C mol%为 48.4～52(Tm)。

模式种：*Arcanobacterium haemolyticum*(溶血隐秘杆菌)

A. abortisuis 猪流产隐秘杆菌 IJSEM 2009；59：1469～1473. →*Trueperella abortisuis*

A. bernardiae(原 *Actinomyces bernardia*) 伯氏隐秘杆菌 IJSB 1997；47(1)：46～53. →*Trueperella bernardiae*

A. bialowiezense 比亚罗维茨隐秘杆菌 IJSEM 2006；56：861～866. →*Trueperella bialowiezensis*

A. bonasi 欧洲野牛隐秘杆菌 IJSEM 2006;56:861～866.→*Trueperella bonasi*

A. canis 狗隐秘杆菌 IJSEM 2012;62:2201～2205.

A. haemolyticum(原 *Actinomyces haemolyticum*) 溶血隐秘杆菌

A. hippocoleae 马阴道隐秘杆菌 IJSEM 2002;52:617～619.

A. phocae 海豹隐秘杆菌 IJSB 1997;47(1):46～53.

A. phocisimile 类海豹隐秘杆菌 IJSEM 2013;63:2019～2024.

A. pluranimalium 多动物隐秘杆菌 IJSEM 2001;51(1):55～59.

A. pinnipediorum(pinnipediorum 为一组半水生海洋动物名) 鳍脚目隐秘杆菌 IJSEM 2015;65:4539～4543.

A. pyogenes(原 *Actinomyces pyogenes*) 化脓隐秘杆菌 IJSB 1997;47(1):46～53.→*Trueperella pyogenes*

A. wilhelmae 威尔赫马隐秘杆菌 IJSEM 2017;67:2093～2097.

表 24 隐秘杆菌属某些种的鉴别

特征	猪流产隐秘杆菌	伯氏隐秘杆菌	多动物隐秘杆菌	海豹隐秘杆菌	马阴道隐秘杆菌	溶血隐秘杆菌	化脓隐秘杆菌	比亚罗维茨隐秘杆菌	欧洲野牛隐秘杆菌
触酶	－	－	＋	－	－	－	－	－	－
α-半乳糖苷酶	＋	－	－	＋	－	－	－	－	－
β-半乳糖苷酶	＋	－	－	＋	＋	＋	＋	－	－
α-葡糖苷酶	＋	＋	－	－	＋	＋	＋	－	－
β-葡糖苷酶	－	－	W	W	－	－	－	－	－
β-葡糖苷酸酶	＋	－	－	－	＋	W	＋	＋	＋
亮氨酸芳胺酶	＋	－	－	＋	＋	－	＋	＋	W
利用:									
核糖	－	＋	＋	＋	－	＋	＋	＋	－
木糖	－	－	－	W	－	－	＋	－	－
果糖	＋	－	－	－	－	－	－	＋	＋
乳糖	＋	－	－	W	＋	＋	＋	－	W
麦芽糖	＋	＋	W	W	－	＋	＋	(－)	W
蔗糖	＋	－	－	－	－	W	W	－	－
侧金盏花醇	＋	－	－	－	－	－	－	(－)	W
赤藓醇	－	－	－	－	－	－	－	－	W
甘油	＋	－	－	－	－	－	－	(＋)	W
甘露醇	－	－	－	W	－	－	－	－	－
主要的甲基萘醌	MK-10(H_4)	ND	ND	ND	ND	MK-9(H_4)	MK-10(H_4)	MK-10(H_4)	MK-10(H_4)

注:引自 IJSEM 2009;59:1469～1473. W 表示弱阳性。

Arcobacter 弓形菌属 Vandamme et al. 1991 IJSB 1991；41(1)：88～103.

革兰氏染色阴性的无芽胞杆菌，大小(0.2～0.9)μm×(1～3)μm，通常弯曲，呈"S"形或螺旋状，由无鞘的(unsheated)单极毛运动(射标状或螺旋状)。15 ℃、30 ℃、37 ℃下生长，42 ℃下不生长，微嗜氧条件(氧浓度 3%～10%)最适生长，微嗜氧生长不需要氢。在 1%和 2%的氯化钠存在和 1%的二氨基二异丙基蝶啶(2,4-diamino-6,7-diisopropylpteridine)弧菌抑菌剂 O/129 存在下可以生长，在 1%的甘氨酸和 0.1%的 2,3,5-氯化三苯四氮唑(2,3,5-triphenyltetrazolium)存在下不生长。菌株具有氧化酶和触酶活性并还原硝酸盐，甲基红和 VP 反应阴性，不产生吲哚，不发酵或氧化糖类，能利用有机酸和氨基酸为碳源，不水解马尿酸盐、七叶苷、淀粉和 DNA。甲基萘醌-6 和第二个尚未鉴定明确的非典型甲基萘醌-6 为主要的呼吸醌。

此菌可从根周沉淀和盐碱地植物根中分离出来，以及从几种家畜流产胚胎、其他动物和人体中分离出来，病原性未知。DNA 的 G+C mol%为 28～31。

模式种：*Arcobacter nitrofigilis*(硝化弓形菌)

A. anaerophilus 嗜厌氧弓形菌 IJSEM 2013;63:4619～4625.

A. aquimarinus 海水弓形菌 IJSEM 2015；65：2017～2025. Syst. Appl. Microbiol. 2015;38:30～35.

A. bivalviorum 双壳贝类弓形菌 IJSEM 2012;62:2045～2047. Syst. Appl. Microbiol. 2012;35:133～138.

A. butzleri 巴策尔弓形菌 IJSB 1992;42(3):344～356.
(原 *Campylobacter butzleri*) J. Clin. Microbiol. 1991;29(2):376～385.

A. canalis 沟渠弓形菌 IJSEM 2018;68:1258～1264.

A. cibarius 食物弓形菌 IJSEM 2005;55:713～717.

A. cloacae 污水弓形菌 IJSEM 2013;63:3931～3934. Syst. Appl. Microbiol. 2013; 36:22～27.

A. cryaerophilus (原 *Campylobacter cryaerophila*) 嗜冷气弓形菌

A. defluvii 污泥弓形菌 IJSEM 2011;61:2155～2161.

A. ebronensis 埃博农弓形菌 IJSEM 2015;65:2017～2025. Syst. Appl. Microbiol. 2015;38:30～35.

A. ellisii 埃利斯氏弓形菌 IJSEM 2011;61:2563～2565. Syst. Appl. Microbiol. 2011;34:414～418.

A. haliotis 鲍鱼弓形菌 IJSEM 2017;67:3050～3056.

A. halophilus 嗜盐弓形菌 IJSEM 2005;55:1271～1277.

A. lanthieri 兰氏弓形菌 IJSEM 2015;65:2709～2715.

A. lekithochrous 淡褐色弓形菌 IJSEM 2017;67:1327～1332.

A. marinus 海洋弓形菌 IJSEM 2010;60:531～536.

A. molluscorum 贝类弓形菌 IJSEM 2011;61:1499～1501. Syst. Appl. Microbiol. 2011;34:105～109.

A. mytili 贻贝弓形菌 IJSEM 2009;59:1391～1396.

A. nitrofigilis(原 *Campylobacter nitrofigilis*) 硝化弓形菌

A. pacificus 太平洋弓形菌 IJSEM 2016;66:542～547.

A. skirrowii 斯氏弓形菌 IJSB 1992;42(3):344～356.

A. suis 猪弓形菌 IJSEM 2013;63:3931～3934. Syst. Appl. Microbiol. 2013;36:22～27.

A. thereius 动物弓形菌 IJSEM 2009;59:2599～2604.

A. trophiarum 育肥动物弓形菌 IJSEM 2011;61:356～361.

A. venerupis 蛤弓形菌 IJSEM 2012;62:2045～2047. Syst. Appl. Microbiol. 2012;35:133～138.

表 25 弓形菌属(*Arcobacter*)种的生理生化特征

特征(Characteristic)	嗜冷气弓形菌(*A. cryaerophilus subgroup 1*)		嗜冷气弓形菌(*A. cryaerophilus subgroup 2*)		巴策尔弓形菌(*A. butzleri*)		斯氏弓形菌(*A. skirrowii*)		硝化弓形菌(*A. nitrofigilis*)	
	阳性株/%	代表株	阳性株/%	代表株	阳性株/%	代表株	阳性株/%	代表株	阳性株/%	代表株
触酶活性	100	+	100	+	100(W)	W	100	+	100	+
硝酸盐还原(Nitrate reduction)	36	—	30	—	100	+	100	+	100	+
DNA 酶(DNase)	64	+	72	+	92	+	100	+	100	+
生长于 VB 培养基(37 ℃)	55	+	93	+	100	+	100	+	50	—
生长于麦康克琼脂(MacConkey agar)	27	+	43	—	100	+	0	—	50	—
生长于 37 ℃	55	+	95	+	100	+	100	+	50	—
生长于 42 ℃	18	—	0	—	67	+	33	—	0	—
从半胱氨酸产生硫化氢(Production of H_2S from cysteine)	0	—	0	—	25	—	0	—	50	—
生长于:										
1%的甘氨酸(Glycine)	9	—	23	—	58	+	78	—	0	—

续表

特征(Characteristic)	嗜冷气弓形菌(A. cryaerophilus subgroup 1)		嗜冷气弓形菌(A. cryaerophilus subgroup 2)		巴茨尔弓形菌(A. butzleri)		斯氏弓形菌(A. skirrowii)		硝化弓形菌(A. nitrofigilis)	
	阳性株/%	代表株	阳性株/%	代表株	阳性株/%	代表株	阳性株/%	代表株	阳性株/%	代表株
1%的牛胆汁(Oxgall)	27	—	35	—	42	+	0	—	0	—
1.5%的氯化钠	9	—	0	—	83	+	6	—	100	+
3.5%的氯化钠	0	—	5	—	42	+	61	—	50	+
8%的葡萄糖	45	—	48	—	100	+	50	—	100	+
0.04%的 TTC	18	—	20	+	67	+	6	—	0	—
敏感于:										
萘啶酸(Nalidixic acid)	100	+	97	+	42	+	100	+	100	+
噻孢霉素(Cephalothinum)	27	—	28	—	17	—	78	+	50	+

注:W 表示弱阳性。

Arthrobacter 节杆菌属

Conn and Dimmick 1947, 300[AL] 1986 手册; 2:1288~1301.

当生长于复杂培养基(complex media)时呈明显的杆-球生长环(rod-coccus growth cycle),在稳定期(一般 2~7 天)全部或大部分由 0.6~1.0 μm 的球状细胞组成,移入新鲜的复杂培养基,球状菌增大并产生一或多个突起而形成对数期的不规则杆状;有的细胞排列成角,呈"V"状,也有更复杂的角状排列。初级分枝可存在,但不产生菌丝(次级分枝),因此此菌细胞大小不一,但直径通常为 0.6~1.2 μm,杆状随着生长越来越短,最终由稳定期的球状所代替。不论杆状还是球状,都为革兰氏染色阳性但易于脱色,不抗酸,不形成芽胞,杆状不运动或偶尔运动。胞壁肽聚糖的二氨基酸为赖氨酸。专性需氧,适温 25~30 ℃,在脱脂乳中 63 ℃ 30 min 不能存活,在近中性 pH 值的酵母浸液-胨培养基中生长中度到良好。

化能有机营养型,呼吸性代谢而不发酵,不从葡萄糖和其他糖中产酸或产酸很少,不水解纤维素,触酶阳性,产生 DNA 酶,通常液化明胶。多数种营养要求不严格或需要生物素(biotin)为唯一的有机生长因子。DNA 的 G+C mol%为 59~70(Tm)。

模式种：*Arthrobacter globiformis*（球形节杆菌）

A. agilis 活泼节杆菌 IJSB 1995;45(4):837～839.（*Micrococcus agilis.*）

A. albius 发白节杆菌 IJSEM 2009;59:856～862.

A. albus 白色节杆菌 IJSEM 2000;50:1699～1700. J. Clin. Microbiol. 2000;38:2412～2415.（曾分离自临床）

A. alkaliphilus 喜碱节杆菌 IJSEM 2009;59:856～862.

A. alpinus 高山节杆菌 IJSEM 2010;60:2149～2153.

A. antarcticus 南极节杆菌 IJSEM 2010;60:2263～2266.

A. ardleyensis 阿德雷岛节杆菌 IJSEM 2005;55:2235～2238. Arch. Microbiol. 2005;183:301～305.

A. arilaitensis 阿里莱特(乳研联)节杆菌 IJSEM 2005;55:457～462.

A. atrocyaneus 黑蓝节杆菌

A. aurescens 金黄节杆菌

A. bambusae 竹节杆菌 IJSEM 2014;64:3069～3074.

A. bergerei 伯格氏节杆菌 IJSEM 2005;55:457～462.

A. castelli 城堡节杆菌 IJSEM 2005;55:1457～1464.

A. chlorophenolicus 嗜氯酚节杆菌 IJSEM 2000;50(6):2083～2092.

A. citreus 柠檬色节杆菌

A. creatinolyticus 解肌酸酐节杆菌 IJSB 1998;48(2):423～429.

A. cryoconiti 冰尘节杆菌 IJSEM 2012;62:397～402.

A. cryotolerans 耐寒节杆菌 IJSEM 2011;61:979～984.

A. crystallopoietes 成晶节杆菌

A. cumminsii 卡明斯氏节杆菌 IJSB 1997;47(1):242. J. Clin. Microbiol. 1996;34:2356～2363.（曾分离自临床）

A. defluvii 污水节杆菌 IJSEM 2008;58:1916～1921.

A. deserti 沙漠节杆菌 IJSEM 2016;66:2035～2040.

A. echigonensis 越后节杆菌 IJSEM 2009;59:856～862.

A. echini 海胆节杆菌 IJSEM 2016;66:1887～1893.

A. enclensis 国化室节杆菌 IJSEM 2015;65:1105～1111. Arch. Microbiol. 2014;196:775～782.

A. endophyticus 植物内节杆菌 IJSEM 2015;65:2154～2160.

A. equi 马节杆菌 IJSEM 2011;61:2089～2094.

A. flavus 黄色节杆菌 IJSEM 2000;50:1553～1561.

A. gandavensis 根特节杆菌 IJSEM 2003;53:1881～1884.

A. gangotriensis 甘戈特里节杆菌 IJSEM 2004;54:2375～2378.

A. ginkgonis 银杏节杆菌 IJSEM 2017;67:319～324.

A. globiformis 球形节杆菌 IJSB 1980;30:253. 1974 Bergey's Manual 8ed.

A. gyergongensis 鸡龙市山节杆菌 IJSEM 2014;64:420～425.

A. halodurans 耐盐节杆菌 IJSEM 2012;62:2549～2554. Antone van Leeuwenhoek 2009;96:63～70.

A. histidinolovorans 噬组氨醇节杆菌

A. humicola 土居节杆菌 IJSEM 2008;58:53～56.

A. ilicis 冬青节杆菌 IJSB 1982;32:384～385.

A. kerguelensis 凯尔盖朗岛节杆菌 IJSEM 2004;54: 2375～2378.

A. koreenis 高丽节杆菌 IJSEM 2003;53(5):1280.

A. liaii 刘氏节杆菌 IJSEM 2015;65:896～901.

A. livingstonensis 利文斯顿节杆菌 IJSEM 2011;61:979～984.

A. luteolus 微黄色节杆菌 IJSEM 2000;50:1699～1700. J. Clin. Microbiol. 2000;38:2412～2415.(曾分离自临床)

A. nanjingensis 南京节杆菌 IJSEM 2015;65:365～369.

A. methylotrophus 甲基营养节杆菌 IJSEM 2002; 52: 685～690. Arch. Microbiol. 2002;177:173～183.

A. monumenti 纪念碑节杆菌 IJSEM 2005;55:1453～1464.

A. nasiphocae 海豹节杆菌 IJSEM 2002;52:569～571.

A. nicotianae 烟草节杆菌

A. nicotinovorans 噬烟碱节杆菌 IJSB 1992;42(2):234～239.

A. niigatensis 新泻节杆菌 IJSEM 2009;59:856～862.

A. nitroguajacolicus 解硝基邻甲氧基酚节杆菌 IJSEM 2004;54:773～777.(分解 4-硝基邻甲氧基酚)

A. oxydans 氧化节杆菌

A. oryzae 稻节杆菌 IJSEM 2008;58:53～56.

A. paludis 沼泽节杆菌 IJSEM 2018;68:47～51.

A. pascens 滋养节杆菌

A. phenanthrenivorans 食菲节杆菌 IJSEM 2009;59:275～279.

A. picolinophilus→ *Rhodococcus erythropolis* IJSB 1995;45(3):576～577.

A. pigmenti 颜料节杆菌 IJSEM 2005;55:1457～1464.

A. pityocampae 毛虫(蝶幼虫)节杆菌 IJSEM 2014;64:3384～3389.

A. pokkalii 稻节杆菌 IJSEM 2017;67:3140～3143.

A. polychromogenes 多色节杆菌 IJSB 1980;30:254. 1974 Bergey's Manual 8ed.

A. protophormiae 原玻璃蝇节杆菌

A. psychrochitiniphilus 嗜冷壳多糖节杆菌 IJSEM 2009;59:2759～2762.

A. psychrolactophilus 冷解乳节杆菌 IJSEM 2000; 50(1): 3～4. Arch. Microbiol. 1999;171:355～363.

A. psychrophenolicus 冷解酚节杆菌 IJSEM 2004;54:2067～2072.

A. ramosus 分枝节杆菌

A. rhombi 比目鱼节杆菌 IJSB 1999;49(3):1217～1220.

A. roseus 玫瑰色节杆菌 IJSEM 2002;52:1017～1021.

A. rubber 红色节杆菌 IJSEM 2018;68:1616～1621.

A. russicus 俄罗斯节杆菌 IJSEM 2004;54:827～835.

A. silviterrae 森林土节杆菌 IJSEM 2017;67:4546～4551.

A. sanguinis 血液节杆菌 IJSEM 2009;59:1～2 J. Clin. Microbiol. 2008;46:2980～2986.

A. scleromae 硬结节杆菌 IJSEM 2005;55:1743～1745. J. Clin. Microbiol 2005;43:1451～1455. 曾分离自临床

A. siccitolerans 耐干旱节杆菌 IJSEM 2013;63:4174～4180.

A. sulfonivorans 噬磺酸基节杆菌 IJSEM 2002;52:685～690. Arch. Microbiol. 2002;177:173～183.

A. sulfureus 硫黄色节杆菌 IJSB 1984;34:270～271.

A. tecti 泰迪节杆菌 IJSEM 2005;55:1457～1464.

A. terregens 嗜土节杆菌 IJSB 1980;30:225～420.

A. tumbae 古墓节杆菌 IJSEM 2005;55:1457～1464.

A. tumescens 膨胀节杆菌 IJSB 1980;30:225～420.

A. uratoxydans 尿酸氧化节杆菌 IJSB 1984;34:270～271.

A. ureafaciens 产脲节杆菌 IJSB 1980;30:225～420.

A. variabilis 可变节杆菌 IJSB 1980;30:225～420.

A. viscosus 黏性节杆菌 IJSB 1980;30:225～420.

A. woluwensis 沃氏节杆菌 IJSB 1997;47(1):242. J. Clin. Microbiol. 1996;34:2356～2363.(曾分离自临床)

表 26 节杆菌属(*Arthrobacter*)某些种的鉴别

特征	俄罗斯节杆菌 Al-3[r]	活泼节杆菌 CCM 3390[T]	多色节杆菌 DSM20136[T]	嗜冷乳节杆菌 ATCC 700733[T]	成晶节杆菌 ATCC15481[T]	氧化节杆菌 ATCC14358[T]	玫瑰色节杆菌 DSM14508[T]
菌落颜色	奶油/白	红	蓝/绿	黄	白	灰/白	红
水解:							
七叶苷	−	+	+	ND	−	−	−
吐温 80	+	−	−	ND	ND	ND	ND
脲酶活性	−	−	−	−	+	+	−
硝酸盐还原	−	−	+	−	+	+	+
利用:							
肌醇	−	−	−	ND	+	+	−
山梨醇	−	+	−	+	−	+	+

续表

特征	俄罗斯节杆菌 Al-3[r]	活泼节杆菌 CCM 3390[T]	多色节杆菌 DSM20136[T]	嗜冷乳节杆菌 ATCC 700733[T]	成晶节杆菌 ATCC 15481[T]	氧化节杆菌 ATCC 14358[T]	玫瑰色节杆菌 DSM14508[T]
乳糖	−	−	+	+	−	+	+
木糖醇	−	−	−	ND	−	+	ND
木糖	−	−	−	+	−	+	+
葡萄糖	+	+	+	+	−	+	+
麦芽糖	−	−	−	+	−	−	+
甘露醇	−	+	+	ND	−	−	+
蔗糖	−	W	+	+	−	+	+
37 ℃生长	−	−	+	−	ND	+	−
16S rDNA 与菌株 A18 的相似性	99.9	95	96.6	96	95.5	96.5	95.5
肽聚糖型	Lys-Ala_2	Lys-Thr-Ala_3	Lys-Ser-Thr-Ala	Lys-Ala_3	Lys-Ala	Lys-Ser-Thr-Ala	Lys-Gly-Ala_3

注：引自 IJSEM 2004;54:827～835. W 表示弱阳性，ND 表示未获得资料。

Atopobium 陌生菌属

Collins & Wallbanks 1993 IJSB 1993;43(1):188～189. FEMS Microbiol. Lett. 1992;95:235～240.

革兰氏染色阳性，细胞为短杆状，中央常膨大，或为椭圆形的小球菌，单个，成对或呈短链状排列。无动力、无芽胞的专性厌氧菌。葡萄糖的主要发酵产物为乳酸，也有乙酸和甲酸，还可产生少量的琥珀酸，不产氢，未发现触酶，吐温 80 能刺激生长，6.5%的氯化钠中生长或不生长，不液化明胶，不消化肉块。DNA 的 G+C mol%为 35～46。

模式种：*Atopobium minutum*（小陌生菌）

A. deltae 德特(三角地)陌生菌 IJSEM 2014;64:3140～3145.

A. fossor（原 *Eubacterium fossor*） 挖蚀陌生菌 IJSB 1999;49(4):1325～1326. Microbiol. Immunol. 1999;43:389～395.

A. minutum（原 *Lactobacillus minutus*） 小陌生菌

A. parvulum（原 *Streptococcus parvulus*） 极小陌生菌

A. rimae（原 *Lactobacillus rimae*） 裂陌生菌

A. vaginae 阴道陌生菌 IJSB 1999;49(4):1573～1576.

Aureobacterium 金杆菌属

Collins et al. 1983, 672VP1986 手册;2:1323～1325.

革兰氏染色阳性，但陈旧培养不能保留革兰氏染色染料。呈不规则的短而纤细杆状，大小(0.4～0.6)μm×(0.6～3.0)μm，单个或成群存在，多数排列为呈一定夹角的“V”形，陈旧培养中(3～7天)杆状变短，但无明显的杆-球生长环，初级分枝不常见，不形成菌丝体，不形成异染颗粒，不形成芽胞。不抗酸。适温25～30 ℃，生长温度范围10～40 ℃。营养要求严格，6.5%(W/V)的氯化钠抑制生长，专性需氧。触酶阳性，从某些糖类中缓慢微弱地氧化产酸，利用几种有机酸，不分解纤维素，脲酶阴性。胞壁肽聚糖主要为$B_2\beta$型，含D-鸟氨酸，[L-Hsr]-D-Glu-Gly-D-Orn。迄今检查的菌种的肽聚糖中含有羟乙酰残基(glycolyl residus)和乙酰残基(acetyl residue)。无枝菌酸(mycolic acid)。DNA的G+C mol%为65～76(Tm，Bd)。

模式种：*Aureobacterium liquefaciens*(液化金杆菌)

A. barkeri　巴氏金杆菌

A. flavescens　浅黄金杆菌

A. liquefaciens　液化金杆菌

A. saperdae　天牛金杆菌

A. terregens　需土金杆菌

A. testaceum　砖红色金杆菌

近年报道的种：

A. arabinogalactanolyticum　解阿拉伯糖半乳聚糖金杆菌　IJSB 1993;43(3):555～564.

A. esteraromaticum(原*Flavobacterium estexaromatium*)　酯香金杆菌　IJSB 1993;43(3):555～564.

A. keratanolyticum　解角质素金杆菌　IJSB 1993;43(3):555～564.

A. luteolum　显黄金杆菌　IJSB 1993;43(3):555～564.

A. resistens　抵抗金杆菌　Valid IJSB 1998;48(2):627. FEMS Microbiol. Lett. 1998;158:89～93.

A. resistens→*Microbacterium resistens*　IJSEM 2001;51(4):1267～1276.

A. schleiferi　施莱芬氏金杆菌　IJSB 1993;43(3):555～564.

A. terrae　泥土金杆菌　IJSB 1993;43(3):555～564.

A. trichothecenolyticum　解单端孢霉毒素金杆菌　IJSB 1993;43(3):555～564.

此菌属的种大都归于微杆菌属(*Microbacterium*)，即二属合并，见Takeuchi and Hatao Int. J. Syst. Bacteriol. 1998;48:739～747.

Avibacterium 鸟杆菌属　Blackall et al. 2005 IJSEM 2005; 55: 353～362.

革兰氏染色阴性杆菌，无动力，杆状或多形性，单个、成对或呈短链状。在血平板上不溶血，菌落淡灰，不透明，但最后周边半透明，具有奶油状，光滑、有光泽，圆而隆起，边缘整齐，某些分离物显示共生性生长，主要的不同是24 h以后看到的菌落大小(直径从针尖大小到2 mm)。色素产生不定。不产生芽胞，中温菌，兼性厌氧或微需氧。氧化酶阳性，还原硝酸盐。含葡萄糖的氧化发酵实验呈发酵型，不产气。呈阴性反应的实验有西蒙氏柠檬酸盐实验、丙二酸盐实验、硫化氢(三糖铁中)实验、VP 反应、甲基红实验、尿酶实验。呈阴性反应的实验还有精氨酸双水解酶实验、赖氨酸脱羧实验、苯丙氨酸脱氨实验、吲哚实验、明胶酶实验、土温 20 和土温 80 水解实验。分解葡萄糖、果糖、甘露糖、蔗糖产酸。不从赤癣醇、侧金盏花醇、木糖、卫矛醇、鼠李糖、山梨糖、纤维二糖、蜜二糖、松二糖、松三糖、糖原、七叶甘、水杨素产酸。麦康克琼脂上不生长。触酶反应不定。G+C mol%为 44.2～47。

A. avium（原 *Haemophilus avium*） 鸟鸟杆菌 IJSEM 2005;55:353～362.

A. endocarditidis 心内膜炎鸟杆菌 IJSEM 2007;57:1729～1734.

A. gallinarum（原 *Pasteurella gallinarum*） 鸡鸟杆菌 IJSEM 2005;55:353～362.

A. paragallinarum（原 *Haemophilus paragallinarum*） 类鸡鸟杆菌 IJSEM 2005;55:353～362.

A. volantium（原 *Pasteurella volantium*）飞禽鸟杆菌 IJSEM 2005;55:353～362.

Azorhizobium 固氮根瘤菌属 Dreyfus, Garcia & Gillis 1988; 38(1):89～98.

革兰氏染色阴性的小杆菌，大小(0.5～0.6)μm×(1.5～2.5)μm，有动力，在固体培养基上有周毛，而在液体培养基中为单侧毛。菌落圆形，奶酪色。专性需氧菌，在微需氧条件下固定大气氮，在含维生素的无氮培养基中凭借氮气进行良好生长。存在氧化酶和触酶，不产生脲酶，在糖类中只氧化葡萄糖。不同菌株选择 NH_4^+ 或 N_2 作为氮源，有机酸盐(如乳酸盐和琥珀酸盐)是良好的碳源，也可利用丙二酸盐作为碳源。不水解淀粉，可生长于 DL-脯氨酸中，不能反硝化。可有效地成瘤于豆科植物(*Sesbania rostrata*)，G+C mol%为 66～68(参考 1991 年的文献)。

模式种：*Azorhizobium caulinodans*(茎瘤固氮根瘤菌)

A. caulinodans 茎瘤固氮根瘤菌

基因种Ⅱ(尚未建种) IJSB 1991;41(1):114～120.

A. doebereinerae 多氏固氮根瘤菌 Syst. Appl. Microbiol. 2006;29:197～206.

A. oxalatiphilum 嗜草酸盐固氮根瘤菌 IJSEM 2013;63:1505～1511.

(赵乃昕 编写)

Bacillus 芽胞杆菌属 Cohn 1872, 174[AL] 1986 手册;2:1105～1138.

革兰氏染色阳性，或仅在生长早期呈阳性或阴性，细胞杆状，直或大体较直，有对不利条件抵抗力极强的芽胞，每菌仅产生 1 个。芽胞的发芽不受空气抑制，鞭毛为周毛或退化的周毛。需氧或兼性厌氧，氧这一终电子受体在某些种可为替代物代替。菌落的形态和大小非常多样，在某些培养基上可产生色素。存在多种多样的生理能力，从嗜冷到嗜热，嗜酸到嗜碱，某些种耐盐，另一些特异性需盐。多数种形成触酶，氧化酶阳性或阴性。化能有机营养型，一个种兼性化能自养，从原养型(prototrophs)到需要若干生长因子的营养缺陷型(auxotrophs)。多数种的胞壁肽聚糖属于直接交联的中位二氨基庚二酸型。主要的类异戊二烯醌(isoprenoid quinones)是七异戊二烯单位(seven isoprene units，MK-7)甲基萘醌(menaquinones)。末端甲基分枝的异(iso-)和前异(anteiso-)脂肪酸主要为十二碳酸到十七碳酸。最常见的磷脂(phospholipid)是磷脂酰乙醇胺和磷脂酰甘油。大多数种广泛分布于自然界中。由于被动地散布和芽胞的抵抗力，其存在不必然地与自然栖息有关。炭疽杆菌是人和某些动物的病原菌。苏云金芽胞杆菌(*B. thuringiensis*)、幼虫芽胞杆菌(*B. larvae*)、乳病芽胞杆菌(*B. lentimorbus*)、日本甲虫芽胞杆菌(*B. popilliae*)和球形芽胞杆菌(*B. sphaericus*)的某些株是昆虫病原菌；蜡样芽胞杆菌(*B. cereus*)的一些株可污染食物引起胃肠炎；其他种可为条件致病菌。DNA 的 G+C mol% 为 32～69。

模式种：*Bacillus subtilis*(枯草芽胞杆菌)

B. abyssalis 海底芽胞杆菌 IJSEM 2013;63:3131～3134. Antonie van Leeuwenhoek 2013;103:963～969.

B. acidiceler 酸速长芽胞杆菌 IJSEM 2007;57:2031～2036.

B. acidicola 嗜酸芽胞杆菌 IJSB 2005;55:2125～2130.

B. acidigenes 爱丁(协助)湖芽胞杆菌 IJSEM 2008;58:2828～2832.

B. acidiproducens 产酸芽胞杆菌 IJSEM 2009;59:2226～2231.

B. acidocaldarius 酸热芽胞杆菌 IJSEM 2007;57:2031～2036.

B. acidoterrestris 酸土芽胞杆菌 Syst. Appl. Microbiol. 1987;10:47～53. Valid IJSB 1988;38:220～222.

B. acilluskobensis →*Paenibacillus* IJSB 1997;47(2):289～298.

B. aeolius 伊奥利亚岛芽胞杆菌 IJSEM 2003;53:1701～1702. Syst. Appl. Microbiol. 2003;26:172～176.

B. aerius 大气芽胞杆菌 IJSEM 2006;56:1465～1473.

B. aerophilus 嗜气芽胞杆菌 IJSEM 2006;56:1465～1473.

B. agaradhaerans 黏琼脂芽胞杆菌 IJSB 1995;45(4):879～880. Microbiology 1995;141:1745～1761.

B. agri 田野芽胞杆菌 IJSB 1993;43:20～25. →*Brevibacillus* IJSB 1996;46:939.

B. akibai 波氏芽胞杆菌 IJSEM 2005;55:2309～2315.

B. albus 白色芽胞杆菌 IJSEM 2017;67:2499～2508.

B. alcalophilus 嗜碱芽胞杆菌

B. aligicola 栖藻芽胞杆菌 IJSEM 2004;54:1425～1426. Syst. Appl. Microbiol. 2004;27:301～307.

B. alginolyticus →*Paenibacillus* IJSB 1997;47(2):289～298.

B. alginolyticus 解藻芽胞杆菌 IJSB 1987;37:284～286.

B. alkalidiazophicus 嗜碱重氮芽胞杆菌 IJSEM 2008;58:2459～2464.

B. alkalilacus 碱湖芽胞杆菌 IJSEM 2018;68:1665～1671.

B. alkalinitrilicus 碱腈芽胞杆菌 IJSEM 2009;59:1～2. FEMS Microbiol. Lett. 2008;288:235～240.

B. alkalisediminis 碱沉淀芽胞杆菌 IJSEM 2011;61:1880～1886.

B. alkalitelluris 碱土芽胞杆菌 IJSEM 2008;58:2629～2634.

B. alkalitolerans 耐碱芽胞杆菌 IJSEM 2018;68:1184～1189.

B. altitudinis 高原芽胞杆菌 IJSEM 2006;56:1465～1473.

B. alveayuensis 香鱼槽芽胞杆菌 IJSEM 2005;55:1211～1215.

B. alvei 蜂房芽胞杆菌→*Paenibacillus*

B. amyloliquefaciens 液化淀粉芽胞杆菌 IJSB 1987;37:69～71.

B. amylolyticus 溶淀粉芽胞杆菌 IJSB 1984;34:224～226.

B. andreesenii 安得烈亚森氏芽胞杆菌 IJSEM 2014;64:88～94.

B. aneurinolytieus 解硫胺芽胞杆菌 IJSB 1994;44:143～150. →*Aneurinibacillus* IJSB 1996;46:939.

B. anthracis 炭疽芽胞杆菌

B. aquimaris 海水芽胞杆菌 IJSEM 2003;53(5):1302.

B. arenosi 沙地芽胞杆菌 IJSEM 2005;55:111～117.

B. arseniciselenatis 砷硒芽胞杆菌 IJSB 2001;51:793～794. Arch. Microbiol. 1998;171:19～30.

B. arsenicus 抗砷芽胞杆菌 IJSEM 2005;55:1123～1127.

B. arvi 田地芽胞杆菌 IJSEM 2005;55:111～117.

B. aryabhattai 阿里亚哈塔氏芽胞杆菌 IJSEM 2009;59:2977～2986.

B. asahii 昭日芽胞杆菌 IJSEM 2004;54:1997～2001.

B. atrophaeus 萎缩芽胞杆菌 IJSB 1989;39:295～300.

B. aurantiacus 金黄色芽胞杆菌 IJSEM 2008;58:845～851.

B. australimaris 南海芽胞杆菌 IJSEM 2016;66:1193～1199.

B. axarquiensis 太阳海岸芽胞杆菌 IJSEM 2005;55:1279～1285.

B. azotofixans 固氮芽胞杆菌 IJSB 1984;34:451～456.

B. azotoformans 产氮芽胞杆菌 IJSB 1983;33:510.

B. badius 栗褐芽胞杆菌

B. barbaricus 差异芽胞杆菌 IJSEM 2003;53:725～730.

B. bataviensis 巴达维亚(雅加达)芽胞杆菌 IJSEM 2004;54:47～57.

B. beijingensis 北京芽胞杆菌 IJSEM 2009;59:729～734.

B. benzoevorans 食苯芽胞杆菌 Ann. Microbiol. 1984;135B:209～217. Valid IJSB 1987;37:179～180.

B. beringensis 白令海芽胞杆菌 IJSEM 2012;62:2549～2554. Antonie van Leeuwenhoek 2011;99:551～557.

B. berkeleyi 伯克利氏芽胞杆菌 IJSEM 2012;62:1017～1019. Arch. Microbiol.

2012;194:215～221.

B. beveridgei　贝弗里奇氏芽胞杆菌　IJSEM 2010;60:1985～1986. Extremophiles 2009;13:695～705.

B. bogoriensis　伯戈里亚湖芽胞杆菌　IJSEM 2005;55:899～902.

B. boroniphilus　喜硼芽胞杆菌　IJSEM 2007;57:893～897. Extremophiles 2007;11:217～224.

B. borstelensis　博斯特尔芽胞杆菌　IJSB 1995;45:93～100. →*Brevibacillus* IJSB 1996;46:939.

B. brevis　短芽胞杆菌→*Brevibacillus*　IJSB 1996;46(4):939～946.

B. butanolivorans　食丁醇芽胞杆菌　IJSEM 2008;58:505～509.

B. camelliae　茶叶芽胞杆菌　IJSEM 2018;68:564～569.

B. campisalis　盐田孢杆菌　IJSEM 2015;65:3235～3240.

B. canaveralicus　卡那维拉尔芽胞杆菌　IJSEM 2009;59:2015～2019.

B. capparidis　山柑芽胞杆菌　IJSEM 2017;67:282～287.

B. carboniphilus　嗜炭芽胞杆菌　IJSB 1996;46(1):116～118.

B. catenulatus　链状芽胞杆菌　IJSEM 2018;68:693～694. Arch. Microbiol. 2017;10:1391～1397.

B. caseinilyticus　解酪蛋白芽胞杆菌　IJSEM 2015;65:2441～2446.

B. cavernae　洞穴芽胞杆菌　IJSEM 2016;66:801～806.

B. cecembensis　生研芽胞杆菌　IJSEM 2008;58:2330～2335.

B. cellulosilyticus　解纤维素芽胞杆菌　IJSEM 2005;55:2309～2315.

B. centrosporus　中孢芽胞杆菌　IJSB 1993;43:20～25. →*Brevibacillus* IJSB 1996;46:939.

B. cereus　蜡样芽胞杆菌

B. chagannorensis　恰甘诺湖芽胞杆菌　IJSEM 2007;57:2084～2088.

B. chitinolyticus　解壳多糖芽胞杆菌　IJSB 1996;46(1):76～80.

B. chitinolyticus→*Paenibacillus chitinolyticus*　IJSEM 2004;54:929～933.

B. chondroitinus→*Paenibacillus*　IJSB 1997;47(2):289～298.

B. chondroitinus　软骨酸芽胞杆菌　IJSB 1987;37:284～286.

B. choshinensis　昭和芽胞杆菌　IJSB 1993;43:221～231. →*Brevibacillus* IJSB 1996;46:939.

B. chungangensis　中央大学芽胞杆菌　IJSEM 2010;60:1349～1352.

B. cibi　食物芽胞杆菌　IJSEM 2005;55:733～736.

B. ciccensis　中国工院芽胞杆菌　IJSEM 2017;67:4606～4611.

B. circulans　环状芽胞杆菌

B. clarkii　克拉克氏芽胞杆菌　IJSB 1995;45(4):879～880. Microbiology 1995;141:1745～1761.

B. clausii　克劳斯氏芽胞杆菌　IJSB 1995;45(4):879～880. Microbiology 1995;

141:1745～1761.

B. coagulans 凝结芽胞杆菌

B. coahuilensis 科阿维拉芽胞杆菌 IJSEM 2008;58:919～923.

B. cohnii 康氏芽胞杆菌 IJSB 1993;43:150～156.

B. composti 堆肥芽胞杆菌 IJSEM 2013;63:3030～3036.

B. crassostreae 牡蛎芽胞杆菌 IJSEM 2015;65:1561～1566.

B. crescens 新月芽胞杆菌 IJSEM 2015;65:2531～2536.

B. cucumis 黄瓜芽胞杆菌 IJSEM 2016;66:1039～1044.

B. curdlanolyticus→*Paenibacillus* IJSB 1997;47(2):289～298.

B. curdlanolyticus 解凝聚糖芽胞杆菌 Kanzawa et al. IJSB 1995;45(3):515～521.

B. cycloheptanicus 环庚烷芽胞杆菌 Syst. Appl. Microbiol. 1987;10:68～73. Valid IJSB 1988;38:220～222.

B. cytotoxicus 细胞毒芽胞杆菌 IJSEM 2013;63:31～40.(与蜡样芽胞杆菌类似，偶尔引起食物中毒,此菌产生细胞毒素A,淀粉酶阴性,VP弱阳性,甘露糖阳性)

B. daliensis 达里湖芽胞杆菌 IJSEM 2012;62:949～953.

B. decisifrondis 腐叶芽胞杆菌 IJSEM 2007;57:974～978.

B. decolorationis 脱色芽胞杆菌 IJSEM 2003;53:459～463.

B. depressus 减压芽胞杆菌 IJSEM20 16;66:1913～1915.

B. deserti 沙漠芽胞杆菌 IJSEM 2012;62:2549～2554. Antonie van Leeuwenhoek 2011;99:221～229.

B. dipsosauri 荒漠鬣蜥芽胞杆菌 IJSB 1996;46(4):1189～1190. J. Appl. Bacteriol. 1996;81(1):109～112.

B. dipsosauri→*Gracilibacillus dipsosauri* IJSB 1999;49(2):821～831.

B. drentensis 德伦特芽胞杆菌 IJSEM 2004;54:47～57.

B. ectoinformans 四氢嘧啶形成芽胞杆菌 IJSEM 2016;66:616～622.

B. edaphicus 土壤芽胞杆菌 IJSB 1998;48(3):631～632. Mikrobiologiya 1997;66:813～822.

B. ehimensis 爱媛芽胞杆菌 IJSB 1996;46(1):76～80.

B. ehimensis → *Paenibacillus ehimensis* 爱媛类芽胞杆菌 IJSEM 2004;54:929～933.

B. eiseniae 蚯蚓芽胞杆菌 IJSEM 2012;62:2077～2083.

B. encimensis 国立化学室芽胞杆菌 IJSEM 2015;65:1421～1425.

B. endolithicus 矿内芽胞杆菌 IJSEM 2015;65:4568～4573.

B. endophyticus 植物内芽胞杆菌 IJSEM 2002;52:101～107.

B. endoradicis 根内芽胞杆菌 IJSEM 2012;62:359～363.

B. endozanthoxylicus 花椒内芽胞杆菌 IJSEM 2017;67:3699～3705.

B. farraginis 饲料芽胞杆菌 IJSEM 2004;54:1355～1364.

B. fastidiosus　苛求芽胞杆菌

B. fenggiuensis　封丘芽胞杆菌　IJSEM 2014;64:2849～2856.

B. fermenti　发酵芽胞杆菌　IJSEM 2018:68:1123～1129.

B. filamentosus　丝状芽胞杆菌　IJSEM 2015;65:1105～1111. Antonie van Leeuwenhoek 2015;107:433～441.

B. firmus　坚强芽胞杆菌

B. flexus　弯曲芽胞杆菌　J. Gen. Microbiol. 1988;134:1847～1882. Valid IJSB 1989;39:93～94.

B. fordii　福特氏芽胞杆菌　IJSEM 2004;54:1355～1364.

B. foraminis　穴洞芽胞杆菌　IJSEM 2006;56:2571～2574.

B. formosensis　台湾芽胞杆菌　IJSEM 2015;65:3800～3805.

B. formosus　美丽芽胞杆菌　IJSB 1995;45:93～100. →*Brevibacillus* IJSB 1996;46:939.

B. fortis　强壮芽胞杆菌　IJSEM 2004;54:1355～1364.

B. fumarioli　火山烟孔芽胞杆菌　IJSEM 2000;50:1741～1753.

B. funiculus　丝状芽胞杆菌　IJSEM 2002;52:1141～1144.

B. fusiformis　梭形芽胞杆菌　J. Gen. Microbiol. 1988;134:1847～1882. Valid IJSB 1989;39:93～94.

B. galactophilus　嗜半乳糖芽胞杆菌　IJSB 1993;43:221～231.

B. galactophilus=*B. Agri*　IJSB 1994;44:172～173.

B. galactosidilyticus　解半乳糖苷芽胞杆菌　IJSEM 2004;54:617～621.

B. galliciensis　加西利亚芽胞杆菌　IJSEM 2010;60:892～895.

B. gelatini　明胶芽胞杆菌　IJSEM 2004;54:941～946.

B. gibsonii　吉布森氏芽胞杆菌　IJSB 1995;45(4):879～880. Microbiology 1995;141:1745～1761.

B. ginsengi　人参芽胞杆菌　IJSEM 2009;59:729～734.

B. ginsengihumi　人参土芽胞杆菌　IJSEM 2007;57:1371～1373. J. Microbiol. Biotechnol. 2006;16:1554～1560.

B. ginsengisoli　人参土芽胞杆菌　IJSEM 2013;63:855～860.

B. globisporus　圆孢芽胞杆菌→*Sporosarcina*　IJSEM 2001;51(3):1079～1086.

B. glucanolyticus →*Paenibacillus*　IJSB 1997;47(2):289～298.

B. glucanolyticus　解葡聚糖芽胞杆菌　IJSB 1989;39:112～115. →*Paenibacillus* IJSB 1997;47(2):289.

B glyciniifermentans　大豆发酵芽胞杆菌　IJSEM 2015;65:3586～3590.

B. gobiensis　戈壁芽胞杆菌　IJSEM 2016;66:379～384.

B. gordonae　戈登氏芽胞杆菌　Ann. Inst. Pasteur. 1986;137A:65～78. Valid IJSB 1987;37:179～180.

B. gossypii　棉花芽胞杆菌　IJSEM 2015;65:4163～4168.

B. gottheilii 戈特海尔氏芽胞杆菌 IJSEM 2013;63:867～872.

B. graminis 草芽胞杆菌 IJSEM 2011;61:1567～1571.

B. halmapalus 脆弱芽胞杆菌 IJSB 1995;45(4):879～880. Microbiology 1995;141:1745～1761.

B. haloalkaliphilus 嗜盐碱芽胞杆菌 IJSB 1996;46(1):98～101.

B. halochares 乐盐芽胞杆菌 IJSEM 2010;60:1432～1436.

B. halodurans 耐盐芽胞杆菌 IJSB 1995;45(4):879～880. Microbiology 1995;141:1745～1761.

B. halophilus 嗜盐芽胞杆菌 IJSEM 1990;40:105～106. Syst. Appl. Microbiol. 1989;12:162～166.

B. halosaccharovorans 食糖嗜盐芽胞杆菌 IJSEM 2013;63:2776～2781.

B. halotolerans 耐盐芽胞杆菌 IJSEM 2017;67:175～176.

B. haynesii 海恩斯氏芽胞杆菌 IJSEM 2017;67:2720～2725.

B. hemicellulosilyticus 解半纤维素芽胞杆菌 IJSEM 2005;55:2309～2315.

B. hemicentroti 海胆芽胞杆菌 IJSEM 2011;61:2950～2955.

B. herbersteinensis 哈伯斯坦城芽胞杆菌 IJSEM 2005;55:2119～2123.

B. hisashii 久氏芽胞杆菌 IJSEM 2015;65:3944～3949.

B. horikoshii 堀越芽胞杆菌 IJSB 1995;45(4):879～880. Microbiology 1995;141: 1745～1761.

B. horneckiae 霍内克氏芽胞杆菌 IJSEM 2010;60:1031～1037.

B. horti 花园芽胞杆菌 IJSB 1998;48(2):565～571.

B. humi 土地芽胞杆菌 IJSEM 2005;55:111～117.

B. hwajinpoensis 花津滩芽胞杆菌 IJSEM 2004;54:803～808.

B. idriensis 流研所芽胞杆菌 IJSEM 2006;56:2541～2544.

B. indicus 印度芽胞杆菌 IJSEM 2004;54:1369～1375.

B. infantis 婴儿芽胞杆菌 IJSEM 2006;56:2541～2544.

B. infernus 地下芽胞杆菌 IJSB 1995;45(3):445～448.

B. insolitus 异常芽胞杆菌

B. iranensis 伊朗芽胞杆菌 IJSEM 2012;62:811～816.

B. isabeliae 伊沙贝尔芽胞杆菌 IJSEM 2008;58:226～230.

B. isronensis 印度空研芽胞杆菌 IJSEM 2009;59:2977～2986.

B. jeotgali 盐渍海鲜芽胞杆菌(来自韩国的一种海鲜制品) IJSEM 2001;51(3):1087～1092.

B. kaustophilus 嗜热芽胞杆菌 J. Gen. Microbiol. 1988;134:1847～1882. Valid IJSB 1989;39:93～94. →*Geobacillus* IJSEM 2001;51(2):433～446.

B. kaustuphilus →*Bacillus* thermoleovoran emend Syst. Appl. Microbiol. 1997;20:232～237.

B. kexueae 克休仪芽胞杆菌 IJSEM 2018;68:829～834.

B. kobensis 神户芽胞杆菌 IJSB 1995;45(3):515～521. →*Paenibacillus* IJSB 1997;47(2):289.

B. kochii 科赫氏芽胞杆菌 IJSEM 2012;63:1092～1097.

B. kokeshiiformis 日本玩偶形芽胞杆菌 IJSEM 2014;64:2668～2674.

B. koreensis 朝鲜芽胞杆菌 IJSEM 2006;56:59～63.

B. korlensis 库尔勒芽胞杆菌 IJSEM 2009;59:1787～1792.

B. kribbensis 生研所芽胞杆菌 IJSEM 2007;57:2912～2916.

B. krulwichiae 克鲁拉维奇氏芽胞杆菌 IJSEM 2003;53(5):1534.

B. laevolacticus 产左乳酸芽胞杆菌 IJSB 1994;44:659～664.

B. larvae 幼虫芽胞杆菌

B. laterosporus 侧孢芽胞杆菌→*Brevibacillus* IJSB 1996;46(4):939～946.

B. lautus 灿烂芽胞杆菌 IJSB 1984;34:224～226.

B. lehensis 列城芽胞杆菌 IJSEM 2007;57:238～242.

B. lentimorbus 乳病芽胞杆菌→*Paenibacillus* and emend IJSB 1999;49(2):531～540.

B. lentus 迟缓芽胞杆菌

B. licheniformis 地衣芽胞杆菌

B. lindianensis 林迪安芽胞杆菌 IJSEM 2016;66:1913～1915. Antone van Leeuwenhoek 2016;109:149～158.

B. liqniniphilus 嗜木质素芽胞杆菌 IJSEM 2014;64:1712～1717.

B. litoralis 海滨芽胞杆菌 IJSEM 2005;55:1945～1948.

B. locisalis 盐地芽胞杆菌 IJSEM 2011;61:2563～2565. Syst. Appl. Microbiol. 2011;34:424～428.

B. loiseleuriae 卢氏芽胞杆菌 IJSEM 2016;66:2678～2683.

B. luciferensis 罗西法尔芽胞杆菌 IJSEM 2002;52:1985～1989.

B. luteolus 淡黄芽胞杆菌 IJSEM 2011;61:1344～1349.

B. luteus 橙色芽胞杆菌 IJSEM 2014;64:1580～1586

B. lycopersici 番茄芽胞杆菌 IJSEM 2015;65:2085～2090

B. macauensis 澳门芽胞杆菌 IJSEM 2006;56:349～353.

B. macerans 浸麻芽胞杆菌

B. macquariensis 马阔里芽胞杆菌

B. macyae 马氏(梅茜氏)芽胞杆菌 IJSEM 2004;54:2241～2244.

B. malacitensis 马拉嘉芽胞杆菌 IJSEM 2005;55:1279～1285.(马拉嘉为西班牙南部一地区)

B. malikii 马立克氏芽胞杆菌 JISEM 2016;66:1603～1606. Antonie van Leeuwenhoek 2015;108:1319～1330.

B. mangrovi 红树林芽胞杆菌 IJSEM 2017;67:2219～2224.

B. mannanilyticus 解甘露醇芽胞杆菌 IJSEM 2005;55:2309～2315.

B. manusensis 马努斯盆地芽胞杆菌 IJSEM 2018;68:829～834.

B. marinisedimentorum 海洋沉淀芽胞杆菌 IJSEM 2018;68:198～203.

B. marinus 海洋芽胞杆菌 IJSB 1983;33:157～161.

B. marinus 海洋芽胞杆菌 IJSB 1983;33:157. →*Marinibacillus* IJSEM 2001;51(6):2087～2093.

B. marisflavi 黄海芽胞杆菌 IJSEM 2003;53(5):1301.

B. marismortusi 死海芽胞杆菌 IJSB 1999;49(2):521～530.

B. maritimus 海洋沉积物芽胞杆菌 IJSEM 2017;67:60～66.

B. marmarensis 马尔马拉芽胞杆菌 IJSEM 2010;60:1590～1594.

B. massiliensis 马赛芽胞杆菌 IJSEM 2006;56:1485～1488.（曾从脑脊液中分离得到）

B. massiliosenegalensis 马赛和塞内加尔芽胞杆菌 IJSEM 2016;66:1603～1606. Stand. Genomic. Sci. 2013;8:264～278.

B. megaterium 巨大芽胞杆菌

B. mesonae 凉粉草芽胞杆菌 IJSEM 2014;64:3346～3352.

B. mesophilus 嗜中温芽胞杆菌 IJSEM 2017;67:1095～1098. Antonie van Leeuwenhoek 2016;109:937～943.

B. methanolicus 甲烷芽胞杆菌 IJSB 1992;42:439～445.

B. methylotrophicus 甲基营养芽胞杆菌 IJSEM 2010;60:2490～2495.

B. migulans 米格勒氏芽胞杆菌 IJSB 1993;43:221～231. →*Aneurinibacillus* IJSB 1996;46:939.

B. mobilis 运动芽胞杆菌 IJSEM 2017;67:2499～2508.

B. mojavensis 莫哈维芽胞杆菌 IJSB 1994;44:256～264.

B. mucilaginosus 胶质芽胞杆菌 IJSB 1998;48(3):631～632. Mikrobiologiya 1986;55:477～482.

B. muralis 壁芽胞杆菌 IJSEM 2005;55:119～131.

B. murimartini 圣墙芽胞杆菌 IJSEM 2007;57:2888～2893.

B. mycoides 蕈状芽胞杆菌

B. naganoensis 长野芽胞杆菌 IJSB 1990;40:123～125.

B. nakamurai 中村氏芽胞杆菌 IJSEM 2016;66:2987～2991.

B. nanhaiensis 南海芽胞杆菌 IJSEM 2011;61:888～893.

B. nanhaiisediminis 南海沉淀芽胞杆菌 IJSEM 2011;61:1078～1083.

B. ndiopicus 恩德村芽胞杆菌 IJSEM 2017;67:2075～2078. New Microbes. New Infect. 2015;8:154～163.

B. nealsonii 尼尔森氏芽胞杆菌 IJSEM 2003;53:165～172.

B. neidei 尼德氏芽胞杆菌 IJSEM 2002;52:501～505.

B. nematocida 杀线虫芽胞杆菌 Syst. Appl. Microbiol. 2005;28:323～327.

B. niabensis 国农院芽胞杆菌 IJSEM 2007;57:1909～1913.

B. niacini 烟酸芽胞杆菌 IJSB 1991;41:134～139.

B. nitratireducens 硝酸盐还原芽胞杆菌 IJSEM 2017;67:2499～2508.

B. notoginsengisoli 三七土芽胞杆菌 IJSEM 2017;67:2581～2585.

B. novalis 休闲地芽胞杆菌 IJSEM 2004;54:47～57.

B. oceani 海洋芽胞杆菌 IJSEM 2016;66:796～800.

B. oceanisediminis 大洋底芽胞杆菌 IJSEM 2010;60:2924～2929.

B. odysseyi 奥德赛(宇宙)飞船芽胞杆菌 IJSEM 2004;54:195～201.

B. okhensis 奥卡芽胞杆菌 IJSEM 2006;56:1073～1077.

B. okuhidensis 奥飞驮温泉芽胞杆菌 IJSEM 2002;52:1205～1209.［从日本奥飞驮(Okuhida)矿泉区分离得到］

B. oleronius 奥岛芽胞杆菌 IJSB 1996;46(2):625～626. Can. J. Microbiol. 1995;41:699～706.

B. oleivorans 食油芽胞杆菌 IJSEM 2015;65:1310～1315.

B. oryzaecorticis 稻壳芽胞杆菌 IJSEM 2014;64:2786～2791.

B. oryzisoli 稻田芽胞杆菌 IJSEM 2016;66:3432～3436.

B. oryziterrae 水稻田芽胞杆菌 IJSEM 2017;67:1～3. Scientific reports 2016;6:34054.

B. oshimensis 大岛芽胞杆菌 IJSEM 2005;55:907～911.［来源于日本大岛(Oshima)地区］

B. pabuli 饲料芽胞杆菌 IJSB 1984;34:224～226.

B. pacificus 太平洋芽胞杆菌 IJSEM 2017;67:2499～2508.

B. pakistanensis 巴基斯坦芽胞杆菌 IJSEM online, Rooh et al. 2014.

B. pallidus 苍白芽胞杆菌 IJSEM 2008;58:2850～2854.

B. panaciterrae 人参土芽胞杆菌 IJSEM 2006;56:2861～2866.

B. pantothenticus 泛酸芽胞杆菌

B. parabrevis 副短芽胞杆菌 IJSB 1993;43:221～231. →*Brevibacillus* IJSB 1996;46:939.

B. paraflexus 类弯曲芽胞杆菌 IJSEM 2013;63:4735～4743.

B. paramycoides 类蕈状芽胞杆菌 IJSEM 2017;67:2499～2508.

B. paranthracis 类炭疽芽胞杆菌 IJSEM 2017;67:2499～2508.

B. pasteurii 巴氏芽胞杆菌 IJSB 1980;30:225～420.

B. pasteurii 巴氏芽胞杆菌→*Sporosarcina* IJSEM 2001;51(3):1079～1086.

B. patagoniensis 巴塔哥尼亚芽胞杆菌 IJSEM 2005;55:443～447.

B. peoriae 佩洛氏芽胞杆菌 IJSB 1993;43:388～390.

B. persepolensis 波斯波利斯芽胞杆菌 IJSEM 2009;59:2352～2358.

B. persicus 波斯芽胞杆菌 IJSEM 2013;63:1229～1234.

B. pervagus 迁徙芽胞杆菌 IJSEM 2014;64:88～94.

B. piscicola 栖鱼芽胞杆菌 IJSEM 2016;66:1151～1155.

B. plakortidis 海绵芽胞杆菌 IJSEM 2007;57:2888～2893.

B. pocheonensis 抱川芽胞杆菌 IJSEM 2007;57:2532～2537.

B. polymachus 多抗芽胞杆菌 IJSEM 2015;65:704～709.

B. polygoni 蓼蓝芽胞杆菌 IJSEM 2008;58:120～124.

B. polymachus 多抗芽胞杆菌 IJSEM 2015;65:704～709.

B. polymyxa 多黏芽胞杆菌

B. polymyxa →*Paenibacillus* Antoniae van Leeuwenhoek 1993;64:235～260. Valid IJSB 1994;44(4):852.

B. popilliae 日本甲虫芽胞杆菌→*Paenibacillus popilliae* and emend IJSB 1999;49(2):531～540.

B. populi 胡杨芽胞杆菌 IJSEM 2018;68:155～159.

B. praedii 农场芽胞杆菌 IJSEM 2017;67:2823～2828.

B. proteolyticus 解蛋白芽胞杆菌 IJSEM 2017;67:2499～2508.

B. pseudalcaliphilus 假嗜碱芽胞杆菌 IJSB 1995;45(4):879～880. Microbiology 1991;141:1745～1761.

B. pseudofirmus 假坚强芽胞杆菌 IJSB 1995;45(4):879～880. Microbiology 1991;141:1745～1761.

B. pseudomycoides 假蕈芽胞杆菌 IJSB 1998;48(3):1031～1035.

B. psychrodurans 抗冷芽胞杆菌 IJSEM 2002;52:2127～2133.

B. psychrophilus 嗜冷芽胞杆菌 IJSB 1984;34:121～123. →*Sporosarcina* IJSEM 2001;51(3):1079～1086.

B. psychrosaccharolyticus 冷解糖芽胞杆菌 J. Gen. Microbiol. 1988;134:1847～1882. Valid IJSB 1989;39:93～94.

B. psychrotolerans 耐冷芽胞杆菌 IJSEM 2002; 52:2127～2133.

B. pulvifaciens 尘埃芽胞杆菌 IJSB 1984;34:410～413.

B. pumilus 短小芽胞杆菌

B. purgationiresistens 抗清洁芽胞杆菌 IJSEM 2012;62:71～77.

B. pycnus 粗细胞芽胞杆菌 IJSEM 2002;52:501～505.

B. qingdaonensis 青岛芽胞杆菌 IJSEM 2007;57:1143～1147.

B. qingshengii 庆笙芽胞杆菌 IJSEM 2014;64:2473～2479.

B. reuszeri 罗伊兹氏芽胞杆菌 IJSB 1995;45:93～100. →*Brevibacillus* IJSB 1996;46:939.

B. rhizosphaerae 根围芽胞杆菌 IJSEM 2013;63:1～5. Antonie van Leeuwenhoek 2011;100:437～444.

B. rigiliprofundi 深海山芽胞杆菌 IJSEM 2015;65:1992～1998.

B. rigui 淡水芽胞杆菌 IJSEM 2010;60:2204～2209.

B. ruris 田野芽胞杆菌 IJSEM 2005;55:2551～2554.

B. safensis 航天器芽胞杆菌 IJSEM 2006;56:1735～1740.

B. salarius 盐湖芽胞杆菌 IJSEM 2006;56:373～377.

B. salexigens　需盐芽胞杆菌　IJSB 1997;47(3):735～741.

B. salexigens→*Salibacillus salexigens* IJSB 1999;49(2):821～831.

B. saliphilus　嗜盐芽胞杆菌　IJSEM 2005;55:159～163.

B. salsus　喜盐芽胞杆菌　IJSEM 2013;63:3324～3329.

B. schlegelii　施氏芽胞杆菌　IJSB 1981;31:215～218.

B. sediminis　沉淀芽胞杆菌　IJSEM 2014;64:3603～3606. Antonie van Leeuwenhoek 2013;104:1109～1116.

B. selenatarsenatis　硒砷芽胞杆菌　IJSEM 2007;57:1060～1064.

B. selenitireducens　硒酸还原芽胞杆菌　IJSEM 2001;51:793～794. Arch. Microbiol. 1998;171:19～30.

B. seohaeanensis　西岸芽胞杆菌　IJSEM 2006;56:1893～1898.

B. shacheensis　莎车芽胞杆菌　IJSEM 2014;64:3603～3606. J. Gen. Appl. Microbiol. 2014;60:101～105.

B. shackletonii　沙克尔顿号芽胞杆菌　IJSEM 2004;54:373～376.

B. siamensis　暹罗芽胞杆菌　IJSEM 2010;60:2364～2370.

B. silvestris　森林芽胞杆菌　IJSB 1999;49(2):795～802.

B. simplex　简单芽胞杆菌　IJSB 1989;39:93～94. J. Gen. Microbiol. 1988;134:1847～1882.

B. siralis　贮窖芽胞杆菌　IJSEM 2000;50(6):2181～2187.

B. smithii　史密斯氏芽胞杆菌　IJSB 1988;38:63～73.

B. solani　马铃薯芽胞杆菌　IJSEM 2015;65:4066～4071.

B. soli　土地芽胞杆菌　IJSEM 2004;54:47～57.

B. solimangrovi　红树林芽胞杆菌　IJSEM 2014;64:1622～1628.

B. solisalsi　盐土芽胞杆菌　IJSEM 2009;59:1460～1464.

B. solisivae　森林土芽胞杆菌　IJSEM 2017;67:4449～4455.

B. songklensis　宋卡芽胞杆菌　IJSEM 2013;63:4189～4195.

B. sonorensis　索诺兰沙漠芽胞杆菌　IJSEM 2001;51(5):1671～1679.

B. sphaericus　球形芽胞杆菌

B. sporothermodurans　耐热孢芽胞杆菌　IJSB 1996;46(3):759～764.

B. stamsii　斯塔姆氏芽胞杆菌　IJSEM 2016;66:1～3. Syst. Appl. Microbiol. 2015;38:379～389.

B. stearothermophilus　嗜热脂肪芽胞杆菌→*Genobacillus*　IJSEM 2001;51(2):433～446.

B. stratosphericus　同温层芽胞杆菌　IJSEM 2006;56:1465～1473.

B. subterraneus　地下芽胞杆菌　IJSEM 2002;52:869～874.

B. subtilis　枯草芽胞杆菌

B. subtilis* subsp. *inaquosorum　枯草芽胞杆菌干漠亚种　IJSEM 2009;59:2429～2436.

B. subtilis **subsp.** ***spizizenii*** 枯草芽胞杆菌斯氏亚种 IJSB 1999; 49 (3): 1211～1215.

B. subtilis **subsp.** ***subtilis*** 枯草芽胞杆菌枯草亚种 IJSB 1999;49(3):1211～1215.

B. swezeyi 斯威齐氏芽胞杆菌 IJSEM 2017;67:2720～2725.

B. taeanensis 大安芽胞杆菌 IJSEM 2006;56:2903～2908.[来源于韩国大安郡(Taean)]

B. taiwanensis 台湾芽胞杆菌 IJSEM 2015;65:2078～2084.

B. tamaricis 柳树芽胞杆菌 IJSEM 2018;68:558～563.

B. tequilensis 特基拉芽胞杆菌 IJSEM 2006;56:1475～1484.

B. terrae 土壤芽胞杆菌 IJSEM 2017;67:1478～1481.

B. thermoaerophilus 嗜热氧芽胞杆菌 IJSB 1996;46(2):532～541.

B. thermoamylovorans 热嗜淀粉芽胞杆菌 IJSB 1995;45:9～16.

B. thermocatenulatus 热链形芽胞杆菌 Mikrobiologiya 1975;44:265～268. Valid IJSB 1991;41:178～179. →*Geobacillus* IJSEM 2001;51(2):433～446.

B. thermocloaceae 热阴沟芽胞杆菌 Syst. Appl. Microbiol. 1989;11:272～276. Valid IJSB 1989;39:495～497.

B. thermocopriae 热堆肥芽胞杆菌 IJSEM 2013;63:3024～3029.

B. thermodenitrificans 热脱硝芽胞杆菌 IJSEM 2000; 50: 1331 ～ 1337. *Geobacillus* IJSEM 2001;51:433～446.

B. thermoglucosidasius 热解葡萄糖苷芽胞杆菌 Syst. Appl. Microbiol. 1983;4:487～495. Valid IJSB 1984;34:270. →*Geobacillus* IJSEM 2001;51(2):433～446.

B. thermolactis 热乳芽胞杆菌 IJSEM 2011;61:1954～1961.

B. thermoleovorans 喜热芽胞杆菌 Syst. Appl. Microbiol. 1987;9:258～264. Valid IJSB 1988;38:220～222. →*Geobacillus* IJSEM 2001;51(2):433～446.

B. thermophilus 嗜热芽胞杆菌 IJSEM 2013;63:3030～3036.

B. thermoruber 热红芽胞杆菌 IJSB 1985;35:493～496. →*Brevibacillus* IJSB 1996;46:939.

B. thermosphaericus 嗜热球芽胞杆菌 IJSB 1996;46(1):362～363. Syst. Appl. Microbiol. 1995;18:203～220. →*Ureibacillus* IJSEM 2001;51(2):447～455.

B. thermotolerans 耐热芽胞杆菌 IJSEM 2013;63:3672～3678.

B. thiaminolyticus 解硫胺素芽胞杆菌 IJSB 1990;40:242～246.

B. thiaminolyticus→*Paenibacillus* IJSB 1997;47(2):289～298.

B. thioparans 硫代硫酸盐还原芽胞杆菌 IJSEM 2007;57:1933～1934. FEMS Microbiol. Lett. 2007;271:289～296.

B. thuringiensis 苏云金芽胞杆菌

B. tianshenii 天申芽胞杆菌 IJSEM 2014;64:1998～2002.

B. toyonensis 东洋酿造芽胞杆菌 IJSEM 2014;64:1～5. Syst. Appl. Microbiol. 2013;36:383～391.

B. tropicus 热带芽胞杆菌 IJSEM 2017;67:2499～2508.

B. trypoxylicola 居日本角甲虫(居金龟子,居日本天牛)芽胞杆菌 IJSEM 2010;60:61～66.

B. tusciae 热泉芽胞杆菌 Arch. Microbiol. 1984;139:397～401. Valid IJSB 1985;35:223～225.

B. urumqiensis 乌鲁木齐芽胞杆菌 IJSEM 2016;66:2305～2312.

B. vadderi 瓦德尔氏芽胞杆菌 IJSB 1996;46(1):362～363. Syst. Appl. Microbiol. 1995;18:221～230.

B. validis 有效芽胞杆菌 IJSB 1984;34:224～226.

B. vallismortis 死谷芽胞杆菌 IJSB 1996;46(2):470～475.

B. vini 酒芽胞杆菌 IJSEM 2017;67:1～3. Arch. Microbiol. 2016;198:559～564.

B. vireti 野外芽胞杆菌 IJSEM 2004;54:47～57.

B. vulcani 武儿岛芽胞杆菌 IJSEM 2000;50(6):2009～2012. →*Geobacillus*

B. wakoensis 和光芽胞杆菌 IJSEM 2005;55:2309～2315.[来源于日本和光市(Wako)]

B. weihenstephanensis 魏汉斯特范芽胞杆菌 IJSB 1998;48(4):1373～1382.

B. wiedmannii 威德曼氏芽胞杆菌 IJSEM 2016;66:4744～4753.

B. wudalianchi 五大连池芽胞杆菌 IJSEM 2017;67:2897～2902.

B. wuyishanensis 武夷山芽胞杆菌 IJSEM 2015;65:2030～2035.

B. xiamensis 厦门芽胞杆菌 IJSEM 2014;64:1455～1458. Antonie van Leeuwenhoek 2014;105:99～107.

B. xiaoxiensis 小溪芽胞杆菌 IJSEM 2011;61:2095～2100.

B. zeae 玉米芽胞杆菌 IJSEM 2017;67:1241～1246.

B. zhanjiangensis 湛江芽胞杆菌 IJSEM 2012;62:2549～2554. Antonie van Leeuwenhoek 2011;99:473～480.

B. zhangzhouensis 漳州芽胞杆菌 IJSEM 2016;66:1193～1199.

表 27　芽胞杆菌属(*Bacillus*)种的鉴别特征

菌种(Species)	革兰氏染色反应(gram rection)	胞浆脂粒(lipid globules)	触酶(catalase)产生	芽胞 椭圆形	地球	中央、近中央	极端、次极端	使菌体膨大	动力(motility)	厌氧生长	VP反应	VP肉汤(pH<6.0)	50 ℃生长	60 ℃生长	卵黄反应	卵黄反应(egg yolk reaction)	10 mmol/L的溶菌酶生长
1组 (Group 1)																	
A亚组 (Subgroup A)																	
巨大芽胞杆菌 (*B. megaterium*)	+	+	+	+	−	+	−	−	a	−	−	a		−	−	−	−
蜡样芽胞杆菌组 (*B. cereus group*)	+	+	+	+	−	+	−	−	v	+	+	+		−	−	+	+
B亚组 (Subgroup B)																	
地衣芽胞杆菌 (*B. licheniformis*)	+	−	+	+	−	+	−	−	+	+	+	+		+	−	−	−
枯草芽胞杆菌 (*B. subtilis*)	+	−	+	+	−	+	−	−	+	−	+	a		a	−	−	b
短小芽胞杆菌 (*B. pumilus*)	+	−	+	+	−	+	−	−	+	−	+	+		a	−	−	a
坚强芽胞杆菌 (*B. firmus*)	+	−	+	+	−	v	v	−	a	−	−	−		−	−	−	−
凝结芽胞杆菌 (*B. coagulans*)	+	−	+	+	−	v	v	v	+	+	+	+		+	b	−	−
2组 (Group 2)																	
多黏芽胞杆菌 (*B. polymyxa*)	v	−	+	+	−	v	v	+	+	+	+	a		−	−	−	a
浸麻芽胞杆菌 (*B. macerans*)	v	−	+	+	−	−	+	+	+	+	−	+		+	−	−	−
环状芽胞杆菌 (*B. circulans*)	v	−	+	+	−	v	v	+	a	a	−	+		b	−	−	b
嗜热脂肪芽胞杆菌 (*B. stearothermophilus*)	v	−	a	+	−	−	+	+	+	−	−	+		+	+	−	−

续表

菌种(Species)	革兰氏染色反应(gram rection)	胞浆脂粒(lipid globules)	触酶(catalase)产生	芽胞					动力(motility)	厌氧生长	VP反应	VP肉汤(pH<6.0)	50 ℃生长	60 ℃生长	卵黄反应	卵黄反应(egg yolk reaction)	10 mmol/L的溶菌酶生长
				椭圆形	地球	中央、近中央	极端、次极端	使菌体膨大									
蜂房芽胞杆菌(*B. alvei*)	v	−	+	+	−	v	v	+	+	+	+		+	−	−	−	+
侧孢芽胞杆菌(*B. laterosporus*)	v	−	+	+	−	+	−	+	+	+	−		+	−	−	(+)	+
短芽胞杆菌(*B. brevis*)	v	−	+	+	−	v	v	+	+	−	−		−	a	b	−	b
3组(Group 3)																	
球形芽胞杆菌(*B. sphaericus*)	v	−	+	−	+	−	+	+	+	−	−		−	−	−	−	a

注:"+"表示85%以上阳性,"a"表示50%~84%的株阳性,"b"表示15%~49%的株阳性,"−"表示低于50%的株阳性,"v"表示50%的菌株阳性,"n"表示未有资料。蜡样芽胞杆菌包括蜡样芽胞杆菌(*B. cereus*)、炭疽杆菌(*B. anthracis*)、苏云金杆菌(*B. thuringiensis*)。

表27　芽胞杆菌属(*Bacillus*)种的鉴别特征(续)

菌种(Species)	生长于pH=5.7的环境	生长于7%的氯化钠	产酸自:				自铵盐葡萄糖产酸产气(Acid+gas from AS glucose)	淀粉水解(Starch hydrolysis)	柠檬酸盐利用(Citrate utilization)	丙酸盐利用(Propionate utilization)	硝酸盐还原(Nitrate reduction)	二羟丙酮产生(Dihydroxyacetone production)	吲哚产生(Indole production)	苯丙氨酸脱氨(Phenylalanine diamination)	酪蛋白分解(Casein decomposition)	酪氨酸分解(Tyrosine decomposition)
			铵盐葡萄糖(AS glucose)	铵盐阿拉伯糖(AS arabinose)	铵盐木糖(AS xylose)	铵盐甘露醇(AS mannitol)										
1组(Group 1)																
A亚组(Subgroup A)																
巨大芽胞杆菌(*B. megaterium*)	+	+	+	a	a	+	−	+	+	n	b	n	n	a	+	a
蜡样芽胞杆菌组(*B. cereus group*)	+	+	+	−	−	−	−	+	v	n	+	n	n	−	+	v

续表

菌种(Species)	生长于pH=5.7的环境	生长于7%的氯化钠	产酸自：铵盐葡萄糖(AS glucose)	铵盐阿拉伯糖(AS arabinose)	铵盐木糖(AS xylose)	铵盐甘露醇(AS mannitol)	自铵葡萄糖产酸产气(Acid+gas from AS glucose)	淀粉水解(Starch hydrolysis)	柠檬酸盐利用(Citrate utilization)	丙酸盐利用(Propionate utilization)	硝酸盐还原(Nitrate reduction)	二羟丙酮产生(Dihydroxyacetone production)	吲哚产生(Indole production)	苯丙氨酸脱氨(Phenylalanine diamination)	酪蛋白分解(Casein decomposition)	酪氨酸分解(Tyrosine decomposition)
B亚组(Subgroup B)																
地衣芽胞杆菌(*B. licheniformis*)	+	+	+	+	+	+	−	+	+	+	+	n	n	n	+	−
枯草芽胞杆菌(*B. subtilis*)	+	+	+	+	+	+	−	+	+	−	+	n	n	n	+	−
短小芽胞杆菌(*B. pumilus*)	+	+	+	+	+	+	−	−	+	−	−	n	n	n	+	−
坚强芽胞杆菌(*B. firmus*)	−	+	+	b	b	+	−	+	−	−	+	n	n	n	+	b
凝结芽胞杆菌(*B. coagulans*)	+	−	+	a	a	b	−	+	b	−	b	n	n	n	b	−
2组(Group 2)																
多粘芽胞杆菌(*B. polymyxa*)	+		+	+	+	+	+	+	−	n	+	+	−	n	+	−
浸麻芽胞杆菌(*B. macerans*)	+		+	+	+	+	+	+	b	n	+	−	−	n	−	−
环状芽胞杆菌(*B. circulans*)	b		+	+	+	+	−	+	b	n	b	−	−	n	b	−
嗜热脂肪芽胞杆菌(*B. stearothermophilus*)	−		+	b	a	b	−	+	−	n	a	−	−	n	a	−
蜂房芽胞杆菌(*B. alvei*)	−		+	−	−	−	−	+	−	n	−	+	+	n	+	b
侧孢芽胞杆菌(*B. laterosporus*)	−		+	−	−	+	−	−	−	n	+	−	a	−	+	+
短芽胞杆菌(*B. brevis*)	b		+	−	−	a	−	−	b	n	a	−	−	−	+	+
3组(Group 3)																
球形芽胞杆菌(*B. sphaericus*)	b		−	−	−	−	−	−	b	n	−	−	−	+	a	−

注：AS为ammonium salt，"+"表示85%以上阳性，"a"表示50%～84%的株阳性，"b"表示15%～49%的株阳性，"−"表示低于15%的株阳性，"v"表示50%的菌株阳性，"n"表示未有资料。蜡样芽胞杆菌包括蜡样芽胞杆菌(*B. cereus*)、炭疽杆菌(*B. anthracis*)、苏云金杆菌(*B. thuringiensis*)。

表 28 需氧芽胞杆菌的主要特征

特征(Characteristic)	短芽孢杆菌属(*Brevibacillus*)	解硫胺芽孢杆菌属(*Aneurinibacillus*)	芽孢杆菌属(*Bacillus*)	乳酸芽孢杆菌属(*Sporolactobacillus*)	双芽孢杆菌属(*Amphibacillus*)	脂环酸杆菌属(*Alicyclobacillus*)	类芽孢杆菌属(*Paenibacillus*)
种数	10	2		1	1	3	20
芽胞形状	卵圆	卵圆	卵或球形	卵圆	卵圆	卵圆	卵圆
芽胞囊(Sporangia)	膨大	膨大	膨大或不膨大	膨大	膨大	膨大或不膨大	膨大
厌氧生长(Anaerobic growth)	V	—	V	+	+	—	+
触媒活性	+	+	+	—	—	+	+
VP	—	—	V	ND	ND	V	V
产生乳酸	ND	ND	V	+	+	ND	ND
VP 培养基 pH 值	>7.0	>7.0	V	ND	ND	ND	<6.0
最适生长 pH 值	7.0	7.0	7～9.5	7.0	9.0	3.0	7.0
最适生长温度(℃)	30～48	37	15～55	30	37	65	30
主要的呼吸醌(Respiratory quinones)	MK-7	MK-7	MK-7	MK-7	无	MK-7	MK-7
细胞脂肪酸(Fatty acids)	反异构型 $C_{15:0}$ 异构型 $C_{15:0}$	异构型 $C_{15:0}$ $C_{16:0}$ 异构型 $C_{15:6}$	V	反异构型 $C_{15:0}$ 异构型 $C_{15:0}$ $C_{14:0}$	反异构型 $C_{15:0}$ $C_{16:0}$ 异构型 $C_{16:0}$ 反异构型 $C_{15:0}$	ω脂环族酸	反异构型 $C_{15:0}$
属内 16S rRNA 顺序相似性	>93.2	98.6	ND	100	100	92.7	89.6
G+C mol%	46～57	42～43	32～69	39	36～38	52～60	45～54

注:V 表示不定,即可变化的。

Bacteroides 类(拟)杆菌属 Castellani and Chalmers 1919, 959[AL] 1984 手册;1:604～631.

革兰氏染色阴性的无芽胞杆菌,无动力或周毛运动。专性厌氧,化能有机营养型,能代谢糖类、胨或代谢性中间产物。解糖菌种的发酵产物包括琥珀酸盐、乙酸盐、乳酸盐和丙酸盐的集合,有时还有短链醇,丁酸盐通常不是主要产物,可以从胨中产生微量至中量的异丁酸盐和异戊酸盐。不解糖菌种分解胨的产物是:微量到中量的琥珀酸盐、甲酸盐、乙酸盐和乳酸盐的集合;中量到大量的乙酸盐、丁酸盐、琥珀酸盐、异戊酸盐、丙酸盐、异丁酸盐和乙醇的集合,当丁酸盐产生时,异丁酸盐和异戊酸盐也存在。DNA 的 G+C mol% 为 28～61。

模式种:*Bacteroides fragilis*(脆弱类杆菌)

Bacteroides 类(拟)杆菌属 (Castellani and Chaimers)修正描述 Shan and Collins 1989，IJSB 1989;39:85～87.

革兰氏染色阴性，专性厌氧无动力的杆菌，大小(0.5～1.3)μm×(1.6～11)μm。化能有机营养型，葡萄糖代谢主要产物为乙酸和琥珀酸，还有少量其他酸；蛋白分解能力弱。在20%的胆汁中可以生长，但胆汁并不总刺激其生长；水解七叶苷，不还原硝酸盐为亚硝酸盐，吲哚产生情况不定。存在苹果酸盐脱氢酶、谷氨酸盐脱氢酶、葡萄糖-6-磷酸脱氢酶和6-磷酸葡萄糖酸盐脱氢酶，细胞壁肽聚糖中含有内消旋二氨基庚二酸。主要的呼吸醌是含有10个或11个异戊二烯单位的甲基萘醌，或二者皆有，产生鞘脂(sphingolipids)，既有非羟基的也有3-羟基的长链脂肪酸，非羟基酸主要有直链饱和的反异甲基支链型和异甲基支链型。DNA的G+C mol%为39～48。

模式种：*Bacteroides fragilis*(脆弱类杆菌)

B. caccae 粪类杆菌

B. distasonis 吉氏类杆菌

B. eggerthii 埃氏类杆菌

B. fragilis 脆弱类杆菌

B. merdae 屎类杆菌

B. ovatus 卵形类杆菌

B. stercoris 粪便类杆菌

B. thetaiotaomicron 多形类杆菌

B. uniformis 单形类杆菌

B. vulgatus 普通类杆菌

近年来报道的种：

B. acidifaciens 产酸类杆菌 IJSEM 2000;50(1):145～148.

B. amylophilus 嗜淀粉类杆菌→*Ruminobacter* 瘤胃杆菌属 Syst. Appl. Microbiol. 1986;8:204～207. Valid IJSB 1987;37:179.

B. asaccharolyticus 非解糖类杆菌→*Porphyromonas* 红棕单胞菌属 IJSB 1988;38:128～131.

B. barnesiae 巴纳斯氏类杆菌 IJSEM 2006;56:2853～2859.

B. bivius 二路类杆菌→*Prevotella* IJSB 1990;40:205～208.

B. buccae 颊类杆菌→*Prevotella* IJSB 1990;40:205～208.

B. buccalis 口颊类杆菌→*Prevotella* IJSB 1990;40:205～208.

B. caccae 粪类杆菌 IJSB 1986;36:499～501.

B. caecicola 栖盲肠类杆菌 IJSEM 2016;66:1431～1437.

B. caecigallinarum 鸡盲肠类杆菌 IJSEM 2015;65:4341～4346.

B. caecimuris 鼠盲肠类杆菌 IJSEM 2016;66:4299～4305. Nat. Microbiol. 2016;1:16131.

B. capillosus 多毛状类杆菌 IJSB 1985;35:114.(非真正类杆菌)

B. clarus 光泽类杆菌 IJSEM 2010;60:1864～1869.

B. cellulosilyticus 解纤维类杆菌 IJSEM 2007;57:1516～152.

B. cellulosolvens 溶纤维类杆菌 IJSB 1984;34:185～187.（非真正类杆菌）

B. chinchillae 栗鼠类杆菌 IJSEM 2011;61:877～881.

B. clarus 光泽类杆菌 IJSEM 2010;60:1864～1869.

B. coagulans 凝固类杆菌（非真正类杆菌）

B. coprocola 居粪类杆菌 IJSEM 2005;55:2143～2147.

B. coprophilus 嗜粪类杆菌 IJSEM 2007;57:1323～1326.

B. coprosuis 猪粪类杆菌 IJSEM 2005;55:2515～2518.

B. corporis 体类杆菌 IJSB 1983;33:15～25→*Prevotella* IJSB 1990;40:205～208.

B. denticola 栖牙类杆菌→*Prevotella* IJSB 1990;40:205～208.

B. disiens 解糖胨类杆菌→*Prevotella* IJSB 1990;40:205～208.

B. dorei 多尔氏类杆菌 IJSEM 2006;56:1639～1643.

B. endodontalis 牙髓类杆菌 IJSB 1984;34:118～120. →*Porphyromonas* 红棕单胞菌属 IJSB 1988;38:128～131.

B. faecichinchillae 栗鼠粪类杆菌 IJSEM 2012;62:1145～1150.

B. faecis 粪类杆菌 IJSEM 2010;60:2572～2576.

B. finegoldii 芬戈尔德氏类杆菌 IJSEM 2006;56:931～935.

B. fluxus 易死类杆菌 IJSEM 2010;60:1864～1869.

B. forsythus 福塞斯类杆菌 IJSB 1986;36:213～221.（非真正类杆菌）

B. forsythus → *Tannerella forsythensis* 福塞斯坦尼氏菌 IJSEM 2002; 52: 841～849.

B. furcosus 分叉类杆菌→*Anaerorhbdus* 厌氧棍状菌属 Syst. Appl. Microbiol. 1986;8:86～88. Valid IJSB 1986;36:573.

B. galacturonicus 半乳糖尿类杆菌 Appl. Environ. Microbiol. 1986;52:880～887. Valid IJSB 1987;37:179～180.（非真正类杆菌）

B. gallinaceun 家禽肠类杆菌 IJSEM 2016;66:1431～1437.

B. gallinarum 鸡类杆菌 IJSEM 2006;56:2853～2859.

B. gingivalis 牙龈类杆菌→*Porphyromonas* IJSB 1988;38:128～131.

B. goldsteinii 戈尔茨坦氏类杆菌 IJSEM 2006; 56: 499～500. J. Clin. Microbiol. 2005;43:4522～4527.

B. goldsteinii→*Parabacteroides goldsteinii* IJSEM 2006;56:1599～1605.

B. gracilis 纤细类杆菌→ *Campylobacter gingivalis* IJSB 1995;45:145～152.

B. graminisolvans 解草类杆菌 IJSEM 2009;59:1901～1907.

B. helcogenes 生溃疡类杆菌 IJSB 1983;33:896.

B. heparinolyticus 解肝素类杆菌 IJSB 1985;35:438～442. →*Prevotella* IJSB 1990;40:205～208.

B. hypermegas 极巨类杆菌→*Megamonas* 巨单胞菌属 Zentralbl. Bakteriol. Parasitenkd. Infektionskr. Hyg. Abt. I Orig. Reibe C 1981;3:394～398.

B. intermedius 中间类杆菌 IJSB 1983;33:15～25. →*Prevotella* IJSB 1990;40:206～208.

B. intestinalis 肠道类杆菌 IJSEM 2006;56:151～154.

B. koreensis 韩国类杆菌 IJSEM 2017;67:4352～4357.

B. kribbi 韩生物科研院类杆菌 IJSEM 2017;67:4352～4357.

B. levii 列夫氏类杆菌 IJSB 1983;33:15～25.(非真正类杆菌)

B. levii→*Porphyromonas levii* IJSB 1995;45:586～588.

B. loescheii 洛希氏类杆菌→*Prevotella* IJSB 1980;40:205～208.

B. luti 淤泥类杆菌 IJSEM 2014;64:1770～1774.

B. macacae 猕猴类杆菌 →*Porphyromonas macacae* IJSB 1995;45:90～92.

B. massliensis 马赛类杆菌 IJSEM 2005;55:1335～1337.

B. melaninogenicus 产黑素类杆菌→*Prevotella* IJSB 1990;40:205～208.

B. merdae 屎类杆菌 IJSB 1986;36:499～501. →*Parabacteroides merdae* IJSEM 2006;56:1599～1605.

B. microfusus 小梭类杆菌→*Rikenella* 立肯氏菌属 Syst. Appl. Microbiol. 1985;6:79～81. Valid IJSB 1985;35:375.

B. multiacidus 多酸类杆菌→*Mitsuokella* 光岗菌属 Zentralbl. Bakteriol. Parasitenkd. Infektionskr. Hyg. Abt. I Orig. Reihe C 1982;3:491～494. Valid IJSB 1983;33:438～440.

B. nodosus 节类杆菌→*Dichelobacter* 偶蹄菌属 IJSB 1990;40:426～433.

B. nordii 诺德氏类杆菌 J. Clin. Microbiol. 2004;42:5565～5570. IJSEM 2005;55:983～985.

B. ochraceus 黄褐类杆菌→*Capnocytophaga ochracea* IJSB 1982;32:266.

B. oleiciplenus 油酸类杆菌 IJSEM 2010;60:1864～1869.

B. oralis 口腔类杆菌→*Prevotella* IJSB 1990;40:205～208.

B. oris 口类杆菌→*Prevotella* IJSB 1990;40:205～208.

B. oulorum 齿龈类杆菌 IJSB 1985;35:193～197. →*Prevotella* IJSB 1990;40:205～208.

B. paurosaccharolyticus 少解糖类杆菌 IJSEM 2011;61:448～453.

B. pectinophilus 嗜果胶类杆菌 Appl. Environ. Microbiol. 1986;52:880～887. Valid IJSB 1987;37:179～180.

B. pentosaceus 戊糖类杆菌 IJSB 1985;35:114.

B. plebeius 一般类杆菌 IJSEM 2005;55:2143～2147.

B. pneumosintes 侵肺类杆菌→*Dialister pneumosintes* IJSB 1994;44:187～192.

B. polypragmatus 多动类杆菌(非真正类杆菌)

B. praeacutus 前锐类杆菌→*Tissierella* 泰斯氏菌属 IJSB 1986;36:461～463.

B. propionicifaciens 产丙酸类杆菌 IJSEM 2008;58:346～352.

B. putredinis 腐臭类杆菌(非真正类杆菌)

B. putredinis→*Alistipes putredinis* IJSEM 2003;53:1701～1702. Syst. Appl. Microbiol. 2003;26:182～188.

B. pyogenes 化脓类杆菌 Syst. Appl. Microbiol. 1983;4:396～407. Valid IJSB 1983;33:896～897.

B. reticulotermitis 白蚁类杆菌 IJSEM 2013;63:691～695.

B. rodentium 啮齿类杆菌 IJSEM 2011;61:877～881.

B. ruminicola 栖瘤胃类杆菌→*Prevotella* IJSB 1990;40:205～208.

B. salanitronis 萨伦尼特朗氏类杆菌 IJSEM 2006;56:2853～2859.

B. salivosus 唾液类杆菌 IJSB 1987;37:307～309. →*Porphyromonas* IJSB 1992;42:434～438. IJSB 1995;45:90～92.

B. salyersiae 赛氏类杆菌 J. Clin. Microbiol. 2004;42:5565～5570. IJSEM 2005;55:983～985.

B. sartorii 萨特氏类杆菌 IJSEM 2010;60:427～435.

B. splanchnicus 内脏类杆菌→*Odoribacter splanchnicus* IJSEM 2008;58:103～109.

B. stercorirosoris 啮齿粪类杆菌 IJSEM 2012;62:1145～1150.

B. stercoris 粪便类杆菌 IJSB 1986;36:499～501.

B. succinogenes 产琥珀酸类杆菌→*Fibrobacter* 纤杆菌属 IJSB 1988;38:430～435.

B. suis 猪类杆菌 Syst. Appl. Microbiol. 1983;4:396～407. IJSB 1983;33:896～897. 实为*B. pyogenes*（化脓类杆菌） IJSEM 2010;60:2984～2990.

B. tectus 隐蔽类杆菌 IJSB 1986;36:123～128. IJSB 1998;48:1073～1075.（非真正类杆菌）

B. termitidis 白蚁类杆菌→*Sebaldella* 塞巴鲁德氏菌属 IJSB 1986;36:349～350.

B. ureolyticus 解脲类杆菌(类似弯曲菌) IJSB 1988;38:56～62.

B. veroralis 真口类杆菌 IJSB 1983;33:57～64. →*Prevotella* IJSB 1990;40:205～208.

B. xylanisolvens 溶木聚糖类杆菌 IJSEM 2008;58:1008～1013.

B. xylanolyticus 解木聚糖类杆菌 Antonie van Leeuwenhoek J. Microbiol. 1986;52:543～554. Valid IJSB 1988;38:136～137.（非真正类杆菌）

B. zoogleoformans 动胶类杆菌 IJSB 1982;32:271～274. →*Prevotella* IJSB 1990;40:205～208.

表 29　类杆菌属(*Bacteroides*)种的特征

菌种(Species)	20%的胆汁生长	吲哚(Indole)	触酶(Catalase)	七叶苷水解(Esculin hydrolysis)	阿拉伯糖(Arabinose)	纤维二糖(Cellobiose)	鼠李糖(Rhamnose)	水杨素(Salicin)	蔗糖(Sucrose)	蕈糖(Trehalose)	木聚糖(Xylan)	α-岩藻糖苷酶(α-Fucosidase)	PYG中脂肪酸
粪类杆菌(*B. caccae*)	+	−	$-^{+}$	+	+	$+^{-}$	+	$-^{+}$	+	+	−	+	A, P, B(iv)
吉氏类杆菌(*B. distasonis*)	+	−	$+^{-}$	+	$-^{+}$	+	v	+	+	+	−	−	A, P, B(pa, ib, iv,l)
埃氏类杆菌(*B. eggerthii*)	+	+	−	+	+	$-^{+}$	$+^{-}$	−	−	−	+	−	A, P, B(ib,iv,l)
脆弱类杆菌(*B. fragilis*)	+	−	+	+	−	$+^{-}$	−	−	+	−	−	+	A, P, B, pa(ib,iv,l)
屎类杆菌(*B. merdae*)	+	−	$-^{+}$	+	$-^{+}$	v	+	+	+	+	−	−	A, P, B(ib,iv)
卵形类杆菌(*B. ovatus*)	+	+	$+^{-}$	+	+	+	+	+	+	+	+	+	A, P, B, pa(ib,iv,l)
粪便类杆菌(*B. stercoris*)	+	+	−	$+^{-}$	$-^{+}$	$-^{+}$	+	$-^{+}$	+	−	v	v	A, P, B, F(ib,iv)
多形类杆菌(*B. thetaiotaomicron*)	+	+	+	+	+	$+^{-}$	+	$-^{+}$	+	+	−	+	A, P, B, pa(ib,iv,l)
单形类杆菌(*B. uniformis*)	w^{+}	+	$-^{+}$	+	+	+	$-^{+}$	$+^{-}$	+	$-^{W}$	v	+	A, P, L, B(ib,iv)
普通类杆菌(*B. vulgatus*)	+	−	$-^{+}$	$-^{+}$	+	−	+	−	+	−	$-^{+}$	+	A, P, B

注:“$+^{-}$”表示多数株阳性;“$-^{+}$”表示多数株阴性;“$-^{W}$”表示多数株阴性,有的株弱阳性;v 表示 50%的株阳性;A 表示乙酸盐(acetate);P 表示丙酸盐(propionate);F 表示甲酸盐(formate);ib 表示异丁酸盐(isobutyrate);B 表示丁酸盐(butyrate);iv 表示异戊酸盐(isovalerate);l 表示乳酸盐(lactate);pa 表示苯乙酸盐(phenylacetate)。

表 30 主要的 G-非芽胞厌氧菌三个属的主要特征

特征	类(拟)杆菌属 (*Bacteroides*)	普雷沃氏菌属 (*Prevotella*)	卟啉单胞菌属 (*Porphyromonas*)
主要存在部位	肠道	口腔	口腔
20%的胆汁	生长	抑制	抑制
产黑素	－	±	＋
糖类	分解	中度分解	不分解
产物	乙,琥	乙,琥	乙,丁
苹	＋	＋	＋
谷	＋	＋	＋
G6PDH	＋	－	－
6GPDH	＋	－	－
二氨基酸	meso-DAP	meso-DAP	赖氨酸
G+C mol%	34～48	40～52	45～54
模式种	脆弱类杆菌	产黑素类杆菌	非解糖类杆菌

注:“苹”表示苹果酸脱氢酶,“谷”表示谷氨酸脱氢酶,“G6PDH”表示葡萄糖-6-磷酸盐脱氢酶,“6GPDH”表示 6-磷酸葡萄糖酸盐脱氢酶,“乙”表示乙酸盐,“琥”表示琥珀酸盐,“丁”表示丁酸盐,二氨基酸是指细胞壁肽聚糖中的第三个氨基酸;meso-DAP 是指内消旋二氨基庚二酸。

Balneatrix 浴者菌属(巴氏丝菌属)

Dauga et al. 1993 IJSB 1993;43(3):624～625. Res. Microbiol. 1993;144(1):35～46.

革兰氏染色阴性,直或弯曲的杆菌,单极毛运动,专性需氧。生长温度较宽(20～46 ℃),在含 0～0.5%(W/V)氯化钠的营养琼脂上可生长,不能在含 1%或以上浓度的氯化钠的营养琼脂上生长,不需要生长因子,能还原硝酸盐为亚硝酸盐,利用糖类产酸。其 DNA 的 G+C mol%为 54。模式种可引起肺炎、脑膜炎等。

模式种: *Balneatrix alpica*(阿尔卑斯浴者菌)

B. alpica 阿尔卑斯浴者菌

Bartonella 巴尔通氏体属

Strong, Tyzzer & Sellards 1915, 808[AL] 1984 手册;1:717～718.

在染色血片上显圆球形或椭圆形,或呈柔细、直的、弯的或弓形杆状,单个或成群,特殊表现为若干节成链,有时一端或两端膨胀及常呈串珠状。在组织中它们位于内皮细胞的细胞质内,呈独立单体或集成圆形团块。革兰氏染色阴性,不抗酸。对许多安尼林染料染色很差或染不上，但用罗曼诺夫斯基(Romanowsky)或吉姆萨染色效果较好。培养中，具有单极鞭毛，需氧，可在无细胞培养基中培养，生长于 28 ℃和 37 ℃，而在 28 ℃下生活较长。此体自然存在于人和节肢动物媒介(*Phlebotomus* spp.)中，只发现于南美洲的安第斯山区，是人的巴尔通氏体病的病原体。DNA 的 G+C mol%未知。

模式种：*Bartonella bacilliformis*(杆状巴尔通氏体)

B. bacilliformis 杆状巴尔通氏体

近年报道的种及属定义的修正如下：

Bartonella 巴尔通氏体属 (Strong, Tyzzer & Sellards 1915)修正描述：Brenner et al. IJSB 1993;43(4):777～786.

将罗卡利马氏体(*Rochalimaea*)并入此属，作此修正描述。其为革兰氏染色阴性，氧化酶阴性，营养要求高的需氧性杆菌，一个种以极毛运动。于含 5%的兔或羊血的培养基中，在含 5%的二氧化碳下生长良好，最适温度变动于 25 ℃(*Bartonella bacilliformis*，杆状巴尔通氏体)到 35～37 ℃，不利用糖类。除一个种外，其余皆对人体有致病性。杆状巴尔通氏体、五日热巴尔通氏体(*B. quintana*)，可能还有文氏巴尔通氏体(*B. vinsonii*)的节肢动物媒介已阐明。一个或多个种可引起巴尔通氏体病、战壕热(trench fever)、细菌性血管瘤病、紫癜性肝炎、败血症，可能还有猫抓病。DNA 的 G+C mol% 为 38.5～41。

模式种：*Bartonella bacilliformis*(杆形巴尔通氏体)

B. acomydis IJSEM 2013;63:1734～1740.(来自野生啮齿类金黄刺毛鼠)

B. alsatica 阿尔萨斯巴尔通氏体 IJSB 1999;49(1):283～288.

B. ancashensis 安卡什巴尔通氏体 IJSEM 2015;65:3339～3343.

B. apis 蜜蜂巴尔通氏 IJSEM 2016;66:414～421.

B. bacilliformis 杆形巴尔通氏体 1974 Bargey's Manual; IJSB 1980;30:262.

B. birtlesii 伯特利巴尔通氏体 IJSEM 2000;50(6):1973～1979.

B. bovis 牛巴尔通氏体 IJSEM 2002;52:383～390.

B. callosciuri 丽松鼠巴尔通体 IJSEM 2013;63:1734～1740.(来自野生啮齿类大蕉松鼠)

B. capreoli 狍巴尔通氏体 IJSEM 2002;52:383～390.

B. chomelii 科麦尔氏巴尔通氏体 IJSEM 2004;54:215～220.

B. clarridgeiae 克氏巴尔通氏体 Valid IJSB 1996;46(3):836～837. Med. Microbiol. Lett. 1996;5:64～73.

B. coopersplainsensis 库珀平原巴尔通氏体 IJSEM 2009;59:2956～2961.

B. doshiae 多斯氏巴尔通氏体 IJSB 1995;45(1):1～8.

B. elizabethae 伊丽莎白巴尔通氏体(←*Rochalimaea*) IJSB 1993;43(4):777～786.

B. florencae 弗洛伦斯氏巴尔通氏体 IJSEM 2014;64:1455～1458.

B. fuyuanensis 福源三角洲巴尔通氏体 IJSEM 2016;66:1603～1606. Appl. Environ. Microbiol. 2015;81:7986～7992.

B. grahamii 格雷厄姆氏巴尔通氏体 IJSB 1995;45(1):1～8.

B. heixiaziensis 黑瞎子岛巴尔通氏体 IJSEM 2016;66:1603～1606. Appl. Environ. Microbiol. 2015;81:7986～7992.

B. henselae 亨氏巴尔通氏体(←*Rochalimaea*) IJSB 1993;43(4):777～786.

B. jaculi 非洲跳鼠巴尔通体 IJSEM 2013;63:1734～1740.(来自野生啮齿类埃及跳鼠)

B. japonica 日本巴尔通氏体 IJSEM 2010;60:759～763.

B. koehlera 凯勒氏巴尔通氏体 IJSEM 2000;50(2):423～424. J. Clin. Microbiol. 1999;37:1117～1122.

B. pachyuromydis IJSEM 2013;63:1734～1740.(来自野生啮齿类肥尾沙鼠)

B. peromysci 跳鼠巴尔通氏体(←*Grahamella*) IJSB 1995;45(1):1～8.

B. phoceensis 马赛巴尔通氏体 J. Clin. Microbiol. 2004;42:3816～3818.

B. queenslandensis 昆士兰巴尔通氏体 IJSEM 2009;59:2956～2961.

B. quintana 五日热巴尔通氏体(←*Rochalimaea*) IJSB 1993;43(4):777～786.

B. rattaustraliani 澳洲鼠巴尔通氏体 IJSEM 2009;59:2956～2961.

B. rattimarriliensis 马赛鼠巴尔通氏体 J. Clin. Microbiol. 2004;42:3816～3818.

B. rochalimae 罗氏巴尔通氏体 IJSEM 2012;62:473～475. N. Eng. J. Med. 2007;356:2381～2387.

B. schoenbuchensis 申贝克巴尔通氏体 IJSEM 2001;51(4):1557～1565.

B. silvatica 森林巴尔通氏体 IJSEM 2010;60:759～763.

B. tamiae 塔玛拉氏巴尔通氏体 J. Clin. Microbiol. 2008;46:772～775.

B. talpae 鼹巴尔通氏体

B. taylorii 泰勒氏巴尔通氏体 IJSB 1995;45(1):1～8.

B. tribocorum 部族(野鼠)巴尔通氏体 IJSB 1998;48(4):1333～1339.

B. vinsonii 文森氏巴尔通氏体

(←*Rochalimaea*) IJSB 1993;43(4):777～786.

(←*Grahamella*) IJSB 1995;45(1):1～8.

Bergeyella 伯杰氏菌属 Vandamme et al. 1994 IJSB 1994;44(4):827～831.

此属的描述与 *Weeksella* 一样，但有脲酶活性，42 ℃不生长，不能在麦康克琼脂或存在羟丁酸盐的琼脂上生长。支链脂肪酸占优势(异构型 $C_{15:0}$、异构型 $C_{15:0}$—2OH、异构型 $C_{17:1}$、异构型 $C_{17:0}$—3OH)，无鞘磷脂(sphingophospholipid)。DNA 的 G+C mol%为 35～37。从狗的上呼吸道和人被狗咬的伤口中得到，病原性未知。*B. zoohelcum* 的描述见 Syst. Appl. Microbiol. 1986;8:191～196，即原来的 *Weeksella zoohelcum*(= Group Ⅱj)。

模式种：*Bergeyella zoohelcum*(动物伤口伯杰氏菌)

B. zoohelum 动物伤口伯杰氏菌 IJSB 1994,44(4):827～831.

Bifidobacterium 双歧杆菌属 Orla-Jensen 1924，472[AL] 1986 手册；2:1418～1434.

革兰氏染色阳性，不同形状的杆菌：有尖端的短而规则的细杆状细胞，有球状的规则细胞，有轻度弯曲或突起或者有多样分枝的长形细胞，还有尖的略微分叉的棒状或匙状突起。单个的或许多菌体成链状或星状聚集，或呈"V"形或栅状排列。不抗酸，无芽胞，无动力。细菌亚甲蓝染色常不规则。菌落光滑、凸起，边缘完整，奶油白色，有光泽，质软。厌氧性，有的种仅在存在二氧化碳时耐氧，最适生长温度 37～41 ℃，最低生长温度 25～28 ℃，最高生长温度 43～45 ℃。最适 pH 值 6.5～7.0，pH 值为 4.5～5.0 或 8.0～8.5 时不生长。

糖分解主要形成乙酸和乳酸，其物质的量比值为 3∶2。不产生二氧化碳（分解葡萄糖酸盐时除外），也产生少量的甲酸、乙醇和琥珀酸，不产丁酸和丙酸。葡萄糖通过果糖-6-磷酸旁路分解，在此，果糖-6-磷酸乙酮醇酶（EC 4.1.2.22）将果糖-6-磷酸盐分解成乙酰磷酸盐（acetylphosphate）和赤藓糖-4-磷酸盐，再连续通过转二羟丙酮基酶（transaldolase，EC 2.2.1.2）、转羟乙醛酶（transketolase，EC 2.2.1.1）、木酮糖-5-磷酸盐磷酸乙酮醇酶 EC 4.1.2.9）和作用于甘油醛-3-磷酸盐（glyceraldehyde-3-phosphate）的 EMP 酶，形成终产物，通过分解丙酮酸盐可形成另外的乙酸和甲酸。未发现葡萄糖-6-磷酸盐脱氢酶。

除了 *B. indicum* 和 *B. asteroides*，当生长于存在空气，有或无氯化高铁血红素（hemin）的时候为触酶阳性外，触酶为阴性。铵通常可作为氮源。

DNA 的 G+C mol%为 55～67。存在于人、动物（如蜜蜂）的肠道中，也存在于污水和人体临床标本中。

模式种：*Bifidobacterium bifidum*（两叉双歧杆菌）

B. actinocoloniiforme 放射形菌落双歧杆菌 IJSEM 2011;61:1315～1321.

B. aerophilus 需氧双歧杆菌 IJSEM 2017;67:1095～1098. Syst. Appl. Microbiol. 2016;39:229～236.

B. adolescentic 青春双歧杆菌

B. aesculapii 蛇缠状双歧杆菌 IJSEM 2014;64:2819～2827.

B. angulatum 有角双歧杆菌

B. animalis 动物双歧杆菌

B. anseris 家鹅双歧杆菌 IJSEM 2018;68:2130～2133. Syst. Appl. Microbiol. 2018;41:173～183.

B. apri 野猪双歧杆菌 IJSEM 2017;67:2349～2356.

B. aquikefire 水酸乳酒（开非尔）双歧杆菌 IJSEM 2016;66:1281～1286.

B. asteroides 星状双歧杆菌

B. biavatii 贝氏双歧杆菌 IJSEM 2012;62:1017～1019. Syst. Appl. Microbiol. 2012;35:92～97.

B. bifidum 两叉双歧杆菌

B. bohemicum 波希米亚双歧杆菌 IJSEM 2011;61:1315～1321.

B. bombi 大黄蜂双歧杆菌 IJSEM 2009;59:2020～2024.

B. boum 牛双歧杆菌

B. breve 短双歧杆菌

B. callitrichidrum 普通绒猴(小毛猴)粪双歧杆菌 IJSEM 2018;68:141～148.

B. callitrichos 小毛猴双歧杆菌 IJSEM 2012;62:1017～1019. Syst. Appl. Microbiol. 2012;35:92～97.

B. catenulatum 链状双歧杆菌

B. catulorum 小毛猴幼崽(幼猴)双歧杆菌 IJSEM 2018;68:575～581.

B. choerinum 豚双歧杆菌

B. commune 普通双歧杆菌 IJSEM 2015;65:2017～2025. Antonie van Leeuwenhoek 2015;107:1307～1313.

B. coryneforme 棒状双歧杆菌

B. criceti 欧洲仓鼠双歧杆菌 IJSEM 2018;68:2130～2133. Syst. Appl. Microbiol. 2018; 41:173～183.

B. crudilactis 兔乳双歧杆菌 IJSEM 2013;63:3131～3134.

B. cuniculi 家兔双歧杆菌

B. denticolens 居齿双歧杆菌 IJSB 1996;46(2):564～571.

B. eulemuris 黑狐猴双歧杆菌 IJSEM 2016;66:1567～1576.

B. faecale 粪便双歧杆菌 IJSEM 2014;64:3134～3139

B. denticolens→*Parascardovia denticolens* 居齿副斯加都伟氏菌 IJSEM 2002;52:809～812.

B. dentium 齿双歧杆菌

B. gallicum 高卢双歧杆菌 IJSB 1990;40:100～102.

B. gallinarum 鸡双歧杆菌 IJSB 1983;33:127～132.

B. globosum 球形双歧杆菌

B. hapali 哈帕利(狨猴)双歧杆菌 IJSEM 2016;66;255～265.

B. imperatoris 柽柳猴双歧杆菌 IJSEM 2018;68:2130～2133. Syst. Appl. Microbiol. 2018;41:173～183.

B. indicum 印度双歧杆菌

B. infantis 婴儿双歧杆菌

B. infantis→*B. longum* IJSEM 2002;52:1945～1951.

B. inopinatum 异态双歧杆菌 IJSB 1996;46(2):564～571.

B. inopinatum→*Scardovia inopinaa* 异态斯加都伟氏菌 IJSEM 2002;52:809～812.

B. italicum 意大利双歧杆菌 IJSEM 2018;68:2130～2133. Syst. Appl. Microbiol. 2018;41:173～183.

B. kashiwanohense 柏野双歧杆菌 IJSEM 2011;61:2610～2615.

B. lactis 乳双歧杆菌 IJSB 1997;47(3):915～916.

B. lemurum 真环尾狐猴双歧杆菌 IJSEM 2015;65:1726～1734.

B. longum 长双歧杆菌

B. magnum 大双歧杆菌

B. margollesii 马戈勒氏双歧杆菌 IJSEM 2018;68:2130～2133. Syst. Appl. Microbiol. 2018;41:173～183.

B. merycicum 瘤胃双歧杆菌 IJSB 1991;41:163～168.

B. minimum 最小双歧杆菌

B. mongoliense 蒙古双歧杆菌 IJSEM 2009;59:1535～1540.

B. moukalabense 摩卡勒巴双歧杆菌 IJSEM 2014;64:449～455.

B. myosotis 鼠耳状双歧杆菌 IJSEM 2016;66:255～265.

B. parmae 帕尔马双歧杆菌 IJSEM 2018; 68: 2130 ～ 2133. Syst. Appl. Microbiol. 2018;41:173～183.

B. pseudocatenulatum 假链状双歧杆菌

B. pseudolongum* subsp. *pseudolongum 假长双歧杆菌假长亚种 IJSB 1992;42: 656～657. Syst. Appl. Microbiol. 1992;15:380～385.

B. pseudolongum* subsp. *globosum 假长双歧杆菌球形亚种(原 *B. globosum*) IJSB 1992;42:656～657. Syst. Appl. Microbiol. 1992;15:380～385.

B. pseudolongum 假长双歧杆菌

B. psychraerophilum 嗜冷气双歧杆菌 IJSEM 2004;54:401～406.

B. pullorum 鸡歧杆菌

B. ramosum 分枝双歧杆菌 IJSEM 2017; 67: 1095 ～ 1098. Syst. Appl. Microbiol. 2016;39:229～236.

B. reuteri 路透氏双歧杆菌 IJSEM 2012;62:1017～1019.

B. ruminantium 刍双歧杆菌 IJSB 1991;41:163～168.

B. saeculare 双歧杆菌 IJSB 1992;42:191～192. IJSB 1992;42:327～329. Syst. Appl. Microbiol. 1991; 14: 389～392.

B. saguini 红手绒猴双歧杆菌 IJSEM 2012;62:1017～1019. Syst. Appl. Microbiol. 2012;35:92～97.

B. scardovii 斯加都伟氏双歧杆菌 IJSEM 2002;52:995～999.

B. stellenboschens 泰伦博斯双歧杆菌 IJSEM 2012;62:1017～1019. Syst. Appl. Microbiol. 2012;35:92～97.

B. stercoris 粪便双歧杆菌 IJSEM 2010;60:2832～2827.

B. subtile 细长双歧杆菌

B. suis 猪歧杆菌

B. suis→*B. longum* IJSEM 2002;52:1945～1951.

B. thermacidophilum 嗜热酸双歧杆菌 IJSEM 2000;50(1):119～121.

B. thermophilum 嗜热双歧杆菌

B. thermophilum(修正描述) IJSEM 2003;53(5):1622.

B. tissieri 迪赛尔氏双歧杆菌 IJSEM 2016;66:255～265.

B. tsurumiense 鹤见双歧杆菌 IJSEM 2008;58:144～148.

B. vansinderenii 范森德氏双歧杆菌 IJSEM 2017;67:3987～3995.

Bilophila 嗜胆菌属

Baron et al. 1990 J. Gen Microbiol. 1989;135:3405～3411. IJSB 1990;40:320.

在布鲁氏菌血平板(Brucella blood agar)上生长的菌落中的菌体为革兰氏染色阴性、无动力、多形性杆菌，端极肿大，有空泡状苍白区和不同的着色性，细胞大小(0.7～1.1)μm×(1～10)μm；在类杆菌-胆汁-七叶苷(BBE)琼脂上菌落中的细胞较小而规则。在布鲁氏琼脂培养4天的菌落直径为0.6～0.8 mm，隆起，不整齐，圆形或略不规则，灰白、半透明，边缘轻度扩散，类似解脲类杆菌(*B. ureolyticus*)的某些株。此菌专性厌氧。

胆汁和丙酮酸盐可刺激其生长，还原硝酸盐为亚硝酸盐，有时产生氮气，产生硫化氢，明显产生触酶，不产生氧化酶，不液化明胶，脱脂牛乳不变化，不水解淀粉和七叶苷，不产生卵磷脂酶和脂酶。某些菌株产生微量脱硫绿毛菌素(desulphoviridin)，不还原硫酸盐。此菌不分解糖类，在含丙酮酸的胨-酵母肉汤中产生大量的乙酸和产生少而可变数量的琥珀酸和乳酸。35 ℃下产生不同量的酸性磷酸酶。DNA的G+C mol%为39～40。细胞脂肪酸包括异构型$C_{15:0}$、$C_{16:0}$、$C_{17:0}$ $cyc_{9:10}$和$C_{19:0}$ $cyc_{9:10}$。此菌分离自坏死的、穿孔的、炎性和非炎症的阑尾中，也存在于健康人的粪便中。

模式种：*Bilophila wadsworthia*(沃兹沃氏嗜胆菌)

Bordetella 鲍特氏菌属

Moreno-Lopez 1952, 178[AL] 1984 手册;1:388～396.

革兰氏染色阴性，微小的球杆菌，大小(0.2～0.5)μm×(0.5～2.0)μm，常呈两极染色，单个、成对，偶有成链排列。无动力的有两个种，其中一个种以周毛运动。严格需氧，最适生长温度为35～37 ℃。在鲍金氏培养基(Bordet-Gengou medium)上菌落光滑、凸起，有珍珠样光泽，接近半透明，围绕无明显周边的溶血环。呼吸性代谢，从不发酵。化能有机营养型，需要菸酰胺(nicotinamide)、有机硫(如半胱氨酸)、有机氮(氨基酸)，氧化性利用谷氨酸、脯氨酸、丙氨酸、天冬氨酸和丝氨酸，产生氨和二氧化碳，使石蕊牛乳碱化。是哺乳动物的寄生菌和病原菌，定居和繁殖于呼吸道上皮细胞纤毛之间。DNA的G+C mol%为66～70(Tm)。

模式种：*Bordetella pertussis*(百日咳鲍特氏菌)

B. ansorpii 亚洲监网鲍特氏菌 J. Clin. Microbiol. 2005;43:2516～2519.

B. avium 鸟鲍特氏菌 IJSB 1984;34:56～70.

B. bronchialis 支气管鲍特氏菌 IJSEM 2015;65:3674～3682.

B. bronchiseptica 支气管败血鲍特氏菌

B. flabilis 呼吸鲍特氏菌 IJSEM 2015;65:3674～3682.

B. hinzii 欣茨氏鲍特氏菌 IJSB 1995;45(1):37～45.

B. holmesii 霍姆氏鲍特氏菌 J. Clin. Microbiol. 1995;33(1):1～7. (CDC non-oxidazer group-2) Valid IJSB 1995;45(3):619～620.

B. muralis 墙壁鲍特氏菌 IJSEM 2015;65:4830～4838.

B. parapertussis 副百日咳鲍特氏菌

B. pertussis 百日咳鲍特氏菌

B. petrii 派替氏鲍特氏菌 IJSEM 2001;51(4):1257～1265.

B. sputigena 产痰鲍特氏菌 IJSEM 2015;65:3674～3682.

B. trematum 伤口鲍特氏菌 IJSB 1996;46(4):849～858.

B. tumbae 坟墓鲍特氏菌 IJSEM 2015;65:4830～4838.

B. tumulicola 栖坟鲍特氏菌 IJSEM 2015;65:4830～4838.

表 31 鲍特氏菌属(*Bordetella*)种的特征

特征(Characteristic)	百日咳鲍氏菌 (*B. pertussis*)	副百日咳鲍氏菌 (*B. parapertussis*)	支气管败血鲍氏菌 (*B. bronchiseptica*)	鸟鲍氏菌 (*B. avium*)
触酶(Catalase)	+	+	+	+
氧化酶(Oxidase)	+	−	+	+
动力(Motility)	−	−	+	+
硝酸盐还原 (Nitrate reduction)	−	−	+	−
脲酶(Urease)产生	−	+(24 h)	+(4 h)	−
生长于:				
Regan 琼脂	3～6 天	2～3 天	1～2 天	1～2 天
血琼脂(Blood agar)	−	+	+	+
麦康克琼脂 (MacConkey agar)	−	±	+	+
SS 琼脂	−	−	+	+
胨培养基变棕色 (Browning on peptone medium)	−	+	−	±

注:Regan 琼脂即药用炭-马血琼脂,见 J. Clin. Microbiol. 1988;26:2661.

Borrelia 疏螺旋体属 Swellengrebel 1907, 582[AL] 1984 手册;1:57～62.

革兰氏染色阴性,螺旋状细胞,大小(0.2～0.5)μm×(3～20)μm,有 3～10 个疏松的盘曲(loose coils),细胞由表层的外膜和细胞膜包被,有 15～20 根周鞭毛(也称为"轴丝"axial fibrils、"胞外质丝"periplasmic fibrils 或"内生鞭毛"endoflagella),生长于细胞的两端,缠绕在原生质体上,覆盖在细胞中间,经常颠倒移动方向进行活泼运动。吉姆萨染色良好。能生长于试管中的种微嗜氧,在试管中培养时营养需要复杂。是人、畜和禽类的病原体,是人的蜱传(tick-borne)和虱传(louse-borne)回归热的病原。DNA 的 G+C mol% 未知。

模式种：*Borrelia anserin*（鹅疏螺旋体）

B. anserina 鹅疏螺旋体

B. brasiliensis 巴西疏螺旋体

B. caucasica 高加索疏螺旋体

B. crocidurae 麝鼩香疏螺旋体

B. dugesii 杜氏疏螺旋体，扁虱疏螺旋体

B. duttonii 中南非回归热疏螺旋体

B. graingeri 格氏疏螺旋体

B. harveyii 哈氏疏螺旋体

B. hermsii 赫氏疏螺旋体

B. hispanica 西班牙疏螺旋体

B. latyschewii 拉氏疏螺旋体

B. mazzottii 马氏疏螺旋体

B. parkeri 扁虱疏螺旋体

B. persica 波斯疏螺旋体

B. recurrentis 回归热疏螺旋体

B. theileri 色勒氏疏螺旋体

B. tillae 蒂氏疏螺旋体

B. turicatae 特里蜱疏螺旋体

B. venezuelensis 委内瑞拉疏螺旋体

近年报道的种：

B. afzelii 阿氏疏螺旋体 IJSB 1994;44(1):182～183. Scand. J. Infect. Dis. 1993;25:441～448.

B. bavariensis 巴伐利亚疏螺旋体 IJSEM 2013;63:4284～4288.

B. americana 美国疏螺旋体 IJSEM 2010;60:1985～1986. J. Clin. Microbiol. 2009;47:3875～3880.

B. baltazardii 巴氏疏螺旋体 IJSB 1983;33:438.

B. bissettiae 比塞特氏疏螺旋体 IJSEM 2016;66:1447～1452.

B. bissettii 比氏疏螺旋体（formerly Borrelia Group DN127） J. Clin. Microbiol. 1998;36(12):3497～3504.

B. burgdorferi 伯氏疏螺旋体 IJSB 1984;34:496.

B. californiensis 加利福尼亚疏螺旋体 IJSEM 2016;66:1447～1452.

B. carolinensis 卡罗来纳疏螺旋体 IJSEM 2011;61:381～383.

B. coriaceae 革蜱疏螺旋体 IJSB 1987;37(1):72～74.

B. garinii 加林氏疏螺旋体 IJSB 1992;42(3):378～383.

B. hermsii（formerly *Borrelia* Group DN12） J. Clin. Microbiol. 1998;36(12):3497～3504.

B. japonica 日本疏螺旋体 IJSB 1994;44(3):595～595. Microbiol. Immunol.

1993;37:843～848.

B. kurtenbachii 库氏疏螺旋体 IJSEM 2014;64:128～130.

B. lanei 莱恩氏疏螺旋体 IJSEM 2017;67:3872～3876.

B. lusitaniae 葡萄牙疏螺旋体 IJSB 1997;47(4):921～925.

B. mayonii 梅奥疏螺旋体 IJSEM 2016;66:4878～4880.

B. miyamotoi 宫本疏螺旋体 IJSB 1995;45(4):804～810.

B. sinica 中国疏螺旋体 IJSEM 2001;51(5):1817～1824.

B. spielmanii 斯皮尔曼氏疏螺旋体 IJSEM 2006;56:873～881.

B. tanukii 蜱疏螺旋体 IJSB 1997;47(4):1274. Microbiol. Immunol. 1996;40(11):877～881.

B. turcica 土耳其疏螺旋体 IJSEM 2004;54:1649～1652.

B. turdi 乌鸫疏螺旋体 IJSB 1997;47(4):1274. Microbiol. Immunol. 1996;40(11):877～881.

B. valaisiana 瓦来州疏螺旋体 IJSB 1997;47(4):926～932.

B. yangtzensis 扬子江疏螺旋体 IJSEM 2015;65:3830～3835.

IJSB 1992;42(3):370～377. 伯氏疏螺旋体分成三个基因种。

IJSB 1993;43(4):659～664. 种的遗传型关系。

IJSB 1994;44(4):743～752. 伯氏疏螺旋体的遗传多样性。

Brachyspira 短螺旋菌属 Hovind-Hougen et. al IJSB 1983;33:896～897. J. Clin. Microbiol. 1982;16:1127～1136.

革兰氏染色阴性,单细胞,有动力,螺旋状,大小 0.3 μm×(1.7～6)μm,螺距长约 2 μm。此菌每端 4 根鞭毛,不具有胞浆管(cytoplasmic tubules)。

为厌氧菌,但能耐受空气 6～8 h,可培养于含 5%的小牛血液的胰大豆胨(tryptose soy)固体培养基中,具有 β-半乳糖苷酶和微量酯酶(脂酶 C8)、酸性磷酸酶和磷酰胺酶(phosphoamidase),但触酶和氧化酶阴性。某些株显示溶血活性,寄生于人体。

模式种:*Brachyspira aalborgi*(奥尔堡短螺旋菌)

B. aalborgi (Trott et al.;Hovind-Hougen et al. 1982) 奥尔堡短螺旋菌

合并 *Brachyspira* 与 *Serpulina* 为 *Brachyspira* Ochiai, Adachi & Mori IJSB 1998;48(1):327～328. Microbiol. Immunol. 1997;41:445～452.

B. alvinipulli 雏鸡(鸡腹泻)短螺旋菌 IJSB 1998;48:669～676.

B. hampsonii 汉普森氏短螺旋菌 IJSEM 2017;67:529～531. J. Clin. Microbiol. 2016;54:2942～2949.

B. hyodysenteriae(原 *Serpulina hyodysenteriae*) 猪痢疾短螺旋菌

B. innocens (原 *Serpulina innocens*) 无害短螺旋菌

B. intermedia 中间短螺旋菌 IJSEM 2006;56:1009～1012.

B. murdochii 莫多克短螺旋菌 IJSEM 2006;56:1009～1012.

B. pilosicoli （原 *Serpulina pilosicoli*） 多毛短螺旋菌 IJSB 1998;48(1):327～328. Microbiol. Immunol. 1997;41:445～452.

B. suanatina 猪鸭短螺旋菌 IJSEM 2016;66:4299～4305.

（王丽 编写）

Bradyrhizobium 慢生根瘤菌属 Jordan 1982,137[VP]1984 手册;1:242～244.

革兰氏染色阴性杆菌，大小(0.5～0.9)μm×(1.2～3.0)μm，在不利的生长条件下常呈多形性，通常含有在相差显微镜下呈折光的聚β-羟丁酸盐颗粒，由单极或次极毛运动，未见菌毛。为需氧菌，以氧为最终受电子体进行呼吸型代谢。适温 25～30 ℃，最适 pH 值 6～7，从酸性土壤而来的菌株最适 pH 值则较低。菌落圆形，混浊，很少有半透明的，白而凸起，倾向于形成粒状结构。在酵母浸膏-甘露醇无机盐琼脂上生长 5～7 天不超过 1 mm，从牧草豆科植物 *Lotononis bainesii* 中分离的某些株因胞内色素呈红色，在肉汤震荡培养 3～5 天或更长只有中度混浊。化能有机营养型，利用一定数量的糖类和有机酸盐为碳源，而不产气；易用戊糖为碳源，不利用纤维素和淀粉，在含甘露醇或其他糖类的无机盐培养基中产生碱性反应，生长于糖类培养基上通常积累胞外多糖黏液。有的株在存在氢气、二氧化碳和低浓度氧气时可进行化能自养生长。铵盐(通常还有硝酸盐)和某些氨基酸可作为氮源，很少利用胨[从罗顿豆(Lotononis)中分离的菌株除外]，不水解酪蛋白和琼脂，通常不需要维生素，罕见的例外为生物素(biotin)，它对某些株又呈抑制作用，不产生 3-酮糖苷(3-ketoglycosides)。此菌可特征性地侵入热带和某些温带豆科植物根毛引起根瘤，在其中作为胞内共生者。全部株呈宿主范围亲和性(宿主特异性)，此菌在根瘤中呈膨胀型，能够固定大气氮为可被植物吸收的结合型氮，有的菌株在特定条件下检查可在自由生活下固氮。DNA 的 G+C mol%为 61～65(Tm)。

模式种：*Bradyrhizobium japonicum*(大豆慢生根瘤菌)

B. americanum 美国慢生根瘤菌 IJSEM 2017;67:3140～3143. Syst. Appl. Microbiol. 2016;39:378～383.

B. betae 甜菜慢生根瘤菌 IJSEM 2004;54:1271～1275.(从普通甜菜中分离)

B. cajani 木豆慢生根瘤菌 IJSEM 2017;67:2236～2241.

B. canariense 加那利岛慢生根瘤菌 IJSEM 2005;55:569～575.(从加那利群岛分离)

B. centrosematis 距瓣豆慢生根瘤菌 IJSEM 2017;67:3140～3143. Syst. Appl. Microbiol. 2016;39: 378～383.

B. cytisi 金雀儿慢生根瘤菌 IJSEM 2011;61:2922～2927.

B. daqingense 大庆慢生根瘤菌 IJSEM 2013;63:616～624.

B. denitrificans 脱硝慢生根瘤菌 IJSEM 2011;61:1011～1013. Syst. Appl. Microbiol. 2006;29:207～215.

B. diazoefficiens 二氮效率慢生根瘤菌 IJSEM 2013;63:3342～3351.

B. elkanii 埃尔肯氏慢生根瘤菌 IJSB 1993;43(2):398～399. Can. J. Microbiol. 1992;38:501～505.

B. embrapense 慢生根瘤菌 IJSEM 2015;65:4424～4433.

B. erythrophlei 格木慢生根瘤菌 IJSEM 2015;65:1831～1837.

B. ferriligni 铁木(格木豆)慢生根瘤菌 IJSEM 2015;65:1831～1837.

B. ganzhouense 赣州慢生根瘤菌 IJSEM 2014;64:1900～1905.

B. guangdongense 广东慢生根瘤菌 IJSEM 2015;65:4655～4661.

B. huanghuaihaiense 黄淮海慢生根瘤菌 IJSEM 2012;62:1951～1957.

B. icense IJSEM 2014;64:2072～2078.（Ice 为秘鲁的一地名）

B. ingae IJSEM 2014;64:3395～3401.（Inga 为植物月桂印加豆）

B. iriomotense 西表慢生根瘤菌 IJSEM 2010;60:469～472. Biosi. Biotechnol. Biochem. 2008;72:1416～1429.

B. japonicum 大豆慢生根瘤菌(*Rhizobium japonicum*)

B. jicamae 豆薯(墨西哥马铃薯)慢生根瘤菌 IJSEM 2009;59:1929～1934.

B. kavangense 科万戈慢生根瘤菌 IJSEM 2015;65:4886～4894.

B. lablabi 扁豆慢生根瘤菌 IJSEM 2011;61:2496～2502.

B. liaoningense 辽宁慢生根瘤菌 IJSB 1995;(4):706～711.

B. lupini 羽扇豆慢生根瘤菌 IJSEM 2015;65:1213～1219.

B. manausense 马瑙斯慢生根瘤菌 IJSEM 2014;64:2358～2363.

B. mercantei 默氏慢生根瘤菌 IJSEM 2017;67:1827～1834.

B. namibiense 纳米比亚慢生根瘤菌 IJSEM 2017;67:4884～4891.

B. neotropicale 新热带慢生根瘤菌 IJSEM 2014;64:3950～3957.

B. oligotrophicum 寡养慢生根瘤菌 IJSEM 2013;63:1013～1016.

B. ottawaense 渥太华慢生根瘤菌 IJSEM 2014;64:3202～3207.

B. pachyrhizi 豆薯慢生根瘤菌 IJSEM 2009;59:1929～1934.

B. paxllaeri 棉豆(香豆,利马豆) IJSEM 2014;64:2072～2078.

B. retamae IJSEM 2014;64:2927～2929. Syst. Appl. Microbiol. 2013;36:218～223.（Retame 是植物 *Retame spaerocarpa* 的属名）

B. rifense IJSEM 2014;64:2927～2929. Syst. Appl. Microbiol. 2012;35:302～305.（Rif 为摩洛哥的一地名）

B. shewense 西瓦慢生根瘤菌 JSEM 2018;68:693～694. Stand. Genimic. Sci. 2017;74.

B. stylosanthis 笔花豆慢生根瘤菌 IJSEM 2016;66:3078～3087.

B. subterraneus 地下慢生根瘤菌 IJSEM 2015;65:3241～3247.

B. tropiciagri 热带牧场慢生根瘤菌 IJSEM 2015;65:4424～4433.

B. viridifuturi 望绿慢生根瘤菌 IJSEM 2015;65:4441～4448.

B. yuanmingense 圆明园慢生根瘤菌 IJSEM 2002;52:2219～2230.

Branhamella 布兰汉菌属 Catlin 1970，157[AL]1984 手册；1：302. 作为亚属(subgenus)，Valid IJSB 1984；34(3)：355～357. IJSB 1991；41(2)：320～323.

革兰氏染色阴性球菌，成对存在，分裂时两个平面取直角对应，可暂时成四联体(tetrads)。双球单位的直径大小不一，一般直径 1～2 μm。当培养于 36 ℃的湿空气中时，缺乏血液的普通培养基可支持生长，48 h 典型菌落的直径约 2 mm。氧化酶和触酶阳性，三丁酸甘油酯(tributyrin)可被水解释放丁酸，水解吐温 80，还原硝酸盐(兔布兰汉氏菌 *B. cuniculi* 除外)，对葡萄糖和其他糖类没有作用，不水解明胶和尿素。主要的脂肪酸为顺式异油酸(cis-vaccenic acid，绵羊布兰汉氏菌 *B. ovis* 和卡他布兰汉氏菌 *B. catarrhalis*)或油酸(oleic acid，豚鼠布兰汉氏菌 *B. caviae*)。DNA 的 G+C mol%为 40～48。

模式种：*Branhamella catarrhalis*(卡他布兰汉氏菌)

B. catarrhalis 卡他布兰汉氏菌

B. caviae 豚鼠布兰汉氏菌

B. cuniculi 兔布兰汉氏菌

B. ovis 绵羊布兰汉氏菌

Brenneria 布伦那菌属 Hauben et al. 1999 IJSB；49(1)：1～3. Syst. Appl. Microbiol. 1998；21：384～397.

革兰氏染色阴性，氧化酶阴性，触酶阳性的发酵型细菌。大小(0.5～1.0)μm×(1.0～3.0)μm，端钝的杆菌，单个，有时成对，以周鞭毛运动。不产生精氨酸脱羧酶、精氨酸双水解酶、赖氨酸脱羧酶和鸟氨酸脱羧酶，不水解淀粉，从半乳糖、葡萄糖、果糖、甘露糖、水杨素和蔗产酸，但不能从侧金盏花醇产酸。

主要的脂肪酸包括 $C_{12:0}$、$C_{14:0}$，未知的 14.503 包括 $C_{16:0}$ 和 $C_{17:0}$ 环丙烷。

以 16S rRNA 基因测序比较，布伦那菌属包含特有的系统发生组，在相应于大肠杆菌 16S rRNA 基因的 379、384、593、594、839、847、987、988、989、1217、1219、1308 和 1329 位碱基分别为 G、C、T、A、G、C、A、C、T、A、T、T 和 A。本属的 DNA 的 G+C mol% 为 50.8～51.7。

模式种：*Brenneria salicis*(柳布伦那菌)

B. alni(原 *Erwinia alni*) 桤木布伦那菌

B. nigrifluens(原 *Erwinia nigrifluens*) 流黑布伦那菌

B. paradisiaca(原 *Erwinia paradisiaca*) 类百合布伦那菌

B. populi 杨树布伦那菌 IJSEM 2015；65：432～437.

B. quercina(原 *Erwinia quericina*) 栎布伦那菌

B. roseae 罗丝氏布伦那菌 IJSEM 2015；65：1～4. Syst. Appl. Microbiol. 2014；37：396～401.

B. rubrifaciens(原 *Erwinia rubrifaciens*) 生红布伦那菌

B. salicis(原 *Erwinia salicis*) 柳布伦那菌

***Brevibacillus* 短芽胞杆菌属** Shida et al. 1996 IJSB 1994;46(4):939～946.

革兰氏染色阳性或可变，细胞杆状，大小(0.7～0.9)μm×(3.0～5.0)μm，周毛运动。在膨大的孢囊中形成椭圆形芽胞。10 个种的菌落扁平、光滑和灰黄，在营养琼脂上不产生可溶性色素。

全部的种严格需氧，*Brevibacillus laterosporus* 为兼性厌氧。氧化酶不定，VP 反应阴性，VP 肉汤中的 pH 值高于 7.0，不产生硫化氢和吲哚，硝酸盐还原为亚硝酸盐反应不定，水解酪蛋白、明胶和淀粉的反应不定，分解酪氨酸的反应不定。生长于 pH 值 5.6 或 5.7 及 50 ℃也不定，最适 pH 值为 7.0，9 个种(除 *Brevibacillus thermoruber*)的最适生长温度是 30 ℃，*Brevibacillus thermoruber* 的最适生长温度是 45～48 ℃。5%的氯化钠可抑制其生长，从各种糖中产酸不产气，存在特殊的 S 层蛋白质，主要的细胞脂肪酸是异构型 $C_{15:0}$ 和反异构型 $C_{15:0}$，或仅仅是异构型 $C_{15:0}$。主要的呼吸醌是 MK-7。DNA 的 G+C mol%为 42.8～57.4。

此菌属成员间的 16S rRNA 基因序列的相似度高于 93.2%。可用引物 BREV174F 和 1377R 对 16S rRNA 基因段进行 PCR 扩增。

模式种：*Brevibacillus brevis*(短短芽胞杆菌)

B. agri 土壤短芽胞杆菌(原 *Bacillus agri*)

B. aydinogluensis 塞尔丘克短芽胞杆菌 IJSEM 2012;62:849～855.

B. borstelensis 波茨坦短芽胞杆菌(原 *Bacillus borstelensis*)

B. brevis 短短芽胞杆菌(原 *Bacillus brevis*)

B. centrosporus 中孢短芽胞杆菌(原 *Bacillus centrosporus*)

B. choshinensis 桥石短芽胞杆菌(原 *Bacillus choshinensis*)

B. fluminis 河短芽胞杆菌 IJSEM 2010;60:1595～1599.

B. formosus 美丽短芽杆菌(原 *Bacillus formosus*)

B. fulvus 黄褐色短芽杆菌 IJSEM 2014;64:506～512.

B. gelatini 明胶短芽杆菌 IJSEM 2016;66:712～718.

B. ginsengisoli 人参园土短芽胞杆菌 IJSEM 2006;56:2665～2669.

B. halotolerans 耐盐短芽胞杆菌 IJSEM 2017;67:772～777.

B. invocatus 未邀短芽胞杆菌 IJSEM 2002;52:953～966.

B. laterosporus 侧孢短芽胞杆菌(原 *Bacillus laterosporus*)

B. levickii 莱韦斯克氏短芽胞杆菌 IJSEM 2005;55:1039～1050.

B. limnophilus 亲湖短芽胞杆菌(原 *Brevibacillus brevis* strain DSM 6472) IJSEM 2004;54:419～427.

B. massiliensis 马赛芽胞杆菌 IJSEM 2013;63:3131～3134. Stand. Genomic. Sci. 2013;8:1～14.

B. nitrificans 硝化短芽胞杆菌 IJSEM 2012;62:2121～2126.

B. panacihumi 人参土短芽胞杆菌 IJSEM 2009;59:1227～1231.

B. parabrevis 副短短芽胞杆菌(原 *Bacillus parabrevis*)

B. reuszeri　罗尹氏短芽胞杆菌(以前的 *Bacillus reuszeri*)

B. sediminis　沉淀短芽胞杆菌　IJSEM 2016;66:548～553.

B. thermoruber　热红短芽胞杆菌(原 *Bacillus thermoruber*)

表 32　短芽胞杆菌属(*Brevibacillus*)与类似种的鉴别

特　征	未邀短芽孢杆菌	土壤短芽孢杆菌	波茨坦短芽孢杆菌	短短芽孢杆菌	中孢短芽孢杆菌	桥石短芽孢杆菌	美丽短芽孢杆菌	侧孢短芽孢杆菌	副短短芽孢杆菌	罗伊氏短芽胞杆菌	热红短芽孢杆菌	解硫胺解硫胺芽胞杆菌	米氏解硫胺芽孢杆菌	嗜热氧解硫胺芽胞杆菌
酪蛋白水解	−	+	+	+	−	−	+	+	+	−	+	−	−	+
明胶水解	−	+	+	+	−	−	+	+	+	−	+	−	−	+
55 ℃生长	−	−	−	−	−	−	−	−	−	−	+	−	−	+
20 ℃生长	+	V	−	−	+	+	+	V	+	+	−	−	+	−
同化:														
D-丙氨酸	−	V	+	+	−	−	+	−	+	−	−	+	+	+
L-丙氨酸	+	+	+	+	−	−	+	+	+	+	−	+	+	+
L-天门冬氨酸盐	−	+	−	+	+	+	+	+	+	+	−	+	+	+
果糖	−	+	+	+	−	−	+	+	−	V	−	−	+	V
延胡索酸盐	−	+	+	V	+	V	+	+	−	−	−	+	+	+
葡萄糖酸盐	−	+	+	+	+	−	+	−	+	+	−	V	−	−
谷氨酸盐	+	+	+	+	+	−	+	+	+	+	−	+	+	+
DL-甘油酸盐	−	−	+	−	−	−	−	+	−	+	−	−	−	V
甘油	−	+	+	+	−	−	+	+	+	−	−	+	+	+
2-酮戊二酸盐	+	+	−	V	+	−	+	V	+	+	−	+	V	+
DL-乳酸盐	+	+	−	−	+	−	+	−	−	+	−	+	+	+
乳酮糖	−	−	−	−	−	−	−	−	−	+	−	−	−	−
麦芽糖	−	+	−	+	−	−	+	+	+	−	−	−	−	−
甘露醇	+	+	−	+	+	V	+	+	+	+	−	−	−	V
N-乙酰葡萄糖胺	−	+	−	+	+	+	+	+	+	+	−	−	−	+
苯乙酸盐	+	+	+	+	−	−	+	−	+	+	−	+	+	+
奎尼酸盐	+	−	−	−	−	−	−	−	−	−	−	−	−	+
蔗糖	−	+	−	+	−	−	+	−	+	−	−	−	−	−
蕈糖	−	+	−	+	−	−	+	+	+	−	−	−	−	−
松二糖	−	+	−	+	−	−	+	−	+	−	−	−	−	V

注:引自 IJSEM 2002;52:953～966. V 表示可变的。

Brevibacterium 短杆菌属 Breed 1953，13[AL] emend Collins et al. 1980，1986 手册；2：1301～1313.

在复杂培养基上生长出现明显的杆-球循环，陈旧培养中（3～7 天）主要或全部由 0.6～1.0 μm 的球状体（有时为球杆状菌）组成。当移至新鲜培养基后，则长成对数期的特征性不规则的纤细杆状，因而长度是可变的，直径为 0.6～1.0 μm，许多细胞排列成角，呈"V"形。初级分枝可发生但不产生真菌丝。杆状和球形细菌都是革兰氏染色阳性，但有的株和陈旧培养物易于脱色，不耐酸，不产生芽胞，无动力。最适生长温度为 20～30 ℃或达 37 ℃，因种和株而异。在中性 pH 值的胨-酵母浸液琼脂上生长良好，专性需氧，化能有机营养型，呼吸型代谢，在胨培养基中从葡萄糖或其他糖类中微弱产酸或不产酸，产生蛋白酶和触酶，胞壁肽聚糖中含有内消旋二氨基庚二酸，不含阿拉伯糖、无枝菌酸（mycolic acid）。主要的呼吸甲基萘醌为 MK8(H_2)或 MK8(H_2)和 MK7(H_2)。DNA 的 G+C mol%为 60～67(Tm)。

模式种：*Brevibacterium linens*（扩展短杆菌）

B. album 白色短杆菌 IJSEM 2008；58：574～577.

B. ammoniagenes 产氨短杆菌→*Corynebacterum* IJSB 1987；37(4)：442～443.

B. ammoniilyticum 解氨短杆菌 IJSEM 2013；63：1111～1118.

B. antiquum 古代短杆菌 IJSEM 2005；55：1～2. Mikrobiolgiya. 2004；73：176～183.

B. aurantiacum 橙色短杆菌 IJSEM 2005；55：1～2. Mikrobiolgiya. 2004；73：176～183.

B. avium 禽短杆菌 IJSB 1999；49(4)：1527～1530.

B. casei 乳酪短杆菌 IJSB1983；33：896～897. Syst. Appl. Microbiol. 1983；4：388～395.

B. celere 速生短杆菌 IJSEM 2004；54：2107～2111.

B. citreum 柠檬色短杆菌 IJSB 1980；30：225～420.

B. daeguense 大丘短杆菌 IJSEM 2013；63：152～157.

B. divaricatum 叉开短杆菌→*Corynebacterium glutamicum* IJSB 1991；41(2)：255～260.

B. epidermidis 表皮短杆菌 IJSB 1983；33：896～897. Syst. Appl. Microbiol. 1983；4：388～395.

B. fementans 发酵短杆菌 IJSB 1980；30：225～420.

B. frigoritolerans 耐寒短杆菌 IJSB 1980；30：225～420.

B. halotolerans 耐盐短杆菌 IJSB 1980；30：225～420.

B. imperiale 蛾短杆菌 IJSB 1980；50：225～420.

B. incertum 未定短杆菌→*Desemzia incerta* gen. nov. comb. nov. IJSB 1999；49(1)：185～188.

B. iodinum 紫色(碘)短杆菌 IJSB 1981；31：215～218.

B. jeotgali 酵海鲜(海鲜酱)短杆菌 IJSEM 2013；63：3430～3436.

B. linens　扩展短杆菌

B. liquefyaciens　液化短杆菌 → *Arthrobacter nicotianae*　IJSEM 2004; 54: 615～616.

B. luteolum　黄色短杆菌　IJSEM 2003;53:1321～1325. =*B. lutescens*

B. lyticum　溶解短杆菌　IJSB 1980;30:225～420.

B. marinum　海短杆菌　IJSEM 2008;58:500～504.

B. massiliensis　马赛短杆菌　IJSEM 2009;59:1960～1964.

B. mcbrellneri　麦克布雷氏短杆菌　IJSB 1994;44(1):852. J. Med. Microbiol. 1993;39:225～261.

B. oceani　大洋短杆菌　IJSEM 2008;58:57～60.

B. otitidis　耳炎短杆菌　IJSB 1996;46(4):1189～1190. Med. Microbiol. Lett. 1996;5:113～123.

B. oxydans　氧化短杆菌→*Microbacterium oxydans*　IJSB 1999;49(1):175～177.

B. permense　贝尔姆短杆菌　IJSEM 2005; 55: 1～2. Mikrobiolgiya. 2004; 73: 176～183.

B. picturae　图画短杆菌　IJSEM 2004;54:1537～1541.

B. pityocampae　松树蛴螬短杆菌　IJSEM 2010;60:312～316.

B. paucivorans　少食短杆菌　IJSEM 2001;51(5):1703～1707.

B. protophormae　原玻璃蝇短杆菌　IJSB1980;30:225～420. →*Arthrobacter protophormiae*

B. pusillum　极小短杆菌　IJSB 1980;30:225～420. →*Curtobacterium pusillum*

B. ravenspurgense　拉文斯堡短杆菌　IJSEM 2009;59:1～2. J. Clin. Microbiol. 2008;46:2980～2986.

B. rufescens　微红短杆菌

B. salitolerans　耐盐短杆菌　IJSEM 2010;60:2991～2995.

B. samyangense　三阳海滩短杆菌　IJSEM 2006;56:1889～1892.

B. saperdae　天牛短杆菌　IJSB 1980;30:225～420. →*Curtobacterium saperdae*

B. sandarakinum　浅红色短杆菌　IJSEM 2010;60:909～913.

B. sanguinis　血短杆菌　IJSEM 2004;54:1425～1426. J. Clin. Microbiol. 2004; 42:2829～2832.

B. sediminis　沉淀短杆菌　IJSEM 2016;66:5268～5274.

B. siliguriense　西里佳镇(西里古里)短杆菌　IJSEM 2013;63:511～515.

B. stationis　停滞短杆菌　IJSEM 1980;30:225～420(AL).

B. testaceum　砖红色短杆菌　IJSEM 1980;30:225～420. →*Microbacterium testaceum*

B. vitarumen　居瘤胃短杆菌　IJSEM 1980;30:225～420. →*Corynebacterium vitaeruminis*

B. yomogidense　蓬田短杆菌　IJSEM 2013;63:516～520.

表 33 短杆菌属(*Brevibacterium*)种的鉴别

特征	少动短杆菌	麦克布雷氏短杆菌	奶酪短杆菌	表皮短杆菌	耳炎短杆菌	碘短杆菌	扩展短杆菌
菌落	灰,光滑或黏	灰,干燥,脆	灰白,光滑	黄白,光滑	淡黄,光滑	淡灰,光滑	黄,光滑
20 ℃生长	−	−	+	+	−	+	+
水解酪蛋白	−	+	+	+	+	+	+
水解明胶	(+)	+/(+)	+	+	+	+	+
硝酸盐还原	−	−	−/+	+/−	−	+	+
从 2,3-丁二醇产酸	−	+	−	−	−	−	−
利用:							
D-阿拉伯糖	−	−	+	−	−	−	−
甘露醇	−	−	−	+	−	−	−
葡萄糖酸盐	−	−	+	+	−	−	−
α-葡萄糖苷酶	−	−	+/−	−	−	−	−
吡咯烷酮肽酶(Pyrrolidone peptidase)	−	−	V	−	+	−	−
吡嗪酰胺酶(Pyrazinamidase)	−	−	+	+	+	+	+

注:引自 IJSEM 2001;51:1703~1707.

表 34 短杆菌属(*Brevibacterium*)种的鉴别

特征	血红短杆菌	乳酪短杆菌	表皮短杆菌	耳炎短杆菌	微黄短杆菌	麦克布雷氏短杆菌	少食短杆菌
菌落	灰白,光或黏	灰白,光滑	黄白,光滑	淡黄,光滑	淡黄,光滑	淡黄,干脆	淡灰,光滑或黏
20 ℃生长	+	+	+	−	+	−	−
10%的氯化钠中生长	+	+	+	−	+	−	−
乙酸铊	S	R	S	R	S	R	S
水解酪蛋白	+	+	+	+	+	+	−
水解明胶	+	+	+	+	+	+/(+)	(+)^{W}
硝酸盐	−/+^{W}	−/+	+/−	−	−	−	−

续表

特征	血红短杆菌	乳酪短杆菌	表皮短杆菌	耳炎短杆菌	微黄短杆菌	麦克布雷氏短杆菌	少食短杆菌
从2,3-丁二醇产酸	−	−	−	−	−	+	−
从苯乙酸盐产酸	+	+	−	−	+	+	+
在API 40 CH利用:							
D-阿拉伯糖	+	+	−	−	−	−	−
甘露醇	−	−	+	−	−	−	−
葡萄糖酸盐	+	+	+	−	−	−	−
在西蒙氏基础培养基中利用:							
γ-氨基丁酸盐	+	+	+	−	+	−	−
奎尼酸盐	+	−	−	−	−	−	−
酪胺	+/−	−	−	−	−	−	−
α-葡萄糖苷酶	+	+	−	−	−	−	−
N-乙酰-β-D-葡萄糖胺酸酶 N-Acetyl-β-D-glucosaminidase	+w	−	+	−	+	+	+/−
吡咯酮芳胺酶 (Pyrrolidone arylamidase)	V	+/−	−	+	+	−	−
吡嗪酰胺酶 (Pyazinamidase)	+	+	+	+	+	−	−

注:引自 J. Clin. Microbiol. 2004;42:2829～2832.

Brevinema 短螺旋体属 Dofosse et al. 1995 IJSB 1995;45(1):78～84.

细胞柔曲螺旋状,直径0.2～0.3 μm,长4～5 μm,1～2个螺旋,此螺旋体不规则的波长在2～3 μm,从超微结构上看,细胞具有典型的螺旋体特征。菌体具有外层封套(outer envelope)、原浆柱体(cytoplasmic cylinder)和1-2-1排列的有鞘的周质鞭毛,未见胞浆管(cytoplasmic tubules)。在30 ℃时有动力,呈蜿蜒、旋转和移位运动。革兰氏染色反应阴性，当普通显微镜下不能发现时，可用暗视野(dark-field)或相差显微镜看到。

短螺旋体属菌株在核酸位置 52 · 359(G · C)与 783 · 779(U · A)处具有与其他主要的螺旋体系统发育组(*spirochete* phylogenetic groups)不同的独特碱基的核苷酸标记。安得森短螺旋体(*B. andersonii*)CT11616[T]、FS47 和 MV116 菌株的 16S rRNA 在相当于大肠杆菌位置 724～750 处有独特的顺序(5′-GGCAGCUACCUAUGCUAAGAUUGACGA-3′)。

安得森短螺旋体与宿主相关联。从短尾鼩鼱(short-tailed shrews, *Blarina brevicauda*)和白脚小鼠(white-footed mice, *Peromyscus leucopus*)的血液和其他组织分离出，并对实验室小鼠(laboratory mice)和叙利亚地鼠(Syrian hamsters)有传染性。

模式种：*Brevinema andersonii*(安得森短螺旋体)

B. andersonii 安得森短螺旋体

Brevundimonas 短波毛单胞菌属 Segers et al. 1994 IJSB 1994; 44(3):499～510.

革兰氏染色阴性，短杆菌，大小 0.5 μm×(1～4)μm，以一条短波(0.6～1 μm)的单极毛运动。氧化酶和触酶阳性，不形成吲哚，泛酸盐、生物素(biotin)和维生素 B_{12} 为生长因子。有氧时进行呼吸型代谢(Q-10 是中间电子递体)，从不发酵。血平板上 30 ℃和 37 ℃生长，4 ℃不生长，不能利用氢气进行自养生长，聚 β-羟丁酸盐聚积作为储存物质，但不在胞外水解。利用醇的菌株能从伯醇(primary alcohols)中产酸，不产生卵磷脂酶(卵黄)和脂酶(Tween 80)，不液化明胶。菌株表现为有限的营养谱，只有 DL-羟丁酸盐、丙酮酸盐、L-谷氨酸盐和 L-脯氨酸可被 90%以上的菌株作为碳源和能源。

用 API 系列，不被利用或最多被 10%菌株利用的化合物有：甘油、赤藓醇、D-阿拉伯糖、L-阿拉伯糖、D-核糖、D-木糖、L-木糖、侧金盏花醇、甲基-β-木糖苷(methyl-β-xyloside)、D-果糖、D-甘露糖、L-山梨糖、卫矛醇、肌醇、甘露醇、山梨醇、甲基-α-D-甘露糖苷、甲基-α-D-葡萄糖、N-乙酰葡糖胺(N-acetylglucosamine)、苦杏仁苷、熊果苷(arbutin)、水杨素、乳糖、D-蜜二糖、蔗糖、蕈糖、菊糖(inulin)、松三糖、D-棉子糖(D-raffinose)、糖原(glycogen)、木糖醇(xylitol)、β-龙胆二糖(β-gentiobiose)、松二糖(D-turanose)、D-来苏糖(D-lyxose)、D-塔格糖(D-tagatose)、D-岩藻糖(D-fucose)、L-岩藻糖(L-fucose)、D-阿拉伯糖醇(D-arabitol)、L-阿拉伯糖醇(L-arabitol)、葡萄糖酸盐、2-酮葡萄糖酸盐(2-ketogluconate)、5-酮葡萄糖酸盐(5-ketogluconate)、丙酸盐(propionate)、异丁酸盐(isobutyrate)、庚酸盐(heptanoate)、己酸盐(caproate)、辛酸盐(caprylate)、壬酸盐(pelargonate)、癸酸盐(caprate)、草酸盐、丙二酸盐、马来酸盐(maleate)、戊二酸盐(glutarate)、己二酸盐(adipate)、庚二酸盐(pimelate)、辛二酸盐(suberate)、壬二酸盐(azelate)、癸二酸盐(sebacate)、甘醇酸盐(glycolate)、苹果酸盐(malate)、甘油酸盐(glycerate)、D-酒石酸盐、L-酒石酸盐、内消旋酒石酸盐、果糖酸盐(levulinate)、柠康酸盐(citraconate)、衣康酸盐(itaconate)、中康酸盐(mesaconate)、柠檬酸盐、苯乙酸盐(phenylacetate)、苯甲酸盐、邻-羟苯甲酸盐(o-hydroxybenzoate)、间-羟苯甲酸盐(m-hydroxybenzoate)、对-羟基苯甲酸盐(p-hydroxybenzoate)、D-扁桃酸盐(D-mandelate)、L-扁桃酸盐(L-mandelate)、邻-苯

二甲酸盐、间-苯二甲酸盐、对-苯甲酸盐、甘氨酸、L-正亮氨酸(L-norleucine)、DL-2-氨基丁酸(DL-2-aminobutyrate)、L-半胱氨酸、L-甲硫氨酸、L-苯丙氨酸、D-色氨酸、L-色氨酸、葫芦巴碱(trigonelline)、L-鸟氨酸、L-赖氨酸、L-瓜氨酸(L-citrulline)、DL-犬尿素(DL-kynurenine)、甜菜碱(betaine)、肌酸(creatine)、β-丙氨酸、DL-3-氨基丁酸(DL-3-aminobutyrate)、DL-4-氨基丁酸、DL-5-氨基戊酸(DL-5-aminovalerate)、2-氨基苯甲酸(2-aminobenzoate)、3-氨基苯甲酸(3-aminobenzoate)、4-氨基苯甲酸、尿素、乙酰胺(acetamide)、肌氨酸(sarcosine)、乙醇胺(ethanolamine)、丁胺(butylamine)、戊胺(amylamine)、乙胺(ethylamine)、苄胺(benzylamine)、二氨基丁烷(diaminobutane)、精胺(spermine)、组胺(histamine)、色胺(tryptamine)和葡萄糖胺(glucosamine)。

下列化合物也不被利用:乙二醇(ethylene glycol)、丙二醇(propyleneglycol)、2,3-丁二醇、廿碳二羧酸盐(eicosanedioate)、苯甲酰甲酸盐(benzoylformate)、苯乙二醇(phenylethanediol)、萘(naphthalene)、苯酚、奎尼酸盐(quinate)、睾酮(testosterone)、犬尿烯酸盐(kynurenate)、邻氨基苯甲酸盐(anthranilate)、马尿酸盐、烟酸盐(nicotinate)、葡糖二酸盐(saccharate)、黏液酸盐(mucate)、DL-α-氨基戊酸盐、甲胺(methylamine)、十二烷(n-dodecane)、十六烷(n-hexadecane)、甲醇、异丙醇(isopropanol)、正丁醇、异丁醇和牻牛儿醇(geraniol)。

用 API ZYM 试验,下面的试验始终呈阳性:碱性和酸性磷酸酶、酯脂酶(ester lipase,C_8,除了菌株 LMG9567t1)、亮氨酸芳胺酶(leucine arylamidase)、胰蛋白酶(trypsin)和磷酰胺酶(phosphoamidase)。

用 API ZYM 试验,下面的试验始终呈阴性:脂酶(lipase,C_{14})、胱氨酸芳胺酶(cystine arylamidase)、α-半乳糖苷酶(α-galactosidase)、β-半乳糖苷酶(β-galactosidase)、β-葡萄糖苷酶(β-glucosidase)、N-乙酰-β-葡萄糖苷酶(N-acetyl-β-glucosidase)、α-甘露糖苷酶(α-mannosidase)和 α-岩藻糖苷酶(α-fucosidase)。

阴性反应还有赖氨酸(lysine)和鸟氨酸脱羧酶(ornithine decarboxylase)、脲酶(urease)、精氨酸双水解酶(arginine dihydrolase)和苯丙氨酸脱氨酶(phenylalanine deaminase)。

本属属于变形菌纲中的亚纲,构成一个独特的 rRNA 分支,与下面的 rRNA 分支等距:醋酸杆菌科(*Acetobacteraceae*)、红杆菌属(*Rhodobacter*)、红螺菌属-固氮螺菌属组(*Rhodospirillum-Azospirillum* group)、慢生根瘤菌属-红假单胞菌属组(*Bradyrhizobium-Rhodopseudomonas* group)、土壤杆菌属-根瘤菌属组(*Agrobacterium-Rhizobium* group)和鞘脂单胞菌属-根单胞菌属组(*Sphingomonas-Rhizomonas* group)。最密切相关的是柄杆菌属(*Caulobacter*)。硝酸盐不还原或极少还原。主要脂肪酸是 $C_{16:0}$ 和 $C_{18:1}$,次要成分为 $C_{12:0}$—3OH、$C_{14:0}$、$C_{15:0}$、$C_{16:1}$、$C_{17:0}$ 和 $C_{17:1}$。从水中和临床标本中分离。DNA 的 G+C mol%为 65～68。

模式种:*Brevundimonas diminuta*(缺陷短波毛单胞菌)

***Brevundimonas* 短波毛单胞菌属** (Singers et al 1994) emend Abraham et al. 1999 IJSB 1999;49(3):1053～1073.

革兰氏染色阴性,细胞呈杆状、梭形、类杆状或弧状,大小(0.4～0.5)μm×(1～2)μm。细胞通常不具有菌柄(prostheae),但有的具有。无氯化钠时可生长,最适氯化钠浓度为5～20 g/L,依菌种的不同,在氯化钠浓度为30～80 g /L时生长降低,80 g/L时则不生长。全部的短波毛单胞菌属的株的优势脂肪酸是 $C_{12:0}$—3OH、$C_{14:0}$、$C_{15:0}$、$C_{16:0}$、sum 4、$C_{17:0}$、$C_{17:1}$ω6c, $C_{17:1}$ω8c 和 sum 7。它们与柄杆菌属(*Caulobacter*)菌株的鉴别之处在于本属缺乏 ECL 11.789 和缺乏明显数量的 $C_{12:13}$—OH,及存在微量的 ECL 17.897 和大量的 $C_{12:03}$—OH 及大量的优势脂肪酸 sum 7。其极性脂为 α-D-葡萄糖吡喃基二酰基甘油,α-D-葡萄糖吡喃醛基二酰基甘油,1,2-二-邻酰基-[D-葡萄糖吡喃基-(1→4)-α-D-葡萄糖吡喃醛基]甘油,6-磷脂酰-α-D-葡萄糖吡喃基二酰基甘油(分子量为1413 Da和1439 Da)和磷脂酰甘油。大多数菌株含有磺基异鼠李糖基二酰基甘油。

模式种:*Brevundimonas diminuta*(缺陷短波毛单胞菌)

B. abyssalis 深海短波毛单胞菌 IJSEM 2013;63:1987～1994.

B. alba 白色短波毛单胞菌(以前的 *Caulobacter subvibrioides* subsp. *albus*)

B. aurantiaca 橙色短波毛单胞菌(以前的 *Caulobacter henricii* subsp. *aurantiacus*)

B. aveniformis 茎状短波毛单胞菌 柄形 IJSEM 2007;57:1561～1565.

B. bacteroides 杆状短波毛单胞菌(以前的 *Caulobacter bacteroides*)

B. balnearis 矿泉浴场短波毛单胞菌 IJSEM 2017;67:1033～1038.

B. basaltis 玄武岩短波毛单胞菌 IJSEM 2010;60:1488～1492.

B. bullata 泡状短波毛单胞菌 IJSEM 2009;59:3155～3160.

B. canariensis 加那利短波毛单胞菌 IJSEM 2017;67:969～973.

B. denitrificans 脱硝短波毛单胞菌 IJSEM 2014;64:3709～3716.

B. diminuta 缺陷短波毛单胞菌

B. halotolerans 耐盐短波毛单胞菌 IJSEM 2010;60:1837～1843.

B. humi 大地短波毛单胞菌 IJSEM 2018;68:709～714.

B. intermedia 中间短波毛单胞菌(以前的 *Caulobacter intermedius*)

B. kwangchunensis 光春短波毛单胞菌 IJSEM 2006;56:613～617.

B. lenta 黏性短波毛单胞菌 IJSEM 2007;57:2236～2240.

B. mediterranea 地中海短波毛单胞菌 IJSEM 2005;55:479～486.

B. naejangsanensis 内藏山短波毛单胞菌 IJSEM 2009;59:3155～3160.

B. nasdae 航天短波毛单胞菌 IJSEM 2004;54:819～825.

B. poindexterae 波氏短波毛单胞菌 IJSEM 2010;60:1837～1843.

B. staleyi 斯特利氏短波毛单胞菌 IJSEM 2010;60:1837～1843.

B. subvibrioides 近弧状短波毛单胞菌(以前的 *Caulobacter subvibrioides*)

B. terrae 土壤短波毛单胞菌 IJSEM 2006;56:2915～2919.

B. variabilis 变异短波毛单胞菌(以前的 *Caulobacter variabilis*)

B. vancanneytii 范卡内特氏短波毛单胞菌 IJSEM 2010;60:2129～2134.

B. vescuralis 泡囊短波毛单胞菌

B. viscosa 黏短波毛单胞菌 IJSEM 2012;62:2475～2479.

表 35 短波毛单胞菌属(*Brevundimonas*)种的鉴别

特 征	航天短波毛单胞菌	橙色短波毛单胞菌	中间短波毛单胞菌	缺陷短波毛单胞菌	泡囊短波毛单胞菌
菌落颜色	淡黄	黄	奶油色	淡黄	橙
水解:					
淀粉	－	＋	＋	－	－
七叶苷	＋	＋	＋	－	＋
明胶	－	＋	－	＋	＋
利用:					
半乳糖	＋	－	＋	－	＋
果糖	－	－	＋	－	－
蔗糖	W	W	－	－	－
L-丙氨酸	＋	＋	＋	＋	－
L-天门冬氨酸	＋	＋	＋	＋	W
L-脯氨酸	＋	－	－	－	＋
琥珀酸盐	＋	＋	＋	－	＋
精氨酸双水解酶	－	－	－	＋	－
β-半乳糖苷酶	＋	－	＋	－	－
同化:					
葡萄糖	＋	＋	＋	－	＋
甘露糖	－	－	＋	－	－
N-乙酰葡萄糖胺	＋	－	－	－	－
麦芽糖	＋	＋	＋	－	＋
DL-苹果酸盐	＋	＋	＋	－	－
甘露醇	－	W	－	－	W
癸酸盐	＋	－	－	－	－
脲酶	－	－	－	＋	－
氧化酶	＋	＋	＋	－	＋

注:引自 IJSEM 2004;54:819～825.全部菌株均为阴性的是硝酸盐还原、吲哚、葡萄糖产酸和同化阿拉伯糖、葡萄糖酸盐、己二酸盐、柠檬酸盐和苯乙酸盐,W 表示弱阳性。

***Brucella* 布鲁氏菌属** Meyer and Shaw 1920, 173[AL]1984 手册;1:377～388.

革兰氏染色阴性,球状、球杆状或短杆菌,大小(0.5～0.7)μm×(0.6～1.5)μm,单个存在,偶尔成对、短链或小堆,不产生真正的荚膜,通常不显示真正的双极染色,无芽胞,无动力，不产生鞭毛。需氧性，呼吸型代谢，具有细胞色素为基础的电子传递系统，以氧或硝酸盐作为最终电子受体。许多菌株需要补充二氧化碳供生长，特别是在初次分离时。在血清葡萄糖琼脂或其他透明的培养基上，菌落半透明、隆起、凸起，圆整光滑，有光泽，在透射光下显灰蜜色，光滑的种可产生非光滑变异但也有特定宿主范围的稳定的不光滑种。最适温度 37 ℃，在 20～40 ℃范围可生长，最适 pH 值 6.6～7.4。触酶阳性，通常氧化酶阳性但有阴性株。化能有机营养型，多数菌株需要含有各种氨基酸、硫胺素（thiamin）、烟酰胺（nicotinamide）和镁离子的复杂的培养基；有的菌株可诱导生长于以铵盐为氮源的无机盐培养基，血清或血液可改善生长，但不需要 V 因子（nicotinamide adenine dinucleotide，NAD）和氯高铁血红素（X 因子，hemin）。在普通培养基中，不显示从糖类中产酸（除 *B. neotomae* 外）。不产生吲哚，不液化明胶或凝固血清，不溶解红细胞，不产生乙酰甲基甲醇，甲基红试验阴性。具有此属特有的细胞内抗原，细胞内寄生，在较多的动物种中传播，包括人类。DNA 的 G+C mol%为 55～58。

模式种：*Brucella ovis*（羊布鲁氏菌）

B. abortus 流产布鲁氏菌

B. canis 犬布鲁氏菌

B. ceti 海洋大动物（鲸）布鲁氏菌 IJSEM 2007；57：2688～2693.

B. inopinata 意外布鲁氏菌 IJSEM 2010；60：801～808.

B. melitensis 马耳他布鲁氏菌

B. microti 田鼠布鲁氏菌 IJSEM 2008；58：375～382.

B. neotomae 森林鼠布鲁氏菌

B. ovis 羊布鲁氏菌

B. papionis 狒狒布鲁氏菌 IJSEM 2014；64：4120～4128.

B. pinnipedialis 海豹布鲁氏菌 IJSEM 2007；57：2688～2693.

B. suis 猪布鲁氏菌

B. vulpis 狐狸布鲁氏菌 IJSEM 2016；66：2090～2098.

Bryantella 布兰特氏菌属

Wolin et al. Appl Environ Microbiol. 2003；69：6321～6326. IJSEM 2004；54：1～2. →*Marvinbryantia* Wollin et al. 2008, gen. nov.

革兰氏染色阳性，短杆菌，无动力，无芽胞，专性厌氧，触酶和氧化酶阴性，生长时不需要瘤胃胃液。生长于存在高浓度甲酸盐的环境下时，发酵葡萄糖的主要产物是乙酸盐；当存在低浓度甲酸盐时，葡萄糖发酵产生琥珀酸盐、乳酸盐和乙酸盐。吲哚阴性，不还原硝酸盐，DNA 的 G+C 含量（mol%）是 50.3。

模式种：*Bryantella formatexigens*（需甲酸盐布兰特氏菌）

B. formatexigens 需甲酸盐布兰特氏菌

（此属现已归于 *Marvinbryantia* 属，见 IJSEM 2008；58：742～744.）

Budvicia 布戴维采菌属 Bouvet et al. IJSB 1985;35:60～64. Aldova et al. 1985 Zentralbl. Bakterol. Parasitenkd. Infektionskr. Hyg. Abt. I Orig. Reihe A 254:95～108. 1983 Valid IJSB 1985;35:223～224.

革兰氏染色阴性,无芽胞,无荚膜,直的有周毛的杆菌(当生长于22 ℃时)。此属符合肠杆菌科的定义,兼性厌氧,发酵葡萄糖,还原硝酸盐,氧化酶试验阴性。在营养琼脂上产生小菌落,4 ℃和37 ℃生长,42 ℃不生长,氰化钾培养基中不生长,产生硫化氢,水解尿素。不产生吲哚,对色氨酸和苯丙氨酸不脱氨,对赖氨酸、精氨酸和鸟氨酸不脱羧,VP反应阴性,不能从麦芽糖、甘露糖、甘油和蕈糖中产酸,不水解七叶苷,葡萄糖酸盐试验阴性,水解邻硝基酚-β半乳糖苷(ONPG)。6天内不产生胞外酶,如脂酶、吐温酯酶、淀粉酶、DNA酶和明胶酶(试管法)或产生弱明胶酶(膜法),需要复杂的生长因子,产生肠杆菌共同抗原。DNA的G+C mol%约为46。

模式种:*Budvicia aquatica*(水生布戴维采菌)

B. aquatica　水生布戴维采菌

B. diplopodorum　倍足纲(马陆)布戴维采菌　IJSEM 2013;63:260～267.

Burkholderia 伯克氏菌属(伯克霍尔德氏菌属) Yabuuchi et al. 1993 Microbiol. Immunol. 1992;36:1251～1275. Valid IJSB 1993;43:398.

此属菌种革兰氏染色阴性,非发酵型直杆菌,由单极毛或一束极毛运动,一个种(鼻疽伯克氏菌)无鞭毛。产生触酶,氧化酶活性因种而异。除单糖之外,双糖和多元醇也氧化和同化作为主要的碳源和能源。特征性的细胞脂是羟基脂肪酸在甘油的第2位碳上的磷脂酰甘油。脂肪酸是$C_{16:0}$、$C_{16:1}$、$C_{18:1}$和19CPA的二羟基酸,以及$C_{14:0}$和$C_{16:0}$的三羟基酸,而缺乏$C_{12:0}$—2OH、$C_{10:0}$—3OH和$C_{12:0}$—3OH。菌种对人、动物或植物有致病性。DNA的G+C mol%为64～68.3。

模式种: *Burkholderia cepacia*(葱头伯克氏菌)

B. acidipaludis　酸性沼泽伯克氏菌　IJSEM 2010;60:2036～2041.

B. alpina　阿尔卑斯伯克氏菌　IJSEM 2017;67:2075～2078. Front. Microbiol. 2017;8:207.

B. ambifaria　双栖伯克氏菌　IJSEM 2001;51(4):1481～1490.

B. andropogonis　须芒草伯克氏菌　IJSB 1995;45(2):274～289.

B. andropogonis(=*Pseudomonas woodii*)　IJSEM 2001;51:183～185.

B. anthina　花园伯克氏菌　IJSEM 2002;52:1437～1438. FEMS Immunol. Med. Microbiol. 2002;33:43～149.

B. arationis　田地伯克氏菌　IJSEM 2016;66:3761～3764. Front. Microbiol. 2016;7:877.

B. arboris　树木伯克氏菌　IJSEM 2008;58:1581～1590.

B. arvi　场地伯克氏菌　IJSEM 2016;66:3761～3764. Front. Microbiol. 2016;

7:877.

B. aspalathi 豆类伯克氏菌 IJSEM 2014;64:1906～1912.

B. bannensis 版纳伯克氏菌 IJSEM 2011;61:1645～1650.

B. bryophila 喜苔伯克氏菌 IJSEM 2007;57:2228～2235.

B. caballeronis 番茄伯克氏菌 IJSEM 2014;64:1455～1458. Antonie van Leeuwenhoek 2014;104:1063～1071.

B. caledonica 苏格兰伯克氏菌 IJSEM 2001;51(3):1099～1107.

B. contaminans 污染伯克氏菌 IJSEM 2009;59:102～111.

B. calidae 池塘水伯克氏菌 IJSEM 2016;66:3761～3764. Front. Microbiol. 2016;7:877.

B. catudaia 地下伯克氏菌 IJSEM 2016;66:3761～3764. Front. Microbiol. 2016;7:877.

B. caribensis 加勒比伯克氏菌 IJSB 1999;49(2):787～794.

B. caryophylli 麝香石竹伯克氏菌

B. cenocepacia 新洋葱伯克氏菌 IJSEM 2003;53:935～937. Res. Microbiol. 2003;154:91～96.

B. cepacia 葱头伯克氏菌

B. choica 大地伯克氏菌 IJSEM 2013;63:4707～4718.

B. cocovenenans 椰毒伯克氏菌 IJSB 1995;45(2):274～289. IJSB 1995;45(3):600～603.

B. cocovenenans 椰毒伯克氏菌＝*B. gladioli* (Severini 1913) IJSB 1999;49(1):39～42.

B. concitans 扰乱伯克氏菌 IJSEM 2016;66:3761～3764. Front. Microbiol. 2016;7:877.

B. contaminans 污染伯克氏菌 IJSEM 2009;59:102～111.

B. cordobensis 科尔多瓦伯克氏菌 IJSEM 2014;64:2003～2008.

B. denitrificans 脱硝伯克氏菌 IJSEM 2013;63:1～5. J. Microbiol. 2012;50:855～859.

B. diazotrophica 嗜重(偶)氮伯克氏菌 IJSEM 2013;63:435～441.

B. diffusa 广布伯克氏菌 IJSEM 2008;58:1580～1590.

B. dilworthii 迪尔沃斯氏伯克氏菌 IJSEM 2014;64:1090～1095.

B. dipogonis 双奥贡伯克氏菌 IJSEM 2015;65:4716～4723.(分离自植物 *Dipogon ligosus*)

B. dolosa 厌恶伯克氏菌 IJSEM 2004;54:689～691.

B. eburnea 乳白伯克氏菌 IJSEM 2014;64:1108～1115.

B. endofungorum 蕈内生伯克氏菌 IJSEM 2007;57:2583～2590.

B. ferrariae 铁矿伯克氏菌 IJSEM 2006;56:2421～2425.

B. fortuita 偶遇伯克氏菌 IJSEM 2016;66:3761～3764. Front. Microbiol.

2016;7:877.

B. fungorum 蕈伯克氏菌 IJSEM 2001;51(3):1099～1107.

B. ginsengisoli 参园土伯克氏菌 IJSEM 2006;56:2529～2533.

B. ginsengiterrae 人参土伯克氏菌 IJSEM 2015;65:3763～3767. Arch. Microbiol. 2015;197:439～447.

B. gladioli 唐菖蒲伯克氏菌

B. glathei 格氏伯克氏菌 (formerly *Pseudomonas glathei*) IJSB 1997;47(4):1188～1200. IJSB 1998;48(2):549～563.

B. glebae 岩土伯克氏菌 IJSEM 2016;66:3761～3764. Front. Microbiol. 2016;7:877.

B. glumae 荚壳伯克氏菌 IJSB 1994;44(2):235～245.

B. graminis 禾根(草根围)伯克氏菌 IJSB 1998;48(2):549～563.

B. grimmiae 苔伯克氏菌 IJSEM 2013;63:2108～2113.

B. heleia 沼泽伯克氏菌 IJSEM 2010;60:1152～1157.

B. hospita 医院伯克氏菌 IJSEM 2003;53:1～2. Syst. Appl. Microbiol. 2002;25:340～352.

B. humi 土壤伯克氏菌 IJSEM 2013;63:4707～4718.

B. humisilvae 森林土伯克氏菌 IJSEM 2015;65:2986～2992.

B. humptydooensis 汉普蒂杜伯克氏菌 IJSEM 2017;67:4291～4293. Appl. Environ. Microbiol. 2017;83(5):e02802～02816.

B. hypogeia 地下土伯克氏菌 IJSEM 2016;66:3761～3764. Front. Microbiol. 2016;7:877.

B. insecticola 栖昆虫伯克氏菌 IJSEM 2018;68:2370～2374.

B. insulsa 平淡伯克氏菌 IJSEM 2015;65:189～194.

B. jiangsuensis 江苏伯克氏菌 IJSEM 2014;64:3247～3253.

B. jirisanensis 吉日山伯克氏菌 IJSEM 2016;66:1260～1267.

B. kirstenboschensis 科斯腾博园伯克氏菌 IJSEM 2016;66:2463～2466. Syst. Appl. Microbiol. 2015;38:545～554.

B. kururiensis 留里伯克氏菌 IJSEM 2000;50(2):743～749.

B. lata 普通伯克氏菌 IJSEM 2009;59:102～111.

B. latens 隐蔽伯克氏菌 IJSEM 2008;58:1589～1590.

B. mallei 鼻疽伯克氏菌

B. megalochromosomata 大染色体伯克氏菌 IJSEM 2015;65:959～964.

B. megapolitana 梅克伦伯格伯克氏菌 IJSEM 2007;57:2228～2235.

B. metallica 金属光伯克氏菌 IJSEM 2008;58:1580～1590.

B. metalliresistens 抗多金属伯克氏菌 IJSEM 2015;65:2777～2783. Antonie van Leeuwenhoek 2015;107:1591～1598.

B. mimosarum 含羞草伯克氏菌 IJSEM 2006;56:1847～1851.

B. monticola 居山伯克氏菌 IJSEM 2015;65:504～509.

B. multivorans 多食伯克氏菌 IJSB 1997;47(4):1188～1200.(*Burkholderia capacia* 基因变种Ⅱ)

B. nodosa 根结伯克氏菌 IJSEM 2007;57:1055～1059.

B. norimbergensis 纽伦堡伯克氏菌 IJSB 1998;48(3):631～632. Syst. Appl. Microbiol. 1997;20:549～553.

B. norimbergensis →*Pandoraea* IJSEM 2000;50(2):887～899.

B. oklahomensis 俄克拉荷马伯克氏菌 IJSEM 2006;56:2171～2176.

B. oxyphila 喜酸伯克氏菌 IJSEM 2011;61:249～254.

B. panaciterrae 人参土伯克氏菌 IJSEM 2015; 65: 3763 ～ 3767. Arch. Microbiol. 2015;197:439～447.

B. pedi 土地伯克氏菌 IJSEM 2016;66:3761～3764. Front. Microbiol. 2016;6:877.

B. peredens 降解伯克氏菌 IJSEM 2016;66:2761～2764. Front. Microbiol. 2016;7:877.

B. phenazinium 吩嗪伯克氏菌 IJSB 1998;48(2):549～563.

B. phenoliruptrix 解酚伯克氏菌 IJSEM 2005;55:547～519. Syst. Appl. Microbiol. 2004;27;623～627.

B. phymatum 瘤块伯克氏菌 IJSEM 2003;53:627～628. Syst. Appl. Microbiol. 2002;25:507～512.

B. pickettii 皮克特氏伯克氏菌

B. pickettii→*Ralstonia* IJSB 1996;46(2):625～626. Microbiol. Immunol. 1995;39(11):897～904.

B. plantarii 苗床伯克氏菌 IJSB 1994;44(2):235～245.

B. pseudomallei 类鼻疽伯克氏菌

B. pseudomultivorans 类多食伯克氏菌 IJSEM 2014;64:1～5. Syst. Appl. Microbiol. 2013;36:483～489.

B. ptereochthonis 蕨类土伯克氏菌 IJSEM 2016;66:2761～2764. Front. Microbiol. 2016;7:877.

B. puraquae 淡水伯克氏菌 IJSEM 2018;68:14～20.

B. pyrrocinia 吡咯菌素伯克氏菌(formerly *Pseudomonas pyrrocinia*) IJSB 1997; 47(4):1188～1200. IJSB 1998;48(2):549～563.

B. rhizosphaerae 根围伯克氏菌 IJSEM 2015;65:2986～2992.

B. rhizoxinica 产素伯克氏菌 IJSEM 2007;57:2583～2590.

B. rhynchosiae 鹿藿伯克氏菌 IJSEM 2013;63:3944～3949.

B. sabiae 青风藤伯克氏菌 IJSEM 2008;58:2174～2179.

B. sacchari 甘蔗伯克氏菌 IJSEM 2001;51(5):1709～1713.

B. sartisoli 改良土伯克氏菌 IJSEM 2008; 58:420～423.

B. sediminicola 居沉淀伯克氏菌 IJSEM 2008;58:565～569.

B. seminalis 种子伯克氏菌 IJSEM 2008;58:1580～1590.

B. silvaatlantic 大西洋森林伯克氏菌 IJSEM 2006;56:1931～1937.

B. singularis 独特伯克氏菌 IJSEM 2017;67:4191～4293. Front. Microbiol. 2017;8:1679.

B. solanacearum 青枯伯克氏菌

B. solanacearum→*Ralstonia* IJSB 1996;46(2):626～626. Microbiol. Immunol. 1995;39(11):897～904.

B. soli 土伯克氏菌 IJSEM 2007;57:122～125.

B. solisilvae 森林土伯克氏菌 IJSEM 2015;65:2986～2992.

B. sordidicola 居白腐蕈伯克氏菌 IIJSEM 2003;53:1631～1636.

B. sprentiae 斯普伦特氏伯克氏菌 IJSEM 2013;63:3950～3957→*Paraburkholderia sprentiae*

B. stagnalis 潟湖伯克氏菌 IJSEM 2015;65:2265～2271.

B. stabilis 稳定伯克氏菌 (fomerly *B. cepaeia* genomovae Ⅳ) J. Clin. Microbiol. 2000;38:1042～1047.

B. susongensis 宿松伯克氏菌 IJSEM 2015;65:1031～1037.

B. symbiotica 共生伯克氏菌 IJSEM 2012;62:2272～2278.

B. telluris 土壤伯克氏菌 IJSEM 2013;63:4707～4718.

B. temeraria 偶遇伯克氏菌 IJSEM 2016;66:3761～3764. Front. Microbiol. 2016;7:877.

B. terrae 土壤伯克氏菌 IJSEM 2006;56:453～457.

B. territorii 缰土伯克氏菌 IJSEM 2015;65:2265～2271.

B. tessestris 大地伯克氏菌 IJSEM 2013;63:4707～4718.

B. terricola 居土伯克氏菌 IJSEM 2003;53:1～2. Syst. Appl. Microbiol. 2002;25:340～352.

B. territorii 地域伯克氏菌 IJSEM 2015;65:265～2271.

B. thailandensis 泰国伯克氏菌 IJSB 1998;48(1):317～320. (*Burkholderia pseudomallei-like species*)

B. tropica 热带伯克氏菌 IJSEM 2004;54:2155～2162.

B. tuberum 根结伯克氏菌 IJSEM 2003;53:627～628. Syst. Appl. Microbiol. 2002;25:507～512.

B. turbans 干扰伯克氏菌 IJSEM 2016;66:3761～3764. Front. Microbiol. 2016;7:877.

B. ubonensis 乌汶伯克氏菌 IJSEM 2000;50:1415～1417. Microbiol. Immunol. 2000;44:307～317.

B. udeis 土地伯克氏菌 IJSEM 2013;63:4707～4718.

B. unamae 乌拉姆(自治大学)伯克氏菌 IJSEM 2004;54:1165～1172.(来源于墨

西哥自治大学 Acronym for Universidal Nacinal Autonoma de Mexico)

B. vandii 万代兰(万达)伯克氏菌 IJSB 1994;44(2):235～245.

B. vandii 万代兰(万达)伯克氏菌＝ *B. plantarii* 苗床伯克氏菌(Azegami et al. 1987) Urakami et al. 1994 IJSB 1999;49(1):39～42.

B. vietnamiensis 越南伯克氏菌 IJSB 1995;45(2):274～289.

B. xenovorans 噬异伯克氏菌

B. zhejiangensis 浙江伯克氏菌 IJSEM 2012;62:1337～1341.

表 36 伯克氏菌属(*Burkholderia*)菌种的鉴别

特征(Characteristic)	椰毒伯克氏菌(*B. cocovenenans*)	唐菖蒲伯克氏菌(*B. gladioli*)	洋葱伯克氏菌(*B. cepacia*)	麝香石竹伯克氏菌(*B. caryophylli*)	类鼻疽伯克氏菌(*B. pseudomall*)	鼻疽伯克氏菌(*B. mallei*)	青枯伯克氏菌(*B. solanaceaum*)	皮氏伯克氏菌(*B. pickettii*)	苗床伯克氏菌(*B. plantarii*)	荚壳伯克氏菌(*B. glumae*)	万达伯克氏菌(*B. vandii*)
脱硝(Denitrification)	－	－	－	＋	＋	V	＋	＋	＋	＋	＋
氧化酶(Oxidase)	－	V	V	－	＋	＋	＋	＋	＋	V	＋
精氨酸双水解酶(Arginine dihydrolase)	－	－	－	＋	＋	＋	－	－	－	－	ND
明胶水解(Hydrolysis of gelatin)	＋	＋	V	－	＋	＋	－	－	＋	＋	＋
淀粉水解(Hydrolysis of starch)	－	－	－	－	＋	V	－	－	－	－	－
利用:											
鼠李糖(Rhamnose)	－	－	V	＋	－	－	－	－	W	－	－
麦芽糖(Maltose)	－	－	(－)	－	＋	－	－	－	－	－	－
柠檬酸盐(Citrate)	＋	＋	＋	＋	＋	－	＋	－	＋	ND	－
黏液酸盐(Mucate)	＋	＋	＋	＋	－	－	＋	＋	ND	ND	ND
丙二酸盐(Malonate)	＋	＋	＋	＋	－	V	－	＋	＋	ND	ND
戊二酸盐(Glutarate)	－	V	＋	－	V	V	－	V	－	－	－
己二酸盐(Adipate)	＋	＋	＋	－	＋	＋	－	＋	＋	＋	＋

续表

特征(Characteristic)	椰毒伯克氏菌(*B. cocovenenans*)	唐菖蒲伯克氏菌(*B. gladioli*)	洋葱伯克氏菌(*B. cepacia*)	麝香石竹伯克氏菌(*B. caryophylli*)	类鼻疽伯克氏菌(*B. pseudomall*)	鼻疽伯克氏菌(*B. mallei*)	青枯伯克氏菌(*B. solanacearum*)	皮氏伯克氏菌(*B. pickettii*)	苗床伯克氏菌(*B. plantarii*)	荚壳伯克氏菌(*B. glumae*)	万达伯克氏菌(*B. vandii*)
壬二酸盐,辛二酸盐(Azelate, sebacate)	+	+	+	−	+	V, −	V	+	W,ND	+, ND	−, +
D-酒石酸盐(D-Tartrate)	+	+	−	−	−	−	−	−	+	−	+
乙醇酸盐(Glycolate)	−	−	V	+	−	−	V	+	+	W	−
顺乌头酸盐(Aconitate)	+	+	+	+	+	−	+	+	ND	ND	ND
果糖酸盐(Levulinate)	−	−	+	−	+	−	V	+	−	−	−
柠康酸盐(Citraconate)	+	+	+	−	−	−	−	+	W	W	+
中康酸盐(Mesaconate)	V	+	−	−	−	−	−	−	W	−	+
赤藓醇(Erythritol)	−	−	−	−	+	−	−	−	−	ND	ND
2,3-丁二醇(2,3-Butylene glycol)	−	−	+	+	−	−	−	V	−	−	−
苯甲酸盐(Benzoate)	W	+	+	−	+	+	−	−	−	−	−
D-丙氨酸(D-Alanine)	+	+	+	−	+	+	+	+	ND	ND	ND
L-缬氨酸(L-Valine)	V	+	V	V	+	V	−	+	ND	ND	ND
白氨酸(Leucine)	−	+	+	−	+	−	−	−	+	+	+
DL-α-氨基丁酸(DL-α-Aminobutyrate)	V	V	−	−	−	V	−	−	−	−	−
犬尿喹啉酸盐,邻氨基苯甲酸(Kynurenate, anthranilate)	+	+, V	+	−	+	−, V	−	+, −	ND	ND	ND
乙醇胺(Ethanolamine)	+	V	+	−	+	−	−	−	−	+	−
苄胺(Benzylamine)	−	(−)	V	−	−	−	−	−	ND	ND	ND

续表

特征(Characteristic)	椰毒伯克氏菌(*B. cocovenenans*)	唐菖蒲伯克氏菌(*B. gladioli*)	洋葱伯克氏菌(*B. cepacia*)	麝香石竹伯克氏菌(*B. caryophylli*)	类鼻疽伯克氏菌(*B. pseudomall*)	鼻疽伯克氏菌(*B. mallei*)	青枯伯克氏菌(*B. solanaceaum*)	皮氏伯克氏菌(*B. pickettii*)	苗床伯克氏菌(*B. plantarii*)	荚壳伯克氏菌(*B. glumae*)	万达伯克氏菌(*B. vandii*)
乙酰胺(Acetamide)	−	−	V	−	−	−	−	−	W	−	−
烟酸盐(Nicotinate)	+	+	V	−	−	−	−	−	+	W	+
G+C mol%	68	67.9	66.6	64.6	68	68	66.6	64	64	69.6	68.5

注:ND 表示未阐明或未得到资料;W 表示迟缓反应;V 表示可变的,可阴可阳。

表 37 某些伯克氏菌种的鉴别

碳 源	侧金盏花醇	阿拉伯糖	阿拉伯糖醇	纤维二糖	果糖	岩藻糖	乳糖	麦芽糖	蜜二糖	棉子糖	鼠李糖	山梨醇	蔗糖	蕈糖	木糖
甘蔗伯克氏菌	+	+	+	−	+	+	−	−	−	+	−	+	+	−	−
久留里伯克氏菌	+	+	+	−	+	+	−	+	−	−	+	+	−	−	+
吩嗪伯克氏菌	+	+	+	−	+	+	−	−	−	−	+	+	+	−	+
格氏伯克氏菌	+	+	+	−	+	+	+	−	−	−	+	+	−	−	+
洋葱伯克氏菌	+	+	+	+	+	+	−	−	−	−	−	+	+	+	+
吡咯菌素伯克氏菌	+	+	+	+	+	+	−	−	−	−	−	+	+	+	+
越南伯克氏菌	−	+	+	+	+	+	−	−	−	+	−	+	+	+	−
荚壳伯克氏菌	+	+	+	−	+	+	−	−	+	+	−	+	−	+	−
苗床伯克氏菌	−	+	+	−	+	+	−	−	−	−	+	+	−	+	−
唐菖蒲伯克氏菌	+	+	+	−	+	+	−	−	−	−	−	+	−	+	−
麝香石竹伯克氏菌	+	+	+	−	+	+	−	−	−	+	+	+	+	+	+
须芒草伯克氏菌	+	+	+	−	+	−	+	−	−	−	−	+	−	−	−
鼻疽伯克氏菌	−	−	−	−	−	−	−	−	−	−	−	−	+	+	−
类鼻疽伯克氏菌	−	−	+	−	+	+	−	−	−	−	−	+	+	−	−
禾根伯克氏菌	+	+	+	+	+	+	+	−	−	+	+	+	+	+	+
加勒比伯克氏菌	+	+	+	−	+	+	+	+	−	−	+	+	−	+	+

注:引自 IJSEM 2001;51:1709~1713.

表 38　洋葱伯克霍尔德氏菌复合体与近似种的特征

特征	洋葱伯克霍尔德氏菌复合体											
	基因变种Ⅰ真正的洋葱伯克霍尔德氏菌	基因型Ⅱ多噬伯克霍尔德氏菌	基因型Ⅲ类洋葱伯克霍尔德氏菌	基因型Ⅳ稳定伯克霍尔德氏菌	基因型Ⅴ越南伯克霍尔德氏菌	基因型Ⅵ *B. dolosa*	基因型Ⅶ双柄伯克霍尔德氏菌	唐菖蒲伯克霍尔德氏菌	潘多拉菌属的种	皮氏罗尔斯顿氏菌	木糖氧化无色杆菌	嗜麦芽寡食单胞菌
氧化酶	+	+	+	+	+	+	+	−	V	+	+	−
氧化：												
蔗糖	V	−	V	−	+	−	+	−	−	−	−	V
侧金盏花醇	V	+	V	V	−	+	+	+	−	−	−	−
乳糖	V	+	V	+	+	+	+	−	−	−	−	+
赖氨酸脱羧酶	+	V	+	+	+	−	+	−	−	−	−	+
鸟氨酸脱羧酶	V	−	V	+	−	−	−	−	−	−	−	−
明胶	V	−	V	+	−	−	+	V	−	−	−	+
七叶苷	V	−	V	−	−	−	V	V	−	V	−	+
β-半乳糖苷酶	+	+	+	−	+	+	+	+	−	−	−	+
42 ℃生长	V	+	V	−	+	+	V	−	V	V	NK	V
β-溶血	−	−	−	−	V	−	V	−	−	−	NK	NK

注：引自 J. Clin. Microbiol. 2001；39：3427～3436. 基因型Ⅷ是 *B. anthina*，基因型Ⅸ是吡咯素伯克霍尔德氏菌。

Buttiauxella 布丘氏菌属

Farragut et al. 1982 年 266[VP] 1984 手册；1：513～513. Farragut et al. 1981；Buttiauxella, a new genus of the family Enterobacteriaceae. Zentralbl. Bakteriol. Parasitenkd. Infektionskr. Hyg. Abt. I Orig. C 2：33～44. IJSB 1982；32：266～268.

革兰氏染色阴性的小杆菌，周毛运动，菌落不产生黄色素。氧化酶阴性，触酶阳性，还原硝酸盐为亚硝酸盐，发酵葡萄糖产酸产气，甲基红阳性，VP 反应阴性，不产生硫化氢（三糖铁），不水解明胶，不产生脂酶（lipase）和 DNA 酶（DNase），不产生脲酶，水解七叶苷和 ONPG，能发酵甘露醇、水杨素、L-阿拉伯糖、鼠李糖、麦芽糖、木糖、蕈糖、纤维二糖和甘露糖。不发酵赤藓醇（erythritol），大多数菌株不分解蔗糖和卫矛醇。

模式种：*Buttiauxella agrestis*（乡间布丘氏菌）

B. agrestis　乡间布丘氏菌

Buttiauxella 与 *Kluyvera* 两属的共同表型性状(Muller et al. IJSB 1996;46:50～63.)为:革兰氏染色阴性,氧化酶阴性,触酶阳性,发酵葡萄糖,还原硝酸盐的小杆菌,属于肠杆菌科。30 ℃生长于麦康克琼脂和远藤氏琼脂,除少数外全有动力。发酵葡萄糖产酸产气,能发酵甘露醇、水杨素、L-阿拉伯糖、L-鼠李糖、麦芽糖、D-木糖、蕈糖、纤维二糖、D-甘露糖、半乳糖、龙胆二糖(gentiobiose)、D-核糖(D-ribose)、熊果苷(arbutin),能水解七叶苷和 ONPG。

阴性的反应:硫化氢产生(三糖铁琼脂)、尿素、明胶水解、脂酶(吐温 80、玉米油)、DNA 酶(DNase)、色素产生、α-脱氧-D-葡萄糖、α-脱氧-D-核糖、赤藓醇(erythritol)、α-D-岩藻糖(α-D-fucose)、木糖醇(xylitol)。

几乎全部菌株都可利用下列化合物:N-乙酰-D-葡萄糖胺(N-acetyl-D-glucosamine)、D-丙氨酸、L-丙氨酸、L-阿拉伯糖、熊果苷(arbutin)、DL-天门冬素(DL-asparagine)、D-纤维双糖、D-果糖、D-半乳糖、D-半乳糖醛酸盐(D-galacturonate)、龙胆二糖(gentiobiose)、D-葡萄糖酸盐、D-葡萄糖胺(D-glucosamine)、D-葡萄糖醛酸盐(D-glucuronate)、L-谷酰胺(L-glutamine)、L-谷氨酸盐(L-glutamate)、DL-甘油酸盐(DL-glycerate)、甘油、4-羟苯甲酸盐(4-hydroxybenzoate)、2-酮葡糖酸盐(2-ketogluconate)、D-乳酸盐、麦芽糖、麦芽三糖(maltotriose)、甘露醇、D-甘露糖、甲基-α-半乳糖苷(methyl-α-galactoside)、甲基-β-半乳糖苷(methyl-β-galactoside)、甲基-β-D-葡糖苷(methyl-β-D-glucoside)、黏液酸盐(mucate)、草酰乙酸盐(oxaloacetate)、原儿茶酸盐(protocatechuate)、丙酮酸盐、奎尼酸盐(quinate)、L-鼠李糖、D-核糖、葡糖二酸盐(saccharate)、水杨素、L-丝氨酸(L-serine)、淀粉、D-蕈糖(D-trehalose)和 D-木糖。

几乎全部的菌株不利用下列化合物:乙酰胺(acetamide)、顺乌头酸盐(cis-aconitate)、反乌头酸盐(trans-aconitate)、己二酸盐(adipate)、β-丙氨酸、尿囊素(allantoin)、阿卓糖(altrose)、2-氨基苯甲酸盐(2-aminobenzoate)、3-氨基苯甲酸盐(3-aminobenzoate)、4-氨基苯甲酸盐、DL-α-氨基丁酸盐(DL-α-2-aminobutyrate)、DL-3-氨基丁酸盐、4-氨基丁酸盐、5-氨基戊酸盐(5-aminovalerate)、苦杏仁苷(amygdalin)、邻氨基苯甲酸盐(anthranilate)、L-阿糖醇(L-arabitol)、壬二酸盐(azelate)、苯甲酸盐、甜菜碱(betaine)、丁酸盐(n-butyrate)、异丁酸盐(isobutyrate)、尸胺(cadaverine)、癸酸盐(caprate)、辛酸盐(caprylate)、肉碱(carnitine)、肌肽(carnosine)、L-瓜氨酸(L-citrulline)、柠康酸盐(citraconate)、葡聚糖(dextran)、乙醇、乙醇胺(ethanolamine)、D-岩藻糖(D-fucose)、戊二酸盐(glutarate)、羟基乙酸盐(glycolate)、马尿酸盐(hippurate)、组织胺(histamine)、D-组氨酸、L-组氨酸、间苯二甲酸盐(iso-phthalate)、衣康酸盐(itaconate)、2-酮戊二酸盐(2-oxoglutarate)、L-亮氨酸、D-苹果酸盐、顺丁烯二酸盐(maleate)、扁桃酸盐(DL-mandelate)、松三糖(D-melezitose)、中康酸盐(mesaconate)、甲硫氨酸、甲基-α-D-葡糖苷(methyl-α-D-glucoside)、α-甲基-D-甘露糖苷(α-methyl-D-mannoside)、L-正亮氨酸(L-norleucine)、苯乙酸盐(phenylacetate)、邻苯二甲酸盐(phthalate)、庚二酸盐(pimelate)、丙酸盐(propionate)、L-山梨糖、D-酒石酸盐。

B. agrestis 乡间布丘氏菌

B. brennerae 布伦那布丘氏菌 IJSB 1996;46(1):50～63.

B. ferragutiae　费氏布丘氏　IJSB 1996;46(1):50～63.

B. gaviniae　加文氏布氏菌　IJSB 1996;46(1):50～63.

B. izardii　伊泽氏布丘氏菌　IJSB 1996;46(1):50～63.

B. noackiae　诺亚克布丘氏菌　IJSB 1996;46(1):50～63.

B. warmboldiae　沃氏布丘氏菌　IJSB 1996;46(1):50～63.

（苑广盈　编写）

Calymmatobacterium 鞘杆菌属　Aragao and Vianna 1913, 221[AL] 1984 手册;1:585～587.

革兰氏染色阴性,多形性杆菌,大小(0.5～1.5)μm×(1.0～2.0)μm,两端钝圆,单个或成堆存在,细胞表现单极或双极浓染。有荚膜,无动力。将传染组织的分泌物用瑞氏(Wright)或吉姆萨染色,可在大单核细胞内看到特征性的胞内细菌。可在鸡胚的卵黄囊内培养或培养于含卵黄的培养基中,最适温度 37 ℃。对人有致病性,可引起多诺万氏病(Donovanosis, 腹股沟肉芽肿)。DNA 的 G+C mol%不知。

模式种:*Calymmatobacterium granulmatis*(肉芽肿鞘杆菌)

C. granulomatis　肉芽肿鞘杆菌

C. granulomatis→*Klebsiella granulomatis*

Campylobacter 弯曲菌属　Sebald & Veron 1963, 907[AL] 1984 手册;1:111～118.

革兰氏染色阴性,细弱,螺旋状弯曲杆菌,大小(0.2～0.5)μm×(0.5～5)μm,可有一个或多个螺旋并可至 8 μm 长,当两个菌体形成短链时可呈现"S"形或海鸥展翅形。无芽胞,在陈旧培养物中菌体细胞可形成球状或类球状体,在菌细胞两端细胞膜下有多层的极膜。由一端或两端的单极毛进行螺旋样运动,鞭毛可为菌体的 2～3 倍长。微嗜氧,进行呼吸型代谢,需要 3%～15%的氧浓度和 3%～5%的二氧化碳浓度。有时,少数菌株可在需氧条件下(20%的氧气)轻微生长,有些种可在含甲酸盐或延胡索酸盐的培养基中进行厌氧生长。化能有机营养型,不发酵也不氧化糖类,不产生酸或中性终产物,生长时不需血液或血清,从氨基酸或三羧酸循环的中间产物而不从糖类获得能量。不水解明胶和尿素,甲基红和 VP 反应阴性,无脂酶活性,氧化酶阳性,还原硝酸盐,不产生色素。有的种对人和动物有致病性,曾在人或动物的生殖器官、肠道和口腔中发现本菌。DNA 的 G+C mol%为 30～38。

模式种:*Campylobacter fetus*(胎儿弯曲菌)

Campylobacter 弯曲菌属　Sedald & Veron 1963 emend, Vandamme et al. 1991 IJSB 1991;41:88～103.

革兰氏染色阴性杆菌，大小(0.2～0.5)μm×(0.5～5)μm，有一个或多个螺旋，可长至 8 μm，当两个菌细胞形成短链时，也可呈“S”形或海鸥展翅形。无芽胞，在陈旧的培养基中菌体细胞可形成球形或类球体，由细胞的一端或两端无鞘单极毛运动(螺旋状或射标状运动)。从微嗜氧到厌氧，呼吸型代谢。在 37 ℃中生长，15 ℃不生长。微需氧生长种需要 3%～5%的氧浓度以进行最佳生长；喜厌氧生长的多数菌株(*C. curvus* 和 *C. rectus*)也能在 1%～5%的氧浓度中生长。不论是在微嗜氧还是在厌氧条件下，氢皆可刺激其生长。有时，少数菌株在需氧条件下可轻微生长。该菌为化能有机营养型，不氧化或发酵糖类，不需血液或血清供给生长，以氨基酸或三羧酸循环中间产物而不从糖类获得能量。不水解尿素(除了非典型 C. *lari* 株)和明胶，有氧化酶活性而无脂酶活性，不产生色素，只有 C. *mucosalis* 和 *C. hyointestinalis* 产生污黄色素。甲基萘醌-6(menaquinone-6)及甲基取代的甲基萘醌-6(methyl-substituted menaquinone-6)为主要的呼吸醌。十四烷酸(tetradecanoic acid，豆蔻酸)、十六烷酸(hexadecanoic acid，棕榈酸)、十六碳烯酸(hexadecenoic acid)和十八碳烯酸(octadecenoic acid)为主要的脂肪酸。DNA 的 G+C mol%为 30～46。若干种对人和动物有致病性，在人、动物的生殖道、肠道、口腔中存在。

模式种：*Campylobacter fetus*(胎儿弯曲菌)

C. avium 鸟弯曲菌 IJSEM 2009;59:2364～2369.

C. blaseri 布莱泽氏弯曲菌 IJSEM 2018;68:1787～1794.

C. butzleri 巴策尔弯曲菌 Valid IJSB 1991;41(4):580～581. J. Clin. Microbiol. 1991;29:376～385.

C. butzleri →*Arcobacter butzleri* IJSB 1992;42:344～356.

C. canadensis 加拿大弯曲菌 IJSEM 2007;57:2636～2644.

C. coli 结肠弯曲菌

C. concisus 简洁弯曲菌

C. corcagiensis 科克弯曲菌 IJSEB 2014;64:2878～2883.

C. cryaerophilus 嗜低温弯曲菌 IJSEM 1985;35:342～356. →*Arcobacter cryaerophilus*

C. cuniculorum 兔弯曲菌 IJSEM 2009;59:1666～1671.

C. curvus 弯弯曲菌(原 *Volinella curva*)

C. fetus 胎儿弯曲菌

C. geochelonis 陆龟弯曲菌 IJSEM 2016;66:3468～3476.

C. gracilis 纤细弯曲菌(以前的 *Bacteroides gracilis*) IJSB 1995;45(1):145～152.

C. helveticus 瑞士弯曲菌 Valid IJSB 1993;43(2):398～399. J. Gen. Microbiol. 1992;138:2293～2303.

C. heoilei 为 *C. coli* 的同义名 IJSB 1997;47(4):1055～1060.

C. hepaticus 肝弯曲菌 IJSEM 2016;66:4518～4524.

C. hominis 人弯曲菌 IJSEM 2001;51(2):651～660.

C. hyoilei 猪肠弯曲菌 IJSB 1995;45(1):61～66. →*Campylobacter coli*

C. hyointestinalis 豚肠弯曲菌

C. hyoilei 猪肠弯曲菌 IJSB 1995;45(1):61～66. →*Campylobacter coli*

C. insulaenigrae 黑岛弯曲菌 IJSEM 2004;54:2369～2373.

C. jejuni 空肠弯曲菌

C. lanienae 屠宰场弯曲菌 IJSEM 2000;50(2):865～872.

C. lari 海鸥弯曲菌

C. mucosalis 黏膜弯曲菌

C. mustelae 鼬鼠弯曲菌 IJSB 1989;39:301～303.

C. nitrofigilis 固氮产硝弯曲菌 IJSB 1983;33:605～612. →*Arcobacter nitrofigilis*

C. ornithocola 栖鸟弯曲菌 IJSEM 2017;67:1643～1649.

C. peloridis 大贻贝弯曲菌 IJSEM 2009;59:1126～1132.

C. pinnipediorum 鳍脚动物弯曲菌 IJSEM 2017;67:1961～1968.

C. rectus 直肠弯曲菌（原 *Wolinella recta*）

C. showae 西洼弯曲菌 IJSB 1993;43(4):631～639.

C. sputorum 唾液弯曲菌

C. subantarcticus 亚南极弯曲菌 IJSEM 2010;60:815～819.

C. upsaliensis 乌普萨拉弯曲菌 Valid IJSB 1991;41(2):331～331. Syst. Appl. Microbiol. 1991;14:39～45.

C. ureolyticus 解脲弯曲菌 IJSEM 2010;60:1016～2022.

C. volucris 鸥鸟弯曲菌 IJSEM 2010;60:1870～1875.

表 39 弯曲菌属(*Campylobacter*)种的表型性状

菌种(Species)	触酶（Catalase）产生	硝酸盐还原（Nitrate reduction）	亚硝酸盐还原（Nitrite reduction）	是否需要氢气（H_2 requirement）	脲酶（Urease）产生	硫化氢产生（TSI）（H_2S production）	马尿酸盐水解（Hippurate hydrolysis）	吲哚酚水解（Indoxylacetate hydrolysis）	15 ℃生长	25 ℃生长	42 ℃生长	3.5%的氯化钠中生长	1%的甘氨酸中生长（Glysine）	麦康克琼脂生长（Mac-Conkey agar）	萘啶酸（Nalidixic acid）	噻孢霉素（Cephalothinum）
空肠弯曲菌空肠亚种（*C. jejuni* subsp. *jejuni*）	+	+	−	−	−	−	+	+	−	−	+	−	+	+	S	R
空肠弯曲菌多氏亚种（*C. jejuni* subsp. *doylei*）	V	−	−	−	−	−	V	+	−	−	−	−	+	−	S	S
结肠弯曲菌(*C. coli*)	+	+	−	−	−	−	−	+	−	−	+	−	+	+	S	R

续表

菌种(Species)	触酶(Catalase)产生	硝酸盐还原(Nitrate reduction)	亚硝酸盐还原(Nitrite reduction)	是否需要氢气(H_2 requirement)	脲酶(Urease)产生	硫化氢产生(TSI)(H_2S production)	马尿酸盐水解(Hippurate hydrolysis)	吲哚酚水解(Indoxylacetate hydrolysis)	15 ℃生长	25 ℃生长	42 ℃生长	3.5%的氯化钠中生长	1%的甘氨酸中生长(Glysine)	麦康克琼脂生长(Mac-Conkey agar)	萘啶酸(Nalidixic acid)	噻孢霉素(Cephalothinum)
胎儿弯曲菌胎儿亚种(*C. fetus* subsp. *fetus*)	+	+	−	−	−	−	−	−	−	+	−	−	+	+	V	S
胎儿弯曲菌爱神亚种(*C. fetus* subsp. *venerealis*)	+	+	−	−	−	−	−	−	−	+	−	−	−	+	R	S
海鸥弯曲菌(*C. lari*)	+	+	−	−	V	−	−	−	−	−	+	−	+	+	R	R
乌普萨拉弯曲菌(*C. upsaliensis*)	W	+	−	−	−	−	−	+	−	−	+	−	V	−	S	S
豚肠弯曲菌(*C. hyointestinalis*)	+	+	−	V	−	+	−	−	−	+	+	−	+	+	R	S
唾液弯曲菌唾液变种(*C. sputorum* bv. *sputorum*)	−	+	+	−	−	+	−	−	−	−	+	−	+	+	S	S
唾液弯曲菌牛变种(*C. sputorum* bv. *bubulus*)	−	+	+	−	−	+	−	−	−	−	+	+	+	−	R	S
唾液弯曲菌粪变种(*C. sputorum* bv. *fecalis*)	+	+	+	−	−	+	−	−	−	−	+	−	+	+	R	S
瑞士弯曲菌(*C. helveticus*)	−	+	ND	−	ND	−	−	+	−	−	+	V	V	ND	S	S
黏膜弯曲菌(*C. mucosalis*)	−	+	+	+	−	+	−	−	−	−	+	−	+	+	R	S
简洁弯曲菌(*C. concisus*)	−	+	+	+	−	+	−	−	−	−	+	−	+	+	R	R
弯弯曲菌(*C. curvus*)	−	+	+	+	−	+	−	+	−	−	+	−	+	ND	S	ND
直肠弯曲菌(*C. rectus*)	−	+	+	+	−	+	−	+	−	−	W	−	+	ND	S	ND
西洼弯曲菌(*C. showae*)	+	+	ND	+	−	+	−	+	−	−	+	−	V	ND	R	S

表 40　弯曲菌属某些种的鉴别性状

特征	兔	加拿大	结肠	简洁	弯	胎儿1	胎儿2	纤细	瑞士	人	豚肠1	豚肠2	黑岛	空肠1	空肠2	屠宰场	海鸥	黏膜	直肠	西洼	唾液	乌城
α-溶血	+	−	(−)	(−)	(+)	−	V	−	+	ND	V	V	ND	+	+	+	V	−	+	+	+	+
氧化酶	+	+	+	V	+	+	+	−	+	+	+	+	+	+	+	+	+	+	+	V	+	+
触酶	+	V	+	−	−	+	(+)	V	−	−	+	+	+	V	+	+	+	−	(−)	+	V	−
脲酶	−	V	−	−	−	−	−	−	−	−	−	−	−	−	−	−	V	−	−	−	V	−
马尿酸盐水解	−	−	−	−	(−)	−	−	−	−	−	−	−	−	+	+	−	−	−	−	−	−	−
还原硝酸盐	+	V	+	(−)	+	+	+	(+)	+	−	+	+	+	−	+	+	+	−	+	+	+	+
还原 TTC	V	ND	+	−	V	−	−	−	−	ND	−	−	ND	V	+	ND	+	−	−	−	−	V
三糖铁产微量硫化氢	−	V	−	−	(−)	−	−	−	−	−	+	+	−	−	−	−	−	+	−	V	+	−
生长于：																						
25 ℃(微需氧)	−	−	−	−	−	+	+	−	−	−	−	−	−	−	−	−	−	−	−	−	−	−
37 ℃(微需氧)	+	+	+	+	V	+	+	−	+	+	+	+	+	+	+	+	+	+	−	V	+	+
42 ℃(微需氧)	(+)	+	+	(+)	V	(+)	−	V	+	(−)	+	+	−	−	+	+	+	+	(−)	V	+	+
37 ℃(厌氧)	−	+	−	+	+	(−)	V	+	−	+	−	+	−	−	−	+	−	+	+	+	+	−
营养琼脂	+	−	+	(−)	+	+	+	+	(+)	ND	+	+	ND	+	+	ND	+	+	(−)	V	+	+
mCCDA	(+)	−	−	(−)	(+)	+	+	V	+	ND	+	+	ND	+	+	ND	+	+	−	+	(+)	+
麦康克琼脂	−	+	V	−	(+)	(+)	V	(+)	−	−	V	V	ND	−	−	+	−	(+)	−	+	V	−
1%的甘氨酸	−	V	+	(−)	+	+	−	+	V	+	+	V	+	(−)	+	−	+	V	+	V	+	+
2%的氯化钠	−	ND	−	(−)	V	−	−	V	−	+	−	−	−	−	−	−	(+)	+	V	+	+	−
1%的胆汁	V	ND	(+)	−	−	+	+	−	+	ND	+	(+)	ND	+	+	ND	+	+	−	−	V	+
需氢气	−	−	−	+	+	−	−	+	−	+	V	V	ND	−	−	−	−	+	+	+	−	−
抵抗：																						
头孢噻吩	(+)	−	+	−	−	−	−	−	−	−	(−)	−	+	−	+	+	+	−	−	−	−	(−)
萘啶酸	V	V	−	(+)	+	+	V	V	−	V	+	+	+	−	−	+	V	(+)	(+)	−	(+)	−

注：“胎儿 1”表示胎儿弯曲菌胎儿亚种，“胎儿 2”表示胎儿弯曲菌性病亚种，“豚肠 1”表示豚肠弯曲菌豚肠亚种，“豚肠 2”表示豚肠弯曲菌劳氏亚种，“空肠 1”表示空肠弯曲菌多氏亚种，“空肠 2”表示空肠弯曲菌空肠亚种，“乌城”表示乌普萨拉弯曲菌，mCCDA 表示改进的活性炭头孢哌酮去氧胆酸盐琼脂，TTC 表示氯化三苯四氮唑。引自 IJSEM 2009；59：1666～1671.

Capnocytophaga 嗜二氧化碳噬纤维菌属

Leadbetter et al. 1982, 266[VP] 1989 手册；3：2050～2058. Arch. Microbiol. 1979；22：9～16.

因未见原文及 1989 年版的手册，故从相关文献中间接了解如下：本属为镰刀形到杆状的、有滑行运动能力的革兰氏染色阴性杆菌。生长需 5%～10%的二氧化碳(但 *C. gingivalis* 可适应不需二氧化碳的环境),为发酵型(*fermentative type*)细菌,主要发酵产物是乙酸和琥珀酸,但 *C. gingivalis* 可兼有呼吸型代谢,不液化琼脂,触酶阴性,不产生硫化氢和吲哚。主要呼吸醌是 MK-6,细胞主要脂肪酸为异构型 $C_{15:0}$ 和 $C_{18:0}$。DNA 的 G+C mol%为 39～44。为口腔中的细菌,有的种与青少年局部牙周炎和免疫缺陷者的全身感染有关。

C. canimorsus 狗咬嗜二氧化碳噬纤维菌 IJSB 1990;40:105～106. J. Clin. Microbiol. 1989;27:231～235.

C. canis 犬二氧化碳噬纤维菌 IJSEM 2016;66:2463～2466. Emerg. Microbs. Infect. 2016;5:e29.

C. cynodegmi 犬咬嗜二氧化碳噬纤维菌 IJSB 1990;40:105～106. J. Clin. Microbiol. 1989;27:231～235.

C. gingivalis 牙龈嗜二氧化碳噬纤维菌

C. gingivalis 的修正描述,IJSB 1985;35:369～370.

C. granulosa 颗粒嗜二氧化碳噬纤维菌 IJSB 1994;44:324～329.

C. haemolytica 溶血嗜二氧化碳噬纤维菌 IJSB 1994;44:324～329.

C. leadbetteri 利德比特氏嗜二氧化碳噬纤维菌 IJSEM 2008;58:324～336.

C. ochracea 黄褐嗜二氧化碳噬纤维菌

C. sputigena 生痰嗜二氧化碳噬纤维菌

Cardiobacterium 心杆菌属 Slotnick and Doughety 1964, 271[AL] 1984 手册;1:583～587.

革兰氏染色阴性,但在细胞的膨大端或中心部位可保留结晶紫。直杆状,大小(0.5～0.7)μm×(1.0～3.0)μm,两端较钝,有时可呈 7.0～35.0 μm 的长丝状,多形性。细胞排列有单个、成对、短链和玫瑰花簇状。兼性厌氧菌,有些菌株在分离时需要二氧化碳,除非提高湿度,否则需氧生长较差;生长于烛缸(candle jar)或厌氧条件下则不受湿度影响,最适温度 30～37 ℃。血平板上菌落光滑、凸起而不透明。化能有机营养型,具有严格的发酵型代谢。从果糖、葡萄糖、甘露糖、山梨醇和蔗糖中产酸而不产气。葡萄糖发酵的主要产物是乳酸,也产生少量的丙酮酸盐、甲酸盐和丙酸盐。氧化酶阳性,触酶阴性,形成少量的吲哚,不还原硝酸,在麦康克琼脂上不生长,脲酶阴性,鸟氨酸脱羧酶阴性。为人的鼻菌丛中的菌,从人的细菌性心内膜炎的血液分离。DNA 的 G+C mol%为 59～60(Tm)。

模式种:*Cardiobacterium hominis*(人心杆菌)

C. hominis 人心杆菌 IJSB 1990;40:426～433.

C. valvarum 瓣膜心杆菌 J. Clin. Microbiol. 2004;42:1590～1595.

表 41 心杆菌属(*Cardiobacterium*)与表型类似的属的鉴别性状

属种 (Genus or species)	氧化酶 (Oxidase)	触酶 (Catalase)	吲哚(Indole)产生	葡萄糖 (Glucose)	山梨醇 (Sorbitol)	硝酸盐还原 (Nitrate reduction)	γ-谷氨酰转移酶 (γ-Glutamyltransferase)
				发酵底物 (Fermentation substrates)			
心杆菌属 (*Cardiobacterium*)	+	−	+	+	+	−	+
苏同氏菌属 (*Suttonella*)	+	−	+	+	−	−	+
偶蹄杆菌属 (*Dichelobacter*)	−	−	−	−	−	−	ND
金氏菌属 (*Kingella*)	+	−	−	+	−	ND	−
啮蚀艾肯氏菌 (*E. corrodens*)	+	−	−	−	−	+	−
奈瑟氏菌属 (*Neisseria*)	+	+	−	+	−	ND	ND
伴放线放线菌 (*A. actinomycetemcomitans*)	ND	+	−	+	−	+	+
嗜沫嗜血菌 (*H. aphrophilus*)	ND	−	−	+	−	+	+
巴斯德氏菌属 (*Pasteurella*)	+	+	ND	+	ND	+	ND

Carnobacterium 肉杆菌属 Collins et al. 1987 IJSB 1987;37(4):310～316.

革兰氏染色阳性,无芽胞,直的纤细杆菌,经常单个或成对,有时呈短链状存在,有或无动力。异型发酵性(heterofermentative),从葡萄糖主要产生 L-(+)乳酸,产气不定(依底物而定)并经常阴性,10 ℃可生长,多数株 0 ℃生长而 45 ℃不生长,有 8%的氯化钠时不生长,不在乙酸盐琼脂或肉汤中生长。触酶与联苯胺(benzidine)阴性,不能还原硝酸盐为亚硝酸盐,肽聚糖为内消旋 DAP 直接型,主要的细胞脂肪酸为直链饱和或单不饱和型,$C_{18:1}$ 化合物为 Δ9,10 异构体,也可产生环丙烷脂肪酸。DNA 的 G+C mol% 为 33.0～37.0。在贮藏于低温的真空包装肉类产品中发现。分离自鲑鱼(乳杆菌病 lactobacillosis),也分离自非鲑鱼的鱼种。

模式种:*Carnobacterium divergens*(差异肉杆菌)

C. alterfunditum 副深层肉杆菌 IJSB 1993;43(1):188～189. Arch. Microbiol. 1991;156:255～262.

C. antarcticum 南方肉杆菌 IJSEM 2018;68:1672～1677.

C. divergens 差异肉杆菌(原 *Lactobacillus divergens*)

C. funditum 深层肉杆菌 IJSB 1993;43(1):188～189. Arch. Microbiol. 1991;

156:255～262.

C. gallinarum 鸡肉杆菌

C. iners 堕性肉杆菌 IJSEM 2013;63:1370～1375.

C. inhibens 抑制肉杆菌 IJSB 1999;49(4):1891～1898.

C. jeotgali 酵海鲜肉杆菌 IJSEM 2009;59:3168～3171.

C. maltaromaticum 麦香肉杆菌 IJSEM 2003;53:675～678.

C. mobile 动力肉杆菌

C. piscicola 居(栖)鱼肉杆菌(原 *Lactobacillus piscicola*)

C. piscicola→*Carnobacterium maltaromaticum* 麦香肉杆菌

C. pleistocenium 更新世肉杆菌 IJSEM 2005;55:473～478.

C. viridans 绿色肉杆菌 IJSEM 2002;52:1881～1885.

表 42 肉杆菌属(*Carnobacterium*)种的鉴别

特征(Characteristic)	差异肉杆菌(*C. divergens*)	鸡肉杆菌(*C. gallinarum*)	动力肉杆菌(*C. mobile*)	居鱼肉杆菌(*C. piscicola*)
产酸自:				
苦杏仁苷(Amygdalin)	+	+	−	+
葡糖酸盐(Gluconate)	+(−)	+	−	+
菊糖(Inulin)	−	−	+	+
甘露醇(Mannitol)	−	−	−	+
松三糖(Melezitose)	V	+	−	+(−)
α-甲基-D-葡糖苷(α-Methyl-D-glucoside)	−	+	−	+
α-甲基-D-甘露糖苷(α-Methyl-D-mannoside)	−	−	−	+
D-塔格糖(D-Tagatose)	−	+	−(+)	−
松二糖(Turanose)	−	+	−	+(−)
木糖(Xylose)	−	+	−	−
VP 反应	+	+	−(+)	+
动力(Motility)	−	−	+	−
9,10-甲基十八碳酸(9,10-Methylenoctadecanoic acid)	+	−	−	−

注:−(+)表示偶有菌株阳性,+(−)表示偶有菌株阴性。

表 43　肉杆菌属(*Carnobacterium*)种的鉴别

特征	广布肉杆菌	鸡肉杆菌	活动肉杆菌	居鱼肉杆菌	深层肉杆菌	副深层肉杆菌	抑制肉杆菌	绿色肉杆菌
动力	−	−	+	−	+	+	+	−
产酸自：								
苦杏仁苷	+	+	−	+	−	+	+	−
菊糖	−	−	+	+(−)	−	−	W	−
乳糖	−	+	±	(−)	−	−	W	+
甘露醇	−	−	−	+	+	−	+	−
甲基-α-D-葡糖苷	−	+	−	+	ND	ND	−	−
木糖	−	+	−	−	−	−	−	−
塔格糖	−	+	−(+)	−	ND	ND	−	+
核糖	+	+	+	+	+	+	+	−
蕈糖	+	+	+	+	+	−	+	+
七叶苷水解	+	+	+	+	−	±	+	+
37 ℃	+	+	±	+	−	−	−	−
VP 反应	+	+	−(+)	+	ND	ND	ND	−

注：引自 IJSEM 2002；52：1881～1885.

Caseobacter 酪杆菌属　Crombach 1978，364[AL] 1986 手册；2：1318～1319.

革兰氏染色阳性，杆菌，多不规则，棒状或锥形，大小(0.8～1.2)μm×(2.0～4.0)μm，在新鲜培养基中为杆状，随着培养基耗竭成为卵形到球状，杆状很少有分枝发生，移种至新鲜培养基后，球状和卵状细胞繁殖形成杆菌。细菌单个，成对呈典型"V"形，成团和呈栅状存在，不形成荚膜，无动力。在含 0.7%的酵母浸膏和 1%的葡萄糖的琼脂平板上菌落干燥而小(2～3 mm)，圆而突起，呈灰白、淡粉或淡红色。严格需氧，最适温度为 25～30 ℃，多数株需要有机氮化合物，几乎所有的株都耐受 8%的氯化钠(W/V)。不水解明胶、酪蛋白或淀粉，在氧化-发酵培养基中产酸，触酶阳性，氧化酶阴性。

细胞壁的特征性氨基酸是内消旋二氨基庚二酸，特征性胞壁糖为阿拉伯糖、甘露糖和半乳糖，有低分子量的枝菌酸(C_{30}～C_{36})。DNA 的 G+C mol%为 65～67。

模式种：*Caseobacter polymorphus*(多形酪杆菌)

C. polymorphus　多形酪杆菌

近年报道的种：

C. polymorphus =*Corynebacterium variabilis*　IJSB 1989；39(1)：7～9.

Catonella 卡顿氏菌属 Moore and Moore 1994, IJSB 1994;44:187～192.

专性厌氧的革兰氏染色阴性、无动力、无芽胞杆菌。发酵糖类产生乙酸及少量的甲酸、乳酸。从 2～3 份 10 mL PYG 肉汤培养物的浓缩提出物中检验发现,细胞的主要脂肪酸为 $C_{14:0}$、$C_{14:0}$ 二甲基缩醛(dimethyl acetal)和 $C_{16:0}$ 脂肪酸。DNA 的 G+C mol% 为 34。

模式种:*Catonella morbi*(病害卡顿氏菌)

此属在种系发生(phylogenetic)上属于 *Clostridium subphylum* IJSB 1995;45(4):855～857.

Cedecea 西蒂西菌属 Grimont et al. 1981, 325[VP]1984 手册;1:514～515.

杆状细胞,大小(0.5～0.6)μm×(1～2)μm,符合肠杆菌科的一般定义。大多数菌株有动力,兼性厌氧,发酵葡萄糖产生酸,通常也产气。还原硝酸盐为亚硝酸盐,大多数菌株脂酶及玉米油阳性,DNA 酶和明胶酶阴性,抵抗多黏菌素 E(colistin)和头孢霉素 I(cephalothin)。分离自人的呼吸道等临床标本,但临床意义未知。DNA 的 G+C mol% 为 48～52。

模式种:*Cedecea davisae*(戴维氏西蒂西菌)

C. davisae 戴维氏西蒂西菌

C. lapagei 拉帕氏西蒂西菌

C. neteri 奈特氏西蒂西菌

Cellulomonas 纤维单胞菌属 Bergey et al. 1923, 154, emend Clark 1952, 50[AL]1986 手册;2:1325～1329.

革兰氏染色阳性但细胞极易脱色,幼稚培养可为纤细的不规则杆状,大小为(0.5～0.6)μm×(2.0～4.0)μm 或更大,呈直的、成角或微弯曲,有的杆菌互相排列呈"V"形,偶尔呈初级分枝但不产生菌丝。一周或以上的陈旧培养主要为短杆状,但一小部分可呈球状,无芽胞,不抗酸,由一根通常为极毛或次极毛或少数侧毛运动,或不运动。胞壁肽聚糖含鸟氨酸但无甘氨酸或高丝氨酸(homoserine),胞壁多糖中不以半乳糖为主要成分。主要的呼吸醌是 MK-9(H_4)。需氧但多数株也能厌氧生长,最适温度 30 ℃。在中性 pH 值的胨-酵母浸膏培养基上生长情况中等,形成混浊的、通常凸起的黄色菌落。

化能有机营养型,代谢主要为呼吸型的,也有发酵型的,多数菌株需氧性(也厌氧性)地从葡萄糖产酸。触酶阳性,分解纤维素,水解淀粉和明胶(弱),还原硝酸盐为亚硝酸盐,产生 DNA 酶。需要生物素(biotin)和硫胺素(thiamin)。DNA 的 G+C mol% 为 71～76。

模式种:*Cellulomonas flavigena*(产黄纤维单胞菌)

C. aerilata 气生纤维单胞菌 IJSEM 2008;58:2925～2929.

C. bogoriensis 博戈里亚湖纤维单胞菌 IJSEM 2005;55:1711～1714.

C. biazotea 双氮纤维单胞菌

C. carbonis 煤炭纤维单胞菌 IJSEM 2012;62:2004～2010.

C. cartae 卡氏纤维单胞菌 IJSB 1980;30:186～188. →*Cellulosimicrobium cellulans*

C. cellasea 纤维纤维单胞菌

C. chitinilytica 解壳多糖纤维单胞菌 IJSEM 2008;58:1878～1884.

C. composti 堆肥纤维单胞菌 IJSEM 2007;57:1256～1260.

C. denverensis 丹佛纤维单胞菌 IJSEM 2005;55:1395～1397. J. Clin. Microbiol. 2005;43:1732～1737.

C. fermentans 发酵纤维单胞菌 IJSB 1995;35:502～507.

C. fermentans→*Actinotalea fermentans* IJSEM 2007;57:151～156.

C. flavigena 产黄纤维单胞菌 IJSEM 1980;30:273.(1974 Bergey's Manual 8ed)

C. fimi 粪肥纤维单胞菌

C. gelida 冷纤维单胞菌

C. hominis 人纤维单胞菌 IJSB 1996;46(1):362～363. J. Clin. Microbiol. 1995;33(8):2091～2097.(原 CDC Coryneform group A_3, A_4)

C. humiferus 腐殖生纤维单胞菌 IJSEM 2000;50:661～663.

C. humilata 土生纤维单胞菌 IJSEM 2000;50:661～663.

C. iranensis 伊朗纤维单胞菌 IJSEM 2000;50:993～996.

C. marina 海洋纤维单胞菌 IJSEM 2013;63:3014～3018.

C. massiliensis 马赛纤维单胞菌 IJSEM 2015;65:2777～2783. Stand. Genomic. Sci. 2012;7:258～270.

C. oligotrophica 寡养纤维单胞菌 IJSEM 2013;63:60～65.

C. pakistanensis 巴基斯坦纤维单胞菌 IJSEM 2014;64:2305～2311.

C. persica 波斯纤维单胞菌 IJSEM 2000;50:993～996.

C. phragmiteti 芦苇纤维单胞菌 IJSEM 2011;61:1662～1666.

C. soli 土纤维单胞菌 IJSEM 2013;63:60～65.

C. terrae 土壤纤维单胞菌 IJSEM 2005;55:1705～1709.

C. turbata 震颤纤维单胞菌 IJSB1983;33:438～440.

C. uda 潮湿纤维单胞菌

C. xylanilytica 解木聚糖纤维单胞菌 IJSEM 2004;54:533～536.

Chlamydia 衣原体属

Jones, Rake & Stearn 1945, 55[AL] 1984 手册;1:729～739.

无动力的球形微生物，大小 0.2～1.5 μm，只能生活在宿主细胞胞浆连膜的空泡(membrane-bounded vacules)中，从小的原体(elementary bodies)到较大的网状体(reticulate bodies)以独特的发育周期进行二分裂繁殖，当网状体重新构建浓缩为新一代原体时循环完成。原体可在细胞外存活，并以特殊的吞噬机制[此机制不发生含衣原体的吞噬体(phagosomes)与溶酶体(lysosomes)融合]传染另外的宿主细胞。从原体到网状体的转变是逐渐的，存在中间型。原体直径 0.2～0.4 μm，含有电子致密的核质和少数核蛋白体，由坚硬的三层壁围绕，具有传染性。网状体直径 0.6～1.5 μm，不如原体紧密，有纤维状的核质，较多的核蛋白体，较薄和较柔软的三层壁。网状体对细胞的传染性未能证明。革兰氏染色阴性，细胞壁在构造和成分上与其他革兰氏染色阴性菌的壁类似，但胞壁酸(muramic acid)缺乏或极少，有属特异的、与壁相关联的、含有 2-酮-3-脱氧辛酸样物质的脂多糖抗原。原体和网状体壁的内表面上有呈六角形规则排列的亚单位，而在外表面上则布缀着呈六角形排列的半球状凸出。衣原体可引起人、其他哺乳动物和鸟类患多种疾病。在宿主细胞外繁殖衣原体未能成功。衣原体可在实验动物、鸡胚卵黄囊或细胞中繁殖。衣原体依靠宿主的高能化合物和低分子量的中间代谢物合成自身的 DNA、RNA 和蛋白质及衣原体特异的小分子物质，而不是由宿主制造。DNA 的 G+C mol%为 41～44(Tm)。其基因组是所有原核细胞中最小的，分子量为(4～6)×10^8 Da。

模式种：*Chlamydia trachomatis*(沙眼衣原体)

C. trachomatis 沙眼衣原体(包括三个生物变种：沙眼生物变种、性病淋巴肉芽肿生物变种、小鼠生物变种)

C. psittaci 鹦鹉热衣原体

C. pneumoniae 肺炎衣原体(TWAR) IJSB 1989;39(1):88～90.

C. pecorum 牧群衣原体 IJSB 1992;42(2):306～308.

Chlamydia 衣原体属 修正描述 Everett，Bush 和 Andersen IJSB 1999;49(2):415～440.

衣原体属以前包括全部已知的衣原体。修正后，衣原体属为衣原体科中的两个属之一。此属包括沙眼衣原体(*Chlamydia trachomatis*)、小鼠衣原体(*C. muridarum*)和猪衣原体(*C. suis*)，而以前的种(牧群衣原体 *C. pecorum*、肺炎衣原体 *C. pneumoniae* 和鹦鹉热衣原体 *C. psittaci*)则放到亲衣原体属(*Chlamydophila*)中。已检查的衣原体的种其 16S 或 23S rRNA 基因序列各呈 97%及以上的相同性。对于新的分离物，其 16S 或 23S rRNA 基因序列必须与模式株 A/Har13^T 呈 95%及以上的相同性时才能放于此属。衣原体的种可根据标记序列(signature sequences)或者其他基因而易于与其他种区别。衣原体的种产生糖原(glycogen)，糖原很容易在沙眼衣原体的血清型中观察到，也可不同程度地在小鼠衣原体和猪衣原体中看到。已测得的衣原体基因组为 1.0～1.1 Mbp，略微小于亲衣原体属(*Chlamydophila*)的基因组。已测得的衣原体基因组有两个相同的核糖体操纵子(ribosomal operon)。本属大多数株(但非全部)有染色体外质粒。衣原体呈现不同的包涵体形态，并对磺胺嘧啶(sulfadiazine)敏感。目前已知的衣原体在其主要外膜蛋白(MOMP)上有一个表位(epitope,即抗原决定簇),它与核心(core)中的表位 NPTI、TLNPTI、LNPTIA 或 LNPTI 相匹配,可用 VS4 沙眼衣原体单抗(mAbs)来测定。

模式种:*Chlamydia trachmatis*(沙眼衣原体)

C. avium 鸟衣原体 IJSEM 2015;65:2017～2025. Syst. Appl. Microbiol. 2014;37:79～88.

C. felis 猫衣原体 IJSEM 2015;65:2017～2025. Syst. Appl. Microbiol. 2015;38:99～103.

C. gallinacea 家禽衣原体 IJSEM 2015;65:2017～2025. Syst. Appl. Microbiol. 2014;37:79～88.

C. muridarum 小鼠衣原体 IJSEM 1999;49:415～440.

C. suis 猪衣原体

C. trachmatis 沙眼衣原体

沙眼生物变种(Biovar. *Trachmatis*)

性病淋巴肉芽肿生物变种(Biovar. *LGV*)

Chlamydophila 亲衣原体属 Everett,Bush 和 Andersen 1999 IJSB 1999;49(2):415～440.

Chlamydophila (Chla. my. do'phil. a. Gr. fem. n. *chlamys*, *chlamydis* a cloak; L. fem. n. *phila* dear, beloved; M. L. fem. n. *Chlamydophila* dear to the cloak).

亲衣原体属是衣原体科中的两个属之一。此属由畜群衣原体、肺炎衣原体和鹦鹉热衣原体组成,它们转入此属后称为"畜群亲衣原体""肺炎亲衣原体"和"鹦鹉热亲衣原体"。亲衣原体的种的完全 16S rRNA 和 23S rRNA 基因呈 95%及以上的同一性。亲衣原体的种很容易用核糖体标记序列或用核糖体基因间隔与其他种区别,也可以用若干的其他基因以 DNA 同源性来鉴定。亲衣原体的基因组大小约 1.2 Mbp,亲衣原体属的种不产生可测定量的糖原。亲衣原体属的基因组略大于衣原体属的基因组,并仅含一个核糖体操纵子。亲衣原体属的株具有不同的形态,对磺胺嘧啶有不同的抗性。染色体外质粒存在于许多亲衣原体属的种中。

模式种:*Chlamydophila psittaci*(鹦鹉热亲衣原体)

C. abortus 流产亲衣原体(包括以前属于鹦鹉热衣原体的流产分离物)

C. caviae 豚鼠亲衣原体(包括以前属于鹦鹉热衣原体的豚鼠包涵体结膜炎分离物)

C. felis 猫亲衣原体

C. pecorum 畜(羊)群亲衣原体 (原畜群衣原体)

C. pneumoniae(原肺炎衣原体)

TWAR 生物变种

考拉(Koala)生物变种

马(Equine)生物变种

C. psittaci 鹦鹉热亲衣原体(原鹦鹉热衣原体)

***Chromobacterium* 色杆菌属** Bergonzini 1881,153[AL] 1984 手册;1:580～582.

革兰氏染色阴性,经常有条状或双极染色的脂质内含物。杆菌,大小(0.6～0.9)μm×(1.5～3.5)μm,两端钝圆,有时略微弯曲,单个存在,有时成对,延长型或短链。未看到明显的荚膜,无芽胞,既有以单极毛运动的,也有以1～4根次极毛或侧毛运动的。在固体培养基上产生奶酪状紫色菌落,营养肉汤中在液体表面与试管壁间的界面上形成紫色环。25 ℃时可生长,但最适、最高和最低温度因种而不同,最适pH值7～8,pH值5以下不生长,在6%或以上浓度的氯化钠培养基中不生长。化能有机营养型,主要以发酵方式分解糖类,分解葡萄糖和其他糖类产酸不产气,乳酸盐可氧化成二氧化碳。以科瓦克斯氏(Kovacs)法测试氧化酶阳性,虽然紫色素对试验有干扰;触酶阳性;用一般试验方法吲哚阴性,但在某些条件下可累积与吲哚试剂呈阳性反应的化合物;VP反应阴性,硝酸盐及大多数情况下亚硝酸盐可被还原,经常可见气体产生。从胨中可产氨,磷酸酶阳性,芳基硫酸酯酶(arylsulfatase)阴性。生长于普通培养基中,可利用柠檬酸盐和氨作为主要的碳源和氮源,但生长缓慢,不需要生长因子。抵抗苄青霉素(10 μg/mL)和弧菌抑菌剂O/129(2,4-二氨基-6,7-二异丙基蝶啶, 30 μg/片);对四环素敏感(30 μg/mL)。是土壤和水中的细菌,有时会引起包括人在内的哺乳动物感染。DNA的G+C mol%为50～68(Tm)。

模式种:*Chromobacterium violaceum*(紫色色杆菌)

C. alkanivorans 解烷色杆菌 IJSEM 2016;66:5228～5235.

C. amazonense 亚马孙河色杆菌 IJSEM 2015;65:2017～2025. Antonie van Leeuwenhoek 2015;107:1057～1063.

C. aquaticum 水生色杆菌 IJSEM 2008;58:877～880.

C. fluviatile 河流色杆菌

C. fluviatile*→*Indobacter

C. haemolyticus 溶血色杆菌 IJSEM 2008;58:1398～1403.

C. lividum 蓝黑色杆菌(8版手册)→*Janthinobacterium*

C. piscinae 池塘色杆菌 IJSEM 2009;59:2486～2490.

C. pseudoviolaceum 假紫色色杆菌 IJSEM 2009;59:2486～2490.

C. rhizoryzae 稻根色杆菌 IJSEM 2016;66:3890～3896.

C. sphagni 藓色杆菌 IJSEM 2017;67:3417～3422.

C. subtsugae 铁衫土色杆菌 IJSEM 2007;57:993～999.

C. vaccinii 越橘色杆菌 IJSEM 2013;63:1840～1846.

C. violaceum 紫色色杆菌

表 44 原来的色杆菌属(*Chromobacteium*)的菌种鉴别

菌种(Species)	扩散生长	胶状菌落	4 ℃生长	37 ℃生长	发酵 (Fermentation)	氧化 (Oxidation)	阿拉伯糖 (L-Arabinose)	纤维二糖 (D-Cellobiose)	半乳糖 (D-Galactose)	葡糖酸盐 (Gluconate)	甘油 (Glycerol)	肌醇 (Inositol)	麦芽糖 (Maltose)	蕈糖 (Ttehalose)	乳酸盐 (Lactate)	七叶苷 (Esculin)	精氨酸 (Arginine)
蓝黑色杆菌 (*C. lividum*)	0	40	97	0	0	97	100	97	100	1	98	100	98	1	100	100	0
河流色杆菌 (*C. fluviatile*)	89	4	100	0	100	0	0	0	0	96	13	0	100	100	0	0	0
紫色色杆菌 (*C. violaceum*)	0	0	0	100	100	0	0	0	0	100	100	0	0	100	100	0	100

Chryseobacterium 华丽(金黄)杆菌属 Vandamme et al. 1994, IJSB 1994;44(4):827～831.

革兰氏染色阴性、无动力、无芽胞的杆菌,具有平行侧面,两端钝圆,为典型杆菌,大小 0.5 μm×(1～3)μm,胞内无聚 β-羟丁酸盐颗粒。需氧菌,化能有机营养型,全部菌株可在 30 ℃生长,大多数菌株在 37 ℃生长。生长于固体培养基时产生色素(黄到橙),但也有无色素的菌株。菌落半透明(有时不透明)、圆形、凸起或低凸、光滑,边缘完整有光泽。触酶、氧化酶和磷酸酶阳性。包括甘油和蕈糖等在内的一些糖类可被其氧化,蛋白分解活性强,水解七叶苷,不水解琼脂,抵抗许多抗菌药物。优势的是支链脂肪酸[即异构型 $C_{15:0}$、异构型 17ω9c、异构型 $C_{17:0}$—3OH 和第 4 种(异构型 $C_{15:0}$—2OH 或 ω7t—$C_{16:1}$)或二者皆有],鞘磷脂(sphingophospholipids)缺乏。MK-6 是唯一的呼吸醌。高精眯(homospermidine)和 2-羟腐胺(2-hydroxyputrescine)是产吲哚华丽杆菌(*C. indologenes*)的主要多胺(polyamine),而腐胺(putrescine)和鲱丁胺(agmatine)为次要多胺(polyamine)。DNA 的 G+C mol%为 33～38。此属广泛存在于土壤和水中,也可从临床标本中得到。

模式种:*Chryseobacterium gleum*(粘华丽杆菌)

C. aahli 水动物室华丽杆菌 IJSEM 2014;64:1573～1579.

C. angstadtii 昂氏华丽杆菌 IJSEM 2013;63:4777～4783.

C. antarcticun 南极华丽杆菌 IJSEM 2009;59:2238～2240.

C. anthropi 人体华丽杆菌 IJSEM 2009;59:2421～2428.

C. aquaticum 水华丽杆菌 IJSEM 2008;58:533～537.

C. aquifrigidense 冷水华丽杆菌 IJSEM 2008;58:607～611.

C. arachidiradicis 花生根华丽杆菌 IJSEM 2015;65:2179～2186.

C. arachidis 花生华丽杆菌 IJSEM 2014;64:1455～1458. Antonie van Leeuwenhoek 2014;105:491～500.

C. arothri 纹腹鲀华丽杆菌 IJSEM 2008;58:290～293.

C. arothri →*Chryseobacterium homonis* IJSEM 2009;59:695～697.

C. arthrosphaerae 千足虫华丽杆菌 IJSEM 2010;60:1765～1769.

C. artocarpi 菠萝蜜华丽杆菌 IJSEM 2014;64:3153～3159.

C. balustinum 大比目鱼(金矿)华丽杆菌(原大比目鱼黄杆菌)

C. bernardetii 伯氏华丽杆菌 IJSEM 2013;63:4639～4662.

C. bovis 牛华丽杆菌 IJSEM 2008;58:1024～1028.

C. caeni 污泥华丽杆菌 IJSEM 2007;57:141～145.

C. camelliae 茶华丽杆菌 IJSEM 2014;64:851～857.

C. carnipullorum 生鸡肉华丽杆菌 IJSEM 2013;63:3243～3249.

C. carnis 肉华丽杆菌 IJSEM 2013;63:4639～4662.

C. chaponense 查坡湖华丽杆菌 IJSEM 2011;61:497～501.

C. contaminans 污染华丽杆菌 IJSEM 2014;64:1419～1427.

C. cucumeris 黄瓜华丽杆菌 IJSEM 2017;67:610～616.

C. culicus 库蚊华丽杆菌 IJSEM 2010;60:2387～2391.

C. daecheongense 大清湖华丽杆菌 IJSEM 2005;55:133～138.

C. daeguense 大邱华丽杆菌 IJSEM 2007;57:1355～1359.

C. defluvii 污水华丽杆菌 IJSEM 2003;53:93～97.

C. elymi 野生黑麦华丽杆菌 IJSEM 2011;61:1～3. Syst. Appl. Microbiol. 2010;33:122～127.

C. endophyticum 植物内华丽杆菌 IJSEM 2017;67:570～575.

C. flavum 黄色华丽杆菌 IJSEM 2007;57:1765～1769.

C. formosense 台湾华丽杆菌 IJSEM 2005;55:423～426.

C. frigidisoli 冷土华丽杆菌 IJSEM 2013;63:2666～2671.

C. frigidum 冷华丽杆菌 IJSEM 2016;66:609～615.

C. gallinarum 鸡华丽杆菌 IJSEM 2014;64:1419～1427.

C. gambrini 干布里那斯华丽杆菌 IJSEM 2008;58:26～33.

C. geocarposphaerae 豆荚周土华丽杆菌 IJSEM 2014;64:1455～1458.

C. ginsengisoli 人参土华丽杆菌 IJSEM 2013;63:2975～2980.

C. ginsengiterrae 人参地华丽杆菌 IJSEM 2017;67:1095～1098. Front. Microbiol. 2016;7:2003.

C. ginsenosidimutans 解人参皂苷 IJSEM 2011;61:1430～1435.

C. glaciei 冰华丽杆菌 IJSEM 2018;68:865～870.

C. gleum 黏华丽杆菌(原来的黏黄杆菌 IJSB 1984;34:21～25.) IJSB 1994;44:827～831.

C. greenlandense 格陵兰华丽杆菌 IJSEM 2010;60:1477～1479.

C. gregarium 牧群华丽杆菌 IJSEM 2008;58:1069～1074.

C. gwangjuense 光州华丽杆菌 IJSEM 2013;63:4580～4585.

C. hagamens 哈加姆华丽杆菌 IJSEM 2011;61:1～3. Syst. Appl. Microbiol. 2010;33:122～127.

C. haifense 海法华丽杆菌 IJSEM 2007;57:2344～2348.

C. halperniae 哈尔彭氏华丽杆菌 IJSEM 2017; 67: 1095 ～ 1098. Front. Microbiol. 2016;7:2003.

C. hispanicum 西班牙华丽杆菌 IJSEM 2006;56:1589～1592.

C. hispalense 塞维利亚华丽杆菌 IJSEM 2013;63:4386～4395.

C. hominis 人华丽杆菌 IJSEM 2007;57:2623～2628.

C. humi 大地华丽杆菌 IJSEM 2010;60:402～407.

C. hungaricum 匈牙利丽杆菌 IJSEM 2008;58:2748～2754.

C. indologenes 产吲哚华丽杆菌(原产吲哚黄杆菌)

C. indoltheticum 吲哚华丽杆菌(原吲哚黄杆菌)

C. jejuense 济州华丽杆菌 IJSEM 2008;58:470～473.

C. jeonii 杰氏华丽杆菌 IJSEM 2009;59:2238～2240.

C. joostei 宙斯特氏华丽杆菌 IJSEM 2003;53:771～777.

C. koreense 韩国华丽杆菌 IJSEM 2009;59:2421～2428.

C. kwangjuense 光州华丽杆菌 IJSEM 2013;63:2835～2840.

C. lathyri 山黧豆华丽杆菌 IJSEM 2010;60:122～127.

C. lactis 乳华丽杆菌 IJSEM 2013;63:4639～4662.

C. limigenitum 污水道华丽杆菌 IJSEM 2015; 65: 2777 ～ 2783. Antonie van Leeuwenhoek 2015;107:1633～1638.

C. luteum 橙色华丽杆菌 IJSEM 2007;57:1881～1885.

C. marinun 海华丽杆菌 IJSEM 2009;59:2238～2240.

C. meningosepticum 脑膜败血华丽杆菌(原脑膜败血黄杆菌 IJSB 1983;33:580～598.)→*Elizabethkingia* IJSEM 2005;55:1287～1293.

C. miricola 居米尔空间站华丽杆菌 IJSEM 2004;54:307～308. Syst. Appl. Microbiol. 2003;26:523～528. →*Elizabethkingia* IJSEM 2005;55:1287～1293.

C. molle 敏感华丽杆菌 IJSEM 2008;58:26～33.

C. montanum 土岭华丽杆菌 IJSEM 2016;66:4051～4056.

C. nakagawai 中川华丽杆菌 IJSEM 2013;63:4639～4662.

C. oleae 油橄榄华丽杆菌 IJSEM 2014;64:3603～3606. Syst. Appl. Microbiol. 2014;37:342～350.

C. oncorhynchi 虹鳟鱼华丽杆菌 IJSEM 2012;62:473～475. Syst. Appl. Microbiol. 2012;35:24～29.

C. oranimense 校园华丽杆菌 IJSEM 2008;58:2635～2639.

C. pallidum 苍白华丽杆菌 IJSEM 2008;58:26～33.

C. palustre 沼泽华丽杆菌 IJSEM 2010;60:402～407.

C. piperi 派珀氏华丽杆菌 IJSEM 2011;61:2162～2166.

C. piscicola 居鱼华丽杆菌 IJSEM 2009;59:3001～3005.

C. piscium 鱼华丽杆菌 IJSEM 2006;56:1317～1322.

C. polytrichastri 苔藓华丽杆菌 IJSEM 2015;65:1105～1111. Antonie van Leeuwemhoek 2015;107:403～410.

C. profundimaris 深海华丽杆菌 IJSEM 2015;65:2017～2025. Antonie van Leeuwenhoek 2015;107:979～989.

C. psychrotolerans 耐冷华丽杆菌 IJSEM 2017;67:1095～1098. Front. Microbiol. 2016;7:2003.

C. reticulitermitis 白蚁华丽杆菌 IJSEM 2017;67:1698～1702.

C. rhizoplanae 根周华丽杆菌 IJSEM 2015;65:1105～1111. Antonie van Leeuwenhoek 2015;107:533～538.

C. rhizosphaerae 根围华丽杆菌 IJSEM 2011;61:1～3. Syst. Appl. Microbiol 2010;33:122～127.

C. rhizoplaneae 根区华丽杆菌 IJSEM 2015;65:1105～1111. Antonie van Leeuwenhoek 2015;107:533～538.

C. rigui 河口(湿地)华丽杆菌 IJSEM 2013;63:1062～1067.

C. salipaludis 盐沼泽华丽杆菌 IJSEM 2018;68:542～545.

C. scophthalmum 大菱鲆华丽杆菌(原大菱鲆黄杆菌 IJSB 1994;44:447～453.) IJSB 1994;44:827～831.

C. sediminis 沉淀华丽杆菌 IJSEM 2015;65:4019～4024.

C. shandongense 山东华丽杆菌 IJSEM 2015;65:1860～1865.

C. shigense 志贺华丽杆菌 IJSEM 2005;55:1903～1906.(分离自日本的志贺县)

C. solani 茄子华丽杆菌 IJSEM 2015;65:2372～2377.

C. soldanellicola 居打碗花华丽杆菌 IJSEM 2006;56:433～438.

C. soli 土华丽杆菌 IJSEM 2008;58:470～473.

C. solincola 居土华丽杆菌 IJSEM 2010;60:1876～1880.

C. taeanense 大安华丽杆菌 IJSEM 2006;56:433～438.(分离自朝鲜半岛的大安地区)

C. taichungense 台中华丽杆菌 IJSEM 2005;55:1301～1304.

C. taihuense 太湖华丽杆菌 IJSEM 2013;63:913～919.

C. taiwanense 台湾华丽杆菌 IJSEM 2006;56:1771～1776.

C. takakiae 藻苔华丽杆菌 IJSEM 2015;65:71～76.(分离自一种苔藓植物)

C. taklimakanense 塔克拉玛干华丽杆菌 IJSEM 2013;63:4639～4662.

C. tenax 黏固华丽杆菌 IJSEM 2017;67:1095～1098. Front. Microbiol. 2016;7:2003.

C. treverense 特里尔华丽杆菌 IJSEM 2010;60:1993～1998.

C. tructae 鳟鱼华丽杆菌 IJSEM 2013;63:1～5. Syst. Appl. Microbiol. 2012;35:315～319.

C. ureilyticum 解尿素华丽杆菌 IJSEM 2008;58:26～33.

C. vietnamense 越南华丽杆菌 IJSEM 2012;62:827～831.

C. vrystaatense 布尔文华丽杆菌 IJSEM 2005;55:2149～2153.

C. wanjuense 万州华丽杆菌 IJSEM 2006;56:1501～1504.(从万州地区的土壤中分离得到)

C. xinjiangense 新疆华丽杆菌 IJSEM 2011;61:1397～1401.

C. xixisoli 西溪湿地华丽杆菌 IJSEM 2017;67:1095～1098. Front. Microbiol. 2016;7:2003.

C. yonginense 龙仁市华丽杆菌 IJSEM 2011;61:1413～1417.

C. zeae 玉蜀黍(玉米)华丽杆菌 IJSEM 2014;64:1455～1458. Antonie van Leeuwenhoek 2014;105:491～500.

表 45 华丽杆菌属(*Chryseobacterium*)与有关菌属的鉴别特征

特征(Characteristic)	黄杆菌属(*Flavobacterium*)	华丽杆菌属(*Chryseobacterium*)	稳杆菌属(*Empedobacter*)	威克氏菌属(*Weeksella*)	伯杰氏菌属(*Bergeyella*)	里默尔氏菌属(*Riemerella*)
G+C mol%	32	33～38	31～33	35～38	35～37	29～35
呼吸醌(Respiratory quinones)	MK-6	MK-6	MK-6	MK-6	ND	MK-7
存在	自由生活	自由生活,寄生	自由生活,寄生	自由生活,腐生	寄生,腐生	寄生
色素(Pigment)	+(类胡萝卜素 carotenoid)	+(flexirubin)	+(flexirubin)	−	−	−
糖分解	+	+	+	−	−	+
嗜二氧化碳代谢	−	−	−	−	−	+
抗青霉素	ND	+	+	−	−	−
DNA 酶(DNase)	ND	+	+	−	−	ND
明胶酶(Gelatinase)	−	+	+	+	+	+
吲哚(Indole)	−	V	+	+	+	−
七叶苷水解(Esculin hydrolysis)	−	+	−	−	−	ND
37 ℃生长	−	+	V	+	+	+
42 ℃生长	−	V	−	+	−	+

续表

特征(Characteristic)	黄杆菌属(*Flavobacterium*)	华丽杆菌属(*Chryseobacterium*)	稳杆菌属(*Empedobacter*)	威克氏菌属(*Weeksella*)	伯杰氏菌属(*Bergeyella*)	里默尔氏菌属(*Riemerella*)
生长于麦康克琼脂(MacConkey agar)	−	+	+	+	−	−
生长于β-羟丁酸盐(β-Hydroxybutyrate)	−	+	+	+	−	ND
从葡萄糖产酸(Acid from glucose)	+	+	V	−	−	V
从蔗糖产酸(Acid from sucrose)	+	−	−	−	−	−

表 46 华丽杆菌属(*Chryseobacterium*)与近似种的鉴别

特征	污水华丽杆菌	解蛋白华丽杆菌	黏华丽杆菌	产吲哚华丽杆菌	大比目鱼华丽杆菌	吲哚华丽杆菌	脑膜败血华丽杆菌	大菱鲆华丽杆菌	鸭病里默尔氏菌	鸽里默尔氏菌	动物溃疡伯杰氏菌
产酸自:											
葡萄糖	+	+	+	+	+	+	+	−	V	+	−
蔗糖	−	+	−	−	−	−	−	−	−	−	−
甘露醇	−	+	−	4/13	−	−	31/49	−	−	−	−
阿拉伯糖	−	+	10/12	−	−	−	1/49	−	NA	−	−
纤维二糖	(+)	−	−	−	−	−	4/49	−	NA	NA	−
果糖	NA	NA	+	+	+	−	28/49	−	NA	+	−
乳糖	NA	−	−	−	−	−	27/49	−	NA	−	−
麦芽糖	+	+	+	+	−	+	46/49	−	V	+	−
棉子糖	−	−	−	−	−	−	−	−	NA	NA	−
水杨素	−	−	−	−	−	−	−	−	NA	−	−
蕈糖	+	+	+	+	−	−	42/49	−	NA	(+)	−
木糖	−	NA	4/12	−	−	−	3/49	−	NA	−	−
酪蛋白消化	NA	+	+	NA	+	+	+	−	NA	NA	NA
七叶苷水解	+	+	+	+	−	+	47/49	−	−	+	−
36～37 ℃生长	+	+	+	+	−	+	+	−	+	+	+
麦康克琼脂生长	−	−	+	V	+	+	+	−	−	−	−
硝酸盐还原	−	−	7/12	V	+	−	−	−	−	−	−
脲酶活性	−	−	7/12	−	−	−	18/49	+	V	V	+
吲哚产生	+	+	+	+	+	+	24/49	−	V	−	+
丙二酸盐利用	−	−	NA	+	NA	NA	NA	NA	V	−	−

注:引自 IJSEM 2003;53(1):93～97. NA 表示无资料。

表 47　华丽杆菌属(*Chryseobacterium*)菌种与近似种的鉴别

特　征	宙斯特华丽杆菌	黏华丽杆菌	产吲哚华丽杆菌	大比目鱼华丽杆菌	吲哚华丽杆菌	大菱鲆华丽杆菌	脑膜败血华丽杆菌	动物溃疡伯杰氏菌	短稳杆菌	解蛋白华丽杆菌
溴棕三甲铵(Cetrimide)琼脂生长	+	−	+	−	−	−	+	−	−	NA
麦康克琼脂生长	+	+	+	+	+	−	+	−	+	−
5 ℃生长	+	−	−	D	+	D	−	−	−	NA
37 ℃生长	−	+	−	+	−	−	+	+	−	+
42 ℃生长	−	−	−	−	−	−	−	+	−	−
DNA 酶	+	+	+	+	+	+	+	−	+	+
脲酶	V	−	−	−	−	+	D	−	+	−
卵磷脂酶	+	+	+	+	+	+	−	−	−	NA
硝酸盐还原	−	+	−	+	−	−	−*	−	−	−
七叶苷水解	+	+	+	+	+	+	+	−	−	+
淀粉水解	+	+	+	−	−	−	−	−	+	+
吐温 80 水解	+	+	+	+	+	+	−	−	−	+
酪氨酸水解	+	+	−	−	−	+	D	−	−	+
硫化氢	−	−	−	−	+	−	−	−	−	W
吲哚(Kovac' 法)	+	+	+	+	+	−	D	+	+	+
产酸自										
L-阿拉伯糖	−	+	−	−	−	−	−	−	−	+
乙醇	−	−	−	+	−	+	+	−	−	−
果糖	+	+	D	+	−	−	+	−	−	NA
甘油	V	+	D	−	−	−	+	−	−	W
乳糖	−	−	−	−	−	−	+	−	−	−
麦芽糖	+	+	+	−	+	−	+	−	+	+
甘露醇	V	−	−	−	−	−	+	−	−	W
蕈糖	+	+	+	−	−	+	+	−	−	+
木糖	−	+	−	−	−	−	−	−	−	NA
克氏枸橼酸盐产碱	V	+	−	−	+	+	D	−	−	NA

注：引自 IJSEM 2003；53(3)：771～777. * 表示不能还原硝酸盐，可还原亚硝酸盐；NA 表示无资料；V 表示不定；D 表示迟缓。

Chryseomonas 华丽(金色)单胞菌属 Holmes et al. 1986 IJSB 1986;36(2):161～165.

革兰氏染色阴性的杆状细菌，侧面平行而两端钝圆，胞内无聚β-羟丁酸盐颗粒，不产生菌柄(prosthecae)，也无鞘(sheaths)包绕，无芽胞，以多极毛运动。为需氧菌，进行严格的呼吸型代谢。生长于18～42 ℃，在固体培养基上菌落灰白至深黄色，圆形，直径1 mm，低凸，光滑(少数株产生皱纹状菌落)，边缘整齐有光泽。触酶阳性但氧化酶阴性，不消化琼脂，化能有机营养型，氧化分解糖类。在一般环境中的存在不清楚，但其显然是腐生菌或与人和其他温血动物共栖，偶尔可有致病性。DNA的G+C mol%为54～56(Tm)。

模式种：*Chryseomonas polytricha*(多毛华丽单胞菌，原Ve-1)

C. luteola 浅黄华丽单胞菌 IJSB 1987;37(3):245～250. (= *C. polytricha* = *Pseudomonas luteola* = Ve-1)

Chryseomonas→*Pseudomonas* IJSB 1997;47(2):249～251.

Citrobacter 柠檬酸杆菌属 Werkman and Gillen 1932, 173[AL] 1984 手册;1:458～461.

革兰氏染色阴性的直杆菌，大小(1.0～2.0)μm×6.0 μm，单个或成对，符合肠杆菌科一般的定义，通常无荚膜，以周毛运动。兼性厌氧，有呼吸也有发酵型代谢。普通培养基上生长良好，营养琼脂上的菌落通常直径2～4 mm，光滑，略凸起，湿润，半透明或不透明，灰白，表面光泽，边缘整齐，有时有黏液型或粗糙型。氧化酶阴性，触酶阳性，化能有机营养型，可利用柠檬酸盐为主要碳源，还原硝酸盐成亚硝酸盐，赖氨酸不脱羧，不产生苯丙氨酸脱氨酶、明胶酶、脂酶和脱氧核糖核酸酶，不水解藻酸盐和果胶酸盐，发酵葡萄糖产酸产气，甲基红试验阳性，VP反应阴性。存在于人和其他动物的粪便中，可能是正常的肠道寄生菌，有时作为条件致病菌从临床标本中分离。也存在于土壤、水、污水和食物中。DNA的G+C mol%为50～52(Tm)。

模式种：*Citrobacter freundii*(弗劳地柠檬酸杆菌)

C. amalonaticus 非丙二酸盐柠檬酸杆菌

C. braakii 布拉克氏柠檬酸杆菌 IJSB 1993;43(4):645～658.

C. diversus 异型柠檬酸杆菌

C. europaeus 欧洲柠檬酸杆菌 IJSEM 2017;67:170～173.

C. farmeri 法默氏柠檬酸杆菌 IJSB 1993;43(4):645～658.

C. freundii 弗劳地柠檬酸杆菌

C. gillenii 吉伦氏柠檬酸杆菌 (formerly *Citrobacter* genomospecies 10) IJSEM 2000;50(2):423～424. J. Clin. Microbiol. 1999;37(8):2619～2624.

C. koseri 科泽氏柠檬酸杆菌

C. malonatica 丙二酸盐柠檬酸杆菌

C. murliniae 默林氏柠檬酸杆菌 (formerly *Citrobacter* genomospecies 11)

IJSEM 2000;50(2):423～424. J. Clin. Microbiol. 1999;37(8):2619～2624.

C. pasteurii　巴斯德氏柠檬酸杆菌　IJSEM 2015;65:1486～1490.

C. portucalensis　葡萄牙柠檬酸杆菌　IJSEM 2017;67:3513～3517.

C. rodentium　啮齿柠檬酸杆菌　IJSB 1996;46(1):362～363. J. Clin. Microbiol. 1995;33:2064～2068.

C. sedlakii　塞德拉克氏柠檬酸杆菌　IJSB 1993;43(4):645～658.

C. werkmanii　沃克曼氏柠檬酸杆菌　IJSB 1993;43(4):645～658.

C. youngae　杨氏柠檬酸杆菌　IJSB 1993;43(4):645～658.

表 48　柠檬酸杆菌属(*Citrobacter*)基因种的鉴别性状

特　征	非丙二酸盐柠檬酸杆菌(*C. amalonaticus*)(基因种 3)	法默氏柠檬酸杆菌(*C. farmeri*)(基因种 4)	弗劳地柠檬酸杆菌(*C. freundii*)(基因种 1)	杨氏柠檬酸杆菌(*C. youngae*)(基因种 5)	布拉克氏柠檬酸杆菌(*C. braakii*)(基因种 6)	沃克曼氏柠檬酸杆菌(*C. werkmanii*)(基因种 7)	塞得拉克氏柠檬酸杆菌(*C. sedlakii*)(基因种 8)	基因种 9 (Genomospecies 9)	基因种 10 (Genomospecies 10)	基因种 11 (Genomospecies 11)
吲哚(Indole)	+	+	D	−	D	−	+	−	−	+
柠檬酸盐(Citrate)	+	−(+)	+	(+)	+	+	+	−	D(+)	+
脲酶(Urease)	D	D	D	D	D	+	+	+	−	D(+)
精氨酸双水解酶(Arginine dihydrolase)	(+)	+	(+)	(+)	(+)	+	+	−	D(+)	D(+)
鸟氨酸脱羧酶(Ornithine decarboxylase)	+	+	−	−	+	−	+	+	−	−
动力(Motility)	+	+	+	+	+	+	+	−	D+	+
丙二酸盐(Malonate)	−	−	−	−	−	+	+	+	+	−
蔗糖(酸)(Sucrose, acid)	−	+	+	D	−	−	−	−	D	D
卫矛醇(酸)(Dulcitol, acid)	−	−	−	+	D	−	+	−	−	+
棉子糖(酸)(Raffinose, acid)	−	+	(+)	−	−	−	−	−	−	D
α-甲基葡糖苷(酸)(α-CH_3-D-glucoside, acid)	−(D)	+	−(D)	−	D	−	−	−	−	−
七叶苷(Esculin)	−(D)	−(D)	−	−	−	−	−(D)	−(D)	−(D)	−(+)
蜜二糖(酸)(Melibiose, acid)	−	+	+	−	D(+)	−	+	−	D	D(+)
水杨素(酸)(Salicin, acid)	D(+)	−(+)	−	−	−	−	−(D)	−(+)	−(D)	−(D)
乙酸盐(Acetate)	+	D(+)	D	D	D(+)	D(+)	+	D	−(D)	D(+)
碳源利用:										
苯甲酸盐(Benzoate)	D	+	−	−	−	−	+	−	−	−
香豆酸盐(m-Coumarate)	−	−	+	+	+	+	D	−	D	−(D)
卫矛醇(Dulcitol)	−	−	−	+	D	−	+	−	−	+

续表

特征	非丙二酸盐柠檬酸杆菌(*C. amalonaticus*)(基因种3)	法默氏柠檬酸杆菌(*C. farmeri*)(基因种4)	弗劳地柠檬酸杆菌(*C. freundii*)(基因种1)	杨氏柠檬酸杆菌(*C. youngae*)(基因种5)	布拉克氏柠檬酸杆菌(*C. braakii*)(基因种6)	沃克曼氏柠檬酸杆菌(*C. werkmanni*)(基因种7)	塞得拉克氏柠檬酸杆菌(*C. sedlakii*)(基因种8)	基因种9(Genomospecies 9)	基因种10(Genomospecies 10)	基因种11(Genomospecies 11)
龙胆酸盐(Gentisate)	+	+	+	−	+	+	+	D	−	D
甘油(Glycerol)	+	+	+	+	+	+	+	−	+	+
3-羟苯甲酸(3-Hydroxybenzoate)	+	+	+	−	+	+	+	+	−	D
4-羟苯甲酸盐(4-Hydroxybenzoate)	+	+	−	−	−	−	+	−	−	−
myo-肌醇(myo-Inositol)	−	−	+	−	−	−	+	−	D	−
5-酮葡糖酸盐(5-Ketogluconate)	+	+	+	+	+	D	−	−	+	+
乳果糖(Lactulose)	−	−	+	−	D	−	+	−(D)	D	D(+)
D-来苏糖(D-Lyxose)	−	−	D(+)	−(D)	D	+	−(D)	−	−	+
麦芽糖醇(Maltitol)	−	+	D	−	D	−	−	−	−	−
蜜二糖(D-Melibiose)	−	+	+	−	+	−	+	−	+	D
1-O-CH_3-α-半乳糖苷(1-O-CH_3-α-Galactoside)	−	+	+	−(D)	+	−	+	−	D(+)	−(+)
3-O-CH_3-D-葡萄糖(3-O-CH_3-D-Glucose)	+	+	D	−	+	+	+	−	−	D
Palatinose	−	+	D	−	D	−	−	−	−	D
3-苯基丙酸盐(3-Phenylpropionate)	−	−	D	+	+	+	−	−	−(D)	−(D)
原儿茶酸盐(Protocatechuate)	+	+	−	−	−	−	+	−	−	−
棉子糖(D-Raffinose)	−	+	D(+)	−	−	−	−	−	D	D
山梨糖(Sorbose)	+	+	+	+	−	+	−	−	−	+
蔗糖(Sucrose)	−	+	+	−	−	−	−	−	D	D
D-酒石酸盐(D-Tartrate)	−	−	−	−	−	+	−	−	−	−
3-羧基戊二酸盐(3-Tricarballylate)	+	+	+	−	+	+	+	+	−	+
L-酪氨酸(L-Tyrosine)	−	−	D(+)	D(+)	D(+)	D(+)	−	−	−(D)	+

Clavibacter 棍状杆菌属 Davis et al. 1984 IJSB 1984;34(2):107～117.

革兰氏染色阳性、不抗酸、多形性的杆菌，常呈"V"形排列，无明显的杆-球循环，无芽胞，无动力。为专性需氧菌，最适温度 20～29 ℃，最高温度 29～35 ℃，于空气中在适当的培养基上生长。营养要求严格,分解某些糖类缓慢而微弱地产酸,能利用某些有机酸。触酶阳性,一般不产生氧化酶、酪氨酸酶(tyrosinase)、脲酶和脂酶。其胞壁的肽聚糖中含有2,4-二氨基丁酸(2,4-diaminobutyric acid,2,4-DAB),壁中主要的糖为鼠李糖而无阿拉伯糖,不产生枝菌酸,主要脂肪酸为非羟基脂肪酸,为 anteiso-和 iso-甲基支链脂肪酸,直链脂肪酸少,呼吸醌为 MK。极性脂(polar lipids)有二磷脂酰甘油、磷脂酰甘油(phosphatidyl glycerol)和糖脂(glycolipid)。DNA 的 G+C mol%为 70±5。

模式种:*Clavibacter michiganesis*(密执安棍状杆菌)

C. capsici 胡椒棍状杆菌 IJSEM 2018;68:234～240.

C. insidiosus 欺诈棍状杆菌 IJSEM 2018;68:234～240.

C. iranicum 伊朗棍状杆菌→*Rathayibacter iranicus*

C. michiganesis 密执安棍状杆菌

C. nebraskensis 内布拉斯加州棍状杆菌 IJSEM 2018;68:234～240.

C. rathayi 拉氏棍状杆菌(原 *Corynebacterium ratheayi*)

C. sepedonicus 腐烂棍状杆菌 IJSEM 2018;68:234～240.

C. tessellarilus 镶嵌棍状杆菌 IJSEM 2018;68:234～240.

C. toxicus 中毒棍状杆菌 IJSB 1992;42(1):64～68.

C. toxicus→*Rathayibacter toxicus* IJSB 1998;48(2):403～441.

C. tritici 小麦棍状杆菌(原 *Corynebacterium tritici*)

C. xyli 棉花棍状杆菌

C. xyli→*Leifsonia xyli* IJSEM 2000;50(1):371～380.

Clostridium 梭菌属 Prazmowski 1880, 23[AL] 1986 手册;2:1141～1200.

杆菌,一般革兰氏染色阳性,至少在生长的最早期为阳性,也有的种未见阳性。能运动或无动力,有动力的细菌通常有周毛,形成卵圆形或圆形芽胞,通常使菌体膨大。

一般为化能有机营养型,有的种为化能自养菌。通常分解糖类或胨产生有机酸和醇混合物,可以是糖分解菌、蛋白分解菌、二者都不分解或二者都分解。可分解糖类、醇类、氨基酸、嘌呤(purines)、类固醇(steroids)或其他有机化合物。有的种同化大气氮。不对硫酸盐进行异化还原反应(dissimilatory reduction)。通常触酶阴性,有的株有微量触酶。细胞壁通常含有内消旋二氨基庚二酸。大多数种专性厌氧,对氧的耐受差别很大,有的种在大气中可生长,但不形成芽胞。大多数种在温度 30～37 ℃,pH 值 6.5～7.0 生长迅速,最适生长温度的范围是 15～69 ℃。模式种 DNA 的 G+C mol%为 27～28,其他种为 22～55。

模式种:*Clostridium butyricum*(丁酸梭菌)

菌名后未列文献者为 1986 年手册第 2 卷中列出的菌名。

C. absonum 不同梭菌

C. aceticum 醋酸梭菌

C. acetireducens 乙酸还原梭菌 IJSB 1996;46(2):454～459.

C. acetobutylicum 丙酮丁醇梭菌 emend IJSEM 2001;51(6):2095～2103.

C. acidisoli 酸土梭菌 IJSEM 2000;50(2):873～881.

C. aciditolerans 耐酸梭菌 IJSEM 2007;57:311～315.

C. acidurici 尿酸梭菌

C. aerotolerans 耐氧梭菌 IJSB 1987;37:102～105.

C. aestuarii 潮滩梭菌 IJSEM 2007;57:1315～1317.

C. akagii 阿氏梭菌 IJSEM 2000;50(2):873～881.

C. aldenense 奥尔登梭菌 J. Clin. Microbiol. 2006;44:2416～2422. IJSEM 2007;57:893～897.

C. aldrichii 艾氏梭菌 IJSB 1990;40:268～272.

C. algidicarnis 冷肉梭菌 Valid IJSB 1995;45:197～198. Lett. Appl. Microbiol. 1994;19:153～157.

C. algifaecis 藻渣堆肥梭菌 IJSEM 2014;64:3844～3848.

C. algoriphilum 喜冷梭菌 IJSEM 2010;60:1477～1479. Extremophiles 2005;9:239～246.

C. algidixylanolyticum 冷解木聚糖梭菌 IJSEM 2000;50(2):623～631.

C. alkalicellulosi 碱解纤维素梭菌 IJSEM 2006;56:925～927. Microbiology (Mikrobioloya) 2005;74:557～566.

C. amazonense 亚马孙梭菌 IJSEM 2015;65:5763～3767. Anarrobe 2015;35:33～37.

C. aminophilum 嗜氨酸梭菌 IJSB 1993;43:107～110.

C. amygdalinum 苦杏仁味梭菌 IJSEM 2003;53:1791～1799.

C. aminovalericum 氨基戊酸梭菌

C. amylolyticum 解淀粉梭菌 IJSEM 2008;58:2132～2135.

C. arbusti 果园梭菌 IJSEM 2010;60:2231～2235.

C. arcticum 北极梭菌 Valid IJSB 1988;38:220～222.(1986 年手册)

C. argentinense 阿根廷梭菌 IJSB 1988;38:375～381.

C. asparagiforme 芦笋茎状梭菌 IJSEM 2007;57:1933～1934. Syst. Appl. Microbiol. 2006;29:292～299.

C. baratii 巴氏梭菌

C. barkeri 巴克氏梭菌

C. bartlettii 巴特利特氏梭菌 IJSEM 2004;54:1425～1426. Anaerobe 2004;10:179～184.

C. beijerinckii 拜氏梭菌 emend IJSEM 2001;51(6):2095～2103.

C. bifermentans 双酶梭菌

C. bolteae 博尔特氏梭菌 IJSEM 2003;53:935～937. Syst. Appl. Microbiol. 2003;26:84～89.

C. botulinum 肉毒梭菌

C. bornimense 波尔尼姆梭菌 IJSEM 2014;64:2792～2797.

C. bryantii 布兰特氏梭菌 Valid IJSB 1985;35:375. 1990;40:40～44. 重分类 Arch. Microbiol. 1985;140:387～390.

C. budayi 布氏梭菌 IJSEM 2018;68:2416～2423.

C. butyricum 丁酸梭菌 IJSB 1980;30:278.

C. cadaveris 尸毒梭菌

C. caenicola 居污泥梭菌 IJSEM 2009;59:1764～1770.

C. caminithermale 热泉梭菌 IJSEM 2003;53:1043～1049.

C. carboxidivorans 食一氧化碳梭菌 IJSEM 2005;55:2085～2091.

C. carnis 肉梭菌

C. cavendishii 卡文迪什氏梭菌 IJSEM 2010;60:358～363.

C. celatum 隐藏梭菌

C. celerecrescens 速生梭菌 IJSB 1989;39:68～71.

C. cellobioparum 产纤维二糖梭菌

C. cellulofermentans 纤维素发酵梭菌 IJSB 1991;41:306～309.

C. cellulolyticum 解纤维素梭菌 IJSB 1984;34:155～159.

C. cellulosi 纤维素梭菌 IJSB 1991;41:306～309.

C. cellulosolvens 噬纤维素梭菌 Valid IJSB 1985;35:223～225. Appl. Environ. Microbiol. 1984;48:88～93.

C. cellulovorans 嗜纤维素梭菌 IJSB 1985;35:223～225. Appl. Environ. Microbiol. 1984;48:88～93.

C. chartatabidum 解纸梭菌 IJSB 1996;46(2):625～626. Arch. Microbiol. 1987;147:169～173.

C. chauvoei 肖氏梭菌

C. chromiireducens 铬还原梭菌 IJSEM 2011;61:2626～2631.

C. citroniae 西伦特氏梭菌 J. Clin. Microbiol. 2006;44:2416～2422. IJSEM 2007;57:893～897.

C. clariflavum 亮黄梭菌 IJSEM 2009;59:1764～1770.

C. clostridioforme 梭形梭菌

C. coccoides 球形梭菌

C. cochlearium 匙形梭菌

C. cocleatum 耳蜗形梭菌

C. colicanis 狗肠梭菌 IJSEM 2003;53:259～262.

C. colinum 鹌鹑梭菌 IJSB 1985;35:155～159.

C. collagenovorans 噬胶梭菌 Valid IJSB 1988;38:328～329. Syst. Appl. Microbiol. 1988;10:134～141.

C. combesii 库姆斯梭菌 IJSEM 2018;68:2416～2423.

C. cylindrosporum 圆柱孢梭菌 IJSB 1985;35:206～208.

C. difficile 艰难梭菌

C. diolis 二醇梭菌 IJSEM 2003;53:627～628. Syst. Appl. Microbiol. 2002;25:491～497.

C. disporicum 双孢梭菌 IJSB 1987;37:398～401.

C. drakeri 德雷克氏梭菌 IJSEM 2005;55:2085～2091.

C. durum 坚韧梭菌→*Paenibacillus durus*

C. estertheticum 产酯梭菌 Valid IJSB 1993;43:188～189. FEMS Microbiol. Lett. 1992;96:235～240.

C. fallax 谲诈梭菌

C. felsineum 费新尼亚梭菌

C. fervidum 嗜热梭菌 IJSB 1987;37:123～126.

C. fimetarium 粪堆梭菌 IJSB 1997;47(1):242. Mikrobiologiva. 1995;64:808～810.

C. formicaceticum 蚁酸醋酸梭菌

C. frigidicarnis 冷肉梭菌 IJSB 1999;49(4):1539～1550.

C. frigoris 冷梭菌 IJSEM 2003;53:1019～1029.

C. ganghwense 江华(岛)梭菌 IJSEM 2006;56:691～693.

C. gasigenes 产气梭菌 IJSEM 2000;50(1):107～118.

C. ghonii 戈氏梭菌

C. glycolicum 乙二醇梭菌

C. glycyrrhizinilyticum 解甘草糖梭菌 Microbiol. Immunol. 2006;50:481～485. IJSEM 2006;56:2507～2508.(分解甘草甜素)

C. grantii 格兰特氏梭菌 IJSB 1996;46(2);625～625. Arch. Microbiol. 1996;162:173～179.

C. guangxiense 广西梭菌 IJSEM 2017;67:710～715.

C. haemolyticum 溶血梭菌

C. halophilum 嗜盐梭菌 Valid IJSB 1991;41:580～581. Arch. Microbiol. 1990;154:127～132.

C. hastiforme 矛形梭菌为 *Tissierella praeacuta* 的迟同义名 IJSEM 2004;54:947～949.

C. hathewayi 哈思韦氏梭菌 IJSEM 2002;52:685～690. Syst. Appl. Microbiol. 2001;24:353～357.

C. herbivorans 噬草梭菌 IJSB 1995;45(3):490～495.

C. hastiforme→为 *Tissierella praeacuta* 的迟同义名 IJSEM 2004;54:947～949.

C. hiranonis 平野梭菌 IJSEM 2001;51(1):39～44.

C. histolyticum 溶组织梭菌

C. homopropionicum 同型丙酸梭菌 Valid IJSB 1991;41:580～581. Arch. Microbiol. 1990;154:342～348.

C. huakuii 华癸梭菌 IJSEM 2014;64:4027～4032.

C. hungatei 亨盖特氏梭菌 IJSEM 2001;51(1):123～132.

C. hydrogeniformans 产氢梭菌 IJSEM 2010;60:358～363.

C. hydroxybenzoicum 羟苯甲酸梭菌 IJSB 1994;44:214～222.

C. hylemonae 希尔蒙氏梭菌 IJSEM 2000;50:971～978.

C. indolis 吲哚梭菌

C. innocuum 无害梭菌

C. intestinale 肠梭菌 IJSB 1989;39:334～336.

C. irregulare 不规则梭菌

C. isatidis 大青花梭菌 IJSB 1999;49(3):1025～1031.

C. jeddahense 吉达梭菌 IJSEM 2016;66:2463～2466. Stand. Genimic. Sci. 2014;9:1003～1019.

C. jejuense 济州梭菌 IJSEM 2004;54:1465～1468.（济州指韩国济州岛）

C. josui 约氏梭菌 IJSB 1988;38:179～182.

C. kluyveri 克氏梭菌

C. lactatifermentans 乳酸盐发酵梭菌 IJSEM 2002;52:921～925.

C. lacusfryxellense 弗里克塞尔湖梭菌 IJSEM 2003;53:1019～1029.

C. laramiense 拉勒米梭菌 Valid IJSB 1993;43:624～625. J. Food. Prot. 1993;56:13～17.

C. lavalense 拉瓦尔梭菌 IJSEM 2009;59:498～503.

C. lentocellum 纤维缓酵梭菌 Valid IJSB 1987;37:179～180. Syst. Appl. Microbiol. 1986;8:181～184.

C. lentoputrescens 缓腐梭菌 IJSB 1980;30:280. 1974 Bergey's Manual. 8th ed.

C. leptum 柔嫩梭菌

C. limosum 泥渣梭菌

C. liquoris 白酒梭菌 IJSEM 2016;66:749～754.

C. litorale 沿海梭菌 IJSB 1991;411:580～581. Arch. Microbiol. 1990;154:127～132.

C. lituseburense 象牙海岸梭菌

C. ljungdahlii 扬达尔氏梭菌 IJSB 1993;43:232～236.

C. lortetii 洛氏梭菌 Valid IJSB 1984;34:270. Arch. Microbiol. 1983;136:42～48.

C. luticellarii 老窖泥浆梭菌 IJSEM 2015;65:4730～4733.

C. lundense 伦德梭菌 IJSEM 2006;56:625～628.

C. magnum 大梭菌 Valid IJSB 1984;34:355～357. Arch. Microbiol. 1984;137:33～41. Arch. Microbiol 1984;137:250～255.

C. malenominatum 坏名梭菌

C. mangenotii 芒氏梭菌

C. mayombei 马永贝梭菌 Valid IJSB 1992;42:191～192. Arch. Microbiol. 1991;156:99～104.

C. methoxybenzovorans 嗜甲氧苯梭菌 IJSB 1999;49(3):1201～1209.

C. methylpentosum 甲基戊糖梭菌 Valid IJSB 1989;39:495～497. Arch. Microbiol. 1989;151:287～293.

C. moniliforme 项链状梭菌 IJSEM 2016;66:1009～1016.

C. neonatale 新生儿梭菌 IJSEM 2018;68:2416～2423.

C. neopropionicum 新丙酸梭菌 IJSB 1995;45(4):879～880. Arch. Microbiol. 1992;157:249～257.

C. neuense 东北大学梭菌 IJSEM 2017;67:710～715.

C. nexile 系结梭菌

C. nitritogenes 产亚硝酸盐梭菌 IJSEM 2018;68:2416～2423.

C. nitrophenolicum 解硝基苯梭菌 IJSEM 2007;57:1886～1890.

C. novyi 诺维氏梭菌

C. oceanicum 海洋梭菌

C. orbiscindens 环切梭菌 IJSB 1991;41:355～357.

C. oroticum 乳清酸梭菌

C. oryzae 水稻梭菌 IJSEM 2015;65:943～951.

C. oxalicum 草酸梭菌 Valid IJSB 1990;40:320～321. Arch. Microbiol. 1989;153:79～84.

C. pabulibutyricum 产丁酸梭菌 IJSEM 2017;67:4974～4978.

C. papyrosolvens 溶纸莎草梭菌

C. paradoxum 意外梭菌 IJSB 1993;43(3):450～460.

C. paraputrificum 类腐败梭菌

C. pascui 牧场梭菌 IJSB 1997;47(1):164～170.

C. pasteurianum 巴斯德氏梭菌

C. perfringens 产气荚膜梭菌

C. pfennigii 芬氏梭菌 IJSB 1985;35:454～456.

C. piliforme 发形(菌毛)梭菌 IJSB 1993;43(2):314～318.

C. polyendosporum 多孢梭菌 IJSEM 2016;66:4299～4305. Bergey's manual 2nd edn. Vol. 3 The Fimicutes pp:738～828.

C. polysaccharolyticum 解多糖梭菌

C. populeti 白杨木梭菌 IJSB 1985;35:160～163.

C. propionicum 丙酸梭菌

C. proteoclasticum 解蛋白梭菌 IJSB 1996;46(3):753～758.

C. proteolyticum 解朊梭菌 Valid IJSB 1988;38:328～329. Syst. Appl. Microbiol. 1988;10:134～141.

C. punense 浦那市梭菌 IJSEM 2015;65:4749～4756.

C. psychrophilum 喜冷梭菌 IJSEM 2003;53:1019～1029.

C. puniceum 略紫色梭菌

C. purinilyticum 解嘌呤梭菌

C. putrefaciens 腐化梭菌

C. putrificum 腐败梭菌

C. putrificum 被拒绝，产毒株为 *C. botulinum*，无毒株为 *C. sporogenes* IJSB 1999;49(1):339.

C. quercicolum 橡树梭菌

C. quercicolum→*Dendrosporobacter* IJSEM 2000;50(1):101～106.

C. quinii 奎因氏梭菌 IJSB 1995;45(4):879～880. Arch. Microbiol. 1992;157:97～103.

C. ramosum 多枝梭菌

C. rectum 直肠梭菌

C. roseum 玫瑰色梭菌 Valid IJSB 1988;38:220～222.（1986 年版的《伯杰氏系统细菌学手册》）

C. saccharobutylicum 糖产丁醇梭菌 IJSEM 2001;51(6):2095～2103.

C. saccharogumia 食糖梭菌 Syst. Appl. Microbiol. 2007;30:16～26. IJSEM 2007;57:893～897.

C. saccharolyticum 解糖梭菌

C. saccharoperbutylacetonicum 糖产丁醇丙酮梭菌 IJSEM 2001;2001;51(6):2095～2103.

C. sardiniense 撒丁岛梭菌

C. sartagoforme 平底锅形梭菌

C. saudiense 沙特梭菌 IJSEM 2016;66:2463～2466. Stand. Genomic. Sci. 2014;9:8.

C. scatologenes 粪味梭菌

C. schirmacherense 希尔马克梭菌 IJSEM 2006;56:715～720.

C. scindens 闪烁梭菌 IJSB 1985;35:478～481.

C. senegalense 塞内加尔梭菌 IJSEM 2015;65:2777～2783. Stand. Genomic. Sci. 2012;6:386～395.

C. septicum 败毒梭菌

C. stercorarium 粪堆梭菌 IJSB 1983;33:837～840.

C. sordellii 索氏梭菌

C. sphenoides 楔形梭菌

C. spiroforme 螺形梭菌

C. sporogenes 生孢梭菌

C. sporosphaeroides 球孢梭菌

C. sticklandii 斯氏梭菌

C. subterminale 近端梭菌

C. sufflavum 淡黄梭菌 IJSEM 2009;59:981～986.

C. sulfidigenes 产硫化物梭菌 IJSEM 2009;59:1661～1665.

C. swellfunianum 水井坊酒厂梭菌 IJSEM 2015;65:1～4. Antonie van Leeuwemhoek 2014;106:817～825.

C. symbiosum 共生梭菌

C. tagluense 塔格鲁梭菌 IJSEM 2009;59:1421～1426.(分离自加拿大西北部的塔格鲁油气田)

C. tarantelliae 旋舞症鱼梭菌 IJSEM 2016;66:1009～1016.

C. tepidiprofundi 大洋暖底梭菌 IJSEM 2008;58:852～855.

C. tepidum 温热梭菌 IJSEM 2017;67:2317～2322.

C. termitidis 白蚁梭菌 Valid IJSB 1992;42:327～329. Syst. Appl. Microbiol. 1992;15:52～58.

C. tertium 第三梭菌

C. tetani 破伤风梭菌

C. tetanomorphum 假破伤风梭菌 IJSB 1989;39:127～134.

C. thermoalcaliphilum 热嗜碱梭菌 IJSB 1994;44:111～118.

C. thermobutyricum 热丁酸梭菌 IJSB 1989;39:199～204.

C. thermocopriae 热粪梭菌 IJSB 1988;38:279～281.

C. thermolacticum 热乳梭菌 Valid IJSB 1988;38:220～222. Syst. Appl. Microbiol. 1985;6:196～202.

C. thermaceticum 热乙酸梭菌

C. thermautotrophicum 热自养梭菌

C. thermocellum 热纤维梭菌

C. thermohydrosulfuricum 热硫化氢梭菌

C. thermopalmarium 热棕榈油梭菌 Valid IJSB 1991;41:331～331. Syst. Appl. Microbiol. 1991;14:135～139.

C. thermopapyrolyticum 嗜热解纸莎草梭菌 IJSB 1991;41:281～283.

C. thermosaccharolyticum 热解糖梭

C. thermosuccinogenes 嗜热产琥珀酸梭菌 IJSB 1995;45(4):879～880. Appl. Enriron. Microbiol. 1991;57:445～462.

C. thermosulfurigenes 热产硫黄梭菌

C. tyrobutyricum 酪丁酸梭

C. uliginosum 沼泽梭菌 IJSEM 2001;51(3):1119～1125.

C. ultunense 神址梭菌 IJSB 1996;46(4):1145～1152.

C. ventriculi 胃梭菌 IJSEM 2016;66:1009～1016.

C. vincentii 文氏梭菌 IJSB 1997;47(3):915～916. Arch. Microbiol. 1997;169:54～60.

C. villosum　绒毛梭菌

C. viride　绿色梭菌　IJSB 1995;45(3):619～620.

C. vulturis　秃鹫梭菌　IJSEM 2015;65:1～4. Antonie van Leeuwenhoek 2014;106:577～583.

C. xylanolyticum　解木糖梭菌　IJSB 1991;41:140～143.

C. xylanovorans　嗜木聚糖梭菌　IJSEM 2000;50(1):3～4. Syst. Appl. Microbiol. 1999;22:366～371.

表 49　常见梭菌(*Clostridium*)的鉴别特征

菌种(Species)	芽孢(Spores)	卵磷脂酶(Licithinase)	脂酶(Lipase)	有氧生长	明胶水解酶(Gelatinase)	牛乳消化(Milk digestion)	吲哚(Indole)	葡萄糖(Glucose)	麦芽糖(Maltose)	乳糖(Lactose)	蔗糖(Sucrose)	水杨素(Salicin)	甘露醇(Mannitol)	PYG中主要产物
双酶梭菌(*C. bifermentans*)	OS	+	−	−	+	+	+	+	w/−	−	−	−	−	A, (p), (ib), (b), (iv), (ic)
肉毒梭菌Ⅰ组(*C. botulinum* Group Ⅰ)	OS	−	+	−	+	+	−	+	−/w	−	−	−	−	A, (p), ib, B, IV, (v), (ic)
肉毒梭菌Ⅱ组(*C. botulinum* Group Ⅱ)	OS	−/+	+	−	+	+	−/+	+	v	−	−	−	−	A, P, B, (v)
肉毒梭菌Ⅲ组(*C. botulinum* Group Ⅲ)	OS	−	+	−	+	−	−	+	+/w	−	+/w	−	−	A, B
丁酸梭菌(*C. butyricum*)	OS	−	−	−	−	−	−	+	+	+	+	+	−/+	A, B
尸毒梭菌(*C. adaveris*)	OT	−	−	−	+	+	+	+	−	−	−	−	−	A, (p), B
肖氏梭菌(*C. chauvoei*)	OS	−	−	−	+	−	−	+	+/w	+/w	+/w	−	−	A, B
梭形梭菌(*C. clostridiiforme*)	OS	−	−	−	−	−	−/+	+	+/w	+/−	+	+/−	−	A
艰难梭菌(*C. difficile*)	OS	−	−	−	+	−	−	+	−	−	−	−/w	+/−	A, (p), ib, B, iv, (v)
溶组织梭菌(*C. histolyticum*)	OS	−	−	V	+	+	−	−	−	−	−	−	−	A
无害梭菌(*C. innocuum*)	OT	−	−	−	−	−	−	+	−	−	+	+	+	A, B
泥渣梭菌(*C. limosum*)	OS	+	−	−	+	+	−	−	−	−	−	−	−	A
诺维氏梭菌A(*C. novy* A)	OS	+	+	−	+	−	−	+	V	−	−	−/+	−	A, P, B
诺维氏梭菌B(*C. novy* B)	OS	+	−	−	+	+	+/−	+	V	−	−	−	−	A, P, B
类腐败梭菌(*C. paraputrificum*)	OT	−	−	−	−	−	−	+	+	+	+	+	−	A, B
产气荚膜梭菌(*C. perfringenes*)	OS	+	−	−	+	+	−	+	+	+	+	−	−	A, (p), B

续表

菌种(Species)	芽孢 (Spores)	卵磷脂酶 (Licithinase)	脂酶 (Lipase)	有氧生长	明胶水解酶 (Gelatinase)	牛乳消化 (Milk digestion)	吲哚 (Indole)	葡萄糖 (Glucose)	麦芽糖 (Maltose)	乳糖 (Lactose)	蔗糖 (Sucrose)	水杨素 (Salicin)	甘露醇 (Mannitol)	PYG 中主要产物
多枝梭菌 (*C. ramosum*)	R/OT	−	−	−	−	−	−	+	+	+	+	+	+/−	A
败毒梭菌 (*C. septicum*)	OS	−	−	−	+	+	−	+	+	+	−	V	−	A, (p), B
索氏梭菌 (*C. sordellii*)	OS	+	−	−	+	+	+	+	W/+	−	−	−	−	A, (p), (ib), (iv), (ic)
楔形梭菌 (*C. sphenoides*)	RS/T	−	−	−	−	−	+	+	+	W/+	W/−	W/+	W/+	A
生孢梭菌 (*C. sporogenes*)	OS	−	+	−	+	+	−	+	−/w	−	−	−	−	A, (p), ib, B, iv, (v), (ic)
近端梭菌 (*C. subterminale*)	OS	−/+	−	−	+	+	−	−	−	−	−	−	−	A, (p), ib, B, IV, (ic)
第三梭菌 (*C. tertium*)	OT	−	−	+	−	−	−	+	+	+	+	+	+/w	A, B
破伤风梭菌 (*C. tetani*)	RT	−	−	−	+	+/−	V	−	−	−	−	−	−	A, p, B

注:"O"表示卵圆形;"R"表示圆形;"S"表示次极端;"T"表示极端;"A"表示乙酸盐(acetate);"B"表示丁酸盐(butyrate);"IB"表示异丁酸(isobutyric acid);"P"表示丙酸盐(propionate);"IC"表示异己酸盐;"V"表示戊酸盐(valerate);"W"表示弱反应;大写字母为主峰,小写字母为小峰。"PYG"表示胨-酵母膏-葡萄糖培养基。

Coenonia 联系菌属 Vandamme et al. 1999 IJSB 1999;49(2):867～874.

联系菌属的细胞为革兰氏染色阴性,不形成芽胞,微嗜氧的无动力杆状细菌。已查明的菌株的主要脂肪酸是支链脂肪酸,包括:异构型 $C_{13:0}$,异构型 $C_{15:0}$,反异构型 $C_{15:0}$,异构型 $C_{15:0}$—3OH,异构型 $C_{16:0}$—3OH 和异构型 $C_{17:0}$—3OH。代表菌株的 DNA 的 G+C mol%为 35～36。

模式种:*Coenonia anatina*(鸭联系菌)

C. anatina 鸭联系菌

Comamonas 丛毛单胞菌属 De vos et al. 1985 IJSB 1985;35:443～453. emend IJSB 1987;37:52～59. IJSB 1991;41(3):427～444.

革兰氏染色阴性,细胞呈直或轻度弯曲的杆状,大小(0.5～1.0)μm×(1～4)μm。单个或成对,以一束极毛运动,不产生芽胞。氧化酶和触酶阳性。严格需氧,非发酵型,化能有机营养型,在含有有机酸、氨基酸和胨的培养基上生长良好。不产生荧光色素,很少分解糖类。DNA 的 G+C mol%为 64～66。

DNA-rRNA 杂交显示丛毛单胞菌属(*Comamonas*)与食酸假单胞菌(*Pseudomonas acidovorans*)、睾酮假单胞菌(*P. testosteroni*)、德氏假单胞菌(*P. delafieldii*)、敏捷假单胞菌(*P. facilis*)、帕氏假单胞菌(*P. palleronii*)、黄假单胞菌(*P. flava*)和嗜糖假单胞菌(*P. saccharophila*)属于同一个 rRNA 组(即帕氏的 rRNA Ⅲ组)。

模式种:*Comamonas terrigena*(土生丛毛单胞菌)。

丛毛单胞菌属(*Comamonas*)1987 年修订:丛毛单胞菌属的描述应扩展,细胞内有聚β-羟丁酸盐颗粒,主要的细胞脂肪酸是十六酸(hexadecanoic acid, $C_{16:0}$)、十六碳烯酸(hexadecenoic acid, $C_{16:1}$)和十八碳烯酸(octadecenoic acid, $C_{18:1}$),细胞内总是含有 3-羟十碳酸(3-hydroxydecanoic acid, $C_{10:0}$—3OH)。主要的醌是 Q-8 而不含 MK(甲基萘醌)。DNA 的 G+C mol%为 61.0～67.1(HPLC 法)。

C. acidovorans（原 *Pseudomonas acidovorans*）　食酸丛毛单胞菌

C. acidovorans→*Delftia* gen. nov.　IJSB 1999;49(2):567～576.

C. aquatica　水生丛毛单胞菌(原 *Aquaspirillum aquaticum*)　IJSEM 2003;53:859～862.

C. aquatilis　水丛毛单胞菌　IJSEM 2018;68:1210～1214.

C. badia　栗色丛毛单胞菌　IJSEM 2005;55:893～895. J. Gen. Appl. Microbiol. 2004;50:243～248.

C. composti　堆肥丛毛单胞菌　IJSEM 2008;58:251～256.

C. denitrificans　脱硝丛毛单胞菌　IJSEM 2001;51(3):999～1006.

C. granuli　颗粒丛毛单胞菌　IJSEM 2011;61:2563～2565.

C. guangdongensis　广东丛毛单胞菌　IJSEM 2013;63:809～814.

C. jiangduensis　江都丛毛单胞菌　IJSEM 2013;63:2168～2173.

C. kerstersii　凯斯特氏丛毛单胞菌　IJSEM 2003;53:859～862.

C. koreensis　高丽丛毛单胞菌　IJSEM 2002;52:377～381.

C. nitrativorans　含硝丛毛单胞菌　IJSEM 2001;51(3):977～983.

C. ondototermitis　白蚁丛毛单胞菌　IJSEM 2007;57:887～891.

C. phosphati　磷酸盐丛毛单胞菌　IJSEM 2016;66:456～461.

C. piscis　鱼丛毛单胞菌　IJSEM 2016;66:780～785.

C. sediminis　沉淀丛毛单胞菌　IJSEM 2016;66:2735～2739.

C. terrigena　土生丛毛单胞菌

C. terrigena　修正描述:IJSEM 2003;53:859～862.

C. testosteroni　(原 *Pseudomonas testosteroni*)睾酮丛毛单胞菌

C. thiooxydans　硫还原丛毛单胞菌　IJSEM 2011;61:2025～2029. Curr. Microbiol. 2010;61:248～253.

C. zonglianii　宗濂丛毛单胞菌　IJSEM 2011;61:255～258.

Comamonas 丛毛单胞菌属 1991年修订描述：IJSB 1991；41(3)：427～444.

丛毛单胞菌属的细胞是直的，或呈弯曲或螺状杆菌，大小(0.3～0.8)μm×(1.1～4.4)μm，有时有更长而不规则的弯曲或螺状细胞，可长至5～7 μm。以1～5根鞭毛的单极或两极丛毛(bipolar tufts of flagella)运动。在营养琼脂上不产生扩散色素。DNA的平均G+C mol%为59.7～68.7(Tm)。丛毛单胞菌属属于rRNA超科Ⅲ(相当于变形菌纲的亚纲)中的食酸rRNA菌群。它最接近的菌属种是食酸菌属(*Acidovorax*)、噬氢菌属(*Hydrogenophaga*)、嗜木糖菌属(*Xylophilus*)以及几种水螺菌(*Aquaspirillum*)的种，如燕麦水螺菌[假单胞菌(*P. avenae*)]和争论水螺菌[产碱菌(*Alcaligenes paradoxus*)]。丛毛单胞菌属的菌株从土壤、水或工业环境中分离，也从临床标本中分离，但临床意义未能证明。

模式种：*Comamonas terrigena*(土生丛毛单胞菌)

表50 丛毛单胞菌属(*Comamonas*)种的鉴别

特征(Characteristic)	食酸丛毛单胞菌(*C. acidovorans*)	睾酮丛毛单胞菌(*C. testosteroni*)	土生丛毛单胞菌(*C. terrigena*)
生长于：			
L-组氨酸，乙醇酸盐(L-Histidine, Glycolate)	+	+	(−)
果糖，甘露醇(D-Fructose, D-mannitol)	+	−	−
DL-2-氨基丁酸(DL-2-Aminobutyrate)	(+)	−	−
DL-3-氨基丁酸(DL-3-Aminobutyrate)	(+)	−	−
苯乙酸盐(Phenylacetate)	(+)	−	−
L-甲硫氨酸(L-Methionine)	(+)	(−)	−
m-酒石酸盐，甘油(m-Tartrate, Glycerol)	(+)	d	(−)
L-苏氨酸(L-Threonine)	(+)	d	(−)
2-氨基苯甲酸盐(2-Aminobenzoate)	(−)	(+)	−
苯甲酸盐(Benzoate)	d	(+)	−
柠檬酸盐(Citrate)	d	+	(−)
睾酮(Testosterone)	−	+	−
水解乙酰胺(Hydrolysis of acetamide)	(+)	−	−
磷酰胺酶(Phosphoamidase)	−	d	(+)
存在2-羟脂肪酸(2-Hydroxy fatty acids)	−	+	−
G+C mol%	66.6～68.7	62.5～64.5	59.7～66.7

注："+"表示全部菌株阳性，(+)表示90%～99%菌株阳性，"d"表示11%～89%菌株阳性，(−)表示90%～99%菌株阴性，"−"表示全部菌株阴性。

Corynebacterium **棒状杆菌属** Lehmann and Neumann 1896, 350[AL] 1986 手册;2:1266～1283.

革兰氏染色阳性,有的细胞染色不匀,形成异染颗粒。为具有尖端的直的到略弯曲的杆菌,可见到棒状的,有时可见到椭圆、卵圆或偶有鞭杆形的,较特别的可分裂呈角状或栅状排列。不抗酸,不形成芽胞,无动力。兼性厌氧,有的则需氧,触酶阳性。化能有机营养型,在含胨培养基中大多数种从葡萄糖和一些糖中产酸。

细胞壁肽聚糖(peptidoglycan)含有内消旋二氨基庚二酸(meso-diaminopimelic acid, meso-DAP),细胞壁的聚糖部分含有乙酰残基(acetyl residues),主要的胞壁糖为阿拉伯糖和半乳糖,存在短链枝菌酸(为 22～26 个碳原子)。非羟基长链脂肪酸主要是直链饱和型和单不饱和型,某些株可产生较多的 10-甲基支链酸(10-methyl-branched acids,如 10-甲基十八酸,10-methyloctadecanoic acid),反异构型和异构型甲基支链脂肪酸或缺乏或仅有微量。甲基萘醌(menaquinones)是主要的呼吸醌,主要成分是具有 8 个和(或)9 个异戊二烯单位的二氢甲基萘醌。除单纯磷脂外,还含有磷脂酰肌醇(phosphatidylinositol)和磷脂酰肌醇二甘露糖苷(phosphatidylinositol dimannoside),有的菌株也含有蕈糖双枝菌酸盐(trehalose dimycolates)和其他糖脂(glycolipids)。DNA 的 G+C mol%为 51～63(Tm, Bd, Ch)。

模式种:*Corynebacterium diphtheriae*(白喉棒状杆菌)

C. accolens 依赖棒状杆菌 Syst. Appl. Microbiol. 1991;14:46～51. IJSB 1991;41:331.

C. afermentans 非发酵棒状杆菌(ANF-1) IJSB 1993;43:287～292.

C. ammoniagenes 产氨棒状杆菌 IJSB 1987;37:442～443.

C. amycolatum 无枝菌酸棒状杆菌 FEMS Microbiol. Lett. 1988;49:349～352.

C. aquilae 鹰棒状杆菌 IJSEM 2003;53:1135～1138.

C. argentoratens 斯特拉斯堡棒状杆菌 IJSB 1995;45(3):533～537.

C. atribae 江珧棒状杆菌 IJSEM 2015;65:531～536.

C. atypicum 非典型棒状杆菌 IJSEM 2003;53:1065～1068.

C. aurimucosum 粘黄棒状杆菌 IJSEM 2002;52:1001～1005.

C. auris 耳棒状杆菌 IJSB 1995;45(4):735～739.

C. auriscanis 犬耳棒状杆菌 IJSEM 2000;50(2):423～424. J. Clin. Microbiol. 1999;37:3443～3447.

C. appendicis 阑尾炎棒状杆菌 IJSEM 2002;52:1165～1169.

C. beticola 栖甜菜棒状杆菌

C. bovis 牛棒状杆菌

C. callunae 石南棒状杆菌

C. camporealensis 坎波雷亚棒状杆菌 IJSB 1998;48(2):463～468.

C. canis 狗棒状杆菌 IJSEM 2010;60:2544～2547.

C. capitovis 羊头棒状杆菌 IJSEM 2001;51(3):857～860.

C. casei 干酪棒状杆菌 IJSEM 2001;51(3):843～852.

C. caspium 海豹棒状杆菌 IJSEM 2004;54:925～928.(从里海海豹的体内分离)

C. ciconiae 黑鹳棒状杆菌 IJSEM 2004;54:2191～2195.

C. confusum 混淆棒状杆菌 IJSB 1998;48(4):1291～1296.

C. coyleae 犒氏棒状杆菌 IJSB 1997;47(1):92～96.

C. cystitidis 膀胱炎棒状杆菌

C. deserti 沙漠棒状杆菌 IJSEM 2012;62:791～795.

C. diphtheriae 白喉棒状杆菌

C. doosanense 斗山棒状杆菌 IJSEM 2009;59:2734～2737.

C. durum 坚硬棒状杆菌 IJSB 1997;47(4):1107～1111.

C. efficiens 有效棒状杆菌 IJSEM 2002;52:1127～1131.

C. epidermidicans 狗皮肤棒状杆菌 IJSEM 2012;62:2194～2200.

C. equi 马棒状杆菌 IJSB 1980;30:225～420. =*Rhodococcus equi*

C. faecale 粪棒状杆菌 IJSEM 2016;66:2478～2483.

C. falsenii 裴氏棒状杆菌 IJSB 1998;48(1):69～74.

C. felinum 猫棒状杆菌 IJSEM 2001;51(4):1349～1352.

C. flavescens 微黄棒状杆菌

C. frankenforstense 弗兰肯农场棒状杆菌 IJSEM 2013;63:4495～4501.

C. freiburgense 弗赖堡棒状杆菌 IJSEM 2009;59:2055～2058.

C. freneyi 弗莱尼棒状杆菌 IJSEM 2001;51(5):1723～1728.

C. glaucum 青色棒状杆菌 IJSEM 2003;53:705～709.

C. glucuronolyticum 解葡萄糖醛酸棒状杆菌 IJSB 1995;45(4):879～880. Med. Microbiol. Lett. 1995;45:204～215. J. Clin. Microbiol. 2000;38:4657～4659.

C. glutamicum 谷氨酸棒状杆菌

C. glyciniphilum 嗜甘氨酸棒状杆菌 IJSEM 2015;65:177～182.

C. godavarianum 哥达戈河棒状杆菌 IJSEM 2018;68:241～247.

C. gottingense 哥廷根棒状杆菌 IJSEM 2017;67:4494～4499.

C. guangdongense 广东棒状杆菌 IJSEM 2016;66:3201～3206.

C. hadale 深海(冥界)棒状杆菌 IJSEM 2018;68:1474～1478.

C. haloterans 耐盐棒状杆菌 IJSEM 2004;54:779～782.

C. hansenii 汉森氏棒状杆菌 IJSEM 2007;57:1113～1116.

C. hoagii 霍氏棒状杆菌

C. ilicis 冬青棒状杆菌

C. imitans 模仿棒状杆菌 IJSB 1997;47(4):1274. J. Clin. Microbiol. 1997;35:1978～1983.

C. jeddahense 吉达棒状杆菌 IJSEM 2017;67:2075～2078. Stand. Genomic. Sci. 2014;9:987～1002.

C. jeikeium 杰克氏棒状杆菌 Syst. Appl. Microbiol. 1987;9:83～90. IJSB 1988;38:136～137.

C. kroppenstedtii 克氏棒状杆菌 IJSB 1998;48(4):1449～1454.

C. kutscheri　库茨柯氏棒状杆菌

C. lactis　乳棒状杆菌　IJSEM 2013;63:4495～4501.

C. lilium　百合棒状杆菌→*C. glutamicum*　IJSB 1991;41:255～260.

C. lipophiloflavum　黄色嗜脂棒状杆菌　IJSB 1997;47(4):1274. FEMS. Microbiol. Lett. 1997;150:219～224.

C. lovii　洛氏棒状杆菌　IJSEM 2016;66:2803～2812.

C. lubricantis　冷却剂棒状杆菌　IJSEM 2009;59:1112～1115.

C. macginleyi　麦金利氏棒状杆菌　IJSB 1995;45(1):128～133.（=CDC coryneform group G-1）

C. marinum　海棒状杆菌　IJSEM 2010;60:1944～1947.

C. maris　海棒状杆菌　IJSEM 2009;59:2458～2463.

C. massiliense　马赛棒状杆菌　IJSEM 2009;59:1953～1959.

C. mastitidis　羊乳腺炎棒状杆菌　IJSB 1997;47(4):1082～1085.

C. matruchotii　马氏棒状杆菌

C. minutissimum　极小棒状杆菌

C. minutissimum　修正描述　IJSEM 2002;52:1001～1005.

C. mooreparkense　穆园棒状杆菌　IJSEM 2001;51(3):843～852.

C. mucifaciens　产黏液棒状杆菌　IJSB 1997;47(4):952～957.

C. mustelae　鼬棒状杆菌　IJSEM 2010;60:871～873.

C. mycetoides　类真菌棒状杆菌

C. nasicanis　犬鼻棒状杆菌　IJSEM 2015;65:3885～3893.

C. nigricans　黑色棒状杆菌　IJSEM 2004;54:1～2. J. Clin. Microbiol. 2003;41:4353～4358.

C. nigricans→*Corynebacterium aurimucosum*　IJSEM 2004;54:293～301.

C. pelargi　鹳棒状杆菌　IJSEM 2015;65:1415～1420.

C. paurometabolum　稍变棒状杆菌

C. phocae　海豹棒状杆菌　IJSB 1998;48(2):601～604.

C. pilbarense　皮尔巴拉棒状杆菌　IJSEM 2010;60:1484～1487.

C. pilosum　多毛棒状杆菌

C. pollutisoli　污土棒状杆菌　IJSEM 2016;66:3531～3537.

C. propinquum　类同棒状杆菌（ANF-3 菌株）FEMS Microbiol. Lett. 1993;113:229～234. IJSB 1994;44:370.

C. pseudodiphtheriticum　假白喉棒状杆菌

C. pseudotuberculosis　假结核棒状杆菌

C. pyruviciproducens　产丙酮酸棒状杆菌　IJSEM 2010;60:1135～1140.

C. reigelii　芮氏棒状杆菌　Valid IJSB 1998;48(2):627. J. Clin. Microbiol. 1998;36(3):624～627.

C. renale　牛肾盂炎棒状杆菌

C. seminale 精液棒状杆菌 J. Clin. Microbiol. 1995;33(9):2244～2249. IJSB 1996;46(1):362～363.

C. resistens 抵抗棒状杆菌 J. Clin. Microbiol. 2005;43:3713～3717. IJSEM 2005;55:2235～2238.

C. simulans 模拟棒状杆菌 IJSEM 2000;50(1):347～353.

C. singulare 独特棒状杆菌 IJSB 1997;47(4):1092～1096.

C. sphenisci 企鹅棒状杆菌 IJSEM 2003;53:1009～1012.

C. spheniscorum 企鹅腔棒状杆菌 IJSEM 2003;53:43～46.

C. sputi 痰棒状杆菌 IJSEM 2008;58:2876～2879.

C. striatum 纹带棒状杆菌

C. suicordis 猪心棒状杆菌 IJSEM 2003;53:2027～2031.

C. sundsvallense 松兹瓦尔棒状杆菌 IJSB 1999;49(2):361～366.

C. tapiri 貘棒状杆菌 IJSEM 2015;65:3885～3893.

C. terpenotabidum 溶萜棒状杆菌 IJSB 1999;49(1):223～229.

C. testudinoris 龟口棒状杆菌 IJSEM 2001;51(4):1349～1352.

C. thomssenii 汤姆森氏棒状杆菌 IJSB 1998;48(2):489～494.

C. trachea 气管棒状杆菌 IJSEM 2015;65:784～788.

C. timonense 蒂蒙棒状杆菌 IJSEM 2009;59:1953～1959.

C. tracheae 气管棒状杆菌 IJSEM 2015;65:784～788.

C. tuberculostericum 结核硬脂酸棒状杆菌 IJSEM 2004;54:1055～1061.

C. tuscaniense 托斯棒状杆菌 J. Clin. Microbiol. 2006;44:307～312. IJSEM 2006;56:2025～2027.

C. ulcerans 溃疡棒状杆菌 IJSB 1995;45(3):619～620. FEMS Microbiol. Lett. 1995;126:271～276.(此菌可产生白喉毒素)

C. ulceribovis 牛溃疡棒状杆菌 IJSEM 2009;59:34～37.

C. urealyticum 解脲棒状杆菌 IJSB 1992;42:178～181.

C. ureicelerivorans 速食脲棒状杆菌 IJSEM 2007;57:1200～1203.

C. uropygiale 火鸡棒状杆菌 IJSEM 2016;66:2463～2466. Syst. Appl. Microbiol. 2016;39:88～92.

C. uterequi 马泌尿生殖道棒状杆菌 IJSEM 2013;63:3931～3934. Vet. Microbiol. 2013;65:469～474.

C. variabilis 变异棒状杆菌 IJSB 1987;37:287～288.

C. vitaerumini 居瘤胃棒状杆菌

C. xerosis 干燥棒状杆菌

表 51　棒状杆菌属(*Corynebacterium*)及有关菌的鉴别

菌种(Species)	触酶 (Catalase)	β-溶血	硝酸盐还原 (Nitrate)	尿素酶 (Urease)	明胶酶 (Gelatinase)	动力 (Motility)	七叶苷 (Esculin)	葡萄糖 (Glucose)	麦芽糖 (Maltose)	蔗糖 (Sucrose)	甘露醇 (Mannitol)	木糖 (Xylose)
白喉棒状杆菌 (*C. diphteriae*)	+	V	+	−	−	−	−	+	+	−	−	−
溃疡棒状杆菌 (*C. ulcerans*)	+	+	−	+	+	−	−	+	+	−	−	−
假结核棒状杆菌 (*C. pseudotuberculosis*)	+	+	V	+	−	−	−	+	+	−	−	−
干燥棒状杆菌 (*C. xerosis*)	+	−	+	−	−	−	−	+	+	+	−	−
纹带棒状杆菌 (*C. striatum*)	+	−	+	−	−	−	−	+	−	+	−	−
库氏棒状杆菌 (*C. kutscheri*)	+	V	+	+	−	−	+	+	+	+	−	−
肾棒状杆菌 (*C. renale*)	+	−	−	+	−	−	−	+	−	−	−	−
假白喉棒状杆菌 (*C. pseudodiphtheriticum*)	+	−	+	+	−	−	−	−	−	−	−	−
杰克氏棒状杆菌 (*C. jeikeium*)	+	−	−	−	−	−	−	+	V	−	−	−
极小棒状杆菌 (*C. minutissimum*)	+	−	−	−	−	−	−	+	+	V	−	−
解脲棒状杆菌 (*C. urealyticum*)	+	−	−	+	−	−	−	−	−	−	−	−
非发酵棒状杆菌 (*C. afermentans*)	+	−	V	−	−	−	−	−	−	−	−	−
类真菌棒状杆菌 (*C. mycetoides*)	+	−	−	−	−	−	−	W	−	−	−	−
水生棒状杆菌 (*C. aquaticum*)	+	−	−	−	−	+	+	+	+	+	+	+
生殖棒状杆菌 (*C. genitalium*)	+	−	−	−	−	−	−	+	W	−	−	−
麦金利棒状杆菌 (*C. macginleyi*)	+	−	+	−	−	−	−	+	−	+	V	−
牛棒状杆菌(*C. boVis*)	+	−	−	−	−	−	−	+	−	−	−	−
马氏棒状杆菌 (*C. matruchotii*)	+	−	V	−	−	−	−	+	V	V	V	−
马红球菌 (*Rhodococcus equi*)	+	−	V	V	−	−	−	V	V	−	−	−
溶血隐秘杆菌 (*A. haemolyticum*)	−	+	−	−	−	−	−	+	+	V	−	−
化脓放线菌 (*Actinomyces pyogenes*)	−	+	−	−	+	−	−	+	+	V	V	+

续表

菌种(Species)	触酶 (Catalase)	β-溶血	硝酸盐还原 (Nitrate)	尿素酶 (Urease)	明胶酶 (Gelatinase)	动力 (Motility)	七叶苷 (Esculin)	葡萄糖 (Glucose)	麦芽糖 (Maltose)	蔗糖 (Sucrose)	甘露醇 (Mannitol)	木糖 (Xylose)
混沌(骚动)厄氏菌 (*Oerskovia turbata*)	+	−	V	V	+	+	+	+	+	+	−	+
溶嘌呤厄氏菌 (*O. xanthineolytica*)	+	−	+	V	+	+	+	+	+	+	−	+
A-3 群	+	−	+	−	−	+	+	+	+	+	−	+
A-4 群	+	−	V	−	V	V	+	+	+	+	+	+
A-5 群	+	−	V	−	V	V	V	+	+	+	+	−
B 群	+	−	V	−	+	−	−	V	V	V	−	−
F-1 群	+	−	V	+	−	−	−	+	V	+	−	−
F-2 群	+	−	V	+	−	−	−	+	+	−	−	−

注:杰克氏棒状杆菌(*C. jeikeium*)即 J-K 群,解脲棒状杆菌(*C. urealyticum*)即 D-2 群,非发酵棒状杆菌(*C. afermentans*)即 ANF-1 群,麦金利棒状杆菌(*C. macginleyi*)即 G-1 群。* 括弧内为原来的属名。

表 52 非发酵型棒状杆菌种(*nonfermenting Corynebacterium* spp.)的鉴别

菌种(Species)	产酸自:										
	嗜脂 (Lipophilia)	硝酸盐还原 (Nitrate reduction)	尿素水解 (Urea hydrolysis)	七叶苷水解 (Esculin hydrolysis)	吡嗪酰胺酶 (Pyrazinamidase)	碱性磷酸酶 (Alkaline phosphatase)	葡萄糖 (Glucose)	麦芽糖 (Maltose)	蔗糖 (Sucrose)	CAMP 反应	其他特征
产黏液棒状杆菌(*C. mucifaciens*)	−	−	−	−	+	+	+	−	V	−	微黄黏液
非发酵棒状杆菌非发酵亚种 (*C. afermentans* subsp. *afermentans*)	−	−	−	−	+	+	−	−	−	V	
非发酵棒状杆菌嗜脂亚种 (*C. afermentans* subsp. *lipophilum*)	+	−	−	−	+	+	−	−	−	−	
耳棒状杆菌(*C. auris*)	−	−	−	−	+	+	−	−	−	+	裂解的枝菌酸
杰克氏棒状杆菌(*C. jeikeium*)	+	−	−	−	+	+	+	V	−	−	
类同棒状杆菌(*C. propinguum*)	−	+	−	−	V	V	−	−	−	−	酪氨酸阳性
假白喉棒状杆菌 (*C. pseudodiphtheriticum*)	−	+	+	−	+	V	−	−	−	−	
解尿棒状杆菌(*C. urealyticum*)	+	−	+	−	+	V	−	−	−	−	

表 53　脲酶阳性及相关棒状杆菌(*Corynebacterium*)的鉴别

菌种(Species)	需脂性 (Lipophilia)	硝酸盐还原 (Nitrate reduction)	吡嗪酰氨酶 (Pyrazinamidase)	碱性磷酸酶 (Alkaline phosphatase)	β-葡糖苷酸酶 (β-Glucuronidase)	葡萄糖 (Glucose)	蔗糖 (Sucrose)	麦芽糖 (Maltose)	蕈糖 (Trehalose)
独特棒状杆菌(*C. singulare*)	−	−	+	+	−	+	+	+	−
无枝菌酸棒状杆菌(*C. amycolatum*)	−	V	+	+	−	+	V	V	V
美棒状杆菌(*C. callunae*)	−	−	ND	ND	ND	+	+	+	+
膀胱炎与牛肾盂炎棒状杆菌(*C. cystitidis*/*C. renale*)	−	−	+	−	+	+	−	+	+
谷氨酸棒状杆菌(*C. glutamicum*)	−	+	ND	ND	ND	+	+	+	+
库茨柯氏棒状杆菌(*C. kutscheri*)	−	+	+	−	−	+	+	+	V
马氏棒状杆菌(*C. matruchotii*)	−	+	+	−	−	+	+	+	−
假白喉棒状杆菌(*C. pseudodiphtheriticum*)	−	+	+	V	−	−	−	−	−
假结核棒状杆菌(*C. pseudotuberculosis*)	−	V	−	V	−	+	V	+	−
多毛棒状杆菌(*C. pilosum*)	−	+	+	−	+	+	−	V	V
精液棒状杆菌(*C. seminale*)	−	V	+	V	+	+	+	V	−
溃疡棒状杆菌(*C. ulcerans*)	−	−	−	+	−	+	−	+	−
解脲棒状杆菌(*C. urealyticum*)	+	−	+	V	−	−	−	−	−
居瘤胃棒状杆菌(*C. vitarumen*)	−	+	+	−	ND	+	+	+	+
CDC F1 组	+	V	+	−	−	+	+	+	−

表 54　发酵型非嗜脂性棒状杆菌菌种的鉴别

菌种(Species)	脲酶 (Urease)	硝酸盐还原 (Nitrate reduction)	β-葡糖苷酸酶 (Glucuronidase)	碱性磷酸酶 (Alkaline phosphate)	葡萄糖 (Glucose)	麦芽糖 (Maltase)	甘露醇 (Mannitol)	蔗糖 (Sucrose)
坚硬棒状杆菌(*C. durum*)	(−)	+	−	−	+	+	+	+
无枝菌酸棒状杆菌(*C. amycolatum*)	v	v	−	+	−	v	−	v
斯特拉斯堡棒状杆菌(*C. argentoratense*)	−	−	−	v	−	−	−	−
美棒状杆菌(*C. callunae*)	+	−	−	ND	−	+	−	+

续表

菌种(Species)	脲酶 (Urease)	硝酸盐还原 (Nitrate reduction)	β-葡糖苷酸酶 (Glucuronidase)	碱性磷酸酶 (Alkaline phosphate)	葡萄糖 (Glucose)	麦芽糖 (Maltase)	甘露醇 (Mannitol)	蔗糖 (Sucrose)
科伊尔棒状杆菌(*C. coyleae*)	−	−	−	+	−	−	−	−
膀胱炎/牛肾盂炎棒状杆菌 (*C. cystitidis*/*C. renale*)	+	−	+	−	−	+	−	−
白喉棒状杆菌(*C. diphtheriae*)	−	+	−	−	+	+	−	−
微黄棒状杆菌(*C. flavescens*)	−	−	−	−	+	−	+	−
谷氨酸棒状杆菌(*C. glutamicum*)	+	+	−	ND	−	+	−	+
库茨柯氏棒状杆菌(*C. kutscheri*)	+	+	−	−	−	+	−	+
马氏棒状杆菌(*C. matruchotii*)	−	+	−	−	−	+	−	+
极小棒状杆菌(*C. minutissimum*)	−	−	−	+	ND	V	V	+
多毛棒状杆菌(*C. pilosum*)	+	−	+	−	−	V	−	−
假结核棒状杆菌(*C. pseudotuberculosis*)	+	V	−	V	−	+	−	−
精液/解葡糖醛酸棒状杆菌 (*C. seminale*/*C. glucuronolyticum*)	V	V	+	−	ND	V	−	+
纹带棒状杆菌(*C. striatum*)	−	+	−	+	V	−	−	+
干燥棒状杆菌(*C. xerosis*)	−	+	−	+	ND	+	−	+

Coxiella 考克斯氏体属 (Philip 1943) Philip 1948, 58[AL] 1984 手册; 1:701～704.

菌体短杆状,大小通常为(0.2～0.4)μm×(0.4～1.0)μm,染色性与立克次体属(*Rickettsia*)相似,生长依赖宿主细胞,与节肢动物和脊椎动物宿主自然联系密切。生长主要在宿主细胞的空泡(vacuoles)中,不像立克次体主要在原浆和核中。与衣原体不同,考克斯氏体(*Coxiella*)不阻止吞噬溶酶体(phagolysosomes)的形成。在鸡胚卵黄囊中生长良好,在此进行发育环,包括形成内生孢子样体(endospore-like body)。对于通常能致死立克次体的化学因子和高温有较高的抵抗力。虽未得到纯培养,但pH值低时在细胞外考克斯氏体可代谢谷氨酸盐、葡萄糖及其他物质,此性质可反映对吞噬溶酶体(phagolysosomes)环境的适应。在蜱(Ticks)和各种哺乳动物中的分布为世界范围,传染主要在牛、绵羊和山羊中发生，为空气传播的人的Q热病原体。DNA的G+C mol%为34。

模式种：*Coxiella burnetii*（贝氏考克斯氏体）

C. burneii 贝氏考克斯氏体

Cryptobacterium 隐杆菌属 Nakazawa et al. 1999 IJSB 1999;49(3):1193～1200.

革兰氏染色阳性短杆菌，在稳定期有时呈革兰氏染色反应不定。专性厌氧无动力，也无芽胞，触酶阴性。不分解糖，在PYG(蛋白胨-酵母膏-葡萄糖)培养基中不产生挥发性终产物。DNA的G+C mol% 为50～51。根据16S rDNA的序列，本属属于革兰氏染色阳性菌中放线菌目(*Actinomycetes*)。

模式种：*Cryptobacterium curtum*(短隐杆菌)

C. curtum 短隐杆菌

Curtobacterium 短小杆菌属 Yamada and Komagata 1972, 624[AL] 1986 手册;2:1313～1317.

革兰氏染色阳性，但陈旧培养常丧失阳性，为小而不规则的杆菌，多形性不明显，陈旧培养菌体较短至球形，未见分枝，不形成芽胞，通常有动力，有动力者形成侧毛，细胞以弯曲分裂繁殖。不抗酸，无异染颗粒。

专性需氧，触酶阳性。化能有机营养型，在营养琼脂上生长良好，从葡萄糖、果糖和其他糖类中缓慢微弱产酸，除丙酮酸外也同化其他几种有机酸，不产生脲酶，通常液化明胶和产生DNA酶。

胞壁肽聚糖中有D-鸟氨酸(D-ornithine)、[L-Hsr]-D-Glu-D-Orn，无枝菌酸。极性脂由二磷脂酰甘油(diphosphatidylglycerol)、磷脂酰甘油(phosphatidylglycerol)和几种糖基二酰基甘油(glycosyldiacylglycerols)组成。甲基萘醌(menaquinones)为呼吸醌，以MK-9为主。DNA的G+C mol%为68.3～75.2。

模式种：*Curtobacterium citreum*(柠檬色短小杆菌)

C. ammomiigenes 产氨短小杆菌 IJSEM 2007;57:1447～1452.

C. albidum 白色短小杆菌

C. citreum 柠檬色短小杆菌

C. flaccumfaciens 萎蔫短小杆菌

C. ginsengisoli 人参土短小杆菌 IJSEM 2008;58:2393～2397.

C. herbarum 草短小杆菌 IJSEM 2002;52:1441～1454.

C. luteum 藤黄短小杆菌

C. plantarum 植物短小杆菌 IJSB 1989;39(3):240～249.

C. pusillum 极小短小杆菌

（唐文强 编写）

Delftia 代尔夫特菌属 Wen et al. 1999 IJSB 1999;49(2):567～576.

革兰氏染色阴性，细胞直或微弯曲的杆菌，大小(0.4～0.8)μm×(2.5～4.1)μm (有的可达 7 μm)，单个或成对，由 1～5 根鞭毛成束的单极或双极鞭毛运动。氧化酶和触酶阳性，无芽胞，不产生荧光色素，胞内积聚有 β-羟丁酸盐。为严格需氧的非发酵型化能有机营养菌，能水解乙酰胺，能还原硝酸盐为亚硝酸盐，不从蔗糖产生果聚糖(levan)，不液化明胶，能以间位分裂原儿茶酸盐(meta cleavage of protocatechuate)，不能脱硝，不利用氢进行自养生长，能在含有有机酸、氨基酸、蛋白胨和糖类(但非葡萄糖)的培养基上生长。主要的多胺成分是腐胺和 2-羟腐胺，泛醌 Q-8 为主要的呼吸醌，而 Q-7 和 Q-9 为次要成分，不含甲基萘醌。主要的脂肪酸是 $C_{16:0}$、$C_{16:1}$ 和 $C_{18:1}$；3-羟脂肪酸($C_{10:0}$—3OH 和 $C_{8:0}$—3OH)也存在，但无 2-羟脂肪酸。DNA 的 G+C mol% 为 67～69(Tm)。根据 DNA-rRNA 杂交和 16S rRNA 基因序列分析，本属属于从毛单胞菌科(*Commonadaceae*)。

模式种：*Delftia acidovorans*(食酸代尔夫特菌)

D. acidovorans 食酸代尔夫特菌(原食酸从毛单胞菌)

D. deserti 沙漠代尔夫特菌 IJSEM 2015;65:2777～2783. Antonie van Leeuwenhoek 2015;107:1445～1450.

D. lacustris 湖代尔夫特菌 IJSEM 2009;59:2195～2199.

D. litopenaci 虾代尔夫特菌 IJSEM 2012;62:2315～2321.

D. rhizosphaerae 根围代尔夫特菌 IJSEM 2017;67:1957～1960.

D. tsuruhatensis 清臣代尔夫特菌 IJSEM 2003;53(5):1479～1483.

Dermabacter 皮(肤)杆菌属 Jones and Collins 1988 FEMS Microbiol. Lett. 1988;51:51～56. Valid IJSB 1989;39:93～94.

革兰氏染色阳性，无芽胞、无动力的杆菌，呈短杆棒状，不抗酸。存在于人的皮肤上。兼性厌氧，在含胨培养基中可从葡萄糖和其他糖产酸。触酶阳性，氧化酶阴性，水解七叶苷、酪蛋白和淀粉，能液化明胶，不水解纤维素、马尿酸盐、酪氨酸和黄嘌呤，还原硝酸盐，VP 反应阴性。细胞壁肽聚糖含内消旋 DAP(meso-Azpm)，细胞不含枝菌酸。主要的呼吸醌有 MK-7、MK-8 和 MK-9，细胞脂肪酸有直链饱和的、反异构型甲基支链的和异构型甲基支链的。极性脂(polar lipids)有二磷脂酰甘油(diphosphatidylglycerol)、磷脂酰甘油(phosphatidylglycerol)和糖脂(glycolipid)。DNA 的 G+C mol%为 62。

模式种：*Dermabacter hominus*(人皮肤杆菌)

D. hominis 人皮肤杆菌

D. jinjuensis 金觉皮肤杆菌 IJSEM 2016;66:2573～2577.

D. vaginalis 阴道皮肤杆菌 IJSEM 2016;66:1881～1886.

Dermacoccus 皮球菌属 Stackebrandt et al. 1995 IJSB 1995;45(4):682～692.

革兰氏染色阳性，细胞球形，无荚膜，不形成芽胞。化能有机营养型，行严格呼吸型代谢，需氧菌，在微嗜氧环境中偶发生弱的生长，触酶阳性，不嗜盐，嗜温菌。肽聚糖型为 L-赖氨酸-L-丝氨酸$_{1\text{-}2}$-D-谷氨酸或 L-赖氨酸-L-丝氨酸$_{1\text{-}2}$-L-丙氨酸-D-谷氨酸，为 A4$_{\alpha}$ 型，无枝菌酸和磷壁酸(teichoic acids)，优势的甲基萘醌是 MK-8(H_2)，细胞色素是 aa_3、C_{549}、C_{555}、b_{559}、b_{564} 和 d_{626}。极性脂包括二磷脂酰甘油、磷脂酰甘油和磷脂酰肌醇。主要的脂肪酸是异构型 $C_{15:0}$、异构型 $C_{17:0}$、反异构型 $C_{17:0}$ 和异构型 $C_{17:1}$，脂族烃(alphatic hydrocarbins)如果存在，主要为 C_{22} 和 C_{23} 烃和较少量的 C_{26} 和 C_{27} 烃。DNA 的 G+C mol%为 66～71(Tm)。

模式种：*Dermacoccus nishinomiyaensis*(西宫皮球菌)

D. abyssi 深渊皮球菌 IJSEM 2006;56:1233～1237.

D. harathri 深海坑皮球菌 IJSEM 2006;56:2303～2307.

D. nishinomiyaensis 西宫皮球菌

D. profundi 深海皮球菌 IJSEM 2006;56:2303～2307.

Dermatophilus 嗜皮菌属 van Saceghem 1915, 357, emend Mut. Char. Gordon 1964, 521[AL] 1989 手册;4:2409～2410.

革兰氏染色阳性，不抗酸的放线菌，最初菌丝直径小于 1 μm，在有二氧化碳的环境中发育出气中菌丝(aerial mycelium)，基丝(substrate mycelium)由细长的以直角形成侧枝(lateral branching)的细丝组成，以横向、平面和纵轴形成分隔，纵横分裂后形成多至 8 排平行排列的球状细胞(孢子)，每个细胞以丛毛(tuft of flagella，5～50 根)运动(游走子)。胞壁中含有内消旋 DAP(meso-diaminopimelic acid)，全细胞水解物含有马杜拉糖(madurose)。极性脂包括磷脂酰甘油(phosphatidylglycerol)、二磷脂酰甘油(diphosphatidylglycerol)和磷脂酰肌醇(phosphatidylinositol)。呼吸醌主要为 MK-8(H_4)，化能有机营养型，为非发酵型菌，但可从某些糖类产酸，触酶阳性。报道仅生长于复杂的培养基上，其最低营养要求未知，为需氧和兼性厌氧菌，适温约 37 ℃。寄生于哺乳动物，特别是家养食草类动物，致病性通常限于渗出性皮炎(exudativve dermatitis)，但可以严重甚而危及生命，在极少情况下引起皮下脓肿(blain)和淋巴结肉芽肿。DNA 的 G+C mol%为 57～59。

模式种：*Dermatophilus congolensis*(刚果嗜皮菌)

D. chelonae 海龟嗜皮菌 IJSB 1995;45(1):50～56.

D. congolensis 刚果嗜皮菌

Desulfovibrio 脱硫(硫还原)弧菌属 Kluyver and van Niel 1936,397[AL]. In Bergey's Manual of Systematic Bacteriology, vol. 1 pp. 666～672.

螺状到类螺状细胞,大小(0.5～1.3)μm×(0.8～5)μm,由单极毛或丛极毛运动,严格厌氧,能从硫酸盐、亚硫酸盐或硫代硫酸盐还原产生硫化氢,也能还原硫黄。以氢气、乳酸盐和乙醇作为供电子体,有的种利用糖、甘油、胆碱或各种氨基酸。有机底物不完全地氧化成乙酸盐,存在磺基绿胶霉素(desulfoviridin)。全部的种可生长于简单的明确的培养基中,但酵母浸膏可刺激生长。少数种需要生物素和(或)其他维生素,最适 pH 值为 6.6～7.5,最适的温度范围为 25～40 ℃,未见嗜热种报道。生存于缺氧的淡水和海洋沉积物、油田及工业水系统和动物肠道中。

模式种:*Desulfovibrio desulfuricans*(脱硫脱硫弧菌)

D. desulfuricans 脱硫脱硫弧菌

D. intestinalis 蚁肠脱硫弧菌 IJSEM 1999;49:1325～1326. Can. J. Microbiol. 1999;45:145～152.

D. piger 惰性脱硫弧菌 IJSEM 2002;52:1305～1308.

D. termitidis 白蚁脱硫弧菌 IJSEM 1999;49:1325～1326. Can. J. Microbiol. 1999;45:145～152.

惰性脱硫弧菌的描述见文献(Moore,W. E. C et al. IJSB 1976;26;238～252),此菌的 DNA 的 G+C 含量(mol%)是 64。专性厌氧,能还原硫酸盐,不分解糖类,不分解蛋白质,不形成芽胞,无动力。革兰氏染色阴性的杆菌,菌体直,端钝,大小(0.8～1.0)μm×(2.5～10.0)μm,能利用乳酸盐、丙酮酸盐、乙醇和氢为供电子体还原硫酸盐,而不能利用乙酸盐。完全地氧化乳酸盐和丙酮酸盐成乙酸盐。生长的最适温度是 37 ℃,生长不受 20%的胆汁影响。在厌氧血琼脂平板上菌落半透明,直径 1～2 mm,圆形,不溶血。细胞中含有磺基绿胶霉素和细胞色素 C_3。分离自人的标本(粪、腹腔液和腹腔内收集物)。模式株为 ATCC 29098[T](=DSM 749[T]),分离自人粪便。

Dialister 小杆菌属(戴阿利斯特菌属) Moore and Moore 1994 IJSB 1994;44:187～192.

革兰氏染色阴性杆菌,细胞小,专性厌氧菌。无动力,无芽胞,非发酵型。主要的细胞脂肪酸是 $C_{18:1}$ cis-9 脂肪酸、$C_{16:0}$ 脂肪酸、$C_{18:0}$ 脂肪酸和 $C_{16:1}$ cis-9 脂肪酸。

模式种: *Dialister pneumosintes*(侵肺小杆菌)

侵肺小杆菌(*D. pneumosintes* IJSB 1995;45(2):403～405.)应放在梭菌(*Clostridium*)中的 *Sporomusa* 亚组(subphylum)中。

修正描述:IJSEM 2003;53:1937～1940.

细胞大小(0.2～0.4)μm×(0.3～0.6)μm,革兰氏染色阴性,专性厌氧,无动力,无芽胞,非发酵。在肉汤培养基中最多为轻度混浊。不水解七叶苷和尿素,不产吲哚和触酶,可在含 20%的胆汁时生长。DNA 的 G+C mol%为 35～46。模式种 *D. pneumosintes*

的主要脂肪酸成分为 $C_{18:1}$ cis-9、$C_{16:0}$、$C_{18:0}$ 和 $C_{16:1}$ cis-9。

D. invisus 不显浊小杆菌 IJSEM 2003;53:1937～1940.

D. microaerophilus 微嗜氧小杆菌 IJSB 2005;55:2471～2478.

D. pneumosintes 侵肺小杆菌

D. propionicifaciens 产丙酸小杆菌 IJSEM 2005;55:2471～2478.

D. succinatiphilus 喜琥珀酸小杆菌 IJSEM 2008;58:2716～2720.

Dichelobacter 偶蹄杆菌属 Dewhirst et al. 1990 IJSB 1990;40(4):426～433.

大的直或微弯的杆菌，大小(1～1.7)μm×(3～6)μm。两端钝圆，经常末端膨大，尽管此特征在二次培养后不太明显。革兰氏染色阴性，但倾向于抵抗脱色，用吕氏美蓝染色时，在极端或间隔位置呈异染颗粒。细胞有大量菌毛(N-甲基苯丙氨酸型菌毛，N-methylphenylalanine-type pilins)，其数量因菌落形态不同而不同。细胞表现为搐动运动(twitchigng motility)，菌落可蔓延生长。可从精氨酸、天门冬酰胺、丝氨酸和苏氨酸中产氨。阳性反应有：鸟氨酸脱羧酶，磷酸酶(弱)，硫化氢产生，亚硒酸盐还原(selenite reduction)，水解明胶，水解酪蛋白和白蛋白(albumin)。阴性反应有：糖类产酸产气，自苯丙氨酸、半胱氨酸、瓜氨酸(citrulline)和鸟氨酸产氨(ammonia)，淀粉水解，七叶苷水解，吲哚产生，硝酸盐还原，生长于含 0.1%的胆汁的环境，溶血，精氨酸脱羧酶，触酶，氧化酶、脲酶、DNA 酶、凝固酶、脂酶、卵磷脂酶(lecithinase)和透明质酸酶。DNA 的 G+C mol%为 45。此属含一个种：节偶蹄杆菌(*D. nodosus*)，即以前的节拟杆菌。

Dolosicoccus 狡诈球菌属 Collins et al. 1999 IJSB 1999;49(4):1439～1442.

革兰氏染色阳性，无芽胞，无动力的球菌，单个、成对或成短链，兼性厌氧，触酶阴性。不能在 10 ℃或 45 ℃或在含 6.5%的氯化钠的肉汤中生长，从葡萄糖中产生弱酸但无气体。不水解马尿酸盐、七叶苷、明胶、尿素和淀粉。用 API 系统发现产生酸性磷酸酶和焦谷氨酸芳胺酶。不产生精氨酸双水解酶和亮氨酸胺肽酶，VP 反应阴性，不还原硝酸盐。DNA 的 G+C mol% 为 40.5(Tm)。此属的模式种是窄食狡诈球菌(*Dolosicoccus paucivorans*)，通过 16S rRNA 基因序列分析，狡诈球菌属属于细菌中低 G+C 的乳酸菌组，系统发育上与发肯莱姆菌属(*Facklamia*)和血圆短链杆菌(*Globicatella sanguinis*)有关，但生化可区别。

D. paucivorans 窄食狡诈球菌

Dolosigranulum 蒙球菌属 Aguirre et al. 1994 IJSB 1994;44(2):370～371. J. Appl. Bacteriol. 1993;75:608～612.

革兰氏染色阳性,卵圆形,成对或成堆,不产生芽胞,触酶阴性。在含5%的马血琼脂上生长,产生弱的α-溶血,不能在含6.5%的氯化钠和40%的胆汁七叶苷中生长,也不能在10 ℃或45 ℃的环境中生长。从葡萄糖和其他糖中产酸,产生吡咯芳胺酶、亮氨酸芳胺酶和精氨酸脱氢酶,以L-赖氨酸(Lys-D-Asp型)为基础的细胞壁粘肽。DNA的G+C mol%为40.5。

模式种:*Dolosigranulum pigrum*(惰性蒙球菌)

D. pigrum 惰性蒙球菌 Aguirre, Morrison, Gay and Cillins, 1993.(模式株:NCFB2975)

Dorea 杜尔氏菌属 David Taras et al. IJSEM 2002;52:423～428.

革兰氏染色阳性杆菌,无芽胞形成,无动力。专性厌氧,触酶与氧化酶阴性。可发酵葡萄糖等糖类,发酵葡萄糖的主要终产物为乙醇、甲酸盐、乙酸盐、氢气和二氧化碳;乳酸形成不定,但不形成丁酸盐,不还原硝酸盐成亚硝酸盐。DNA的G+C mol%为40～45.6。

模式种:*Dorea formicigenerans*(产甲酸杜尔氏菌)

D. formicigenerans 产甲酸杜尔氏菌

D. longicatena 长链杜尔氏菌

表55 杜尔氏菌属(*Dorea*)与类似种的鉴别

特 征	长链杜尔氏菌	产甲酸杜尔氏菌	断链真杆菌	扭曲真杆菌	宠大真杆菌	产气柯林斯氏菌*	迟缓埃格氏菌*	挑剔真杆菌
动力	－	－	－V	－	－	－	－	＋
利用:								
苦杏仁苷	＋	－	－	－V	－	－	－	－
阿拉伯糖	＋	V	－V	＋	－V	－	－	－
七叶苷	＋	－	－	－V	－	－V	－	－
菊糖	W	－	－	－	NR	－	－	NR
甘露糖	－	－V	W	V	＋	＋	－	－V
鼠李糖	－	－	＋	V	－	－	－	－
山梨醇	＋	－	－	－	－V	－	－	－
蕈糖	－	－	－	－V	－	－V	－	－
棉子糖	W	－	－	W－	－	－	－	－
蜜二糖	－	－	－	＋	－	－	－	－

续表

特　征	长链杜尔氏菌	产甲酸杜尔氏菌	断链真杆菌	扭曲真杆菌	宠大真杆菌	产气柯林斯氏菌*	迟缓埃格氏菌*	挑剔真杆菌
肌醇	+	−	+	NR	NR	−	−	−
麦芽糖	+	+	+	+	−V	+	−	−
葡萄糖	+	+	+	+	+	+	−	−

* 注：引自 IJSEM 2002;52:423～428. 柯林斯氏菌属(*Collinsella*)见 IJSB 1999;49:557～565. 埃格氏菌属(*Eggerthella*)见 IJSB 1999;49:595～600.

（刘伦琴　编写）

Edwardsiella 爱德华氏菌属 Ewing an d Mcwhorter 1965, 37[AL] 1984 手册;1:486～491.

革兰氏染色阴性，小的直杆菌，大小 1 μm×(2～3)μm，符合肠杆菌科(*Enterobacteriaceae*)的一般定义，以周毛运动。还原硝酸盐成亚硝酸盐，兼性厌氧菌，触酶阳性，氧化酶阴性。最适生长温度 37 ℃，而鲶鱼爱德华氏菌(*E. ictaluri*)适温较低。生长于胨和类似的琼脂培养基中，24 h 后产生直径 0.5～1 mm 的小菌落，生长中需要维生素和氨基酸。发酵葡萄糖产酸并常有可见的气体，也发酵其他一些化合物，但比肠杆菌科中的其他菌能力差。通常抵抗多黏菌素(colistin)，但其他抗生素(包括青霉素)可产生大的抑菌环。常从冷血动物及其环境中分离，特别是淡水。对鳗鱼、鲶鱼和其他动物有致病性，有时引起经济损失，对人则是偶然的条件致病菌。DNA 的 G+C mol%为 53～59(Tm, Bd)。

模式种：*Edwardsiella tarda*(迟钝爱德华氏菌)

E. hoshinae　保科爱德华氏菌

E. ictaluri　鲶鱼爱德华氏菌

E. piscicida　鱼爱德华氏菌　IJSEM 2013;63:3131～3134.

E. tarda　迟钝爱德华氏菌

表 56　爱德华氏菌属(*Edwardsiella*)种和生物组(biogroup)的鉴别

特征(Characteristic)	迟钝爱德华氏菌(*E. tarda*) 野生型(Wildtype)	迟钝爱德华氏菌(*E. tarda*) 生物组 1(Biogroup 1)	保科爱德华氏菌(*E. hoshina*)	鲶鱼爱德华氏菌(*E. ictaluri*)
产酸自：				
甘露醇(Mannitol)	−	+	+	−
蔗糖(Sucrose)	−	+	+	−
蕈糖(Trehalose)	−	−	+	−
L-阿拉伯糖(L-Arabinose)	−	+	(−)	−

续表

特征(Characteristic)	迟钝爱德华氏菌(*E. tarda*) 野生型(Wildtype)	迟钝爱德华氏菌(*E. tarda*) 生物组 1(Biogroup 1)	保科爱德华氏菌(*E. hoshina*)	鲶鱼爱德华氏菌(*E. ictaluri*)
连四硫酸盐还原(Tetrathionate reduction)	+	−	+	−
丙二酸盐利用(Malonate utilization)	−	−	+	−
吲哚产生(Indole production)	+	+	(−)	−
硫化氢产生(三糖铁)(H_2S production, TSI)	+	−	−	−
动力(Motility)	+	+	+	−
克氏柠檬酸盐(Christensen citrate)	+	+	(+)	−

Eggerthella 埃格氏菌属

Wade et al. 1999 IJSB 1999;49(2):595～600. emend IJSEM 2008;58:1221～1227.

此属性状如同原来的迟缓真杆菌(*Eubacterium lentum*)的描述,可参看文献(Moore et al. IJSB 1971;21:299～303. Bergey's manual of systematic bacteriology, Vol. 2 1986: 1364～1365)。

模式种:*Eggerthella lenta*(迟缓埃格氏菌)

E. hongkongensis 香港埃格氏菌 IJSEM 2006;56:2025～2027. Dian. Microbiol. Infect. Dis. 2004;49:255～263.

E. lenta 迟缓埃格氏菌(原迟缓真杆菌 *Eubacterium lentum*)

E. sinensis 中国埃格氏菌 IJSEM 2006;56:2025～2027. Dian. Microbiol. Infect. Dis. 2004;49:255～263.

Ehrlichia 埃里希氏体属

Moshkovski 1945, 18[AL] 1984 手册;1:704～709.

菌体较小,常为多形性,从球形到椭圆形体,在易感哺乳动物宿主的循环系统白细胞的胞浆内(intracytoplasm),以单个或在紧密包涵体(inclusions,也称"桑葚体"morulae)内存在。已知的媒介为蜱,可在蜱内生长,无动力,在无细胞培养基或鸡胚中不能培养,有的种可培养于血液单核细胞中。为狗、牛、绵羊、山羊、马和人的病原体。DNA 的 G+C mol%未知。

模式种: *Ehrlichia canis*(犬埃里希氏体)

E. canis 犬埃里希氏体

E. chaffeensis 查氏埃里希氏体 IJSB 1992;42(2):327～329. J. Clin. Microbiol. 1991;29:2838～2842.

E. equi 马埃里希氏体 IJSB 1988;38(2):220～222. Am. J. Vet. Res. 1995;36:85～88.

E. ewingii 尤因氏埃里希氏体 IJSB 1992;42(2):299～302.

E. minasensis 扁虱埃里希氏体 IJSEM 2016;66:1426～1430.

E. muris 小鼠埃里希氏体 IJSB 1995;45(2):250～254.

E. muris* subsp. *muris 小鼠埃里希氏体小鼠亚种 IJSEM 2017;67:2121～2126.

E. muris* subsp. *eauclairensis 小鼠埃里希氏体欧克莱尔亚种 IJSEM 2017;67:2121～2126.

E. phagocytophila 嗜噬胞埃里希氏体→*Anaplasma phagocytophilus*

E. ristinii 里氏埃里希氏体

E. ristinii→*Neorickettsia ristinii* IJSEM 2001;51:2145～2165.

E. ruminantium 反刍类里希氏体 IJSEM 2001;51:2145～2165.

E. sennetsu 腺热埃里希氏体→*Neorickettsia sennetsu* IJSEM 2001;51:2145～2165.

Eikenella 艾肯氏菌属 Jackson and Goodman 1972,74[AL]1984 手册;1:591～597.

革兰氏染色阴性,直杆菌,大小(0.3～0.4)μm×(1.5～4.0)μm,不分枝,两端钝圆,形态规则,偶尔有短的丝状物。无芽胞,无动力,无鞭毛,但在琼脂表面可有“搐动”。兼性厌氧,最适温度35～37 ℃,菌落侵蚀(corrode)琼脂表面,也有不侵蚀的菌株。不溶血,在血平板上菌落周围可能有轻微发绿。氧化酶阳性(Korac法),触酶、脲酶、精氨酸双水解酶和吲哚阴性,赖氨酸脱羧酶阳性,还原硝酸盐成亚硝酸盐,不分解葡萄糖或其他糖类产酸,在需氧环境中通常需要高铁红素供生长。在人的口腔和肠道中存在,可以是条件致病菌。DNA的G+C mol%为56～58(Tm)。

模式种:*Eikenella corrodens*(啮蚀艾肯氏菌)

Empedobacter 稳杆菌属 (ex Prevot 1961) nom. rev. Vandamme et al. 1994 IJSB 1994;44:827～831.

革兰氏染色阴性小杆菌,典型大小为0.5 μm×(1～2)μm,无动力,无芽胞,边平行,两端钝圆,细胞内无聚羟丁酸盐颗粒。需氧菌,行严格的呼吸型代谢,化能有机营养型。全部菌株30 ℃时生长,大多数37 ℃时也生长,在固体培养基上生长呈淡黄色,菌落圆形、低凸,光滑有光泽,边缘整齐。触酶、氧化酶和磷酸酶阳性,产生吲哚,氧化若干糖类,但不包括甘油和蕈糖(trehalose)。有强的蛋白分解活性,不水解七叶苷,不消化琼脂,对抗菌药物有广泛的抵抗性。

主要的脂肪酸是异构型 $C_{15:0}$、ω7c-$C_{16:1}$、$C_{16:0}$、$C_{16:0}$—3OH 和异构型 $C_{17:0}$—3OH，鞘磷脂(sphingophospholipids)缺乏，呼吸醌是 MK-6。从水和临床标本中分离。DNA 的 G+C mol%为 31～33。此种原来称为"短黄杆菌"。

模式种：*Empedobacter brevis*(短稳杆菌)

表 57 稳杆菌属(*Empedobacter*)与相关菌的鉴别特征

特征(Characteristic)	黄杆菌属 (*Flavobacterium*)	华丽杆菌属 (*Chryseobacterium*)	稳杆菌属 (*Empedobacter*)	威克氏菌属 (*Weeksella*)	伯杰氏菌属 (*Bergeyella*)	里默氏菌属 (*Riemerella*)
G+C mol%	32	33～38	31～33	35～38	35～37	29～35
呼吸醌(Respiratory quinome)	MK-6	MK-6	MK-6	MK-6	ND	MK-7
存在(Habitat)	自由生活	自由或寄生	自由或寄生	自由、寄生或腐生	寄生或腐生	寄生
色素(Pigment)	+	+	+	−	−	−
解糖代谢(Saccharolytic metabolism)	+	+	+	−	−	+
适二氧化碳代谢	−	−	−	−	−	+
抵抗青霉素(Resistance to penicillin)	ND	+	+	−	−	−
DNA 酶活性(DNase activity)	ND	+	+	−	−	ND
明胶酶(Gelatinase)	−	+	+	+	+	+
脲酶(Urease)	−	V	−	−	+	V
吲哚(Indole)	−	V	+	+	+	−
七叶苷水解(Hydrolysis of esculin)	−	+	−	−	−	ND
37 ℃生长	−	+	V	+	+	+
42 ℃生长	−	V	−	+	−	+
生长于麦康克琼脂(Growth at MacConkey agar)	−	+	+	+	−	−
生长于β-羟丁酸盐(Growth at β-hydroxybutyrate)	−	+	+	+	−	ND
从葡萄糖产酸(Acid produced from glucose)	+	+	V	−	−	V
从蔗糖产酸(Acid produced from sucrose)	+	−	−	−	−	−

Enterobacter 肠杆菌属 Hormaeche and Edwards 1960，72[AL] Nom.

Cons. Opin. 28，Jud. Comm. 1963，38. 1984 手册；1：465～469.

革兰氏染色阴性，直的杆菌，大小(0.6～1.0)μm×(1.2～3.0)μm，符合肠杆菌科的一般定义，通过周毛(通常 4～6 根)运动。兼性厌氧，在普通培养基上生长良好，发酵葡萄糖产酸产气(通常二氧化碳与氢气的比例为 2∶1)，44.5 ℃时不能从葡萄糖中产气，大多数菌株 VP 反应阳性而甲基红反应阴性，柠檬酸盐和丙二酸盐通常可作为主要的碳源和能源，不能从硫代硫酸盐(thiosulfate)中产生硫化氢。大多数菌株能缓慢液化明胶，不产生 DNA 酶、吐温 80 酯酶和脂酶。最适生长温度为 30 ℃，大多数临床株 37 ℃生长，某些环境株 37 ℃呈不规则生化反应。广泛分布于自然界，在人和动物中常见。DNA 的 G+C mol%为 52～60(Bd)。

模式种：*Enterobacter cloacae*(阴沟肠杆菌)

E. aerogenes 产气肠杆菌(现已改为产气克雷伯氏菌) IJSEM 2017；67：502～504.

E. agglomerans 聚团肠杆菌

E. agglomerans 与 *Erwinia herbicola* = *Erwinia milletiae* 为同菌异名 IJSB 1988；(1)：77～88.

E. agglomerans 转入 *Pantoea*(多源菌属) IJSB 1989；39(3)：337～345.

E. amnigenus 河生肠杆菌

E. arachidis 花生肠杆菌 IJSEM 2010；60：1559～1564.

E. asburiae 阿斯伯里氏肠杆菌 Valid IJSB 1988；38：220～222. J. Clin. Microbiol. 1986；23：1114～1120.

E. bugandensis 布加多肠杆菌 IJSEM 2016；66：968～974.

E. cancerogenus (*Erwinia cancerogena*) 生癌肠杆菌 IJSB 1988；38(4)：371～374.

E. cancerogenus 与 *E. taylorae* 为同菌异名 IJSB 1994；44(3)：586～587.

E. cloacae 阴沟肠杆菌

E. cowanii 科恩氏肠杆菌 IJSEM 2001；51(5)：1619～1620. Curr. Microbiol. 2000；41：417～420.

E. dissolvens (原 *Erwinia dissolvens*) 溶解肠杆菌 Valid IJSB 1988；38(2)：220～222. J. Clin. Microbiol. 1986；23：1114～1120.

E. gergoviae 格高肠杆菌

E. helveticus 瑞士肠杆菌 IJSEM 2007；57：820～826.

E. hormaechei 霍氏肠杆菌 Valid IJSB 1990；40：105～106. J. Clin. Microbiol. 1989；27：2046～2049.

E. intermedius 中间肠杆菌

E. intermedium 改为 *E. intermedius* IJSB 1990；40(2)：211.

E. intermedius→*Kluyvera intermedia* IJSEM 2005；55：437～442.

E. kobei 神户(科比)肠杆菌 Valid IJSB 1997；47(3)：915～916. Curr. Microbiol. 1996；33：261～265.

E. ludwigii 路德维希氏肠杆菌 IJSEM 2005；55：2235～2238. Syst. Appl. Microbiol. 2005；28：206～212.

E. mori 桑肠杆菌 IJESM 2011;61:2769～2774.

E. massilensis 马赛肠杆菌 IJSEM 2014;64:1～5. Stand. Genomic. Sci. 2013;7:399～412.

E. muelleri 穆勒氏肠杆菌 IJSEM 2015;65:4093～4099.

E. nimipressuralis 超压肠杆菌 Valid IJSB 1988;38(2):220～222. J. Clin. Microbiol. 1986;23:1114～1120.

E. oryzae 稻肠杆菌 IJSEM 2009;59:1650～1655.

E. oryzendophyticus 稻内肠杆菌 IJSEM 2015;65:3763～3767. BMC Microbiol. 2013;13:164.

E. oryziphilus 嗜稻肠杆菌 IJSEM 2015;65:3763～3767. BMC Microbiol. 2013;13:164.

E. pulveris 粉尘肠杆菌 IJSEM 2008;58:237～241.

E. pyrinus 梨树肠杆菌 IJSB 1993;43(1):157～161.

E. radicincitans 根促长肠杆菌 IJSEM 2005;55:1395～1397. Syst. Appl. Microbiol. 2005;28:213～221.

E. sakazakii 坂崎肠杆菌

E. sakazakii→*Pantoea agglumerans* IJSB 1989;39:337～345.

E. sakazakii→*Cronobacter sakazakii* IJSEM 2008;58:1442～1447.

E. siamensis 暹罗肠杆菌 IJSEM 2014; 64: 2927 ～ 2929. J. Gen. Appl. Microbiol. 2013;59:135～140.

E. soli 土壤肠杆菌 IJSEM 2011;61:1499～1501. Curr. Microbiol. 2011;62:1044～1049.

E. tabaci 烟草肠杆菌 IJSEM 2016;66:3761～3764. Antonie van Leeuwenhoek 2015;108:1161～1169.

E. taylorae 泰勒氏肠杆菌 Valid IJSB 1985;35:223～224. J. Clin. Microbiol. 1985;21:77～81.

E. taylorae 与 *E. cancerogenus* 同种异名 IJSB 1994;44(3):586～587.

E. turicensis 苏黎世肠杆菌 IJSEM 2007;57:820～826.

E. xiangfangensis 香坊肠杆菌 IJSEM 2014;64:2650～2656.

表 58 肠杆菌属(*Enterobacter*)菌种的鉴别

特征(Characteristic)	阴沟肠杆菌 (*E. cloacae*)	坂崎肠杆菌 (*E. sakazakii*)	聚团肠杆菌 (*E. agglomerans*)	产气肠杆菌 (*E. aerogenes*)	格高肠杆菌 (*E. gergoviae*)	中间肠杆菌 (*E. intermedium*)	河生肠杆菌 (*E. amnigenus*)	泰勒氏肠杆菌 (*E. taylora*)	梨肠杆菌 (*E. pyrinus*)
氰化钾	+	+	D	+	−	D	D	+	+
尿素酶(Urease)	−	−	−	−	+	−	−	−	+
明胶酶(Gelatinase)	(+)	(+)	(+)	D	−	−	−	+	−

续表

特征(Characteristic)	阴沟肠杆菌 (*E. cloacae*)	板崎肠杆菌 (*E. sakazakii*)	聚团肠杆菌 (*E. agglomerans*)	产气肠杆菌 (*E. aerogenes*)	格高肠杆菌 (*E. gergoviae*)	中间肠杆菌 (*E. intermedium*)	河生肠杆菌 (*E. amnigenus*)	泰勒氏肠杆菌 (*E. taylora*)	梨肠杆菌 (*E. pyrinus*)
赖氨酸脱羧酶 (Lysine decarboxylase)	−	−	−	+	+/(+)	−	−	−	ND
鸟氨酸脱羧酶 (Ornithine decarboxylase)	+	+	−	+	+	+	+	+	ND
精氨酸双水解酶 (Arginine dihydrolase)	+	+	−	−	−	−	+	+	ND
β-木糖苷酶(β-Xylosidase)	+	+	D	+	−	+	+	−	ND
西蒙氏柠檬酸盐 (Simmon citrate)	+	+	(+)	+	+	+	+	+	+
吲哚(Indole)	−	D	D	−	−	−	−	−	−
黄色素(Yellow pigment)	−	+	D	−	−	−	−	−	−
产酸:									
山梨醇(Sorbitol)	+	−	D	+	−	+	D	−	−
蔗糖(Sucrose)	+	+	D	+	+	D	D	−	+
棉子糖(Raffinose)	(+)	+	D	+	+	+	+	−	−
α-甲基葡萄糖苷 (α-Methylglucoside)	+	+	D	+	−	+	D	−	−
黏液酸盐(Mucate)	+	D	−	D	+	+	+	+	ND

表 59 肠杆菌属某些种的鉴别

特征	稻肠杆菌	根促长肠杆菌	苏黎世肠杆菌	瑞士肠杆菌	格高肠杆菌	阿斯伯里氏肠杆菌	神户肠杆菌	霍氏肠杆菌	生癌肠杆菌	梨树肠杆菌	路德维希氏肠杆菌	阴沟肠杆菌[a]	阴沟肠杆菌[b]	阴沟肠杆菌[c]
VP 反应	+	+	−	−	+	−	+	+	+	v	+	+	+	+
动力	+	+	+	+	+	+/−	+/−	+/−	+	+	+	+	+	+
七叶苷水解	−	+	+	+	+	+	−	−	+	+	−	−	+	−
精氨酸双水解酶	+	+	−	−	−	+	+	v	+	−	+	+	+	+
鸟氨酸脱羧酶	+	−	−	−	+	+	+	+	+	+	+	+	+	+
赖氨酸脱羧酶	+	−	−	−	+	−	−	−	−	+	−	−	−	−
山梨醇产酸	+	+	−	−	−	+/−	+	−	−	−	+	+	+	+
甲基红试验	+	ND	+	+	−	+	ND	v	−	v	ND	−	−	−
碳源利用:														
蔗糖	+	+	−	−	+	+	+	+	−	+	+	+	+	+
柠檬酸盐	+	+	−	−	+	+	+	+	+	−	+	+	+	+

续表

特征	稻肠杆菌	根促长肠杆菌	苏黎世肠杆菌	瑞士肠杆菌	格高肠杆菌	阿斯伯里氏肠杆菌	神户肠杆菌	霍氏肠杆菌	生癌肠杆菌	梨树肠杆菌	路德维希氏肠杆菌	阴沟肠杆菌[a]	阴沟肠杆菌[b]	阴沟肠杆菌[c]
卫矛醇	+	+	+	+	−	−	v	+	−	−	−	−	−	−
腐胺	−	−	−	+	v	−/+	v	−	+	+	−	+	+	+
蜜二糖	+	−	+	+	+	+/−	+	−	−	+	+	+	+	+
L-岩藻糖	+	−	−	−	v	−	−	+	+	−	v	−	v	+
D-阿糖醇	−	−	−	−	+	−	−	−/+	−	+	−	−	−	−
鼠李糖	−	+	+	+	+	+/−	+	+	+	+	+	+	+	+
黏液酸盐	+	−	+	+	−	v	v	v	+	−	+	v	+	+
3-羟基丁酸盐	+/−	−	ND	ND	v	+	+/−	−	−	−	v	+	+	+
甲基-α-D-葡糖苷	+	−	ND	ND	−	+	v	+	−	−	+	+	+	+
1-O-甲基-α-半乳吡喃苷	ND	ND	+	+	+	+/−	+	−	−	−	+	+	+	ND
3-O-甲基-D-葡糖吡喃苷	ND	ND	−	−	−	−	−	v	+	−	+/−	−	−	ND

注："a"表示阴沟肠杆菌阴沟亚种，"b"表示阴沟肠杆菌溶解亚种，"c"表示阴沟肠杆菌模式株。引自 IJSEM 2009；59：1650～1655.

表 60 几个肠杆菌属菌种的生化反应鉴别

试验	根促长肠杆菌模式株	阿斯伯里氏肠杆菌(24 h，7 d)	科比氏肠杆菌(24 h，7 d)	阴沟肠杆菌阴沟亚种(24 h，7 d)	阴沟肠杆菌溶解亚种(24 h，7 d)
VP 反应(37 ℃)	+	87	94	100	100
从-甲基 D-葡萄糖苷产酸	−	100	59 94	100	100
β-半乳糖苷酶	+	100	100	100	100
精氨酸双水解酶	+	93	100	100	100
鸟氨酸脱羧酶	−	100	100	100	100
赖氨酸脱羧酶	−	0	0	0	0
硫化氢产生	−	0	0	0	0
脲酶/吲哚产生	−	0	0	0	0
柠檬酸盐	+	100	100	100	100
七叶苷水解	+	100	0 6	0 0	100
利用：					
葡萄糖、果糖、半乳糖	+	100	100	100	100

续表

试验	根促长肠杆菌模式株	阿斯伯里氏肠杆菌（24 h,7 d）	科比氏肠杆菌（24 h,7 d）	阴沟肠杆菌阴沟亚种（24 h,7 d）	阴沟肠杆菌溶解亚种（24 h,7 d）
蕈糖、甘露糖	+	100	100	100	100
蔗糖、麦芽糖	+	100	100	100	100
纤维二糖、L-阿拉伯糖	+	100	100	100	100
木糖	+	100	94 100	90	100
肌醇	−	86 93	88 94	100	100
甘露醇	+	100	100	100	100
山梨醇	+	80 100	94	100	100
侧金盏花醇	−	0 0	0 0	0 0	0 25
苯乙酸盐	−	80 87	77 88	80 100	100
β-羟丁酸盐	−	60 100	29 88	90	100
丙二酸盐	+	0 0	0 12	0 0	0 50
α-酮戊二酸盐	+	0 0	0 12	20 70	0 50
L-丙氨酸	+	87	100	100	100

注：引自 Syst. Appl. Microbiol. 2005;28:213～221.

Enterococcus 肠球菌属 Schleifer and Kilpper-Balz 1984; IJSB 1984; 34(1):31～34.

革兰氏染色阳性，椭圆形球菌，单个、成对或成短链排列，菌体顺链方向延长。无芽胞，可有动力。兼性厌氧，最适温度约 35 ℃，10 ℃与 45 ℃可生长，大多数菌株可耐受 60 ℃的高温长达 30 min，在含 6.5%的氯化钠与 pH 值 9.6 的条件下可生长。可水解吡咯烷酮-β-萘胺（pyrrolidonyl-β-naphthylamide）。化能有机营养型，发酵型代谢，发酵葡萄糖主要产生 L-乳酸，氧或其他受氢体可改变糖类代谢的终产物，存在氧时积累或不积累过氧化氢，不含血红素化合物。联苯胺（benzidine）试验阴性，通常触酶阴性，但某些株可产生假触酶（pseudocatalase）。当提供氯高铁血红素时某些株可合成细胞色素、触酶或二者皆有，最低营养需要通常复杂。与 D 群抗血清反应，有的株也与 Q 群抗血清反应。

有的株具有呼吸醌（甲基萘醌或脱甲基甲基萘醌）。长链脂肪酸主要为直链饱和或单不饱和型，有的株产生环丙烷酸（cyclopropane acid）。肽聚糖型为赖氨酸-D-天冬氨酸或赖氨酸-丙氨酸-2-3（lysine-alanine-2-3）。DNA 的 G+C mol%为 37～45。

模式种：*Enterococcus faecalis*（粪肠球菌）

E. alcedinis 翠鸟肠球菌 IJSEM 2013;63:3069～3074.

E. aquimarinus 海水肠球菌 IJSEM 2005;55:2183～2187.

E. asini 驴肠球菌 IJSB 1998;48(2):383～387.

E. avium 鸟肠球菌 IJSB 1984;34:220～223.

E. bulliens 泡沫肠球菌 IJSEM 2016;66:1～3. Antonie van Leeuwenhoek 2015;108: 1257～1265.

E. caccae 粪便肠球菌 IJSEM 2006;56:1505～1508.

E. camelliae 茶叶肠球菌 IJSEM 2007;57:2151～2154.

E. canintestini 狗肠肠球菌 IJSEM 2005;55:2177～2182.

E. canis 狗肠球菌 IJSEM 2003;53:1069～1074.

E. casseliflavus 铅黄肠球菌 IJSB 1984;34:220～223.

E. cecorum 盲肠肠球菌 Valid IJSB 1989;39:495～497. Lett. Appl. Microbiol. 1989;8:185～189.

E. columbae 鸽肠球菌 Valid IJSB 1993;43:188～189. FEMS Microbiol. Lett. 1990;71:247～252.

E. crolali 响尾蛇肠球菌 IJSEM 2017;67:1984～1989.

E. devriesei 戴氏肠球菌 IJSEM 2005;55:2479～2484.

E. diestrammenae 骆驼蟋蟀肠球菌 IJSEM 2013;63:4540～4545.

E. dispar 殊异肠球菌 Valid IJSB 1991;41:546～548. Lett. Appl. Microbiol. 1991;12:95～98.

E. durans 耐久肠球菌 IJSB 1984;34:220～223.

E. faecalis 粪肠球菌 IJSB 1984;34:31～34.

E. faecium 屎肠球菌 IJSB 1984;34:31～34.

E. flavescens 黄色肠球菌 IJSB 1992;42(3):365～369. 为 *E. casseliflavus* 的同义词 IJSEM 2006;56:413～416.

E. gallinarum 鸡肠球菌 IJSB 1984;34:220～223.

E. gilvus 浅黄肠球菌 IJSEM 2002;52:1075～1076. J. Clin. Microbiol. 2002;40:1140～1145.

E. haemoperoxidus 血过氧化物肠球菌 IJSEM 2001;51(4):1567～1574.

E. hermanniensis 赫尔曼尼肠球菌 IJSEM 2004;54:1823～1827.（赫尔曼尼是芬兰赫尔辛基的一个地方）

E. hirae 拉氏肠球菌 IJSB 1985;35:73～75.

E. italicus 意大利肠球菌 IJSEM 2004;54:1717～1721.

E. malodoratus 病臭肠球菌 IJSB 1984;34:220～223.

E. moraviensis 摩拉维亚肠球菌 IJSEM 2001;51(4):1567～1574.

E. mundtii 蒙特氏肠球菌 IJSB 1986;36:8～12.

E. olivae 橄榄肠球菌 IJSEM 2014;64:2534～2539.

E. pallens 微黄肠球菌 IJSEM 2002;52;1075～1076. J. Clin. Microbiol. 2002;40:1140～1145.

E. phoeniculicola 居木戴胜鸟肠球菌 IJSEM 2003;53:683～685.

E. porcinus 猪肠球菌(为 *Enterococcus villorum* 的迟同义名) IJSEM 2003;53:1069～1074.

E. pseudoavium 类鸟肠球菌 Valid IJSB 1989;39:371. FEMS Microbiol. Lett. 1989;57:283～288.

E. quebecensis 魁北克省肠球菌 IJSEM 2012;62:1314～1320.

E. raffinosus 棉子糖肠球菌 Valid IJSB 1989;39:371. FEMS Microbiol. Lett. 1989;57:283～288.

E. rattii 鼠肠球菌 IJSEM 2001;51(5):1737～1743.

E. rivorum 溪水肠球菌 IJSEM 2012;62:2169～2173.

E. rotai 罗塔氏肠球菌 IJSEM 2013;63:502～510.

E. saccharolyticus 解糖肠球菌 Valid IJSB 1991;41:178～179. FEMS Microbiol. Lett. 1990;71:231～234.

E. saccharominimus 少解糖肠球菌 IJSEM 2004;54:2175～2179. →*E. italicus* IJSEM 2006;56:413～416.

E. saigonensis 西贡肠球菌 IJSEM 2016;66:3779～3785.

E. seriolicida 黄尾杀手肠球菌 IJSB 1991;41(3):406～409. IJSB 1987;37(3):257～259. →*Lactococcus garvieae* IJSB 1996;46:664～668.

E. silesiacus 西里西亚肠球菌 IJSEM 2006;56:577～581.

E. solitarius 孤立肠球菌 Valid IJSB 1989;39:371. FEMS Microbiol. Lett. 1989;57:283～288.

E. sulfureus 硫黄肠球菌 Valid IJSB 1992;42:191～192. FEMS Microbiol. Lett. 1991;80:69～74.

E. termitis 白蚁肠球菌 IJSEM 2006;56:577～581.

E. thailandicus 泰国肠球菌 IJSEM 2008;58:1630～1634.

E. ureasiticus 脲酶肠球菌 IJSEM 2012;62:1314～1320.

E. ureilyticus 解尿素肠球菌 IJSEM 2013;63:502～510.

E. viikkiensis 维基肠球菌 IJSEM 2011;61:1499～1501. Appl. Environ. Microbiol. 2011;77:1196～1203.

E. villorum 绒毛肠球菌 IJSEM 2001;51(2):393～400.

E. xiangfangensis 香坊肠球菌 IJSEM 2014;64:1012～1017.

表 61　肠球菌(*Enterococcus*)种的鉴别

特征(Characteristic)	粪肠球菌(*E. faecalis*)	屎肠球菌(*E. faecium*)	鸡肠球菌(*E. gallinarum*)	蒙特氏肠球菌(*E. mundtii*)	耐久肠球菌(*E. durans*)	希拉氏肠球菌(*E. hirae*)	鸟肠球菌(*E. avium*)	类鸟肠球菌(*E. pseudoavium*)	铅黄肠球菌(*E. casseliflavus*)	黄色肠球菌(*E. flavescens*)	硫磺肠球菌(*E. sulfureus*)	病臭肠球菌(*E. malodoratus*)	棉籽糖肠球菌(*E. raffinosus*)	孤立肠球菌(*E. solitarius*)	黄尾杀手肠球菌(*E. seriolicida*)
溶血(Hemolysis)	−(β)	−(α)	−	−	+(−)	−	α(−)	α	−	−	−	−	−	−	α
运动(Motility)	−(+)	−(+)	+	−	−	−	−	−	+	+	+	−			−
VP 反应	+	+	+	+	+	+	−	−	+(−)		−	−	+	V	+
精氨酸水解酶(Ariginine hydrolase)	+	+	+	+	+	+	−	−	+(−)		−	−			+
阿拉伯糖(Arabinose)	−	+	+	+	−	−	+	−	+	+	−	−			
棉子糖(Raffinose)	−	V	+	+(−)	−	−(+)	−	−	−(+)	+	+	+	+		−
山梨醇(Sorbitol)	+(−)	−	−	V	−	−	+	+	−	−	−	+	+	+	+
乳糖(Lactose)	+	+		+		+		+					+	−	−
蔗糖(Sucrose)	+	V	+	+	−	+	+	−	+	+	+	+	+	+	−
菊糖(Inulin)	−	−	+	−(+)	−	−	−		+	+	−	−			
蜜二糖(Melibiose)	−	V	+	+	−	+	−	−	+			+	+		−
山梨糖(Sorbose)	−	−	−		−	−	+		−(+)			+			
甘露醇(Mannitol)	+	+(−)	+	+	−(+)	−	+	+	+	+	+	+	+	+	+
侧金盏花醇(Adonitol)	−	−	−		−	−	+		−	−	−	+		−	−
D-木糖(D-Xylose)	−	−(+)	+	+	−	−	−		+	+	−	V			−
鼠李糖(Rhamnose)	V	−(+)	−	+(−)	−	−	+		+(−)	+	−	+		−	−
卫矛醇(Dulcitol)	−	−	−		−		+		−	−		+			
甘油(Glycerol)	+	+	+	V	−	V	+		V		−	V	+		−
D-松二糖(D-Turanose)	−	−	+	−	−		+		V	−		V			
松三糖(Melezitose)	+(−)	−	−	−	−	−	+	−	−		−	−		+	−
D-塔格糖(D-Tagotose)	+	−(+)	+	−	−	V	+		−(+)	−		+			
木糖醇(Xylitol)	−	−	−		−		+		−			+			
2-甲基-D-葡萄糖(2-Methyl-D-glucoside)	−	−	+	−	+		+		+	+		+	−		
0.04%的亚硒酸盐(0.04% Selenite)	+	−	+(−)	−	−	−	−		+			−			
黄色素(Yellow pigment)	−	−	−	+	−	−	−		+	+	+				
马尿酸盐水解(Hippurate hydrolysis)	+(−)	+	+	−	V	−	V	+	−			V	−		−

表 62 肠球菌(*Enterococcus*)的鉴别特征

特征(Characteristic)	黄尾杀手肠球菌(*E. seriolicida*)	鸟肠球菌(*E. avium*)	铅黄肠球菌(*E. casseliflavus*)	耐久肠球菌(*E. durans*)	粪肠球菌(*E. faecium*)	尿肠球菌(*E. faecium*)	鸡肠球菌(*E. gallinarum*)	希拉氏肠球菌(*E. hirae*)	病臭肠球菌(*E. malodoratus*)	蒙特氏肠球菌(*E. mundtii*)	类鸟肠球菌(*E.pseudoaviu*)	棉籽糖肠球菌(*E.raffinosus*)	孤立肠球菌(*E. solitarius*)
45 ℃生长	+	+	+	+	+	+	+	+	−	+	+	+	+
50 ℃生长	−	−	−	−	−(+)	+(−)	−	−	−	−	ND	ND	ND
6.5%的氯化钠中生长	+	+	+	+	+	+	+	+	+	+	−	+	+
色素产生	−	−	+	−	ND	−	−	ND	−	+	ND	ND	−
溶血(Hemolysis)	α	α(−)	ND	α,β,−	−(β)	−(α)	β	−	ND	−	α	ND	ND
硫化氢产生	−	+	−	−	ND	ND	−	ND	+	ND	ND	ND	ND
精氨酸水解(Arginine hydrolysis)	+	−	+(−)	+	+	+	+	+	−	+	−	ND	ND
马尿酸盐水解(Hippurate hydrolysis)	−	V	−	V	+(−)	+	+	−	V	−	+	−	ND
VP 反应	+	−	+	ND	ND	ND	ND	+	−	+	+	+	V
产酸自:													
木糖(Xylose)	−	−	+	−	−	−	+	−	V	+	ND	ND	ND
蔗糖(Sucrose)	−	+	+	−	+	V	+	+	+	+	−	+	+
乳糖(Lactose)	−	ND	ND	ND	+	+	ND	+	ND	+	+	+	−
蜜二糖(Melibiose)	−	−	+	−	−	V	+	+	+	+	−	+	ND
棉子糖(Raffinose)	−	−	+	−	−	−	+	V	+	+(−)	−	+	ND
松三糖(Melezitose)	−	+	−	−	+(−)	−	−	V	−	−	−	ND	+
甘油(Glycerol)	−	+	−	−	+	+	+	V	V	V	ND	+	ND
侧金盏花醇(Adonitol)	−	+	−	−	−	−	−	−	+	−	ND	ND	−
山梨醇(Sorbitol)	+	+	−	−	+(−)	−	−	−	+	V	+	+	+
甘露醇(Mannitol)	+	+	+	−(+)	+	+(−)	+	−	+	+	+	+	+
鼠李糖(Rhamnose)	−	+	+(−)	−	V	−	−	−	+	+(−)	ND	ND	−
血清组(Serum groups)	非 D	D(Q)	D	D	D	D	D	D	D	D		D(−)	D

表 63　肠球菌属(*Enterococcus*)中细菌种的鉴别特征

组和种	甘露醇	山梨糖	精氨酸	阿拉伯糖	山梨醇	棉子糖	亚碲酸盐	动力	色素	蔗糖	丙酮酸盐	MGP
Ⅰ												
鸟肠球菌	+	+	−	+	+	−	−	−	−	+	+	V
淡黄肠球菌	+	+	−	−	+	+	−	−	+	+	+	−
病臭肠球菌	+	+	−	−	+	+	−	−	−	+	+	V
微黄肠球菌	+	+	−	−	+	+	−	−	+	+	−	+
假鸟肠球菌	+	+	−	−	+	−	−	−	−	+	+	+
棉子糖肠球菌	+	+	−	+	+	+	−	−	−	+	+	V
解糖肠球菌	+	+	−	−	+	+	−	−	−	+	−	+
Enterococcus sp. nov. *CDC PNS-E3*	+	+	−	−	+	−	−	−	−	−	+	−
Ⅱ												
粪肠球菌	+*	−	+*	−	+	−	+	−	−	+*	+	−
血过氧化物肠球菌	+	−	+	−	−	−	−	−	−	+	−	+
乳球菌的种	+	−	+	−	−	−	−	−	−	+	−	−
屎肠球菌	+*	−	+	+	V	V	−	−	−	+*	−	−
铅黄肠球菌	+	−	+*	+	V	+	−*	+*	+*	+	V	+
鹑鸟肠球菌	+	−	+*	+	−	+	−	+*	−	+	−	+
蒙氏肠球菌	+	−	+	+	V	+	−	−	+	+	−	−
Enterococcus sp. nov. *CDC PNS-E2*	+	−	+	−	−	−	−	−	−	+	−	−
Ⅲ												
殊异肠球菌	−	−	+	−	−	+	−	−	−	+	+	+
耐久肠球菌	−	−	+	−	−	−	−	−	−	−	−	−
小肠肠球菌	−	−	+	−	−	+	−	−	−	+	−	−
鼠肠球菌	−	−	+	−	−	−	−	−	−	−	−	−
绒毛肠球菌	−	−	+	−	−	−	−	−	−	−	−	−
Ⅳ												
驴肠球菌	−	−	−	−	−	−	−	−	−	+	−	−
盲肠肠球菌	−	−	−	−	+	+	−	−	−	+	+	−
居木戴胜鸟肠球菌	−	−	−	+	−	+	−	−	−	+	−	+
硫黄色肠球菌	−	−	−	−	−	+	−	−	+	+	−	+
Enterococcus sp. nov. *CDC PNS-E1*	−	−	−	−	−	−	−	−	−	+	+	+
Ⅴ												
狗肠球菌	+	−	−	+	−	−	−	−	−	+	+	+
鸽肠球菌	+	−	−	+	+	+	−	−	−	+	+	−
摩拉维亚肠球菌	+	−	−	+	−	−	−	−	−	+	+	+
河流漫游球菌	+	−	−	−	+	−	−	+	−	+	−	+

注:引自 J. Clin. Microbiol 2004;42:1192～1198. 精氨酸为精氨酸双水解酶,丙酮酸盐为利用试验,亚碲酸盐为对0.04%的亚碲酸盐的耐受试验,MGP 为甲基 α-D-葡萄糖苷的产酸试验。* 表示也有例外情况,但低于 3%。

表 64　肠球菌（*Enterococcus*）的鉴别（生物组 3）

	耐久肠球菌	猪肠球菌	鼠肠球菌	小肠肠球菌	殊异肠球菌	粪肠球菌	屎肠球菌
石蕊牛乳反应	+/+	+/−	−/−	+/+	+/−	V/V	+/V
丙酮酸盐利用	−	−	−	−	+	+	−
马尿酸盐水解	+	−	V	−	+	V	V
亚碲酸盐耐受	−	−	−	−	−	+	−
产酸自：							
阿拉伯糖	−	−	−	−	−	−	+
甘油	−	−	−	−	+	V	−
乳糖	+	+	V	+	+	V	+
蜜二糖	+	+	V	+	+	−	+
甲基 α-D-葡萄糖苷	−	−	−	−	+	−	−
棉子糖	−	−	−	+	+	−	V
蔗糖	−	−	−	+	+	−	−
蕈糖	+	+	V	+	+	−	+
木糖	−	+	−	−	−	−	−

注：引自 IJSEM 2001；51：1737～1743."+/+"表示产酸并凝固，"+/−"表示产酸，"−/−"表示无反应，"V/V"表示反应不定。粪肠球菌和屎肠球菌都是甘露醇阴性变种。

Enterovibrio 肠弧菌属　Thompson，Hoste，Thompson et al. 2002

IJSEM 2002；52：2015～2022.

革兰氏染色阴性的弧菌，有动力，氧化酶和触酶阳性。DNA 的 G+C mol%为 47.1～47.9。最丰富的脂肪酸是 ω7c-$C_{16:1}$ 和（或）异构型 $C_{15:0}$—2OH、$C_{16:0}$ 和 ω7c-$C_{18:1}$。化能有机营养型，嗜中温和中度嗜盐。此属菌株利用糊精、N-乙酰-D-葡萄糖胺和 d-D-葡萄糖作为碳源。精氨酸双水解酶、吲哚和 β-半乳糖苷酶阳性。VP 反应、赖氨酸和乌氨酸脱羧酶阴性，不还原硝酸盐，抵抗弧菌抑菌剂 O/129（10 μg 和 150 μg），为 γ 变形菌纲的成员。

Fascual et al. 2009 对此属修改为精氨酸双水解酶、吲哚和原硝酸盐还原及 O/129 菌种间性状不定（IJSEM 2009；59：698～704.）。

模式种：*Enterovibrio norvegicus*（挪威肠弧菌）

E. calviensis　卡尔维湾肠弧菌　IJSEM 2009；59：698～704.（原 *Vibrio calviensis*）

E. coralii　珊瑚肠弧菌　IJSEM 2005；55：913～917.

E. nigricans　产黑肠弧菌　IJSEM 2009；59：698～704.

E. norvegicus　挪威肠弧菌

表 65　肠弧菌属中菌种的生化鉴别

特征	产黑肠弧菌	珊瑚肠弧菌	挪威肠弧菌	卡尔文湾肠弧菌
色素产生	v	−	−	−
吲哚产生	−	+	+	−
生长于：				
4 ℃	−	−	+	+
37 ℃	−	+	+	−
7%的氯化钠	−	+	+	+
L-丙氨酸	−	+	+	+
甘露醇	−	+	+	+

注：引自 IJSEM 2009；59：698～704.

Eremococcus 孤立球菌属　Collins et al. 1999 IJSB 1999；49(4)：1381～1385.

孤立球菌属的细胞是革兰氏染色阳性球菌，有的可以延长，单个、成对或成短链。在马血和绵羊血琼脂上呈 α 溶血。兼性厌氧，触酶阴性。不能在 10 ℃或 10%的 NaCl 中生长，从葡萄糖中产酸不产气，不能从其他大多数糖类中产酸，产生精氨酸双水解酶和焦谷氨酸芳胺酶，不产生亮氨酸芳胺酶和碱性磷酸酶，产生透明质酸酶，VP 反应阴性。模式种的模式株的 DNA 的 G+C mol%为 40。细胞壁的肽聚糖型为直接赖氨酸型(L-lysine-direct，A1α)。

模式种：*Eremococcus coleocola*(居阴道孤立球菌)

E. coleocola　居阴道孤立球菌

Erwinia 欧文氏菌属　Winslow et al. 1920，209[AL] 1984 手册；1：469～476.

革兰氏染色阴性，直杆菌，大小(0.5～1.0)μm×(1.0～3.0)μm，单个或成对，有时呈短链状存在，有动力(一个种例外)，以周毛运动。兼性厌氧，但有的种厌氧生长差。最适温度 27～30 ℃，最高生长温度变动于 32 ℃和 40 ℃。氧化酶阴性，触酶阳性，可从果糖、半乳糖、葡萄糖、β-甲基葡萄糖苷(β-methylglucoside)和蔗糖产酸，能利用乙酸盐、延胡索酸盐、葡萄糖酸盐、苹果酸盐和琥珀酸盐为碳源和能源，而不能利用苯甲酸盐、草酸盐、丙酸盐。与植物有关，作为植物病原菌、腐生菌或作为植物附生菌群存在。至少一个种是从人和动物宿主中分离的。DNA 的 G+C mol%为 50～58(Tm，Bd)。

模式种：*Erwinia amylovora*(解淀粉欧文氏菌)

E. alni　桤木欧文氏菌　IJSB 1996；46(3)：720～726. →*Brenneria alni*　IJSB

1999;49:1～3. Syst. Appl. Microbiol. 1998;21:384～397.

E. amylovora　解淀粉欧文氏菌

E. ananas→*E. ananatis*　菠萝欧文氏菌

E. ananatis→*Pantoea ananatis*　IJSB 1993;43(1):162～173.

E. aphidicola　豌豆蚜虫欧文氏菌　IJSB 1998;48(4):1083～1084. J. Gen. Appl. Microbiol. 1997;43:349～354. Syst. Appl. Microbiol. 1998;21:237～244.

E. billingiae　比林氏欧文氏菌　IJSB 1999;49:377～383.（以前的无色素的 *Erwinia herbicola* 菌株）

E. cactecida　杀仙人掌欧文氏菌　IJSB 1991;41(2):197～212.

E. cacticida→*Pectobacterium cacticida*　IJSB 1999;49:1～3. Syst. Appl. Microbiol. 1998;21:384～397.

E. carotovora　胡萝卜软腐欧文氏菌

E. chrysanthemi　菊欧文氏菌

E. cypripedii　杓兰欧文氏菌

E. endophytica　植物内欧文氏菌　IJSEM 2016;66:975～981.

E. gerundensis　赫罗纳欧文氏菌　IJSEM 2016;66:1583～1592.

E. herbicola　草生欧文氏菌→*Enterobacter agglomerans*→*Pantoea agglomerans*

E. iniecta　注入欧文氏菌　IJSEM 2015;65:3625～3633.

E. mallotivora　野梧桐欧文氏菌

E. nigrifluens　流黑欧文氏菌

E. nigrifluens→*Brenneria nigrifluens*　IJSB 1999;49:1～3. Syst. Appl. Microbiol. 1998;21:384～397.

E. oleae　油橄榄欧文氏菌　IJSEM 2011;61:2745～2752.

E. papayae　木瓜欧文氏菌　IJSEM 2004;54:107～113.

E. persicinus　桃色欧文氏菌　IJSB 1990;40(3):379～383.

E. persicinus 即 *Erwinia mulandii*　IJSB 1994;44(2):282～284.

E. piriflorinigrans　变黑梨花欧文氏菌　IJSEM 2011;61:561～567.

E. psidii　番石榴欧文氏菌　Valid IJSB 1988;38(3):328～329. Fitopatol. Bras. 1987;12:345～350.

E. pyrifoliae　沙梨欧文氏菌　IJSB 1999;49:899～906.

E. quercina　栎欧文氏菌

E. rhapontici　大黄欧文氏菌

E. rubrifaciens　生红欧文氏菌

E. salicis　柳欧文氏菌

E. stewartii　斯图尔特氏欧文氏菌

E. stewartii→*Pantoea stewartii*　IJSB 1993;43(1):162～173.

E. tasmaniensis　塔斯马尼亚欧文氏菌　IJSEM 2006;56:2937～2943.（塔斯马尼亚为澳大利亚一地名）

E. teleogrylli 蟋蟀欧文氏菌 IJSEM 2016;66:2463～2466. PLOC ONE 2016;11:EO146596.

E. toletana 托莱多欧文氏菌 IJSEM 2004;54:2217～2222.

E. tracheiphila 嗜管欧文氏菌

E. typographi 树皮甲虫欧文氏菌 IJSEM 2012;62:942～948.

E. uredovora 噬夏孢欧文氏菌

表 66 欧文氏菌属(*Erwinia*)种的鉴别特征

菌种(Species)	所试株数	丙二酸盐 (Malonate)	43 ℃生长	L-阿拉伯糖 (L-arabinose)	纤维二糖 (Cellobiose)	蜜二糖 (melibiose)	棉籽糖 (Raffinose)	胡萝卜片腐烂	β-龙胆二糖 (Gentiobiose)	红霉素敏感 (Erythromycin)	吲哚 (Indole)	果胶酸盐 (Pectate)	土豆腐烂	D-阿糖醇 (D-Arabitol)	鼠李糖 (Rhamnose)	水杨素 (Salicin)
杀仙人掌欧文氏菌(*E. cactecida*)	98	+	+	−	−	−	−	−	+	−	−	+	+	−	+	+
胡萝卜软腐欧文氏菌(*E. carotovora*)	40	−	−	+	+	D	+	D	+	−	D	+	+	−	+	+
菊欧文氏菌(*E. chrysanthemi*)	1	+	−	+	+	+	+	+	−	+	+	+	+	−	+	+
草生欧文氏菌(*E. herbicola*)与团聚肠杆菌(*E. agglomerans*)	2	+	−	+	−	−	−	−	−	D	−	−	−	+	+	+
菠萝欧文氏菌(*E. ananas*)	2	−	−	+	+	+	+	−	D	+	+	−	−	+	+	+
流黑欧文氏菌(*E. nigrifluens*)	1	−	−	+	−	+	+	−	+	−	−	−	−	+	+	+
栎欧文氏菌(*E. quercina*)与柳欧文氏菌(*E. salicis*)	2	−	−	−	−	D	D	−	−	+	−	D	−	−	−	+
大黄欧文氏菌(*E. rhapontici*)	1	−	−	+	+	+	+	−	+	+	−	−	+	−	+	+
其他欧文氏菌(*other Erwinia*)	6	−	−	D	−	D	D	−	D	D	−	D	−	−	D	D

Erwinia **欧文氏菌属** (Winslow et al. 1920) emend by Hauben et al. 1999 IJSB 1999;49(1):1～3. Syst. Appl. Microbiol. 1998;21:384～398.

欧文氏菌属的菌株不产生吲哚,不氧化葡萄糖酸盐。它们为兼性厌氧菌,氧化酶阴性,触酶阳性。菌株从果糖、半乳糖、葡萄糖、甘露醇、β-甲基葡萄糖苷和蔗糖产酸,但不能从侧金盏花醇、阿拉伯糖醇、糊精、卫矛醇、菊糖(inulin)、麦芽糖、淀粉和塔格糖(tagatose)产酸。菌株以下列化合物作为碳源而生长:果糖、延胡索酸盐、半乳糖、葡萄糖酸盐、葡萄糖、甘油、苹果酸盐、β-甲基葡萄糖苷和琥珀酸盐,但不能利用阿拉伯糖醇、苯甲酸盐、丁醇、甲醇、草酸盐、丙酸盐和山梨醇。菌株可利用丙氨酸、谷氨酸、甘氨酰、甘氨酸和丝氨酸为氮源,但不能以犬尿喹啉酸(kynureninic acid)和葫芦巴碱(trigonelline)为氮源。欧文氏菌对氯霉素、呋喃唑酮、萘啶酸、土霉素和四环素敏感。

欧文氏菌不具有精氨酸双水解酶、酪蛋白酶(caseinase)、苯丙氨酸脱氨酶和脲酶。欧文氏菌属的菌株包含明确的系统发育组，其 16S rRNA 在相当于大肠杆菌 16S rRNA 的 408、594、598、639、646、839、847、987、988、989、1216、1217、1218、1308 和 1329 位置的标志核苷酸碱基分别为 A、A、C、G、G、C、G、G、G、C、G、C、C、C 和 G。本属的 DNA 的 G+C mol% 为 49.8～54.1。

模式种：*Erwinia amylovora*（解淀粉欧文氏菌）

Erysipelothrix 丹毒丝菌属 Rosenbach 1909，367[AL] 1986 手册；2：1245～1249.

革兰氏染色阳性，不抗酸，直或微弯的细弱杆菌，易形成长丝状，杆状者通常大小为(0.2～0.4)μm×(0.8～2.5)μm，两端钝圆，单个、短链或成对呈"V"形，或无特殊排列成堆；丝状者可长达 60 μm 以上。无动力，无荚膜，无芽胞，兼性厌氧。菌落小，通常半透明，无色素，在血平板上有窄的 α-溶血环，无 β-溶血现象。最适温度 30～37 ℃，5～42 ℃可生长，0 ℃下 15 min 即不能存活。触酶与氧化酶阴性，发酵能力弱，从葡萄糖和一些其他糖类产酸但不产气。需要有机生长因子，胞壁含有以赖氨酸为基础的 B 组肽聚糖，无枝菌酸。含有 2-羟基、3-羟基和无羟基的长链脂肪酸。羟基脂肪酸主要是直链饱和及单不饱和系列，也有少量的异构型和反异构型甲基支链脂肪酸。DNA 的 G+C mol%为 36～40。该菌广泛分布于自然界，寄生于哺乳动物、鸟类、鱼类中，有的菌株对哺乳动物和鸟类有致病性。

模式种：*Erysipelothrix rhusiopathiae*（猪红斑丹毒丝菌）

E. inopinata 意外丹毒丝菌 IJSEM 2004；54：221～225.

E. larvae 幼虫丹毒丝菌 IJSEM 2016；66：1913～1915. Antonie van Leeuwenhoek 2016；109：167～168.

E. rhusiopathiae 猪红斑丹毒丝菌

E. tonsillarum 扁桃体丹毒丝菌 IJSB 1987；37：166～168.

上述两种的鉴别见 IJSB 1993；43：111～114.

表 67 丹毒丝菌属(*Erysipelothrix*)几个种与株的鉴别

特 征	意外丹毒丝菌	猪红斑丹毒丝菌 DSM 5055[T]	猪红斑丹毒丝菌 DSM 5056	猪红斑丹毒丝菌 DSM 5057	猪红斑丹毒丝菌 DSM 5058	扁桃体丹毒丝菌
API 32 STREPT						
β-半乳糖苷酶	+	−	−	−	−	+
碱性磷酸酶	−	−	−	−	−	+
核糖(产酸)	W	−	−	−	−	+
乳糖(产酸)	−	+	+	+	+	−
蕈糖(产酸)	+	−	−	−	−	−

续表

特　征	意外丹毒丝菌	猪红斑丹毒丝菌 DSM 5055^T	猪红斑丹毒丝菌 DSM 5056	猪红斑丹毒丝菌 DSM 5057	猪红斑丹毒丝菌 DSM 5058	扁桃体丹毒丝菌
N-乙酰-β-葡萄糖胺酶	+	+	−	W	+	+
β-甘露糖苷酶	W	−	−	−	−	−
利用试验(Biolog GP 微量板)：						
L-阿拉伯糖	−	+	+	+	+	W
N-乙酰-D-甘露糖胺	−	+	+	+	+	+
熊果苷	+	−	−	−	−	−
纤维二糖	+	−	−	−	−	−
果糖	−	+	+	+	+	+
半乳糖	−	+	+	+	+	+
龙胆二糖	+	−	−	−	−	−
D-乳糖	−	+	+	+	+	−
D-甘露糖	−	+	+	W	+	−
3-甲基葡萄糖	−	−	−	−	+	−
D-阿洛酮糖	−	+	+	+	+	+
D-核糖	W	−	+	+	+	+
水杨素	+	−	−	−	−	−
蕈糖	+	−	−	−	−	−
木糖	−	−	+	+	+	W
甘油	+	−	−	−	−	−

注：引自 IJSEM 2004；54：221～225。在 API 32 STREPT 上全部菌株呈阳性反应的是：甘-色氨酸芳胺酶、焦谷氨酸芳胺酶和从葡萄糖产酸。全部阴性的是：氧化酶、氨肽酶、淀粉水解、明胶、DNA、酪蛋白、尿素。产酸试验阴性的有：甘露醇、山梨醇、棉子糖、蔗糖、L-阿拉伯糖、D-阿拉伯糖醇、环糊精、糖原、支链淀粉、麦芽糖、蜜二糖、松三糖、塔格糖、β-葡萄糖醛酸酶、VP 反应、马尿酸盐水解。

在 Biolog GP 微量板上全部株可利用腺嘌呤、尿嘧啶、甲基丙酮酸盐、N-乙酰葡萄糖胺和 α-D-葡萄糖。全部阴性的是：D-塔格糖、D-阿拉伯糖醇、甲基 α-D-甘露糖苷、D-丙氨酸、β-环糊精、麦芽糖、松二糖、乳酸盐、麦芽三糖、木糖醇、D-苹果酸、L-天门冬素、糖原、甘露醇、棉子糖、L-苹果酸、菊糖、L-岩藻糖、鼠李糖、乙酸盐、L-谷氨酸盐、松三糖、α-羟丁酸盐、丙酸盐、焦谷氨基酸盐、吐温 60、γ-羟西酸盐、丙酮酸盐、L-丝氨酸、D-葡萄糖酸盐、D-山梨醇、苦杏仁苷、m-肌醇、甲基 α-D-葡萄糖苷、蔗糖。

Escherichia 埃希氏菌属 Castellani and Chalmers 1919，941^{AL} 1984 手册；1：420～423.

革兰氏染色阴性，直的杆菌，大小(1.1～1.5)μm×(2.0～6.0)μm，单个或成对存在，许多菌株有荚膜或微荚膜，通过周毛运动或无动力。兼性厌氧，兼有呼吸型和发酵型代谢。下面的描述仅限于大肠埃希氏菌，因为 *E. blattae*（蟑螂埃希氏菌）未深入研究且仅保存有少数菌株：最适温度 37 ℃，在营养琼脂上的菌落可以是光滑的（S），低凸、湿润、灰白，边缘整齐，有光泽，在盐水中易于分散，或者粗糙（R）、干燥，难于在盐水中分散，也有上述两型之间的中间型，也有黏液型。化能有机营养型，氧化酶阴性，通常可利用乙酸盐为主要碳源，但不能利用柠檬酸盐。可利用葡萄糖和其他糖类发酵产生丙酮酸盐，进一步转化成乳酸、乙酸和甲酸，一部分甲酸被复杂的甲酸解氢酶系统分裂成等量的二氧化碳和氢气。有的株不产气，大多数菌株可发酵乳糖，也可迟缓发酵或不发酵。存在于温血动物的肠道下部，蟑螂埃希氏菌则存在于蟑螂体内。DNA 的 G+C mol%为 48～52（Tm）。

模式种：*Escherichia coli*（大肠埃希氏菌）

E. albertii　阿勃特氏埃希氏菌　IJSEM 2003；53：807～810.

E. blattae　蟑螂埃希氏菌

E. coli　大肠埃希氏菌

E. fergusonii　弗格森氏埃希氏菌　Valid IJSB 1985；35；223～224. J. Clin. Microbiol. 1985；21(1)：77～81.

E. hermanii　赫曼氏埃希氏菌　Valid IJSB 1983；33：428～440. J. Clin. Microbiol. 1982；15：703～713.

E. marmotae　旱獭埃希氏菌　IJSEM 2015；65：2130～2134.

E. vulneris　伤口埃希氏菌　Valid IJSB 1983；33：438～448. J. Clin. Microbiol. 1982；15：1133～1140.

表 68　埃希氏菌属（*Escherichia*）种的鉴别

特征(Characteristic)	大肠埃希氏菌(*E. coli*)		弗格森氏埃希氏菌(*E. fergusonii*)	赫曼氏埃希氏菌(*E. hermanii*)	伤口埃希氏菌(*E. vulneris*)	蟑螂埃希氏菌(*E. blattae*)
	正常(Normal)	不活泼(Inactive)				
吲哚(Indole)	+	(+)	+	+	−	−
赖氨酸脱羧酶(Lysine decarboxylase)	+	v	+	−	(+)	+
鸟氨酸脱羧酶(Ornithine decarboxylase)	v	−	+	+	−	+
动力(Motility)	+	−	+	+	+	−
发酵葡萄糖产气(Gas produced from glucose)	+	−	+	+	+	+
乙酸盐利用(Utilization of acetate)	+	v	+	(+)	v	−
黏液酸盐(Mucate)	+	v	−	+	(+)	V
乳糖(Lactose)	+	(−)	−	v	(−)	−

续表

特征(Characteristic)	大肠埃希氏菌(*E. coli*) 正常(Normal)	大肠埃希氏菌(*E. coli*) 不活泼(Inactive)	弗格森氏埃希氏菌(*E. fergusonii*)	赫曼氏埃希氏菌(*E. hermanii*)	伤口埃希氏菌(*E. vulneris*)	蟑螂埃希氏菌(*E. blattae*)
氰化钾肉汤生长(Growth in KCN broth)	－	－	－	＋	(－)	－
黄色素(Yellow pigment)	－	－	－	＋	v	－
发酵:						
甘露醇(Mannitol)	＋	＋	＋	＋	＋	－
侧金盏花醇(Adonitol)	－	－	＋	－	－	－
山梨醇(Sorbitol)	＋	(＋)	－	－	－	－
纤维二糖(Cellobiose)	－	－	＋	＋	＋	－
D-阿糖醇(D-Arabitol)	－	－	＋	－	－	－
存在于临床标本	＋	＋	＋	＋	＋	－

Eubacterium 真(优)杆菌属 Prevot 1938，294[AL] 1986 手册；2：1353～1372.

单形或多形性无芽胞的革兰氏染色阳性的杆菌，有动力或无动力。专性厌氧，化能有机营养型，糖分解性或非糖分解性，从糖类或胨中通常产生混合的有机酸，包括大量丁酸、乙酸或甲酸。但不产生以下物质：

(1)以丙酸为主要的酸性产物(见丙酸杆菌属 *Propionibacterium*)。

(2)以乳酸为主要的酸性产物(见乳杆菌属 *Lactobacillus*)。

(3)琥珀酸(伴随二氧化碳)和伴随少量乙酸或甲酸的乳酸(见放线菌属 *Actinomyces*)。

乙酸和乳酸(乙酸多于乳酸，有或无甲酸)为主要的酸性产物(见双歧杆菌 *Bifidobacterium*)，DNA 的 G+C mol%为 30～35(Tm)。模式种为 47(Tm)。

模式种：*Eubacterium limosum*(黏液真杆菌)

E. acidaminophilum 嗜氨基酸真杆菌 Valid IJSB 1989；39(1)：93～94. Arch. Microbiol. 1988；150：254～266.

E. aerofaciens 产气真杆菌 *Collinsella* (柯林斯氏菌属) IJSB 1999；49：557～565.

E. aggregans 聚集真杆菌 IJSEM 2000；50：1699～1670. Anaerobe 1998；4：283～291.

E. alactolyticum 不解乳真杆菌 *Pseudoramibacter* IJSB 1996；46(4)：1083～1087.

E. angustum 狭窄真杆菌 Valid IJSB 1985；35(4)：535. Arch. Microbiol. 1984；140：2～8.

E. barkeri 巴克氏真杆菌 IJSB 1994;44(4):812～826.

E. biforme 两形真杆菌

E. braychy 短真杆菌

E. budayi 比氏真杆菌

E. callanderi 卡氏真杆菌 IJSB 1988;38(3):254～258.

E. cellulosolvens 溶纤维真杆菌

E. combesii 孔氏真杆菌

E. contortum 扭曲真杆菌

E. coprostanoligenes 产粪甾醇真杆菌 IJSB 1994;44(1):137～142.

E. cylindroides 柱状真杆菌

E. desmolans 解碳链真杆菌 IJSB 1986;36(2):183～186.

E. dolicum 长链真杆菌

E. eligens 挑剔真杆菌

E. exiguum 乏生真杆菌 IJSB 1996;46(4):1120～1124.

E. exiguum→*Slackia*（斯莱克氏菌属） gen. nov. IJSB 1999;49(2):595～600.

E. fissicatena 断链真杆菌

E. formicigenerans 产甲酸真杆菌→*Dorea formicigenerans*

E. fossor 挖掘真杆菌 IJSB 1986;36(3):383～387.

E. fossor → *Atopodium fossor* IJSB 1999; 49 (4): 1325 ～ 1326. Microbiol. Immunol. 1999;43:389～395.

E. hadrum 庞大真杆菌

E. hallii 霍氏真杆菌

E. infirmum 弱生真杆菌 IJSB 1996;46(4):957～959.

E. lentum 迟缓真杆菌→*Eggerthella*（埃格氏菌属） gen. nov. IJSB 1999;49(2):595～600.

E. lentum 迟缓真杆菌→*Eggerthella lenta* gen. nov. comb. nov. IJSB 1999;49(4):1725～1732.

E. limosum 黏液真杆菌

E. minutum 小真杆菌 IJSB 1996;46(1):31～34.

E. minutum 是 *Eubacterium tarum* 的早期同义名，具有优先权，IJSB 1999;49(4):1939～1941.

E. moniliforme 念珠状真杆菌

E. multiforme 多形真杆菌

E. nitritogenes 产亚硝酸真杆菌

E. nodatum 缠结真杆菌

E. oxidoreducens 氧化还原真杆菌 Valid IJSB 1986;36(3):489. Arch. Microbiol. 1986;144:8～14.

E. plautii 普氏真杆菌→*Flavonifractor plautii* IJSEM 2010;60:585～590.

E. plexicaudatum 丛尾真杆菌

E. pyruvativorans 食丙酮酸盐真杆菌 IJSEM 2003;53:965～970.

E. ramulus 细枝真杆菌

E. rectale 直肠真杆菌

E. ruminantium 反刍真杆菌

E. saburreum 砂真杆菌

E. saphenum 隐蔽真杆菌 IJSB 1993;43(2):302～304.

E. siraeum 惰性真杆菌

E. suis 猪真杆菌

E. suis 猪真杆菌→*Actinomyces suis* IJSB 1992;42:161～165. →*Actinobacutum suis* IJSB 1997;47:899～903.

E. sulci(原 *Fusobacterium sulci*) 龈沟真杆菌 IJSB 1999;49(4):1375～1379.

E. tarantellae 舞蹈病真杆菌

E. tardum 慢生真杆菌→*E. minutum* IJSB 1996;46(4):957～959.

E. tenue 纤细真杆菌

E. timidum 胆怯真杆菌

E. timidum→*Mogibacterium timidum* IJSEM 2000;50:679～688.

E. tortuosum 多曲真杆菌

E. uniforme 单形真杆菌 IJSB 1985;35(3):323～326.

E. ventriosum 凸腹真杆菌

E. xylanophilum 嗜木聚糖真杆菌 IJSB 1985;35(3):323～326.

E. yurii 尤氏真杆菌 IJSB 1986;36(2):145～149.

Ewingella 尤因(欧文)氏菌属 Grimont et al. 1984, IJSB 1984;34(1):91.

革兰氏染色阴性的小杆菌,无芽胞,36 ℃时 60%的菌有动力,还原硝酸盐为亚硝酸盐,氧化酶阴性。符合肠杆菌的特征,菌落不形成黄色素,发酵葡萄糖产酸不产气,大多数菌株甲基红与 VP 反应阳性,可在西蒙氏柠檬酸盐琼脂上生长,不利用丙二酸盐和黏液酸盐(mucate)。呈现阴性反应的试验是:吲哚、硫化氢产生、脲酶、苯丙氨酸脱氨酶、精氨酸双水解酶、赖氨酸脱羧酶、鸟氨酸脱羧酶、脂酶(玉米油)和 DNA 酶。发酵甘露醇、甘露糖和蕈糖,大多数菌株发酵水杨素和乳糖,多数菌株 ONPG 阳性,但不发酵蔗糖、侧金盏花醇、肌醇、山梨醇、L-阿拉伯糖、棉子糖、蜜二糖、赤藓醇(erythritol)和 α-甲基-D-葡萄糖苷。

此属仅有一个种 *Ewingella americana*,在人的临床标本中罕见,可引起菌血症和院内感染暴发。本菌抵抗噻孢霉素(cephalothinum)。

模式种:*Ewingella americana*(美国尤因氏菌)

E. americana 美国尤因氏菌

(孙玉国 编写)

Facklamia 法肯莱姆氏菌属　Collins et al. 1997 IJSB 1997;47(3):880～882.

细胞革兰氏染色阳性，无芽胞，无动力，成对或成团的球样细菌。兼性厌氧，触酶阴性，VP 反应阴性，不分解糖类，水解马尿酸盐和淀粉，产生精氨酸双水解酶，不还原硝酸盐，壁的粘肽型为 A4α(L-Lys-D-Asp)。DNA 的 G+C mol%为 41。根据 16S rRNA 基因分析，法肯莱姆氏菌属属于低 G+C 含量的乳酸菌，与血格鲁比卡氏菌(*Globicatella sanguis*)关系密切，但前者壁的肽聚糖为 A4α 型，与后者不同。

模式种：*Facklamia hominis*(人法肯莱姆氏菌)

人法肯莱姆氏菌为革兰氏染色阳性的卵圆形细菌，成对或成簇排列，无色素，无动力，不产生芽胞，兼性厌氧，触酶阴性。生长于 5%的血琼脂，产生弱的 α-溶血，存在 5%的氯化钠时可生长，不能从葡萄糖或其他糖产酸，产生精氨酸双水解酶和亮氨酸芳胺酶(leucine arylamidase)，不产生碱性磷酸酶、β-葡糖苷酸酶、β-葡萄糖苷酶、β-甘露糖苷酶、吡嗪酰胺酶(pyrazinamidase)、磷酰胺酶(phosphoamidase)、缬氨酸芳胺酶(valine arylamidase)、胰凝乳蛋白酶(chymotrypsin)和胰蛋白酶(trypsin)。不水解七叶苷和明胶，水解马尿酸盐，VP 反应和吲哚反应阴性，不还原硝酸盐。DNA 的 G+C mol%为 41。壁的肽聚糖型是 L-Lys-D-Asp(A4α 型)。模式株是 CCUG 36813T，分离自人的臀部脓肿。

模式种：*Facklamia hominis*(人法肯莱姆氏菌)

F. ignava　懒惰法肯莱母氏菌　IJSB 1998; 48(4): 1083～1084. J. Clin. Microbiol. 1998;36:2146～2148.

F. languida　活法肯莱姆氏菌　J. Clin. Microbiol. 1999;37(4):1161～1164.

F. miroungae　象海豹法肯莱姆氏菌　IJSEM 2001;51(4):1401～1403.

F. sourekii　索尔克氏法肯莱姆氏菌　IJSB 1999;49(2):635～638.

F. tabacinasalis　鼻烟法肯莱姆氏菌　IJSB 1999;49(3):1247～1250.

表 69　人法肯莱姆氏菌(*F. hominis*)和血格鲁比卡氏菌(*Globicatella sanguis*)的鉴别

特征(Characteristic)	人法肯莱姆氏菌(*F. hominis*)	血格鲁比卡氏菌(*Globicatella sanguis*)
产酸自：		
糖原(Glycogen)	－	＋
乳糖(Lactose)	－	V
麦芽糖(Maltose)	－	＋
甘露醇(Mannitol)	－	＋
蜜二糖(Melibiose)	－	＋
甲基-β-D-吡喃葡糖苷(Methyl-β-D-glucoopyranoside)	－	V

续表

特征(Characteristic)	人法肯莱姆氏菌 (*F. hominis*)	血格鲁比卡氏菌 (*Globicatella sanguis*)
支链淀粉(Pullulan)	−	V
棉子糖(Raffinose)	−	+
核糖(Ribose)	−	+
山梨醇(Sorbitol)	−	V
蔗糖(Sucrose)	−	+
海藻糖(Trehalose)	−	+
产生:		
精氨酸双水解酶(Arginine dihydrolase)	+	−
β-葡萄糖苷酶(β-Glucosidase)	−	V
脲酶(Urease)	V	−
肽聚糖型(Peptidoglycan type)	A4α	A1α

Fibrobacter 纤杆菌属

Montgomery, Flesher and Stahl 1988. IJSB 1988;38(4):430～435.

专性厌氧的革兰氏染色阴性无芽胞杆菌,多形性近圆形,未见动力,但在琼脂上可见明显移动。发酵的糖类谱窄,包括纤维素和纤维二糖(cellobiose),主要的发酵产物是琥珀酸和乙酸,有时有少量甲酸。生长需要二氧化碳、直链和支链饱和脂肪酸、一种或多种维生素,氨是必要的氮源。所测过的菌株中缺乏鞘磷脂,异构型酸为次要脂肪酸。乙醇胺与溶血卵磷脂是主要的磷脂。16S rRNA 序列与所试的其他细菌不同。DNA 的 G+C mol%为 45～51。存在于哺乳动物胃肠道中。目前已知的种仅有产琥珀酸纤杆菌(*F. succinogenes*)和肠纤杆菌(*F. intestinalis*)。纤杆菌的其他菌株可能已分离,但性状可能与已知菌株不同,有可能需要修正现在的描述。纤杆菌属的菌种与厌氧性无动力革兰氏染色阴性杆状和球状的其他菌属的区别是能分解纤维素,以琥珀酸为主要发酵产物。

模式种:*Fibrobacter succinogenes*(产琥珀酸纤杆菌)

F. intestinalis 肠纤杆菌

F. succinogenes 产琥珀酸纤杆菌

Flavimonas 黄素单胞菌属

Holmes et al. IJSB 1987;37(3):245～250.

革兰氏染色阴性,杆菌,侧面平行,两端钝圆,胞内通常无聚羟丁酸盐颗粒,不产生菌柄和外围的鞘,无芽胞,单极毛运动。为需氧菌,行严格的呼吸型代谢,生长于 18～42 ℃,

在固体培养基上产生浅黄至深黄色素。典型的菌落呈圆形(直径 1 mm),低凸、光滑(有的菌株产生皱褶菌落),有光泽,边缘完整。触酶阳性,氧化酶阴性,不消化琼脂,化能有机营养型,为糖分解菌。存在于一般环境中,为腐生菌或与人和其他温血动物共栖(commensalism),有时有致病性。DNA 的 G+C mol%为 62～65(Tm)。

模式种:*Flavimonas oryzihabitans*(栖稻黄素单胞菌,即过去的栖稻假单胞菌=Ve-2)

F. oryzihabitans 栖稻黄素单胞菌

Flavimonas→*Pseudomonas*(即 *Flavimonas* 又归入 *Pseudomonas*) IJSB 1997;47(2):249～251.

表 70 华丽单胞菌属(*Chryseomonas*)与黄素单胞菌属(*Flavimonas*)区别

特征(Characteristic)	浅黄华丽单胞菌(*C. luteola*)	栖稻黄素单胞菌(*F. oryzihabitans*)
从水杨素(Salicin)产酸	6/9	−
从山梨醇(Sorbitol)产酸	1/9	+
精氨酸脱亚胺酶(Arginine desimidase)	8/9	−
精氨酸双水解酶(Arginine dihydrolase)	+	−
七叶苷水解(Esculin hydrolysis)	+	−
42 ℃生长	+	−
水解 6-溴-2-萘酚-β-D-吡喃葡糖苷(6-Bromo-2-naphthyl-β-D-glucopyranoside)	8/9	1/20
水解 4-甲基伞型酮吡喃阿糖苷(4-Methylumbelliferylarabinopyranoside)	+	−
丙二酸盐(Malonate)利用	+	12/20
硝酸盐还原(Nitrate reduction)	5/9	−
吐温 80 水解(Tween 80 hydrolysis)	5/9	−
酪氨酸水解(Tyrosine hydrolysis)	+	−
ONPG 试验	+	−

注:"+"表示全部菌株阳性,"−"表示全部菌株阴性,"×/×"表示阳性数/试验数。

Flavobacterium 黄杆菌属 Bergey. et al. 1923, 97^AL^ Holmes et al. 1984 手册;1:353～361.

革兰氏染色阴性,具有平行的边和钝端的杆菌,典型大小为 0.5 μm×(1～3)μm。细胞内无聚羟丁酸盐颗粒,不形成芽胞,无动力,无滑动或扩散生长。需氧菌,行严格的呼吸型代谢,环境分离物生长于 5～30 ℃,大多数临床分离物 37 ℃可生长。在固体培养基上可形成典型色素(从黄到橙),也有无色素菌株,菌落半透明(有时不透明)、圆形(直径 1～2 mm)、凸起或低凸,光滑,有光泽,边缘整齐。触酶、氧化酶和磷酸酶阳性,不消化琼脂,化能有机营养型，在低胨培养基中从糖类产酸但不产气。广泛分布于土壤和水中，也发现于生肉、乳和其他食物，以及医院环境和人的临床标本中。DNA 的 G+C mol% 为 31～42(Tm)。

模式种：*Flavobacterium aquatile*（水生黄杆菌）

F. acidificum 酸化黄杆菌

F. aciduliphilum 喜弱酸黄杆菌 IJSEM 2013;63:1633～1638.

F. acidurans 耐酸黄杆菌

F. ahnfeltiae 太平洋红藻黄杆菌 IJSEM 2015;65:1～4. Arch. Microbiol. 2014;196:745～752.

F. akiainvivens 灌木黄杆菌 IJSEM 2013;63:3280～3286.

F. algicola 居藻黄杆菌 IJSEM 2010;60:344～348.

F. alvei 河床黄杆菌 IJSEM 2018;68:1919～1924.

F. amniphilum 恋溪黄杆菌 IJSEM 2017;67:5179～5186.

F. anatoliense 安纳托利亚黄杆菌 IJSEM 2013;63:2075～2081.

F. anhuiense 安徽黄杆菌 IJSEM 2008;58:756～760.

F. antarcticum 南极黄杆菌 IJSEM 2005;55:637～641.

F. aquatile 水生黄杆菌

F. aquicola 水栖黄杆菌 IJSEM 2016;66:2789～2796.

F. aquidurens 硬水黄杆菌 IJSEM 2007;57:243～247.

F. araucananum IJSEM 2012;62:1402～1408.

F. arcticum 北方黄杆菌 IJSEM 2017;67:1070～1074.

F. ardleyense 阿德莱黄杆菌 IJSEM 2017;67:3996～4001.

F. arsenatis 砷酸盐黄杆菌 IJSEM 2014;64:3369～3374.

F. arsenitoxidans 亚砷酸盐氧化黄杆菌 IJSEM 2015;65:741～744. Antonie van Leeuwenhoek 2014;105:1239～1246.

F. artemisiae 黄花蒿黄杆菌 IJSEM 2018;68:1509～1513.

F. aurantiibacter 橙红杆黄杆菌 IJSEM 2018;68:1839～1844.

F. balustinum 金矿(大比目鱼)黄杆菌

F. balustinum→*Chryseobacterium* （金黄杆菌属） IJSB 1994;44(4):827～831.

F. banpakuense 万国黄杆菌 IJSEM 2011;61:1595～1600.

F. beibuense 北部湾黄杆菌 IJSEM 2011;61:205～209.

F. branchiarum 鱼鳃黄杆菌 IJSEM 2016;66:1～3. Aquaculture 2013;416～417,346～353.

F. branchiicola 栖鱼鳃黄杆菌 IJSEM 2016;66:1～3. Aquaculture 2013;416～417,346～353.

F. branchiophilum 嗜鳍黄杆菌 IJSB 1989;39(3):213～216.

F. breve 短黄杆菌

F. breve→*Empedobacter brevis* （稳杆菌属） IJSB 1994;44(4):827～831.

F*. *brevivitae 短命黄杆菌 IJSEM 2016;66:1705～1712.

F*. *buctense 北大化工黄杆菌 IJSEM 2016;66:1～3. Arch. Microbiol. 2015;197:1109～1115.

F*. *caeni 淤泥黄杆菌 IJSEM 2010;60:417～421.

F*. *capsusatum 荚膜黄杆菌→*Sphingomonas*→*Novosphingobium capsulatum*

F*. *cauense 中国农大黄杆菌 IJSEM 2009;59:2666～2669.

F*. *ceta 鲸黄杆菌 IJSEM 2007;57:2604～2608.

F*. *cheonanense 天安黄杆菌 IJSEM 2012;62:1～4. J. Microbiol. 2011;49:387～392.

F*. *cheniae 陈氏黄杆菌 IJSEM 2008;58:2186～2190.

F*. *chilense 智利黄杆菌 IJSEM 2012;62:1402～1408.

F*. *chuncheonense 春川黄杆菌 IJSEM 2017;67:4409～4415.

F*. *chungangense 中央大学黄杆菌 IJSEM 2009;59:1754～1758.

F*. *chungbukens 清北道黄杆菌 IJSEM 2011;61:2734～2739.

F*. *chungnamense 忠清南道黄杆菌 IJSEM 2012;62:1～4. J. Microbiol. 2011;49:387～392.

F*. *collinsense 柯林斯黄杆菌 IJSEM 2016;66:172～177.

F*. *collinsii 科林氏黄杆菌 IJSEM 2016;66:1～3. Aquaculture 2013;416～417,346～353.

F*. *columnae 柱状黄杆菌 IJSB 1996;46:128～148.

F*. *commune 普遍黄杆菌 IJSEM 2018;68:93～98.

F*. *compostarboris 枝叶堆肥黄杆菌 IJSEM 2012;62:2018～2024.

F*. *crassostreae 牡蛎黄杆菌 IJSEM 2017;67:988～992.

F*. *croceus 橘黄色黄杆菌 IJSEM 2006;56:2443～2447.

F*. *cucumis 黄瓜黄杆菌 IJSEM 2007;57:1594～1598

F*. *cutihirudinis 水蛭黄杆菌 IJSEM 2013;63:2841～2847.

F*. *cyanobacteriorum 氰菌床体黄杆菌 IJSEM 2018;68:1279～1284.

F*. *daejeonense 大田黄杆菌 IJSEM 2006;56:1645～1649.

F*. *daemonensis 德雷莫山黄杆菌 IJSEM 2015;65:983～989.

F*. *dankookense 檀国黄杆菌 IJSEM 2012;62:2378～2382.

F*. *daemonensis 东宇黄杆菌 IJSEM 2015;65:983～989.

F*. *defluvii 污泥黄杆菌 IJSEM 2007;57:233～237.

F*. *degerlachei 德格拉科氏黄杆菌 IJSEM 2004;54:85～92.

F*. *denitrificans 脱硝黄杆菌 IJSEM 2005;55:1255～1265.

F*. *devorans 贪食黄杆菌→*Sphingomonas paucimobilis*

F*. *dispersum 扩展黄杆菌 IJSEM 2017;67:4416～4423.

F*. *dongtanense 东滩黄杆菌 IJSEM 2011;61:343～346.

F*. *eburneum 象牙色黄杆菌 IJSEM 2017;67:55～59.

F*. *endophyticum 植物内黄杆菌 IJSEM 2015;65:3900～3904.

F. enshiense 恩施黄杆菌 IJSEM 2013;63:886～892.

F. esteraromaticum 酯香黄杆菌

F. esteraromaticum→*Aureobacterium*→*Microbacterium esteraromaticum*

F. ferrugineum 锈色黄杆菌→*Terrimonas ferruginea*

F. faecale 粪黄杆菌 IJSEM 2014;64:2884～2890.

F. filum 线黄杆菌 IJSEM 2007;57:2026～2030.

F. flaviflagrans 黄光黄杆菌 IJSEM 2017;67:2653～2659.

F. flevense 内海黄杆菌 IJSB 1996;46:128～148.

F. fluminis 河流黄杆菌 IJSEM 2017;67:3117～3121.

F. fluviatile 河流黄杆菌 IJSEM 2018;68:1244～1250.

F. fluvii 小溪黄杆菌 IJSEM 2010;60:353～357.

F. foetidum 臭味黄杆菌 IJSEM 2018;68:616～622.

F. fontis 池塘黄杆菌 IJSEM 2013;63:1653～1657.

F. frigidarium 冷浴黄杆菌 IJSEM 2001;51(4):1235～1243.

F. frigidimaris 冷海黄杆菌 IJSEM 2005;55:1743～1745. Syst. Appl. Microbiol. 2005;28:310～315.

F. frigoris 冷黄杆菌 IJSEM 2004;54:85～92.

F. fryxellicola 弗里克塞尔黄杆菌 IJSEM 2005;55:769～772.

F. fulvum 深黄黄杆菌 IJSEM 2016;66:3108～3116.

F. gelidilacus 冷湖黄杆菌 IJSEM 2003;53:1241～1245.

F. gillisiae 吉莉斯黄杆菌 IJSEM 2000;50:1055～1063.

F. ginsengisoli 人参土黄杆菌 IJSEM 2013;63:4289～4293.

F. ginsenosidimutans 人参皂苷转化黄杆菌 IJSEM 2011;61:1408～1412.

F. glaciei 冰川黄杆菌 IJSEM 2006;56:2921～2925.

F. gleum 黏黄杆菌 IJSB 1984;34:21～25. →*Chryseobacterium gleum*

F. gleum 黏黄杆菌→*Chryseobacterium* IJSB 1994;44(4):827～831.

F. glycines 大豆黄杆菌 IJSEM 2010;60:2187～2192.

F. gondwanense 冈瓦纳黄杆菌 IJSB 1993;43(1):77～83.

F. gondwanense → *Psychroflexus gondwanensis* IJSB 1999; 49: 1 ～ 3. Microbiology 1998;144:1601～1609.

F. gossypii 陆地棉黄杆菌 IJSEM 2017;67:3345～3350.

F. granuli 颗粒黄杆菌 IJSEM 2005;55:747～751.

F. halmophilum 嗜海水黄杆菌→*Halomonas halmophila*

F. hankyongi 汉永国立大学黄杆菌 IJSEM 2018;68:1732～1736.

F. haoranii 浩然黄杆菌 IJSEM 2010;60:2882～2886.

F. hauense 华中农大黄杆菌 IJSEM 2013;63:3237～3243.

F. heparinum 肝素黄杆菌

F. heparium→*Cytophaga*→ *Sphingobacterium*→ *Pedobacter heparinus*

F. hercynium 哈茨山黄杆菌 IJSEM 2007;57: 243～249.

F. hibernum 冬季黄杆菌 IJSB 1998;48(4):1405～1412.

F. humicola 栖土黄杆菌 IJSEM 2016;66:3108～3118.

F. hydatis 水黄杆菌 IJSB 1996;46:128～148.

F. indicum 印度黄杆菌 IJSEM 2006;56:2617～2621.

F. indologenes 产吲哚黄杆菌 IJSB 1983;33:580～589.

F. indologenes→*Chryseobacterium indologenes* IJSB 1994;44(4):827～831.

F. indoltheticum 吲哚黄杆菌

F. indoltheticum→*Chryseobacterium indoltheticum* IJSB 1994;44(4):827～831.

F. inkyongense 墨水池黄杆菌 IJSEM 2017;67:82～86.

F. jejuense 济州岛黄杆菌 IJSEM 2016;66:3761～3764. J. Microbiol. 2015;53:756～761.

F. johnsoniae 约氏黄杆菌 IJSEM 1996;46:128～148.

F. jumunjinense 注文津黄杆菌 IJSEM 2013;63:3937～3942.

F. keumense 克库门黄杆菌 IJSEM 2017;67:2166～2170.(得名自克库门河)

F. kingsejongi 金世宗黄杆菌 IJSEM 2018;68:911～916.(得名自韩国南极科考站)

F. koreens 韩国黄杆菌 IJSEM 2012;62:1～4. J. Microbiol. 2011;49:387～392.

F. kyungheense 庆熙黄杆菌 IJSEM 2014;64:1455～1458. Antonie van Leeuwenhoek 2013;104:1029～1037.

F. lacicola 栖湖黄杆菌 IJSEM 2018;68:1565～1570.

F. lacunae 淡水湖黄杆菌 IJSEM 2017;67:875～882.

F. lacus 湖黄杆菌 IJSEM 2014;64:933～939.

F. limi 泥土黄杆菌 IJSEM 2017;67:4667～4673.

F. limicola 居淤泥黄杆菌 IJSEM 2003;53:519～526.

F. limnosediminis 湖底沉淀黄杆菌 IJSEM 2013;63:4784～4789.

F. lindanitolerans 耐林丹黄杆菌 IJSEM 2008;58:1665～1669.

F. longum 长形黄杆菌 IJSEM 2014;64:1488～1494.

F. luteum 橙色黄杆菌 IJSEM 2017;67:4409～4415.

F. luticocti 污泥黄杆菌 IJSEM 2017;67:369～373.

F. lutivivi 活性污泥黄杆菌 IJSEM 2016;66:1394～1400.

F. macrobrachii 沼虾黄杆菌 IJSEM 2011;61:1402～1407.

F. marinotypicum 典型海水(海征)黄杆菌→*Microbacterium maritypicum*

F. maotaiense 茅台黄杆菌 IJSEM 2015;65:171～176.

F. marinum 海洋黄杆菌 IJSEM 2013;63:3551～3555.

F. maris 海洋黄杆菌 IJSEM 2016;66:1～3. Arch. Microbiol. 2015;197:941～947.

F. meningosepticum 脑膜败血黄杆菌

F. meningosepticum→*Chyseobacterium*→*Elizabethkingia miningoseptica*

F. micromati 微生态垫黄杆菌 of microbial mats in Antarctica. IJSEM 2004;54:85～92.

F. mizutaii 水田氏(水氏)黄杆菌(原 *Sphingobacterium mizutae*) IJSB 1988;38(4):348～353.

F. multivorum 多食黄杆菌→*Sphingobacterium multivorans*

F. myungsuense 明洙黄杆菌 IJSEM 2012;62:806～810.(明洙为韩国的一个人工湖)

F. naphhae 萘油污黄杆菌 IJSEM 2018;68:305～309.

F. natratireducens 硝酸盐还原黄杆菌 IJSEM 2003;63:2490～2496.

F. nitrogenifigens 固氮黄杆菌 IJSEM 2015;65:2803～2809.

F. noncentrifugens 不离心黄杆菌 IJSEM 2003;63:2032～2037.

F. oceanosedimentum 海泥黄杆菌

F. odoratum 香味黄杆菌→*Myroides odoratus* IJSB 1996;46:926～932.

F. okeanokoites 海床黄杆菌→*Planococcus*→*Planomicrobium okeanoites*

F. olei 油污黄杆菌 IJSEM 2017;67:2211～2218.

F. omnivorum 广食黄杆菌 IJSEM 2003;53:853～857.

F. oncorhynchi 虹鳟鱼黄杆菌 IJSEM 2012;62:1017～1019. Syst. Appl. Microbiol. 2012;35:86～91.

F. orientale 东方黄杆菌 IJSEM 2017;67:108～112.

F. oryzae 水稻黄杆菌 IJSEM 2014;64:3701～3708.

F. ovatum 卵形黄杆菌 IJSEM 2018;68:795～800.

F. palustre 沼泽黄杆菌 IJSEM 2015;65:1003～1007.

F. paronense IJSEM 2016;66:365～370. from an artificial vegetated island.

F. pectinovorans 噬果胶黄杆菌

F. pedocola 土壤栖息 IJSEM 2016;66:3108～3118.

F. phocarum 海豹黄杆菌 IJSEM 2018;68:536～541.

F. phragmitis 芦苇黄杆菌 IJSEM 2011;61:2717～2721.

F. piscis 鱼黄杆菌 IJSEM 2014;64:392～399.

F. plurextorum 多脏器黄杆菌 IJSEM 2014;64:693～696.

F. ponti 海黄杆菌 IJSEM 2011;61:81～85.

F. psychrolimnae 冷湖黄杆菌 IJSEM 2005;55:769～772.

F. psychrophilum 嗜冷黄杆菌 IJSB 1996;46:128～148.

F. qiangtangense 羌塘黄杆菌 IJSEM 2015;65:1105～1111. Curr. Microbiol. 2014;69:234～239.

F. quisquiliarum 废料黄杆菌 IJSEM 2017;67:3965～3970.

F. rakeshii 雷克西氏黄杆菌 IJSEM 2012;62:2897～2902.

F. reichenbachii 赖氏黄杆菌 IJSEM 2009;59:2610～2617.

F. resinovorum 食树脂黄杆菌→*Novosphingobium resinovorum*

F. resistens 抵抗黄杆菌 IJSEM 2008;58:2266～2270.

F. rivuli 小河黄杆菌 IJSEM 2009;59:2610～2617.

F. saccharophilum 嗜糖黄杆菌 IJSB 1996;46:128～148.

F. salegens 需盐黄杆菌 IJSB 1993;43(1):77～83. →*Salegenibacter salegens*

F. saliperosum 怕盐黄杆菌 IJSEM 2006;56:439～442.

F. sasangense 沙上(流沙)黄杆菌 IJSEM 2009;59:1162～1166.

F. scophthalmum 大菱鲆黄杆菌 IJSB 1994;44(3):447～453. →*Chryseobacterium scophthalmum*

F. sediminilitoris 海岸沉淀黄杆菌 IJSEM 2016;66:630～635.

F. segetis 土黄杆菌 IJSEM 2006;56:1239～1244.

F. sinopsychrotolerans 中国耐冷黄杆菌 IJSEM 2011;61:20～24.

F. soli 土壤黄杆菌 IJSEM 2006;56:997～1000.

F. soyangense 索扬湖黄杆菌 IJSEM 2017;67:2440～2445.

F. spiritivorum 食醇黄杆菌→*Sphingobacterium spiritivorum*

F. squillarum 虾黄杆菌 IJSEM 2003;63:2239～2247.

F. suaedae 角果碱蓬黄杆菌 IJSEM 2016;66:1943～1949.

F. subsaxonicum 下萨克森黄杆菌 IJSEM 2009;59:2610～2617.

F. succinicans 产琥珀酸黄杆菌 IJSB 1996;46:128～148.

F. suncheonense 顺天黄杆菌 IJSEM 2006;56:1645～1649.

F. suzhouense 苏州黄杆菌 IJSEM 2015;65:370～374.

F. swingsii 斯氏黄杆菌 IJSEM 2009;59:2610～2617.

F. tegetincola 居蓝细菌垫黄杆菌 IJSEM 2000;50:1055～1063.

F. terrae 土壤黄杆菌 IJSEM 2007;57:1594～1598.

F. terrigena 土源黄杆菌 IJSEM 2007;57:947～950.

F. terriphilum 嗜土黄杆菌 IJSEM 2016;66:4276～4281.

F. thalpophilum 嗜温黄杆菌 IJSB 1983;33:679.

F. thalpophilum →*Sphingobacterium thalpophilum* J. Gen. Appl. Microbiol. 1992;38:465～482.

F. thermophilum 嗜热黄杆菌 IJSB 1982;32:266.

F. tiangeerense 天格尔黄杆菌 IJSEM 2009;59:2773～2777.

F. tistrianum 泰科技院黄杆菌 IJSEM 2016;66:2241～2246.

F. tructae 鳟鱼黄杆菌 IJSEM 2014;64:392～399.

F. tyrosinilyticum 解酪氨酸黄杆菌 IJSEM 2016;66:2629～2634.

F. uliginosum 湿润黄杆菌→*Cytophaga*→*Cellulophaga*→*Zobellia ulginosa*

F. urocaniciphilum 嗜尿刊酸黄杆菌 IJSEM 2014;64:1488～1494.

F. urumqiense 乌鲁木齐黄杆菌 IJSEM 2012;62:1151～1157.

F. verecundum 不奢(不活泼)黄杆菌 IJSEM 2016;66:3337～3344.

F. vireti 原野黄杆菌 IJSEM 2015;65:2777～2783. Antonie van Leeuwenhoek 2015;107:1421～1428.

F. weaverense 韦弗半岛黄杆菌 IJSEM 2006;56:1239～1224.

F. xanthum 橙黄黄杆菌 IJSEM 2000;50:1055～1063.

F. xinjiangense 新疆黄杆菌 IJSEM 2003;53:853～857.

F. xueshanensis 雪山黄杆菌 IJSEM 2012;62:1151～1157.

F. yabuuchiae 薮内黄杆菌 IJSB 1988;38(4):348～353. →*Sphingobacterium spiritivorum*

F. yonginense 龙仁黄杆菌 IJSEM 2012;62:806～810.

***Flavobacterium* 黄杆菌属** 的修正描述 Bernardet et al. 1996, IJSB 1996;46(1):128～148.

用DNA-rRNA杂交,广泛地进行试验,对与黄杆菌属有关的菌属和rRNA超科V的属进行比较,这些属是*Cytophaga*,*Flexibacter*,*Sphingobacterium*,*Chryseobacterium*,*Empedobacter*,*Weeksella*,*Bergeyella*,*Capnocytophaga*,*Ornithobacterium*,*Riemerella*。DNA-rRNA广泛杂交的结果是以*F. aquatile*为模式种,将原先*Cytophaga*的一些种转入黄杆菌属中。对黄杆菌属的修正描述如下:

革兰氏染色阴性,杆菌,边平直或微不规则,端钝圆或微尖,大小(0.3～0.5)μm×(2～5)μm,在某些条件下有的种也产生较短(1 μm)或长的(10～40 μm)丝状细胞,较长者柔韧。滑动运动(*F. branchiophilum*未见此运动),无鞭毛,未见芽胞,无胞内聚β-羟丁酸盐颗粒。在含丰富营养的固体培养基上菌落呈圆形,凸起或低凸,有光泽,边缘整齐或呈波状边(有时沉入琼脂中);在低营养的固体培养基上,多数的种产生平坦或非常薄的扩散的、有时很黏并充满不均匀的根状或丝状的边缘。典型的菌落为黄色(从奶油色到亮橙色不等),这是由于产生不扩散的类胡萝卜素或黄色素型色素之故,但也有无色素的菌株。多数种不能在含海水的培养基上生长,例外的是*F. flevense*;多数种能生长于营养琼脂和胰酪大豆胨(trypticase soy)琼脂上。化能有机营养型,需氧菌,进行呼吸型代谢,当提供某些生长因子时*F. hydatis*和*F. succinicans*也能厌氧生长。以胨为氮源,从胨中释放氨,在单纯胨中即可生长。除*F. columnare*和*F. psychrophilum*外,所有的种都能从糖类中产酸;除*F. flevense*外,全部的种都分解明胶和酪蛋白,而若干的种也水解各种多糖,包括淀粉、壳多糖质、果胶和羧甲基纤维素。*F. flevense*和*F. saccharophilum*也分解琼脂,不分解纤维素。分解三丁酸甘油酯(tributyrin)和吐温化合物。不产生吲哚,产生触酶,除*F. saccharophilum*外全部种均可产生细胞色素氧化酶。

MK-6是唯一的呼吸醌。主要脂肪酸是$C_{15:0}$、异构型$C_{15:0}$、异构型G-$G_{15:0}$、异构型$C_{15:0}$—3OH等和无鞘磷脂。10个种的主要多胺是高亚精胺(homospermidine)。最适温度为20～30 ℃,而*F. psychrophilum*为15～18 ℃。

广泛分布于土壤和淡水环境中,分解有机物。有的种对淡水鱼有致病性或可从患病淡水鱼中分离到。DNA的G+C mol%为32～37。

模式种：*Flavobacterium aquatile*(水生黄杆菌)

F. aquatile 水生黄杆菌

F. branchiophilum 嗜鳍黄杆菌

F. columnare 圆柱状黄杆菌（原 *Flexibacter columnaris*）

F. flavuns 内海黄杆菌（原 *Cytophaga flevensis*）

F. hydatis 水黄杆菌

F. johnsoniae 约翰氏黄杆（原 *Cytophaga johnsonae*）

F. pectinovorum 食果胶黄杆菌（原 *Cytophaga pectinovora*）

F. psychrophilum 嗜冷黄杆菌（原 *Flexibacter psychrophilus*）

F. saccharophilum 嗜糖黄杆菌（原 *Cytophaga saccharophila*）

F. succinicans 琥珀黄杆菌（原 *Cytophaga succinicans*）

表 71 黄杆菌属(*Flavobacterium*)的 10 个命名种的鉴别

特征(Characteristic)	水生黄杆菌 (*F. aquatile*)	嗜鳍黄杆菌 (*F. branchiophilum*)	圆柱状黄杆菌 (*F. columnare*)	内海黄杆菌 (*F. flevense*)	水黄杆菌 (*F. hydatis*)	约翰氏黄杆菌 (*F. johnsoniae*)	食果胶黄杆菌 (*F. pectinovorum*)	嗜冷黄杆菌 (*F. psychrophilum*)	嗜糖黄杆菌 (*F. saccharophilum*)	琥珀黄杆菌 (*F. succinicans*)
AOA 上菌落形态 (Colonies on AOA)	低凸圆边完整	低凸圆边完整	平、根状黏结琼脂	低凸圆沉入琼脂	平、扩散线状边缘	平、扩散线状边缘	低凸圆边完整	低凸圆边整或不整	平、扩散沉入琼脂	平、扩散线状边缘
刚果红吸收 (Congo red absorption)	－	－	＋	－	－	V	－	－	－	－
生长于海水培养基 (Growth on seawater media)	－	－	－	＋	－	－	－	－	－	－
生长于营养琼脂 (Growth on nutrient agar)	－	－	－	＋	＋	＋	＋	－	＋	＋
生长于胰大豆胨琼脂 (Growth on Trypticase soy agar)	(＋)	－	－	＋	＋	＋	＋	－	＋	＋
滑行运动(Gliding motility)	＋	－	＋	＋	＋	＋	＋	(＋)	＋	＋
Flexirubin 型色素	－	－	＋	－	＋	＋	＋	＋	＋	－
以葡萄糖为主要碳源 (Glucose used as a sole carbon and energy source)	ND	ND	－	＋	＋	＋	＋	－	＋	＋

续表

特征(Characteristic)	水生黄杆菌 (*F. aquatile*)	嗜鳍黄杆菌 (*F. branchiophilum*)	圆柱状黄杆菌 (*F. columnare*)	内海黄杆菌 (*F. flevense*)	水黄杆菌 (*F. hydatis*)	约翰氏黄杆菌 (*F. johnsoniae*)	食果胶黄杆菌 (*F. pectinovorum*)	嗜冷黄杆菌 (*F. psychrophilum*)	嗜糖黄杆菌 (*F. saccharophilum*)	琥珀黄杆菌 (*F. succinicans*)
糖类有氧产酸 (Acid produced aerobically from carbohydrates)	+	+	-	+	+	+	+	-	ND	+
分解:										
明胶(Gelatin)	V	+	+	-	+	+	+	+	+	(+)
酪蛋白(Casein)	+	+	+	-	+	+	+	+	+	+
淀粉(Starch)	V	+	-	V	+	+	+	-	+	+
羧甲基纤维素 (Carboxymethylcellulose)	-	-	-	-	V	+	+	-	+	ND
琼脂(Agar)	-	-	-	+	-	-	-	-	+	-
藻酸盐(Alginate)	ND	ND	ND	-	-	+	+	-	ND	ND
果胶(Pectin)	ND	ND	ND	+	+	+	+	-	+	ND
壳多糖质(Chitin)	-	-	-	-	(+)	+	+	-	-	-
七叶苷(Esculin)	V	-	-	+	+	+	+	-	+	+
DNA	-	-	+	-	+	+	+	(+)	-	+
酪氨酸(Tyrosine)	V	+	-	-	+	+	+	V	+	-
酪氨酸琼脂上产棕色 (Brown diffusible pigment produced on tyrosine agar)	-	-	V	-	-	V	-	-	-	-
卵黄琼脂上形成沉淀 (Precipitate formed on egg yolk agar)	+	+	+	-	-	-	-	+	-	-
β-半乳糖苷酶 (β-Galactosidase)	V	+	-	+	+	+	+	-	+	+
敏感于 O/129	-	+	+	+	-	-	+	+	+	+
产生硫化氢	-	-	+	-	-	-	V	-	+	-
细胞色素氧化酶 (Cytochrome oxidase)	+	+	+	+	V	+	+	V	-	+
硝酸盐还原 (Nitrate reduction)	V	-	V	V	+	V	+	-	+	V

注:"AOA"是指 Anacker-Ordal 琼脂(含 0.05%的胰胨,0.05%的酵母膏,0.02%的牛肉膏,0.02%的乙酸钠)。

Francisella 弗朗西丝氏菌属 Dorofeev 1947；176[AL]1984 手册；1：394～399.

革兰氏染色阴性，弱着色。杆状细菌，当培养于合适的培养基并旺盛生长时大小为0.2 μm×(0.2～0.7)μm（*Francisella tularensis*）或0.7 μm×1.7 μm（*Francisella novicida*），其后便呈多形性了。无动力，专性需氧，在葡萄糖半胱氨酸血琼脂平板上形成灰色光滑的菌落，2～4天达最大，围绕特征性褪色绿环（characteristic green zone of discoloration）。触酶弱阳性，氧化酶阴性。糖类代谢特征性地较慢，产酸不产气，半胱氨酸（或胱氨酸）为生长所需（*F. tularensis*）或者能刺激生长（*F. novidica*），产生硫化氢。与其他细菌不同，模式种有相对大量的长链饱和单烯 C_{20}～C_{26} 脂肪酸以及3-羟十六酸、2-羟癸酸和3-羟十八碳酸。土拉热弗朗西丝氏菌（*Francisella tularensis*）是人和动物土拉菌病的病原体，新凶手弗朗西丝氏菌（*Francisella novicida*）可引起实验动物的实验传染。DNA的G+C mol%为33～36(Tm，Bd)。

模式种：*Francisella tularensis*（土拉热弗朗西丝氏菌）

F. halioticida　杀鲍鱼弗朗西丝氏菌　IJSEM 2012；62：473～475. J. Appl. Microbiol. 2011；111：1044～1056.

F. hispaniensis　西班牙弗朗西丝氏菌　IJSEM 2010；60：1887～1896.

F. noatunensis　海岸弗朗西丝氏菌　IJSEM 2009；59：1555～1556. J. Appl. Microbiol 2009；106：1231～1243.

F. novicida　新凶手弗朗西丝氏菌

F. philomiragia（formerly *Yersinia philomiragia*）　蜃楼弗朗西丝氏菌　IJSB 1990；40(1)：105～106. J. Clin. Microbiol. 1989；27：1601～1608.

F. piscicida　杀鱼弗朗西丝氏菌

F. tularensis　土拉热弗朗西丝氏菌

Fusobacterium 梭杆菌属 knorr 1922，4[AL]1984 手册；1：631～637.

革兰氏染色阴性、专性厌氧的非芽胞杆菌。全部描述的种皆无动力，化能有机营养型，分解代谢蛋白胨或糖类，分解胨或糖类的主要产物是丁酸盐，此外常有乙酸盐、乳酸盐及少量的丙酸盐、琥珀酸盐、甲酸盐和短链醇（short-chain alcohol），不产生异丁酸盐和异戊酸盐。已检查的种DNA的G+C mol%为26～34（模式种和另外5个种），*F. prausnitzii* 为52～57。

模式种：*Fusobacterium nucleatum*（具核梭杆菌）

F. alocis　龈沟梭杆菌　IJSB 1985；35(4)：475～477.

F. alocis →*Filifactor alocis*（龈沟产线菌）　comb. nov. IJSB 1999；49(4)：1375～1379.

F. equinum　马梭杆菌　IJSEM 2001；51(6)：1959～1963.

F. gastrosuis　猪胃梭杆菌　IJSEM 2017；67：529～531. Syst. Appl. Microbiol.

2017;40:42～50.

F. gonidiaformans 微生子梭杆菌

F. mortiferum 死亡梭杆菌

F. naviforme 舟形梭杆菌

F. necrogenes 坏疽梭杆菌

F. necrophorum 坏死梭杆菌

F. nucleatum 具核梭杆菌

F. nucleatum* subsp. *nucleatum 具核梭杆菌具核亚种 IJSB 1990;40:74～78.

F. nucleatum* subsp. *polymorphum 具核梭杆菌多形亚种 IJSB 1990;40:74～78.

F. nucleatum* subsp. *vincentii 具核梭杆菌文森特亚种 IJSB 1990;40:74～78.

F. perfoetens 极臭梭杆菌

F. periodonticum 牙周梭杆菌 J. Dent. Res. 1983;62:960～963. Valid IJSB 1984;34:270～271.

F. plautii 普劳特氏梭杆菌

F. prausnitzii 普拉氏梭杆菌

F. pseudonecrophorum 类坏死梭杆菌 IJSB 1990;40:71～73.

F. pseudonecrophorum*→*F. varium IJSB 1993;43(4):819～821.

F. russii 鲁斯氏梭杆菌

F. simiae 猴梭杆菌

F. sulci 沟迹梭杆菌 IJSB 1985;35(4):475～477. →*Eubacterium sulci*

F. ulcerans 溃疡梭杆菌 IJSB 1988;38(4):447～448.

F. varium 变形梭杆菌

表 72 梭杆菌属(*Fusobacterium*)种的特征

菌种(Species)	鉴别性细胞形态	吲哚 (Indole)	20%的胆汁(Bile)生长	脂酶 (Lipase)	PYG 产气	发酵底物(Fermentation substrates) 葡萄糖 (Glucose)	果糖 (Fructose)	甘露糖 (Mannose)	七叶苷水解 (Esculin hydrolysis)	乳酸盐→丙酸盐 (Lactate→propionate)	苏氨酸→丙酸盐 (Threonine→propionate)	PYG 中脂肪酸
微生子梭杆菌 (*F. gonidiaformans*)	微生子型	+	−	−	4^2	−	−	−	−	−	+	A,B,p(f,l,s)
死亡梭杆菌 (*F. mortiferum*)	异常的;圆形体	−	+	−	4	$+^{w}$	$+^{w}$	$+^{w}$	+	−	+	a,B,p(f,v,l,s)
舟形梭杆菌 (*F. naviforme*)	舟形	+	−	−	−2	W^{-}	−	−	−	−	−	a,B,L(f,p,s)
坏死梭杆菌 (*F. necrophorum*)	大的,多形性	+	−+	+−	4^2	$-^{w}$	$-^{w}$	−	−	+	+	a,B,p(l,s)
具核梭杆菌 (*F. nucleatum*)	纤细并有尖端	+	−	−	−2	$-^{w}$	$-^{w}$	−	−	−	+	a,B,p(F, L, s)

续表

菌种(Species)	鉴别性细胞形态	吲哚(Indole)	20%的胆汁(Bile)生长	脂酶(Lipase)	PYG产气	发酵底物(Fermentation substrates) 葡萄糖(Glucose)	果糖(Fructose)	甘露糖(Mannose)	七叶苷水解(Esculin hydrolysis)	乳酸盐→丙酸盐(Lactate→propionate)	苏氨酸→丙酸盐(Threonine→propionate)	PYG中脂肪酸
类坏死梭杆菌(*F. pseudonecrophorum*)		+	−+	−	4^{2}	$-^{W}$	$-^{W}$	−	−	+	+	a,B,p(l,s)
鲁斯氏梭杆菌(*F. russii*)		−	−	−	2−	−	−	−	−	−	−	a,B,L(f)
变形梭杆菌(*F. varium*)		+	+	−	4	W^{+}	W^{+}	$+^{W}$	−	−	+	a,B,P,L(s)
溃疡梭杆菌(*F. ulcerans*)	尖端，有的中央膨大	−	+	−	2	+	−	+−	−	−	+	a,B,p,l(s)

注："$+^{W}$"表示多数株阳性，有的株弱阳性；"$-^{W}$"表示多数株阴性，有的株弱阳性；"W^{-}"表示多数株弱阳性，有的株阴性；"W^{+}"表示多数株弱阳性，有的株阳性。PYG产气："−"表示无气体，"2"表示琼脂水平破裂，"4"表示琼脂顶至管上部。"A"表示乙酸(Acetic acid)，"B"表示丁酸(Butyric acid)，"P"表示丙酸(Propionic acid)，"F"表示甲酸(Formic acid)，"L"表示乳酸(Lactic acid)，"S"表示琥珀酸(Succinic acid)。

（张倩　编写）

Gallibacterium 鸡杆菌属 Christensen, Bisgaard, Bojesen et al. IJSEM 2003;53:275～287.

革兰氏染色阴性，无动力，杆状或多形性细菌，单个或成双存在。在牛血琼脂上菌落呈明显的β-溶血，灰而不透明，但最后边缘透明，具有奶酪样结构，光滑有光泽，圆形隆起，边缘整齐，37 ℃培养24～48 h后直径1.0～2.0 mm，不形成芽胞。为中温菌，兼性厌氧或微嗜氧。触酶、氧化酶和磷酸酶皆阳性，还原硝酸盐，在休(Hugh)与利夫森(Leifson)培养基中发酵葡萄糖，卟啉(porphyrin)与丙氨酸转肽酶试验阳性。从下列化合物中产酸不产气：甘油、D-核糖、D-木糖、D-甘露醇、D-果糖、D-半乳糖、D-葡萄糖、D-甘露糖、蔗糖和棉子糖，ONPG与PNPG试验阳性。下列试验为阴性：西蒙氏枸橼酸盐、黏液酸、丙二酸、硫化氢/三糖铁、氰化钾生长、37 ℃ VP反应和脲酶。下列试验也属于阴性：精氨酸脱氢酶、赖氨酸脱羧酶、鸟氨酸脱羧酶、苯丙氨酸脱氨酶、吲哚、明胶酶、吐温20与吐温80水解，不形成色素。不从下列化合物产酸：赤藓醇、侧金盏花醇、D-阿拉伯糖醇、木糖醇、L-木糖、卫矛醇、D-岩藻糖、L-鼠李糖、L-山梨糖、纤维二糖、D-蜜二糖、D-松三糖、糖原、菊糖、七叶苷、苦杏仁苷、熊果苷、龙胆二糖、水杨素、D-松二糖或β-N-CH_3-葡糖胺。对下列反应也呈阴性：对硝基酚β-D葡糖吡喃苷(P-nitrophenyl-β-D-glucopyranoside, NPG)、磷硝基酚α-L岩藻吡喃苷(o-nitrophenyl-d-L-fucopyranoside, ONPF)、α-半乳吡喃苷(α-galactosidase)、对硝基酚β-D-葡糖吡喃苷糖尿醛酸(P-nitrophenyl β-D-glucopyranosiduronic acid, PGUA)、α-甘露糖苷和邻硝基酚β-D-木糖吡喃苷(O-nitrophenyl β-D-xylanoyranoside，ONPX）。下列反应则阴阳不定：37 ℃甲基红反应、麦康克培养基生长及从L-阿拉伯糖、D-阿拉伯糖、m-肌醇、D-山梨醇、L-岩藻糖、乳糖、麦芽糖、蕈糖和糊精产酸。

模式种：*Gallibacterium anatis*（鸭鸡杆菌）

G. anatis（原 *Pasteurella anatis*） 鸭鸡杆菌

G. melopsittaci 鹦鹉鸡杆菌 IJSEM 2009；59：735～744.

G. salpingitidis 卵管炎鸡杆菌 IJSEM 2009；59：735～744.

G. trehalosifermentans 酵海藻糖鸡杆菌 IJSEM 2009；59：735～744.

表 73 鸡杆菌属中菌种的生化反应鉴别

特征	鹦鹉鸡杆菌	酵海藻糖鸡杆菌	卵管炎鸡杆菌	鸡杆菌基因种 3	鸡杆菌 v 组	鸭鸡杆菌
触酶	D 5/9	D 1/2	+	D 6/7	+	+
氧化酶	D 3/9	D 1/2	+	D 4/7	+	+
脲酶	−	−	D 2/4	D 3/7	+	−
吲哚	−	−	−	D 1/7	−	−
生长于麦康克琼脂	D 5/7	−	+	D 2/7	+	D
产酸自：						
黏液酸盐	D 4/9	−	+	D 2/7	+	−
甘油	(+)	D 1/2	(+)	D 6/7	(+)	+
D-阿糖醇	−	−	+	D 3/6	+	−
木糖醇	−	−	w	−	−	−
L-阿拉伯糖	D 2/9	−	+	D 2/7	−	−
D-阿拉伯糖	D 1/9	D 1/2	(+)	D 2/6	(+)	D
核糖	+/(+)	+/(+)	+	D 5/6	+	+
D-木糖	D 8/9	+	+	+/(+)	−	+
卫矛醇	D 3/9	D 1/2	+	D 1/7	−	−
山梨醇	D 8/9	+	D 1/4	D 5/7	+	D
L-岩藻糖	D 1/9	+/(+)	+	D 3/6	+	D
乳糖	+/(+)	−	(+)	D 6/7	+	D
ONPG	+	−	+	+	+	+
蜜二糖	+/(+)	+/(+)	D 1/2	−	+	−
海藻糖	−	+	−	−	−	D
棉子糖	+	+	+/(+)	D 6/7	+	+
糊精	−	−	−	−	−	D
活性：						
α-半乳糖苷酶	+	+	D 1/2	−	+	−
α-葡糖苷酶(PNPG)	−	+	−	−	−	+
β-葡糖苷酶(ONPX)	+ 7/7	D 1/2	+	D 2/6	−	−

注："D"表示有的株阳性，有的株阴性；(+)表示 3～4 天阳性；分子指阳性株，分母指试验的株。引自 IJSEM 2009；59：735～744.

Gardnerella 加德纳氏菌属

Greedwood and Pickett 1980, 170[VP]1984 手册;1:587～590. 1986 手册;2:1283～1286.

革兰氏染色阴性至可变,胞壁层状,多形性杆菌,大小 0.5 μm×(1.5～2.5)μm。无丝状体,不形成荚膜或芽胞,无动力。兼性厌氧,对生长环境的要求较高,触酶和氧化酶阴性,化能有机营养型,发酵型代谢,对各种糖类(包括麦芽糖和淀粉)产酸不产气,乙酸是主要的发酵产物,水解马尿酸盐,溶人血而不溶羊血,存在于人的泌尿生殖道中。该属被认为是导致细菌性"非特异性"阴道炎的主要原因。DNA 的 G+C mol%为 42～44(Bd)。

模式种:*Gardnerella vaginalis*(阴道加德纳氏菌,此属目前仅含此种)

Gemella 孪生球菌属

Berger 1960, 253[AL] Int. Bull. Bacteriol. Nomencl. Taxon. 1961;11:17～19. 1986 手册;2:1081～1082.

革兰氏染色属于中间型,但细胞壁属于革兰氏染色阳性类型。球状菌,单个或成对排列,两个细胞相邻的面扁平,不形成芽胞,无动力。在血琼脂上形成小而光滑的菌落,与溶血性链球菌的菌落类似;在兔或马血琼脂上产生溶血素,不产生色素。化能异养菌,可发酵几种糖类产酸,生长要求复杂。不还原硝酸盐,有些菌株还原亚硝酸盐。需氧或兼性厌氧,呼吸系统能抵抗氰化钾。最适温度 37 ℃,22 ℃可生长。为哺乳动物的寄生菌。DNA 的 G+C mol%平均为 33±1.6。

模式种:*Gemella haemolysans*(溶血孪生球菌)

G. asaccharolytica　解糖孪生球菌　IJSEM 2010;60:1023～1026.

G. haemolysans　溶血孪生球菌

G. morbillorum(原 *Streptococcus morbillorum*)　麻疹孪生球菌　IJSB 1988;38:442～443.

以上两菌之间的系统发生关系见 IJSB 1993;43(4):832～838.

G. bergeri　伯杰氏孪生球菌　IJSB 1998;48(3):631～632. J. Clin. Microbiol. 1998;36:1290～1293.

G. cuniculi　兔孪生球菌　IJSEM 2000;50:2037～2041.

G. palaticanis　狗龈孪生球菌　IJSB 1999;49(4):1523～1526.

G. parahaemolysans　副溶血孪生球菌　IJSEM 2014;64:2060～2065.

G. sanguinis　血孪生球菌　Valid IJSB 1999;49(1):1～3. J. Clin. Microbiol. 1998;36(10):3090～3093.

G. taiwanensis　台湾孪生球菌　IJSEM 2014;64:2060～2065.

Geobacillus 土壤芽胞杆菌

Nazina et al. 2001. IJSEM 2001;51(2):433～446.

细胞壁结构为革兰氏染色阳性,但革兰氏染色反应为阳性或阴性。为杆状菌,有一个芽胞，单个或短链，以周毛运动或不运动，椭圆或桶状芽胞位于稍膨大或不膨大的孢囊体的极或次极端。菌落形态大小不定，在某些培养基内可产生色素。化能有机营养型，为需氧或兼性厌氧菌，氧为最终的电子受体，某些种可以硝酸盐代替。专性嗜热，生产温度37～75 ℃，适温为55～65 ℃。嗜中性，生长于pH值6.2～7.5。多数种不需要生长因子、维生素、氯化钠和氯化钾。从葡萄糖、果糖、麦芽糖、甘露醇和蔗糖中产酸不产气，多数种不能从乳糖产酸。多数种产生触酶，不使苯丙氨酸脱氨，不分解酪氨酸，不产生吲哚，VP反应阴性，氧化酶反应阳性或阴性。主要的脂肪酸是异构型$C_{15:0}$、异构型$C_{16:0}$和异构型$C_{17:0}$，它们共占60%以上。主要的甲基萘醌为MK-7。DNA的G+C含量为48.2～58 mol%(Tm)。16S rRNA基因序列的相似性高于96.5%。大多数种广泛分布于自然界。

模式种：*Geobacillus stearothermophilus*（嗜热脂肪土壤芽胞杆菌）

G. caldoxylosilyticus（原*Saccharococcus caldoxylosilyticus*） 热解木糖土壤芽胞杆菌 IJSEM 2001;51(6):2063～2071.

G. debilis 弱土壤芽胞杆菌 IJSEM 2004;54:2197～2201.

G. gargensis 加尔加土壤芽胞杆菌 IJSEM 2004;54:2019～2024.

G. haustophilus 嗜热土壤芽胞杆菌 IJSEM 2001;51:433～446.

G. icigianus 遗传所土壤芽胞杆菌 IJSEM 2015;65:864～869.

G. jurassicus 侏罗纪土壤芽胞杆菌 IJSEM 2005;55:983～985. Syst. Appl. Microbiol. 2005;28;43～53.

G. kaustophilus（原*Bacillus kaustophilus*） 嗜热土壤芽胞杆菌

G. lituanicus 立陶宛土壤芽胞杆菌 IJSEM 2004;54:1991～1995.

G. pallidus 苍白土壤芽胞杆菌（原*Bacillus pallidus*） IJSEM 2004;54:2197～2201.

G. stearothermophilus 嗜热脂肪土壤芽胞杆菌

G. subterraneus 地表下土壤芽胞杆菌

G. tepidamans 温生土壤芽胞杆菌 IJSEM 2004;54:2361～2368.

G. thermocatenulatus（原*Bacillus thermocatenulatus*） 热链形土壤芽胞杆菌

G. thermodenitrificans（原*Bacillus thermodenitrificans*） 热反硝土壤芽胞杆菌

G. thermoglucosidasius（原*Bacillus thermoglucosidasius*） 热葡糖苷酶土壤芽胞杆菌

G. thermoleovorans（原*Bacillus thermoleovorans*） 喜热土壤芽胞杆菌

G. toebii IJSEM 2002;52:2251～2255.

G. uzenensis 乌津土壤芽胞杆菌

G. vulcani（原*Bacillus vulcani*） 瓦尔肯（武尔岛）土壤芽胞杆菌 IJSEM 2004;54:2019～2024.

***Globicatella* 圆短链菌属** Collins et al. Bacteriol. 1995; 45(2):418～419. J. Appl. Bacteriol. 1992;73:433～437.

细胞成革兰氏染色阳性，卵圆形，多成对或以短链存在。兼性厌氧菌，触酶阴性，从葡萄糖或其他糖产酸不产气，生长于6.5%的氯化钠，但不在含胆汁七叶苷或10 ℃或45 ℃的环境下生长。产生吡咯烷酮芳胺酶(pyrrolidonylarylamidase)，亮氨酸芳胺酶(leucine arylamidase)阴性，不使精氨酸脱氨，对万古霉素敏感。DNA的G+C mol%为37。

模式种：*Globicatella sanguis*(血圆短链菌)

此菌在血平板上产生α-溶血，无色素，无动力。从葡萄糖、乳糖、甘露醇、麦芽糖、蜜二糖、棉子糖、核糖、水杨素、山梨醇、蔗糖和蕈糖中产酸。不从阿拉伯糖、山梨糖或甘油产酸。水解七叶苷、马尿酸盐和淀粉。脲酶阴性，不利用丙酸盐，VP反应阴性，不耐受亚碲酸盐(0.04%)和四氮唑蓝(0.25%)。细胞壁肽聚糖型为赖氨酸直接(lysine-direct)方式。DNA的G+C mol% 为37(Tm)。从人体分离得到。

模式株：NCFB 2835

G. sanguis 血圆短链菌

G. sulfidifaciens 产硫化物圆短链菌 IJSEM 2001;51(5):1745～1749.

Gordonia 戈登氏菌属 (Tsukamura 1971) Stackebrandt, Smida & Collins 1989; IJSB 1989;39(3):371. J. Gen. Appl. Microbiol. 1989;34:341～348.

革兰氏染色阳性，呈轻度抗酸的短杆状或球形，杆-球生活环存在，不形成菌丝，无动力，无分生孢子，也无芽胞。可在28 ℃和37 ℃生长，但在45 ℃不生长。专性需氧的化能营养菌，进行氧化型代谢，从葡萄糖和其他糖产酸，可利用种类广泛的有机化合物作为主要的碳源和能源而生长。触酶阳性，氧化酶阴性，还原硝酸盐为亚硝酸盐，脲酶阳性，不分解酪蛋白、纤维素、几丁质、弹性蛋白和木聚糖，芳香硫酸酯酶(arysulphatase)阴性。胞壁肽聚糖含有内消旋二氨基庚二酸(Al_γ 变型)，肽聚糖的聚糖部分含有N-乙醇基胞壁酸(N-glycolyl muramic acid)，壁的糖是阿拉伯糖和半乳糖。存在48～66个碳原子的枝菌酸。长链脂肪酸主要为直链饱和、单不饱和和10-甲基支链型。优势醌为MK-8(H_2)。主要的磷脂为二磷脂酰甘油、磷脂酰乙醇胺、磷脂酰肌醇和磷脂酰肌醇二甘露糖苷。分离自肺病患者的痰和土壤。DNA的G+C mol%为63～69。

模式种：*Gordonia bronchialis*(支气管戈登氏菌)

G. aichiensis(原 *Rhodococcus aichiensis*) 爱知戈登氏菌 IJSB 1994;44(4):769～773.

G. alkaliphila 嗜碱戈登氏菌 IJSEM 2013;63:327～331.

G. alkanivorans 噬烷烃戈登氏菌 IJSB 1999;49(4):1513～1522.

G. amarae(原 *Nocardia amarae*) 沟戈登氏菌 IJSB 1994;44(4):769～773.

G. amicalis 友谊戈登氏菌 IJSEM 2000;50:2031～2036.

G. araii 新井氏戈登氏菌 IJSEM 2006;56:1817～1821.

G. bronchialis 支气管戈登氏菌

G. cholesterolivorans 噬胆固醇戈登氏菌 IJSEM 2009;59:1011～1015.

G. defluvii 污水戈登氏菌 IJSEM 2006;56:2265～2269.

G. desulfuricans 脱硫戈登氏菌 IJSB 1999;49(4):1845～1851.

G. didemni 海草戈登氏菌 IJSEM 2016;66:1913～1915. Antonie van Leeuwenhoek 2016;109:297～303.

G. effusa 扩散戈登氏菌 IJSEM 2006;56:1817～1821.

G. hankookensis 韩国戈登氏菌 IJSEM 2009;59:3172～3175.

G. hirsuta 粗糙(蓬发)戈登氏菌 IJSB 1996;46(4):876～880.

G. hongkongensis 香港戈登氏菌 IJSEM 2016;66:3942～3950.

G. humi 土壤戈登氏菌 IJSEM 2011;61:65～70.

G. hydrophobica 疏水戈登氏菌 IJSB 1995;45(3):544～548.

G. iterans 重复戈登氏菌 IJSEM 2014;64:3520～3525.

G. jinhuaensis 金湖戈登氏菌 IJSEM 2014;64:3603～3606. Antonie van Leeuwenhoek 2014;106:347～356.

G. kroppenstedtii 科卢潘斯泰德氏戈登氏菌 IJSEM 2009;59:1992～1996.

G. lacunae 水塘戈登氏菌 IJSEM 2009;59:1～2. Syst. Appl. Microbiol. 2008;31:17～23.

G. malaquae 废水戈登氏菌 IJSEM 2007;57:1065～1068.

G. namibiensis 纳木比戈登氏菌 IJSEM 2002;52:685～690. Syst. Appl. Microbiol. 2001;24:510～515.

G. neofelifaecis 云豹粪戈登氏菌 IJSEM 2011;61:165～169.

G. otitidis 耳炎戈登氏菌 IJSEM 2005;55:1871～1876.

G. paraffinivorans 食液体石蜡戈登氏菌 IJSEM 2003;53(5):1643～1646.

G. phosphorivorans 食磷戈登氏菌 IJSEM 2013;63:230～235.

G. phthalatica 邻苯二甲酸盐戈登氏菌 IJSEM 2017;67:5128～5133.

G. polyisoprenivorans 噬聚异戊二烯戈登氏菌 IJSB 1999;49(4):1785～1791.

G. rhizosphera 根圈(球)戈登氏菌 IJSB 1998;48(3):907～912.

G. rubropertincta(原 *Rhodococcus rubropertinctus*) 深红戈登氏菌

G. shandongensis 山东戈登氏菌 IJSEM 2007;57:605～608.

G. sinesedis 无址戈登氏菌 IJSEM 2003;53:1219～1220. Antonie van Leeuwenhoek 2003;83:78～80.

G. sihwensis 西华戈登氏菌 IJSEM 2003;53(5):1432.(西华为湖名)

G. soli 土戈登氏菌 IJSEM 2006;56:2597～2601.

G. sputi(原 *Rhodococcus sputi*) 痰液戈登氏菌

G. terrae 土地戈登氏菌

G. westfalica 威斯特伐利亚戈登氏菌 IJSEM 2002;52:1133～1139.

表 74　戈登氏菌属(*Gordonia*)种的鉴别

特征(Characteristic)	爱知戈登氏菌 (*G. aichiensis*)	沟戈登氏菌 (*G. amarae*)	支气管戈登氏菌 (*G. bronchialis*)	深红戈登氏菌 (*G. rubropertincta*)	痰液戈登氏菌 (*G. sprti*)	土地戈登氏菌 (*G. terrae*)
菌落白至褐色 (Colony color white to tan)	−	+	−	−	−	−
分解 7-氨基-4-甲基香豆素底物：(7-Amino-4-methylcoumarin substrates)						
D-丙氨酸-7-氨-4-甲基香豆素 (D-Alanine-7-amino-4-methylcoumarin)	+	ND	−	+	−	+
异亮氨酸-7-氨-4-甲基香豆素 (Isoleucine-7-amino-4-methylcoumarin)	+	ND	−	−	+	−
焦谷氨酸盐-7-氨-4-甲基香豆素 (Pyroglutamate-7-amino-4-methylcoumarin)	−	ND	−	−	−	+
缬氨酸-7-氨-4-甲基香豆素 (Valine-7-amino-4-methylcoumarin)	+	ND	−	+	+	+
以下列物质为唯一碳源：						
半乳糖(Galactose)(1%)	+	−	−	+	+	+
肌醇(Inositol)(1%)	−	+	+	−	−	−
棉子糖(Raffinose)(1%)	−	+	−	−	+	+
鼠李糖(Rhamnose)(1%)	−	+	−	−	−	+
柠檬酸盐(Citrate)(0.1%)	+	−	−	+	−	+
枝菌酸(Mycolic acids)						
平均碳原子数(Carbon No.)	62	50～52	64	58～59	61～62	58
热裂解释放的脂肪酸甲酯 (FAME released upon pyrolysis of MAME)	$C_{16:0}$ $C_{16:0}$	$C_{16:1}$, $C_{18:1}$ $C_{16:1}$, $C_{18:1}$	$C_{18:0}$ $C_{18:0}$	$C_{16:0}$, $C_{18:0}$ $C_{16:0}$, $C_{18:0}$	$C_{16:0}$, $C_{18:0}$ $C_{16:0}$, $C_{18:0}$	$C_{16:0}$, $C_{18:0}$ $C_{16:0}$, $C_{18:0}$
$C_{16:1}$ 脂肪酸(Fatty acid)的存在	+	+	+	+	−	+

注：FAME 为脂肪酸甲酯(fatty acid methyl esters)，MAME 为霉菌酸甲酯(mycolic acid methyl esters)。

表 75　戈登氏菌属(*Gordonia*)种的鉴别

特　征	威斯特伐利亚戈登氏菌	爱知戈登氏菌	喜碱戈登氏菌	沟戈登氏菌	友谊戈登氏菌	支气管戈登氏菌	脱硫戈登氏菌	噬聚异戊二烯戈登氏菌	粗糙戈登氏菌	疏水戈登氏菌	光亮戈登氏菌	根区戈登氏菌	深红戈登氏菌	痰液戈登氏菌	土地戈登氏菌
利用:															
半乳糖	−	+	+	+	+	+	+	+	+	+	+	+	+	+	+
鼠李糖	−	−	−	−	+	+	−	+	−	−	+	+	+	−	+
核糖	+	−	+	+	+	−	+	−	−	−	+	−	+	−	−
蔗糖	+	−	+	+	+	+	+	+	−	+	+	+	+	−	+
松二糖	−	−	+	+	+	+	+	+	−	+	+	+	−	−	−
D-阿拉伯糖醇	+	−	+	+	−	−	−	+	−	−	−	−	+	+	+
肌醇	−	−	+	−	−	+	−	+	+	−	+	+	−	−	−
N-乙酰葡萄糖胺	−	−	+	−	−	+	+	+	−	−	−	+	−	−	−
戊二酸盐	−	−	+	−	+	−	−	−	−	+	+	−	+	−	+
葡萄糖酸盐	−	−	+	−	+	+	+	+	−	−	+	+	+	−	−
D-葡萄糖胺酸	+	−	+	−	+	−	+	+	−	−	+	+	+	−	−
癸酸盐	+	+	+	ND	+	+	+	ND	ND	ND	−	−	V	+	−
柠檬酸盐	+	+	+	+	+	−	+	+	−	+	+	+	−	+	+
4-氨基丁酸	−	+	−	ND	−	−	+	ND	ND	ND	−	−	−	−	−
2-羟基戊酸盐	−	−	+	−	+	−	+	−	+	−	+	−	−	−	−
2-酮戊二酸盐	+	+	+	+	+	−	−	−	+	−	+	+	−	+	+
庚二酸盐	−	−	+	−	+	−	+	−	−	−	−	−	−	−	−
琥珀酸盐	−	−	+	−	+	+	−	−	−	+	+	+	−	+	−
苯甲酸盐	+	−	+	−	−	−	−	+	−	−	+	+	+	−	+
3-羟基苯甲酸盐	−	−	+	−	−	−	+	−	−	−	+	+	−	−	−
对羟基苯甲酸盐	−	−	+	+	+	+	+	+	−	−	+	+	−	−	−
苯乙酸盐	−	−	+	−	+	+	+	−	−	−	+	−	+	−	−
奎尼酸盐	−	+	−	+	−	−	−	+	−	−	−	+	−	−	−
L-丙氨酸	−	+	+	−	+	+	+	+	−	−	+	−	+	−	−
L-天门冬氨酸	+	+	+	−	+	−	−	+	−	−	+	−	−	−	−
L-白氨酸	−	−	+	−	+	+	+	−	−	+	−	−	−	−	−
L-脯氨酸	−	−	+	+	−	−	+	+	−	+	−	−	−	−	−
L-丝氨酸	−	−	−	−	+	−	−	−	−	−	+	−	−	−	−
L-缬氨酸	−	−	−	+	−	+	−	+	−	+	+	−	−	−	−
腐胺	−	−	+	+	+	−	+	+	−	−	−	−	−	−	+
色胺	−	−	+	ND	+	−	+	V	ND	ND	+	+	−	−	−
乙酰胺	−	−	−	−	+	+	+	+	−	+	−	−	−	−	−

注:引自 IJSEM 2002;52:1133～1139.

Gracilibacillus 柔芽胞杆菌属　Waino et al. 1999 IJSB 1999;49(2):821～831.

革兰氏染色阴性,有动力,形成芽胞的杆菌或丝状细菌,芽胞在极端并使芽胞囊(sporangia)膨大。菌落圆形,为化能有机营养型菌,生长于葡萄糖、甘露醇和蔗糖,生长需要酵母浸出物。触酶和氧化酶阳性,能还原硝酸盐为亚硝酸盐,VP反应和吲哚产生试验阴性,能水解明胶、淀粉和七叶苷,不能水解酪蛋白,产生β-半乳糖苷酶,不产生精氨酸双水酶、鸟氨酸脱羧酶或赖氨酸脱羧酶。细胞抵抗氨苄西林,但对氯霉素敏感。DNA的G+C mol%为38～39。主要的极性脂是磷脂酰甘油、二磷脂酰甘油和两种未知结构的磷脂。主要的细胞脂肪酸是反异构型 $C_{15:0}$。主要的甲基萘醌是MK-7。肽聚糖含有内消旋二氨基庚二酸,为直接交联型(肽聚糖为A1γ型)。

模式种:*Gracilibacillus halolerans*(耐盐柔芽胞杆菌)

G. alcaliphilus　嗜碱柔芽胞杆菌

G. boraciitolerans　耐硼柔芽胞杆菌　IJSEM 2007;57:796～802.

G. diposauri(原 *Bacillus diposauri*)　荒漠鬣鼠柔芽胞杆菌

G. halolerans　耐盐柔芽胞杆菌

G. halophilus　嗜盐柔芽胞杆菌　IJSEM 2008;58:2403～2408.

G. kekensis　凯凯盐湖柔芽胞杆菌　IJSEM 2012;62:1032～1036.

G. lacisalsi　盐湖柔芽胞杆菌　IJSEM 2008;58:2282～2286.

G. massiliensis　马赛柔芽胞杆菌　IJSEM 2017;57:1095～1098. Microbiaology ecology in health and disease 2016;27:32049.

G. orientalis　东方柔芽胞杆　IJSEM 2006;56:599～604.

G. saliphilus　喜盐柔芽胞杆菌　IJSEM 2009;59:1620～1624.

G. thailandensis　泰国柔芽胞杆菌　IJSEM 2010;60:944～948.

G. ureilyticus　解脲柔芽胞杆菌　IJSEM 2010;60:1383～1386.

Granulicatella 小链球菌属　Collins & Lawson 2000. IJSEM 2000;50(1):365～369.

革兰氏染色阳性的球菌,细胞单个、成对或成短链,因培养条件不同,导致细胞形态呈多形性,可以看到延长、膨大的细胞。有的菌娇弱,在用于链球菌的常规培养基,例如胰酪大豆胨琼脂(trypticase soy agar)上生长差,需补充L-半胱氨酸和(或)吡哆醛;有的在邻近其他菌(如表皮葡萄球菌)时呈卫星菌落。无动力,不产生芽胞。为兼性厌氧菌,触酶和氧化酶阴性,代谢葡萄糖产生乳酸,不从葡萄糖产气,10 ℃和45 ℃不生长,能产生吡咯烷酮基芳胺酶(pyrrolidonyl arylamidase)和亮氨酸芳胺酶,不产生碱性磷酸酶、α-半乳糖苷酶、β-半乳糖苷酶和脲酶,不产生乙酰甲基苯甲醇。DNA的G+C mol%为36～37.5。

模式种:*Granulicatella adiacens*(毗邻小链球菌)

G. adiacens(原 *Abitrophia adiacens*)　毗邻小链球菌

G. balaenopterae(原 *Abiotrophia balaenopterae*) 鲸小链球菌

G. elegans(原 *Abiotrophia elegans*) 苛求小链球菌

(公衍文 编写)

Haemophilus 嗜血杆菌属 Winslow et al. 1917, 561[AL] 1984 手册; 1:558~569.

革兰氏染色阴性,微小至中等大小的球杆菌或杆菌,通常宽度小于 1 μm,长度不同,有时成线状或丝状,显示明显的多形性,无动力。需氧或兼性厌氧菌,需要血中预先形成的生长因子,特别是Ⅹ因子[原卟啉Ⅸ(protoporphyrin Ⅸ)和(或)血红素(protoheme)]和(或)Ⅴ因子[尼克酰胺腺嘌呤二核苷酸(nicotinamide adenine dinucleotide, NAD)或NAD磷酸盐(NAD phosphate, NADP)],即使提供生长因子,也需要有复杂的培养基方可良好生长。最适温度 35~37 ℃。可还原硝酸盐为亚硝酸盐或进一步还原,氧化酶和触酶反应因菌株不同而不同。化能有机营养型,全部的种能发酵性地分解糖类,在葡萄糖肉汤中产生乙酸、乳酸和琥珀酸作为终产物。是人和各种动物黏膜上的专性寄生菌。其DNA的G+C mol%为 37~44(Tm)。

模式种:*Haemophilus influenzae*(流感嗜血杆菌)

H. actinomycetemcomitans 伴放线菌嗜血杆菌→*Aggregatibacter actinomycetemcomitans* IJSEM 2006;56:2135~2146.

H. aegyptius 埃及嗜血杆菌

H. aphrophilus 嗜沫嗜血杆菌→*Aggregatibacter aphrophilus* IJSEM 2006;56:2135~2146.

H. avium 鸟嗜血杆菌→*Pasteurella*→*Avibacterium avium* IJSEM 2005;55:253~262.

H. ducreyi 杜克氏嗜血杆菌

H. equigenitalis 马生殖道嗜血杆菌→*Taylorella equigenitalis* IJSB 1983;33:439. IJSB 1984;34:503~504. Curr. Microbiol. 1983;9:155~162.

H. felis 猫嗜血杆菌 IJSB 1999;49(2):341~342. J. Clin. Microbiol. 1992;30:2108~2112.

H. haemoglobinophilus 嗜血红素嗜血杆菌

H. haemolyticus 溶血嗜血杆菌

H. influenzae 流感嗜血杆菌

H. massiliensis 马赛嗜血杆菌 IJSEM 2017;67:2075~2078. Stand. Genomic. Sci. 2016;11:31.

H. paracuniculus 副兔嗜血杆菌

H. paragallinarum 副鸡嗜血杆菌→*Avibacterium paragallinarum* IJSEM 2005;55:353~362.

H. parahaemolyticus 副溶血嗜血杆菌

H. parainfluenzae 副流感嗜血杆菌

H. paraphrohaemolyticus 嗜沫副溶血嗜血杆菌

H. paraphrophilus 副嗜沫嗜血杆菌

H. parasuis 副猪嗜血杆菌

H. pittmaniae 皮特曼氏嗜血杆菌 IJSEM 2005;55:449～456.

H. pleuropneumoniae 胸膜肺炎嗜血杆菌→*Actinobacillus pleuropneumoniae* IJSB 1983;33:510～514.

H. segnis 惰性嗜血杆菌→*Aggregatibacter segnis* IJSEM 2006;56:2135～2146.

表 76 嗜血杆菌属(*Haemophilus*)种的鉴别特征

菌种(Species)	需要		溶马血	发酵(Fermentation substrates)				存在触酶(Catalase)	二氧化碳促进生长
	X因子(X factor)	V因子(V factor)		葡萄糖(Glucose)	蔗糖(Sucrose)	乳糖(Lactose)	甘露糖(Mannose)		
流感嗜血杆菌(*H. influenzae*)	+	+	−	+	−	−	−	+	−
溶血嗜血杆菌(*H. haemolyticus*)	+	+	+	+	−	−	−	+	−
杜克氏嗜血杆菌(*H. ducreyi*)	+	−	−	−	−	−	−	−	−
副流感嗜血杆菌(*H. parainfluenzae*)	−	+	−	+	+	−	+	D	D
副溶血嗜血杆菌(*H. parahaemolyticus*)	−	+	+	+	+	−	−	+	−
惰性嗜血杆菌(*H. sehnis*)	−	+	−	W	W	−	−	D	−
副嗜沫嗜血杆菌(*H. paraphrophilus*)	−	+	−	+	+	+	+	−	+
嗜沫嗜血杆菌(*H. aphrophilus*)	−	−	−	+	+	+	+	−	+

注:"D"表示反应不同,"W"表示弱发酵反应。

Hafnia 哈夫尼亚菌属 1954,272[AL] 1984 手册;1:484～486.

革兰氏染色阴性,直杆菌,大小 1.0 μm×(2.0～5.0)μm,符合肠杆菌科的一般定义,无荚膜,30 ℃下以周鞭毛运动,但也有不运动的菌株。兼性厌氧,有呼吸也有发酵型代谢。在普通培养基中易于生长,在营养琼脂上产生直径 2～4 mm、光滑湿润、半透明、表面光泽、边缘整齐的淡灰色菌落。氧化酶阴性,触酶阳性。化能有机营养型,大多数菌株能利用柠檬酸盐、乙酸盐和丙二酸盐为碳源。还原硝酸盐为亚硝酸盐,在克氏铁糖琼脂中不产生硫化氢,不产生明胶酶、脂酶和 DNA 酶,不利用藻酸盐,不水解果胶酸盐,不产生苯丙氨酸脱氨酶,赖氨酸和鸟氨酸脱羧酶试验阳性,但精氨酸双水解酶试验阴性,发酵葡萄糖产酸产气。不从 D-山梨醇、棉子糖、蜜二糖、侧金盏花醇和肌醇中产酸,甲基红试验在 35 ℃阳性,而在 22 ℃阴性;乙酰甲基甲醇通常在 22~28 ℃产生,而在 35 ℃不产生。存在于人体和其他动物中,也存在于污水、土壤、水和乳制品中。DNA 的 G+C mol%为 48~49(Tm)。

模式种:*Hafnia alvei*(蜂房哈夫尼亚菌)

Hafnia alvei 蜂房哈夫尼亚菌

H. paralvei 类蜂房哈夫尼亚菌 IJSEM 2010;60:1725~1728.

H. psychrotolerans 耐冷哈夫尼亚菌 IJSEM 2015;65:971~974.

表 77 哈夫尼亚菌属(*Hafnia*)与生化类似属的鉴别

特征(Characteristic)	哈夫尼亚菌属(*Hafnia*)	肠杆菌属(*Enterobacter*)	沙雷氏菌属(*Serratia*)
西蒙氏柠檬酸盐(Simmons Citrate)	—	+	+
明胶(Gelatin)水解	—	D	+
赖氨酸脱羧酶(Lysine decarboxylase)	+	D	D
精氨酸双水解酶(Arginine dihydrolase)	—	D	—
脂酶(吐温 80)(Lipase, tween 80)	—	—	+
DNA 酶(DNase)	—	D	+
从糖类(Carbohydrates)产酸:			
蔗糖(Sucrose)			
棉子糖(Raffinose)	—	+	D
侧金盏花醇(Adonitol)			
乳糖(Lactose)	—	D	D
山梨醇(Sorbitol)			
肌醇(Inositol)	—	D	D
哈夫尼亚特异噬菌体裂解(*Hafnia* specific bacteriophage lysis)	+	—	—
DNA 的 G+C mol%	48~49	52~60	52~60

***Hallella* 霍尔氏菌属** Moore and Moore 1994, IJSB 1994;44:187~192.

专性厌氧的革兰氏染色阴性、无动力、无芽胞的杆菌。发酵糖类产生大量琥珀酸、中到大量乙酸和中等量的乳酸,未发现产氢。生长于不含血清的 PYG 肉汤中的细菌主要脂肪酸成分为 $C_{16:0}$ 脂肪酸、$C_{16:0}$—3OH 脂肪酸、异构型 $C_{16:0}$ 脂肪酸、异构型 $C_{14:0}$ 脂肪酸和 $C_{14:0}$ 脂肪酸。模式种的 DNA 的 G+C mol%为 58。

模式种:*Hallella seregens*(需血清霍尔氏菌)

表 78 霍尔氏菌属(*Hallella*)的糖发酵等生化反应

菌种(Species)	苦杏仁苷(Amygdalin)	阿拉伯糖(Arabinose)	纤维二糖(Cellobiose)	糊精(Dextrin)	七叶苷(Esculin),酸	七叶苷(Esculin)水解	果糖(Fructose)	葡萄糖(Glucose)	菊糖(Inulin)	乳糖(Lactose)	麦芽糖(Maltose)	甘露糖(Mannose)	松三糖(Melezitose)
需血清霍尔氏菌(ATCC 51272^T) (*H. seregens* ATCC 51272)	−	+	+	+	−	+	+	+	+	+	+	+	−
需血清霍尔氏菌(其他 5 个菌株) (*H. seregens* 5 other strains)	0	100	86	100	14	100	100	100	100	100	100	100	0
需血清霍尔氏菌(ATCC51272^T) (*H. seregens* ATCC 51272)	+	+	+	+	−	+	+	W	+	−	−	−	
需血清霍尔氏菌(其他 5 个菌株) (*H. Seregens* 5 other strains)	86	100	86	100	28	100	100	28	100	100	0	0	

***Helcococcus* 创伤球菌属** Collins et al. 1993, IJSB 1993;43;425~429.

革兰氏染色阳性的球菌,无动力。触酶阴性,兼性厌氧菌,从葡萄糖和其他糖类中产酸不产气,乳酸盐和乙酸盐是葡萄糖代谢的主要产物,在 6.5%的氯化钠中生长或不生长,在胆汁-七叶苷琼脂中不生长。嗜脂性,血清或吐温 80 可明显刺激其生长,吡咯烷酮芳胺酶(pyrrolidonylarylamidase)阳性,精氨酸脱氢酶和亮氨酸芳胺酶阴性。对万古霉素敏感。DNA 的 G+C mol%为 29.5~30.0。

模式种:*Helcococcus kunzii*(孔兹氏创伤球菌)

H. kaunzii 孔兹氏创伤球菌

H. ovis 绵羊创伤球菌 IJSB 1999;49(4):1429~1432.

H. sueciensis 瑞士创伤球菌 IJSEM 2004;54:1557~1560.

***Helicobacter* 螺杆菌属** Goodwin et al. 1989, IJSB 1989;39(4):397~405.

革兰氏染色阴性,螺旋形、弯曲或直的不分枝杆菌,大小(0.5~1.0)μm×(2.5~5.0)μm,端钝,螺旋周期。在试管振荡培养时产生细胞外多糖,微嗜氧,由一端、双端和侧生的有鞘的多毛进行快速射标运动,不产生芽胞。除非振荡,否则在脑心汤和其他液体培养基中生长慢,在脑心汤血琼脂(BHIA,brain heart infusion blood agar)和巧克力色琼脂上 2~5 天长出,也生长于加有药用炭或玉米淀粉的 BHIA 培养基上。

菌落无色素,半透明,直径 1~2 mm。适温 37 ℃,30 ℃可生长,但 25 ℃则不生长，42 ℃生长不定，补加10%的二氧化碳和厌氧条件下生长不定，在3.5%的氯化钠中不生长，生长于0.5%的甘氨酸和0.04%的氯化三苯四氮唑(triphenyltetrazolium chloride)中。触酶和氧化酶阳性，分解尿素迅速。主要的呼吸醌是MK-6，甲基取代的MK-6存在不定。三糖铁琼脂中不产生硫化氢，醋酸铅纸片法则不定，硝酸盐还原和马尿酸盐水解反应不定，表现出碱性磷酸酶和谷氨酰转肽酶活性。对青霉素、氨苄青霉素、羟氨苄青霉素、红霉素、庆大霉素、卡那霉素、利福平和四环素敏感，抵抗万古霉素、磺胺和磺胺增效剂(trimethoprim)，对萘啶酸(nalidixic acid)、头孢霉素(cephalothin)、甲硝唑和多黏菌素的敏感性不定。DNA的G+C mol%为35～44(Tm)。分离自灵长类和雪貂的胃黏膜。某些种与胃炎和胃溃疡有关。

模式种：*Helicobacter pylori*(幽门螺杆菌)

H. pylori(原*Campylobacter pylori*)　幽门螺杆菌

H. mustelae(原*Campylobacter mustelae*)　雪貂螺杆菌

Helicobacter 螺杆菌属 (Goodwin et al.)修正描述 Vandamme et al. 1991，IJSB 1991;41(1):88～103.

螺旋形、弯曲或直不分枝的革兰氏染色阴性菌，大小(0.3～1.0)μm×(1.5～5)μm。端钝，有周期螺旋。无芽胞，在陈旧培养物中可形成球状或类球体。以单极毛(*H. cinaedi*和*H. fennelliae*)或以单极或双极多毛和侧毛进行射标样运动，鞭毛有鞘。微需氧，呼吸型代谢。化能有机营养型，不氧化和发酵糖类。从氨基酸或三羧酸循环中间产物而不从糖类获得能量。最适生长于37 ℃湿气中，25 ℃不生长。生长中需要氢或氢能刺激其生长。3.5%的氯化钠中不生长。在0.5%的甘氨酸与0.04%的氯化三苯四氮唑(triphenyltetrazolium chloride)存在下可生长。有触酶和氧化酶活性，不产生色素。在三糖铁培养基中不产生硫化氢。不水解马尿酸盐。对氨苄青霉素、庆大霉素、利福平和四环素敏感。对萘啶酸和头孢菌素的敏感性不一。DNA的G+C mol%为35～44。

从人与动物的胃黏膜、男性同性恋者的血和粪便、田鼠的肠道中分离出来。此属的一些菌与胃炎和胃溃疡有关。

模式种：*Helicobacter pylori*(幽门螺杆菌)

H. acinonychis　猎豹螺杆菌　IJSB 1993;43(1):99～106.

H. ailurogastricus　猫胃螺杆菌　IJSEM 2017;67:529～531. Infection and immunity 2015;84:293～306.

H. anseris　鹅螺杆菌　IJSEM 2006;56:2025～2027. Appl. Environ. Microbiol. 2006;72:4633～4637.

H. apri　野猪螺杆菌　IJSEM 2016;66:2876～2882.

H. aurati　金仓鼠螺杆菌　IJSEM 2002;52:3～4. J. Clin. Microbiol. 2000;38:3722～3728.

H. baculiformis　杆状螺杆菌　IJSEM 2008;58:357～364.

H. bilis　胆汁螺杆菌　IJSB 1997;47:601～602. J. Clin. Microbiol. 1995;33:

445～454.

H. bizzozeronii 毕氏螺杆菌 IJSB 1996;46(1):160～166.

H. brantae 加拿大鹅螺杆菌 IJSEM 2006;56:2025～2027. Appl. Environ. Microbiol. 2006;72:4633～4637.

H. canadensis 加拿大螺杆菌 IJSEM 2002;52:3～4. J. Clin. Microbiol. 2000;38:2546～2549.

H. canicola 栖犬螺杆菌 IJSEM 2016;66:4299～4305. Syst. Appl. Microbiol. 2016;39:307～312.

H. canis 犬螺杆菌 Valid IJSB 1994;44(2):370～371. J. Gen. Microbiol. 1993;139:2495～2504.

H. cetorum 海豚螺杆菌 IJSEM 2006;56:2025～2027. J. Clin. Microbiol. 2002;40:4536～4543.

H. cholecystus 胆囊螺杆菌 IJSB 1997;47:601～602. J. Clin. Microbiol. 1996;34:2952～2958.

H. cinaedi(原 *Campylobacter cinaedi*) 同性恋螺杆菌 IJSB 1991;41(1):88～103. J. Infect. Dis. 1985;151:131～139.

H. cynogastricus 狗胃螺杆菌 IJSEM 2006;56:1559～1564.

H. equorum 马螺杆菌 IJSEM 2007;57:213～218.

H. felis 猫螺杆菌 IJSB 1991;41(1):31～38.

H. fennelliae(原 *Campylobacter fennelliae*) 芬荼尔螺杆菌 IJSB 1991;41(1):88～103. J. Infect. Dis. 1985;151:131～139.

H. ganmani 蛇样螺杆菌 IJSEM 2001;51(5):1881～1889.

H. heilmannii 海尔曼氏螺杆菌 IJSEM 2012;62:299～306.

H. hepaticus 肝螺杆菌 Valid IJSB 1994;44(3):595. J. Clin. Microbiol. 1994;32:1238～1245.

H. himalayensis 喜马拉雅螺杆菌 IJSEM 2015;65:1719～1725.

H. jaachi 绒猴螺杆菌 IJSEM 2017;67:2075～2078. J. Med Microbiol 2015;64:1063～1073.

H. japonicus 日本螺杆菌 IJSEM 2017;67:2075～2078. Carcinogenesis 2016;37:1190～1198.

H. macacae 猕猴螺杆菌 IJSEM 2013;63:3931～3934. J. Clin. Microbiol. 2008;45:4061～4063.

H. marmotae 穴居鼠猴螺杆菌 IJSEM 2006;56:2025～2027. J. Clin. Microbiol. 2002;40:2513～2519.

H. mastomyrinus(原 *Mastomys natalensis*) 啮齿动物螺杆菌 IJSEM 2006;56:2025～2027. Helicobacter 2005;10:59～70.

H. mesocricetorum 叙利亚田鼠螺杆菌 J. Clin. Microbiol. 2000;38:1811～1817.

H. muridarum 鼷鼠螺杆菌 IJSB 1992;42(1):27～36.

H. mustelae 雪貂螺杆菌

H. nemestrinae 猕猴螺杆菌 IJSB 1991;41(1):148～153. →*H. pylori*

H. nemestrinae 为幽门螺杆菌的同菌异名 IJSEM 2002;52:437～439.

H. pametensis 巴梅河螺杆菌 IJSB 1994;44(3):553～560.

H. pullorum 雏螺杆菌 IJSB 1995;45(2):418～419. Microbiology 1994;140:3441～3449.

H. pylori 幽门螺杆菌 IJSB 1989;39:397～405.

H. rappini "羊螺杆菌" IJSB 1991;41(1):88～103. J. Am. Vet. Med. Assoc. 1986;186:789～791.

H. rodentium 鼠螺杆菌 IJSB 1997;47:627～634.

H. saguini 棉顶狨猴螺杆菌 IJSEM 2017;67:2075～2078. Infection and immunity 2016;84:2307～2316.

H. salomonis 扎氏(萨洛蒙氏)螺杆菌

H. suis 猪螺杆菌 IJSEM 2008;58:1350～1358.

H. trogontum 啮齿螺杆菌 IJSB 1996;46(4):916～921.

H. typhlonius 盲肠螺杆菌 IJSEM 2002;52:685～690. J. Clin. Microbiol. 2001;39:3920～3926.

H. valdiviensis 瓦尔迪维亚螺杆菌 IJSEM 2014;64:1913～1919.

H. winghamensis 温厄姆螺杆菌 J. Clin. Microbiol. 2001;39:2412～2417.

表 79 螺杆菌属(*Helicobacter*)种的鉴别

菌种(Species)	触酶(Catalase)	硝酸盐还原(Nitrate reduction)	碱性磷酸酶(Alkaline phosphatase)	脲酶(Urease)	γ-谷氨酰转肽酶(γ-Glutamyl transpeptidase)	吲哚氧基乙酸盐水解(Indoxyl acetate hydrolysis)	42 ℃生长	1%的甘氨酸(Glycine)生长	敏感于(30 μg/片) 萘啶酸(Nalidixic acid)	敏感于(30 μg/片) 头孢菌素(Cephalothin)	胞质周围纤维(Periplasmic fibers)	鞭毛/细胞(No. of flagella per cell)	鞭毛分布(Distribution of flagella)	G+C的含量(mol%)
巴梅河螺杆菌(*H. pametensis*)	+	+	+	−	−	−	+	+	S	S	−	2	双极	38
螺杆菌种鸟 C (*H. elicobacter sp. BirD-C*)	+	+	+	+	−	+	+	+	S	R	−	2	双极	30
螺杆菌种鸟 B (*H. elicobacter sp. BirD-B*)	+	+	+	+	−	+	+	+	S	R	−	2	双极	31
雪貂螺杆菌(*H. mustelae*)	+	+	+	+	+	+	+	−	S	R	−	4～8	周毛	36

续表

菌种(Species)	触酶(Catalase)	硝酸盐还原(Nitrate reduction)	碱性磷酸酶(Alkaline phosphatase)	脲酶(Urease)	γ-谷氨酰转肽酶(γ-Glutamyl transpeptidase)	吲哚氧基乙酸盐水解(Indoxyl acetate hydrolysis)	42 ℃生长	1%的甘氨酸(Glycine)生长	敏感于(30 μg/片) 萘啶酸(Nalidixic acid)	头孢菌素(Cephalothin)	胞质周围纤维(Periplasmic fibers)	鞭毛/细胞(No. of flagella per cell)	鞭毛分布(Distribution of flagella)	G+C的含量(mol%)
螺杆菌种株 CLO3 (*H.elicobacter sp. strain CLO3*)	+	−	+	−	−	+	+	+	I	R	−	ND	ND	45
芬奈尔螺杆菌 (*H. fennelliae*)	+	−	+	−	−	+	−	+	S	S	−	2	双极	35
鼷鼠螺杆菌 (*H. muridarum*)	+	−	+	+	+	+	−	−	R	R	+	10～14	双极	34
犬螺杆菌 (*H. canis*)	−	−	+	−	ND	+	+	ND	S	I	−	2	双极	48
同性恋螺杆菌 (*H. cinaedi*)	+	+	−	−	−	−	−	+	S	I	−	1～2	双极	37～38
羊螺杆菌 (*H. rappini*)	+	−	−	+	+	ND	+	−	R	R	+	10～20	双极	34
幽门螺杆菌 (*H. pylori*)	+	−	+	+	+	−	−	−	R	S	−	4～8	双极	35～37
猎豹螺杆菌 (*H. acinonyx*)	+	−	+	+	+	−	−	−	R	S	−	2～5	双极	30
猕猴螺杆菌 (*H. nemestrinae*)	+	−	+	+	ND	−	+	−	R	S	−	4～8	双极	24
猫螺杆菌 (*H. felis*)	+	+	+	+	+	−	+	−	R	S	+	14～20	双极	42
结肠弯曲菌 (*C. coli*)	+	+	ND	−	ND	+	+	+	S	R	−	1	极	30～33
空肠弯曲菌空肠亚种 (*C. jejuni* subsp. *jejuni*)	+	+	ND	−	ND	+	+	+	S	R	−	1	极	30～33
空肠弯曲菌杜氏亚种 (*C. jejuni* subsp. *doylei*)	V	−	ND	−	ND	+	−	+	S	S	−	1	极	30～31
海鸟弯曲菌 (*C. lari*)	+	+	ND	V	ND	−	+	+	R	R	−	1	极	30～32

表 80　螺杆菌(*Helicobacter*)的鉴别特征

特征(Characteristic)	幽门螺杆菌(*H. pylori*)	同性恋螺杆菌(*H. cinaedi*)	芬奈尔螺杆菌(*H. fennelliae*)
氧化酶(Oxidase)	+	+	+
触酶(Catalase)	+	+	+
脲酶(Urease)	+	−	−
马尿酸水解	−	−	−
硫化氢(Hydrogen sulfide)(三糖铁)	−	−	−
谷酰酸转肽糖(γ-Glutamyl transpeptidase)	+	ND	ND
硝酸盐还原(Nitrate reduction)	−	+	−
微需氧生长：			
25 ℃	−	−	−
37 ℃	+	+	+
42 ℃	−	−	−
萘啶酸(Nalidixic acid)(30 μg/片)	R	S	S
头孢霉素(Cephalothin) Ⅰ(30 μg/片)	S	I	S
存在 1%的胆汁时生长	−	+	+
存在 1%的甘氨酸时生长	−	+	+
吲哚酚乙酸盐(Indoxyl acetate)水解	−	−	+
细胞脂肪酸	9:0cyc $C_{16:0}$—3OH $C_{18:0}$—3OH	12:0 $C_{12:0}$—3OH $C_{16:0}$—3OH	16 醛(16-Carbon aldehyde) 16 碳二甲乙酰 (16-Carbon dimethylacetyl)

表 81　螺杆菌属(*Helicobacter*)中种的鉴别

特征	触酶	硝酸盐还原	碱性磷酸酶	脲酶	吲哚氧基乙酸盐水解	γ-谷氨酰转肽酶	42 ℃生长	1%的甘氨酸生长	NA(30 μg/片)	C(30 μg/片)	胞浆周纤丝	鞭毛数	鞭毛着生	G+C (mol%)
加拿大螺杆菌	+	α	−	−	+	−	+	+	R	R	−	1～2	双极	ND
雏螺杆菌	+	+	−	−	−	ND	+	ND	S	R	−	1	单极	34～35
鼠螺杆菌	+	+	−	−	−	−	+	+	R	R	−	2	双极	ND
螺杆菌 CLO-3	+	−	+	−	+	−	+	+	I	R	−			45
幽门螺杆菌	+	−	+	+	−	+	−	−	R	S	−	4～8	双极	35～37
猕猴螺杆菌	+	−	+	+	−	ND	+	−	R	S	−	4～8	双极	24
猎豹螺杆菌	+	−	+	+	−	+	−	−	R	S	−	2～5	双极	30
猫螺杆菌	+	+	+	+	−	+	+	−	R	S	+	14～20	双极	42
芬萘尔螺杆菌	+	−	+	−	+	−	−	+	S	S	−	2	双极	35
啮齿螺杆菌	+	+	−	+	ND	+	+	ND	R	R	+	5～7	双极	ND

续表

特征	触酶	硝酸盐还原	碱性磷酸酶	脲酶	吲哚氧基乙酸盐水解	γ-谷氨酰转肽酶	42 ℃生长	1%的甘氨酸生长	NA(30 μg/片)	C(30 μg/片)	胞浆周纤丝	鞭毛数	鞭毛着生	G+C (mol%)
鼷鼠螺杆菌	+	−	+	+	+	+	−	−	R	R	+	10～14	双极	34
肝螺杆菌	+	+	ND	+	+	ND	−	+	R	R	−	2	双极	ND
犬螺杆菌	−	−	+	−	+	ND	+	ND	S	I	−	2	双极	48
胆汁螺杆菌	+	+	ND	+	−	ND	+	+	R	R	+	3～14	双极	ND
同性恋螺杆菌	+	+	−	−	−	−	−	+	S	I	−	1～2	双极	37～38
巴梅河螺杆菌	+	+	+	−	−	−	+	+	S	S	−	2	双极	38
雪貂螺杆菌	+	+	+	+	+	+	+	−	S	R	−	4～8	周毛	36

注：引自 J. Clin. Microbiol. 2002;38(7):2546～2549. "NA"为萘啶酮酸，"C"为头孢菌素。

Holdemania 霍尔德曼氏菌属　Willems et al. 1997;47(4):1201～1204.

革兰氏染色阳性，细胞杆状，成对和短链存在，不形成芽胞。严格厌氧菌，触酶阴性，在肉汤中加入吐温 80 可促进生长，发酵葡萄糖的主要终产物为乙酸和乳酸，产少量的琥珀酸。细胞壁中含有 B1δ 型肽聚糖和(L-丙)-D-谷-L-天冬-L-赖氨酸肽桥，长链脂肪酸是非羟基、不饱和或饱和型。DNA 的 G+C mol%为 38。此属属于革兰氏阳性菌中的梭菌属亚系，在种属发育上与丹毒丝菌属(*Erysipelothrix*)关系密切。

模式种：*Holdmania filiformis*(线型霍尔德曼氏菌)

下面的描述来自对健康人的三株菌的总结：细胞从短到长，革兰氏染色阳性，易于脱色，成对和短链存在，长型细胞可在中央及末端膨大，但不产生芽胞，也不耐热。在脑心浸液琼脂斜面上厌氧培养菌落直径 1.0 mm，圆形、低凸，半透明，有颗粒状外观；在含 10%的二氧化碳的空气中于固体培养基表面不显生长；在 PYT(蛋白胨酵母提取物吐温，peptone-yeast extract Tween)葡萄糖肉汤中混浊生长，并有光滑的白色沉淀；在肉汤培养基中加入 0.2%的吐温 80 可促进其生长；在含七叶苷、果糖、葡萄糖、水杨素或蔗糖的 PYT 肉汤中呈良好生长，pH 值 5.8～6.2 时仍生长良好；在不含糖类的 PYT 肉汤中或含苦杏仁苷(amygdalin)、阿拉伯糖、纤维二糖、赤藓醇、糖原、肌醇、甘露醇、甘露糖、松三糖、蜜二糖、棉子糖、鼠李糖、核糖、山梨醇、淀粉、蕈糖或木糖的 PYT 肉汤中仅达边界生长，此时培养物的 pH 值在 6.2～6.5；在含乳糖或麦芽糖的胨-酵母浸膏肉汤中有时呈中度生长。水解七叶苷，不还原硝酸盐，不产生吲哚和触酶，不消化明胶和肉块，牛乳不变化，精氨酸不脱氨。在产酸到 pH 值 2.0 的 PYT 葡萄糖肉汤中测得的酸(每毫升培养物中的毫摩尔数)分别为：乙酸(0.8)、乳酸(0.9)、琥珀酸(0.2)，有时可有甲酸。甲基化的细胞脂组成为：$C_{18:1}$-cis-9 脂肪酸甲酯(占总酸的 50%＋11.48% SD)、$C_{18:1}$-cis-9 二甲基缩醛

(12%+4.51% SD)、$C_{16:1}$-cis-9 脂肪酸甲酯(6%+3.43%SD)、$C_{10:0}$ 脂肪酸甲酯(4%+3.24%SD)和 $C_{16:0}$ 二甲基缩醛(4%+0.65% SD)。DNA 的 G+C mol% 为 38。

模式株:J1-31B-1(=ATCC 51649),分离自人粪便。

Hydrogenophaga 噬氢菌属 Willems et al. 1989, IJSB 1989;39:319~333.

革兰氏染色阴性,直至轻度弯曲的杆菌,大小(0.3~0.6)μm×(0.6~5.5)μm,单个或成对存在,由一根(极少数情况下为两根)极毛或次极毛运动。氧化酶阳性,触酶反应不定。产生不扩散性黄色素。需氧菌,化能有机营养型或化能自养,以氢的氧化为能源,对糖类进行氧化代谢,以氧为最终电子受体;或利用硝酸盐脱硝(*H. pseudoflava* 和 *H. taeniospiralis*)。在含有机酸、氨基酸或蛋白胨的培养基中生长良好,但利用糖类不广泛。存在环丙烷脂肪酸。$C_{8:0}$—3OH 酸单独存在或与 $C_{10:0}$—3OH 一起存在,缺乏 2-羟脂肪酸,泛醌 Q-8(ubiquinone Q-8)为主要的呼吸醌。作为唯一的或主要的多胺,2-羟腐胺和腐胺以等量存在。DNA 的 G+C mol%平均为 65~69。在 DNA-rRNA 杂交中,与 *H. pseudoflava* 或 *H. palleroni* 的 rRNA 杂交的 Tm(e)值在 77.3~81.1 ℃。噬氢菌属(*Hyddrogenophage*)属于嗜酸 rRNA 菌群,它与此菌群下列的其他分类单位等距:*Comamonas* 和 *Xylophilus*。被错误分属的种:[*Psudomonas*] *facilis*,[*Pseudomonas*] *delafieldii*,[*Pseudomonas*] *avenae* 和[*Alcaligenes*] *paradoxus*。

模式种:*Hydrogenophaga flava*(黄色噬氢菌)

此种生长慢并易失去其化能自养能力。由于与模式种在基因型和蛋白电泳上高度类似,故 *H. pseudoflava* 可作为此属的另一个参考种。

H. aquatica 水生噬氢菌 IJSEM 2017;67:3716~3721.

H. bisanensis 飞山(釜山)噬氢菌 IJSEM 2008;58:393~397.

H. caeni 污泥噬氢菌 IJSEM 2007;57:1126~1130.

H. crassostreae 牡蛎噬氢菌 IJSEM 2017;67:4045~4049.

H. defluvii 污水噬氢菌 IJSEM 2005;55:341~344.

H. flava(原 *Pseudomonas flava*) 黄色噬氢菌

H. intermedia 中间噬氢菌 IJSEM 2001;51:793~794. Syst. Appl. Microbiol. 2000;23:487~493.

H. laconesensis 管井水噬氢菌 IJSEM 2017;67:1095~1098. Arch. Microbiol. 2016;198:637~644.

H. luteola 橙黄噬氢菌 IJSEM 2015;65:3763~3767. Antonie van Leeuwenhoek 2015;108:695~701.

H. palleronii(原 *Pseudonas palleronii*) 帕氏噬氢菌

H. pseudoflava(原 *Pseudomonas pseudoflava*) 类黄噬氢菌

H. soli 土壤噬氢菌 IJSEM 2017;67:4200~4204.

H. taenionspiralis(原 *Caedibacter taeniospiralis*) 螺纹噬氢菌

Ignavigranum 惰球菌属 Collins et al. 1999 IJSB 1999;49(1):97～101.

革兰氏染色阳性,无芽胞,无动力球菌,单个、成对或成团存在。兼性厌氧,触酶阴性,生长于45 ℃及6.5%的氯化钠中,从葡萄糖中产生弱酸性,但无气体;对其他糖类通常不发酵产酸。不水解马尿酸盐、七叶苷、明胶和淀粉。在API系统中产生精氨酸双水解酶、亮氨酸芳胺酶和脲酶,VP反应阴性,不还原硝酸盐。肽聚糖型为L-赖氨酸直接型(A1α)。DNA的G+C mol%为40(Tm)。16S rRNA基因测序发现,惰球菌属属于低G+C的乳酸菌组细菌,在系统发育上与人发肯莱姆菌(*Facklamia hominis*)和血圆短链菌(*Globicatella sanguinis*)接近,但可由生化反应鉴别。

模式种:*Ignavigranum ruoffiae*(劳夫惰球菌)

I. ruoffiae 劳夫惰球菌

Iodobacter 紫(碘)杆菌属 Logan 1989, IJSB 1989;39:450～456.

革兰氏染色阴性,直的钝端杆菌,大小0.7 μm×(3.0～3.5)μm,单个、成对,有时以链状排列,还有时呈长丝状,由单极毛和一到几根侧毛运动。生长于普通蛋白胨培养基上,在低营养培养基如NA(nutrient agar)上,其菌落与*Chromobacterium*(色杆菌属)和*Janthinobacterium*(紫色杆菌属)不同,表现为很薄的、表面粗糙边缘不整齐的菌落,直径可扩展到1 cm或更大,奶酪样结构,易于在水中乳化。有时菌株扩展较差,可产生略呈胶状的菌落。在富营养培养基上,所有菌株都产生不扩散菌落,大多数菌株产生紫色素(Violacein),在扩散性菌落中心最明显。在肉汤中,25 ℃ 24 h呈中度生长,均匀混浊,表面有紫环,但无沉淀,形成长丝的菌株可使肉汤呈胶状。化能有机营养型,兼性厌氧,发酵性分解糖类而不产气。生长于4～30 ℃,最适生长于25 ℃左右。*Iodobacter* 的种与 *Chromobacterium* 的种不同,不能在37 ℃生长;与 *Janthinobacterium* 种不同,在于能厌氧生长及发酵分解糖类。

I. arcticus 北极紫杆菌 IJSEM 2013;63:2800～2805.

I. odobacter fluviatile 河生紫杆菌(原 *Chromobacterium fluviatile*)

I. limnosediminis 湖沉淀紫杆菌 IJSEM 2013;63:1464～1470.

表82 紫杆菌属(*Iodobacter*)与类似菌属的鉴别

特征(Characteristic)	A(68)	B(14)	C(53)	D(9)
37 ℃生长	0	0	0	100
4 ℃生长	97	93	100	0
氰化氢产生	0	0	0	100
L-阿拉伯糖(L-Arabinose)	100	100	0	0
N-乙酰葡糖胺(N-Acetyglucosamine)	1	0	100	100

续表

特征(Characteristic)	A(68)	B(14)	C(53)	D(9)
七叶苷水解(Esculin hydrolysis)	100	0	0	0
半乳糖(Galactose)	109	93	0	0
甘油(Glycerol)	98	0	13	100
甘露醇(Mannitol)	97	0	0	0
产酸自:				
厌氧(Anaerobic)生长	3	0	100	100
扩散的菌落(Spreading colonies)	0	0	89	0
纤维二糖(Cellobiose)	97	100	0	0
肌醇(Inositol)	100	0	0	0
利用乙酸盐(Acetate)	100	93	0	100
坚硬的菌落(Tough colonies)	7	71	0	0
麦芽糖(Maltose)	98	93	100	0
胶状菌落(Gelatinous)	38	100	4	0
最低培养基生长	100	7	96	100
葡萄糖发酵(Glucose fermented)	0	0	100	100
葡萄糖氧化(Glucose oxidized)	97	57	0	0
葡萄糖酸盐(Gluconate)	1	0	96	100
精氨酸水解(Arginine hydrolysis)	0	0	0	100
蕈糖(Trehalose)	1	100	100	100
糖原(Glycogen)	3	100	0	89

注:A. *J. lividum*; B. 不典型的(atypical) *J. Lividum*; C. 河生紫杆菌(*I. fluviatile*);D. 紫色色杆菌(*C. violaceum*)

Janthinobacterium 紫色杆菌属 De Ley et al. 1978, 164[AL] 1984 手册;1:376～377.

革兰氏染色阴性,有时有横隔(barred)或极染(polar staining)及脂质内含物,杆菌,大小(0.8～1.2)μm×(2.5～6.0)μm,两端钝圆,有时略弯曲,单个,有时成对或成短链状存在,有时胞间有黏液存在,但未证明有明确的荚膜,无芽胞,既可由单极毛运动,又可由1～4 根次极毛或侧毛运动。严格需氧,在固体培养基上产生低凸、圆形、紫色的菌落;在营养肉汤中,在液体表面与管壁之间产生紫环。适温 25 ℃,最低生长温度为 2 ℃,最高 32 ℃。最适 pH 值为 7～8,pH 值 5 以下不生长。在含 6%以上氯化钠的培养基中不生长。化能有机营养型，以氧为最终受氢体进行严格的呼吸型代谢，分解葡萄糖和其他糖类产酸不产气，氧化乳酸盐成二氧化碳，以 Kovacs 法测定通常氧化酶阳性，虽然紫色素可能干扰读取结果，触酶阳性，吲哚阴性，VP 反应阴性，还原硝酸盐和亚硝酸盐，有时有气体产生，从胨中产氨，磷酸酶阳性，芳基硫酸酯酶阴性。生长于普通蛋白胨培养基上，能利用柠檬酸盐和氨为主要的碳源和氮源生长且生长迅速，不需要生长因子。抵抗青霉素(10 μg/mL)和 O/129(30 μg/片)。是土壤和水中的细菌，通常存在于温带，有时引起食物腐败。DNA 的 G+C mol%为 61～67(Tm)。

模式种：*Janthinobacterium lividum*(暗蓝紫色杆菌)

J. agaricidamnosum 蘑软腐紫色杆菌 IJSB 1999;49(4):1577～1589.

J. lividum 暗蓝紫色杆菌

Johnsonella 约翰逊氏菌属 Moore and Moore 1994，IJSB 1994;44(2):187～192.

专性厌氧，革兰氏染色阴性，无动力、无芽胞的非发酵型杆菌。在 PYG 肉汤中产生中等量的乙酸和少量的异戊酸、乳酸、琥珀酸、异丁酸和丁酸；在兔血琼脂平板上不产生黑色菌落。主要的细胞脂肪酸成分包括一未鉴定的化合物，其存留时间显示在 9.740 位置和 $C_{16:0}$ 脂肪酸相等链长。模式种 DNA 的 G+C mol%为 32。目前仅包括一个种。

模式种：*Johnsonella ignava* (无力约翰逊氏菌，*Bacteroides* D19)

此属在种系发生上属于 *Clostridium subphylum* IJSB 1995;45(4):855～857.

对无力约翰逊氏菌的描述：

在 PYG 培养基中，大小为 0.8 μm×(3.7～6.4)μm，单个或成对，有的菌中央膨大。血平板上菌落微小到 2 mm，圆整低凸，白到棕黄色，光滑，对兔血不溶，不产生暗色素；肉汤中不混浊，仅有少量粒状、光滑或线状沉淀。不发酵葡萄糖、乳糖、麦芽糖、甘露醇、蔗糖、果糖、甘油、蕈糖、山梨醇等。在 SIM 培养基中不产生硫化氢，在含 20%胆汁的 PYG 培养基中不生长，不产生吲哚、氧化酶、触酶和 DNA 酶，不还原硝酸盐，不产生脂酶和卵磷脂酶，不还原刃天青(resazurin)。

在 PYG 培养基中，每 100 mL 的发酵产物(单位：mmol/L)为：乙酸 0.7±0.1，异戊酸 0.2±0.04，还有微量乳酸、琥珀酸、丁酸和异丁酸，不产氢。从人的牙龈炎和牙周炎的龈隙中分离出。

(马全萍 编写)

Kerstersia 凯斯特氏菌属 Coenye et al. IJSEM 2003; 53: 1825～1831.

革兰氏染色阴性，小的(1～2 μm 长)类球样细胞，单个、成对或呈短链，动力因株而不同。在营养琼脂上菌落扁平或略微突起，边缘光滑，颜色从白色到淡棕色。触酶阳性但氧化酶、脲酶和β-半乳糖苷酶阴性。在28 ℃和42 ℃可生长。属于β-变形菌纲，16S rDNA与包特氏菌呈93.5%～96.4%的同源性，与产碱杆菌呈92.7%～94.8%的相似性。触酶阳性，但氧化酶、精氨酸双水解酶、赖氨酸脱羧酶、鸟氨酸脱羧酶、β-半乳糖苷酶、明胶酶、淀粉酶、脲酶和DNA酶都呈阴性。不还原硝酸盐成亚硝酸盐，不水解七叶苷，也不在三糖铁琼脂上产生硫化氢。能在含0～4.5%的氯化钠的培养基中生长。含6%的氯化钠的情况下生长与青霉素抗性则因株而异。全部菌株可同化乙酸盐、丙酸盐、西酸盐、n-戊酸盐、己酸盐、庚酸盐、壬酸盐、癸酸盐、琥珀酸盐、延胡索酸盐、乳酸盐、DL-γ-羟丁酸盐、D-苹果酸盐、L-苹果酸盐、丙酮酸盐、柠檬酸盐、苯乙酸盐、对羟基苯甲酸盐、D-丙氨酸、L-丙氨酸、L-苯丙氨酸、L-酪氨酸、L-天门冬氨酸盐、L-谷氨酸盐、L-鸟氨酸、L-脯氨酸、DL-γ-氨基丁酸盐、2-氨基苯甲酸盐、4-氨基苯甲酸盐、戊胺和DL-犬尿氨酸。

测验的菌株不能同化赤藓醇、DL-阿拉伯糖、核糖、木糖、侧金盏花醇、甲基-β-D-木糖苷、半乳糖、葡萄糖、果糖、D-甘露糖、甲基-α-D-甘露糖苷、甲基α-D-葡萄糖苷、山梨糖、鼠李糖、卫矛醇、肌醇、甘露醇、山梨醇、苦杏仁苷、熊果苷、七叶苷、水杨素、麦芽糖、乳糖、蜜二糖、蔗糖、蕈糖、菊糖、棉子糖、松三糖、淀粉、糖原、木糖醇、松二糖、来苏糖、塔格糖、草酸盐、丙二酸盐等。DNA的G+C含量(mol%)为61.5～62.9。

模式种：*Kerstersia gyiorum*（肢体凯斯特氏菌）

表83 凯斯特氏菌属(*Kerstersia*)、产碱杆菌、无色杆菌、鲍特氏菌等的鉴别

特征	42 ℃生长	氧化酶活性	同化						
			葡萄糖	木糖	癸酸盐	己酸盐	苹果酸盐	苯乙酸盐	七叶苷
肢体凯斯特氏菌	+	−	−	−	+	−	+	+	−
粪产碱菌	+	+	−	−	+	−	+	V	−
解芳香产碱菌	−	ND	−	−	ND	−	+	ND	ND
脱硝无色杆菌	+	+	−	−	+	+	+	+	+
拉氏无色杆菌	+	+	+	ND	+	+	+	+	ND
木糖氧化无色杆菌	+	+	+	+	+	+	+	+	+
皮氏无色杆菌	+	+	−	−	−	+	+	+	−
百日咳鲍特氏菌	−	+	−	−	−	−	−	−	−
副百日咳鲍特氏菌	−	+	−	−	−	−	−	−	−
支气管败血鲍特氏菌	+	+	−	−	V	+	V	+	−
鸟鲍特氏菌	+	+	−	−	−	+	+	+	−
创口鲍特氏菌	+	−	−	−	−	+	+	+	+
欣茨氏鲍特氏菌	+	+	−	−	+	+	+	+	+
霍姆氏鲍特氏菌	−	+	−	−	−	−	−	−	−
派替氏鲍特氏菌	ND	+	−	−	−	+	+	−	−
柯氏噬染料菌	+	+	−	−	ND	+	ND	−	ND

注：引自IJSEM 2003;53:1825～1831. *Pigmentiphaga kullae* IJSEM 2001;51:1867～1871.

***Kingella* 金氏菌属** Henriksen and Bovre 1976，449[AL] 1984 手册；1：307～309.

革兰氏染色阴性，但倾向于抵抗革兰氏染色脱色，直的杆菌，大小 1.0 μm×(2.0～3.0)μm，圆端或平端，成对及有时有短链存在，不形成芽胞，通常检查时无动力，但有菌毛并显示"搐动"(twitching motility)。需氧或兼性厌氧，需氧生长良好，在血平板上于厌氧条件下生长微弱，最适温度为 33～37 ℃。在血平板上有两型菌落：扩散侵蚀型(spreading corroding type，a 型)与搐动和菌毛有关，转化力强；光滑凸起型(b 型)不显搐动、菌毛或转化能力(transformation competence)。四甲基对苯二胺(tetremethyl-p-phenylene diamine)试验呈氧化酶阳性，二甲基对苯二胺(dimethyl-p-phenylene diamine)试验呈弱或阴性反应，触酶阴性，不液化凝固血清，脲酶阴性，苯丙氨酸脱氨酶阴性或弱反应。化能有机营养型，葡萄糖和少数其他糖类被发酵产酸但不产气。对青霉素敏感。存在于人的上呼吸道黏膜。DNA 的 G+C mol%为 47～55。

模式种：*Kingella kingae*(金氏金氏菌)

K. denitrificans 脱硝金氏菌

K. indologenes 产吲哚金氏菌

K. indologenes→*Suttonella* IJSB 1990；40：426～433.

K. kingae 金氏金氏菌

K. negevensis 内盖夫金氏菌 IJSEM 2017；67：2370～2376.

K. orale 口腔金氏菌 IJSB 1993；43：490～499.

K. potus 蜜熊金氏菌 IJSEM 2005；55：1743～1745. J. Clin. Microbiol. 2005；47：2526～2529.

表 84 金氏菌属(*Kingella*)的种与类似细菌的鉴别

特征(Characteristic)	口腔金氏菌(*K. orale*)	金氏金氏菌(*K. kingae*)	狗奈瑟氏菌(*N. canis*)	脱硝奈瑟氏菌(*N. denitrificans*)	动物奈瑟氏菌(*N. animalis*)	长奈瑟氏菌(*N. elonata*)	脱硝金氏菌(*K. denitrificans*)	菌株UB-204(Strain UB204)	啮蚀艾肯氏菌(*E. corrodens*)
细胞形态(Cell shape)	杆	杆	球	球	球	杆	杆	杆	杆
β-溶血(β-Hemolysis)	－	＋	－	－	－	－	－	－	－
触酶(Catalase)	－	－	＋	＋	＋	－	－	＋	－
产酸自：									
葡萄糖(Glucose)	＋	＋	－	＋	＋	－	＋	－	－
麦芽糖(Maltose)	－	＋	－	－	－	－	－	－	－
果糖(Fructose)	－	－	－	＋	(＋)	－	－	－	－
蔗糖(Sucrose)	－	－	－	＋	＋	－	－	－	－
硝酸盐还原(Nitrate reduction)					－	－	＋	－	＋

续表

特征(Characteristic)	口腔金氏菌 (*K. orale*)	金氏金氏菌 (*K. kingae*)	狗奈瑟氏菌 (*N. canis*)	脱硝奈瑟氏菌 (*N. denitrificans*)	动物奈瑟氏菌 (*N. animalis*)	长奈瑟氏菌 (*N. elonata*)	脱硝金氏菌 (*K. denitrificans*)	菌株UB-204 (Strain UB204)	啮蚀艾肯氏菌 (*E. corrodens*)
亚硝酸盐还原 (Nitrite reduction)	—	—	—	+	+	+	+	+	—
赖氨酸脱羧酶 (Lysine decarboxylase)	—	—	—	—	—	—	—	+	+
乌氨酸脱羧酶 (Ornithine decarboxylase)	—	—	—	—	—	—	—	+	+
碱性磷酸酶 (Alkaline phosphatase)	+	+	—	—	—	—	—	—	—
刃天青还原 (Resazurin reduction)	—	V	+	+	+	+	+	+	(—)
脯氨酸氨肽酶 (L-Proline aminopeptidase)	—	—	+	—	—	+	+	+	+
DNA G+C mol%	56～58	47	50	56	ND	53	54～57	60	56～58

表 85　金氏菌属和奈瑟氏菌属某些种的鉴别特征

菌种	球状	杆或球杆状	色素	葡萄糖	麦芽糖	果糖	蔗糖	NO_3^-	NO_2^-	DNA 酶	触酶	β-半乳糖苷酶
蜜熊金氏菌	—	+	+	—	—	—	—	—	—	+	—	—
金氏金氏菌	—	+	—	+	+	—	—	—	—	—	—	—
口腔金氏菌	—	+	—	+	—	—	—	—	—	—	—	—
脱硝金氏菌	—	+	—	+	—	—	—	v	v	—	—	—
脑膜炎奈瑟氏菌	+	—	—	+	+	—	—	—	v	—	+	—
乳糖奈瑟氏菌	+	—	—	+	+	—	—	—	v	—	+	+
灰色奈瑟氏菌	+	—	—	—	—	—	—	—	+	—	+	—
多糖奈瑟氏菌	+	—	—	+	+	—	—	—	v	—	+	—
科克氏奈瑟氏菌	+	—	—	+	—	—	—	—	—	—	+	—
浅黄奈瑟氏菌	+	—	+	—	—	—	—	—	—	—	+	—
干燥奈瑟氏菌	+	—	v	+	+	+	+	—	+	—	+	—
微黄奈瑟氏菌微黄变种	+	—	+	+	+	—	—	—	+	—	+	—
微黄奈瑟氏菌黄色变种	+	—	+	+	+	+	—	—	+	—	+	—
微黄奈瑟氏菌深黄变种	+	—	+	+	+	+	+	—	+	—	+	—
黏液奈瑟氏菌	+	—	+	+	+	+	+	+	+	—	+	—
长奈瑟氏菌长亚种	—	+	+	—	—	—	—	—	+	—	v	—

续表

菌种	球状	杆或球杆	色素	葡萄糖	麦芽糖	果糖	蔗糖	NO_3^-	NO_2^-	DNA酶	触酶	β-半乳糖苷酶
长奈瑟氏菌解糖亚种	−	+	+	(+)	−	−	−	−	+	−	+	−
长奈瑟氏菌硝酸盐还原亚种	−	+	+	v	−	−	−	+	+	−	+	−
动物奈瑟氏菌	+	−	−	+	−	(+)	+	−	+	−	+	−
狗奈瑟氏菌	+	−	+	−	−	−	−	+	−	(+)	+	−
豚鼠奈瑟氏菌	+	−	−	−	−	−	−	+	+	(+)	+	−
兔奈瑟氏菌	+	−	−	−	−	−	−	−	−	+	+	−
脱硝奈瑟氏菌	+	−	v	+	−	+	+	−	+	+	+	−
猕猴奈瑟氏菌	+	−	+	+	+	+	+	−	+	+	+	−
羊奈瑟氏菌	+	−	−	−	−	−	−	+	−	+	+	−
韦弗氏奈瑟氏菌	−	+	+	−	−	ND	−	−	+	ND	+	−
蜥蜴奈瑟氏菌	+	−	−	(+)	−	−	(+)	+	v	−	+	−

注：引自 J. Clin. Microbiol. 2005；43：3526～3529.

Klebsiella 克雷伯氏菌属

Trevisan 1885，105[AL]1984 手册；1：461～465.

革兰氏染色阴性，直杆菌，大小(0.3～1.0)μm×(0.6～6.0)μm，单个、成对或成短链。符合肠杆菌科的一般定义，有荚膜，无动力，兼性厌氧，具有呼吸和发酵型代谢。生长于肉浸液琼脂中，产生明显或较不明显的屋顶形、有光泽、不同厚度(因菌株和培养基而异)的菌落。不需要特殊的生长因子，氧化酶阴性，大多数菌株利用柠檬酸盐和葡萄糖作为主要碳源，发酵葡萄糖产酸产气(产生的二氧化碳多于氢)，也有不产气的菌株，大多数菌株发酵葡萄糖产生 2,3-丁二醇为主要的终产物，VP 反应通常为阳性。与混合酸发酵相比，乳酸、乙酸和甲酸产生较少而乙醇产生较多，发酵肌醇，水解尿素，缺乏鸟氨酸脱羧酶和硫化氢为进一步的鉴别特征，有的菌株能固氮。存在于肠内、临床标本、土壤、水、谷物中等。DNA 的 G+C mol%为 53～58(Tm)。

模式种：*Klebsiella pneumoniae*(肺炎克雷伯氏菌)

K. aerogenes　产气克雷伯氏菌　IJSEM 2017；67：502～504.

K. alba　白色克雷伯氏菌　IJSEM 2015；65：3763～3767. J. Gen. Appl. Microbiol. 2010；56：241～247.

K. granulomatis(原 *Calymmatobacterium granulomatis*)　肉芽肿克雷伯氏菌　IJSB 1999；49(4)：1695～1700.

K. grimontii　格瑞姆氏克雷伯氏菌　IJSEM 2018；68：377～381.

K. michiganensis　密歇根克雷伯氏菌　IJSEM 2013；63：797～798. Curr. Microbiol. 2013；66：72～78.

K. ornithinolytica　解鸟氨酸雷伯氏菌　Curr. Microbiol. 1989；18：201～206. →

Raocultella IJSEM 2001;51(3):925～932.

K. *oxytoca* 催产克雷伯氏菌＝*K. ornithinolytica*

K. *pneumoniae* subsp. *pneumoniae* 肺炎克雷伯氏菌肺炎亚种

K. *pneumoniae* subsp. *ozaenae* 肺炎克雷伯氏菌臭鼻亚种

K. *pneumoniae* subsp. *rhinoscleromatis* 肺炎克雷伯氏菌鼻硬结亚种

K. *planticola* 植生克雷伯氏菌→*Raocultella* IJSEM 2001;51(3):925～932.

K. *quasipneumoniae* 类肺炎克雷伯氏菌 IJSEM 2014;64:3146～3152.

K. *singaporensis* 新加坡克雷伯氏菌 IJSEM 2004;54:2131～2136.

K. *terrigena* 土生克雷伯氏菌→*Raocultella* IJSEM 2001;51(3):925～932.

K. *variicola* 多栖(变栖)克雷伯氏菌 IJSEM 2004;54:631～632. Syst. Appl. Microbiol. 2004;27:27～35.

表 86 克雷伯氏菌属(*Klebsiella*)菌种的鉴别

特征(Characteristic)	肺炎克雷伯氏菌(*K. pneumoniae*)	催产克雷伯氏菌(*K. oxytoca*)	土生克雷伯氏菌(*K. terrigena*)	植生克雷伯氏菌(*K. planticola*)
靛基质(Indole)	−	+	−	D
乳糖(Lactose),44.5 ℃产气	+	−	−	−
10 ℃生长	−	+	+	+
甲基红试验(Methyl red test)	−	−	+	D
VP 反应	+	+	+	+
发酵(Fermentation):				
L-阿拉伯糖(L-Arabinose)	+	+	+	+
肌醇(Inositol)	+	+	+	+
乳糖(Lactose)	+	+	+	+
甘露醇(Mannitol)	+	+	+	+
鼠李糖(Rhamnose)	+	+	+	+
蔗糖(Sucrose)	+	+	+	+
棉子糖(Raffinose)	+	+	+	+
山梨醇(Sorbitol)	+	+	+	+
葡萄糖(Glucose)	+	+	+	+
菊糖(Inulin)	−	+	D	D
松三糖(Melezitose)	−	D	+	−
山梨糖(Sorbitol)	D	+	+	+
卫矛醇(Dulcitol)	D	D	−	D
利用:				
柠檬酸盐(Citrate)	+	+	+	+

续表

特征(Characteristic)	肺炎 克雷伯氏菌 (*K. pneumoniae*)	催产 克雷伯氏菌 (*K. oxytoca*)	土生 克雷伯氏菌 (*K. terrigena*)	植生 克雷伯氏菌 (*K. planticola*)
丙二酸盐(Malonate)	+	D	D	+
m-羟苯甲酸盐(m-Hydroxy benzoate)	−	+	+	−
D-酒石酸盐(D-Tartrate)	D	+	+	D
精氨酸双水解酶(Arginine dihydrolase)	−	−	−	−
赖氨酸脱羧酶(Lysine decarboxylase)	+	+	+	+
鸟氨酸脱羧酶(Ornithine decarboxylase)	−	−	−	−
明胶液化(Gelatin liquefaction)	−	D	−	−
脲酶(Urease)	+	+	+	+
2-酮葡萄糖酸盐(2-Ketogluconate)	−	D	−	−

表 87　122 株克雷伯氏菌分离物的生化鉴别

生化试验	分离物的阳性试验数/%				
	肺炎/变栖 克雷伯氏菌	肺炎 克雷伯氏菌*	变栖 克雷伯氏菌*	催产 克雷伯氏菌	植生 克雷伯氏菌
乳糖/蔗糖	101(99)	25(100)	5(100)	19(100)	1
硫化氢	0	0	0	0	0
吲哚	0	0	0	19(100)	1
动力	0	0	0	0	0
柠檬酸盐	102(100)	25(100)	5(100)	19(100)	1
赖氨酸	99(97)	23(92)	4(80)	19(100)	1
鸟氨酸	0	0	0	0	0
精氨酸	0	0	0	0	0
苯丙氨酸	0	0	0	0	0
甲基红	5(5)	3(12)	2(40)	3(16)	1
VP 反应	98(96)	23(92)	3(60)	19(100)	0
脲酶	100(98)	23(92)	5(100)	19(100)	1
侧金盏花醇	89(87)	22(88)	1(20)	NT	NT
丙二酸盐	96(94)	21(84)	5(100)	18(95)	1
山梨糖	47(46)	13(52)	5(100)	19(100)	1
10 ℃生长	0	0	0	19(100)	1
组织胺	0	0	0	0	1
松二糖	0	0	0	16(84)	0

注:"*"表示只包括用 rpoB 序列鉴定的种,"NT"表示未试验。引自 J. Clin. Microbiol 2006;44:3640～3646.

表 88 肺炎克雷伯氏菌(*K. pneumoniae*)三个亚种(subsp.)的鉴别

特征(Characteristic)	肺炎亚种 (*Pneumoniae*)	臭鼻亚种 (*Ozaenae*)	鼻硬结亚种 (*Rhinoscleromatis*)
从葡萄糖产气(Gas from glucose)	+	D	+
乳糖(Lactose)	+	(+)	−
卫矛醇(Dulcitol)	D	−	−
VP 反应	+	−	−
西蒙氏柠檬酸盐(Citrate, Simmons)	+	D	−
丙二酸盐(Malonate)利用	+	−	+
脲酶(Urease)	+	D	−
果胶酸盐(Pectate)利用	−	−	−
D-酒石酸盐(D-Tartrate)利用	D	D	−
黏液酸盐(Mucate)利用	+	D	−
赖氨酸脱羧酶(Lysine decarboxylase)	+	D	−
精氨酸双水解酶(Arginine dihydrolase)	−	D	−

Kluyvera 克雷瓦氏菌属

Farmer et al. 1981;382[VP]1984 手册;1:511～513.

小杆状细菌,大小(0.5～0.7)μm×(2～3)μm,符合肠杆菌科的一般定义。由生长差的周毛进行运动,兼性厌氧。触酶阳性,可将硝酸盐还原成亚硝酸盐,从葡萄糖产酸产气,在发酵葡萄糖时形成大量的 2-酮戊二酸。可发酵许多糖类,但一般不发酵多羟醇。大多数菌株吲哚反应阳性,通常利用柠檬酸盐为主要碳源,甲基红阳性,VP 反应阴性。存在于食物、土壤和污水中。可能是人的一种条件致病菌。DNA 的 G+C mol%为 55～57(Bd)。

模式种:*Kluyvera ascorbata*(抗坏血酸克雷瓦氏菌)

K. aegyptica 埃及克雷瓦氏菌 IJSEM 2006;56:733～737.

K. ascorbata 抗坏血酸克雷瓦氏菌

K. carniphila 喜肉雷瓦氏菌 IJSEM 2005;55:139～142.

K. cochleae 蜗牛克雷瓦氏菌 IJSB 1996;46(1):50～63. →*Kluyvera intermedia* IJSEM 2005;55:437～442.

K. cryocrescens 栖冷克雷瓦氏菌

K. georgiana 佐治亚克雷瓦氏菌 IJSB 1996;46(1):50～63.

K. himachalensis 喜马偕尔拜雷瓦氏菌 IJSEM 2006;56:1971～1975.

Kocuria 柯克氏(球)菌属 Stackebrandt et al. 1995, IJSB 1995;45(4):682～692.

细胞球形,革兰氏染色阳性,无荚膜,无芽胞。化能有机营养型,行严格的呼吸型代谢。需氧菌,有一个种的菌株轻微兼性厌氧。触酶阳性,不嗜盐,嗜温菌。肽聚糖为 L-赖氨酸-丙氨酸$_{3-4}$(L-Lys-Ala$_{3-4}$),即 A3α 型,缺乏枝菌酸和磷壁酸,胞壁多糖中的主要氨基糖是氨基半乳糖和氨基葡萄糖,主要的呼吸醌是 MK-7(H_2)和 MK-8(H_2),极性脂包括二磷脂酰甘油和磷脂酰甘油,一个种含有磷脂酰肌醇,主要的脂肪酸是反异构型 $C_{15:0}$,长链脂族烃为 C_{24}～C_{29} 烃。DNA 的 G+C mol%为 66～75(Tm)。

模式种: *Kocuria rosea*(玫瑰色柯克氏菌)

K. aegyptica 埃及柯克氏菌 IJSEM 2006;56:733～737.

K. arsenatis 砷酸盐柯克氏菌 IJSEM 2016;66:1027～1033.

K. atrinae 江珧柯克氏菌 IJSEM 2010;60:914～918.

K. carniphila 喜肉柯克氏菌 IJSEM 2005;55:139～142.

K. dechangensis 德昌柯克氏菌 IJSEM 2015;65:3024～3030.

K. erythromyxa 红黏液柯克氏菌 IJSB 1997;47(2):510～514.

K. erythromyxa →*K. rosea* IJSB 1999;49(2):393～396.(重分类)

K. flava 黄色柯克氏菌 IJSEM 2008;58:1304～1307.

K. gwangalliensis 广安里柯克氏菌 IJSEM 2009;59:2769～2772.

K. halotolerans 耐盐柯克氏菌 IJSEM 2009;59:1316～1320.

K. indica 印度柯克氏菌 IJSEM 2014;64:869～874. corrigendum 67:1620.

K. himachalensis 喜马偕尔邦柯克氏菌 IJSEM 2006;56:1971～1975.

K. koreensis 韩国柯克氏菌 IJSEM 2010;60:140～143.

K. kristinae 克氏柯克氏菌柯克氏菌 IJSEM 2010;60:140～143.(原 *Micrococcus kristinae*)

K. marina 海洋(海生)柯克氏菌

K. oceani 大洋柯克氏菌 IJSEM 2017;67:164～169.

K. palustris 沼泽柯克氏菌 IJSB 1999;49(1):169～173.

K. pelophila 泥恋柯克氏菌 IJSEM 2016;66:3276～3280.

K. polaris 极地柯克氏菌 IJSEM 2003;53:183～187.

K. rhizophila 嗜根柯克氏菌 IJSB 1999;49(1):167～173.

K. rhizophila(←*Micrococcus luteus* ATCC 9341) IJSEM 2003;53:995～997.

K. rosea(原 *Micrococcus roseus*) 玫瑰色柯克氏菌

K. salsicia 盐渍柯克氏菌 IJSEM 2011;61:286～289.

K. salina 盐碱柯克氏菌 IJSEM 2017;67:5006～5012.

K. subflava 次黄柯克氏菌 IJSEM 2016;66:2463～2466. Antonie van Leeuwenhoek 2015;3108:1349～1355.

K. turfanensis 吐鲁番柯克氏菌 IJSEM 2008;58:1304～1307.

K. uropygialis 尿尾腺柯克氏菌 IJSEM 2018;68:2130～2133. Syst. Appl. Microbiol. 2018;41:38～43.

K. uropygioeca 栖尿尾腺柯克氏菌 IJSEM 2018;68:2130～2138. Syst. Appl. Microbiol. 2018;41:38～43.

K. varians（原 *Micrococcus varians*） 变异柯克氏菌

Koserella 科泽氏菌属

Heckman-Brenner et al. 1985, Valid IJSB 1985;35:223～225. J. Clin. Microbiol. 1985;21(1):39～42.

属于肠杆菌科，曾称为"Enteric Group 45"，与哈夫尼亚菌属（*Hafnia*）仅呈约16%的DNA相关性。革兰氏染色阴性，兼性厌氧，有动力，能还原硝酸盐成亚硝酸盐。不需要生长因子，能利用柠檬酸盐为唯一碳源。吲哚反应阴性，甲基红反应阳性，VP反应阴性，硫化氢、脲酶和苯丙氨酸脱氨酶皆阴性，触酶阳性，赖氨酸和鸟氨酸脱羧酶阳性，不液化明胶，不利用丙二酸盐，乙酸盐利用迟缓或不利用。生长于氰化钾培养基，脂酶（玉米油）和DNA酶阴性，发酵葡萄糖产酸产气，还发酵阿拉伯糖、纤维二糖、半乳糖、麦芽糖、甘露糖、蜜二糖、甘露醇、鼠李糖、蕈糖、木糖，迟缓发酵肌醇，不发酵侧金盏花醇、D-阿拉伯糖、卫矛醇、赤藓醇、甘油、乳糖、α-甲基葡萄糖苷、棉子糖（少数阳性）、山梨醇、蔗糖，迟缓发酵水杨素。在生化反应上，*K. trabulsii* 与蜂房哈夫尼亚菌（*Hafnia alvei*）接近，但前者VP反应和甘油反应阴性，而西蒙氏柠檬酸盐、纤维二糖和蜜二糖阳性，并抵抗多黏菌素E及抵抗哈夫尼亚噬菌体。前者的触酶反应很弱而后者很强。从临床标本中分离，但与疾病关系尚不知。*Yokenella regensburgei* 与 *K. trabulsii* 相似。

K. trabulsii 特拉伯氏科泽氏菌

Kytococcus 皮肤球菌属

Stackebrandt et al. 1995, IJSB 1995;45(4):682～692.

细胞球状，革兰氏染色阳性，无荚膜，不形成芽胞。无动力，化能有机营养型，行严格的呼吸型代谢，需氧菌，触酶阳性，不嗜盐，嗜温菌。肽聚糖为L-赖氨酸-谷氨酸$_2$型（L-Lys-Glu$_2$ type），即A4α型，无枝菌酸和磷壁酸，呼吸醌为完全不饱和的MK-8、MK-9和MK-10。主要的细胞脂肪酸为异构型$C_{17:1}$、反异构型$C_{17:0}$和直链饱和酸$C_{15:0}$及$C_{17:0}$，细胞色素为aa_3、C_{626}、C_{550}、b_{557}、b_{561}和b_{564}，极性脂为二磷脂酰甘油、磷脂酰甘油和磷脂酰肌醇，主要的脂族烃为C_{30}～C_{33}烃。DNA的G+C mol%为68～69(Tm)。

模式种：*Kytococcus sedentarius*（栖息皮肤球菌）

K. aerolatus 气生皮肤球菌 IJSEM 2009;59:2647～2648. Syst. Appl. Microbiol. 2009;32:301～305.

K. schroeteri 锡伦特氏皮肤球菌 IJSEM 2002;52:1609～1614.

K. sedentarius（原 *Micrococcus sedentarius*） 栖息皮肤球菌

（程广霞 编写）

Lactobacillus 乳杆菌属 Beijerinck 1901，212[AL]1986 手册；2：1209～1234.

革兰氏染色阳性，细菌从长形到纤细状，有时呈弯杆状到短杆状，常为棒状球杆菌，常见成链。运动不常见，假如有则为通过周鞭毛运动。无芽胞，有的株在革兰氏染色或美兰染色时表现出极体、胞内颗粒或条隔状。

代谢为发酵型的，专性糖分解菌，至少一半的终产物为乳酸，通常不发酵乳酸盐。其他产物为乙酸、乙醇、二氧化碳、甲酸或琥珀酸，不形成二碳以上的挥发酸。微嗜氧，在固体培养基表面上的生长常因厌氧生活，或因降低氧压及 5%～10%的二氧化碳而促进，有的分离时为厌氧菌。极少有还原硝酸盐的，倘若还原，也只有当最终 pH 值在 6.0 以上时才还原。不液化明胶，不消化酪蛋白，但多数株可使之产生少量可溶性氮。不产生吲哚和硫化氢。

触酶和细胞色素阴性（缺乏卟啉，porphyrins），但少数株以假触酶（catalase）分解过氧化物，联苯胺（benzidine）反应阴性。少有产生色素的，如有，则为黄色或橙色至铁锈色或砖红色色素。

对氨基酸、肽、核酸衍生物、维生素、盐类、脂肪酸或脂肪酸酯及可发酵性糖类呈现复杂的营养需要，营养需要为每个种的特征，常因特殊株而异。生长温度范围 2～53 ℃，适温通常在 30～40 ℃。

为耐酸菌，最适 pH 值通常为 5.5～6.2；生长通常发生在 pH 值 5.0 或更低的环境中，在中性或初始的碱性反应时生长率常降低。

存在于乳制品、谷物、肉类和鱼产品、水、污水、啤酒、酒类、水果和果汁、泡菜、酸菜、青贮饲料、生面团和麦芽汁中。该属是温血动物（包括人）的口腔、肠道和阴道中正常菌群的一部分，罕有病原性。DNA 的 G+C mol%为 32～53（Bd，Tm）。

模式种：*Lactobacillus delbrueckii*（德氏乳杆菌）

L. acetotolerans 耐醋乳杆菌 IJSB 1986；36（4）：544～549.

L. acidifarinae 酸面乳杆菌 IJSEM 2005；55：615～620.

L. acidipiscis 酸鱼乳杆菌 IJSEM 2000；50（3）：1479～1485.

L. acidophilus 嗜酸乳杆菌

L. agilis 敏捷乳杆菌

L. algidus 冷乳杆菌 IJSEM 2000；50（3）：1143～1149.

L. alimentarius 食品乳杆菌

L. allii 蒜乳杆菌 IJSEM 2017；67：4936～4942.

L. amylolyticus 解淀粉乳杆菌 IJSB 1999；49（1）：1～3. Syst. Appl. Microbiol. 1998；21：360～364.

L. amylophilus 嗜淀粉乳杆菌

L. amylotrophicus 食淀粉乳杆菌 IJSEM 2006；56：2523～2527.

L. amylovorus 解淀粉乳杆菌

L. animalis 动物乳杆菌

L. antri 胃窦乳杆菌 IJSEM 2005；55：77～82.

L. apinorum 蜜蜂乳杆菌 IJSEM 2014;64:3109～3119.

L. apodemi 野鼠乳杆菌 IJSEM 2006;56:1693～1696.

L. aquaticus 水生乳杆菌 IJSEM 2009;59:2215～2218.

L. arizonensis 亚利桑那乳杆菌 IJSEM 2000;50(5):1803～1809.→*L. plantarum* IJSEM 2005;55:2485～2489.

L. aviarius 禽乳杆菌 IJSB 1985;35(2):223～225. Syst. Appl. Microbiol. 1984;5:414～420.

L. backii 巴克氏乳杆菌 IJSEM 2013;63:3854～3860.

L. bavaricus 巴伐利亚乳杆菌→*L. sakei* IJSEM 1006;46:375～376.

L. bifermentants 倍发酵乳杆菌

L. bobalius 博尔(波博)乳杆菌 IJSEM 2008;58:2699～2703.

L. bombi 大黄蜂乳杆菌 IJSEM 2014;64:2611～2617.

L. bombicola 居大黄蜂乳杆菌 IJSEM 2015;65:2017～2025. Antoie van Leeuwenboek 2015;107:1337～1349.

L. brantae 加拿大鹅乳杆菌 IJSEM 2012;62:2068～2076.

L. brevis 短乳杆菌

L. buchneri 布氏乳杆菌

L. bulgaricus→ *L. delbrueckii* IJSB 1984;34:270.

L. camelliae 茶叶乳杆菌 IJSEM 2007;57:1371～1373. J. Gen. Appl. Microbiol. 2007;53:7～15.

L. cacaonum 可可豆乳杆菌 IJSEM 2009;59:7～12.

L. capillatus 有毛乳杆菌 IJSEM 2008;58:2555～2559.

L. carnis 肉乳杆菌 IJSB 1986;36(2):354～356. Syst. Appl. Microbiol. 1985;6:294～297. →*Carnobacterium* IJSEM 2003;53:675～678.

L. casei 干酪乳杆菌

L. catenaformis 链状乳杆菌 J. Bacteriol. 1935;30:277～299. IJSB 1980;30:311.

L. caviae 豚鼠乳杆菌 IJSEM 2017;67:2903～2909

L. cellobiosus 为 *Lactobacillus fermentum*(发酵乳杆菌的同义词) IJSEM 2004;54:809～813.

L. cerevisiae 酒乳杆菌 IJSEM 2017;67:2452～2457.

L. ceta 鲸乳杆菌 IJSEM 2008;58:891～894.

L. coleohominis 人阴道乳杆菌 IJSEM 2001;51(6):2081～2085.

L. collinoides 丘状乳杆菌

L. compost 堆肥乳杆菌 IJSEM 2007;57:870～872.

L. concavus 弯曲乳杆菌 IJSEM 2005;55:2199～2202.

L. confusus 混淆(融合)乳杆菌

L. confusus 融合乳杆菌→*Weissella confuse* IJSEM 2001;51:1933～1938.

L. coryniformis　棒状乳杆菌

L. crispatus　卷曲乳杆菌

L. crustorum　面点乳杆菌　IJSEM 2007;57:1461～1467.

L. curieae　柯里氏乳杆菌　IJSEM 2013;63:2501～2505.

L. curtus　短乳杆菌　IJSEM 2017;67:3899～3906.

L. curvatus　弯曲乳杆菌

L. cypricasei　塞浦路斯干酪乳杆菌　IJSEM 2001;51(1):45～49.

L. cypricasei→*Lactobacillus acidipiscis*　IJSEM 2006;56:1681～1683.

L. delbrueckii　德氏乳杆菌

L. dextrinicus　糊精乳杆菌　IJSEM 2009;59:615～621.

L. diolivorans　食丙二醇乳杆菌　IJSEM 2002;52:639～646.

L. divergens　差异乳杆菌→*Carnobacterium*　IJSB 1987;37(4):310～316.

L. equi　马乳杆菌　IJSEM 2002;52:211～214.

L. equicursoris　赛马乳杆菌　IJSEM 2010;60:109～112.

L. equigenerosi　纯种马乳杆菌　IJSEM 2008;58:914～918.

L. fabifermentans　豆发酵乳杆菌　IJSEM 2009;59:7～12.

L. faecis　粪乳杆菌　IJSEM 2013;63:4502～4507.

L. farciminis　香肠乳杆菌

L. farraginis　废醪(谷糠)乳杆菌　IJSEM 2007;57:708～712.

L. ferintoshensis　费林托什乳杆菌　IJSEM 2002;52:1075～1076. Microbiology 2001;147:1007～1016. →*L. parabuchneri*　IJSEM 2005;55:2195～2198.

L. fermentum　发酵乳杆菌

L. floricola　居花乳杆菌　IJSEM 2011;61:1356～1359.

L. florum　鲜花乳杆菌　IJSEM 2010;60:2478～2382.

L. formosensis　台湾乳杆菌　IJSEM 2015;65:101～105.

L. fornicalis　后穹窿乳杆菌　IJSEM 2000;50(3):1253～1258.

L. fructivorans　食果糖乳杆菌

L. fructosus　果糖乳杆菌

L. fructosus→*Leuconostoc fructoseum*→*Fructobacillus fructosus*

L. frumenti　谷酵乳杆菌　IJSEM 2000;50(1):2127～2133.

L. fuchuensis　府中乳杆菌　IJSEM 2002;52:1151～1154.(“府中”为日本城市名)

L. furfuricola　居稻糠乳杆菌　IJSEM 2014;64:2902～2906.

L. futsaii　福财乳杆菌　IJSEM 2012;62:489～494.(“福财”为中国台湾地区一种传统的发酵芥末产物)

L. gallinarum　鸡乳杆菌　IJSB 1992;42(3):487～491.

L. gasseri　家氏乳杆菌

L. gastricus　胃乳杆菌　IJSEM 2005;55:77～82.

L. ghanensis　加纳乳杆菌　IJSEM 2007;57:1468～1472.

L. gigeriorum 嗉囊乳杆菌 IJSEM 2012;62:330～334.

L. gorillae 西部低陆大猩猩乳杆菌 IJSEM 2014;64:4001～4006.

L. graminis 草乳杆菌 IJSB 1989;39(1):93～94. Syst. Appl. Microbiol. 1988;10:279～283.

L. halotolerans 耐盐乳杆菌→*Weissella halotolerans*

L. hammesii 黑姆斯氏(哈氏)乳杆菌 IJSEM 2005;55:763～767.

L. hamsteri 田鼠乳杆菌 IJSB 1988;38(2):220～222. Proc. Jpn. Acad. Ser. B Phys. Biol. Sci. 1987;63:269～272.

L. harbiensis 哈尔滨乳杆菌 Syst. Appl. Microbiol. 2005;28:688～694.

L. hayakitensis 早来乳杆菌 IJSEM 2007;57:2836～2839.

L. heilongjiangensis 黑龙江乳杆菌 IJSEM 2013;63:4094～4099.

L. helsingborgensis 赫尔辛堡乳杆菌 IJSEM 2014;64:3109～3119.

L. helveticus 瑞士乳杆菌

L. heterohiochii→*Lactobacillus fructivorans*

L. hilgardii 希氏乳杆菌

L. hokkaidonensis 北海道乳杆菌 IJSEM 2013;63:2526～2531.

L. hominis 人体乳杆菌 IJSEM 2013;63:53～59.

L. homohiochii 同型腐酒乳杆菌

L. hordei 大麦乳杆菌 IJSEM 2008;58:2013～2017.

L. iners 惰性乳杆菌 IJSB 1999;49(1):217～221.

L. ingluviei 嗉囊乳杆菌 IJSEM 2003;53:133～136.

L. insicii 碎肉乳杆菌 IJSEM 2016;66:236～242.

L. intestinalis 肠道乳杆菌 IJSB 1990;40(3):302～304.

L. iwatensis 岩手山乳杆菌 IJSEM 2013;63:3854～3860.

L. ixorae 茉莉花乳杆菌 IJSEM 2016;66:5500～5505.

L. jensenii 詹氏乳杆菌

L. johnsonii 约翰逊乳杆菌 IJSB 1992;42(3):487～491.

L. kalixensis 卡利克斯乳杆菌 IJSEM 2005;55:77～82.

L. kandleri 坎氏乳杆菌→*Weissella kandleri* J. Appl. Bacteriol. 1993;75:595～603.

L. kefiranofaciens 马乳酒样乳杆菌 IJSB 1988;38(1):12～14.

L. kefirgranum 酸奶乳杆菌 IJSB 1994;44(3):435～439.

L. kefiri 高加索酸奶乳杆菌

L. kimbladii 金伯莱德氏乳杆菌 IJSEM 2014;64:3109～3119.

L. kimchicus 朝鲜泡菜乳杆菌 IJSEM 2011;61:894～897.

L. kimchiensis 泡菜乳杆菌 IJSEM 2013;63:1355～1359.

L. kimchii 泡菜乳杆菌 IJSEM 2000;50(5):1789～1795.

L. kisonensis 木曾(木祖)乳杆菌 IJSEM 2009;59:754～760.

L. kitasatonis 北里乳杆菌 IJSEM 2003;53:2055～2059.

L. koreensis 韩国乳杆菌 IJSEM 2011;61:772～776.

L. kullabergensis 库拉堡乳杆菌 IJSEM 2014;64:3109～3119.

L. kunkeei 孔氏乳杆菌 IJSB 1998;48(4):1083～1084. J. Appl. Microbiol. 1998;84:698～702.

L. lactis 乳乳杆菌 → *L. delbrueckii* subsp. *lactis* IJSB 1984;34:270.

L. leichmannii 列氏乳杆菌

L. lindneri 林氏乳杆菌 Syst. Appl. Microbiol. 1996;19:322～325. IJSB 1997;47:601～602.

L. malefermentans 坏发酵乳杆菌 IJSB 1989;39(3):371. FEMS Microbiol. Lett. 1986;55:163～168.

L. mali 苹果(马里)乳杆菌优先于 *L. yamanashiensis* IJSB 1988;38(3):269～272.

L. maltaromicus 麦芽香乳杆菌

L. maltaromicus →*Carnobacterium maltaromaticum* 麦香肉杆菌 IJSEM 2003;53:675～678.

L. manihotivorans 噬木薯乳杆菌 IJSB 1998;48(4):101～1109.

L. mellifer 养蜂乳杆菌 IJSEM 2014;64:3109～3119.

L. mellis 蜜蜂乳杆菌 IJSEM 2014;64:3109～3119.

L. melliventris 蜜蜂胃乳杆菌 IJSEM 2014;64:3109～3119.

L. metriopterae 草蜢乳杆菌 IJSEM 2018;68:1484～1489.

L. mindensis 明登乳杆菌 IJSEM 2003;53:7～13.

L. minor 稍小乳杆菌→*Weissella minor*

L. minutus 小乳杆菌(修正描述) IJSB 1991;41(2):261～266.

L. minutus →*Atopobium* IJSB 1993;43(1):188～189. FEMS Microbiol Lett. 1992;95:235～240.

L. mixtipabuli 混合饲料乳杆菌 IJSEM 2015;65:1981～1985.

L. modestisalitolerans 中度耐盐乳杆菌 IJSEM 2015;65:2485～2490.

L. mucosae 黏膜乳杆菌 IJSEM 2000;50(1):251～258.

L. mudanjiangensis 牡丹江乳杆菌 IJSEM 2013;63:4698～4706.

L. murinus 小鼠乳杆菌

L. musae 香蕉乳杆菌 IJSEM 2017;67:5144～5149.

L. nagelii 内氏乳杆菌 IJSEM 2000;50(2):699～702.

L. namurensis 那慕尔乳杆菌 IJSEM 2007;57:223～227.

L. nasueensis 那须盐原乳杆菌 IJSEM 2012;62:1140～1144.

L. nenjiangensis 嫩江乳杆菌 IJSEM 2013;63:4698～4706.

L. nentensis 南特乳杆菌 IJSEM 2006;56:587～591.

L. nodensis 野田乳杆菌 IJSEM 2009;59:83～86.

L. odoratitofui 臭豆腐乳杆菌 IJSEM 2010;60:2903～2907.

L. oeni 酒乳杆菌 IJSEM 2009;59:2010～2014.

L. oligofermentans 寡发酵乳杆菌 IJSEM 2005; 55: 2235～2238. Appl. Environ. Microbiol. 2005;71;4400～4406.

L. oris 口乳杆菌 IJSB 1988;38(1):116～118.

L. oryzae 米曲(酵稻米)乳杆菌 IJSEM 2013;63:2957～2962.

L. otakiensis 王村乳杆菌(王村为日本村名) IJSEM 2009;59:754～760.

L. ozensis 尾濑乳杆菌 IJSEM 2011;61:2435～2438.

L. panis 面包乳杆菌 IJSB 1996;46(2):449～453.

L. panisapium 蜂蜜面包乳杆菌 IJSEM 2018;68:703～708.

L. pantheris 豹乳杆菌 IJSEM 2002;52:1745～1748.

L. parabrevis 副短乳杆菌 IJSEM 2006;56:1553～1557.

L. parabuchneri 类布氏乳杆菌 IJSB 1989;39(3):371. FEMS Microbiol. Lett. 1986;55:163～168.

L. paracasei 类干酪乳杆菌 IJSB 1989;39(2):105～108.

L. paracollinoides 类丘状乳杆菌 IJSEM 2004;54:115～117.

L. parafarraginis 类堆肥成分乳杆菌 IJSEM 2007;57:708～712.

L. parakefiri 类高加索酸奶乳杆菌 IJSB 1994;44(3):435～439.

L. paralimentarius 类食物乳杆菌 IJSB 1999;49(4):1451～1455.

L. pasteurii 巴氏乳杆菌 IJSEM 2013;63:53～59.

L. paucivorans 少食乳杆菌 IJSEM 2010;60:2353～2357.

L. paraplantarum 类植物乳杆菌 IJSB 1996;46(2):595～598.

L. pentosiphilus 嗜戊糖乳杆菌 IJSEM 2017;67:3639～3644.

L. pentosus 戊糖乳杆菌 IJSB 1987;37(4):339～341.

L. perolen 坏味乳杆菌 IJSEM 2000;50(1):3～4. Syst. Appl. Microbiol. 1999; 22:354～359.

L. piscicola 居鱼乳杆菌 IJSB 1984;34:393～400.

L. piscicola→*Carnobacterium maltaromaticum* IJSB 1987;37(4):310～316.

L. plantarum 植物乳杆菌

L. pobuzihii 破布子乳杆菌 IJSEM 2010;60:1914～1917.(破布子是中国台湾地区的一种传统的发酵食品)

L. pontis 桥乳杆菌 IJSB 1994;44(2):223～229.

L. psittaci 鹦鹉乳杆菌 IJSEM 2001;51(3):967～970.

L. rapi 萝卜乳杆菌 IJSEM 2009;59:754～760.

L. rennini 凝乳酶乳杆菌 IJSEM 2006;56:449～452.

L. rhamnosus 鼠李糖乳杆菌 IJSB 1989;39(2):105～108.

L. rimae 龈隙乳杆菌 IJSB 1991;41(2):261～266.

L. rimae→*Atopobium rimae* FEMS Microbiol. Lett. 1992;95:235～240.

L. rossiae 露茜氏乳杆菌 IJSEM 2005;55:35～40.

L. reuteri 罗伊氏乳杆菌

L. rodentium 啮齿乳杆菌 IJSEM 2014;64:1526～1533.

L. ruminis 瘤胃菌乳杆菌

L. saerimneri 猪乳杆菌 IJSEM 2004;54:1365～1368.

L. sakei 清酒乳杆菌优先于 *L. bavaricus* IJSB 1995;45(2):398～399.

L. salivarius 唾液乳杆菌

L. sanfranciscensis 旧金山乳杆菌 IJSB 1984;34:503～504. Syst. Appl. Microbiol. 1984;5:230～232.

L. satsumensis 萨摩乳杆菌 IJSEM 2005;55:83～85.

L. secaliphilus 嗜黑麦乳杆菌 IJSEM 2007;57:745～750.

L. selangorensis 雪兰莪州乳杆菌 IJSEM 2011;61:2979～2983.

L. senioris 老人乳杆菌 IJSEM 2012;62:601～607.

L. senmaizukei 发酵泡菜乳杆菌 IJSEM 2008;58:1625～1629.

L. sharpeae 沙氏乳杆菌

L. shenzhenensis 深圳乳杆菌 IJSEM 2013;63:1817～1823.

L. sicerae 苹果酒乳杆菌 IJSEM 2014;64:2949～2955.

L. silagei 青贮乳杆菌 IJSEM 2013;63:4613～4618.

L. silagincola 栖青贮饲料乳杆菌 IJSEM 2017;67:3639～3644.

L. siliginis 小麦粉乳杆菌 IJSEM 2006;56:2209～2213.

L. similis 类似乳杆菌 IJSEM 2010;60:187～190.

L. sobrius 奋干乳杆菌 IJSEM 2006;56:29～32. →*L. amylovorans*

L. spicheri 斯氏乳杆菌 IJSEM 2004;54:631～632. Syst. Appl. Microbiol. 2004;27:151～159.

L. sucicola 居栎汁乳杆菌 IJSEM 2009;59:2662～2665.

L. suebicus 斯瓦比乳杆菌 IJSB 1989;39:495～497. Syst. Appl. Microbiol. 1989;11:267～271.

L. sunkii 泡菜乳杆菌 IJSEM 2009;59:754～760.

L. suntoryeus 三得利乳杆菌 IJSEM 2005;55:31～34. →*L. helveticus*

L. taiwanensis 台湾乳杆菌 IJSEM 2009;59:2064～2068.

L. thailandensis 泰国乳杆菌 IJSEM 2007;57:1371～1373. J. Gen. Appl. Microbiol. 2007;57:7～15.

L. thermotolerans 耐热乳杆菌 IJSEM 2003;53:263～268.

L. timberlakei 廷伯莱克氏乳杆菌 IJSEM 2018;68:1879～1884.

L. trichodes→*Lactobacillus fructivorans*

L. tucceti 香肠乳杆菌 Syst. Appl. Microbiol. 2006;29:389～395.

L. uli 龈乳杆菌 IJSB 1991;41(2):261～266. →*Olsenella* IJSEM 2001;51(5):1797～1804.

L. uli→*Olsenella uli* 齿龈奥氏菌 IJSEM 2001;51:1797～1804.

L. uvarum 葡萄乳杆菌 IJSEM 2009;59:2129～2130. Syst. Appl. Microbiol. 2008;31:425～433.

L. ultunensis 乌尔蒂纳乳杆菌 IJSEM 2005;55:77～82.

L. vaccinostercus 牛粪乳杆菌

L. vaginalis 阴道乳杆菌 IJSB 1989;39:368～370.

L. veni 酒乳乳杆菌 IJSEM 2006;56:513～517.

L. versmoldensis 费斯莫尔德乳杆菌 IJSEM 2003;53:513～517.

L. vespulae 女王蜂乳杆菌 IJSEM 2015;65:3326～3332.

L. viridescens 绿色乳杆菌→*Weissella viridescens*

L. vitulinus 犊乳乳杆菌

L. wasatchensis 克萨奇山乳杆菌 IJSEM 2016;66:158～164.

L. xiangfangensis 香坊乳杆菌 IJSEM 2012;62:860～863.

L. xylosus→*Lactococcus lactis*

L. yamanashiensis 山梨乳杆菌→*Lactobacillus mali*

L. yonginensis 龙仁乳杆菌 IJSEM 2013;63:3274～3279.

L. zeae 玉米乳杆菌 IJSB 1996;46(1):337～340.

(*L. casei* subsp. *casei* ATCC 393)

(*L. rhamnosus* ATCC 15820)

L. zymae 酸面团乳杆菌 IJSEM 2005;55:615～620.

Lacticoccus 乳球菌属 Schleifer et al. 1986 IJSB 1986;36:354～356. Syst. Appl. Microbiol. 1985;6:183～195.

L. chungangensis 中央大学乳球菌 IJSEM 2008;58:1844～1849.

L. formosensis 台湾乳球菌 IJSEM 2014;64:146～151.

L. fujiensis 富士山乳球菌 IJSEM 2011;61:1590～1594.

L. garvieae 格氏乳球菌(原 *Streptococcus garvieae*) IJSB 1986;36:354～356. Syst. Appl. Microbiol. 1985:6:183～195.

L. hircilactis 山羊乳乳球菌 IJSEM 2015;65:2091～2096.

L. lactis(原 *Streptococcus lactis*) 乳乳球菌 IJSB 1986;36:354～356. Syst. B. Appl. Microbiol. 1985:6:183～195.

L. laudensis 洛迪乳球菌 IJSEM 2015;65:2091～2096.

L. nasutitermitis 白蚁乳球菌 IJSEM 2016;66:518～522.

L. piscium 鱼乳球菌 IJSB 1990;40:320～321. FEMS. Microbiol. Lett. 1990;68:109～114.

L. plantarum(原 *Streptococcus plantarum*) 植物乳球菌 IJSB 1986;36:354～356. Syst. Appl. Microbiol. 1985:6:183～195.

L. raffinolactis(原 *Streptococcus raffinolactis*) 棉子糖乳乳球菌 IJSB 1988;38:220～222.

L. riticulitermitis 白蚁乳球菌 IJSEM 2018;68:596～601.

L. taiwanensis 台湾乳球菌 IJSEM 2013;63:2405～2409.

Leclercia 勒克氏菌属 Tamura et al. 1987, IJSB 1987;37(2):179～180. Curr. Microbiol. 1986;13:179～184.

革兰氏染色阴性的杆菌,符合肠杆菌科的定义。还原硝酸盐为亚硝酸盐,氧化酶阴性。本属目前只有1个种:非脱羧勒克氏菌(*L. adecarboxylata*)。此菌的性状如下:菌落有的产生黄色素(约37%),呈现阳性反应的生化试验为吲哚产生、甲基红、从葡萄糖产酸产气、水解七叶苷、ONPG试验、发酵甘露醇、麦芽糖、L-阿拉伯糖、鼠李糖、木糖、蕈糖、纤维二糖、蜜二糖、水杨素和甘露糖,能利用丙二酸盐。

呈现阴性的反应有:VP反应、西蒙氏柠檬酸盐、硫化氢、苯丙氨酸脱氨酶、精氨酸双水解酶、赖氨酸脱羧酶、鸟氨酸脱羧酶、明胶酶、脂酶和DNA酶。此菌也不发酵肌醇、山梨醇和赤藓醇及α-甲基-D-葡萄糖苷。

L. adecarboxylata 非脱羧勒克氏菌(原 *Escherichia adecarboxylata*)

Legionella 军团菌属 Brenner, Steigerwalt and McDade 1979, 658[AL] 1984手册;1:279～288.

革兰氏染色阴性,杆菌,大小(0.3～0.9)μm×(2～20)μm或更长,不形成芽胞或小孢囊(microcysts),无荚膜,不抗酸,以1～2根或更多根直的或弯曲极毛或侧毛运动,不运动的菌株偶可发现。需氧菌,生长时需要L-半胱氨酸盐酸盐和铁盐。氧化酶试验阴性或弱阳性,不还原硝酸盐,脲酶阴性,液化明胶,胞壁中支链脂肪酸占优势。化能有机营养型,利用氨基酸为碳源和能源,不发酵也不氧化糖类。从表面水、泥浆和热污染的湖和河流中分离,没有已知的土壤或动物来源,对人有致病性。DNA的G+C mol%为39～43(Tm,Bd)。

模式种:*Legionella pneumophila*(嗜肺军团菌)

L. adelaidensis 阿德雷得军团菌 Valid IJSB 1991;41(4):580～581. J. Clin. Microbiol. 1991;29:1004～1006.

L. anisa 茴香军团菌(不全军团菌) Valid IJSB 1985;35(3):375～376. Appl. Environ. Microbiol. 1985;49:305～309.

L. beliardensis 蒙贝利亚尔军团菌 IJSEM 2001;51(6):1949～1957.

L. birminghamensis 伯明翰军团菌 Valid IJSB 1988;38(2):220～222. J. Clin. Microbiol. 1987;25:2120～2122.

L. bozemanii 波兹曼军团

L. bruncnsis 深棕色军团菌 Valid IJSB 1989;39(2):205～206. Ann. Inst. Pasteur. Microbiol. 1988;139:393～420.

L. busanensis 釜山军团菌 IJSEM 2003;53:77～80.

L. cherrii 彻里氏军团菌 IJSB 1985;35(1):50～59.

L. cincinnatiensis 辛辛那提军团菌 Valid IJSB 1989;39(2):205～206. J. Clin. Microbiol. 1988;26:418～420.

L. drancourtii 得兰考尔氏军团菌 IJSEM 2004;54:699～703.

L. dresdensis 德雷斯顿军团菌 IJSEM 2010;60:2557～2562.

L. drozanskii 德氏军团菌 IJSEM 2001;51(3):1151～1160.

L. dumoffii 杜莫氏军团菌→*Fluoribacter dumoffii*

L. erythra 红色军团菌 IJSB 1985;35(1):50～59.

L. fairfieldensis 费尔菲尔德军团菌 IJSB 1991;41(4):580～581. J. Clin. Microbiol. 1991;29:475～478.

L. fallonii 法龙氏军团菌 IJSEM 2001;51(3):1151～1160.

L. feeleii 菲利氏军团菌 IJSB 1984;34(3):355～357. Ann. Int. Med. 1984;100:333～338. J. Clin. Microbiol. 1983;18:917～919.

L. geestiana 吉士厅军团菌 IJSB 1993;43(2):329～337.

L. gormanii 高尔曼氏军团菌→*Fluoribacter gormani*

L. gormanii→*Fluoribacter gormanii* IJSB 1981;31:111～115.

L. gratiana 戈拉提安军团菌 IJSB 1991;41(4):580～581. Res. Microbiol. 1989;140:541～552.

L. gresilensis 格雷乌军团菌 IJSEM 2001;51(6):1949～1957.

L. hackeliae 哈克氏军团菌 IJSB 1985;35(1):50～59.

L. impletisoli 渣土军团菌 IJSEM 2007;57:1933～1934. Syst. Appl. Microbiol. 2007;30:273～279.

L. israelensis 以色列军团菌 IJSB 1986;36(3):368～371.

L. jamestowniensis 詹姆镇军团菌 IJSB 1985;35(1):50～59.

L. jordanis 约旦军团菌 IJSB 1982;32(3):384～385. J. Clin. Microbiol. 1982;15:290～297.

L. lansingensis 兰辛军团菌 IJSB 1994;44(3):595～595. J. Clin. Microbiol. 1992;30:2398～2401.

L. londiniensis 伦敦军团菌 IJSB 1993;43(2):229～337.

L. longbeachae 长滩军团菌

L. lytica 溶解军团菌 IJSB 1996;46:526～531.

L. maceachernii 麦克氏军团菌 IJSB 1985;35(1):50～59.

L. maceachernii→*Tatlockia maceachernii* Syst. Appl. Microbiol. 1991;14:52～56.

L. micdadei 迈氏(麦克达德氏)军团菌→*Legionella pittsburghensis*→*Tatlockia micdadei*

L. moravica　摩拉维克军团菌　IJSB 1989;39(2):205～206. Ann. Inst. Pasteur. Microbiol. 1988;139:393～402.

L. nagasakiensis　长崎军团菌　IJSEM 2012;62:284～288.

L. nautarum　水手军团菌　IJSB 1993;43(2):329～337.

L. norriandica　诺尔兰军团菌　IJSEM 2015;65:598～603.

L. oakridgensis　橡树岭军团菌　IJSB 1983;33:672～674. Appl. Environ. Microbiol. 1983;45:536～545.

L. parisiensis　巴黎军团菌　IJSB 1985;45(1):50～59.

L. pittsburghensis　匹次堡军团菌　IJSB 1980;30:676～677. J. Infect. Dis. 1980;141:727～732.

L. pneumophila　嗜肺军团菌

L. pneumophila* subsp. *Fraseri　嗜肺军团菌弗氏亚种　IJSB 1989;39(2):205～206. J. Clin. Microbiol. 1988;26:1695～1703.

L. pneumophila* subsp. *pascullei　嗜肺军团菌帕氏亚种　IJSB 1989;39(2):205～206. J. Clin. Microbiol. 1988;26:1695～1703.

L. pneumophila* subsp. *pneumophila　嗜肺军团菌嗜肺亚种　IJSB 1989;39(2):205～206. J. Clin. Microbiol. 1988;26:1695～1703.

L. quateirensis　夸特瑞亚军团菌　IJSB 1993;43(2):329～337.

L. quinlivanii　昆兰氏军团菌　IJSB 1990;40(1):105～106. Curr. Microbiol. 1989;18:195～197.

L. rowbothamii　罗氏军团菌　IJSEM 2001;51(3):1151～1160.

L. rubrilucens　红光军团菌　IJSB 1985;35(1):50～59.

L. sainthelensis　圣海伦斯军团菌　IJSB 1984;34(3):355～357. Appl. Environ. Microbiol. 1984;27:369～373.

L. santicrucis　圣克雷军团菌　IJSB 1985;35(1):50～59.

L. saoudiensis　沙特军团菌　IJSEM 2016;66:4367～4371.

L. shakespearei　莎士比亚军团菌　IJSB 1992;42(3):404～407.

L. spiritensis　斯皮利湖军团菌　IJSB 1985;35(1):50～59.

L. steelei　斯蒂尔氏军团菌　IJSEM 2012;62:1766～1771.

L. steigerwaltii　施泰格氏军团菌　IJSB 1985;35(1):50～59.

L. taurinensis　都灵军团菌　IJSB 1999;49(2):397～403.

L. thermalis　嗜热军团菌　IJSEM 2016;66:2463～2466. Microbiol. Immunol. 2016;60:203～208.

L. tucsonensis　图克逊军团菌　IJSB 1990;40(1):105. J. Clin. Microbiol. 1989;27:1831～1834.

L. wadsworthii　沃兹沃思氏军团菌　IJSB 1983;33:672. Ann. Intern. Med. 1982;97:809～813.

L. waltersii　沃尔特氏军团菌　IJSB 1996;46(3):631～634.

L. worsleiensis 沃斯利军团菌 IJSB 1993;43(2):347～351.

L. yabuuchiae 薮内军团菌 IJSEM 2007; 57: 1933 ～ 1934. Syst. Appl. Microbiol. 2007;30:273～279.

Leifsonia 利夫森氏菌属 Evtushenko et al. 2000 IJSEM 2000;50(1):371～380.

该菌呈革兰氏染色阳性，菌落黄或白色，圆形，略有凸起，有光泽，混浊并呈奶油状，无芽胞，呈不规则的杆状，或丝状通常断裂为短杆或球状。有的种在幼稚时有初级分枝，通常有动力，不抗酸。嗜中温，专性需氧，触酶阳性，氧化酶试验结果因菌株而异。细胞壁的肽聚糖为B型，含有甘氨酸、谷氨酸、二氨基丁酸和丙氨酸，其物质的量比例约为1∶1∶2∶1，既有L-DAB也有D-DAB，二者通常约等量存在。主要的甲基萘醌为MK-11，也有MK-10。细胞壁的肽聚糖主要为鼠李糖，少量为葡萄糖、半乳糖和甘露糖，有的种含有岩藻糖，胞壁中不存在磷壁酸和枝菌酸，主要的磷脂为磷脂酰甘油和二磷脂酰甘油。其脂肪酸主要为反异构型 $C_{15:0}$，反异构型 $C_{17:0}$ 和异构型 $C_{16:0}$。多胺含量低，主要为腐胺。DNA的G+C mol%为66～73。有的种可用抗生素进行药敏鉴别。在系统发育上与壤霉菌属(*Agromyces*)的种接近。

模式种：*Leifonia aquatica*(水生利夫森氏菌)

L. antarctica 南极(南方)利夫森氏菌 IJSEM 2009;59:1348～1352.

L. aquatica 水生利夫森氏菌

L. aurea 金黄色利夫森氏菌 IJSEM 2003;53:977～984.

L. bigeumensis 飞禽岛利夫森氏菌 IJSEM 2008;58:1935～1938.

L. cynodonitis 狗牙根利夫森氏菌 IJSEM 2000;50:1415～1417. J. Gen. Appl. Microbiol. 1999;45:253～262. →*Leifsonia xyli* subsp. *cynodontis*

L. ginsengi 人参利夫森氏菌 IJSEM 2007;57:405～408.

L. kafniensis 卡夫里冰川利夫森氏菌 IJSEM 2009;59:1348～1352.

L. kribbensis 韩生科院利夫森氏菌 IJSEM 2009;59:18～21.

L. lichenia 地衣利夫森氏菌 IJSEM 2010;60:1～2. J. Gen. Appl. Microbiol. 2009;55:339～343.

L. naganoensis 长野利夫森氏菌 IJSEM 2000;50(4):1415～1417. J. Gen. Appl. Microbiol. 1999;45:253～262.

L. pinderiensis 平达里冰川利夫森氏菌 IJSEM 2008;58:2229～2234.

L. poae 早熟禾草利夫森氏菌

L. psychrotolerans 耐冷利夫森氏菌 IJSEM 2011;61:1938～1943.

L. rubra 红利夫森氏菌 IJSEM 2003;53:977～984.

L. shinshuensis 信州利夫森氏菌 IJSEM 2000;50(4):1415～1417. J. Gen. Appl. Miceobiol. 1999;45:253～262.

L. soli 土利夫森氏菌 IJSEM 2010;60:1322～1327.

L. xyli 木糖利夫森氏菌 IJSEM 2000;50:371～380.

L. xyli* subsp. *cynodentis(原 *Clavibacter xyli* subsp. *cynodontis*) 木糖利夫森氏菌狗牙根亚种

L. xyli* subsp. *xyli(原 *Clavibacter xyli* subsp. *xyli*) 木糖利夫森氏菌木糖亚种

Leminorella 勒米诺氏菌属

Hickman-Brenner et al. 1985, IJSB 1985;35:375～376. J. Clin. Microbiol. 1985;21:234～239. Manual of Clinical Microbiology 5ed 1991;378.

革兰氏染色阴性的杆菌,为肠杆菌科细菌,36 ℃时无动力,还原硝酸盐为亚硝酸盐,氧化酶阴性,发酵葡萄糖产酸,少数产气。不产生黄色素,在三糖铁中产生硫化氢,不产生吲哚,VP 反应阴性。阴性的生化反应较多,列出如下:脲酶、苯丙氨酸脱氨酶、赖氨酸脱羧酶、精氨酸双水解酶、鸟氨酸脱羧酶、明胶酶、KCN 生长、丙二酸盐利用、乙酸盐利用、脂酶、DNA 酶和七叶苷水解。对糖类也多不发酵,呈阴性的有:乳糖、麦芽糖、甘露醇、蔗糖、水杨素、侧金盏花醇、肌醇、山梨醇、棉子糖、鼠李糖、蕈糖、纤维二糖、蜜二糖、赤藓醇、甘露糖、D-阿糖醇和 α-甲基-D-葡萄糖苷,ONPG 也为阴性。突出的阳性性状是产生硫化氢,从 L-阿拉伯糖和 D-木糖产酸和使酪氨酸分解。本属目前有两个种。

L. grimontii 格氏勒米诺氏菌

L. richardii 理氏勒米诺氏菌

表 89 勒米诺氏菌(*Leminorella*)及产硫化氢的菌种的鉴别

特征(Characteristic)	水生布戴维菌(*Budvica aquatica*)	格氏勒米诺氏菌(*Leminorella grimontii*)	理氏勒米诺氏菌(*Leminorella richardii*)	泉水布拉格菌(*Pragia fontium*)
硫化氢产生(TSI)	(+)	+	+	(+)
甲基红(Methyl red)	+	+	−	+
西蒙氏柠檬酸盐(Citrate, Simmons)	−	+	−	+
动力(Motility)	(−)	−	−	+
从葡萄糖产气(7 天)	(+)	+	−	−
ONPG 试验	+	−	−	−
甘露醇(Mannitol)(7 天)	+	−	−	−
鼠李糖(Rhamnose)	+	−	−	−

续表

特征(Characteristic)	水生布戴维菌(*Budvica aquatica*)	格氏勒米诺氏菌(*Leminorella grimontii*)	理氏勒米诺氏菌(*Leminorella richardii*)	泉水布拉格菌(*Pragia fontium*)
卫矛醇(Dulcitol)	−	(+)	−	−
L-阿拉伯糖(L-Arabinose)	(+)	+	+	−
D-木糖(D-Xylose)	+	(+)	+	−

注:"+"表示 90%~100%阳性;(+)表示 75%~90%阳性,(−)表示大多阴性,10%~25%阳性;"−"表示绝大多数阴性,约 0~10%阳性。

Leptospira 钩端螺旋体属 Noguchi 1917, 755[AL] 1984 手册;1:62~66.

革兰氏染色阴性,安尼林色素着色浅。不染色在亮视野(bright-field microscopy)下看不见,但在暗视野(dark-field)和相差显微镜下可见。柔软的螺旋形菌,大小 0.1 μm×(6~12)μm 或更长,无芽胞,有动力。专性需氧,以氧为最终受电子体进行呼吸型代谢。适温 28~30 ℃,世代时间 6~16 h。在 1%的琼脂中形成扩散及分散的次表面菌落,在 2%的琼脂上形成混浊的及透明的表面菌落,有的株在 1%~2%琼脂中既有次表面(subsurface)菌落,也有表面菌落。氧化酶阳性,触酶和(或)过氧化物酶阳性。化能有机营养型,用脂肪酸或脂醇(fatty alcohols,15 碳的或更多)作为能源和碳源,不能利用糖类或氨基酸为能源。某些株是寄生性,为人和动物的病原体,而另一些种自由生活于土壤、淡水或海洋环境中。DNA 的 G+C mol%为 35~41(Tm),例外的一株是 53。

模式种:*Leptospira interrogans*(问号钩端螺旋体)

L. alexanderi 亚历山大钩端螺旋体 IJSB 1999;49(2):839~858.

L. alstonii 奥尔斯顿氏钩端螺旋体 IJSEM 2013;63:1859~1862.

L. biflexa 双曲钩端螺旋体

L. broomii 布鲁姆氏钩端螺旋体 IJSEM 2006;56:671~673.

L. fainei 费恩氏钩端螺旋体 IJSB 1998;48(3):851~858.

L. interrogans 问号钩端螺旋体

L. idonii 井户钩端螺旋体 IJSEM 2013;63:2457~2462.

L. kirschneri 基氏钩端螺旋体 IJSB 1992;42(2):215~219.

L. kmetyi 柯氏钩端螺旋体 IJSEM 2009;59:705~708.

L. licerasiae 利氏钩端螺旋体 IJSEM 2009;59:1~2. PLoS NeGL. Trop. Dis. 2008;2:e213.

L. licerasiae 利萨拉里氏钩端螺旋体 IJSEM 2009;59:1~2. PLoS NeGL. Trop. Dis. 2008;2:e213.

L. mayottensis 马约特岛钩端螺旋体 IJSEM 2014;64:4061～4067.

L. meyeri 迈氏钩端螺旋体

L. noguchii 野口氏钩端螺旋体

L. parva 弱小钩端螺旋体 IJSB 1982;32:384～385. →*Turneriella parva* IJSEM 2005;55:1497～1499.

L. santarosai 圣罗萨氏钩端螺旋体 IJSB 1987;37:407～415.

L. terpstrae 特氏钩端螺旋体 IJSEM 2013;63:1859～1862.

L. vanthielii 范蒂尔氏钩端螺旋体 IJSEM 2013;63:1859～1862.

L. venezudlensis 委内瑞拉钩端螺旋体 IJSEM 2018;68:513～517.

L. weilii 韦氏钩端螺旋体 IJSB 1987;37:407～415.

L. wolbachii 沃氏钩端螺旋体 IJSB 1987;37:407～415.

L. wolffii 伍尔夫氏钩端螺旋体 IJSEM 2008;58:2305～2308.

L. yanagawae 柳川氏钩端螺旋体 IJSEM 2013;63:1859～1862.

Leucobacter 明杆菌属 Takeuchi et al. 1996 IJSB 1996;46(4):967～971.

革兰氏染色阳性，无芽胞无动力杆菌，需氧菌，不产生菌丝体，产生触酶但不产生氧化酶、精氨酸双水解酶、硫化氢和脲酶。

DNA 的 G+C mol%为 66。细胞壁肽聚糖含有 L-DAB(二氨基丁酸)为二氨基酸，肽聚糖的多聚糖部分含有乙酰基残基，主要的异戊二烯醌是甲基萘醌 MK-11，无枝菌酸，主要的细胞脂肪酸是反异构型 $C_{15:0}$、异构型 $C_{16:0}$ 和反异构型 $C_{17:0}$，有二磷脂酰甘油、磷脂酰甘油和一种未知的糖脂。

模式种：*Leucobacter komagatae*(驹形氏明杆菌)

L. aerolatus 气生明杆菌 IJSEM 2010;60:2838～2842.

L. albus 白色明杆菌 IJSEM 2004;54:1669～1676.

L. alluvii 冲积土明杆菌 IJSEM 2006;56:2507～2508. Syst. Appl. Microbiol. 2006;29:414～421.

L. aridicollis 干丘明杆菌 IJSEM 2005;55:547～549. Syst. Appl. Microbiol. 2004;27:646～652.

L. celer 速生明杆菌 IJSEM 2011;61:2353～2357.

L. chironomi 摇蚊明杆菌 IJSEM 2009;59:665～670.

L. chromiireducens 铬还原明杆菌 IJSEM 2005;55:547～549. Syst. Appl. Microbiol. 2004;27:646～652.

L. chromiiresistens 铬抵抗明杆菌 IJSEM 2011;61:956～960.

L. corticis 岸边明杆菌 IJSEM 2017;67:2248～2253.

L. denitrificans 脱硝明杆菌 IJSEM 2012;62:161～165.

L. exalbidus 显白明杆菌 IJSEM 2011;61:1499～1501. J. Gen. Appl. Microbiol.

2011;57:27~33.

L. holotrichiae 甲虫明杆菌 IJSEM 2016;66:1857~1861.

L. iarius 印农院明杆菌 IJSEM 2007;57:682~686.

L. komagatae 驹形氏明杆菌

L. luti 污泥明杆菌 IJSEM 2006;56:2507~2508. Syst. Appl. Microbiol. 2006;29:414~421.

L. musarum 香蕉明杆菌 IJSEM 2015;65:3977~3984.

L. ruminantium 反刍动物明杆菌 IJSEM 2017;67:2634~2639.

L. salsicius 盐渍明杆菌 IJSEM 2011;61:502~506.

L. tardus 慢明杆菌 IJSEM 2008;58:2574~2578.

L. triazinivorans 食三嗪明杆菌 IJSEM 2018;68:204~210.

L. weissii 韦斯氏明杆菌 IJSEM 2017;67:5244~5251.

L. zeae 玉米明杆菌 IJSEM 2015;65:4734~4742.

表 90 明杆菌属(*Leucobacter*)、棍状杆菌属(*Clvibacter*)、拉思氏菌属(*Rathayibacte*)和壤球菌属(*Agrococcus*)的鉴别

特征(Characteristic)	明杆菌属(*Leucobacter*)	棍状杆菌属(*Clvibacter*)	拉思氏菌属(*Rathayibacter*)	壤霉菌属(*Agromyces*)	壤球菌属(*Agrococcus*)
乙酸盐(Acetate)利用	+	−	+	ND	−
甲酸盐(Formate)利用	−	−	+	ND	−
马尿酸盐(Hippurate)利用	+	ND	−	V	−
水解:					
吐温 80(Tween 80)	+	−	−	−	−
淀粉(Starch)	−	−	−	V	+
七叶苷(Esculin)	−	V	−	+	+
尿素(Urea)	+	−	−	−	−
硝酸盐(Nitrate)还原	−	−	−	V	−
硫化氢形成	+	−	ND	ND	+
2.0%的氯化钠中生长	+	+	+	+	+
4.0%的氯化钠中生长	+	ND	+	−	+
5.0%的氯化钠中生长	+	−	V	−	+
分离来源	空气	植物	植物	土	土,岩石
肽聚糖型(Peptidoglycan type)	B	B2γ	B2γ	B2γ	B
胞壁的二氨基酸(Diamino acid)	L-DAB	D 和 L-DAB	D 和 L-DAB	D 和 L-DAB	DAB

续表

特征(Characteristic)	明杆菌属(*Leucobacter*)	棍状杆菌属(*Clvibacter*)	拉思氏菌属(*Rathayibacter*)	壤霉菌属(*Agromyces*)	壤球菌属(*Agrococcus*)
胞壁糖:					
葡萄糖(Glucose)	+	+	+	V	+
半乳糖(Galactose)	+	+	V	+	−
甘露糖(Mannose)	−	+	+	V	−
鼠李糖(Rhamnose)	−	+	+	+	+
木糖(Xylose)	−	−	V	V	−
岩藻糖(Fucose)	−	V	−	V	−
泰威糖(Tyvelose)	−	−	−	V	−
主要的甲基萘醌(Menaquinones)	MK-11	MK-9	MK-10	MK-12	MK-11,MK-12
G+C mol%	66	65～75	63～72	70～72	74

***Leuconostoc* 明串珠菌属** van Tieghem 1878. 198[AL], emend Hucker & Pederson 1930,66[AL] 1986 手册;2:1071～1075.

革兰氏染色阳性,细菌一般呈球形,但当生长于琼脂上时常常呈小扁豆状,细胞成对和链状,无动力,不形成芽胞。兼性厌氧菌。

菌落小,通常不足 1 mm,圆形,光滑,灰白色。穿刺培养沿穿刺线生长,很少在表面生长,肉汤培养均匀混浊,但形成长链的株易于沉淀。最适温度 20～30 ℃,在 5～30 ℃可生长。化能有机营养型,经常需要有复杂的生长因子和氨基酸的丰富培养基,全部种需要烟酸+硫胺素+生物素或泛酸或泛酸衍生物,没有需要钴维生素(cobalamin)或对氨基苯甲酸的菌株。

生长依赖可发酵性糖类的存在,发酵葡萄糖由单磷酸己糖途径和磷酸转酮酶途径(phosphoketolase pathway)共同完成,但酒明串珠菌(*L. oenos*)的葡萄糖发酵途径并未充分阐明。缺乏 1,6-二磷酸果糖醛缩酶,存在活泼的 6-磷酸葡萄糖脱氢酶,从葡萄糖中可形成二氧化碳和 5-磷酸-D-核酮糖,存在 5-磷酸木酮糖磷酸转酮酶的结果是产生乙醇和 D-(−)-乳酸这样的终产物。有的株具有氧化机制,不形成乙醇而产生乙酸。通常不发酵多糖和醇(除了甘露醇),可利用苹果酸盐并将其转化为 L-乳酸盐。

触酶阴性,缺乏细胞色素,不水解精氨酸,牛乳通常不酸化凝固,不水解蛋白,不形成吲哚,不还原硝酸盐,不溶血,对植物和动物(包括人)无致病性。

胞壁肽聚糖的氨基酸为丙氨酸、丝氨酸和赖氨酸型。DNA 的 G+C mol%为 38～44(Tm,Bd)。

模式种：*Leuconostoc mesenteroides*(肠膜明串珠菌)

L. amelibiosum 酵母促生明串珠菌 Syst. Appl. Microbiol. 1989;12:48～55. Valid IJSB 1989;39:495～497.

L. amelibiosum 为 *L. citreum* 的迟同义名 IJSB 1992;42(4):649～651.

L. argentinum 阿根廷明串珠菌 IJSB 1993;43(2):347～351. →*Leuconostoc lactis*

L. carnosum 肉明串珠菌 IJSB 1989;39(3):217～223.

L. citreum 柠檬明串珠菌 IJSB 1989;39:279～283.

L. durionis 榴莲明串珠菌 IJSEM 2005;55:1267～1270.

L. fallax 谲诈明串珠菌 IJSB 1992;42(1):191～192. FEMS Microbiol. Lett. 1991;82:55～60.

L. ficulneum 无花果明串珠菌 IJSEM 2002;52:647～655.

L. ficulneum→*Fructobacillus ficulneus* IJSEM 2008;58:2195～2205.

L. fructosum(原 *Lactobacillus fructosum*) 果糖明串珠菌 IJSEM 2002;52:647～655.

L. fructosum→*Fructobacillus fructosus* IJSEM 2008;58:2195～2205.

L. gasicomitatum 伴气明串珠菌 IJSEM 2001;51(2):263～265. Appl. Environ. Microbiol. 2000;66:3764～3772.

L. gelidum 冷明串珠菌 IJSB 1989;39(3):217～223.

L. holzapfelii 霍尔兹普夫氏明串珠菌 IJSEM 2007;57:2952～2959.

L. inhae 仁荷明串珠菌 IJSEM 2003;53:1123～1126.

L. kimchii 泡菜明串珠菌 IJSEM 2000;50(5):1915～1919.

L. lactis 乳明串珠菌

L. mesenteroides 肠膜明串珠菌

L. miyukkimchii 裙带莱酸菜明串珠菌 IJSEM 2012;62:1098～1103.[裙带莱酸菜是一种由褐藻制成的地方泡菜(*Undaria pinnatifida*)]

L. oenos→*L. Oeni* 酒明串珠菌

L. palmae 棕榈明串珠菌 IJSEM 2009;59:943～947.(棕榈树)

L. paramesenteroides 类肠膜明串珠菌→*Weissella paramesenteroides* J. Appl. Microbiol. 1993;75:595～603.

L. pseudoficulneum 假无花果明串珠菌 IJSEM 2006;56:1375～1381.

L. pseudomesenteroides 假肠膜明串珠菌 IJSB 1989;39:279～283.

L. rapi 芜菁明串珠菌 IJSEM 2015;65:2586～2590.

L. suionicum 塔西佗明串珠菌 IJSEM 2017;67:2225～2230.

Listeria 李斯特氏菌属 Pirie 1940, 383[AL] 1986 手册;2:1235～1245.

革兰氏染色阳性,但有的菌(特别是陈旧培养中)保留革兰氏染色染料的能力差。为规则的短杆菌,大小(0.4～0.5)μm×(0.5～2)μm,端钝,有的弯曲,单个、短链或呈"V"

形排列，或沿长轴平行排列，陈旧培养或粗糙培养物可看到 6～20 μm 或更长的丝状体。不抗酸，不形成荚膜，不产生芽胞，当培养于 20～25 ℃时以少数周毛运动。需氧和兼性厌氧，营养琼脂上 24～48 h 菌落直径 0.5～1.5 mm，圆而半透明，似露滴状，低凸并显精细结构的表面、边缘整齐，在斜透射光下菌落显蓝绿色光泽。从平板上取菌时发黏，但易乳化，除去菌落后平板仍留有印迹。陈旧培养(3～7 天)时较大(菌落直径 3～5 mm)，中心更浊，可发育出粗糙型。在含 0.25%(W/V)的琼脂、8.0%(W/V)的明胶和 1.0%(W/V)的葡萄糖的半固体培养基上，37 ℃ 24 h 沿穿刺线生长，随之呈不规则的云雾状扩展于培养基上。慢慢地生长布满整个培养基，呈现一伞状环，表面 3～5 mm 处呈最浓生长。某些种呈溶血。最适生长温度 30～37 ℃。生长于 1～45 ℃，60 ℃ 30 min 后不能存活，生长于 pH 值 6～9 的环境中。在营养肉汤中添加 10%(W/V)的氯化钠可生长。触酶阳性，氧化酶阴性，产生细胞色素。发酵葡萄糖主要产生 L-(+)-乳酸，发酵产酸不产气。甲基红阳性，VP 反应阳性，不利用外源性柠檬酸盐，需要有机生长因子，不产生吲哚，水解七叶苷和马尿酸钠，不水解尿素，不水解明胶、酪蛋白和牛乳。胞壁以内消旋二氨基庚二酸直接交联(A1γ 变异型)，胞壁中不含阿拉伯糖，无枝菌酸。长链脂肪酸主要是直链饱和的以反异构型和异构型甲基支链型，主要的脂肪酸是 14-甲基十六烷酸(反异构型 $C_{17:0}$)和 12-甲基十四烷酸(反异构型 $C_{15:0}$)。主要的呼吸醌是甲基萘醌 MK-7。DNA 的 G+C mol%为 36～38(Tm)。广泛存在于自然界，在水、泥、污水、植物及动物和人的粪中存在，有的种对人和动物有致病性。

模式种：*Listeria monocytogenes*(单核细胞增生李斯特氏菌)

L. aquatica 水生李斯特氏菌 IJSEM 2014;64:1882～1889.

L. booriae 布尔氏李斯特氏菌 IJSEM 2015;65:286～292.

L. cornellensis 康奈尔李斯特氏菌 IJSEM 2014;64:1882～1889.

L. costaricensis 哥斯达黎加李斯特氏菌 IJSEM 2018;68:844～850.

L. fleischmannii 弗莱施曼氏李斯特氏菌 IJSEM 2013;63:526～532.

L. floridensis 佛罗里达李斯特氏菌 IJSEM 2014;64:1882～1889.

L. grandensis 格兰德李斯特氏菌 IJSEM 2014;64:1882～1889.

L. innocua 无害李斯特氏菌

L. ivanovii 依氏李斯特氏菌

L. ivanovii* subsp. *ivanovii 依氏李斯特氏菌依氏亚种

L. ivanovii* subsp. *londoniensis 依氏李斯特氏菌伦敦亚种

L. marthii 马斯氏李斯特氏菌 IJSEM 2010;60:1280～1288.

L. monocytogenes 单核细胞增生李斯特氏菌

L. newyorkensis 纽约李斯特氏菌 IJSEM 2015;65:286～292.

L. riparia 河岸李斯特氏菌 IJSEM 2014;64:1882～1889.

L. rocourtiae 罗考尔特氏李斯特氏菌 IJSEM 2010;60:2210～2214.

L. seeligeri 斯氏李斯特氏菌

L. weihenstephanensis 魏森韦恩李斯特氏菌 IJSEM 2013;63:641～647.

L. welshimeri 韦尔希默氏李斯特氏菌 IJSB 1992;42(1):171～174. *L. gravi* 与

L. murragi 并为一种,称为"格氏李斯特氏菌"。

表 91 李斯特氏菌属(*Listeria*)种的生化鉴别

特征(Characteristic)	格氏李斯特氏菌(*L. grayi*)	无害李斯特氏菌(*L. innocua*)	依氏李斯特氏菌(*L. ivanovii*)	依氏李斯特氏菌伦敦亚种(*L. ivanovii* subsp. *ondoniensis*)	单核增生李斯特氏菌(*L. monocytogenes*)	斯氏李斯特氏菌(*L. seeligeri*)	韦氏李斯特氏菌(*L. welshimeri*)
β-溶血	−	−	++	++	+	+	−
CAMP 试验							
金葡菌(*S. aureus*)	−	−	−	−	+	+	−
马红球菌(*R. equi*)	−	−	+	+	−	−	−
产酸:							
甘露醇(Mannitol)	+	−	−	−	−	−	−
α-甲基-D-葡糖苷(α-MethyL-D-mannoside)	+	+	−	−	+	−	+
鼠李糖(Rhamnose)	V	V	−	−	+	−	V
淀粉(Starch)	+	−	−	−	−	ND	ND
木糖(Xylose)	−	−	+	+	−	+	+
核糖(Ribose)	V	−	+	−	−	−	−
N-乙酰-β-D-甘露糖苷(N-AcetyL-β-D-mannosamine)	ND	ND	−	+	ND	ND	ND
马尿酸盐水解(Hippurate hydrolysis)	−	+	+	+	+	ND	ND
硝酸盐(Nitrate)还原	−	−	−	−	−	ND	ND
对小鼠的致病性	−	−	+	?	+	−	−
血清型	S	4ab,US,6a,6b	5	5	1/2a,1/2b,1/2c,3a,3b,3c,4a,4ab,4b,4c,4d,4e,7	1/2a,1/2b,1/2c,US,4b,4d,6b	1/2b,4c,6a,6b,US

注:"++"表示环宽或多环,"US"表示未定的血清型,"S"表示特异的。

Listonella 利斯顿氏菌属 Mac Donell & Colwell 1986 Valid IJSB 1986;36:354～356. Syst. Appl. Microbiol. 1985;6:171～182.

革兰氏染色阴性，弯曲的杆菌，以单毛或周毛运动。属于弧菌科细菌，化能有机营养型，氧化酶阳性，与海洋环境关联，通常对鱼和鳗有致病性。40 ℃不生长，生长时需添加氯化钠。DNA 的 G+C mol%为 43～46。

模式种：*Listonella anguillara*（鳗利斯顿氏菌）

L. anguillara 鳗利斯顿氏菌（原 *Vibrio anguillarum*）

L. damsela 美人鱼利斯顿氏菌（原 *Vibrio damsela*）

L. damsela 美人鱼利斯顿氏菌→*Photobacterium damselae* IJSB 1991;41(4):529～536.

L. pelagia 海利斯顿氏菌（原 *Vibrio pelagius*）

Luteococcus 黄球菌属 Tamura, Takeuchi & Yokota 1994 IJSB 1994:44(2):348～356.

革兰氏染色阴性，细胞为球形，直径 0.7～1.0 μm，单个，成对或四联存在，无芽胞。菌落圆而光滑，为奶油色到黄色。为兼性厌氧菌，触酶和氧化酶阳性，脲酶阴性，多不能还原硝酸盐为亚硝酸盐，水解淀粉，不水解吐温 20、吐温 40、吐温 60 和吐温 80，能从葡萄糖及某些其他糖中产酸。分解葡萄糖以丙酸为主要产物，最适生长温度为 26～28 ℃。胞壁肽聚糖中含有 LL-二氨基庚二酸、丙氨酸、甘氨酸和谷氨酸（物质的量比例为 1：2：1：1）。

主要的甲基萘醌是 MK-9(H_4)，无枝菌酸，主要的细胞脂肪酸是 $C_{16:1}$，在少量的脂肪酸成分中，存在二羟基异构型 $C_{18:0}$ 脂肪酸。胞壁糖为阿拉伯糖。其极性脂有磷脂酰肌醇、二磷脂酰甘油和磷脂酰甘油。具有高的 G+C mol%（65 以上），属于丙酸杆菌科。

模式种：*Luteococcus japonicus*（日本黄球菌）

L. japonicus 日本黄球菌

Luteococcus 黄球菌属 修正描述 Collins et al. 2000 IJSEM 2000;50(1):179～181. 有的细胞为革兰氏染色阳性多形性杆菌，还原硝酸盐或不还原硝酸盐为亚硝酸盐。

L. japonicus 日本黄球菌

L. peritonei 腹膜黄球菌 IJSEM 2000;50(1):179～181. 革兰氏染色阳性多形性杆菌，无色素。用 API 系统研究发现，此菌与日本黄球菌不同的是能从乳糖产酸和产生甲基 β-D-葡萄糖苷酶，但不产生吡咯酮基芳胺酶，也不能还原硝酸盐。此菌从人的腹膜中分离，其病原性未定。

L. sanguinis 血黄球菌 IJSEM 2003;53:1889～1891.

L. sediminum 沉淀黄球菌 IJSEM 2014;64:2522～2527.

（曹铭锋 编写）

Macrococcus 大球菌属 Kloos et al. 1998 IJSB 1998;48(3):859～877.

下列描述是根据溶酪葡萄球菌(*S. caseolyticus*)和相关研究资料编写的:菌体圆形或球状,革兰氏染色阳性。无动力,无荚膜,不产生芽胞。直径 1.1～2.5 μm,当生于同样的培养基上时大于葡萄球菌。代谢主要为呼吸丙型,化能异养生长,仅为边缘上的兼性厌氧。触酶与氧化酶阳性,葡萄球菌凝固酶、鸟氨酸脱羧酶、碱性磷酸酶、β-葡糖苷酸酶和β-半乳糖苷酶阴性。非嗜盐性,为嗜中温菌。抵抗杆菌肽和溶菌酶而对呋喃唑酮敏感。肽聚糖型为 L-Lys-Gly3～4,L-Ser,四个大球菌种中只有一种,即溶酪大球菌显示含有细胞壁磷壁酸,存在脂磷壁酸。基因组大小 1500～1800 kb,DNA 的 G+C mol%为 38～45(Tm)。

模式种:*Macrococcus equipercicus*(马珀西大球菌,选用此种而不用溶酪大球菌这一先于其描述的种是因为它在新认识的四个种群中是最典型的)

M. bovicus 牛大球菌

M. brunensis 布尔诺大球菌 IJSEM 2003;53(5):1647～1654.

M. canis 犬大球菌 IJSEM 2017;67:621～626.

M. carouselicus 赛马大球菌

M. caseolyticus(原 *Staphylococcus caseolyticus*) 溶酪大球菌

M. eqipercius 马珀西大球菌

M. hajekii 哈氏大球菌 IJSEM 2003;53(5):1647～1654.

M. lamae 美洲驼大球菌 IJSEM 2003;53(5):1647～1654.

Mannheimia 曼海姆菌属 Angen et al. 1999 IJSB 1999;49(1):67～86.

革兰氏染色阴性,无动力杆菌或球杆菌,不形成芽胞。嗜中温菌,兼性厌氧或微嗜氧菌。发酵葡萄糖但不产气;氧化酶反应通常阳性,但也可以不定;产生碱性磷酸酶,能还原硝酸盐,西蒙氏柠檬酸盐试验和精氨酸双水解酶试验阴性,不发酵侧金盏花醇或山梨糖,全部菌株发酵甘露醇,尿素反应阴性,不发酵海藻糖和甘露糖。用于鉴别曼海姆菌属和巴氏菌科(Pasteurellaceae)中其他菌属的试验见文献(IJSB 1999;49:67～86)。

模式种:*Mannheimia haemolytica*(溶血曼海姆菌)

M. caviae 豚鼠苷曼海姆菌 IJSEM 2011;61:1699～1704.

M. glucosida 葡糖苷曼海姆菌

M. granulomatis(原 *Pasteurella granulomatis*) 肉芽肿曼海姆菌

M. haemolytica(原 *Pasteurella haemolytica*) 溶血曼海姆菌

M. ruminalis 反刍曼海姆菌

M. varigena 异源曼海姆菌

Massilia 马赛菌属 La Scola et al. 2000. IJSEM 2000;50(2):423～424. J. Clin. Microbiol 1998;36(10):2847～2852.

革兰氏染色阴性菌，为直杆状，1.0 μm 宽，3.0 μm 长，有时在陈旧培养中形成丝状细胞，特别是在 37 ℃时，可在麦康克琼脂上生长，不形成芽胞，每个细胞形成一根极生鞭毛，活泼运动，特别是幼稚培养时。严格需氧，形成浅黄色菌落，在液体培养中倾向于形成絮状和形成菌膜，而无指状突起。氧化酶阴性，触酶阳性，不能从糖类产酸，精氨酸双水解酶阳性，脲酶阴性，七叶苷阳性，水解明胶，无脱硝作用，存在 3%的氯化钠时不能生长，能水解淀粉，能利用下列化合物为碳源：乳糖、麦芽糖、D-甘露糖、D-纤维二糖、L-阿拉伯糖、D-木糖、L-鼠李糖、D-塔格糖、葡萄糖醛酸盐、半乳糖醛酸盐、原儿茶酸盐、丙二酸盐、L-苹果酸盐、延琥索酸盐、琥珀酸盐、L-丙氨酸。

不能利用下列化合物为碳源：葡萄糖、果糖、半乳糖、蔗糖、海藻糖、松三糖、柠檬酸盐、黏液酸盐、DL-乳酸盐、DL-甘油酸盐、L-酒石酸盐、D-丙氨酸、天冬氨酸盐、L-谷氨酸盐、丝氨酸。DNA 的 G+C mol% 为 64.6。从免疫功能低下的患者的血液中分离。

模式种：*Massilia timonae*（蒂蒙马赛菌），以下即是对蒂蒙马赛菌的描述：

M. timonae 蒂蒙马赛菌

该菌（共 5 个株）为弱氧化型，对某些糖产酸。全部有动力，主要为单极毛，有的有 1～3 根侧毛。触酶与氧化酶阳性，阳性的还有 DNA 酶、果胶酶、淀粉水解、七叶苷水解。对多黏菌素敏感，可生长于麦康克琼脂和不含氯化钠的肉汤中。阴性的性状为：吲哚产生、脲水解、亚硝酸盐还原、葡萄糖酸盐氧化、赖氨酸和鸟氨酸脱羧、精氨酸双水解酶、色素产生及在含 6%的氯化钠的肉汤中生长，不产生卵磷脂酶和壳多糖酶。

M. aerilata 气生马赛菌 IJSEM 2008;58:1422～1425.

M. agilis 敏捷马赛菌 IJSEM 2017;67:3026～3032.

M. agri 草原马赛菌 IJSEM 2017;67:2696～2703.

M. albidiflava 黄白马赛菌 IJSEM 2006;56:459～463.

M. alkalitolerans 耐碱马赛菌 IJSEM 2011;61:1528～1533.

M. armeniaca 杏黄色马赛菌 IJSEM 2018;68:2319～2324.

M. arvi 田野马赛菌 IJSEM 2015;65:3690～3696.

M. aurea 金黄色马赛菌 IJSEM 2006;56:459～463.

M. brevitalea 短杆马赛菌 IJSEM 2008;58:1245～1251.

M. buxea 苍黄色马赛菌 IJSEM 2017;67:4390～4396.

M. chloroacetimidivorans 解氯乙酰胺马赛菌 IJSEM 2017;67:2075～2078. Antonie van Leeuwenhoek 2017;110:751～758.

M. consociata 联系马赛菌 IJSEM 2011;61:1528～1533.

M. dura 硬马赛菌 IJSEM 2006;56:459～463.

M. flava 黄色马赛菌 IJSEM 2012;62:580～588.

M. haematophila 嗜血马赛菌 IJSEM 2011;61:1528～1533.

M. jejuensis 济州马赛菌 IJSEM 2010;60:1938～1943.

M. kyonggiensis 京畿马赛菌 IJSEM 2014;52:378～383.

M. lurida 淡黄马赛菌 IJSEM 2013;63:2118～2123.
M. lutea 浅黄马赛菌 IJSEM 2006;56:459～463.
M. namucuonensis 纳木错马赛菌 IJSEM 2013;63:352～357.
M. neuiana 东北大学马赛菌 IJSEM 2017;67:4943～4947.
M. niabensis 农技院马赛菌 IJSEM 2009;59:1656～1660.
M. niastensis 农科院 IJSEM 2009;59:1656～1660.
M. norwichensis 诺里奇马赛菌 IJSEM 2015;65:56～64.
M. oculi 眼马赛菌 IJSEM 2012;62:364～369.
M. phosphatilytica 解磷酸盐马赛菌 IJSEM 2017;67:2514～2519.
M. pinisoli 松下土马赛菌 IJSEM 2016;66:3669～3674.
M. plicata 绕叠马赛菌 IJSEM 2006;56:459～463.
M. psychrophila 嗜冷马赛菌 IJSEM 2016;66:4088～4093.
M. putida 恶臭马赛菌 IJSEM 2016;66:50～55.
M. solisilvae 森林土马赛菌 IJSEM 2017;67:3026～3032.
M. suwonensis 水原马赛菌 IJSEM 2011;61:1528～1533.
M. terrae 土壤马赛菌 IJSEM 2017;67:3026～3032.
M. tieshanensis 铁山马赛菌 IJSEM 2012;62:2356～2362.
M. timonae 蒂蒙马赛菌
M. umbonata 纹饰状马赛菌 IJSEM 2014;64:131～137.
M. varians 差异马赛菌 IJSEM 2011;61:1528～1533.
M. violacea 紫色马赛菌 IJSEM 2016;66:707～711.
M. violaceinigra 紫黑色马赛菌 IJSEM 2018;68:2271～2278.
M. yuzhufengensis 玉珠峰冰川马赛菌 IJSEM 2013;63:1285～1290.

表 92 用传统方法对马赛菌的 5 株菌做的生化反应结果

试验	不同菌株号的结果				
	85A2206	97A4424	99A9205	CIP 105350[a]	96A14209[b]
产酸自:					
葡萄糖	Weak+(>7[c])	Weak+(>7)	Weak+(>7)	Weak+(>7)	Weak+(4-7)
果糖	+(2)	+	+	+(3)	+(2)
木糖	+(2)	+	+	+	+(4-7)
乳糖	—	—	—	—	—
麦芽糖	+(2)	+	+	+	+
蔗糖	—	—	—	—	—
甘露醇	—	—	—	—	—
柠檬酸盐	+(3)	+	+(2)	+(2)	+

续表

试　验	不同菌株号的结果				
	85A2206	97A4424	99A9205	CIP 105350[a]	96A14209[b]
硝酸盐还原	－	－	＋	－	－
明胶水解					
25 ℃	＋(3)	＋(3-5)	＋(5-7)	＋(3-5)	＋(2)
35 ℃	－	－	－	－	－
石蕊牛乳,胨化					
25 ℃	＋(4)	＋(>7)	＋(>7)	＋(>7)	＋(>7)
35 ℃	＋(4)	＋(4-7)	＋(>7)	－	－
DNA 酶					
25 ℃	＋(2)	＋(3-5)	＋(2)	＋(3-5)	＋(2)
35 ℃	Weak＋(3-5)	－	Weak＋(3)	Weak＋(6-7)	ND
蛋白酶					
25 ℃	＋	＋(2)	＋(2)	＋	＋(2)
35 ℃	＋(2)	＋(3)	＋(2)	＋(5)	－
尿刊酸利用	＋(6)	＋(4)	＋(5)	＋(5)	－
熊果苷水解	－	－	＋(2)	－	＋(5)

注:引自 J. Clin. Microbiol. 2003;41:192～196.右上标"a"表示模式株,右上标"b"表示蒂蒙马赛菌样的菌株,右上标"c"表示括弧内为显现阳性反应的天数。

Megamonas 巨单胞菌属

Shah & Collins 1983, Valid IJSB 1983;33;438～440. Zentralbl. Bakteriol. Parasitenkd. Infektionskr. Hyg. Abt. 1 Orig. Reihe C 1892;3:394～398.

革兰氏染色阴性,大小(2.0～3.0)μm×(5.0～11.0)μm,端钝圆。含迂回体(volutin),但无脂粒或糖原,初分离可有荚膜。PYG 中培养产生丙酸、乙酸及少量乳酸和琥珀酸,不产氢,在含 20%的胆汁的培养基中生长弱或良好,水解七叶苷,使牛乳凝固,不消化肉渣,不还原硝酸盐,不液化明胶,吲哚阴性,能发酵葡萄糖、果糖、乳糖、甘露醇、甘露糖、麦芽糖、木糖、蕈糖、蔗糖、蜜二糖、棉子糖和阿拉伯糖,不发酵淀粉和七叶苷。

M. funiformis　线状巨单胞菌　IJSEM 2008;58:970～975.

M. hypermegas(原 *Bacteroides hypermegas*)　趋巨巨单胞菌(可参考 1984 年版《系统细菌学手册》第 1 卷第 624 页,后改为 *M. hypermegale*)

M. rupellensis　拉罗歇尔巨单胞菌　IJSEM 2008;58:2921～2924.

***Mesorhizobium* 中间根瘤菌属** Jarvis et al 1997. IJSB 1997;47:895～898.

革兰氏染色阴性，为需氧的无芽胞杆菌，有动力，通常以一根极毛或次极毛运动。胞内可含有聚β-羟丁酸盐颗粒。生长于酵母提取物甘露醇琼脂上时，在28 ℃培养3～7天的菌落直径为2～4 mm。全部的种同化葡萄糖、鼠李糖和蔗糖产生酸性终产物。菌株通常在有限范围的豆科植物中产生固氮根瘤，未见此属一个种的菌株和关联着另一个种的植物宿主间的交叉接种，在分子水平上此属菌种可用脂肪酸谱形和其16S rRNA基因来序列识别。DNA的G+C mol%为59～64(Tm)。

模式种：*Mesorhizobium loti*（百脉中间根瘤菌）

M. abyssinicae 合欢中间根瘤菌 IJSEM 2013;63:1746～1753.（从埃塞俄比亚的金合欢树中分离）

M. acaciae 金合欢中间根瘤菌 IJSEM 2015;65:3558～3563.

M. albiziae 山槐中间根瘤菌 IJSEM 2007;57:1192～1199.

M. alhagi 骆驼刺中间根瘤菌 IJSEM 2010;60:958～962.

M. amorphae 紫穗槐中间根瘤菌 IJSB 1999;49(1):51～65.

M. australicum 澳大利亚中间根瘤菌 IJSEM 2009;59:2140～2147.

M. calcicola 栖白垩土中间根瘤菌 IJSEM 2016;66:786～795.

M. camelthorni 骆驼刺中间根瘤菌 IJSEM 2011;61:574～579.

M. cantuariense 坎特伯雷中间根瘤菌 IJSEM 2015;65:3419～3426.

M. caraganae 锦鸡儿中间根瘤菌 IJSEM 2008;58:2646～2653.

M. chacoense 查科中间根瘤菌 IJSEM 2001;51(3):1011～1021.

M. ciceri 鹰嘴豆中间根瘤菌（原 *Rhizobium ciceri*）

M. delmotii 中间根瘤菌 IJSEM 2018;68:2130～2133. Syst. Appl. Microbiol. 2017;40:135～143.

M. erdmanii 厄尔德曼中间根瘤菌 IJSEM 2015;65:1703～1708.

M. gobiense 戈壁中间根瘤菌 IJSEM 2008;58:2610～2618.

M. hawassense 哈瓦萨中间根瘤菌 IJSEM 2013;63:1746～1753.

M. helmanticense 赫尔曼蒂卡中间根瘤菌 IJSEM 2017;67:2301～2305.

M. huakuii 华癸中间根瘤菌（原 *Rhizobium huakuii*）

M. japonicum 日本中间根瘤菌 IJSEM 2016;66:4936～4941.

M. jarvisii 贾维氏中间根瘤菌 IJSEM 2015;65:1703～1708.

M. kowhai 槐中间根瘤菌 IJSEM 2016;66:786～795.

M. loti 百脉中间根瘤菌（原 *Rhizobium loti*）

M. mediterraneum 地中海中间根瘤菌（原 *Rhizobium mediterraneum*）

M. metallidurans 抗金属中间根瘤菌 IJSEM 2009;59:850～855.

M. muleiense 穆雷中间根瘤菌 IJSEM 2012;62:2737～2742.

M. newzealandense 新西兰中间根瘤菌 IJSEM 2016;66:786～795.

M. oceanicum 海洋中间根瘤菌 IJSEM 2017;67:2739～2745.

M. olivaresii 橄榄中间根瘤菌 IJSEM 2017;67:3140～3143. Syst. Appl. Microbiol. 2016;38:557～561.

M. opportunistum 机会中间根瘤菌 IJSEM 2009;59:2140～2147.

M. plurifarium 广布中间根瘤菌 IJSB 1998;48(2):369～382.

M. pronaredense 中间根瘤菌 IJSEM 2018;68:2130～2138.

M. qingshengii 庆笙中间根瘤菌 IJSEM 2013;63:2002～2007.

M. robiniae 刺槐中间根瘤菌 IJSEM 2010;60:2552～2556.

M. qingshengii 庆笙中间根瘤菌 IJSEM 2013;63:2002～2007.

M. sangaii 黄芪中间根瘤菌 IJSEM 2013;63:2794～2799.

M. sediminum 沉淀中间根瘤菌 IJSEM 2016;66:4797～4802.

M. septentrionale 北方中间根瘤菌 IJSEM 2004;54:2003～2012.

M. shangrilense 香格里拉中间根瘤菌

M. shonense 西恩中间根瘤菌 IJSEM 2013;63:1746～1753.（西恩为埃塞俄比亚南部一地区）

M. silamurunense 黄河中间根瘤菌 IJSEM 2012;62:2180～2186.

M. soli 土壤中间根瘤菌 IJSEM 2015; 65: 3763 ～ 3767. Antonie van Leeuwenhoek 2015;108:301～310.

M. sophorae 槐中间根瘤菌 IJSEM 2016;66:786～795.

M. tamadayense 塔玛德亚中间根瘤菌 IJSEM 2012;62:2549～2554.

M. tarimense 塔里木中间根瘤菌 IJSEM 2008;58:2610～2618.

M. temperatum 温带中间根瘤菌 IJSEM 2004;54:2003～2012.

M. thiogangeticum 恒河硫自养中间根瘤菌 IJSEM 2006;56:91～97.

M. tianshanense 天山中间根瘤菌(原 *Rhizobium tianshanense*)

M. waimense 韦马河中间根瘤菌 IJSEM 2015;65:3419～3426.

M. waitakense 韦塔基河中间根瘤菌 IJSEM 2016;66:786～795.

M. wenxiniae 文新中间根瘤菌 IJSEM 2018;68:1930～1936.

表 93　中间根瘤菌属(*Mesorhizobium*)种的一些特征

特征(Characteristic)	鹰嘴豆中间根瘤菌(*M. ciceri*)	华癸中间根瘤菌(*M. huakuii*)	百脉中间根瘤菌(*M. loti*)	地中海中间根瘤菌(*M. mediterraneum*)	天山中间根瘤菌(*M. tianshanense*)
鞭毛(Flagella)		一条极毛(polar flagellum)或次极毛(subpolar flagellum)	一条极毛(polar flagellum)或次极毛(subpolar flagellum)		周毛(peritrichous flagella)
菌形	杆	杆	杆	杆	杆

续表

特征(Characteristic)	鹰嘴豆中间根瘤菌 (*M. ciceri*)	华癸中间根瘤菌 (*M. huakuii*)	百脉中间根瘤菌 (*M. loti*)	地中海中间根瘤菌 (*M. mediterraneum*)	天山中间根瘤菌 (*M. tianshanense*)
菌落浊度	浊	半透明	浊	浊	浊
菌落直径/mm	2～4	2～4	>1	2	1～2
28 ℃培养时间/天	3～5	5～6	7	4～5	5～7
颜色(Color)	无色	无色	无色	无色	奶油色
最高生长温/℃	40	37～39	<39	40	ND
最高生长氯化钠浓度/%	2.0	ND	<2.0	2.0	1.0
生长 pH 值范围	5.0～10	5.0～9.5	4.0,<10	>5.0,<10	ND
G+C mol%	63～64	59～64	59～64	63～64	59～63
底物利用:					
D-与 L-阿拉伯糖(L-Arabinose)	+	+	+	+	D
D-果糖(D-Fructose)	+	+	+	+	D
D-与 L-岩藻糖(Fucose)	+	−	+	+	+
延胡索酸盐(Fumarate)	+	+	+	+	−
肌醇(Inositol)	+	−	+	+	−
D-与 L-苹果酸盐(Malate)	+	+	+	+	−
麦芽糖(Maltose)	+	+	+	+	D
D-棉子糖(D-Raffinose)	−	+	D	−	D
蔗糖(Sucrose)	+	+	+	+	D

***Microbacterium* 微杆菌属** Orla-Jensen 1919. emend Collins, Jones & Kroppenstedt, 1983. emend Takeuchi & Hatano 1998. IJSB 1998; 48(3): 739～747.

主要根据对 16S rDNA 的序列研究,将金杆菌属(*Aureobacterium*)与微杆菌属(*Microbacterium*)合并为修正描述的微杆菌属(*Microbacterium*)。

革兰氏染色阳性,于幼稚培养下细胞呈不规则杆状,约 0.5 μm 宽,0.7～2.0 μm 长,在老培养中杆菌变短或形成球形体,但无明显的杆-球循环。由侧鞭毛运动或不运动。在适合的半固体培养基上菌落呈黄白色、黄色或橙色。为专性需氧菌,从某些糖类中慢而弱地氧化产酸，触酶阳性，不形成芽胞，不抗酸。甲基萘醌主要是 MK-11、MK-12 和 MK-13，而 MK-10 和 MK-14 为微量成分。

主要的脂肪酸是反异构型和异构型甲基支链酸：异构型 $C_{15:0}$、反异构型 $C_{16:0}$、异构型 $C_{15:0}$ 和异构型 $C_{16:0}$。极性脂是二磷脂酰甘油、磷脂酰甘油和未鉴定的糖脂。肽聚糖的肽亚单位由丙氨酸、D-谷氨酸（加羟谷氨酸）和（或）L-赖氨酸、L-鸟氨酸或者 L-高丝氨酸（L-homoserine）组成。肽桥含有 L-赖氨酸或 D-鸟氨酸。细胞壁不含内消旋或 LL-二氨基庚二酸。胞壁酸以 N-羟乙酰的形式存在，无阿拉伯半乳聚糖。DNA 的 G+C mol%为 66～72。其 16S rRNA 的标志为核苷酸位置 69～99(G/A-T)、129(C/T)、232(G)、279(T)、443～491(C/T-G)、770～809(G-C/G)、780(A)、830～856(T-A)和 929～1386(A-T)。广泛存在于土壤和临床标本中。

模式种：*Microbacterium lacticum*（乳微杆菌，Orla-Jensen 1919），其模式株为 IFO14135T（=ATCC8180T）。

M. aerolatum 空气微杆菌 IJSEM 2002;52:1229～1234.

M. agarici 松茸微杆菌 IJSEM 2010;60:854～860.

M. album 白色微杆菌 IJSEM 2018;68:217～222.

M. amylolyticum 解淀粉微杆菌 IJSEM 2012;62:2114～2120.

M. aoyamense 青山微杆菌 IJSEM 2006;56:2113～2117.

M. aquimaris 海水微杆菌 IJSEM 2008;58:1616～1620.

M. arabinogalactanolyticum（原 *Aureobacterium arabinogalactanolyticum* Yokota et al. 1993）解阿拉伯糖半乳聚糖微杆菌

M. arborescens 树状微杆菌

M. arthrosphaerae 千足虫微杆菌 IJSEM 2011;61:1334～1337.

M. aurantiacum 橙色微杆菌 IJSB 1998;48(3):973～982.

M. aureliae 水母（海蜇）微杆菌 IJSEM 2016;66:4665～4670.

M. aurum 金黄微杆菌 IJSB 1993;43(3):549～554.

M. awajiense 淡路岛微杆菌 IJSEM 2008;58:2471～2472. Actinomycetologica 2008;22:1～5.

M. azadirachtae 印楝微杆菌 IJSEM 2010;60:1687～1692.

M. barkeri（原 *Aureobacterium barkeri* Collins et al. 1983）巴氏微杆菌

M. binotii 毕氏微杆菌 IJSEM 2009;59:1016～1022.

M. chocolatum 巧克力色微杆菌 IJSB 1998;48(3):973～982.

M. deminutum 微小微杆菌 IJSEM 2006;56:2113～2117.

M. deserti 沙漠微杆菌 IJSEM 2018;68:217～222.

M. dextranolyticum 解葡聚糖微杆菌 IJSB 1993;43(3):549～554.

M. diaminobutyricum 二氨基丁酸微杆菌 IJSEM 2016;66:4492～4500.

M. enclense 国化室微杆菌 IJSEM 2015:65:2064～2070

M. endophyticum 植物内微杆菌 IJSEM 2015;65:741～744. Syst. Appl. Microbiol. 2014;37:474～479.

M. esteraromaticum（原 *Aureobacterium esteraromaticum* Omelianski 1923; Yokota et al. 1993)酯香微杆菌

M. faecale 粪微杆菌 IJSEM 2016;66:4445～4450.

M. flavescens（原 *Aureobacterium flavescens* Lochhead 1958 Collins et al. 1983）浅黄微杆菌

M. flavum 黄微杆菌 IJSEM 2008;58:529～530. Actinomycetologica 2007;21:53～58.

M. fluvii 河流微杆菌 IJSEM 2008;58:2471～2472. Actinomycetologica 2008;22:1～5.

M. foliorum 叶微杆菌 IJSEM 2001;51(4):1267～1276.

M. gilvum 母牛微杆菌 IJSEM 2016;66:4299～4305. Antonie van Leeuwenhoek 2016;109:1177～1183.

M. ginsengisoli 人参土微杆菌 IJSEM 2008;58:429～433.

M. ginsengiterrae 人参土微杆菌 IJSEM 2010;60:2808～2812.

M. gubbeenense 古本微杆菌 IJSEM 2001;51(6):1969～1976.

M. halimionae 柳 珊 瑚 微 杆 菌 IJSEM 2015; 65: 741 ～ 744. Syst. Appl. Mcrobiol. 2014;37:474～479.

M. halophilum 喜盐微杆菌 IJSB 1998;48(3):973～982.

M. halotolerans 耐盐微杆菌 IJSEM 2005;55:67～70.

M. hatanonis 波多野氏微杆菌 IJSEM 2008;58:654～658.

M. hihisci 木槿微杆菌 IJSEM 2017;67:3564～3569.

M. hominis 人微杆菌 IJSB 1998;48(3):973～982.

M. humi 土壤微杆菌 IJSEM 2010;60:854～860.

M. hydrocarbonoxydans 烃氧化微杆菌 IJSEM 2005;55:655～660.

M. immunditiarum 污物微杆菌 IJSEM 2012;62:2187～2193.

M. imperiale 蛾微杆菌

M. indicum 印度微杆菌 IJSEM 2007;57:1819～1822.

M. insulae 岛微杆菌 IJSEM 2009;59:1738～1742.

M. invictum 强力微杆菌 IJSEM 2009;59:2036～2041.

M. jejuense 济州微杆菌 IJSEM 2014;64:2267～2273.

M. keratanolyticum（原 *Aureobacterium keratanolyticum* Yokota et al. 1993）解角质微杆菌

M. ketosireducens 酮糖还原微杆菌 IJSB 1998;48(3):973～982.

M. kitamiense 北见微杆菌 IJSB 1999;49(4):1353～1357.

M. koreense 韩国微杆菌 IJSEM 2006;56:423～427.

M. kribbense 韩科院微杆菌 IJSEM 2008;58:2536～2540.

M. kyungheense 庆熙微杆菌 IJSEM 2014;64:2267～2273.

M. lacticum 乳微杆菌 IJSB 1980;30:319.

M. lacus 湖微杆菌 IJSEM 2008;58:539～530. Actinomycetologica 2007;21:53～58.

M. lacusdiani 湖螺微杆菌 IJSEM 2017;67:2075～2078. J. Antibiot (Tokyo) 2017;70:147～151.

M. laevaniformans 产左旋糖微杆菌

M. lemovicicum 利摩日微杆菌 IJSEM 2013;63:2600～2606.

M. lindanitolerans 耐林丹微杆菌 IJSEM 2010;60:2634～2638.

M. liquefaciens（原 *Aureobacterium liquefaciens* Collins et al. 1983）液化微杆菌

M. luteolum（原 *Aureobacterium luteolum* Yokota et al. 1993）显黄微杆菌

M. luticocti 消化污泥微杆菌 IJSEM 2008;58:1700～1704.

M. mangrovi 红树林微杆菌 IJSEM 2014;64:3513～3519.

M. marinilacus 海湖微杆菌 IJSEM 2007;57:2355～2359.

M. maritypicum 海征(海洋)微杆菌 IJSB 1998;48(3):973～982.

M. mitrae 头带微杆菌 IJSEM 2011;61:399～403.

M. murale 墙微杆菌 IJSEM 2012;62:2669～2673.

M. nanhaiense 南海微杆菌 IJSEM 2015;65:3697～3702.

M. natoriense 名取微杆菌 IJSEM 2005;55:661～665.（名取为日本一河流名）

M. oleivorans 食油微杆菌 IJSEM 2005;55:655～660.

M. oryzae 稻田微杆菌 IJSEM 2013;63:2442～2449.

M. oxydans 氧化微杆菌（formerly *Brevibacterium oxydans*） IJSB 1999;49(1):175～177.

M. paludicola 居沼泽微杆菌 IJSEM 2006;56:535～539.

M. panaciterrae 人参土微杆菌 IJSEM 2015;65:927～933.

M. paraoxydans 类氧化微杆菌 IJSEM 2003;53:935～937. J. Clin. Microbiol. 2003;41:2242～2246.

M. petrolearium 石油微杆菌 IJSEM 2014;64:4168～4172.

M. phyllosphaerae 叶球微杆菌 IJSEM 2001;51(4):1267～1276.

M. populi 杨树微杆菌 IJSEM 2015;65:1444～1449.

M. profundi 深海微杆菌 IJSEM 2008;58:2930～2934.

M. proteolyticum 解蛋白微杆菌 IJSEM 2015;65:1794～1798.

M. pseudoresistens 假低抗微杆菌 IJSEM 2010;60:854～860.

M. pumilum 短小微杆菌 IJSEM 2006;56:2113～2117.

M. pseudoresistens 类抵抗微杆菌 IJSEM 2010;60:854～860.

M. pygmaeum 侏儒微杆菌 IJSEM 2008;58:2471～2472. Actinomycetologica 2008;22:1～5.

M. radiodurans 抗放射微杆菌 IJSEM 2010;60:2665～2670.

M. resistens 抵抗微杆菌←*Aureobacterium resistens* IJSEM 2001;51(4):1267～1276.

M. rhizomatis 根梗微杆菌 IJSEM 2015;65:3196～3202.

M. rhizosphaerae 根围微杆菌 IJSEM 2017;67:529～531. Antonie van Leeuwenhoek 2017;110:11～18.

M. saccharophilum 喜糖微杆菌 IJSEM 2013;63:2765～2769.

M. saperdae（原 *Aureobacterium saperdae* Yokota et al. 1993） 天牛微杆菌

M. schleiferi（原 *Aureobacterium schleiferi* Yokota et al. 1993） 施氏微杆菌

M. sediminicola 居沉淀微杆菌 IJSEM 2007;57:2355～2359.

M. telephonicum 电话屏微杆菌 IJSEM 2018;68:1052～1058.

M. suwonensis 水原微杆菌 IJSEM 2012;62:473～475. J. Microbiol. 2011;49:852～856.

M. terrae（原 *Aureobacterium terrae* Yokota et al. 1993） 泥土微杆菌

M. terregens（原 *Aureobacterium terregenes* Lochhead & Burton 1953 Collins et al. 1983） 需土微杆菌

M. terricola 居土微杆菌 IJSEM 2007;57:1371～1373.

M. testaceum（原 *Aureobacterium testaceum* Komagata & Iizuka 1964;Collins et al. 1983） 砖红色微杆菌

M. thalassium 海微杆菌 IJSB 1998;48(3):973～982.

M. trichothecenolyticum（原 *Aureobacterium trichothecenolyticum* Yokota et al. 1983） 解单端孢霉素微杆菌

M. ulmi 榆树微杆菌 IJSEM 2004;54:513～517.（从榆树上分离得到）

M. tumbae 古墓石室微杆菌 IJSEM 2017;67:1777～1783.

M. xylanilyticum 解木聚糖微杆菌 IJSEM 2005;55:2075～2079.

M. yannicii 杨尼克微杆菌 IJSEM 2012;62:822～826.

M. zeae 玉米微杆菌 IJSEM 2017;67:3140～3143. Antonie van Leeuwenhoek 2017;110:697～704.

Micrococcus 微球菌属 Cohn 1872, 151[AL] 1986 手册;2:1004～1008.

革兰氏染色阳性，细胞球形，直径 0.5～2.0 μm，多成对，四联或不规则成堆存在，通常无动力，不形成芽胞。化能有机营养型，严格呼吸型代谢，需氧，一个种为兼性厌氧。触酶和氧化酶阳性。如果分解葡萄糖则产酸不产气，从其他糖类产酸则因种而异，大多数种产生类胡萝卜色素，全部的种在含 5%的氯化钠的培养基中可生长，最适温度 25～37 ℃。主要自然生存环境为哺乳动物皮肤，二次性环境（secondary habitat）为肉和乳品、土壤、水。非病原菌，某些株为条件致病菌。DNA 的 G+C mol%为 64～75(Tm,Bd)。

模式种：*Micrococcus luteus*（藤黄微球菌）

对微球菌属（*Micrococcus*）的修正描述：IJSEM 2002;52:629～637.

除 Stackebrandt 等 1995 年的描述外，此属细菌可生长在 pH 值为 10 的环境下。此菌的极性脂包括磷脂酰甘油、二磷脂酰甘油、磷脂酰肌醇及一未知的糖脂和一未知的茚三酮阴性的磷脂。此属的菌种在其 16S rRNA 基因顺序的(以大肠杆菌计)位置(293～304、610、598、615～625、1025～1036、1026～1035、1265～1270 和 1278)含有微球菌特异的核苷酸标志，而在 640、839～847 和 859 位置则缺乏。

对模式种藤黄微球菌的修正描述除了和菌属的描述一致以外，此菌种还具有下列特征：在 45 ℃，在 pH 值为 10 和存在 10% 的氯化钠的情况下能够生长或者微弱生长，存在 15%的氯化钠时则不生长，脲酶性状不定。能同化葡萄糖、蔗糖和甘露糖，不能同化果糖、N-乙酰-D-葡糖胺、鼠李糖、葡萄糖酸盐、顺乌头酸盐、反乌头酸盐、己二酸盐、壬二酸盐、衣康酸盐、中康酸盐、β-丙氨酸、鸟氨酸、色氨酸、亮氨酸、3-羟基苯甲酸、4-羟基苯甲酸。肽聚糖为 A2 型或者 A4α 型。优势的甲基萘醌为 MK-8 和 MK-8(H_2)，或者单独的 dMK-8(H_2)。

M. agilis　活泼微球菌

M. agilis→*Arthrobacter*　IJSB 1995;45(4):837～839.

M. aloeverae　芦荟微球菌　IJSEM 2014;64:3427～3433.

M. antarcticus　南极洲微球菌　IJSEM 2000;50(2):715～719.

M. cohnii　康氏微球菌　IJSEM 2013;63:80～85.

M. endophyticus　植物内微球菌　IJSEM 2009;59:1070～1075.

M. flavus　黄色微球菌　IJSEM 2007;57:66～69.

M. halobius　喜盐微球菌→*Nesterenkonia holobia*　IJSB 1995;45:682～692.

M. kristinae　克氏微球菌→*Kocuria kristinae*　IJSB 1995;45:682～692.

M. luteus　藤黄微球菌

M. lylae　里拉微球菌

M. nishinomiyaensis 西宫微球菌→*Dermacoccus nishinomiyaensis*　JSB 1995;45:682～692.

M. roseus　玫瑰色微球菌→*Kocuria rosea*　IJSB 1995;45:682～692.

M. sedentarius　栖息微球菌→*Kytococcus sedentarius*　IJSB 1995;45:682～692.

M. terreus　土地微球菌　IJSEM 2010;60:1897～1903.

M. varians　变异微球菌→*Kocuria varians*　IJSB 1995;45:682～692.

M. yunnanensis　云南微杆菌　IJSEM 2009;59:2383～2387.

表 94　微球菌属(*Micrococcus*)与类似菌属的鉴别

特征(Characteristic)	微球菌属(*Micrococcus*)	口腔球菌属(*Stomatococcus*)	动性球菌属(*Planococcus*)	葡萄球菌属(*Staphylococcus*)
不规则团集	+	+	+	+
四联球菌(Tetrads)	+	—	—	—
荚膜	—	+	—	—

续表

特征(Characteristic)	微球菌属(*Micrococcus*)	口腔球菌属(*Stomatococcus*)	动性球菌属(*Planococcus*)	葡萄球菌属(*Staphylococcus*)
动力	−	−	+	−
生长于(FTO)呋喃唑酮琼脂(Furazolidone agar)	+	−	−	−
厌氧发酵葡萄糖	−	+	−	+
氧化酶和联苯胺(Oxidase and benzidine)试验	+	−	ND	−
1,6-二磷酸果糖醛缩酶类型(FDF-Aldolase)	II	ND	ND	I
抵抗溶葡萄球菌素(Lysostaphin)	R	R	R	S
甲基萘醌(Menaquinones)	氢化的	ND	正常的	正常的
肽聚糖(Peptidoglycan)中存在甘氨酸(Glycine)	−	−	−	+
胞壁中含有磷壁酸(Teichoic acid)	−	−	−	+
DNA 的 G+C mol%	65～75	56～60	39～52	30～39

注:(FTO)呋喃唑酮琼脂(Furazolidone agar)见 1986 年手册;2:1005.

Micrococcus 微球菌属　Cohn 1872, 151[AL] emend. Stackbrandt et al. 1995, IJSB 1995;45(4):682～692.(Stackbrandt 等用 16S rRNA 测序和化学分类，将 *M. roseus*, *M. varians*, *M. kristinae*, *M. halobius*, *M. sedentarius* 和 *M. nishinomiyaensis* 从此属中除去,另建 4 个属,将微球菌属定义修正如下)

革兰氏染色阳性,球形,无动力,不产生芽胞。需氧菌,化能有机营养型,行严格呼吸代谢。触酶和氧化酶阳性,嗜温菌,不嗜盐。以赖氨酸为肽聚糖中的二氨基酸,肽聚糖为 A2 型(具有肽亚单位组成的肽桥)或 A4α 型。优势的甲基萘醌或为 MK-8 和 MK-8(H_2),或为 MK-8(H_2);而 MK-7 或 MK-7(H_2)和 MK-9(H_2)为低含量成分。其细胞色素为 aa_3、b557、b567 和 d626,细胞色素 c550、c551、b563、b564 和 b567 也可存在。无枝菌酸和磷壁酸,可有糖醛酸磷壁酸,甘露糖胺-糖醛酸可作为胞壁多糖中的氨基糖而存在。细胞脂肪酸为异构型和反异构型支链脂肪酸,以反异构型 $C_{15:0}$ 和异构型 $C_{15:0}$ 为主,极性脂为磷脂酰甘油、二磷脂酰甘油和未知的茚三酮(ninhydrin)阴性的磷脂及糖脂,磷脂酰肌醇可能存在,主要的脂肪烃为 C_{27}～C_{29} 烃。DNA 的 G+C mol%为 69～76(Tm)。主要存在于哺乳动物的皮肤上。

模式种: *Micrococcus luteus*(藤黄微球菌)

M. antarcticus　南极洲微球菌　IJSEM 2000;50(2):715～719.

M. lactis　乳微球菌 2011;61:2832～2836.

M. luteus　藤黄微球菌

M. luteus ATCC9341 菌株→*Kocuria rhizophila*(此种的模式株仍为 *Micrococcus* *luteus* ATCC 4698) IJSEM 2003;53:995～997.

M. terreus 土地微球菌 IJSEM 2010;60:1897～1903.

M. varians 变异微球菌→*Kocuria varians* IJSB 1995;45:682～692.

表 95 肽聚糖(*peptidoglycan*)A 组细菌的形态和化学分类

菌属(Genus)	形态	动力(Motility)	肽聚糖类型(Peptidoglycan type)	主要呼吸醌(Respiratory quinones)	脂肪酸(Fatty acids)	G+C mol%
浅黄微球菌(*M. luteus*)	球	—	Lys-peptide	MK-8, MK-8(H_2)	S. A. I	70～76
里拉微球菌(*M. lylae*)	球	—	Lys-DCA	MK-9(H_2)	A. I.	69
节杆菌属Ⅰ群(*Arthrobacter* groupⅠ)	杆-球循环	+/—	Lys-MCA	MK-8(H_2)	S. A. I	61～66
节杆菌属Ⅱ群(*Arthrobacter* groupⅡ)	杆-球循环	+/—	Lys-MCA	MK-8, MK-9	S. A. I	60～65
肾杆菌属(*Renibacterium*)	短杆	—	Lys-MCA	MK-9, MK-10	S. A. I	52～54
科勒氏(球)菌属(*Kocuria*)	球	—	Lys-MCA	MK-7(H_2), MK-8(H_2)	S. A. I	66～75
纳斯特连柯菌属(*Nesterenkonia*)	球	—	Lys-MCA, DCA	MK-8, MK-9	(S). A. I	70～72
皮肤球菌属(*Kytococcus*)	球	—	Lys-DCA	MK-8, MK-9, MK-10	(S). A. I	68～69
皮球菌属(*Dermacoccus*)	球	—	Lys-MCA, DCA	MK-8(H_2)	S. A. I.	66～71
口腔球菌属(*Stomatococcus*)	球	—	Lys-MCA	MK-7	S. A. I.	56～60
罗氏菌属(*Rothia*)	不规则杆，球	—	Lys-MCA	MK-7	S. A. I.	49～53
皮杆菌属(*Dermabacter*)	短杆	—	meso-A2pm	MK-7, MK-8, MK-9	S. A. I.	62
短状杆菌属(*Brachybacterium*)	短杆，球	—	meso-A2 pm-DCA	MK-7	S. A. I.	68～72
动球菌属(*Kineococcus*)	球	+	meso-A2pm	MK-9(H_2)	反异构型 $C_{15:0}$	74
黄性球菌属(*Luteococcus*)	球	—	LL-A2pm	MK-9(H_4)	$C_{16:1}$, $C_{17:1}$, $C_{18:1}$	66～68
纤维单胞菌属(*Cellulomonas*)	不规则杆，球	—	Orn-DCA	MK-9(H_4)	S. A. I.	71～76
葡萄球菌属(*Staphylococcus*)	球	—	L-Lys-MCA	MK-6, MK-7, MK-8	$C_{15:0}$, $C_{18:0}$, $C_{20:0}$	30～38

注:"S"表示直链饱和(straight chain saturated);"A"表示 anteiso-甲基支链;"I"表示 iso-甲基支链;"Lys"表示赖氨酸;"Orn"表示鸟氨酸;"meso-A2pm"表示 meso-diaminopimelic acid(内消旋二氨基庚二酸);"LL-A_2pm"表示 LL-diaminopimelic acid(LL-二氨基庚二酸);"DCA"表示 dicarboxylic amino acid(二羧氨基酸);"MCA"表示 monocarboxylic acid(单羧氨基酸)。

表 96　菌株 ATCC 9341 与藤黄微球菌模式株 ATCC 4698^T 的比较

特　征	ATCC 9341	ATCC 4698^T
氧化酶	−	+
西蒙氏柠檬酸盐	+	−
产酸自：		
葡萄糖	+	−
果糖	+	−
主要脂肪酸	反异构型 $C_{17:0}$，反异构型 $C_{15:0}$，异构型 $C_{15:0}$	反异构型 $C_{15:0}$，异构型 $C_{15:0}$

注：菌株 ATCC 9341 近来作为藤黄微球菌 FDA(美国食品与药品管理局)菌株 PCI 1001，为质控菌株。美国联邦法规和美国药典以它作为无菌试验对照株，欧洲药典也用它作为抗生素和杀真菌剂残留检测菌株。美国联邦法典用此菌株作为测定四环素、氯霉素的菌株使用。美国食品药品管理局多年前称其为“藤黄八叠球菌”，1977 年第 8 版《伯杰氏鉴定细菌学手册》改称它为“藤黄微球菌”，但它与藤黄微球菌的模式株 ATCC 4698^T 是不一样的。

用梅里埃 ID32 Staph 盒及 Biolog G P Micro Plate 来测，此菌株与 *Kocuria varians*(变化考克氏菌)不能区分。现在已将此菌划入 *Kocuria rhizophila*(嗜根考克氏菌)(IJSEM 2003；53：995～997)。

表 97　微球菌属(*Micrococcus*)的生化性状

特征	藤黄微球菌 DSM20030^T	里拉微球菌 DSM20315^T	南极洲微球菌 ASI02372^T
色素	黄	白	黄
尿素	+	−	−
pH 值为 6 时的生长情况	−	−	ND
同化：			
甘露糖	+	−	−
麦芽糖	−	+	−
蕈糖	−	+	−
木糖	−	−	−
侧金盏花醇	−	−	ND
肌醇	−	−	ND
甘露醇	−	−	ND
山梨醇	−	−	−
乙酸盐	−	+	−
丙酸盐	+	−	−
4-氨基丁酸	−	−	ND
柠檬酸盐	−	+	ND
延胡索酸盐	−	+	ND
γ-羟丁酸盐	−	+	ND

续表

特征	藤黄微球菌 DSM20030^T	里拉微球菌 DSM20315^T	南极洲微球菌 ASI02372^T
乳酸盐	−	+	ND
L-苹果酸盐	−	−	+
丙酮酸盐	−	+	−
L-丙氨酸	−	−	+
L-天冬氨酸	+	+	+
L-亮氨酸	−	+	ND
L-苯丙氨酸	−	−	ND
对羟基苯甲酸盐	−	+	ND
苯乙酸盐	−	−	ND
水解吐温 80	−	+	+
水解酪蛋白	−	−	ND

注:引自 IJSEM 2002;52:629～637.

表 98　微球菌属几个种的鉴别特征

特征	内源微球菌	藤黄微球菌	南极微球菌	黄微球菌	里拉微球菌
45 ℃生长	−	−	−	−	+
含 7%的氯化钠时的生长情况	+	+	+	−	−
硝酸盐还原	+	−	+	−	−
VP 反应	−	−	+	−	−
水解吐温 80	−	−	+	−	−
水解淀粉	−	−	+	+	−
同化甘露糖	−	+	−	−	−
同化蕈糖	+	−	−	+	+
产酸自:					
侧金盏花醇	−	−	−	−	+
D-阿拉伯糖	+	+	−	−	−
L-阿拉伯糖	+	−	+	−	−
纤维二糖	+	−	+	+	−
卫矛醇	−	−	−	+	+
赤藓醇	−	−	−	+	−

续表

特征	内源微球菌	藤黄微球菌	南极微球菌	黄微球菌	里拉微球菌
果糖	+	+	+	−	+
半乳糖	+	−	+	−	−
甘油	−	+	+	−	+
糖原	−	−	+	−	+
肌醇	−	−	+	−	−
菊糖	−	−	−	−	+
乳糖	−	−	+	+	+
甘露醇	−	−	−	−	+
松三糖	−	−	−	−	+
蜜二糖	−	−	+	−	−
甲基 α-D-葡糖苷	+	+	−	−	−
棉子糖	+	−	−	−	−
鼠李糖	−	−	+	−	+
核糖	+	−	+	+	−
水杨素	−	+	+	+	+
山梨醇	+	−	−	−	+
山梨糖	−	−	−	−	+
蕈糖	+	+	−	+	+
D-木糖	−	−	+	−	−

注：全部上述 5 个种都能从甘露糖、麦芽糖、蔗糖和葡萄糖产酸，而不能从 L-木糖、苦杏仁苷、D-阿拉伯糖醇、L-阿拉伯糖醇和 L-岩藻糖产酸。引自 IJSEM 2009；59：1070～1075.

Mitesuokella 光岗菌属 Shah & Collins 1983，Valid IJSB 1983；33：438～440. Zentralbl. Bakteriol. Parasitenkd. Infektionskr. Hyg. Abt. I. Orig. Reihe C1982；3：491～494.

M. dentalis 牙光岗菌 IJSB 1986；36(4)：566～568.

M. dentalis→*Prevotella* IJSB 1995；45(4)：832～836.

M. jalaludinii 贾拉路氏光岗菌 IJSEM 2002；52：713～718.

M. multiacidus 多酸光岗菌（原 *Bacteroides multiacidus*）

M. multiacidus（为 *Sporomusa* subbranch of the *Clostridium* subphylum） IJSB 1995；45(4)：832～836.

Mobiluncus 动弯杆菌属 Spiegel and Robert IJSB 1984;34:177～184. emend Hoyles et al. Syst. Appl. Microbiol. 2004;27:72～83.

分离自阴道炎患者,菌体纤细,呈弯杆状,大小(0.4～0.6)μm×(1.2～4.0)μm,端尖,形状和大小可变,单生或成对。革兰氏染色可变或阴性,但细胞壁属革兰氏染色阳性类型,能运动,有多根侧生或亚极生鞭毛(具体数目不定,一般为1～8根)。具有多层的革兰氏染色阳性细胞壁结构,不产芽胞。一般在35～42 ℃生长,但45 ℃却不能生长。马或兔的血清或血液能促进其生长,厌氧,在富含二氧化碳的空气里生长良好,有些菌株多次传代后会变得微耐氧,能够在含5%的氧气的还原空气里生长。在固体培养基上能够缓慢生长,一般情况下,用蛋白胨/酵母膏/葡萄糖/羊血或哥伦比亚琼脂平板,在37 ℃厌氧培养3天,菌落直径为针尖大小至1 mm,常为白色至灰色;培养5天,菌落直径会变得更大,能达到1～2.5 mm,颜色为灰白或浅黄色。触酶阴性,氧化酶阴性,吲哚阴性,还原硝酸盐。分离于人的阴道,可能与阴道炎有关。

模式种:*Mobiluncus curtisii*(柯氏动弯杆菌)

M. curtisii 柯氏动弯杆菌

M. curtisii* subsp. *curtisii 柯氏动弯杆菌柯氏亚种

M. curtisii* subsp. *holmes 柯氏动弯杆菌霍氏亚种

M. mulieris 羞愧动弯杆菌

Moellerella 米勒氏菌属 Hickman-Brenner et al. 1984. IJSB 1984;34(3):355～357. J. Clin. Microbiol. 1984;19:460～463. 此属目前仅1个种,即威斯康星米勒氏菌(*M. wisconsensis*),此菌性状如下:

革兰氏染色阴性的杆菌,兼性厌氧,还原硝酸盐为亚硝酸盐,不产生氧化酶,符合肠杆菌科的定义。36 ℃时无动力。菌落不产生黄色素,生化反应不活泼,发酵葡萄糖产酸不产气,多数(80%)菌株生长于西蒙氏柠檬酸盐中,甲基红试验阳性,VP反应阴性,不产生吲哚,不产生硫化氢,不产生脲酶、苯丙氨酸脱氨酶、赖氨酶脱羧酶、鸟氨酸脱羧酶、精氨酸双水解酶、明胶酶、脂酶(玉米油)和DNA酶。

发酵葡萄糖、乳糖、蔗糖、甘露糖、侧金盏花醇、蜜二糖和棉子糖。不发酵鼠李糖、木糖、纤维二糖、蕈糖、卫矛醇、肌醇、水杨素、山梨醇、L-阿拉伯糖、赤藓醇、α-甲基-D-葡萄糖苷和黏液酸盐,不利用丙二酸盐,不水解七叶苷。

菌株间反应不定的是:氰化钾生长(70%)、甘露醇(60%)、麦芽糖(30%)、D-阿拉伯糖(75%)。主要存在于人粪便中(可参考 *Manual of Clinical Microbiology* 1991年第5版第360～383页和1995年第6版第439页)。

Mogibacterium 难养杆菌属 Nakazawa et al. 2000 IJSEM 2000;50:679～688.

革兰氏染色阳性杆菌，不形成芽胞，无动力。严格厌氧，不分解糖类，在肉汤中生长很差。触酶阴性。在PYG培养基中代谢的终产物为苯乙酸。DNA的碱基组成中，G+C mol%为45～46。此属中种的区别靠16S rRNA序列与DNA相关性。

模式种为短的革兰氏染色阳性杆菌，专性厌氧，无动力，无芽胞。细胞大小为(0.2～0.3)μm×1.0 μm，单个或成堆排列。在BHI血琼脂平板上，即使在厌氧手套箱中延长培养也仅形成不足1 mm的小菌落，菌落圆、突起，半透明。硝酸盐还原试验阴性。在肉汤中不论加与不加糖类都生长很差。不利用糖类，不产生触酶、脲酶和吲哚，不从精氨酸产氨，在PYG肉汤中产生苯乙酸(3 mm)作为主要的代谢终产物。DNA的G+C mol%为45～46。

模式种：*Mogibacterium pumilum*(微菌落难养杆菌，模式株为ATCC700696^{T}，分离自人牙周囊)

M. diversum 多样难养杆菌 IJSEM 2002;52:115～122.

M. neglectum (易)忽视难养杆菌 IJSEM 2002;52:115～122.

M. pumilum 微菌落难养杆菌

M. timidum(原*Eubacterium timidum*) 怯生难养杆菌

M. vescum 弱生难养杆菌

Moraxella 莫拉氏菌属 Lwoff 1939, 173, emend Hinriksen & Bovre 1968, 391^{AL}1984手册;1:296～303.

革兰氏染色阴性，但常有抵抗脱色的倾向，杆菌(莫拉氏亚属，subgenus *Moraxella*)或球菌(布兰汉亚属，subgenus *Branhamella*)，杆菌常非常短而饱圆，接近球形，大小为(1.0～1.5)μm×(1.5～2.5)μm，通常成对和成短链(以一个面分裂)，在培养中常可看到细胞大小、形态、丝状或链状形成的变异，缺氧和高于最适温度可促进多形性的产生。球菌通常较小(直径0.6～1.0 μm)，单个或成对，邻接面较平(不同的分裂平面)，成直角的两个分裂平面可形成四联体(tetrads)。可有荚膜，无鞭毛，不论杆状还是球形者都可以有菌毛，缺乏泳动，但表面结合的搐动可在某些杆菌种中看到。需氧性，但有的菌株在厌氧条件下能微弱生长。大多数种(除*M. osloensis*)营养要求高，但其生长需要未知，适温33～35 ℃，菌落无色素。氧化酶阳性(不论是四甲基对苯二胺还是二甲基对苯二胺试剂)，通常触酶阳性。化能有机营养型，不从糖类中产酸。一般对青霉素高敏。寄生于人和其他温血动物的黏膜上。DNA的G+C mol%为40.0～47.5。

模式种：*Moraxella* (*Moraxella*) *lacunata*(腔隙莫拉氏菌)

M. (***M.***) ***atlantae*** 亚特兰大莫拉氏菌

M. boeveri 鲍氏莫拉氏菌 IJSB 1997;47(1):115～121.

M. (***M.***) ***bovis*** 牛莫拉氏菌

M. bovoculi　牛眼莫拉氏菌　IJSEM 2007;57:789～795.

M. canis　狗莫拉氏菌　IJSB 1993;43(3):438～449.

M. caprae　山羊莫拉氏菌　IJSB 1995;45(3):467～471.

M. (B.) catarrhalis　卡他莫拉氏菌(布兰汉亚属)

M. (B.) caviae　豚鼠莫拉氏菌(布兰汉亚属)

M. (B.) cuniculi　兔莫拉氏菌(布兰汉亚属)

M. equi　马莫拉氏菌

M. (M.) lacunata　腔隙莫拉氏菌

M. lincolnii　林肯莫拉氏菌　IJSB 1993;43(3):474～481.

M. (M.) nonliquefaciens　非液化莫拉氏菌

M. (M.) osloensis　奥斯陆莫拉氏菌

M. oblonga　伸长莫拉氏菌　IJSEM 2005;55:331～334.

M. (B.) ovis　绵羊莫拉氏菌(布兰汉亚属)

M. (M.) phenylpyruvica　苯丙酮酸莫拉氏菌

M. pluranimalium　多动物莫拉氏菌　IJSEM 2009;59:671～674.

M. porci　猪莫拉氏菌　IJSEM 2010;60:2446～2450.

M. saccharolytica　解糖莫拉氏菌

M. urethralis　尿道莫拉氏菌→*Oligella urethralis*

表 99　莫拉氏菌属(*Moraxella*)种的鉴别

特征(Characteristic)	林肯莫拉氏菌(*M. lincolnii*)	奥斯陆莫拉氏菌(*M. osloensis*)	非液化莫拉氏菌(*M. nonliquefaciens*)	腔隙莫拉氏菌(*M. lacunata*)	亚特兰大莫拉氏菌(*M. atlantae*)	卡他莫拉氏菌(*M. catarrhalis*)	牛莫拉氏菌(*M. bovis*)	绵羊莫拉氏菌(*M. ovis*)	兔莫拉氏菌(*M. cuniculi*)	狗莫拉氏菌(*M. canis*)	豚鼠莫拉氏菌(*M. caviae*)
触酶(Catalase)	+	+	+	+	+	+	−	−	+	+	+
溶血(Hemolysis)	−	−	−	−	−	−	+	−	−	+	+
DNA 酶(DNase)	−	−	−	ND	−	+	−	−	−	+	−
生长于德里加斯奇(Drigalski)琼脂	−	+	−	−	−	−	−	−	−	+	−
生长于 42 ℃	−	+	+	−	−	−	−	+	+	+	+
还原硝酸盐(Reduction of nitrate)	−	−	+	+	−	+	+	+	−	+	−
还原亚硝酸盐(Reduction of nitrite)	d	−	−	−	−	+	−	−	−	−	+
液化明胶(Liquefaction of gelatin)	−	−	−	+	−	−	+	−	−	−	−

续表

特征(Characteristic)	林肯莫拉氏菌(*M. lincolnii*)	奥斯陆莫拉氏菌(*M. osloensis*)	非液化莫拉氏菌(*M. nonliquefaciens*)	腔隙莫拉氏菌(*M. lacunata*)	亚特兰大莫拉氏菌(*M. atlantae*)	卡他莫拉氏菌(*M. catarrhalis*)	牛莫拉氏菌(*M. bovis*)	绵羊莫拉氏菌(*M. ovis*)	兔莫拉氏菌(*M. cuniculi*)	狗莫拉氏菌(*M. canis*)	豚鼠莫拉氏菌(*M. caviae*)
吕氏斜面溶蛋白(Proteolysis on loeffler slants)	-	-	-	+	-	-	+	-	-	-	-
以乳酸为碳源(Use of lactate as carbon source)	-	+	-	-	-	-	-	-	-	+	-
水解吐温 80(Hydrolysis of Tween 80)	-	-	-	-	-	-	-	-	+	-	-
生长于 1.5%的氯化钠	-	+	+	+	+	+	+	+	+	+	+
生长于 3%的氯化钠	-	-	+	-	W	+	+	+	+	+	+
生长于 5%的氯化钠	-	-	-	-	-	W	-	+	-	+	-
碱性磷酸酶(Alkaline phosphatase)	-	+	-	+	+	+	-	+	-	+	+
酯酶(Esterase)活性	+	+	+	+	+	+	+	+	-	+	-
酸性磷酸酶(Acid phosphatase)	-	+	-	-	+	-	-	-	-	-	-
磷酰胺酶活性(Phosphoamidase)	-	+	-	+	+	-	-	-	-	+	-
γ-谷氨酰基芳胺酶(γ-Glutamyl arylamidase)	-	-	-	-	-	-	-	-	-	+	-
甘氨酸芳胺酶(Glycine arylamidase)	+	+	+	+	-	+	+	+	+	-	+
赖氨酸芳胺酶(Lysine arylamidase)	+	+	+	+	-	+	+	+	+	+	+
脯氨酸芳胺酶(Proline arylamidase)	-	-	+	-	-	-	-	-	-	-	-
α-谷氨酰-α-谷氨酸芳胺酶(α-Glytamyl-α-glutamic acid arylamidase)	d	-	+	-	-	+	+	+	+	-	+
甘氨酰-苯丙氨酸芳胺酶(Glycyl-phenylalanine arylamidase)	d	+	+	+	-	-	+	-	-	-	-

续表

特征(Characteristic)	林肯莫拉氏菌(*M. lincolnii*)	奥斯陆莫拉氏菌(*M. osloensis*)	非液化莫拉氏菌(*M. nonliquefaciens*)	腔隙莫拉氏菌(*M. lacunata*)	亚特兰大莫拉氏菌(*M. atlantae*)	卡他莫拉氏菌(*M. catarrhalis*)	牛莫拉氏菌(*M. bovis*)	绵羊莫拉氏菌(*M. ovis*)	兔莫拉氏菌(*M. cuniculi*)	狗莫拉氏菌(*M. canis*)	豚鼠莫拉氏菌(*M. caviae*)
脯氨酰-精氨酸芳胺酶(Prolyl-arginine arylamidase)	d	−	+	−	−	−	+	+	−	−	−
丝氨酰-甲硫氨酸芳胺酶(Seryl-methionine arylamidase)	+	+	+	+	−	+	+	+	−	+	+
丙氨酰-苯丙氨酰-脯氨酰丙氨酸芳胺酶(Alanyl-phenylalanyl-prolyl-alanine arylamidase)	−	−	+	−	−	+	+	−	−	−	−

表 100 莫拉氏菌属(*Moraxella*)种的表型特征

特征(Characteristic)	鲍氏莫拉氏菌(*M. boeveri*)	牛莫拉氏菌(*M. bovis*)	山羊莫拉氏菌(*M. caprae*)	腔隙莫拉氏菌(*M. lacunata*)	非液化莫拉氏菌(*M. nonliquefaciens*)	奥斯陆莫拉氏菌(*M. osloensis*)	林肯莫拉氏菌(*M. lincolnii*)	亚特兰大莫拉氏菌[*M.(M.) atlantae*]	苯丙酮酸莫拉氏菌[*M.(M.) phenylpyruvica*]	绵羊(布)莫拉氏菌[*M.(B.) ovis*]	豚鼠(布)莫拉氏菌[*M.(B.) caviae*]	兔(布)莫拉氏菌[*M.(B.) cuniculi*]	狗(布)莫拉氏菌(*M. canis*)	卡他(布)莫拉氏菌[*M.(B.) catarrhalis*]
形态(Morphology)	短杆	杆	杆	杆	杆	杆	球杆	杆	杆	球	球	球	球	球
动力(Motility)	−	−	−	−	−	−	−	−	−	−	−	−	−	−
触酶(Catalase)	+	(+)	+	+	+	+	+	+	+	+	+	+	+	+
氧化酶(Oxidase)	+	+	+	+	+	+	+	+	+	+	+	+	+	+
麦康克琼脂(MacConkey agar)生长	−	−	−	−	−	V	ND	+	ND	−	−	−	−	−
葡萄糖产酸(Acid from glucose)	−	−	−	−	−	−	−	−	−	−	−	−	−	−
生长于简单培养基	−	−	−	−	−	+	ND	−	−	−	−	−	(+)	−
溶血(Hemolysis)	+	+	+	−	−	−	−	−	−	(+)	w	−	+	−
硝酸盐(Nitrate)还原	+	(−)	+	+	+	(−)	−	−	(+)	+	+	−	+	(+)
明胶(Gelatin)液化	+	+	−	+	−	−	−	−	−	−	−	−	−	−
DNA 酶(DNase)	−	−	−	−	−	−	−	−	−	(−)	(−)	−	(+)	+
吲哚(Indole)	−	−	−	−	−	−	ND	−	−	−	−	−	−	−
苯丙氨酸脱氨酶(Phenylalanine deaminase)	−	−	−	−	−	−	−	ND	+	−	−	−	−	−

续表

特征(Characteristic)	鲍氏莫拉氏菌(*M. boeveri*)	牛莫拉氏菌(*M. bovis*)	山羊莫拉氏菌(*M. caprae*)	腔隙莫拉氏菌(*M. lacunata*)	非液化莫拉氏菌(*M. nonliquefaciens*)	奥斯陆莫拉氏菌(*M. osloensis*)	林肯莫拉氏菌(*M. lincolnii*)	亚特兰大莫拉氏菌[*M.(M.) atlantae*]	苯丙酮酸莫拉氏菌[*M.(M.) phenylpyruvica*]	绵羊(布)莫拉氏菌[*M.(B.) ovis*]	豚鼠(布)莫拉氏菌[*M.(B.) caviae*]	兔(布)莫拉氏菌[*M.(B.) cuniculi*]	狗(布)莫拉氏菌(*M. canis*)	卡他(布)莫拉氏菌[*M.(B.) catarrhalis*]
吐温 80 水解	+	+	+	+	−	−	−	−	ND	−	−	−	−	−
碱性磷酸酶活性(Alkaline phosphatase)	−	−	−	+	−	+	−	+	ND	+	+	+	+	+
脂酶(Lipase)	+	+	−	+	+	+	+	+	ND	+	+	+	+	+
酸性磷酸酶(Acid phosphatase)	−	w	−	w	−	+	−	+	ND	−	−	w	−	−
DNA 的 G+C 含量(mol%)	41～41.5	41～44.5	40～41.5	40～44.5	40～44	43～46	44	46.5～47.5	42.5～43.5	44.5～46.5	44～47.5	44.5	44.5～49.6	40～43

表 101　莫拉氏菌属某些种的鉴别

特征	多动物莫拉氏菌	兔莫拉氏菌	牛莫拉氏菌	狗莫拉氏菌	山羊莫拉氏菌	豚鼠莫拉氏菌	马莫拉氏菌	绵羊莫拉氏菌	鲍氏莫拉氏菌	牛眼莫拉氏菌
形态	球	球	杆	球	杆	球	杆	球	短杆	球
耐受 3%的氯化钠	−	−	+	+	+	+	+	+	+	+
耐受 5%的氯化钠	−	−	−	+	+	−	−	+	−	+
42 ℃生长	−	+	−	+	−	+	−	+	−	−
溶血	−	−	+	+	+	+	−	−	+	−
还原硝酸盐	−	−	+	+	−	−	−	+	+	+
同化葡萄糖	−	−	ND	−	ND	ND	−	ND	ND	−
产生：										
DNA 酶	−	−	−	+	−	−	−	−	−	−
明胶酶	−	−	+	−	−	−	+	−	−	w
碱性磷酸酶	−	−	−	+	−	+	+	+	−	+
酸性磷酸酶	−	+	−	−	−	−	−	−	−	−
酯酶(C4)	+	+	+	+	+	−	+	+	+	+
脂酶(C14)	−	−	−	−	−	−	−	−	+	−
DNA 的 G+C 含量(mol%)	46.4	44.6	42.5	49.6	41.5	46.9	ND	45.9	41.0	ND

引自：IJSEM 2009;59:671～674.

Morganella 摩根氏菌属 Fulton 1943，81[AL] 1984 手册；1：497～498.

革兰氏染色阴性，直杆菌，大小(0.6～0.7)μm×(1.0～1.7)μm，符合肠杆菌科的定义，以周鞭毛运动，但有的株在 30 ℃以上不形成鞭毛。在 1%的琼脂培养基上 22 ℃培养 48 h 形成扩散生长的膜，不发生迁徙生长，兼性厌氧。使苯丙氨酸脱氨并氧化色氨酸，脲酶阳性，吲哚阳性，使鸟氨酸脱羧。发酵少数的糖类，从甘露糖产酸，利用约旦氏酒石酸盐，但不利用西蒙氏柠檬酸盐。存在于人、狗、其他动物和爬行类的粪便中，为条件性二次性侵入菌，分离自菌血症、呼吸道、伤口和泌尿道感染者。DNA 的 G+C mol%为 50(Tm)。

模式种：*Morganella morganii*(摩根氏摩根氏菌摩根氏菌亚种)

M. morganella* subsp. *morganella　摩根氏摩根氏菌摩根氏菌亚种

M. morganella* subsp. *sibonii　摩根氏摩根氏菌塞氏亚种

M. psychrotolerans　耐冷摩根氏菌　IJSEM 2006；56：2473～2479.

Moritella 默里特氏菌属 Urakawa et al. 1999 IJSB 1999；49(2)：341～342. FEMS Microbiol lett. 1998；165：373～378.

革兰氏染色阴性，无色素，弯曲的或直的杆菌，以极鞭毛运动。菌落圆形，凸起，不透明，奶油色。化能有机营养型，嗜盐性，栖于凉的海洋中，生长于低温(0～30 ℃)。兼性厌氧，氧化酶和触酶阳性。几乎全部菌株都能还原硝酸盐为亚硝酸盐。吲哚试验阳性，VP 反应阴性，全部菌株精氨酸双水解酶、赖氨酸脱羧酶、鸟氨酸脱羧酶和硫化氢产生试验阴性，全部菌株能利用 N-乙酰葡萄糖胺，从葡萄糖和果糖中产酸不产气。有的株分离物为兼性厌氧菌，但 Hugh-Leifson 试验有时结果不明确。许旺氏菌属(*Shewanella*)中既有氧化型也有兼性厌氧型，16S rRNA 序列资料显示此两属关系密切，可能氧化型的种将来在该菌属中也能发现。有的株可因流体静压力而加快生长。DNA 的 G+C mol%为 40～42。16S rRNA 的初级结构中可见双胸腺嘧啶碱基的插入(相当于大肠杆菌 206～207 的位置)，这一特征有助于默里特氏菌属与相近的分类单位的鉴别。本属属于变形杆菌纲(*Proteobacteria*)的 γ 亚纲。

模式种：*Moritella marina*(海默里特氏菌，原 *Vibrio marinus*)

M. abyssi　深渊默里特氏菌

M. dasanensis　北极站默里特氏菌　IJSEM 2008；58：817～820.(分离自韩国北极茶山站)

M. japonica　日本默里特氏菌　IJSB 1999；49(2)：341～342. J. Gen. Appl. Microbiol. 1998；44：289～295.

M. marina(原 *Vibrio marinus*)　海默里特氏菌

M. profunda　海底默里特氏菌

M. viscose　黏默里特氏菌　IJSEM 2000；50：479～488.(原 *Vibrio viscosus*)

M. yayanosii　亚雅诺斯默里特氏菌　IJSB 1999；49：1325. Extremophiles 1999；3：71～77.

表 102　摩根氏摩根氏菌(*Morganella morganii*)的特征

苯丙氨酸脱氨酶(Phenylalanine deaminase)	+	脂酶(Lipase)	−
脲酶(Urease)	+	约旦氏酒石酸盐(Tartrate)利用	+
吲哚(Indole)	+	硫化氢(TSI)	−
氰化钾生长	+	动力(Motility)	+
鸟氨酸脱羧酶(Ornithine decarboxylase)	+	明胶(Gelatin)液化	+
赖氨酸脱羧酶(Lysine decarboxylase)	−	西蒙氏柠檬酸盐(Citrate, Simmons)	−
精氨酸双水解酶(Arginine dihydrolase)	−	利用：乙酸盐(Acetate)、丙二酸盐(Malonate)	−
甲基红(Methyl red)试验	+	发酵：葡萄糖(Glucose)，甘露糖(Mannose)、	+
VP 反应	−	乳糖(Lactose)、蔗糖(Sucrose)、L-阿拉伯糖(L-Arabinose)、棉子糖(Raffinose)、鼠李糖(Rhamnose)、木糖(Xylose)、纤维二糖(Cellobiose)、蜜二糖(Melibiose)、水杨素(Salicin)	−
酪氨酸溶解(Tyrosine solubilization)	+	自葡萄糖产气	d
ONPG 试验	−	DNA 酶(DNase)	−

Mycobacterium 分枝杆菌属　Lehmann & Neumann 1896, 363[AL] 1986 手册;2:1436～1457.

微弯或直的杆菌，大小(0.2～0.6)μm×(1.0～10.0)μm，有时分枝，可呈丝状或菌丝样生长，但轻度振动可分裂为杆状或球状体。在生长的一定时期抵抗酸-醇。不易为革兰氏染色染液着染，但一般认为是革兰氏染色阳性。无动力、无芽胞，无分生孢子(conidia)或荚膜，无肉眼可见的气中菌丝体(aerial hyphae)。需氧，虽然某些种分散接种在琼脂管中时只在一定的深度才生长。野生株产生一类触酶或两类触酶都产生，而抵抗异烟肼突变株(isoniazed resistant mutants)此酶的 T 类(T-class)可丧失。

属内包括专性寄生菌、腐生菌和中间型。细胞和细胞壁的脂质含量高，包括具有长支链(60～90 个碳原子)的特征性溶于氯仿的枝菌酸。很少产生扩散性色素，某些种的菌落为正黄或可变的黄或橙色，或偶为粉色，通常为类胡萝卜色素，色素形成有时需要光，有时不需要。胞壁的肽聚糖脂中含有内消旋二氨基庚二酸(meso-diaminopimelic acid)、丙氨酸、谷氨酸、葡萄糖胺、胞壁酸、阿拉伯糖和半乳糖(Ⅳ型壁)。DNA 的 G+C mol%为 62～70。

模式种：*Mycobacterium tuberculosis*(结核分枝杆菌)

慢生长种:

M. africanum 非洲分枝杆菌

M. alsense 阿尔斯分枝杆菌 IJSEM 2016;66:450～456.

M. angelicum 刺盖鱼分枝杆菌 IJSEM 2015;65:4724～4729.

M. arosiense 奥胡斯分枝杆菌 IJSEM 2008;58:2398～2402.

M. arupense 阿罗普研院分枝杆菌 IJSEM 2006;56:1413～1418.（5天内生长）

M. asiaticum 亚洲分枝杆菌

M. avium 鸟分枝杆菌

M. avium* subsp. *avium 鸟分枝杆菌鸟亚种 IJSB 1990;40:254～260.

M. avium* subsp. *paratuberculosis 鸟分枝杆菌副结核亚种 IJSB 1990;40:254～260.

M. avium* subsp. *silvaticum 鸟分枝杆菌唾液亚种 IJSB 1990;40:254～260.

M. bohemicum 波希米亚分枝杆菌 IJSB 1998;48(4):1349～1355.

M. botniense 帕特省分枝杆菌 IJSEM 2000;50(1):283～289.

M. bovis 牛型分枝杆菌

M. bovis* subsp. *bovis 牛型分枝杆菌牛型亚种

M. bovis* subsp. *caprae 牛型分枝杆菌山羊亚种

M. celatum 秘密(隐藏)分枝杆菌 IJSB 1993;43(3):529～548.

M. chimaera 嵌合体分枝杆菌 IJSEM 2004;54:1277～1285.

M. colombiense 哥伦比亚分枝杆菌 IJSEM 2006;56:2049～2054.

M. cookii 库氏分枝杆菌 IJSB 1990;40(3):217～223.

M. doricum 安科纳(多利克姆)分枝杆菌 IJSEM 2001;51(6):2007～2012.

M. engbaekii 恩格拜克氏分枝杆菌 IJSEM 2013;63:401～411.

M. europaeum 欧洲分枝杆菌 IJSEM 2011;61:1606～1611.

M. farcinogenes 鼻疽分枝杆菌

M. florentinum 佛罗伦萨分枝杆菌 IJSEM 2005;55:1101～1106.

M. fragae 弗拉格氏分枝杆菌 IJSEM 2013;63:2583～2587.

M. gastri 胃分枝杆菌

M. genavense 日内瓦分枝杆菌 IJSB 1993;43(3):841～843.

M. gordonae 戈登分枝杆菌

M. haemophilum 嗜血分枝杆菌

M. heckeshornemse 亥克斯弘分枝杆菌 IJSEM 2001;51(2):263～265. J. Clin. Microbiol. 2000;38:4102～4107.

M. heraklionense 伊拉克利翁分枝杆菌 IJSEM 2013;63:401～411.

M. heidelbergense 海德堡分枝杆菌 J. Clin. Microbiol. 1997;35:3203～3209.

M. hiberniae 爱尔兰分枝杆菌 IJSB 1993;43(2):352～357.

M. interjectum 中速分枝杆菌 Valid IJSB 1995;45(1):197～198. J. Clin. Microbiol. 1993;31(12):3083～3089.

M. intermedium 中间型分枝杆菌 IJSB 1993;43(2):204～209.

M. intracellulare 胞内分枝杆菌

M. kansasii 堪萨斯分枝杆菌

M. kubicae 库比卡分枝杆菌 IJSEM 2000;50(5):1811～1816.

M. kumamotonense 熊本分枝杆菌 IJSEM 2007;57:433～434. Microbiol. Immunol. 2006;50:889～897.

M. kyorinense 杏林分枝杆菌 IJSEM 2009;59:1336～1341.

M. lacus 湖泊分枝杆菌 IJSEM 2002;52:2135～2140.

M. lentiflavum 慢黄分枝杆菌 Valid IJSB 1996;46(3):836～837. J. Clin. Microbiol. 1996;34(5):1100～1107.

M. leprae 麻风分枝杆菌

M. lepraemurium 鼠麻风分枝杆菌

M. longobardum 伦巴第分枝杆菌 IJSEM 2013;63:401～411.

M. malmesburyense 马姆斯伯里分枝杆菌 IJSEM 2017;67:832～838.

M. malmoense 玛尔摩分枝杆菌

M. mantenii 曼坦氏 IJSEM 2009;59:2782～2787.

M. marinum 海洋分枝杆菌

M. marseillense 马赛分枝杆菌 IJSEM 2009;59:2803～2808.

M. microti 田鼠分枝杆菌

M. minnesotense 明尼苏达分枝杆菌 IJSEM 2013;63:124～128.

M. montefiorense 蒙氏分枝杆菌 IJSEM 2003;53:1701～1702. J. Clin. Microbiol. 2003;41:2147～2152.

M. nebraskense 内布拉斯加 IJSEM 2004;54:2057～2060.

M. nonchromogenicum 无色分枝杆菌

M. noviomagense 耐梅亨分枝杆菌 IJSEM 2009;59:845～849.

M. paratuberculosis 副结核分枝杆菌

M. palustre 沼泽分枝杆菌 IJSEM 2002;52:1519～1525.

M. paraense 派拉分枝杆菌 IJSEM 2015;65:656～662.

M. paragordonae 类戈登分枝杆菌 IJSEM 2014;64:39～45.

M. paraintracellulare 类胞内分枝杆菌 IJSEM 2016;66:3132～3141.

M. parakoreense 类韩国分枝杆菌 IJSEM 2013;63:2301～2308.

M. parascrofulaceum 类瘰疬分枝杆菌 IJSEM 2004;54:1543～1551.

M. paraseoulense 类首尔分枝杆菌 IJSEM 2010;60:439～443.

M. paraterrae 类土壤分枝杆菌 IJSEM 2016;66:4299～4305. Microbiol. Immunol. 2010;54:46～53.

M. parmense 巴马(帕尔马)分枝杆菌 IJSEM 2004;54:1123～1127.

M. persicum 波斯(伊朗)分枝杆菌 IJSEM 2017;67:1766～1770.

M. pinnipedii 海豹分枝杆菌 IJSEM 2003;53:1305～1314.

M. pseudoshottii 类舒特氏分枝杆菌 IJSEM 2005;55:1139～1147.

M. pulveris 灰尘分枝杆菌

M. riyadhense 利雅得分枝杆菌 IJSEM 2009;59:1049～1053.

M. saskatchewanense 萨斯喀彻分枝杆菌 IJSEM 2004;54:659～667.

M. scrofulaceum 瘰疬分枝杆菌

M. senuense 首尔国立大学分枝杆菌 IJSEM 2008;58:641～646.

M. seoulense 首尔分枝杆菌 IJSEM 2007;57:594～599.

M. setense 塞特分枝杆菌 IJSEM 2008;58:486～490.（塞特为一法国城市名）

M. sherrisii 谢氏分枝杆菌 IJSEM 2011;61:1293～1298.

M. shigaense 志贺分枝杆菌 IJSEM 2018;68:2437～2442.

M. shimoidei 下出氏分枝杆菌

M. shinjukuense 新宿分枝杆菌 IJSEM 2011;61:1927～1932.

M. shottsii 舒特氏(舒茨氏)分枝杆菌 IJSEM 2003;53:421～424.

M. simiae 猿猴分枝杆菌

M. stomatepiae 丽鱼分枝杆菌 IJSEM 2008;58:2821～2827.

M. szulgai 斯氏(苏加)分枝杆菌

M. talmoniae 塔尔曼氏分枝杆菌 IJSEM 2017;67:2640～2645.

M. terrae 土壤分枝杆菌

M. timonense 蒂蒙分枝杆菌 IJSEM 2009;59:2803～2808.

M. triviale 通俗(次要)分枝杆菌

M. tuberculosis 结核分枝杆菌

M. tuberculosis* subsp. *caprae 结核分枝杆菌山羊亚种 IJSB 1999;49(3):1263～1273.

M. tuberculosis* subsp. *caprae →*M. bovis* 作为 *M. bovis* subsp. *caprae* IJSEM 2002;52:433～436.

M. tusciae 托斯卡那分枝杆菌 IJSB 1999;49(4):1839～1844.

M. ulcerans 溃疡分枝杆菌

M. vulneris 伤口分枝杆菌 IJSEM 2009;59:2277～2282.

M. xenopi 蟾蜍分枝杆菌

M. yongonense 永安分枝杆菌 IJSEM 2013;63:192～199.（永安为韩国一地名）

快生长种：

M. abscessus（原 *M. chelonae* subsp. *abscessus*） 脓肿分枝杆菌 IJSB 1992;42(2):240～245.

M. agri 田野分枝杆菌

M. aichiense 爱知分枝杆菌

M. algericum 阿尔及利亚分枝杆菌 IJSEM 2011;61:1870～1874.

M. alvei 蜂房分枝杆菌 IJSB 1992;42(4):529～535.

M. anyangense 安阳分枝杆菌 IJSEM 2015;65:2277～2285.（安阳为韩国一地

名）

M. aquaticum 水生分枝杆菌 IJSEM 2017;67:3279～3282.

M. arabiense 阿拉伯分枝杆菌 IJSEM 2013;63:4081～4086.

M. arcueilense 阿隆尔分枝杆菌 IJSEM 2016;66:3694～3702.

M. aromaticivorans 食芳香分枝杆菌 IJSEM 2009;59:378～387.

M. arupense 阿罗普研院分枝杆菌 IJSEM 2006;56:1413～1418.（5天内生长）

M. aubagnense 欧巴涅分枝杆菌 IJSEM 2006;56:133～143.

M. aurum 金色分枝杆菌

M. austroaficanum 南非分枝杆菌

M. boenickei 伯尼斯克氏分枝杆菌 IJSEM 2004;54:1653～1667.

M. bolletii 布莱特氏分枝杆菌 IJSEM 2006;56:133～143.

M. bourgelatii 布尔盖莱特氏分枝杆菌 IJSEM 2013;63:4669～4674.

M. branderi 布兰德氏分枝杆菌 IJSB 1995;45(3):549～553.

M. brisbanense 布里斯班分枝杆菌 IJSEM 2004;54:1653～1667.

M. brumae 冬天分枝杆菌 IJSB 1993;43(3):405～413.

M. canariasense 加那利群岛分枝杆菌 IJSEM 2004;54:1729～1734.

M. caprae 山羊分枝杆菌（原 *M. tuberculosis* subsp. *caprae*） IJSEM 2003;53:1785～1789.

M. celeriflavum 速黄分枝杆菌 IJSEM 2015;65:510～515.

M. chelonae 龟分枝杆菌

M. chitae 知多（千田）分枝杆菌

M. chlorophenolicum（原 *Rhodococcus chlorophenolicum*） 氯酚分枝杆菌 IJSB 1994;44(3):485～493.

M. chubuense 楚布分枝杆菌

M. conceptionense 康塞医院分枝杆菌 IJSEM 2006;56:2025～2027. J. Clin. Microbiol. 2006;44:1268～1273.

M. confluentis 汇合（科布伦茨）分枝杆菌 IJSB 1992;42(2):257～262.

M. conspicuum 出众分枝杆菌 IJSB 1996;46(1):362～363. J. Clin. Microbiol. 1995;33:2805～2811.

M. cosmeticum 化妆品分枝杆菌 IJSEM 2004;54:2385～2391.

M. crocinum 橘黄色分枝杆菌 IJSEM 2009;59:378～387.

M. diernhoferi 迪氏分枝杆菌

M. duvalii 杜氏分枝杆菌

M. eburneum 象牙色分枝杆菌 IJSEM 2017;67:3174～3181.

M. elephantis 大象分枝杆菌 IJSEM 2000;50(5):1817～1819.

M. fallax 诡诈（假）分枝杆菌

M. flavescens 微黄分枝杆菌

M. florentinum 佛罗伦萨分枝杆菌 IJSEM 2005;55:1101～1106.

M. fortuitum 偶然(偶发)分枝杆菌

M. franklinii 富兰克林分枝杆菌 IJSEM 2015;65:2148～2153.

M. frederiksbergense 腓特烈斯贝分枝杆菌 IJSEM 2001;51(5):1715～1722.

M. gadium 嘎地(加的斯)分枝杆菌

M. gilvum 浅黄分枝杆菌

M. goodii 古德氏分枝杆菌 IJSB 1999;49(4):1493～1511.

M. grossiae 格罗斯氏分枝杆菌 IJSEM 2017;67:4345～4351.

M. hassiacum 黑森分枝杆菌 IJSB 1997;(1):86～91.

M. helvum 苍黄分枝杆菌 IJSEM 2016;66:4480～4485.

M. hippocampi 海马分枝杆菌 IJSEM 2014;64:3603～3606. Curr. Microbiol. 2014;69:329～333.

M. hodleri 霍氏分枝杆菌 IJSB 1996;46(3):683～687.

M. holsaticum 荷尔斯泰因分枝杆菌 IJSEM 2002;52:1991～1996.

M. houstonense 休斯敦分枝杆菌 IJSEM 2004;54:1653～1667.

M. immunogenus 免疫应答分枝杆菌 IJSEM 2001;51(5):1751～1764.

M. insubricum 英舒布里亚分枝杆菌 IJSEM 2009;59:1518～1523.(英舒布里亚为意大利一地名)

M. iranicum 伊朗分枝杆菌 IJSEM 2013;63:1383～1389.

M. komaniense 科马尼分枝杆菌 IJSEM 2018;68:1526～1532.

M. komossense 水藓沼泽(科莫斯)分枝杆菌

M. lehmannii 莱曼氏分枝杆菌 IJSEM 2017;67:4948～4955.

M. litorale 海滨分枝杆菌 IJSEM 2012;62:1204～1207.

M. llatzerense 拉兹尔氏分枝杆菌 IJSEM 2008;58:2769～2773.(拉兹尔为一医院名)

M. lutetiense 卢泰西亚(新巴黎)分枝杆菌 IJSEM 2016;66:3694～3702.

M. madagascariense 马达加斯加分枝杆菌 IJSB 1992;42(4):524～528.

M. mageritense 马德里分枝杆菌 IJSB 1997;47(2):535～540.

M. massiliense 马赛分枝杆菌 IJSEM 2006;56:2025～2027. J. Clin. Microbiol. 2004;42:5493～5501.

M. minnesotense 明尼苏达分枝杆菌 IJSEM 2013;63:124～128.

M. monacense 慕尼黑分枝杆菌 IJSEM 2006;56:2575～2578.

M. montmartrense 蒙马特分枝杆菌 IJSEM 2016;66:3694～3702.

M. moriokaense 莫里奥卡分枝杆菌 IJSB 1986;36(2):333～338.

M. mucogenicum 产黏液分枝杆菌 IJSB 1995;45(2):262～267.

M. murale 室壁(墙生)分枝杆菌 IJSB 1999;49(1):25～35.

M. neoaurum 新金色分枝杆菌

M. neumannii 纽曼氏分枝杆菌 IJSEM 2017;67:4948～4955.

M. neworleansense 新奥尔良分枝杆菌 IJSEM 2004;54:1653～1667.

M. novocastrense 新城(纽卡斯)分枝杆菌 IJSB 1997;47(4):1205～1207.

M. obuense 奥布分枝杆菌

M. oryzae 水稻分枝杆菌 IJSEM 2016;66:4530～4536.

M. pallens 灰黄分枝杆菌 IJSEM 2009;59:378～387.

M. parafortuitum 副偶然(副偶发)分枝杆菌

M. parakoreense 副韩国分枝杆菌 IJSEM 2013;63:2301～2308.

M. peregrinum 外来分枝杆菌 IJSB 1992;42(2):240～245.

M. phlei 草分枝杆菌

M. phocaicum 福西亚分枝杆菌 IJSEM 2006;56:133～143.

M. porcinum 猪分枝杆菌

M. poriferae 海绵(多孔)分枝杆菌 IJSB 1987;37(3):186～191.

M. psychrotolerans 耐冷分枝杆菌 IJSEM 2004;54:1459～1463.

M. pulveris 灰尘分枝杆菌

M. pyrenivorans 解芘分枝杆菌 IJSEM 2004;54:2313～2317.

M. rhodesiae 罗德西亚分枝杆菌

M. rufum 红色分枝杆菌 IJSEM 2009;59:378～387.

M. rutilum 锈色分枝杆菌 IJSEM 2009;59:378～387.

M. salmoniphilum 嗜鲑分枝杆菌 IJSEM 2007;57:2525～2531.

M. saopaulense 圣保罗分枝杆菌 IJSEM 2015;65:4403～4409.

M. sarraceniae 瓶子草分枝杆菌 IJSEM 2016;66:4480～4485.

M. sediminis 沉淀分枝杆菌 IJSEM 2013;63:4081～4086.

M. senegalense 塞内加尔分枝杆菌

M. septicum 败血分枝杆菌管 IJSEM 2000;50(2):575～581.

M. setense 塞特分枝杆菌管 IJSEM 2008;58:486～490.

M. smegmatis 耻垢(包皮垢)分枝杆菌

M. sphagni 泥炭藓(泥炭)分枝杆菌

M. stephanolepidis 单棘鲀(菲菲鱼)分枝杆菌 IJSEM 2017;67:2811～2817.

M. thermoresistibile 抗热分枝杆菌

M. tokaiense 托凯(东海)分枝杆菌

M. triplex 三重分枝杆菌 IJSB 1997;47(2):601～602. J. Clin. Microbiol. 1996;34:2963～2967.

M. vaccae 母牛分枝杆菌

M. wolinskyi 沃氏分枝杆菌 IJSB 1999;49(4):1493～1511.

表 103　慢生长分枝杆菌(*Mycobacterium*)鉴别表

特征(Characteristic)	结核分枝杆菌(*M. tuberculosis*)	牛型分枝杆菌组(*M. bovis group*)	堪萨斯分枝杆菌(*M. kansasii*)	海分枝杆菌(*M. marinum*)	胃分枝杆菌(*M. gastri*)	土地分枝杆菌组(*M. terrae group*)	玛尔摩分枝杆菌(*M. malmoense*)	戈登分枝杆菌(*M. gordonae*)	微黄分枝杆菌(*M. flavescens*)	斯氏分枝杆菌(*M. szulgai*)	猿分枝杆菌(*M. simiae*)	瘰疬分枝杆菌(*M. scrofulaceum*)	鸟分枝杆菌组(*M. avium group*)	蟾分枝杆菌(*M. xenopi*)
脲酶(Urease)	+	+	+	+	+	−	D	−	+	D	+	+	−	−
吡嗪酰胺酶(Pyrazinamidase)琼脂	+	−	D	+	D	D	D	D	ND	+	D	+	+	D
硝酸盐还原(Nitrate reduction)	+	−	+	−	−	D	−	−	+	+	−	D	−	−
酸性磷酸酶(Acid phosphatase)	+	+	+	+	+	+	−	D	D	+	−	−	−	−
β-半乳糖苷酶(β-Galactosidase)	ND	ND	−	−	−	+	−	−	ND	−	−	−	−	−
触酶(Catalase),泡沫大于 45 mm	−	−	+	D	−	+	−	+	+	+	+	+	D	−
吐温(Tween)水解,10 天	D	−	+	+	+	+	+	+	+	D	−	−	−	−
α-酯酶(α-Esterase)	+	+	−	−	−	D	D	+	D	D	D	D	+	+
烟酸(Nicotinic acid)吸收	+	−	−	−	−	−	−	−	−	−	D	−	−	−
光产色	−	−	+	+	−	−	−	−	−	−	+	−	−	−
暗产色	−	−	−	−	−	−	−	+	+	+	−	+	−	D
25 ℃生长	−	−	+	+	+	+	D	+	+	+	+	+	D	−
45 ℃生长	−	−	−	−	−	−	−	−	D	−	−	−	D	+
耐受:														
苦味酸(Picric acid),2 mg/mL	−	−	−	−	−	ND	−	−	+	−	D	−	−	−
对硝基苯甲酸(p-Nitrobenzoic acid),0.5 mg/mL	−	−	D	D	−	D	+	D	+	+	+	D	+	D

续表

特征(Characteristic)	结核分枝杆菌(*M. tuberculosis*)	牛型分枝杆菌组(*M. bovis group*)	堪萨斯分枝杆菌(*M. kansasii*)	海分枝杆菌(*M. marinum*)	胃分枝杆菌(*M. gastri*)	土地分枝杆菌组(*M. terrae group*)	玛尔摩分枝杆菌(*M. malmoense*)	戈登分枝杆菌(*M. gordonae*)	微黄分枝杆菌(*M. flavescens*)	斯氏分枝杆菌(*M. szulgai*)	猿分枝杆菌(*M. simiae*)	瘰疬分枝杆菌(*M. scrofulaceum*)	鸟分枝杆菌组(*M. avium group*)	蟾分枝杆菌(*M. xenopi*)
盐酸羟胺(Hydroxylamine HCl),0.5 mg/mL	−	−	D	+	−	+	D	D	−	−	+	D	D	−
异烟肼(Isoniazide),1 μg/mL	−	−	D	D	−	+	+	D	−	ND	+	+	+	−
异烟肼(Isoniazide),10 μg/mL	−	−	D	D	−	+	−	−	−	−	D	D	D	−
硫代醋酸腙(Thiacetazone),10 μg/mL	−	−	−	D	−	+	+	+	+	+	+	D	+	+
2-噻吩羧酸肼(Thiophene-2-carboxylic acid hydrazide),1 μg/mL	+	−	+	+	+	+	+	+	+	+	+	+	+	+
耐受5%的氯化钠	−	−	−	D	−	D	−	−	+	−	−	−	−	−

注:牛型结核杆菌组包括牛型结核杆菌(*M. bovis*)、可变异结核杆菌(BCG)和非洲分枝杆菌(*M. aficanum*),土地分枝杆菌组包括土地分枝杆菌(*M. terrae*)、不产色分枝杆菌(*M. nonchromogenicum*)和次要分枝杆菌;鸟分枝杆菌组包括鸟分枝杆菌(*M. avium*)和胞内分枝杆菌(*M. intracellulare*)。微黄分枝杆菌(*M. flavescens*)是快生长分枝杆菌,容易和斯氏分枝杆菌(*M. szulgai*)混淆。

表 104　快生长分枝杆菌(*Mycobacterium*)鉴别表

特征(Characteristic)	龟分枝杆菌龟亚种(*M. chelonae* subsp. *chelonae*)	龟分枝杆菌脓肿亚种(*M. chelonae* subsp. *abscessus*)	偶发分枝杆菌偶发亚种(*M. fortuitum* subsp. *fortuitum*)	偶发分枝杆菌外来亚种(*M. fortuitum* subsp. *peregrinum*)	赤塔分枝杆菌(*M. chitae*)	塞内加尔分枝杆菌(*M. senegalense*)	田野分枝杆菌(*M. agri*)	耻垢分枝杆菌(*M. smegmatis*)	草分枝杆菌(*M. phlei*)	抗热分枝杆菌(*M. thermoresistibil*)	爱知分枝杆菌(*M. aichiense*)	金色分枝杆菌(*M. aurum*)	楚布分枝杆菌(*M. chubuense*)	杜氏分枝杆菌(*M. duvalii*)	微黄分枝杆菌(*M. flavescens*)	嘎地分枝杆菌(*M. gadium*)	浅黄分枝杆菌(*M. gilvum*)	水藓沼泽分枝杆菌(*M. komossense*)	新金分枝杆菌(*M. neoaurum*)	奥布分枝杆菌(*M. obuense*)	副偶发分枝杆菌(*M. parafortuitum*)	罗得西亚分枝杆菌(*M. rhodesiae*)	泥炭藓分枝杆菌(*M. sphagni*)	托凯分枝杆菌(*M. tokaiense*)	牡牛分枝杆菌(*M. vaccae*)
PAS 降解	+	+	+	+	−		−	−	−	−	−	−	−	−	−		−	67	−	+	−	−	33	−	−
不含 C、V(28 ℃)麦康克琼脂(MacConkey agar)	+	+	+	+	−			−	−	−		−			−			−	−		−		−		−
芳香硫酸酯酶(Arylsulfatase),3 天	+	+	+	+	−	+	24	−	−	−	+	40	−	−	33	−	−	−	−	−	V	+	+	+	20
$NH_3 \cdot H_2O$, HCl, 500 μg/mL 生长	+	+	+	+	−		−	−	−	−	−	61	−	−	−		−	−	75	−	−	−	−	−	−
菌落色素	−	−	−	−	−	−	−	−	+	+	+	+	+	+	+	+	+	+	+	+	+	+	+	+	+
菌落光产色	−	−	−	−	−	−	−	−	−	−	−	−	−	−	−	−	−	−	−	−	+	−	−	−	+
45 ℃生长	−	−	−	−	−	−	+	+	+	+	−	−	−	−	50	−	−	−	−	−	−	−	−	−	−
52 ℃生长	−	−	−	−	−	−	−	−	+	+	−	−	−	−	−	−	−	−	−	−	−	−	−	−	−
硝酸盐还原(Nitrate reduction)	17	−	+	+	+	−	+	+	+	+	−	44	+	+	+	+	+	−	80	−	67	−	+	−	+
铁吸收(28 ℃)	−	−	+	+	43	−		+	+	−		+			−	−		+			+		−		+
耐受氯化钠(28 ℃)	−	+	+	+	70	+		+	+	+		22			+			−			36		−		55

续表

柠檬酸盐(Citrate)利用(28 ℃)	+	−	−	−	−	+	24	+	+	−	−	+	−	−	−	−	−	+	+	−	+	−	33	−	+
甘露醇(Mannitol)利用(28 ℃)	−	−	−	+	−		−	+	+	−	+	+	20	+	63		+	+	+	+	+	+	+	+	+
阿拉伯糖(Arabinose)产酸	−	−	−	−	−			+	+	−		+		−	−	−	−	−	80		+		−		+
木糖(Xylose)产酸	−	−	−	−	−			67	+	−		+		−	−	−	−	−	80		+		−		+
卫矛醇(Dulcitol)产酸	−	−	−	−	−			+	−	−		−		−	−	−	−	−	−		−		−		−
孔雀绿(Malachite green)培养基生长,0.01%	+	+	+	+	−			+	+	−		−			−						−				−
焦宁B(Pyronin B)培养基生长,0.01%	+	+	+	+	−			+	−	−		−			−				−		−				−
草酸盐(Oxalate)利用	−	−	−	−	−			+	−	−		−			−	−		+	−		−		88		−
尿囊素酰胺酶(Allantoinamidase)	−	−	+	+	−	+	+	+	−	−	−	75	−	−	−	−	33	−	+	+	−	−	−	+	+
苯酰胺酶(Benzamidase)	−	−	−	−	−	+	−	55	−	−	−	33	−	−	−	−	−	−	−	−	−	−	−	+	+
异烟酰胺酶(Isonicotinamidase)	−	−	−	−	−	+	−	67	−	−	−	−	−	−	−	−	−	−	−	−	−	−	−	+	+
琥珀酰胺酶(Succinamidase)	−	−	−	−	−		−	+	−	−	−	20	−	−	−	−	−	+	−	−	−	−	−	+	+
酸性磷酸酶(Acid phosphatase)	+	+	+	+	+		−	−	+	−	+	−	−	−	−		33	+	−	−	−	+	+	−	−
苦味酸盐(Picrate)培养基生长,0.2%	17	+	+	+	+		+	+	+	+	+	+	+		+	−				+	+	+		+	+

Mycoplasma 支原体属 Nowak 1929，1349 Nom. Cons. Jud. Comm. Opin. 22，1958，166[AL] 1984 手册；1：742～770.

革兰氏染色阴性，多形性，从球形、轻度卵圆形或梨形（直径 0.3～0.8 μm）到一致横径（uniform diameter）的柔弱分枝丝状，其长度从几微米到 150 μm。细胞缺乏胞壁，由细胞膜围在一起。通常无动力，但有的种有滑动运动。兼性厌氧，具有不含醌和细胞色素，以黄素（flavin）为终端的截短的电子传递链。菌落极小（通常直径不足 1 mm），在适当的培养条件下典型的菌落呈"煎蛋"样。触酶阴性，化能有机营养型，以糖或精氨酸为主要能源，生长需要胆固醇或有关的甾醇，是多种哺乳动物和鸟类宿主的寄生物和病原体。DNA 的 G+C mol%为 23～40（Tm，Bd）。基因组分子量大小约为 5×10^8 Da。

模式种：*Mycoplasma mycoides*（蕈状支原体）

M. adleri 艾德勒氏支原体 IJSB 1995；45(1)：29～31.

M. agalactiae 无乳支原体

M. agassizii 阿加西斯氏支原体 IJSEM 2001；51(2)：413～418.

M. alkalescens 产碱支原体

M. alligatoris 鳄支原体 IJSEM 2001；51(2)：419～424.

M. alvi 肠（蜂房）支原体

M. amphoriforme 双耳罐形支原体 IJSEM 2005；55：2589～2594.

M. anatis 鸭支原体

M. anseris 鹅支原体 IJSB 1988；38(1)：74～76.

M. arginini 精氨酸支原体

M. arthritidis 关节炎支原体

M. auris 山羊支原体 IJSB 1994；44(4)：479～484.

M. bovigenitalium 牛生殖道支原体

M. bovirhinis 牛鼻支原体

M. bovis 牛支原体

M. bovoculi 牛眼支原体

M. buccale 颊支原体

M. buteonis 鹈鹕支原体 IJSB 1994；44(1)：94～98.

M. californicum 加利福尼亚支原体

M. canadense 加拿大支原体

M. canis 犬支原体

M. capricolum 山羊支原体

M. caviae 豚鼠支原体

M. cavipharyngis 豚鼠喉支原体 IJSB 1989；39(3)：371～371. J. Gen. Microbiol. 1984；130：3183～3188.

M. ciconiae 鹳支原体 IJSEM 2016；66：3477～3484.

M. citelli 地鼠支原体

M. cloacale 阴沟（火鸡）支原体

M. coccoides 球形支原体 IJSEM 2005;55:1385～1391.

M. collis 丘状支原体

M. columbinasale 鸽鼻支原体

M. columbinum 鸽支原体

M. columborale 鸽嘴支原体

M. conjunctivae 结膜支原体

M. corogypsi 黑秃鹫支原体 IJSB 1993;43(3):585～590.

M. cottewii 科图氏支原体 IJSB 1994;44(4):479～484.

M. criceluli 仓鼠支原体 IJSB 1983;33:117.

M. crocodyli 鳄鱼支原体 IJSB 1997;47(3):742～746.

M. cynos 狗支原体

M. dispar 殊异支原体

M. edwardii 爱氏支原体

M. elephantis 象支原体 IJSB 1996;46(2):437～441.

M. ellychniae 萤火虫支原体 IJSB 1989;39(3):284～289.

M. equigenitalium 马生殖道支原体

M. equirhinis 马鼻支原体

M. falconis 猎鹰支原体 IJSB 1994;44(1):94～98.

M. fastidiosum 苛求支原体

M. faucium 咽喉支原体

M. felifaucium 猫气管(猫咽喉)支原体 IJSB 1988;38(4):449～449. J. Gen. Microbiol. 1986;132:1923～1928.

M. feliminutum 小猫支原体

M. felis 狸猫支原体

M. feriruminatoris 野生反刍动物支原体 IJSEM 2015;65:3763～3767. Syst. Appl. Microbiol. 2015;36:533～538.

M. fermentans 发酵支原体

M. flocculare 絮状支原体

M. gallinaceum 雉(家禽)支原体

M. gallinarum 鸡支原体

M. gallisepticum 鸡败血支原体

M. gallopavonis 火鸡支原体

M. gateae 猫支原体

M. genitalium 生殖道支原体 IJSB 1983;33:395.

M. glycophilum 嗜糖支原体 IJSB 1984;34(3):355. J. Gen. Microbiol. 1984;130:597～603.

M. gypis 秃鹫支原体 IJSB 1994;44(1):94～98.

M. haemocanis 狗血支原体 IJSEM 2002;52:693～698.

M. haemodidelphidis（Candidatus 候选） 负鼠血支原体 IJSEM 2002;52:693～698.
M. haemofelis 猫血支原体 IJSEM 2002;52:683.
M. haemolamae（Candidatus 候选） 羊驼血支原体 IJSEM 2002;52:693～698.
M. haemomuris 鼠血支原体 IJSEM 2002;52:683.
M. haemosuis 猪血支原体 IJSEM 2002;52:683.
M. hominis 人型支原体
M. hyopharyngis 猪咽喉支原体 IJSB 1986;36(1):55～59.
M. hyopneumoniae 猪肺炎支原体
M. hyorhinis 猪鼻支原体
M. hyosynoviae 猪关节液支原体
M. iguanae 蜥蜴支原体 IJSEM 2006;56:761～764.
M. imitans 模仿支原体 IJSB 1993;43(4):721～728.
M. indiense 印度支原体 IJSB 1993;43(1):36～40.
M. iners 不活跃支原体
M. iowae 衣阿华支原体
M. lactucae 莴苣支原体 IJSB 1990;40(2):138～142.
M. lagogenitalium 野兔生殖器支原体 IJSB 1997;47(4):1208～1211.
M. leachii 利奇氏支原体 IJSEM 2009;59:1353～1358.
M. leocaptivus 监狮支原体 IJSB 1992;42(4):518～523.
M. leopharyngis 狮咽喉支原体 IJSB 1992;42(4):518～523.
M. lipofaciens 生脂支原体 IJSB 1983;33:334.
M. lipophilum 嗜脂支原体
M. lucivorax 暴食(食光)支原体 IJSB 1990;40(2):160～164.
M. luminosum 发光(全光)支原体 IJSB 1990;40(2):160～164.
M. maculosum 斑状支原体
M. lucivorax 食光支原体 IJSB 1990;40(2):160～164.
M. luminosum 全光支原体 IJSB 1990;40(2):160～164.
M. melaleucae 香树(白千层)支原体 IJSB 1990;40(2):143～147.
M. meleagridis 火鸡支原体
M. microti 田鼠支原体 IJSEM 2001;51(2):409～412.
M. moatsii 莫氏(马特氏)支原体
M. mobile 滑动支原体 IJSB 1987;37(3):192～197.
M. molare 磨石状支原体
M. mucosicanis 狗黏膜支原体 IJSEM 2011;61:716～721.
M. muris 鼠支原体 IJSB 1983;33:355.
M. mustela 貂支原体 IJSB 1983;33:476～479.
M. mycoides 蕈状支原体
M. neurolyticum 溶神经支原体

M. opalescens 乳白支原体
M. orale 口腔支原体
M. ovipneumoniae 羊肺炎支原体
M. ovis(原 *Epery throzoon ovis*) 羊支原体 IJSEM 2004;54:365～371.
M. oxoniensis 牛津支原体 IJSB 1991;41(1):21～25.
M. penetrans 穿透(侵入)支原体 IJSB 1992;42(3):357～364.
M. phocacerebrale 海豹脑支原体 IJSB 1991;41(1):39～44.
(***M. phocicerebrale* corrig.**)海豹脑支原体 IJSEM 2001;51(4):1389～1393.
M. phoca 斑海豹支原体 IJSB 1992;42:211～214.
M. phocarhinis 海豹鼻支原体 IJSB 1991;41(1):39～44.
(***M. phocirhinis* corrig.**) 海豹鼻支原体 IJSEM 2001;51(4):1389～1393.
M. phocidae 海豹支原体 IJSB 1992;42(2):211～214.
(***M. phocae* corrig.**)海豹支原体 IJSEM 2001;51(4):1389～1393.
M. pirum 梨形支原体 IJSB 1985;35(3):285～291.
M. pneumoniae 肺炎支原体
M. primatum 灵长类支原体
M. pullorum 小鸡支原体
M. pulmonis 肺支原体
M. putrefaciens 腐败支原体
M. ramosa 枝状支原体 IJSB 1990;40(4):434～442.
M. salivarium 唾液支原体
M. segnis 慢支原体 IJSB 1990;40(4):434～442.
M. simbae 非洲狮(狮子)支原体 IJSB 1992;42(4):518～523.
M. somnilux 蝇蛹(潜光)支原体 IJSB 1990;40(2):160～164.
M. spermatophilum 嗜精子支原体 IJSB 1991;41(2):229～233.
M. spumans 泡沫支原体
M. sturni 椋鸟支原体 IJSB 1996;46(3):716～719.
M. sualvi 猪肠支原体
M. subdolum 伪色支原体
M. suis 猪支原体
M. synoviae 关节液支原体
M. testudineum 沙漠龟支原体 IJSEM 2004;54:1527～1529.
M. testudinis 龟支原体 IJSB 1985;35(4):489～492.
M. tullyi 塔利氏支原体 IJSEM 2017;67:3692～3698.
M. verecundum 不显支原体
M. wenyonii 温氏支原体 IJSEM 2002;52:683.(=*Eperythrozoon wenyonii*)
M. yeatsii 耶茨氏支原体 IJSB 1994;44(3):479～484.

Myroides 类香菌属　Vancanneyt et al. 1996; IJSB 1996; 46(4): 926～932. Emend Yan et al. IJSEM 2012; 62: 770～775.

革兰氏染色阴性的杆菌，大小 0.5 μm×1.2 μm，但在肉汤培养基中可产生较长的杆和长链（含 4～10 个细菌），细胞无鞭毛，无滑动，也无迁徙生长，可有不同的菌落类型，但大多有黄色素，大多数菌株产生特征性果香。严格需氧，在营养琼脂和麦康克琼脂上生长良好，血琼脂上不溶血，生长于室温（18～22 ℃）和 37 ℃，但在 5 ℃和 42 ℃不生长。产生氧化酶、触酶、脲酶和明胶酶，不产生吲哚，特征性地还原亚硝酸盐，但不还原硝酸盐。精氨酸双水解酶和 β-半乳糖苷酶阴性，不水解七叶苷，所有的菌株都不分解糖。

行 API ZYM 系列试验，全部菌株水解阳性的是 2-萘基磷酸盐、2-萘基丁酸盐、2-萘基辛酸盐、L-亮氨酰-2-萘胺和萘酚-AS-BI-磷酸盐；全部菌株阴性的是 N-苯甲酰-DL-精氨酸-2-萘胺、6-溴-2-萘基-α-D-吡喃半乳糖苷、2-萘基-β-D-吡喃半乳糖苷、萘酚-AS-BI-β-D-葡糖苷酸、2-萘基-α-吡喃葡糖苷、6-溴-2-萘基-α-D-吡喃葡糖苷、1-萘基-N-乙酰-β-D-氨基葡糖苷、6-溴-2-萘基-α-D-吡喃甘露糖苷和 2-萘基-α-L-吡喃岩藻糖苷；极弱阳性或阴性的有 2-萘基-豆蔻酸盐、L-缬氨酰-2-萘胺、L-胱氨酰-2-萘胺和 N-谷氨酰-苯丙氨酸-2-萘胺。

此属属于 rRNA 超科Ⅴ，用 DNA-rRNA 杂交显示，与之最近的系统发生菌是黄杆菌属。与黄杆菌属一样，MK-6 是其主要的呼吸醌，高亚精胺是主要的多胺。优势脂肪酸是异构型 $C_{15:0}$、异构型 $C_{15:0}$—3OH、反异构型 $C_{16:0}$、$C_{16:0}$—3OH、异构型 $C_{17:0}$—3OH 和异构型 ω9c—$C_{17:0}$。DNA 的 G+C mol%为 35～38。

模式种：*Myroides odoratus*（气味类香菌）

修正描述：肉汤中 4～10 个细胞成链，个别种呈滑动，不溶血，有的株 6～42 ℃生长，有的株产生柔红霉素和扩散性色素。DNA 的 G+C mol%为 33～37。

M. guanonis　鸟粪（蝙蝠粪）类香菌　IJSEM 2013; 63: 4266～4270.

M. indicus　印度类香菌　IJSEM 2015; 65: 4008～3012.

M. injiensis　仁智类香菌　IJSEM 2015; 65: 1105～1111. Antoie van Leeuwenhoek 2015; 107: 201～207.（仁智为地名）

M. marinus　海洋类香菌　IJSEM 2011; 61: 938～941.

M. odoratimimus　拟气味类香菌

M. odoratus　气味类香菌（原 *Flavobacterium odoratus*）

M. pelagicus　海类香菌　IJSEM 2006; 56: 1917～1920.

M. phaeus　棕色类香菌　IJSEM 2012; 62: 770～775.

M. profoundi　深海类香菌　IJSEM 2009; 59: 451. FEMS Microbiol. Lett. 2008; 287: 108～112.

M. xuanwuensis　玄武类香菌　IJSEM 2014; 64: 621～624.

表 105　类香菌属菌种的鉴别

特征	棕色类香菌	海洋类香菌	拟气味类香菌	深海类香菌	气味类香菌	海类香菌
菌落颜色	黄→棕	黄→橙	苍黄	白→苍黄	黄	黄→橙
LB 上扩散色素	棕	棕	苍黄	苍黄	ND	ND

续表

特征	棕色类香菌	海洋类香菌	拟气味类香菌	深海类香菌	气味类香菌	海类香菌
氯化钠生长范围/%	0～6	0～5	0～6	0～6	0～5	0～9
生长温度范围/℃	6～37	10～37	18～37	6～42	18～37	10～37
尿素水解	+	+	+	—	+	—
硝酸盐还原	—	—	—	—	—	—
亚硝酸盐还原	+	+	+	+	+	—
酶活性(API ZYM)						
酯酶(C4)	+	+	W	W	+	—
脂酶(C8)	+	+	W	W	+	—
氧化(GN2 微量板)：						
糖原	—	—	—	—	+	+
L-阿拉伯糖	—	—	—	+	+	—
α-酮戊二酸	—	—	W	+	+	+
L-谷氨酸	—	+	+	+	+	+
L-脯氨酸	—	+	+	+	+	+
L-丝氨酸	—	+	+	—	+	+
L-苏氨酸	—	+	+	—	+	+
L-白氨酸	—	+	+	—	+	+
L-鸟氨酸	—	—	+	—	+	+
L-丙氨酸	—	+	+	—	+	+
DL-乳酸	—	+	+	—	+	+
乙酸	—	+	+	—	+	+

注：引自 IJSEM 2012；62：770～775.

（杨勇　编写）

Neisseria 奈瑟氏菌属 Trevisan 1985，105[AL] 1984 手册；1：290～296.

革兰氏染色阴性，但有抵抗革兰氏染色脱色的倾向。球菌，直径 0.6～1.0 μm，单个存在，但常成对，邻接面较平，其中一个种（*N. elongata*）例外，呈 0.5 μm 宽的短杆状。常排列成双杆或短链，球形种的分裂取互呈直角的两个平面，有时形成四联体，可出现荚膜和菌毛，无芽胞，无泳动，也无鞭毛。为需氧菌，有的种产生绿黄色类胡萝卜色素，有的种营养要求严格和产生溶血，适温 35～37 ℃。氧化酶阳性（*N. elongata* 除外），除了“假奈瑟氏菌”（*N. caviae*、*N. ovis* 和 *N. cuniculi*）外，都产生碳酸酐酶（carbonic anhydrase）；除了 *N. gonorrhoeae*、*N. canis*、“假奈瑟氏菌”（*N. cuniculi* 和 *N. ovis*）

外,都能还原亚硝酸盐。化能有机营养型,有的种能分解糖。存在于哺乳动物的黏膜上,有的种为人的致病菌。DNA 的 G+C mol%为 46.5～53.5。

模式种:*Neisseria gonorrhoeae*(淋病奈瑟氏菌)

N. animalis 动物奈瑟氏菌

N. animaloris 动物口奈瑟氏菌 IJSEM 2006;56:1801～1805.

N. arctica 北极奈瑟氏菌 IJSEM 2017;67:1115～1119.

N. bacilliformis 杆形奈瑟氏菌 IJSEM 2006;56:1459～1460. J. Clin. Microbiol. 2006;44:474～479.

N. canis 狗奈瑟氏菌

N. cinerea 灰色奈瑟氏菌

N. denitrificans 脱硝奈瑟氏菌→*Bergeriella dentitrificans* J. Gen. Appl. Microbiol. 2005;51:1～10.

N. dentiae 丹氏奈瑟氏菌 IJSB 1997;47:915～916. Lett. Appl. Microbiol. 1996;23:355～358.

N. dumasiana 杜马氏奈瑟氏菌 IJSEM 2017;67:4304～4310.

N. elongata 长奈瑟氏菌

N. flava 黄色奈瑟氏菌

N. flavescens 浅黄奈瑟氏菌

N. gonorrhoeae 淋病奈瑟氏菌

N. iguanae 蜥蜴奈瑟氏菌 Valid IJSB 1994;44(4):852～852. Lett. Appl. Microbiol. 1994;18:200～202.

N. lactamica 乳糖奈瑟氏菌

N. macacae 猕猴奈瑟氏菌 IJSB 1983;33:515～520.

N. meningitids 脑膜炎奈瑟氏菌

N. mucosa 黏液奈瑟氏菌

N. musculi 鼠奈瑟氏菌 IJSEM 2016;66:3585～3593.

N. oralis 口腔奈瑟氏菌 IJSEM 2013;63:1323～1328.

N. perflava 深黄奈瑟氏

N. polysaccharea 多糖奈瑟氏菌 IJSB 1987;37(2):163～165.

N. shayeganii 雅利安氏奈瑟氏菌 IJSEM 2011;61:91～98.

N. sicca 干燥奈瑟氏菌

N. subflava 微黄奈瑟氏菌

N. wadsworthii 沃兹沃斯奈瑟氏菌 IJSEM 2011;61:91～98.

N. weaveri 韦弗氏奈瑟氏菌(formerly CDC Group M-5) Valid IJSB 1993;43:864～865. J. Clin. Microbiol. 1993;31:2456～2466.

N. zoodegmatis 动物咬奈瑟氏菌 IJSEM 2006;56:1801～1805.

Nesterenkonia 纳斯特连柯(球)菌属 Stackebrandt et al. 1995，IJSB 1995;45(4):682～692.

革兰氏染色阳性，细胞球状，不形成荚膜，不产生芽胞。化能有机营养型，行严格呼吸型代谢，需氧菌，触酶阳性，中等嗜盐，嗜温菌。肽聚糖为 L-赖氨酸-甘氨酸-谷氨酸(L-Lys-Gly-Glu)，A4α 型，无枝菌酸，呼吸醌主要是 MK-8 和 MK-9。磷脂为二磷脂酰甘油、磷脂酰甘油和磷脂酰肌醇，细胞脂肪酸主要是反异构型 $C_{17:0}$ 和反异构型 $C_{15:0}$。DNA 的 G+C mol%为 70～72。

模式种：*Nesterenkonia halobia*(喜盐纳斯特连柯菌)

喜盐纳斯特连柯菌(原 *Micrococcus halobius*)目前仅这一个种，除上述属的特征外，下面是对这个种的描述：球状(直径 0.8～1.5 μm)，单个或成对，有时四联或不规则堆积。在有 5%的氯化钠的营养琼脂上菌落圆整光滑，混浊而无色素，肉汤生长混浊。中度嗜盐，最适有 1～2 mol/L 的氯化钠，有 4 mol/L 的氯化钠时中等生长，缺氯化钠或氯化钾则不生长。氧化酶阳性，脲酶、磷酸酶、硝酸盐还原和精氨酸双水解酶皆阴性，不在西蒙氏柠檬酸盐琼脂上生长，水解淀粉，但不水解明胶和吐温 80，3-羟基丁酮产生反应阳性，吲哚与硫化氢阴性，从葡萄糖、麦芽糖、蔗糖、半乳糖(慢)、木糖、乳糖、棉子糖、甘油、甘露醇和淀粉氧化产酸，而不从甘露糖、蕈糖和菊糖产酸，凝固牛乳而伴产酸。生长温度 20～40 ℃，最适生长于 pH 值 7.0 的环境，但有的株生长于 pH 值 6～10 的环境，抵抗溶菌酶，生长需硫胺素，生物素可刺激其生长，不溶血。

近年来报道的种：

N. aethiopica 埃塞俄比亚纳斯特连柯菌 IJSEM 2006;56:1229～1232.

N. alba 白色纳斯特连柯菌 IJSEM 2009;59:863～868.

N. alkaliphila 嗜碱纳斯特连柯菌 IJSEM 2015;65:516～521.

N. aobensis 奥栖斯纳斯特连柯菌 IJSEM 2005;55:547～549. Microbiol. Immunol. 2004;48:817～822.

N. flava 黄色纳斯特连柯菌 IJSEM 2008;58:1927～1930.

N. halobia 喜盐纳斯特连柯菌

N. halophila 嗜盐纳斯特连柯菌 IJSEM 2008;58:1359～1363.

N. halotolerans 耐盐纳斯特连柯菌 IJSEM 2004;54:837～841.

N. jeotgal 盐渍海鲜纳斯特连柯菌 IJSEM 2006;56:2587～2592.

N. lacusekhoensis 回音湖纳斯特连柯菌 IJSEM 2002;52:1145～1150.

N. lutea 浅黄(藤黄)纳斯特连柯菌 IJSEM 2005;55:463～466.

N. massiliensis 马赛纳斯特连柯菌 IJSEM 2016;66:2463～2466. Stand. Genomic. Sci. 2014;9:866～882.

N. pannonica 潘诺尼亚纳斯特连柯菌 IJSEM 2017;67:4116～4120.

N. populi 白杨纳斯特连柯菌 IJSEM 2015;65:1474～1479.

N. rhizosphaerae 根围纳斯特连柯菌 IJSEM 2014;64:4021～4026.

N. sandarakina 橙色纳斯特连柯菌 IJSEM 2005;55:463～466.

N. suensis 苏阿盐田纳斯特连柯菌 IJSEM 2013;63:41～46.

N. xinjiangensis　新疆纳斯特连柯菌　IJSEM 2004;54:837～841.

N. zhizosphaerae　根围纳斯特连柯菌　IJSEM 2014;64:4021～4026.

表 106　纳斯特连柯菌属中菌种的鉴别

特征	白色纳斯特连柯菌	埃塞俄比亚纳斯特连柯菌	新疆纳斯特连柯菌	黄色纳斯特连柯菌	嗜盐纳斯特连柯菌	喜盐纳斯特连柯菌	回音潮纳斯特连柯菌	浅黄纳斯特连柯菌	盐渍海鲜纳斯特连柯菌	橙色纳斯特连柯菌	耐盐纳斯特连柯菌
形态	短杆	短杆	短杆	短杆	球	球	短杆	球	球	球	球
菌落色素	白	黄	浅黄	黄	乳白	无色	亮黄	浅黄	浅黄	橘黄	橘黄
动力	－	－	－	－	－	－	－	＋	－	－	＋
适温/℃	42	30～37	28	40～42	28	30	27～33	28	25～30	28	28
pH 值耐受	8～12	7～11	7～12	8～12	6～10	6～10	7.5～9	6.5～10	6～8.5	5～12	7～9
氯化钠耐受/%	0～6	3～12	0～25	0～10	0.5～30	5～23	0～15	0～20	0～16	1～16	0～25
氧化酶	－	＋	－	－	－	＋	－	－	－	－	－
脲酶	－	－	＋	－	－	－	ND	－	－	－	＋
硫化氢产生	－	－	－	－	－	－	W	－	－	－	－
吲哚产生	－	－	ND	－	－	－	－	－	－	－	－
ONPG 试验	＋	－	ND	－	＋	ND	ND	＋	－	＋	＋
硝酸盐还原	－	ND	－	－	＋	－	－	＋	－	－	－
柠檬酸盐	－	－	ND	－	ND	－	W	ND	ND	ND	ND
VP 反应	－	ND	ND	－	－	＋	－	－	＋	－	＋
水解：											
淀粉	－	＋	－	＋	－	＋	－	－	－	－	－
明胶	＋	＋	＋	＋	－	－	－	－	－	＋	＋
吐温 80	＋	ND	ND	＋	－	－	－	－	－	－	－
利用：											
葡萄糖	＋	ND	＋	＋	＋	ND	＋	W	＋	＋	＋
木糖	－	－	＋	－	＋	＋	ND	＋	＋	＋	－
阿拉伯糖	＋	＋	＋	＋	＋	＋	ND	W	＋	W	－
纤维二糖	－	ND	＋	＋	－	ND	ND	＋	＋	＋	－

续表

特征	白色纳斯特连柯菌	埃塞俄比亚纳斯特连柯菌	新疆纳斯特连柯菌	黄色纳斯特连柯菌	嗜盐纳斯特连柯菌	喜盐纳斯特连柯菌	回音潮纳斯特连柯菌	浅黄纳斯特连柯菌	盐渍海鲜纳斯特连柯菌	橙色纳斯特连柯菌	耐盐纳斯特连柯菌
蕈糖	W	－	－	－	ND	－	＋	－	＋	＋	－
果糖	－	ND	＋	＋	＋	ND	＋	＋	＋	＋	＋
甘露糖	－	－	＋	＋	＋	－	＋	＋	W	＋	＋
蔗糖	＋	W	＋	＋	ND	－	＋	＋	＋	＋	＋
麦芽糖	＋	ND	＋	＋	ND	ND	＋	＋	＋	＋	＋
产酸自：											
半乳糖	－	－	－	－	ND	W	－	＋	＋	＋	－
乳糖	－	－	－	－	－	＋	－	＋	－	－	－
蕈糖	W	－	－	－	ND	－	＋	＋	W	－	－
木糖	－	－	－	－	－	＋	－	＋	＋	＋	－
DNA 的 G＋C mol%	60.2	69	66.7	65.5	68.4	71.5	66	64.5	68	64	64.4

注：引自 IJSEM 2009；59：863～868.

Nocardia 诺卡氏菌属 Trevisan 1889，9[AL] 1986 手册；2：1459～1471.

从基本的到蔓延的分枝营养菌丝，直径 0.5～1.2 μm，生长于琼脂培养基表面并伸入培养基中。常于原位断裂（fragmenting in situ）或被机械断裂（mechanical disruption）成细菌样，杆状或球形无动力的单体。几乎都形成气中菌丝，有的只在镜下可见，有时看到气生菌丝上或长或短的、发育好或差的分生孢子链（conidia chain），在更少的情况下气生菌丝与营养菌丝上皆可看到。无芽胞、孢子囊（sporangia）、菌核（sclerotia）或束丝（synnemata），无动力。

革兰氏染色阳性到革兰氏染色不定，有的株在生长的某个时期部分抗酸。需氧，嗜温菌，化能有机营养型，具有氧化型代谢，触酶阳性。

细胞壁主要含有内消旋二氨基庚二酸、阿拉伯糖和半乳糖。此菌含有二磷脂酰甘油、磷脂磷乙醇胺、磷脂酰肌醇和磷脂酰肌醇甘露糖苷，主要是直链不饱和脂肪酸和 10-甲基脂肪酸，具有 46～60 碳的（可高达 3 个双键）枝菌酸，以及四氢化的具有 8 个异戊二烯单位的甲基萘醌 MK-8(H_4)（大多数诺卡氏菌种）或二氢化的具有 9 个异戊二烯单位的甲基萘醌 MK-9(H_2)（*N. amarae*）为优势醌。对枝菌酸酯进行热裂解气相色谱测定，可看到含有 12～18 碳的饱和或不饱和的脂肪酸酯。DNA 的 G＋C mol%为 64～72（Tm）。

诺卡氏菌分布广泛而在土壤中居多。有的株是人和动物的条件致病菌。

模式种：*Nocardia asteroides*（星状诺卡氏菌）

N. abscessus 脓肿诺卡氏菌 IJSEM 2000;50(4):1487～1493.

N. aciditolerans 耐酸诺卡氏菌 IJSEM 2013;63:2365～2367.

N. acidovorans 嗜酸诺卡氏菌 IJSEM 2007;57:1183～1187.

N. africana 非洲诺卡氏菌 IJSEM 2001;51:1229. J. Clin. Microbiol. 2001;39:625～630.

N. alba 白色诺卡氏菌 IJSEM 2004;54:1425～1426. Syst. Appl. Microbiol. 2004;27:308～312.

N. altamirensis 阿尔塔米拉诺卡氏菌 IJSEM 2008;58:2210～2214.

N. amamiensis 天美诺卡氏菌 IJSEM 2007;57:1599～1602.

N. amarae 沟诺卡氏菌

N. amikacinitolerans 耐阿米卡星诺卡氏菌 IJSEM 2013;63:1056～1061.

N. anaemiae 贫血诺卡氏菌 IJSEM 2005;55:1395～1397. Jpn. Med. Mycol. 2005;46:21～26.

N. aobensis 青叶诺卡氏菌 IJSEM 2005;55:547～549. Microbiol. Immunol. 2004;48:817～822.

N. araoensis 荒尾诺卡氏菌 IJSEM 2004;54:2025～2029.

N. arizonensis 亚利桑那诺卡氏菌 IJSEM 2017;67:1095～1098. Antonie van Leeuwenhoek 2015;108:1129～1137.

N. artemisiae 黄花蒿诺卡氏菌 IJSEM 2011;61:2933～2937.

N. arthritidis 关节炎诺卡氏菌 J. Clin. Microbiol. 2004;42:2366～2371.

N. asiatica 亚洲诺卡氏菌 IJSEM 2004;54:125～130.

N. asteroides 星状诺卡氏菌

N. beijingensis 北京诺卡氏菌 IJSEM 2001;51(5):1783～1788.

N. bhagyanarayanae 布海基安氏诺卡氏菌 IJSEM 2014;64:3603～3606. Antonie van Leeuwenhoek 2014;105:443～450.

N. blacklockiae 布莱克洛克氏诺卡氏菌 J. Clin. Microbiol. 2008;46:1178～1184.

N. brasiliensis 巴西诺卡氏菌

N. brevicatena 短链诺卡氏菌

N. callitridis 松树诺卡氏菌 IJSEM 2010;60:1532～1536.

N. caishijiensis 采石矶诺卡氏菌 IJSEM 2003;53:999～1004.

N. callitridis 愈伤组织诺卡氏菌 JSEM 2010;60:1532～1536.

N. camponoti 蚂蚁诺卡氏菌 IJSEM 2016;66:1900～1905.

N. carnea 肉色诺卡氏菌

N. casuarinae 大麻黄诺卡氏菌 IJSEM 2015;65:2017～2025. Antonie van Leeuwenhoek 2014;105:1099～1106.

N. cavernae 洞穴诺卡氏菌 IJSEM 2017;67:2998～3003.

N. cerradoensis 塞拉多(喜拉朵)诺卡氏菌 IJSEM 2003;53:29～33.

N. coeliaca 空腔诺卡氏菌

N. concave 凹菌落诺卡氏菌 IJSEM 2005;55:2081～2083.

N. coubleae 库芭氏诺卡氏菌 IJSEM 2007;57:1482～1486.

N. crassostreae 牡蛎诺卡氏菌 IJSB 1998;48(1):237～246.

N. cummidelens 致橡胶损坏诺卡氏菌 IJSEM 2001;51:1619～1620. Antonie. Leeuwenhoek 2000;78:367～377.

N. cyriacigeorgica 圣乔治教堂(盖尔森基兴)诺卡氏菌 IJSEM 2001;51:1419～1423.

N. elegans 挑剔诺卡氏菌 IJSEM 2005;55:1509.

N. endophytica 植物内诺卡氏菌 IJSEM 2011;61:1854～1858.

N. exalbida 白气丝诺卡氏菌 IJSEM 2006;56:1193～1196.

N. farcinica 鼻(皮)疽诺卡氏菌

N. flavorosea 黄玫瑰诺卡氏菌 IJSB 1998;48(3):901～905.

N. fluminea 河流诺卡氏菌 IJSEM 2001;51(5):1619～1920. Antonie Leeuwenhoek 2000;78:367～377.

N. gamkensis 加木拉诺卡氏菌 IJSEM 2007;57:1. Antonie Van Leeuwenhoek 2006;90:291～298.

N. globerula 小球诺卡氏菌

N. grenadensis 格林纳达诺卡氏菌 IJSEM 2012;62:693～697.

N. halotolerans 耐盐诺卡氏菌 IJSEM 2015;65:3148～3154.

N. harenae 河滩沙诺卡氏菌 IJSEM 2006;56:2203～2207.

N. heshunensis 哈顺诺卡氏菌 IJSEM 2017;67:3467～3473.

N. higoensis 肥后(熊本)诺卡氏菌 IJSEM 2004;54:1927～1931.

N. ignorata 误识诺卡氏菌 IJSEM 2001;51(6):2127～2131.

N. inohanensis 亥鼻诺卡氏菌 IJSEM 2004;54:563～569.

N. iowensis 爱荷华诺卡氏菌 IJSEM 2009;59:2408～2414.

N. jejuensis 济州岛诺卡氏菌 IJSEM 2006;56:559～562.

N. jiangxiensis 江西诺卡氏菌 IJSEM 2005;55:1921～1925.

N. jinanensis 济南诺卡氏菌 IJSEM 2009;59:417～420.

N. kroppenstedtii 科罗潘斯特氏诺卡氏菌 IJSEM 2014;64:751～754.

N. kruczakiae 克露茨克氏诺卡氏菌 J. Clin. Microbiol. 2004;42:5139～5145.

N. lasii 蚂蚁诺卡氏菌 IJSEM 2017;67:1～3. Antonie van Leeuwenhoek 2016;109:1513～1520.

N. lijiangensis 丽江诺卡氏菌 IJSEM 2006;56:2025～2027.

N. mexicana 墨西哥诺卡氏菌 IJSEM 2006;56:925～927. J. Clin. Microbiol. 2004;42:4530～4535.

N. mikamii 三上氏诺卡氏菌 IJSEM 2010;60:2272～2276.

N. miyunensis 密云诺卡氏菌 IJSEM 2005;55:1921～1925.

N. neocaledoniensis 新喀里多尼亚诺卡氏菌 IJSEM 2004;54:599～603.

N. niigatensis 新潟诺卡氏菌 IJSEM 2004;54:563～569.

N. ninae 尼纳氏诺卡氏菌 IJSEM 2007;57:661～665.

N. niwae 二羽氏(丹羽氏)诺卡氏菌 IJSEM 2011;61:438～442.

N. nova 新诺卡氏菌

N. otitidiscaviarum 豚鼠耳炎诺卡氏菌

N. paucivorans 少食诺卡氏菌 IJSEM 2000;50(2):803～809.

N. pigrifrangens 慢裂诺卡氏菌 IJSEM 2004;54:1683～1686.

N. pneumoniae 肺炎诺卡氏菌 IJSEM 2004;54:2025～2029.

N. polyresistens 多抗诺卡氏菌 IJSEM 2005;55:1465～1470.

N. pseudobrasiliensis 类巴西诺卡氏菌 IJSB 1996;46(1):259～264.

N. pseudovaccinii 类越橘诺卡氏菌 IJSEM 2002;52:1825～1829.

N. puris 脓肿诺卡氏菌 IJSEM 2003;53(5):1595～1599.

N. rayongensis 罗永诺卡氏菌 IJSEM 2016;66:1950～1955.

N. rhamnosiphila 嗜鼠李糖诺卡氏菌 IJSEM 2012;62:1～4. Syst. Appl. Microbiol. 2011;34:508～512.

N. rhizosphaerae 根围诺卡氏菌 IJSEM 2015;65:2777～2783. Antonie van Leeuwenhoek 2015;108:31～39.

N. rhizosphaerihabitans 居根围诺卡氏菌 IJSEM 2018;68:192～197.

N. salmonidida 杀鲑诺卡氏菌 IJSB 1999;49(2):833～837.

N. seriolae 鲥鱼脾脏诺卡氏菌 IJSB 1988;38(2):173～178.

N. shimofusensis 下总诺卡氏菌 IJSEN 2004;54:1929～1931.

N. shinanonensis 品野诺卡氏菌 IJSEM 2016;66:3324～3328.

N. sienata 黄褐色诺卡氏菌 IJSEM 2004;54:1005～1006. Microbiol. Immunol. 2004;48:271～276.

N. soli 土壤诺卡氏菌 IJSEM 2001;51:1619～1620. Antonie van Leeuwenhoek 2000;78:367～377.

N. speluncae 洞穴诺卡氏菌 IJSEM 2007;57:2932～2935.

N. sungurluensis 松古尔卢诺卡氏菌 IJSEM 2014;64:1629～1634.

N. takedensis 武田(三井)神社诺卡氏菌 IJSEM 2005;55:433～436.

N. tenerifensis 特内里费诺卡氏菌 IJSEM 2004;54:381～383.

N. tengchongensis 腾冲诺卡氏菌 IJSEM 2017;67:4291～4293. Antonie van Leeuwenhoek 2017;110:1149～1155.

N. terpenica 萜类诺卡氏菌 IJSEM 2007;57:1456～1460.

N. testacea 砖色诺卡氏菌 IJSEM 2004;54:1005～1006. Microbiol. Immunol. 2004;48:271～276.

N. thailandica 泰国诺卡氏菌 IJSEM 2005;55:547～549. Actinomycetologica. 2004;18:27～33.

N. transvalensis 南非诺卡氏菌

N. uniformis 单形诺卡氏菌 IJSB 1999;49(3):1227～1230.

N. vaccinii 越橘诺卡氏菌

N. vermiculata 蠕虫状菌丝诺卡氏菌 IJSEM 2005;55:547～549. Actinomycetologica 2004;18:27～33.

N. vulneris 伤口诺卡氏菌 IJSEM 2015;65:1～4. Antonie van Leeuwenhoek 2014;106:543～553.

N. veterana 老兵诺卡氏菌 IJSEM 2001;51(3):933～936.

N. vinacea 酒红诺卡氏菌 IJSEM 2002;52:3～4. Actinomycetologica 2001;15:1～5.

N. vulneris 伤口诺卡氏菌 IJSEM 2015;65:1～4. Antonie van Leeuwenhoek 2014;106: 543～553.

N. wallacei 华莱士氏诺卡氏菌 J. Clin. Microbiol. 2008;46:1178～1184.

N. xestospongiae 海绵诺卡氏菌 IJSEM 2017;67:1451～1456.

N. xishanensis 西山诺卡氏菌 IJSEM 2004;54:2301～2305.

N. yamanashiensis 山梨县诺卡氏菌 IJSEM 2004;54:563～569.

N. zapadnayensis 扎伯德柰诺卡氏菌 IJSEM 2016;66:1913～1915. Antonie van Leeuwenhoek 2016;109:95～103.

表 107 诺卡氏菌属(*Nocardia*)种的鉴别

特征(Characteristic)	星状诺卡氏菌复合物(*N. asteroides complex*)	短链诺卡氏菌(*N. brevicatena*)	肉色诺卡氏菌(*N. carnea*)	豚鼠耳炎诺卡氏菌(*N. otitidiscaviarum*)	黄尾鱼诺卡氏菌(*N. seriolae*)	南非诺卡氏菌(*N. transvalensis*)	越橘诺卡氏菌(*N. vaccinii*)	巴西诺卡氏菌(*N. brasiliensis*)	类巴西诺卡氏菌(*N. pseudobrasiliensis*)
分解:									
腺嘌呤(Adenine)	−	−	−	−	−	V	−	−	+
酪蛋白(Casein)	−	−	−	−	−	−	−	+	+
次黄嘌呤(Hypoxanthine)	−	−	−	+	−	+	−	+	+
酪氨酸(Tyrosine)	−	−	−	−	−	−	−	+	+
黄嘌呤(Xanthine)	−	−	−	+	−	V	−	−	−
产酸自:									
核糖醇(Ribitol)	−	−	−	−	−	+	−	−	−
L-阿拉伯糖(L-Arabinose)	−	−	−	V	−	−	+	−	−

续表

特征(Characteristic)	星状诺卡氏菌复合物 (N. asteroides complex)	短链诺卡氏菌 (N. brevicatena)	肉色诺卡氏菌 (N. carnea)	豚鼠耳炎诺卡氏菌 (N. otitidiscaviarum)	黄尾鱼诺卡氏菌 (N. seriolae)	南非诺卡氏菌 (N. transvalensis)	越橘诺卡氏菌 (N. vaccinii)	巴西诺卡氏菌 (N. brasiliensis)	类巴西诺卡氏菌 (N. pseudobrasiliensis)
赤藓醇 (Erythritol)	—	—	—	—	—	+	—	—	—
D-半乳糖 (D-Galactose)	V	—	+	—	—	+	+	+	+
葡萄糖 (D-Glucose)	+	—	+	+	+	+	+	+	+
肌醇(Inositol)	—	—	V	+	—	V	V	+	+
甘露醇(Mannitol)	—	—	+	V	—	V	—	+	+
L-鼠李糖 (L-Rhamnose)	V	—	—	—	—	—	V	—	—
D-山梨醇 (D-Glucitol)	—	—	+	—	—	V	V	—	—
海藻糖 (Trehalose)	V	+	+	V	—	V	V	+	+
产生:									
硝酸盐还原酶 (Nitrate reductase)	+	—	+	+	ND	+	+	+	—
脲酶(Urease)	+	—	—	+	—	+	+	+	+

注:星状诺卡氏菌复合物包括星状诺卡氏菌(*N. asteroides*)、新星诺卡氏菌(*N. nova*)和鼻疽诺卡氏菌(*N. farcinica*)。

表 108　诺卡氏菌属(*Nocardia*)种的鉴别

特征	硝酸盐还原	分解										利用						芳基硫酸酯酶活性	37℃生长	45℃生长	敏感试验:		
		腺嘌呤	七叶苷	熊果苷	酪蛋白	弹性蛋白	次黄嘌呤	睾酮	酪氨酸	尿素	黄嘌呤	乙酸盐	己二酸盐	甘露醇	鼠李糖	山梨醇	柠檬酸盐				Imipenem（泰能）	托布霉素	5-氟尿嘧啶
亚洲诺卡氏菌	+	−	+	+	−	−	−	+	−	V	−	+	−	V	+	−	+	−	+	−	+++	V	−
脓肿诺卡氏菌	−	−	−	ND	−	−	−	+	−	ND	−	+	−	ND	+	−	+	−	ND	−	+	+++	−
非洲诺卡氏菌	+	−	−	−	+	−	−	ND	−	−	−	−	ND	−	−	−	−	ND	ND	+	+++	+	+
星状诺卡氏菌	+	−	+	+	−	−	−	+	−	−	−	+	−	+	−	−	+	−	ND	−	+++	+++	−
巴西诺卡氏菌	+	−	+	+	+	+	+	+	+	−	−	+	ND	+	−	−	+	ND	ND	+	−	+++	−
短链诺卡氏菌	−	−	+	+	−	−	−	+	−	−	−	+	ND	−	+	−	−	ND	ND	−	ND	ND	ND
北京诺卡氏菌	+	−	+	ND	−	−	−	ND	−	−	+	+	ND	+	+	+	+	ND	ND	−	+++	+++	−
肉色诺卡氏菌	+	−	+	−	−	−	−	+	−	−	−	+	ND	+	−	+	−	ND	ND	−	+++	+++	−
巨蛎诺卡氏菌	ND	ND	+	ND	−	ND	−	ND	−	−	−	ND	ND	−	ND	ND	−	ND	−	−	ND	ND	ND
致橡胶损坏诺卡氏菌	+	−	+	ND	−	−	−	ND	−	−	−	+	ND	−	−	−	−	ND	ND	−	+++	+++	−
圣乔治教堂诺卡氏菌	+	−	+	ND	−	−	−	+	−	ND	−	+	ND	−	−	ND	−	ND	ND	ND	+++	+++	−
鼻(皮)疽诺卡氏菌	+	−	+	+	−	−	−	+	−	−	−	+	ND	−	+	−	−	ND	ND	+	+++	−	−
黄玫瑰诺卡氏菌	−	−	−	+	−	−	−	+	−	+	−	+	ND	−	−	−	−	ND	ND	+	ND	ND	ND
弗留明诺卡氏菌	+	−	+	+	−	−	−	ND	+	−	−	−	ND	−	+	−	+	ND	ND	−	ND	ND	ND
误识诺卡氏菌	ND	ND	+	ND	+	−	−	+	−	ND	−	+	ND	+	−	ND	−	ND	ND	ND	ND	ND	ND
新星诺卡氏菌	+	−	+	+	−	−	−	+	−	−	−	+	ND	+	−	+	−	ND	+	−	+++	−	+
豚鼠耳炎诺卡氏菌	+	−	+	+	−	−	+	−	−	+	+	+	ND	+	−	−	−	ND	ND	+	ND	ND	ND
少食诺卡氏菌	ND	−	−	ND	−	−	−	−	−	ND	−	+	ND	−	−	−	−	ND	ND	ND	+++	+++	−
类巴西诺卡氏菌	−	+	+	−	+	+	+	−	+	+	−	+	ND	+	−	+	+	ND	ND	−	+++	+++	−
杀鲑诺卡氏菌	+	−	+	+	−	−	−	+	+	−	ND	+	ND	+	−	+	+	ND	−	−	ND	ND	ND
黄尾脾脏诺卡氏菌	+	−	+	+	−	−	−	−	−	−	−	+	ND	−	−	−	+	ND	−	−	ND	ND	ND
孤立诺卡氏菌	+	−	+	+	−	−	−	+	−	−	−	+	ND	−	+	−	−	ND	−	−	+++	+++	−
南非诺卡氏菌	+	−	+	+	−	+	+	+	−	+	−	+	ND	+	+	+	−	ND	ND	−	+++	−	−
单形诺卡氏菌	+	−	+	+	−	+	+	+	+	+	+	+	ND	−	−	−	−	ND	ND	−	ND	ND	ND
越橘诺卡氏菌	+	−	+	−	−	−	−	−	−	−	−	−	ND	+	+	−	−	ND	ND	−	ND	ND	ND
老兵诺卡氏菌	−	−	ND	ND	−	ND	−	ND	−	ND	−	−	ND	−	+	ND	−	ND	ND	+	+++	−	+
酒红诺卡氏菌	+	−	ND	ND	−	−	+	+	−	+	−	ND	ND	+	−	+	ND	ND	ND	−	+++	+++	−

注:引自 IJSEM 2004;54:125～130.

Novosphingobium 新鞘氨醇菌属　Takeuchi, Hamana & Hiraish IJSEM 2001;51(4):1405～1417.

革兰氏染色阴性的无芽胞杆菌，大小(0.3～0.5)μm×(1.0～3.0)μm。有或无动力，菌落黄或浅褐色。严格需氧，化能有机营养型。触酶阳性，还原硝酸盐。优势的泛醌为Q-10；优势的脂肪酸是$C_{18:1}$，而$C_{16:0}$含量低，主要的2-羟脂肪酸是$C_{14:0}$—2OH。存在糖鞘氨醇脂，优势的多胺是亚精胺。DNA的G+C mol%为62～67。16S rRNA的特征性标签是52：359(U：A)、134(G)、593(U)、987：1218(A：U)、999：1215(U：G)。存在于土壤、玫瑰树根、临床标本、蒸馏水和近海沉淀物中。

模式种：*Novosphingobium capsulatum*(荚膜新鞘氨醇菌)

N. acidiphilum　嗜酸新鞘氨醇菌　IJSEM 2009;59:323～330.

N. aquaticum　水生新鞘氨醇菌　IJSEM 2013;63:2630～2635.

N. aquiterrae　地下水新鞘氨醇菌　IJSEM 2014;64:3282～3287.

N. arabidopsis　鼠耳芥(拟南芥菜)新鞘氨醇菌　IJSEM 2014;64:594～598.

N. aromaticivorum　嗜芳香新鞘氨醇菌(原 *Sphingomonas aromaticivorans*)

N. arvoryzae　灌水稻田新鞘氨醇菌　IJAEM 2018;68:2151～2157.

N. barchaimii　巴千氏新鞘氨醇菌　IJSEM 2013;63:667～672.

N. bradum　慢生新鞘氨醇菌　IJSEM 2016;66:5083～5090.

N. capsulatum　荚膜新鞘氨醇菌(原 *Sphingomonas capsulata*)

N. chloroacetimidivorans　食氯乙酰亚胺新鞘氨醇菌　IJSEM 2014;64:2573～2578.

N. clariflavum　闪黄新鞘氨醇菌　IJSEM 2017;67:3150～3155.

N. colocasiae　芋头新鞘氨醇菌　IJSEM 2016;66:673～679.

N. endophyticum　植物内新鞘氨醇菌　IJSEM 2016;66:1～3. Arch. Microbiol. 2015;197:911～918.

N. flavum　黄色新鞘氨醇菌　IJSEM 2016;66:3642～3650.

N. fluoreni　亚甲基联苯(芴)新鞘氨醇菌　IJSEM 2015;65:1409～1414.

N. fontis　泉新鞘氨醇菌　IJSEM 2017;67:2423～2429.

N. fuchskuhlense　富克斯库新鞘氨醇菌　IJSEM 2013;63:586～592.

N. gossypii　陆地棉新鞘氨醇菌　IJSEM 2015;65:2831～2837.

N. guangzhouense　广州新鞘氨醇菌　IJSEM 2017;67:489～497.

N. hassiacum　黑森新鞘氨醇菌　IJSEM 2002;52:1437～1438. Syst. Appl. Microbiol. 2002;25:37～45.

N. humi　土壤新鞘氨醇菌　IJSEM 2017;67:3083～3088.

N. indicum　印度新鞘氨醇菌　IJSEM 2009;59:2084～2088.

N. ipomoeae　番薯新鞘氨醇菌　IJSEM 2017;67:3590～3596.

N. kunmingense　昆明新鞘氨醇菌　IJSEM 2014;64:2324～2329.

N. lentum　慢新鞘氨醇菌　IJSEM 2005;55:583～588.

N. lindaniclasticum　解林丹新鞘氨醇菌　IJSEM 2013;63:2160～2167.

N. lotistagni　莲花池新鞘氨醇菌　IJSEM 2016;66:4729～4734.

N. lubricantis 润滑剂新鞘氨醇菌 IJSEM 2018:68:1560～1564.

N. malaysiense 马来西亚新鞘氨醇菌 IJSEM 2014;64:1194～1201.

N. marinum 海洋鞘氨醇菌 IJSEM 2015;65:676～680.

N. mathurense 马图拉新鞘氨醇菌 IJSEM 2009;59:156～161.

N. naphthae 萘油污新鞘氨醇菌 IJSEM 2016;66:3170～3176.

N. naphthalenivorans 食萘新鞘氨醇菌 IJSEM 2008;58:529～530. J. Gen. Appl. Microbiol. 2007;53:221～228.

N. nitrogenifigens 固氮新鞘氨醇菌 IJSEM 2007;57:2467～2471.

N. oryzae 水稻新鞘氨醇菌 IJSEM 2016;66:302～307.

N. panipatense 帕尼帕特新鞘氨醇菌 IJSEM 2009;59:156～161.

N. pentaromativorans 解五环芳烃新鞘氨醇菌 IJSEM 2004;54:1483～1487.

N. piscinae 鱼塘新鞘氨醇菌 IJSEM 2016;66:1539～1545.

N. pokkalii 波卡里水稻(耐盐水稻)新鞘氨醇菌 IJSEM 2017;67:3140～3143. Res. Microbiol. 2017;168:113～121.

N. resinovorans 食树脂新鞘氨醇菌 IJSEM 2007;57:1906～1908.(原 *Flavobacterium resinovorum*)

N. rhizosphaere 根围新鞘氨醇菌 IJSEM 2015;65:195～200.

N. rosa 玫瑰新鞘氨醇菌(=*Sphingomonas rosa*)

N. sediminicola 栖沉淀新鞘氨醇菌 IJSEM 2011;61:2464～2468.

N. soli 土壤新鞘氨醇菌 IJSEM 2011;61:259～263.

N. stygium 地河新鞘氨醇菌(原 *Sphingomonas stygia*)

N. subarcticum 亚北极新鞘氨醇菌(原 *Sphingomonas subarctica*)

N. subterraneae 地下新鞘氨醇菌(原 *Sphingomonas subterranea*)

N. taihuense 太湖新鞘氨醇菌 IJSEM 2005;55:1229～1232.

N. tardaugens 慢生新鞘氨醇菌 IJSEM 2003;53:47～52.

(王金鹏 编写)

***Obesumbacterium* 肥杆菌属** Shimwell 1963, 759^AL 1984 手册;1:506～509.

多形性杆菌,大小(0.8～2.0)μm×(1.5～100)μm(在有活酵母的啤酒麦芽汁中生长时短、"肥"的杆状菌占优势;在大多数培养基中,多形性杆状菌占优势)。符合肠杆菌科的一般定义,无动力,兼性厌氧菌。生长很慢,在普通平板培养基上 24 h 菌落直径不到 0.5 mm,适温约 32 ℃。从葡萄糖和甘露糖产酸,很少发酵其他糖类,发酵中产气不定(原来的描述认为产气,但被研究的株都不产气),赖氨酸脱羧酶阳性,还原硝酸盐成亚硝酸盐,用于鉴别肠杆菌科细菌的许多生化试验呈阴性或迟缓反应。作为啤酒污染菌,可在存在活酵母菌的生产环境中存活和生长。DNA 的 G+C mol%为 48～49(Bd)。此属含单种*O. proteus*,具有两个明确的生物组(1 和 2),但这两个生物组实为不同的种,其表型不同，DNA-DNA 杂交也呈不密切相关。

模式种：*Obesumbacterium proteus*（变形肥杆菌）

此菌菌落不产生黄色素，36 ℃无动力，发酵葡萄糖产酸不产气。有鸟氨酸脱羧酶和赖氨酸脱羧酶，无精氨酸双水解酶。VP 反应阴性，仅少数菌株甲基红反应阳性（15%）。生化反应不活泼，下列反应皆阴性：吲哚、西蒙氏柠檬酸盐琼脂、硫化氢、脲酶、苯丙氨酸脱氨酶、精氨酸双水解酶、明胶酶、KCN 生长、丙二酸盐利用、七叶苷水解、脂酶和 DNA 酶。

不发酵下列糖类：乳糖、蔗糖、甘露醇、卫矛醇、侧金盏花醇、肌醇、山梨醇、阿拉伯糖、棉子糖、水杨素、纤维二糖、甘油、蜜二糖、赤藓醇、D-阿拉伯糖醇和 α-甲基-D-葡萄糖苷。也不利用乙酸盐和水解 ONPG。

仅部分菌株发酵下列几种糖：蕈糖（85%）、甘露糖（85%）、麦芽糖（50%）、鼠李糖（15%）、木糖（15%）。

***Ochrobactrum* 苍白杆菌属**　Holmes et al. 1988，IJSB 1988;38(4):406～416.

革兰氏染色阴性，具有平行边的两端钝的杆菌，通常单个散在，未发现芽胞，以周毛运动。专性需氧，以氧为最终受氢体进行严格的呼吸型代谢，适温 20～37 ℃，营养琼脂上的菌落无色素。氧化酶阳性，触酶阳性，不产生吲哚，不水解七叶苷、明胶和 DNA。化能有机营养型，使用各种氨基酸、有机酸和糖类为碳源。存在于人的临床标本中。DNA 的 G+C mol%为 56～59。DNA-RNA 杂交显示为 rRNA 超科Ⅳ（superfamily Ⅳ）。此属与布鲁氏菌属、叶杆菌属（*Phyllobacterium*）、根瘤菌属（*Rhizobium*）、土壤杆菌属（*Agrobacterium*）有关。

模式种：*Ochrobactrum anthropi*（人苍白杆菌）（= *Achromobacter species biotype* 1 与 2 = CDC *Achromobacter* Vd group Vd-1 与 Vd-2）

此菌性状如下：为稀周毛菌，生长于麦康克琼脂上，在铵盐培养基上于需氧条件下可从葡萄糖、阿拉伯糖、乙醇、果糖、鼠李糖或木糖产酸。全部菌株可利用下列化合物：甘氨酸、D-丙氨酸、L-丙氨酸、L-亮氨酸、L-异亮氨酸、L-缬氨酸、L-丝氨酸、L-苏氨酸、L-组氨酸、L-天冬氨酸、L-谷氨酸盐、L-鸟氨酸、L-赖氨酸、L-瓜氨酸、L-精氨酸、L-脯氨酸、甜菜碱、DL-3-氨基丁酸盐、DL-4-氨基丁酸盐、肌氨酸、葡萄糖胺、乙酸盐、丙酸盐、异丁酸盐、戊酸盐、琥珀酸盐、延胡索酸盐、戊二酸盐、乳酸盐、甘油酸盐、3-羟丁酸盐、D-苹果酸盐、L-苹果酸盐、2-酮戊二酸盐、赤藓醇、D-阿拉伯糖、L-阿拉伯糖、核糖、侧金盏花醇、半乳糖、葡萄糖、果糖、甘露糖、鼠李糖、卫矛醇、肌醇、甘露醇、山梨醇、乙酰葡萄糖胺、D-来苏糖、D-塔格糖、岩藻糖、D-阿拉伯糖醇、葡萄糖酸盐和 2-酮葡萄糖酸盐。

全部菌株不利用下列化合物：色氨酸、3-氨基苯甲酸盐、4-氨基苯甲酸盐、乙酰胺、丁胺、组胺、色胺、辛酸盐、庚二酸盐、L-酒石酸盐、果糖酸盐、衣康酸盐、中康酸盐、邻羟基苯甲酸盐、D-扁桃酸盐、邻苯二甲酸盐、间苯二甲酸盐、对苯二甲酸盐、D-蜜二糖、菊糖、D-棉子糖。

O. ciceri　鹰嘴豆（山黧豆）苍白杆菌　IJSEM 2010;60:1548～1553.

O. cytis 金雀儿豆苍白杆菌 IJSEM 2007;57:784～788.

O. daejeonense 大田苍白杆菌 IJSEM 2011;61:2690～2696.

O. endophyticum 植物内苍白杆菌 IJSEM 2016; 66: 2463～2466. Arch. Microbiol. 2016;198:171～179.

O. gallinifaecis 鸡粪苍白杆菌 IJSEM 2003;53:893～896.

O. grignonense 格里尼翁苍白杆菌 IJSEM 2003;53:2207～2223.

O. haematophilum 喜血液苍白杆菌 IJSEM 2007;57:2513～2518.

O. intermedium 中间苍白杆菌 IJSB 1998;48(3):759～768.

O. lupini 白羽扇豆苍白杆菌 IJSEM 2006;56:1459～1460. Appl. Environ. Microbiol. 2005;71:1318～1327.

O. oryzae 稻苍白杆菌 IJSEM 2006;56:1677～1680.

O. pectoris 牲畜苍白杆菌 IJSEM 2011;61:2279～2283.

O. pituitosum 泥泞样苍白杆菌 IJSEM 2010;60:321～326.

O. pseudintermedium 假中间苍白杆菌 IJSEM 2007;57:1007～1013.

O. pseudogrignonense 假格里尼翁苍白杆菌 IJSEM 2007;57:2513～2518.

O. rhizophaerae 根围苍白杆菌 IJSEM 2008;58:1426～1431.

O. thiophenivorans 噻吩苍白杆菌 IJSEM 2008;58:1426～1431.

O. tritici 小麦苍白杆菌 IJSEM 2000;50:2207～2223.

Oerskovia 厄氏菌属 Prauser, Lechevalier & Lechevalier 1970, 534.

修正描述 Lechevalier 1972, 263[AL] 1986 手册;1489～1491. 1989 手册;4:2379～2382.

革兰氏染色阳性,随着菌龄增长,部分菌体成为革兰氏染色阴性,具有扩展的、分枝的营养性菌丝,直径约 0.5 μm,生长于琼脂培养基表面或侵入培养基,断裂成杆状、有动力、有鞭毛的单体,在涂片上呈棒状至类杆菌体,不形成气中菌丝。中温菌,不抗酸。在需氧生长时触酶阳性,在胰酪大豆培养基(trypticase-soy medium)上为兼性厌氧菌,厌氧生长触酶阴性,兼有氧化型和发酵型分解葡萄糖。菌体小的为单极鞭毛,长的为周鞭毛。Ⅵ型细胞壁(以赖氨酸为二氨基酸),含半乳糖,可无天冬氨酸。具有Ⅰ型磷脂脂肪酸的 PV 型磷脂,呼吸醌为 MK-9(H_4)。DNA 的 G+C mol%为 70.5～75(Tm)。存在于土壤、腐烂的植物、啤酒厂污水、氢氧化铝凝胶和包括血液在内的临床标本中。

模式种: *Oerskovia turbata*[颤动(混浊)厄氏菌]

O. enterophila 嗜肠厄氏菌 IJSEM 2002;52:1105～1111.

O. jenensis 耶纳厄氏菌 IJSEM 2002;52:1105～1111.

O. paurometabola 稍变(少带谢)厄氏菌 IJSEM 2002;52:1105～1111.

O. turbata 颤动(混浊)厄氏菌

O. xanthineolytica 解黄嘌呤厄氏菌

Oligella 寡源菌属 Rossau et al. 1987, IJSB 1987;37(3):198～210.

革兰氏染色阴性,无荚膜、无芽胞的小杆菌,大多数不超过 1 μm 且常成对存在,不像莫拉氏菌那样丰满,大多数无动力,但某些 *O. ureolytica* 菌株为周毛菌。营养上中度严格,在营养琼脂上表现为需氧性化能有机营养型,加入酵母自溶物、血清和血液则可促进生长。在血平板上比莫拉氏菌(*Moraxella*)菌落生长得慢,颜色也明显较白,无色素也无气味,不溶血。生化反应较不活泼,仅能利用少数有机酸和氨基酸为碳源。不能发酵或氧化糖类。氧化酶阳性,触酶通常也呈阳性,不形成吲哚和硫化氢,不液化明胶。主要细胞脂肪酸为顺式十八碳烯酸($C_{18:1}$)和十六碳酸($C_{16:0}$)。有两种 3-羟基酸($C_{14:0}$—3OH 和 $C_{16:0}$—3OH),但缺支链酸。DNA-rRNA 杂交显示此属在超属水平上与泰勒氏菌属(*Taylorella*)、鲍特氏菌属和产碱菌属有关。主要从人的泌尿道分离。其致病性未知,可能是低致病性。DNA 的 G+C mol%为 47±1(Tm)。

模式种:*Oligella urethralis*(尿道寡源菌)

O. ureolytica 解尿寡源菌

O. urethralis 尿道寡源菌

Oribaculum 口杆菌属 Moore & Moore 1994, IJSB 1994;44(2):187～192.

专性厌氧,革兰氏染色阴性,无动力、无芽胞的杆菌。能发酵糖类,产生大量至中等量(通常为大量)的丙酸及中等量的乙酸、琥珀酸和乳酸。在 PYG 肉汤中主要的细胞脂肪酸是异构型 $C_{15:0}$、反异构型 $C_{15:0}$ 和异构型 $C_{13:0}$。模式种 DNA 的 G+C mol%为 49。

此种与表型类似菌属的鉴别是看 G+C 含量,在 PYG 中是否产生大量的丙酸及其特有的细胞脂肪酸类型。

模式种:*Oribaculum catoniae*(卡特口杆菌)

O. catoniae 卡特口杆菌

O. catoniae→*Porphyromonas* IJSB 1995;45(3):578～581.

Orientia 东方次体属 Tamura et al. 1995 IJSB 1995;45(3):589～591.

革兰氏染色阴性,短杆状,大小(0.5～0.8)μm×(1.2～3.0)μm,专性细胞内寄生物。每一个细胞由非常软的细胞壁和膜包围,胞壁中不含胞壁酸、葡萄糖胺、2-酮-3-脱氧辛酸和羟基脂肪酸,提示细胞壁缺乏肽聚糖和脂多糖。电镜下,胞壁的外侧面比内侧面厚。不形成鞭毛和芽胞,未看到黏液层。可用吉姆萨染色,生长于鸡胚的卵黄囊和各种培养细胞系中。由吞噬而进入宿主细胞,进入胞浆,主要在核周胞浆生长,胞内生长的菌体外无电子透明晕环。此菌从宿主细胞释放时被覆上宿主细胞膜,类似囊膜病毒的芽生型

(budding form)。双倍增殖时间 9～18 h。完全抵抗青霉素。最主要的结构蛋白分子大小为 54～58 kDa,此蛋白与 25 kDa 和 28 kDa 蛋白都位于细胞表面,对热不稳定;另一种含量丰富的 60 kDa 蛋白位于细胞内,属于 GroEL 蛋白群。16S rRNA 序列测定显示此属在系统发育树中形成单独一簇,相似性程度大于 98.5%(进化距离小于 0.015129)。DNA 的 G+C mol%为 28.1～30.5(高压液相)。

此属现在仅包括一个种,但抗原有变异且对小鼠毒力有差异。此微生物仅见于东半球,螨(mites)为传播媒介,在雌成螨与其子代之间可以垂直传播。患者血清可在外斐氏反应中凝集 OXK 抗原。此属与立克次体属(*Rickettsia*)同属于立克次体科(*Rickettsiaceae*)。

模式种:*Orientia tsutsugamushi*(恙虫病东方次体)

Orientia tsutsugamushi 恙虫病东方次体

***Ornithobacterium* 鸟杆菌属** Vandamme et al. 1994, IJSB 1994; 44(1):24～37.

革兰氏染色阴性,无动力、无芽胞,短肥的杆菌。化能有机营养型,中等代谢能力,在 30～42 ℃可生长于各种气体条件下,在普通培养基中菌落无色素。主要的呼吸醌是甲基萘醌 MK-7,主要的细胞脂肪酸是异构型 $C_{15:0}$、异构型 $C_{15:0}$—3OH 和异构型 $C_{17:0}$。DNA 的 G+C mol%为 37～39。

模式种: *Ornithobacterium rhinotracheale*(鼻气管鸟杆菌)

此菌大小(0.2～0.9)μm×(1～3)μm,生长于需氧、微需氧、厌氧及富含二氧化碳的气体中。生长温度 30～42 ℃,24 ℃生长差或不生长。在马血平板上不溶血,在富胨、血平板上 36 ℃ 2 天产生光滑、无色素的菌落。大多数株有氧化酶,不产生触酶。不在麦康克琼脂上生长,不生长于西蒙氏柠檬酸盐,不需要生长因子,存在碱性磷酸酶和 β-半乳糖苷酶,不还原硝酸盐,存在精氨酸双水解酶,无赖氨酸脱羧酶、鸟氨酸脱羧酶、苯丙氨酸脱氨酶、卵磷脂酶、DNA 酶和明胶酶,不产生吲哚和硫化氢(TSI),VP 反应阳性,甲基红反应阴性,在 OF 培养基中葡萄糖缓慢氧化或不变。

多数菌株利用葡萄糖、半乳糖、甘露糖、乳糖和蔗糖为碳源,不利用木糖、甘露醇、山梨醇和丙二酸盐为碳源。

本菌分离自鸡、火鸡等的呼吸道,与鸟类的气管炎、心包炎、窦炎、气囊炎和肺炎有关。

***Oxalobacter* 草酸杆菌属** Allison et al. 1985, IJSB 1985;35(3):375～376. Arch. Microbiol. 1985;141:1～7.

革兰氏染色阴性菌,杆状,大小(0.4～0.6)μm×(1.2～2.5)μm,两端钝圆,单个、成对或链状存在,细菌常弯曲,未发现鞭毛及芽胞。DNA 的 G+C mol%为 48～51(Tm)。

化能有机营养型代谢，严格厌氧菌，以草酸盐作为主要的碳源和能源，在多种其他化合物中尚未发现能代替草酸盐作为生长物质的。能还原硝酸盐，不产生吲哚，生长温度范围 14～45 ℃，适温 37 ℃。存在于各种厌氧环境中，包括人和动物结肠、动物瘤胃和湖底沉淀物。

模式种：*Oxalobacter formigenes*（产甲酸草酸杆菌）

O. formigenes　产甲酸草酸杆菌

O. vibrioformis　弧形草酸杆菌　IJSB 1990；40：320～321. Arch. Microbiol. 1989；153：79～84.

（王勇　编写）

Paenibacillus 类芽胞杆菌属　Ash，Priest & Collins 1994 IJSB 1994；44：852. Antoniae van Leeuwenhoek 1993；64：253～260.

类似芽胞杆菌属，因从此属分出，但系统发育上不同。为革兰氏染色阳性的杆菌，有时常染色呈革兰氏阴性反应。无色素，以周鞭毛运动。分化成椭圆形芽胞，并明显膨大于孢囊。为兼性厌氧菌，从葡萄糖产酸，有时产气，反应不一的为纤维二糖、半乳糖、棉子糖和水杨素，不从侧金盏花醇和山梨醇产酸。水解 ONPG，脲酶阴性（强壮类芽胞杆菌 *P. validus* 例外），不利用柠檬酸盐，也不在含 10%的氯化钠的环境中生长。胞外酶通常分解大分子，包括羧甲基纤维素、DNA、蛋白质和淀粉，但不是全部的种都分解这些物质。肽聚糖中的二氨基酸是内消旋二氨基庚二酸，主要的呼吸醌是含 7 个异戊二烯单位的不饱和甲基萘醌（menaquinones）。细胞长链脂肪酸主要是直链饱和，异构和反异构支链型，以反异构型 C_{15} 为主。DNA 的 G+C mol%为 40～54。主要从腐败植物物质和腐殖土中分离。

模式种：*Paenibacillus polymyxa*（多黏类芽胞杆菌）

Paenibacillus 类芽胞杆菌属　Ash，Priest & Collins 1994 修正描述 Shida et al. 1997 IJSB 1997；47(2)：289～298.

杆状细菌，革兰氏染色阳性、阴性或不定，通过周鞭毛运动，在膨大的芽胞囊中形成椭园形芽胞。在营养琼脂上不形成可溶性色素，兼性厌氧或严格需氧。几乎所有的种都为触酶阳性，幼虫类芽胞杆菌幼虫亚种和尘埃亚种为触酶阴性，氧化酶活性不定。

VP 反应不定，VP 肉汤中的 pH 值低于 6.0。不产生硫化氢，有的种产生吲哚，还原硝酸盐为亚硝酸盐不定。水解酪蛋白、淀粉和尿素的能力不定。分解酪氨酸不定。pH 值为 5.6 和 50 ℃时生长不定，最适生长于 pH 值 7.0 的环境下，19 个种（*P. macquariensis* 除外）的最适生长温度为 28～30 ℃，*P. macquariensis* 最适生长于 20～30 ℃。10%的氯化钠可抑制其生长，有的种在含 0.001%的溶菌酶的培养基中不生长。

从各种糖中产酸，*P. polymyxa*、*P. peoriae*、*P. azotofixans* 和 *P. macerans* 从各种糖中产气，有的种分解多糖。主要的细胞脂肪酸是反异构型 $C_{15:0}$ 酸。DNA 的 G+C mol% 为 45～54。此属成员中 16S rRNA 基因序列的类似性在 89.6%以上。用引物 PAEN 515F 和 1377R 进行 PCR 可扩增 16S rRNA 基因片段。

模式种：*Paenibacillus polymyxa*（多黏类芽胞杆菌）

P. abyssi 深海类芽胞杆菌 IJSEM 2015；65：741～744. Antonie van Leeuwenhoek 2014；106：1089～1095.

P. aceti 醋化类芽胞杆菌 IJSEM 2016；66：3426～3481.

P. aestuarii 湿地类芽胞杆菌 IJSEM 2010；60：644～647.

P. agarexedans 琼脂利用类芽胞杆菌 IJSEM 2003；53：1051～1057.

P. agaridevorans 喜琼脂类芽胞杆菌 IJSEM 2003；53：1051～1057.

P. albidus 白色类芽胞杆菌 IJSEM 2017；67：4685～4691.

P. alginolyticus 解藻朊类芽胞杆菌（原 *Bacillus alginolyticus*） IJSB 1997；47(2)：289～298.

P. algorifonticola 居冷泉类芽胞杆菌 IJSEM 2011；61：2167～2172.

P. alkaliterrae 碱土类芽胞杆菌 IJSEM 2005；55：3339～3344.

P. alvei 蜂房类芽胞杆菌

P. amylolyticus 解淀粉类芽胞杆菌

P. amylolyticus 修正描述 IJSB 1997；47(2)：299～306.

P. anarricanus 厌氧生类芽胞杆菌 IJSEM 2005；55：1255～1265.

P. antarcticus 南极类芽胞杆菌 IJSEM 2004；54：1521～1526.

P. apiarius 蜜蜂类芽胞杆菌 IJSB 1996；46(3)：688～693.

P. apis 蜜蜂类芽胞杆菌 IJSEM 2017；67：1918～1924.

P. aquistagni 水塘类芽胞杆菌 IJSEM 2017；67：4291～4293. Antonie van Leeuwenhoek 2017；110：1189～1197.

P. arachidis 花生类芽胞杆菌 IJSEM 2016；66：2923～2928.

P. arcticus 北极类芽胞杆菌 IJSEM 2017；67：4385～4389.

P. assamensis 阿萨姆邦类芽胞杆菌 IJSEM 2005；55：2577～2581.

P. aurantiacus 橙色类芽胞杆菌 IJSEM 2017；67：3226～3230.

P. azoreducens 偶氮还原类芽胞杆菌 IJSEM 2001；51(5)：1681～1685.

P. azotofixans 固氮类芽胞杆菌→*Paenibacillus durus* IJSEM 2017；67：4917～4922.

P. baekrokdamisoli 环形坝土类芽胞杆菌 IJSEM 2016；66：1937～1942.

P. barcinonensis 巴萨罗那类芽胞杆菌 IJSEM 2005；55：935～939.

P. barengoltzii 巴伦格兹氏类芽胞杆菌 IJSEM 2006；56：1509～1514.

P. borealis 北方类芽胞杆菌 IJSEM 2001；51：535～545.

P. bovis 牛型(牦牛)类芽胞杆菌 IJSEM 2016；66：1413～1418.

P. brasilensis 巴西类芽胞杆菌 IJSEM 2002;52:2147～2153.

P. camelliae 茶树类芽胞杆菌 IJSEM 2010;60:2509～2510. J. Microbiol. 2008;46:530～534.

P. campinasensis 坎皮纳斯类芽胞杆菌 IJSB 1998;48(3):833～837.

P. castaneae 栗树类芽胞杆菌 IJSEM 2008;58:2560～2564.

P. catalpae 楸树类芽胞杆菌 IJSEM 2013;63:1776～1781.

P. cathormii 阴极类芽胞杆菌 IJSEM 2016;66:1187～1192.

P. cavernae 洞穴类芽胞杆菌 IJSEM 2016;66:598～603.

P. cellulosilyticus 解纤维素类芽胞杆菌 IJSEM 2006;56:2777～2781.

P. cellulositrophicus 纤维素类养芽胞杆菌 IJSEM 2009;59:2680～2684.

P. chibensis 千叶类芽胞杆菌 IJSB 1997;47(2):299～306.

P. chinjuensis 普州类芽胞杆菌 IJSEM 2002;52:415～421.

P. chitinolyticus 解壳多糖质类芽胞杆 IJSEM 2004;54:929～933.

P. chondroitinus 软骨酸类芽胞杆菌 IJSB 1997;47(2):289～298.（原 *Bacillus chondroitinus*）

P. chungangensis 中央类芽胞杆 IJSEM 2011;61:281～285.

P. cineris 火山土类芽胞杆菌 IJSEM 2004;54:1071～1076.

P. cisolokensis 西索洛克类芽胞杆菌 IJSEM 2016;66:3088～3094.

P. contaminans 污染类芽胞杆菌 IJSEM 2009;59:125～129.

P. cookii 库克氏类芽胞杆菌 IJSEM 2004;54:1071～1076.

P. crassostreae 牡蛎类芽胞杆菌 IJSEM 2018;68:58～63.

P. cucumis 黄瓜芽胞杆菌 IJSEM 2016;66:2599～2603.

P. curdlanolyticus（原 *Bacillus curdlanolyticus*） 解凝聚糖类芽胞杆菌 IJSB 1997;47(2):289～298.

P. daejeonensis 大田类芽胞杆菌 IJSEM 2002;52:2107～2111.

P. darwinianus 达尔文山类芽胞杆菌 IJSEM 2014;64:1406～1411.

P. dauci 胡萝卜类芽胞杆菌 IJSEM 2015;65:2777～2783. Arch. Microbiol. 2015;197:489～495.

P. dendritiformis 树形类芽胞杆菌 IJSB 1999;49(1):239～246.

P. dongdonensis 东都类芽胞杆菌 IJSEM 2014;64:2865～2870.

P. doosanensis 斗山类芽胞杆菌 IJSEM 2014;64:1271～1277.

P. dongdonensis 独岛类芽胞杆菌 IJSEM 2014;64:2865～2870.

P. durum 坚韧类芽胞杆菌

P. durus→*Paenibacillus azotofixans* IJSB 1997;47(2):299～306.

P. edaphicus 土中类芽胞杆菌 IJSEM 2010;60:8～14.（原 *Bacillus edaphicus*）

P. ehimensis 爱媛类芽胞杆菌 IJSEM 2004;54:929～933.

P. elgii 生科类芽胞杆菌 IJSEM 2004;54:2031～2035.

P. elymi 野麦类芽胞杆菌 IJSEM 2018;68:2615～2621.

P. endophyticus 植物内类芽胞杆菌 IJSEM 2013;63:4433～4438.

P. esterisolvens 解酯类芽胞杆菌 IJSEM 2018;68:2145～2150.

P. etheri 以太(大气)类芽胞杆菌 IJSEM 2016;66:862～867.

P. eucommiae 杜仲类芽胞杆菌 IJSEM 2017;67:993～997.

P. faecis 粪类芽胞杆菌 IJSEM 2015;65:4621～4626.

P. favisporus 蜂巢样孢类芽胞杆菌 IJSEM 2004;54:59～64.

P. ferrarius 铁类芽胞杆菌 IJSEM 2015;65:165～170.

P. filicis 蕨类类芽胞杆菌 IJSEM 2010;60:1～2. J. Microbiol. 2009;47:524～529.

P. fonticola 居泉类芽胞杆菌 IJSEM 2007;57:1346～1350.

P. forsythiae 奇异连翘类芽胞杆菌 IJSEM 2008;58:319～323.

P. gansuensis 甘肃类芽胞杆菌 IJSEM 2006;56:2131～2134.

P. gelatinilyticus 解明胶类芽胞杆菌 IJSEM 2016;66:1603～1606. Antonie van Leeuwenhoek 2015;108:1197～1203.

P. ginsengarvi 人参园类芽胞杆菌 IJSEM 2007;57:1810～1814.

P. ginsengihumi 人参园土类芽胞杆菌 IJSEM 2008;58:1164～1168.

P. ginsengisoli 人参土类芽胞杆菌 IJSEM 2007;57:1371～1373.

P. glacialis 冰川类芽胞杆菌 IJSEM 2010;60:1909～1913.

P. glucanolyticus 解葡糖类芽胞杆菌(原 *Bacillus glucanolyticus*) IJSB 1997;47(2):289～298.

P. glycanilyticus 解异聚糖类芽胞杆菌 IJSEM 2002;52:1669～1674.

P. gordonae 戈氏类芽孔杆菌

P. gordonae*→*P. validas 的迟同义名 IJSB 1995;45(4):661～669.

P. graminis 草根围类芽胞杆菌 IJSEM 2002;52:607～616.

P. granivorans 嗜颗粒类芽胞杆菌 IJSEM 2001;51:263～265. Syst. Appl. Microbiol. 2000;23:344～348.

P. guangzhouensis 广州类芽胞杆菌 IJSEM 2014;64:3891～3896.

P. harenae 沙类芽胞杆菌 IJSEM 2009;59:13～17.

P. hemerocallicola 居萱草(黄花菜)类芽胞杆菌 IJSEM 2015;65:2717～2725.

P. hispanicus 西班牙类芽胞杆菌 IJSEM 2016;66:4628～4632.

P. hodogayensis 保土类芽胞杆菌 IJSEM 2005;55:737～741.

P. hordei 水稻(大麦)类芽胞杆菌 IJSEM 2013;63:797～798. Antonie van Leeuwenhoek 2013;103:3～9.

P. humicus 腐殖土类芽胞杆菌 IJSEM 2007;57:2267～2271.

P. hunanensis 湖南芽胞杆菌土 IJSEM 2010;60:1266～1270.

P. ihumii 马赛大学传染院芽胞杆菌 IJSEM 2017；67：2075～2078. New Microbes New Infect 2016；10：14～15.

P. illinoisensis 伊利诺斯类芽胞杆菌 IJSB 1997；47(2)：299～306.

P. intestini 蜂肠类芽胞杆菌 IJSEM 2017；67：1918～1924.

P. jamilae 橄油废水类芽胞杆菌 IJSEM 2001；51(5)：1687～1692.

P. jilunlii 季伦类芽胞杆菌 IJSEN2011；61：1350～1355.

P. kobensis 神户类芽胞杆菌 IJSB 1997；47(2)：289～298. (*Bacillus kobensis*)

P. koleovorans 嗜鞘类芽胞杆菌 IJSEM 2002；52：1597～1601.

P. konkukensis 康克(大学)类芽胞杆菌 IJSEM 2017；67：2343～2348.

P. konsidensis 韩疫网类芽胞杆菌 IJSEM 2008；58：2164～2168.

P. koreensis 韩国类芽胞杆菌 IJSEM 2000；50(4)：1495～1500.

P. kribbensis 科里博类芽胞杆菌 IJSEM 2002，52：295～301.（名字来自 KRIBB，即韩国生命工学研究院）

P. kyungheensis 庆熙类芽胞杆菌 IJSEM 2015；65：3959～3964.

P. lactis 乳类芽胞杆菌 IJSEM 2004；54：885～891.

P. lacus 湖泊类芽胞杆菌 IJSEM 2017；67：1582～1588.

P. larvae 幼虫类芽胞杆菌

P. larvae→ *P. larvae* subsp. *larvae* IJSB 1996；46(1)：270～279.

P. lautus 灿烂类芽胞杆菌 IJSB 1996；46(4)：988～1003.（原 *Bacillus lautus*）

P. lemnae 浮萍类芽胞杆菌 IJSEM 2015；65：107～112.

P. lentimorbus 缓病类芽胞杆菌（=*Bacillus lentimorbus*）

P. lentus 缓慢类芽胞杆菌 IJSEM 2014；64：1166～1172.

P. liaoningensis 辽宁类芽胞杆菌 IJSEM 2016；66：3150～3156.

P. limicola 泥生类芽胞杆菌 IJSEM 2018；68：423～426.

P. lupini 羽扇豆类芽胞杆菌 IJSEM 2014；64：3028～3033.

P. macerans 浸麻类芽胞杆菌

P. macquariensis 马阔里类芽胞杆菌

P. marchantiophytorum 苔(獐耳细辛)类芽胞杆菌 IJSEM 2016；66：755～761.

P. marinisediminis 海沉淀类芽胞杆菌 IJSEM 2014；64：2184～2187. J. Microbiol. 2013；51：312～317.

P. massiliensis 马赛类芽胞杆菌 IJSEM 2004；54：1049～1054.

P. medicaginis 紫苜蓿类芽胞杆菌 IJSEM 2015；65：3853～3860.

P. mendelii 孟德尔类芽胞杆菌 IJSEM 2005；55：2351～2354.

P. methanolicus 甲醇类芽胞杆菌 IJSEM 2016；66：4362～4366.

P. mobilis 运动类芽胞杆菌 IJSEM 2018；68：1140～1145.

P. montaniterrae 山土类芽胞杆菌 IJSEM 2009；59：130～134.

P. motobuensis 本部类芽胞杆菌 IJSEM 2005;55:1811～1816.

P. mucilaginosus 胶质类芽胞杆菌(原 *Bacillus mucilaginosus*) IJSEM 2010;60:8～14.

P. nanensis 南省类芽胞杆菌 IJSEM 2009;59:564～568.

P. naphthalenovorans 食萘类芽胞杆菌 IJSEM 2002;52:131～139.

P. nasutitermitis 白蚁类芽胞杆菌 IJSEM 2016;66:901～905.

P. nebraskensis 内布拉斯加类芽胞杆菌 IJSEM 2017;67:4956～4961.

P. nematophilus 嗜线虫类芽胞杆菌 IJSEM 2003;53:434～441.

P. nicotianae 烟草类芽胞杆菌 IJSEM 2015;65:741～744. Antonie van Leeuwenhoek 2014;106:1199～1205.

P. oceanisediminis 大洋沉淀类芽胞杆菌 IJSEM 2013;63:428～434.

P. odorifer 土味类芽胞杆菌 IJSEM 2002;52:607～616.

P. oenotherae 月见草类芽胞杆菌 IJSEM 2015;65:2717～2725.

P. oryzae 水稻类芽胞杆菌 IJSEM 2016;66:5000～5004.

P. pabuli 饲料类芽胞杆菌

P. panacisoli 人参土类芽胞杆菌 IJSEM 2006;56:2677～2681.

P. panaciterrae 人参类芽胞杆菌 IJSEM 2015;65:4080～4086.

P. pasadenensis 帕萨迪那类芽胞杆菌 IJSEM 2006;56:1509～1514.

P. pectinilyticus 溶果胶类芽胞杆菌 IJSEM 2009;59:1342～1347.

P. peoriae 皮奥利亚类芽胞杆菌(原 *Bacillus peoriae*) IJSB 1996;46(4):988～1003.

P. periandrae 周围类芽胞杆菌 IJSEM 2016;66:1838～1843.

P. phoenicis 凤凰飞船类芽胞杆菌 IJSEM 2011;61:1338～1343.(凤凰飞船为火星探测器名)

P. phyllosphaerae 叶球类芽胞杆菌 IJSEM 2005;55:743～746.

P. physcomitrellae 苔藓类芽胞杆菌 IJSEM 2015;65:3400～3406.

P. pinesoli 松土类芽胞杆菌 IJSEM 2014;64:2927～2929.

P. pini 松树类芽胞杆菌 IJSEM 2011;61:1～3. J. Microbiol. 2009;47:699～704.

P. pinihumi 松树土类芽胞杆菌 IJSEM 2010;60:1～2. J. Microbiol. 2009;47:530～535.

P. pocheonensis 抱川类芽胞杆菌 IJSEM 2010;60:1163～1167.

P. polymyxa 多黏类芽胞杆菌

P. polysaccharolyticus 解多糖类芽胞杆菌 IJSEM 2017;67:2127～2133.

P. popilliae 日本甲虫类芽胞杆菌 IJSB 1999;49:531～540.

P. populi 杨树类芽胞杆菌 IJSEM 2015;65:3763～3767. Antonie van Leeuwenhoek 2015;108:659～666.

P. profundus　深海类芽胞杆菌　IJSEM 2013:63:2365～2367. Arch. Microbiol. 2013;195:247～254.

P. progundus　深海类芽胞杆菌　IJSEM 2013;63:2365～2367.

P. prosopidis　牧豆树类芽胞杆菌　IJSEM 2010;60:2182～2186.

P. provencensis　普洛旺斯类芽胞杆菌　IJSEM 2008;58:682～687.

P. pueri　普洱茶类芽胞杆菌　IJSEM 2009;59:1002～1006.

P. puldeungensis　多草沙堤(洲)类芽胞杆菌　IJSEM 2011;61:670～673.

P. pulvifaciens　尘埃类芽胞杆菌

P. pulvifaciens→*P. larvae* subsp. *pulvifaciens*　IJSB 1996;46(1):270～279.

P. purispatii　洁净室类芽胞杆菌　IJSEM 2011;61:1～3. Syst. Appl. Microbiol. 2010;33:328～336.

P. quercus　槲栎类芽胞杆菌　IJSEM 2014;64:3603～3606. Antonie van Leeuwenhoek 2014;105:1173～1178.

P. qingshengii　庆笙类芽胞杆菌　IJSEM 2015;65:2161～2166.

P. qinlingensis　秦岭类芽胞杆菌　IJSEM 2017;67:589～595.

P. quercus　橡树类芽胞杆菌　IJSEM 2014;64:3603～3606. Antonie van Leeuwenhoek 2014;105:1173～1178.

P. radicis　根系类芽胞杆菌　IJSEM 2016;66:807～811.

P. relictisesami　芝麻油渣类芽胞杆菌　IJSEM 2014;64:1534～1539.

P. residui　残渣类芽胞杆菌　IJSEM 2010;60:2415～2419.

P. rhizoplanae　根系土(根床)类芽胞杆菌　IJSEM 2017;67:1058～1063.

P. rhizoryzae　稻根类芽胞杆菌　IJSEM 2015;65:3053～3059.

P. rhizosphaerae　根围类芽胞杆菌　IJSEM 2005;55:1305～1309.

P. rigui　灌湿地类芽胞杆菌　IJSEM 2011;61:529～534.

P. ripae　河边类芽胞杆菌　IJSEM 2015;65:4757～4762.

P. riograndensis　南里奥格兰德类芽胞杆菌　IJSEM 2010;60:128～133.

P. sabinae　高山柏类芽胞杆菌　IJSEM 2007;57:6～11.

P. sacheonensis　泗川类芽胞杆菌　IJSEM 2011;61:2753～2757.

P. salinicaeni　盐湖类芽胞杆菌　IJSEM 2016;66:3761～3764. Antonie van Leeuwenhoek 2016;109:721～728.

P. sanguinis　血类芽胞杆菌　IJSEM 2004;54:1049～1054.

P. sediminis　沉淀类芽胞杆菌　IJSEM 2012;62:1264～1288.

P. segetis　泥土类芽胞杆菌　IJSEM 2016;66:3703～3707.

P. selenii　硒类芽胞杆菌　IJSEM 2014;64:2662～2667.

P. selenitireducens　亚硒酸盐还原类芽胞杆菌　IJSEM 2014;64:805～811.

P. senegalensis 塞内加尔类芽胞杆菌 IJSEM 2015;65:2777～2783. Stand. Genomic. Sci. 2012;7:70～81.

P. septentrionalis 南省类芽胞杆菌 IJSEM 2009;59:130～134.

P. sepulcri 坟类芽胞杆菌 IJSEM 2006;56:2341～2344.

P. shenyangensis 沈阳类芽胞杆菌 IJSEM 2015;65:220～224.

P. shirakamiensis 白神山类芽胞杆菌 IJSEM 2014;64:1763～1769.

P. shunpengii 顺鹏类芽胞杆菌 IJSEM 2018;68:211～216.

P. siamensis 暹罗类芽胞杆菌 IJSEM 2009;59:130～134.

P. silagei 青贮饲料类芽胞杆菌 IJSEM 2016;66:3873～3877.

P. silvae 雨林类芽胞杆菌 IJSEM 2017;67:795～799.

P. sinopodophylii 桃儿七类芽胞杆菌 IJSEM 2016;66:4993～4999.

P. solanacearum 番茄类芽胞杆菌 IJSEM 2017;67:5046～5050.

P. solani 马铃薯类芽胞杆菌 IJSEM 2016;66:4486～4491.

P. soli 土壤类芽胞杆 IJSEM 2007;57:146～150.

P. sophorae 槐树类芽胞杆菌 IJSEM 2011;61:767～771.

P. sonchi 苦苣菜类芽胞杆菌 IJSEM 2009;59:2656～2661.

P. sputi 痰类芽胞杆菌 IJSEM 2010;60:2371～2376.

P. stellifer 星形孢类芽胞杆菌 IJSEM 2003;53(5):1373.

P. susongensis 宿松类芽胞杆菌 IJSEM 2014;64:3958～3963.

P. swuensis 西南类芽胞杆菌 IJSEM 2015;65:741～744. J. Microbiol. 2014;52:106～110.

P. taichungensis 台中类芽胞杆菌 IJSEM 2008;58:2640～2645.

P. taihuensis 太湖类芽胞杆菌 IJSEM 2013;63:3652～3658.

P. taiwanensis 台湾类芽胞杆菌 IJSEM 2007;57:1351～1354.

P. terrae 土地类芽胞杆菌 IJSEM 2002;52:295～301.

P. terreus 土类芽胞杆菌 IJSEM 2016;66:243～247.

P. terrigena 土生类芽胞杆 IJSEM 2007;57:70～72.

P. thailandensis 泰国类芽胞杆菌 IJSEM 2009;59:564～568.

P. thermoaerophilus 嗜热嗜气类芽胞杆菌 IJSEM 2013;63:3330～3335.

P. thermophilus 嗜热类芽胞杆菌 IJSEM 2013;63:1～5. Antonie van Leeuwenhoek 2012;102:601～609.

P. thiaminolyticus 解硫胺素类芽胞杆菌 IJSB 1997;47(2):289～298. (*Bacillus thiaminolyticus*)

P. tianmuensis 天目山类芽胞杆菌 IJSEM 2011;61:1133～1137.

P. tibetensis 西藏类芽胞杆菌 IJSEM 2015;65:1583～1586.

P. timonensis 蒂蒙类芽胞杆菌 IJSEM 2004;54:1049～1054.

P. translucens 半透明类芽胞杆菌 IJSEM 2018;68:936～941.

P. tundrae 苔原类芽胞杆菌 IJSEM 2009;59:1708～1714.

P. tritici 小麦类芽胞杆菌 IJSEM 2017;67:2312～2316.

P. turicensis 苏黎世类芽胞杆菌 IJSEM 2002;52:2241～2249.

P. typhae 香蒲类芽胞杆菌 IJSEM 2013;63:1037～1044.

P. uliginis 软湿地类芽胞杆菌 IJSEM 2011;61:1～3. Syst. Appl. Microbiol. 2010;33:328～336.

P. urinalis 尿类芽胞杆菌 IJSEM 2008;58:682～687.

P. validus 强壮类芽胞杆菌

P. vini 酒类芽胞杆菌 IJSEM 2015;65:2777～2783. Antonie van Leeuwenhoek 2015;107:1429～1436.

P. vulneris 伤口类芽胞杆菌 IJSEM 2013;63:777～782.

P. wenxiniae 文新类芽胞杆菌 IJSEM 2016;66:1～3. Antonie van Leeuwenhoek 2015;108:1015～1022.

P. wooponensis IJSEM 2011;61:2763～2768.

P. wulumuqiensis 乌鲁木齐类芽胞杆菌 IJSEM 2015;65:2777～2783. Arch. Microbiol. 2015;197:489～495.

P. wynnii 万氏类芽胞杆菌 IJSEM 2005;55:2093～2099.

P. xanthanilyticus 解黄原胶类芽胞杆菌 IJSEM 2018;68:76～80.

P. xanthinilyticus 解黄嘌呤类芽胞杆菌 IJSEM 2015;65:2937～2942.

P. xinjiangensis 新疆类芽胞杆 IJSEM 2006;56:2579～2582.

P. xylanexedens 解木聚糖类芽胞杆菌 IJSEM 2009;59:1708～1714.

P. xylanilyticus 解木聚糖类芽胞杆菌 IJSEM 2005;55:405～408.

P. xylanisolvens 解木聚糖类芽胞杆菌 IJSEM 2011;61:160～164.

P. yanchengensis 盐城类芽胞杆菌 IJSEM 2018;68:1902～1906.

P. yonginensis 永宁类芽胞杆菌 IJSEM 2016;66:4299～4305. Antonie van Leeuwenhoek 2014;106:935～945.

P. yunnanensis 云南类芽胞杆菌 IJSEM 2015;65:3806～3811.

P. zanthoxyli 野花椒类芽胞杆菌 IJSEM 2007;57:873～877.

P. zeae 玉米类芽胞杆菌 IJSEM 2015;65:4533～4538.

表 109 类芽胞杆菌属(*Paenibacillus*)种的鉴别特征

特征(Characteristic)	多黏类芽孢杆菌 (*P. polymyxa*)	解淀粉类芽孢杆菌 (*P. amylolyticus*)	灿烂类芽孢菌 (*P. lautus*)	马阔里类芽孢杆菌 (*P. macquariensis*)	饲料类芽孢菌 (*P. pabuli*)	皮奥利亚类芽孢菌 (*P. peoriae*)
膨大的孢子囊(Sporangium)	+	+	++	++	+	+
厌氧生长(Anaerobic growth)	+	+	+	+	+	+
酪蛋白(Casein)水解	+	−	V	−	V	+
ONPG 水解	+	+	+	+	+	+
精氨酸双水解酶(Arginine dihydrolase)	−	−	−	−	−	−
吲哚产生(Indole production)	−	−	−	−	−	−
明胶液化(Gelatin liquefaction)	+	−	−	−	+	+
硝酸盐还原(Nitrate reduction)	V	+	−	−	−	V
从糖类(Carbohydrates)产气	+	−	−	−	−	+
产酸自:						
甘油(Glycerol)	+	−	+	−	+	V
D-阿拉伯糖(D-Arabinose)	−	−	+	−	−	−
L-阿拉伯糖(L-Arabinose)	+	+	+	−	+	+
核糖(Ribose)	+	+	+	+	+	+
D-木糖(Xylose)	+	+	+	+	+	+
侧金盏花醇(Adonitol)	−	−	−	−	−	−
甲基木糖苷(Methyl-xyloside)	+	+	+	+	+	+
果糖(D-Fructose)	+	+	+	+	+	+
甘露醇(Mannitol)	+	−	+	+	+	+
甲基-D-甘露糖苷(Methyl-D-mannoside)	−	+	−	−	V	+
水杨素(Salicin)	+	+	+	+	+	+
麦芽糖(Maltose)	+	+	+	+	+	+
D-海藻糖(D-Trehalose)	+	+	+	+	+	−
龙胆二糖(Gentiobiose)	+	+	+	+	+	+
α-酮-D-葡萄糖酸盐(α-Keto-D-gluconate)	−	−	−	−	−	−
5-酮-D-葡萄糖酸盐(5-Keto-D- gluconate)	−	−	−	−	−	−
膨大的孢子囊(Sporangium)	++	+	+	+	+++	+
厌氧生长(Anaerobic growth)	+	+	+	+	−	+

续表

特征(Characteristic)	多黏类芽孢杆菌(*P. polymyxa*)	解淀粉类芽孢杆菌(*P. amylolyticus*)	灿烂类芽孢菌(*P. lautus*)	马阔里类芽孢杆菌(*P. macquariensis*)	饲料类芽孢菌(*P. pabuli*)	皮奥利亚类芽孢菌(*P. peoriae*)
酪蛋白(Casein)水解	—	+	+	+	—	—
ONPG 水解	+	+	—	—	—	+
精氨酸双水解酶(Arginine dihydrolase)	—	—	—	+	—	—
吲哚产生(Indole production)	—	+	—	—	—	—
明胶液化(Gelatin liquefaction)	V+	+	+	—	—	
硝酸盐(Nitrate)还原	—	—	V	V	V	—
从糖类(Carbohydrates)产气	+	—	—	—	—	+
产酸自:						
甘油(Glycerol)	+	+	+	+	+	—
D-阿拉伯糖(D-Arabinose)	+	—	—	—	—	—
L-阿拉伯糖(L-Arabinose)	+	—	—	—	—	—
核糖(Ribose)	+	+	+	+	+	—
D-木糖(Xylose)	+	—	—	—	+	—
侧金盏花醇(Adonitol)	—	+	—	—	—	—
甲基木糖苷(Methyl-xyloside)	+	—	—	—	—	—
果糖(D-Fructose)	+	—	—	—	+	+
甘露醇(Mannitol)	+	—	—	+	+	+
甲基-D-甘露糖苷(Methyl-D-mannoside)	V	—	—	—	—	—
水杨素(Salicin)	+	V	+	—	—	+
麦芽糖(Maltose)	+	+	—	—	+	+
D-海藻糖(D-Trehalose)	+	V	+	+	+	+
龙胆二糖(Gentiobiose)	+	+	—	—	—	+
α-酮-D-葡萄糖酸盐(α-Keto-D-gluconate)	—	—	—	—	—	+
5-酮-D-葡萄糖酸盐(5-Keto-D- gluconate)	—	—	—	—	—	+

表 110 类芽胞杆菌中能固氮的种的鉴别

特征	巴西类芽胞杆菌	多黏类芽胞杆菌	皮奥利亚类芽胞杆菌	浸麻类芽胞杆菌	固氮类芽胞杆菌	北风类芽胞杆菌	草根围类芽胞杆菌	土味类芽胞杆菌
45 ℃生长	—	—	—	+	—	—	—	—
0.001%的溶菌酶生长	+	V	+	—	—	—	ND	ND
VP 反应	+	+	+	—	+	—	ND	ND
还原硝酸盐成亚硝酸盐	+	+	+	+	—	—	+	+
液化明胶	V	+	+	—	—	—	—	ND
产生二羟丙酮	—	+	—	—	—	—	ND	ND
产生结晶糊精	—	—	—	+	—	ND	ND	ND
水解淀粉	+	+	+	+	V	—	+	+
固氮	+	V	V	V	+	+	+	+
分解酪蛋白	+	+	+	—	—	+	—	ND
利用柠檬酸盐	+	—	+	—	—	—	—	ND
利用琥珀酸盐	—	—	+	—	—	ND	—	ND
产酸自：								
甘油	—	+	V	+	—	+	+	V
D-阿拉伯糖	—	—	—	V	—	—	—	—
L-阿拉伯糖	—	+	+	+	—	+	+	+
核糖	+	+	+	+	—	—	—	+
木糖	—	+	+	+	—	+	+	+
甘露糖	+	+	+	+	+	+	+	V
鼠李糖	—	V	V	+	—	—	—	—
卫矛醇	—	—	—	—	V	—	—	—
肌醇	—	—	—	V	—	—	—	—
甘露醇	+	+	+	+	+	+	+	—
山梨醇	—	—	—	V	—	V	—	—
甲基 α-D-甘露糖苷	—	—	+	V	—	—	—	—
甲基 α-D-葡萄糖苷	+	+	—	V	+	V	+	+
熊果苷	+	+	+	+	V	+	+	+
水杨素	+	+	+	+	V	+	+	+
纤维二糖	+	+	+	+	V	+	+	+

续表

特　征	巴西类芽胞杆菌	多黏类芽胞杆菌	皮奥利亚类芽胞杆菌	浸麻类芽胞杆菌	固氮类芽胞杆菌	北风类芽胞杆菌	草根围类芽胞杆菌	土味类芽胞杆菌
乳糖	+	+	+	+	−	+	+	+
蕈糖	V	+	−	+	+	+	+	+
菊糖	−	V	−	+	+	+	V	+
松三糖	−	V	−	+	+	+	+	−
淀粉	+	+	+	+	V	+	+	+
糖原	+	+	+	+	V	+	+	+
木糖醇	−	−	−	−	−	V	−	−
松二糖	V	+	V	+	+	+	+	+
米苏糖	−	−	−	−	−	V	−	−
塔格糖	−	−	−	V	V	V	−	−
D-岩藻糖	−	−	−	−	−	−	V	−
L-岩藻糖	−	−	−	V	−	−	−	V
D-阿拉伯糖醇	−	−	−	V	−	+	−	−
葡萄糖酸盐	−	V	V	V	−	−	V	−

注：引自 IJSEM 2002；52：2147～2153.

表 111　类芽胞杆菌属（*Paenibacillus*）的一些种的鉴别

特　征	苏黎世类芽胞杆菌	蜂房芽胞杆菌	饲料类芽胞杆菌	多粘类芽胞杆菌	强壮类芽胞杆菌	食萘类芽胞杆菌	橄油废水类芽胞杆菌	朝鲜类芽胞杆菌	坎皮纳斯类芽胞杆菌	树形类芽胞杆菌	解硫胺素类芽胞杆菌
革兰氏染色反应	V	ND	+	ND	ND	+	V	+	V	−	ND
厌氧生长	+	+	V	+	−	−	+	+	+	+	+
生长温度/℃											
最适	37～42	28	28～30	30	28～35	30～37	30	38～40	40	37	28
范围	15～48	ND	ND	ND	ND	ND	30～40	10～50	10～45	20～45	ND
生长 pH 值											
最适	7	ND	ND	ND	ND	ND	7	ND	10	ND	ND
范围	5.5～9.5	ND	ND	ND	ND	ND	5～12	ND	7.5～10.5	ND	ND
生长于：											
10 ℃	−	−	+	−	−	−	−	ND	+	−	ND

续表

特征	苏黎世类芽胞杆菌	蜂房芽胞杆菌	饲料类芽胞杆菌	多黏类芽胞杆菌	强壮类芽胞杆菌	食萘类芽胞杆菌	橄油废水类芽胞杆菌	朝鲜类芽胞杆菌	坎皮纳斯类芽胞杆菌	树形类芽胞杆菌	解硫胺素类芽胞杆菌
50 ℃	−	−	−	−	+	−	ND	ND	−	−	−
pH 值 5.6	+	−	+	+	ND	ND	+	ND	−	+	−
3%的氯化钠	+	−	+	+	−	−	−	ND	+	+	V
5%的氯化钠	+	−	−	−	−	−	−	ND	+	+	V
0.001%的溶菌酶	+	+	−	+	ND	ND	+	+	ND	ND	−
0.1%的溶菌酶	+	ND	ND	ND	ND	ND	ND	ND	ND	ND	ND
触酶	−	+	+	+	+	+	+	+	+	+	+
氧化酶	−	ND	−	−	−	ND	−	+	−	+	+
ONPG	+	+	+	+	−	−	−	ND	ND	ND	ND
精氨酸双水解酶	−	−	−	−	−	−	ND	+	ND	ND	ND
鸟氨酸脱羧酶	−	−	−	−	−	−	ND	+	ND	ND	ND
柠檬酸盐利用	−	−	−	−	−	V	−	−	ND	−	+
脲酶	−	+	−	−	+	+	ND	−	−	+	−
吲哚产生	−	+	−	−	−	−	ND	−	ND	+	+
VP 反应	+	−	−	+	−	+	+	−	ND	ND	ND
明胶液化	−	+	−	+	−	−	+	ND	−	ND	ND
硝酸盐还原	−	−	V	V	V	V	+	+	ND	−	+
七叶苷水解	+	+	+	+	+	−	+	+	−	ND	ND
产酸自：											
甘油	−	+	+	+	+	−	+	ND	ND	ND	ND
D-阿拉伯糖	−	−	+	−	−	−	−	ND	ND	ND	ND
L-阿拉伯糖	+	−	+	+	−	−	+	+	ND	−	V
核糖	+	+	+	+	+	−	+	−	ND	ND	ND
木糖	+	−	+	+	+	−	+	−	ND	−	−
侧金盏花醇	−	+	−	−	−	−	−	−	ND	ND	ND
半乳糖	+	−	+	+	+	+	+	+	ND	ND	ND
葡萄糖	+	−	+	+	+	+	+	+	ND	+	+
甘露糖	+	−	+	+	+	+	+	ND	ND	ND	ND

续表

特　征	苏黎世类芽胞杆菌	蜂房芽胞杆菌	饲料类芽胞杆菌	多黏类芽胞杆菌	强壮类芽胞杆菌	食萘类芽胞杆菌	橄油废水类芽胞杆菌	朝鲜类类芽胞杆菌	坎皮纳斯类芽胞杆菌	树形类芽胞杆菌	解硫胺素类芽胞杆菌
山梨醇	−	−	−	−	−	V	−	ND	ND	ND	ND
鼠李糖	−	−	+	−	−	−	−	+	ND	ND	ND
肌醇	−	−	+	−	+	−	−	+	ND	ND	ND
甘露醇	−	−	+	+	+	+	+	+	ND	−	V
山梨醇	−	−	−	−	−	−	−	+	ND	ND	ND
甲基 α-D-甘露糖苷	−	−	−	−	−	−	V	ND	ND	ND	ND
甲基 α-D-葡萄糖苷	−	−	+	+	+	V	V	ND	ND	ND	ND
N-乙酰葡萄糖胺	+	+	+	−	−	−	−	+	ND	ND	ND
苦杏仁苷	+	−	+	+	−	−	+	−	ND	ND	ND
熊果苷	+	+	+	+	−	−	+	ND	ND	ND	ND
水杨素	+	−	+	+	−	−	+	−	ND	ND	ND
纤维二糖	+	−	+	+	−	−	+	ND	ND	ND	ND
乳糖	+	−	+	+	−	−	+	+	ND	ND	ND
蜜二糖	+	+	+	+	+	V	+	ND	ND	ND	ND
蕈糖	−	+	+	+	+	+	+	+	ND	ND	ND
菊糖	−	−	+	+	−	−	V	−	ND	ND	ND
松三糖	−	−	+	+	−	−	−	ND	ND	ND	ND
棉子糖	+	+	+	+	+	−	+	+	ND	ND	ND
淀粉	+	+	+	+	+	−	+	ND	ND	+	+
木糖醇	−	−	−	−	−	V	−	ND	ND	ND	ND
松二糖	−	−	+	+	+	V	+	ND	ND	ND	ND
L-岩藻糖	−	−	+	−	−	−	ND	ND	ND	ND	ND
葡萄糖酸盐	−	−	+	−	−	−	−	ND	ND	ND	ND

注：引自 IJSEM 2002；52：2241～2249.

***Pandoraea* 潘多拉菌属**　Coenye et al. 2000，IJSEM 2000；50(2)：887～899.

革兰氏染色阴性，无芽胞，直杆菌，大小(0.5～0.7)μm×(1.5～4.0)μm，单个存在，以单极鞭毛运动。专性需氧菌，有触酶活性，30 ℃和 37 ℃可生长。不还原硝酸盐，不脱硝，无 β-半乳糖苷酶和 DNA 酶活性，不液化明胶，不水解七叶苷，不产生吲哚，不水解吐温 80。存在下列脂肪酸：$C_{12:0}$、$C_{12:0}$—2OH、$C_{16:0}$、环状 $C_{17:0}$、$C_{16:0}$—2OH、$C_{16:0}$—3OH、环

状 ω8c $C_{19:0}$、$C_{18:1}$—2OH，总计特征 3、总计特征 4 和总计特征 7。DNA 的 G+C mol%为 61.2～64.3。从人的临床标本（多为囊状纤维症，cystic fibrosis，CF）和环境中分离。不引起洋葱的软腐病（soft-rot）。已有的临床资料显示，至少其中的一些在 CF 患者中引起慢性感染并传染于 CF 患者中。

模式种：*Pandoraea apista*（奸诈潘多拉菌）

P. apista 奸诈潘多拉菌

P. faecigallinarum 母鸡粪潘多拉菌 IJSEM 2011；61：2247～2533.

P. nortmbergensis 纽伦堡潘多拉菌（原 *Burkholderia norimbergensis*）

P. oxalativorans 食草酸潘多拉菌 IJSEM 2011；61：2247～2253.

P. pnomenusa 驻肺潘多拉菌

P. pulmonicola 居肺潘多拉菌

P. sputorum 痰潘多拉菌

P. terrae 土壤潘多拉菌 IJSEM 2016；66：3524～3530.

P. thiooxydans 硫氧化潘多拉菌 IJSEM 2010；60：21～26.

P. vervacti 休耕地潘多拉菌 IJSEM 2011；61：2247～2253.

Pantoea 泛菌属，多源菌属 Gavini et al. 1989，IJSB 1989；39：337～345. emend Mergaert et al. IJSB 1993；43(1)：162～173.

革兰氏染色阴性，无荚膜、无芽胞的直杆菌，大小(0.5～1.0)μm×(1.0～3.0)μm，大多数以周鞭毛运动。在营养琼脂上菌落光滑，半透明，边缘整齐，有明显或不明显的突起，产生或不产生黄色素。兼性厌氧，氧化酶阴性。从木糖、核糖、麦芽糖、半乳糖、甘露糖、果糖、蕈糖和甘露醇产酸。分离于世界各地的植物表面、种子、土壤、水及人体（伤口、血、尿和内脏）和动物。DNA 的 G+C mol%为 55.1～60.6(Tm)。

1989 年的修正描述：革兰氏染色阴性，无荚膜且无芽胞的直杆菌，大小为(0.5～1.3)μm×(1.0～3.0)μm，以周鞭毛运动或不运动。在营养琼脂上 30 ℃生长良好。在营养琼脂上菌落光滑，半透明，边缘整齐，有凸起或不明显。菌落黄色、浅米色至淡橙黄色，或无色素。兼性厌氧，氧化酶阴性。不从葡萄糖产气。无赖氨酸脱羧酶、色氨酸脱氨酶或脲酶活性，不分解果胶酸盐，不从硫代硫酸盐产生硫化氢。从 D-木糖、核糖、半乳糖、果糖、蕈糖、N-乙酰-D-葡萄糖胺中产酸，但不从 D-阿拉伯糖、L-木糖、L-岩藻糖或 D-松二糖产酸。分离自世界各地的植物、种子、水果、土壤、水及人体（伤口、血液、尿、内脏）和动物。有的种是（或可能是）植物病原菌。DNA 的 G+C mol%为 49.7～60.6。

模式种：*Pantoea agglomerans*（成团泛菌）

P. agglomerans 成团泛菌（原 *Enterobacter agglomerans*）

P. allii 洋葱泛菌 IJSEM 2011；61：932～937.

P. ananatis 菠萝泛菌 IJSB 1993；43(1)：162～173.（原 *Erwinia ananas*）

P. anthophila 喜花泛菌 IJSEM 2009；59：2339～2345.

P. breneri 布伦纳氏泛菌 IJSEM 2010；60：2430～2440.

P. calida 温热泛菌 IJSEM 2010;60:2786～2792.
P. citrea 柠檬泛菌 IJSB 1992;42(2):203～210.
P. conspicua 显著泛菌 IJSEM 2010;60:2430～2440.
P. cypripedii 杓兰泛菌(原 *Erwinia cypripedii*) IJSEM 2010;60:2430～2440.
P. deleyi 迪莱氏泛菌 IJSEM 2009;59:2339～2345.
P. dispersa 分散泛菌
P. eucalypti 桉树泛菌 IJSEM 2009;59:2339～2345.
P. eucrina 易鉴泛菌 IJSEM 2010;60:2430～2440.
P. gariniae 加伟内氏泛菌 IJSEM 2010;60:2786～2792.
P. punctata 斑点泛菌 IJSB 1992;42(2):203～210.
P. septica 败血泛菌 IJSEM 2010;60:2430～2440.
P. stewartii 斯氏泛菌(原 *Erwinia stewartii*) IJSB 1993;43(1):162～173.
P. terrea 土壤泛菌 IJSB 1992;42(2):203～210.
P. vagans 游荡泛菌 IJSEM 2009;59:2339～2345.

表 112 泛菌属(*Pantoea*)菌种的鉴别特征

特征(Characteristic)	菠萝泛菌 (*P. ananas*)	斯氏泛菌斯氏亚种 (*P. stewartii* subsp. *stewartii*)	斯氏泛菌吲哚亚种 (*P. stewartii* subsp. *indologenes*)	成团泛菌 (*P. agglomerans*)	分散泛菌 (*P. dispersa*)	柠檬泛菌 (*P. citrea*)	斑点泛菌 (*P. punctata*)	土壤泛菌 (*P. terrea*)
API 20E 试验								
硝酸盐还原为亚硝酸盐 (Nitrate reduced to nitrite)	D	−	−	+	−	+	+	+
吲哚(Indole)产生	+	−	+	−	−	−	−	−
柠檬酸盐(Citriate)利用	+	−	+	D	+	+	+	+
β-半乳糖苷酶 (β-Galactosidase)	+	+	+	+	+	+	−	−
API 50 CHE 试验								
甘油(Glycerol)产酸	+	−	(+)	(−)	D	+	+	+
D-阿糖醇(D-Arabitol)产酸	+	−	+	D	+	(+)	−	−
山梨醇(Sorbitol)产酸	(+)	−	−	−	−	(−)	−	(−)
纤维二糖(Cellobiose)产酸	+	−	+	D	+	−	−	−
麦芽糖(Maltose)产酸	+	−	+	+	+	+	(−)	(−)

续表

特征(Characteristic)	菠萝泛菌 (*P. ananas*)	斯氏泛菌斯氏亚种 (*P. stewartii* subsp. *stewartii*)	斯氏泛菌吲哚亚种 (*P. stewartii* subsp. *indologenes*)	成团泛菌 (*P. agglomerans*)	分散泛菌 (*P. dispersa*)	柠檬泛菌 (*P. citrea*)	斑点泛菌 (*P. punctata*)	土壤泛菌 (*P. terrea*)
乳糖(Lactose)产酸	+	−	+	(−)	(−)	+	−	−
α-甲基-D-甘露糖苷(α-Methyl-D-mannoside)产酸	(+)	−	−	−	−	−	−	−
熊果苷(Arbutin)产酸	+	−	+	+	−	(−)	−	+
水杨素(Salicin)产酸	+	−	+	+	(−)	(−)	−	+
棉子糖(Raffinose)产酸	(+)	+	+	−	−	−	D	D
松二糖(D-Turanose)产酸	−	−	−	−	+	−	−	−
D-岩藻糖(D-Fucose)产酸	−	−	−	−	−	+	+	+
七叶苷(Esculin)水解	D	−	+	+	+	−	(−)	+
动力(Motility)	+	−	(+)	+	+	−	−	+
丙二酸盐(Malonate)利用	−	−	−	+	−	−	−	−
苯丙氨酸脱氨酶(Phenylalanine deaminase)	−	−	−	+	−	−	−	−
生长于顺乌头酸盐(Growth cis-aconitate)	+	−	+	+	+	ND	ND	ND

Paracoccus 副球菌属 Davis 1969 IJSB 1980;30:340 AL.

革兰氏染色阴性,细胞球形或杆形,大小(0.5～1.3)μm×(0.9～2.0)μm,单个、成对、成链或成簇,未见芽胞,无动力(1个种有动力,有一极丛毛)。行呼吸型代谢,以氧为最终受氢体,有的种也可以硝酸盐作为电子受体。需氧性化能异养或兼性化能自养菌,兼性化能自养者能利用还原性的硫化合物或分子氢作为能源。嗜中温菌,在中性 pH 值下生长,不嗜盐,触酶与氧化酶阳性,以广谱的有机化合物作为碳源和能源。细胞内往往有苏丹黑颗粒。主要的呼吸醌是 Q-10。主要的非羟基脂肪酸是 $C_{18:1}$ + C_{19} cyc,它们构成了 60%～80%的总非羟基脂肪酸。有 3-羟脂肪酸,主要是 $C_{10:0}$—3OH,有的种含有 $C_{14:0}$—3OH。DNA 的 G+C mol%为 64～70。系统发育位置是变形菌纲的 α-3 亚纲。

模式种:*Paracoccus denitrifyicans*(脱硝副球菌)

P. alcaliphilus 时间副球菌 IJSB 1989;39:116～129.

P. alkenifer 不饱和烃副球菌 IJSB 1998;48:529～536.

P. aminophilus 嗜氨副球菌 IJSB 1990;40:287～291.

P. aminovorans 食氨副球菌 IJSB 1990;40:287～291.

P. caeni 污泥副球菌 IJSEM 2011;61:1968～1972.

P. carotinifaciens 类胡萝卜素副球菌 IJSB 1999;49:277～282.

P. denitrifyicans 脱硝副球菌

P. fistulariae 管鱼副球菌 IJSEM 2010;60:2908～2912.

P. isoporae 珊瑚副球菌 IJSEM 2011;61:1138～1143.

P. kocurii 科氏副球菌 IJSB 1990;40:292～296.

P. kondratievae 康德拉蒂娃副球菌 IJSEM 2002;52:679～682.

P. kondratievae 修正描述 IJSEM 2002;52:679～682.

P. marcusii 马氏副球菌 IJSB 1998;48:543～548.

P. methylutens 甲基副球菌 Syst. Appl. Microbiol. 1998;21:230～236.

P. niistensis 国立多科院副球菌 IJSEM 2012; 62: 1 ～ 4. Antonie van Leeuwenhoek 2011;99:501～506.

P. pantotrophus ←(*Thiosphaera pantotropha*) 全食副球菌

P. seriniphilus 嗜丝氨酸副球菌 IJSEM 2003;53:443～447.

P. solventivorans 食溶剂副球菌 IJSB 1996;46:1125～1130.

P. solventivorans 修正描述 IJSB 1998;48:529～536.

P. sphaerophysae 苦马豆副球菌 IJSEM 2011;61:665～669.

P. thiocyanatus 硫氰酸盐副球菌 Microbiology 1995;141:1469～1477.

P. versutus(←*Thiobacillus versutus*) 善变副球菌 Microbiology 1995; 141: 1469～1477.

P. yeei 伊氏副球菌(以前的 CDC 组的 EO-2) J. Clin. Microbiol. 2003;41: 1289～1294.

P. zeaxanthinifaciens 产玉米黄质副球菌 IJSEM 2003;53:231～238.

伊氏副球菌是副球菌属中唯一已知的与感染有关的菌。球状和球杆状,球状者直径大于 1 μm。革兰氏染色阴性,但易保留紫色,有时周边色深而胞浆色浅呈空泡样,出现周边染色现象(或称"O"形染色现象)。菌表面或菌与菌之间有时有黏液构成的突刺状物。以苏丹里染色可见有的菌体内出现染成黑色的脂质颗粒。

触酶和氧化酶阳性。在血平板上呈 1～2 mm 无色半透明有黏性的菌落,不溶血。营养琼脂上易于生长,一般能在麦康克琼脂上生长,葡萄糖 OF 培养基中微弱需氧产酸。在低胨(0.1%)或无机盐基础培养基加上微量元素和维生素的培养基中能使葡萄糖、乳糖、木糖、侧金盏花醇和肌醇氧化产酸,而不能使甘露醇、蔗糖、蕈糖、卫矛醇、山梨醇和甘油产酸。能还原硝酸盐为亚硝酸盐。多数菌种赖氨酸脱羧酶和精氨酸双水解酶阴性,能分解尿素,但不水解明胶、酪蛋白、淀粉、七叶苷和吐温 80。吲哚和硫化氢反应阴性。对大多数抗生素和化学治疗剂敏感。

表 113　副球菌属(*Paracoccus*)的一些种的鉴别

特征	食溶剂副球菌	不饱和烃副球菌	嗜碱副球菌DSM 8512^T	嗜氨副球菌DSM 8538^T	食氨副球菌DSM 8537^T	脱硝副球菌DSM 65^T	脱硝副球菌DSM 2944	科氏副球菌JCM 7684^T	食溶剂副球菌DSM 6635^T	硫氰酸盐副球菌THI 011^T	善变副球菌DSM 582^T
生长于：											
D-阿拉伯糖	0	0	+	−	−	−	−	−	−	−	−
果糖	0	0	+	−	+	+	+	−	−	+	+
半乳糖	0	0	+	+	+	−	−	−	−	+	+
葡萄糖	0	0	+	+	+	+	+	−	−	+	+
乳糖	0	0	−	−	−	−	−	−	−	−	−
麦芽糖	0	0	+	−	−	+	+	−	−	−	+
蔗糖	0	0	−	−	−	+	+	−	−	−	+
蕈糖	0	0	−	−	−	+	+	−	−	−	+
木糖	0	0	+	+	−	−	−	−	−	−	−
甘露糖	0	0	+	−	+	+	+	−	−	−	+
乳酸盐	100	100	+	+	+	+	+	+	+	+	+
甲酸盐	0	0	−	−	−	+	+	+	+	−	+
乙酸盐	60	80	+	+	+	+	+	+	+	+	+
丙酸盐	80	80	+	+	+	+	+	+	+	+	+
丙酮酸盐	80	100	+	+	+	+	+	+	+	+	+
柠檬酸盐	20	80	+	−	−	−	−	−	−	−	−
琥珀酸盐	80	80	+	−	+	+	+	−	+	−	+
丁酸盐	100	100	+	+	+	+	+	+	+	+	+
3-羟丁酸盐	100	100	+	+	+	+	+	+	+	+	+
天门冬酰胺	100	100	+	+	+	+	+	−	+	+	+
亮氨酸	100	80	+	+	+	+	+	−	+	+	+
苯丙氨酸	0	20	−	+	−	+	+	−	−	+	+
精氨酸	0	0	−	−	−	−	−	−	−	−	−
苏氨酸	60	60	−	−	−	−	−	−	−	−	−
缬氨酸	0	0	−	−	−	−	−	−	−	−	−
甲硫氨酸	0	20	−	−	−	−	−	−	−	−	−

续表

特征	食溶剂副球菌	不饱和烃副球菌	嗜碱副球菌DSM 8512^T	嗜氨副球菌DSM 8538^T	食氨副球菌DSM 8537^T	脱硝副球菌DSM 65^T	脱硝副球菌DSM 2944	科氏副球菌JCM 7684^T	食溶剂副球菌DSM 6635^T	硫氰酸盐副球菌THI 011^T	善变副球菌DSM 582^T
甲醇	100	100	+	+	+	+	+	−	−	−	+
乙醇	100	100	+	+	+	+	+	−	+	−	+
丙醇	60	0	−	−	−	+	+	−	−	−	+
丁醇	0	0	−	−	−	+	+	−	−	+	+
甘油	0	0	−	+	+	+	+	−	−	−	+
甘露醇	0	0	+	−	+	+	+	−	−	+	+
山梨醇	0	0	+	−	+	+	+	−	−	+	+
肌醇	0	20	+	−	−	+	+	−	−	−	+
硫氰酸盐	0	0	−	−	+	−	−	−	−	−	−
甲醛	0	0	−	−	−	−	−	−	−	−	−
二甲基甲酰胺	0	0	−	+	+	−	−	−	−	−	−
甲胺	100	0	+	+	+	−	−	+	+	−	+
二甲胺	0	0	−	+	+	−	−	+	−	−	−
三甲胺	0	0	−	+	+	−	−	+	−	−	−
氧化三甲胺	0	0	−	−	+	−	NT	−	−	−	−
四甲胺	0	0	−	−	−	−	−	+	−	−	−
丙酮	80	100	−	−	−	+	+	−	+	−	+
3%的氯化钠	40	80	+	−	+	+	+	−	+	+	+
pH 值 9.0	100	100	+	+	+	+	+	−	+	+	+
pH 值 6.0	100	100	+	+	+	+	+	−	+	+	+
硝酸盐还原成亚硝酸盐	0	0	+	−	−	−	−	−	−	−	−
亚硝酸盐产氮气	100	100	−	−	+	+	+	+	+	+	+

注：引自 IJSB 1998；48：529～536.

表 114 副球菌属(*Paracoccus*)的种的鉴别

特征	动力	色素	脱硝	脲酶	生长于:											
					氢气+二氧化碳	硫代硫酸盐+二氧化碳	硫氰酸盐+二氧化碳	甲酸盐	甲醇	甲胺	三甲胺	甘油	木糖	蔗糖	果糖	甘露醇
康德拉蒂娃副球菌	−	−	+	+	+	+	−	+	+	+	−	+	−	−	+	+
脱硝副球菌	−	−	+	+	+	+	−	+	+	+	+	+	−	+	+	+
硫氰酸盐副球菌	−	−	+	−	+	+	+	+	−	−	−	−	−	−	+	+
善变副球菌	+	−	+	−	+	+	−	+	+	+	−	+	−	+	+	+
科氏副球菌	−	−	+	−	ND	−	ND	+	−	+	+	+	−	−	−	−
嗜碱副球菌	−	−	−	+	−	ND	ND	−	+	+	−	+	+	−	+	+
嗜氨副球菌	−	−	−	−	−	ND	ND	−	−	+	+	+	+	−	−	−
食氨副球菌	−	−	−	−	−	ND	ND	−	−	+	+	+	−	−	+	+
食溶剂副球菌	−	−	+	ND	−	ND	ND	−	−	+	−	−	−	−	−	−
马氏副球菌	−	+	−	ND	ND	ND	ND	+	−	−	−	+	ND	+	+	+
类胡萝卜素副球菌	+	+	−	−	ND	ND	ND	ND	ND	ND	ND	ND	ND	ND	ND	+
不饱和烃副球菌	−	ND	+	ND	ND	ND	ND	−	+	−	−	−	−	−	−	−
泛养副球菌	−	−	+	−	+	+	ND	−	−	−	−	+	ND	+	+	+
甲基副球菌	−	−	−	+	+	+	−	+	+	+	−	+	−	+	+	+
伊氏副球菌	−	−	−(8%)	+	ND	ND	ND	ND	ND	ND	ND	ND	+	−	+	+

注:引自 IJSB 2002;52:679~682.

Paralactobacillus 副乳杆菌属 Leiner et al. 2000 IJSEM 2000;50(1):19~24.

革兰氏染色阳性,直或略弯的杆菌,大小(2.5~6.5)μm×1.0 μm,单个或成对,有时在陈旧的培养中形成短链。无芽胞,无动力。在营养丰富的琼脂培养基(例如 PYG、MRS)上,需氧条件下 30 ℃培养 3 天,菌落直径不超过 2~3 mm,圆形,表面光滑。同型乳酸发酵,从葡萄糖产生 D-(−)或 L-(+)型乳酸,不产气,不利用葡萄糖酸盐,能从甘露糖和水杨素产酸,但不能从乳糖、蜜二糖、棉子糖、核糖或木糖产酸,不从精氨酸产氨。15 ℃生长但 45 ℃不生长,能生长于乙酸盐琼脂,并将 pH 值降到 4.15 以下。触酶阴性,不还原硝酸盐,DNA 的 G+C mol%为 46。

模式种：*Paralactobacillus selangorensis*（雪兰省副乳杆菌，该菌分离自马来西亚的食物中）

P. selangorensis 雪兰省副乳杆菌

Parascardovia 副斯加都伟氏菌属 Jian & Dong IJSEM 2002；52：809～812.

革兰氏染色阳性，小的细菌，细长杆状或形态可变。不抗酸，不形成芽胞，无动力，厌氧菌。可分解糖，从葡萄糖中以 1∶2 的比例发酵产生 L-(+)-乳酸和乙酸，发酵葡聚糖。DNA 的 G+C mol%为 55±1。在人的龋齿中发现。根据 16S rRNA 与 HSP60 的基因顺序，为双歧杆菌科中的一个新属，仅一个种 *Parascardovia denticolens*（居齿副斯加都伟氏菌）。

P. denticolens（原 *Bifidobacterium denticolens*） 居齿副斯加都伟氏菌

Pasteurella 巴斯德氏菌属 Trevisan 1887，94^AL^ Nom. Cons. Opin. 13. Jud. Comm. 1954，153. 1984 手册；1：552～558.

革兰氏染色阴性，菌体球状、卵圆形或杆状，大小(0.3～1.0)μm×(1.0～2.0)μm。单个存在，有时成对或成短链，常常双极染色，特别是在传染动物的标本中。无芽胞，不抗酸，无动力，兼性厌氧菌。生长于 22～44 ℃，最适 37 ℃。触酶阳性，几乎总是氧化酶阳性，还原硝酸盐为亚硝酸盐，明胶酶阴性，甲基红和 VP 反应阴性，赖氨酸和精氨酸脱羧酶阴性，发酵葡萄糖和其他可发酵化合物产酸，但通常不产气。寄生于哺乳动物(罕在人体)和鸟的上呼吸道和消化道。DNA 的 G+C mol%为 40～45(Tm)。本属属于 rRNA 超科I。

模式种：*Pasteurella multocida*（多杀巴斯德氏菌）

P. aerogenes 产气巴斯德氏菌

P. anatis 鸭巴斯德氏菌 IJSB 1985；35(3)：309～322.

P. avium 鸟巴斯德氏菌 IJSB 1985；35(1)：5～9. →*Avibacterium avium* IJSEM 2005；55：353～362.

P. bettyae（原 *P. bettii*） 贝特氏巴斯德氏菌 IJSB 1992；42：685～659.

P. cabalii 马巴斯德氏菌 Valid IJSB 1990；40(3)：320～321. J. Clin. Microbiol. 1989；27：2169～2174.

P. caecimuris 鼠巴斯德氏菌 IJSEM 2016；66：4299～4305. Nat. Microbiol. 2016；1：16131.

P. canis 犬巴斯德氏菌 IJSB 1985；35(3)：309～322.

P. dagmatis 咬啮(达可)马巴斯德氏菌 IJSB 1985；35(3)：309～322.

P. gallinarum 鸡巴斯德氏菌→*Avibacterium gallinarum* IJSEM 2005；55：353～362.

P. granulomatis 肉芽肿巴斯德氏菌 Valid IJSB 1990；40：105. J. Clin. Microbiol. 1989；

27:1401～1402. →*Mannheimia granulomatis* IJSB 1999;49:67～86.

P. haemolytica 溶血巴斯德氏菌→*Mannheimia haemolytica* IJSB 1999;49:67～86.

P. langaaensis（原 *P. langaa*） 郎氏（兰嘎）巴斯德氏菌 IJSB 1985;35(3):309～322.

P. lymphangitidis 淋巴结巴斯德氏菌 IJSB 1990;40(2):148～153.

P. mairii 麦氏（梅尔氏）巴斯德氏菌 IJSB 1990;40(2):148～153.

P. multocida 多杀巴斯德氏菌

P. multocida* subsp. *gallicida 多杀巴斯德氏菌鸡杀亚种

P. multocida* subsp. *multocida 多杀巴斯德氏菌多杀亚种

P. multocida* subsp. *septida 多杀巴斯德氏菌败血亚种

P. penetrans 侵入巴斯德氏菌 Valid IJSB 1986;36(2):354～355. Proc. Helminthol. Soc. Wash. 1985;52:149～165.

P. pneumotropica 侵肺巴斯德氏菌

P. skyensis 斯凯岛巴斯德氏菌 IJSEM 2002;52:699～704.

P. stomatis 咽喉巴斯德氏菌 IJSB 1985;35(3):309～322.

P. thornei 多刺巴斯德氏菌 Valid IJSB 1988;38(3):328～329. Ann. Inst. Pasteur. 1988;139:11～31.

P. trehalosi 海藻糖巴斯德氏菌 IJSB 1990;40(2):148～153. →*Bibersteinia trehalosi* IJSEM 2007;57:666～674.

P. ureae 脲巴斯德氏菌→*Actinobacillus ureae* IJSB 1986;36:343～344.

P. volantium （家）禽巴斯德氏菌 IJSB 1985;35(1):5～9. →*Avibacterium volantium* IJSEM 2005;55:353～362.

Pectobacterium 果胶杆菌属 (Waldee 1945) emended by Hauben et al. 1999 IJSB 1999;49(1):1～3. Syst. Appl. Microbiol. 1998;21:384～397.

为革兰氏染色阴性杆菌，大小(0.5～1.0)μm×(1.0～3.0)μm，端钝。多单个存在或成对存在，也有成链的。通常以周鞭毛运动。触酶阳性，氧化酶阴性。进行发酵型代谢，为兼性厌氧菌。对精氨酸、赖氨酸或鸟氨酸皆不脱羧，不具有色氨酸脱氨酶或脲酶，能水解七叶苷但不水解淀粉。全部菌株能从果糖、半乳糖、葡萄糖、甘露糖、N-乙酰葡萄糖胺、核糖、鼠李糖、水杨素、蔗糖产酸，但不能从侧金盏花醇、阿拉伯糖、来苏糖、β-甲基甘露糖苷、山梨糖淀粉和塔格糖中产酸。果胶杆菌属的菌株能生长于阿拉伯糖、熊果苷、β-甲基葡萄糖苷、柠檬酸盐、果糖、延胡索酸、半乳糖、葡萄糖酸盐、葡萄糖、甘油、苹果酸盐、甘露醇、甘露糖、核糖、水杨素、琥珀酸盐和蔗糖中，但不生长于己二酸盐、阿拉伯糖醇、甜菜碱、苯甲酸盐、丁醇、没食子酸盐、甲醇、草酸盐、丙酸盐和山梨醇。本属细菌可以利用下列物质作为氮源而生长：丙氨酸、尿囊素、精氨酸、天门冬素、天门东氨酸、瓜氨酸、γ-氨基丁酸、葡萄糖胺、谷氨酰胺、谷氨酸、谷胱甘肽、甘氨酸、甘氨酰甘氨酸、组氨酸、亮氨酸、甲硫氨酸、苯丙氨酸、丝氨酸、色氨酸和酪氨酸。但不能利用下列化合物作为氮源：邻氨基苯甲酸、甜菜碱、巯乙胺、羟脯氨酸、犬尿喹啉酸、吡啶-2,3-二羧酸、肌氨酸、精胺、葫芦巴碱和三甲胺。果胶杆菌属（除了 *P. cypripedii*）具有解果胶酶，能引起作物和观赏植物的腐烂症（soft rots）、坏死和枯萎病（wilts）。模式种主要的脂肪酸为 $C_{12:0}$、$C_{14:0}$、$C_{15:0}$、$C_{16:0}$、$C_{17:1}\omega8c$ 和 $C_{17:0}$。

果胶杆菌属包含明确的系统发育组，比较其 16S rRNA 的基因序列，在相当于大肠杆菌 16S rRNA 基因的 408、434、594、598、599、638、639、646、839、847、848、988、989、1216、1217、1218、1308 和 1329 的位置分别为 G、C、T、T、G、C、A、A、C、G、C、C、T、A、G、T、T 和 A。本属的 DNA 的 G+C mol%为 50.5～56.1。

模式种：*Pectobacterium carotovorum*（胡萝卜软腐果胶杆菌）

P. aroidoarum 天南星（疆南星）果胶杆菌 IJSEM 2013;63:2520～2525.

P. atrosepticum 黑腐果胶杆菌 IJSEM 2003;53:381～391.

P. betavasculorum 维管束果胶杆菌 IJSEM 2003;53:381～391.

P. carnegieana 大仙人掌果胶杆菌（=*Erwinia carnegieana*）

P. carotovorum* subsp. *carotovorum（原 *Erwinia carotovora* subsp. *carotovora*） 胡萝卜软腐果胶杆菌胡萝卜软腐亚种

P. carotovorum* subsp. *atrosepticum（原 *Erwinia carotovora* subsp. *atroseptica*） 胡萝卜软腐果胶杆菌黑腐亚种

P. carotovorum* subsp. *betavasculorum（原 *Erwinia carotovora* subsp. *betavasculorum*） 胡萝卜软腐果胶杆菌维管束亚种

P. carotovorum* subsp. *odoriferum（原 *Erwinia carotovora* subsp. *odorifera*） 胡萝卜软腐果胶杆菌气味亚种

P. carotovorum* subsp. *wasabiae（原 *Erwinia carotovora* subsp. *wasabiae*） 胡萝卜软腐果胶杆菌山嵛菜亚种

P. cacticidum（原 *Erwinia cacticida*） 灭仙人掌果胶杆菌

P. chrysanthemi（原 *Erwinia chrysanthemi*） 菊果胶杆菌→*Dickeya chrysanthemi* IJSEM 2005;55:1415～1427.

P. cypripedii 勺兰果胶杆菌（原 *Erwinia carotovera* var. *cypripedii*）

P. parmentieri 帕曼特氏果胶杆菌 IJSEM 2016;66:5379～5383.

P. polaris 北极果胶杆菌 IJSEM 2017;67:5222～5229.

P. rhapontici 大黄果胶杆菌（=*Erwinia rhaponti*）

P. wasabiae 山嵛菜果胶杆菌 IJSEM 2003;53:381～391.

Pedobacter 土杆菌属 Steyn et al. 1998 IJSB 1998;48:165～177.

革兰氏染色阴性杆菌，形态不同，长度 0.7～6 μm，宽约 0.5 μm，端圆或略呈尖端，未发现鞭毛或菌毛，某些种呈滑动运动。多产生肝素酶，专性需氧，在改良的胰酪大豆胨琼脂（Trypticase soy agar，TSA）和营养琼脂上菌落从污黄色到奶油白色，以 20%的氢氧化钾试验色素并不呈现典型的柔红霉素反应，在上述培养基上菌落直径 1～5 mm；在改良TSA 上菌落圆，突起或中间微突，边缘完整；在营养琼脂上菌落边缘略不规则和扩散，凸起到中央凸起到扁平，边缘完整到扇贝形。全部菌（除 *Pedobacter piscium*）可生长于肝素，由诱导酶进行分解。在营养琼脂或 TSA 和改良 TSA 上生长良好，但随机分离物呈未能解释的不一致生存性。几乎全部株均含细胞色素氧化酶、触酶、酸性和碱性磷酸酶、酯酶(C_8)、亮氨酸芳氨酶、α-葡萄糖苷酶、β-葡萄糖苷酶、N-乙酰-β-葡萄糖胺酶、赖氨酸脱羧酶和磷酸酶。它们从丙酮酸盐产生 3-羟基丁酮，分解硫酸软骨素，水解七叶苷，同化葡萄糖、甘露糖、苦杏仁苷和葡萄糖胺。几乎全部菌株都不能从硫代硫酸盐产生硫化氢，不产生吲哚，缺乏脲酶、脂酶、β-葡糖苷酸酶、α-岩藻糖苷酶、赖氨酸脱氨酶、精氨酸双水解酶、苯丙氨酸脱氨酶和色氨酸脱氨酶，不还原硝酸盐，生长于麦康克琼脂，液化明胶。

主要的细胞脂肪酸为异构型 $C_{15:0}$，异构型 $C_{15:0}$—2OH，异构型 $C_{15:0}$—3OH，$C_{16:0}$，$C_{16:1}$-ω5c，$C_{16:1}$-ω7c，$C_{16:0}$—3OH，异构型 $C_{17:0}$—3OH，与异构型 $C_{17:1}$-ω9c。全部株含有鞘脂与 MK-7。G+C mol%为 36～45(Tm)。温度范围 5～30 ℃，但某些株生长于 37 ℃。存在于土、活性污泥或鱼中。

模式种：*Pedobacter heparinus*（肝素土杆菌）

P. africanus 非洲土杆菌

P. aquatilis 水生土杆菌 IJSEM 2006;56:1853～1858.

P. caeni 污水土杆菌 IJSEM 2005;55:1315～1318.

P. composti 堆肥土杆菌 IJSEM 2009;59:345～349.

P. duraquae 硬水土杆菌 IJSEM 2007;57:2221～2227.

P. ginsengisoli 人参土土杆菌 IJSEM 2006;56:2565～2570.

P. glucosidilyticus 解葡萄糖苷土杆菌 IJSEM 2010;60:229～233.

P. hartonius 哈茨山土杆菌 IJSEM 2007;57:2221～2227.

P. heparinus 肝素土杆菌（原 *Sphingobacterium heparinus*）

P. himalayensis 喜马拉雅土杆菌 IJSEM 2005;55:1083～1088.

P. insulae 岛土杆菌 IJSEM 2007;57:1999～2003.

P. koreenis 韩国土杆菌 IJSEM 2007;57:2079～2083.

P. lentus 慢生土杆菌 IJSEM 2007;57:2089～2095.

P. metabolipauper 迟代谢土杆菌 IJSEM 2007;57:2221～2227.

P. nutrimenti 滋养土杆菌 IJSEM 2014;64:1310～1316.

P. panaciterrae 人参园土杆菌 IJSEM 2007;57:381～386.

P. piscium 鱼土杆菌（原 *Sphingobacterium piscium*）

P. rhizophaerae 根围土杆菌 IJSEM 2011;61:2874～2879.

P. roseus 粉红色土杆菌 IJSEM 2006;56:1831～1836.

P. saltan 滑动土杆菌

P. sandarakinus 橙色土杆菌 IJSEM 2006;56:1273～1277.

P. steynii 斯泰恩氏土杆菌 IJSEM 2007;57:2221～2227.

P. suwonensis 水原市土杆菌 IJSEM 2007;57:480～484.（水原是韩国一城市名）

P. terrae 土地土杆菌 IJSEM 2007;57:2462～2466.

P. terricola 土生土杆菌 IJSEM 2007;57:2089～2095.

P. ureilyicus 解脲土杆菌 IJSEM 2015;65:1008～1014.

P. westerhofensis 西霍村土杆菌 IJSEM 2007;57:2221～2227.

Pelistega 居鸽菌属 Vandamme et al. 1998 IJSB 1998; 48(2): 431～440.

革兰氏染色阴性非芽胞菌,有荚膜,无动力,微嗜氧,具有不同的形态类型。已检验的所有株的主要脂肪酸为 $C_{12:0}$、$C_{14:0}$、$C_{16:0}$、$C_{16:1}\omega 7c$、$C_{16:1}\omega 5c$、$C_{16:0}$—3OH。模式种的 DNA 的 G+C mol%为 42～43。

模式种:*Pelistega europaea*(欧洲居鸽菌)

P. europaeaa 欧洲居鸽菌

P. indica 印度居鸽菌 IJSEM 2014;64:1389～1394.

P. suis 猪居鸽菌 IJSEM 2015;65:4909～4914.

Peptococcus 消化球菌属 Kluyver & Niel 1936, 400[AL] 1986 手册;2:1082～1083.

革兰氏染色阳性的无芽胞厌氧球菌,化能有机营养型,能代谢蛋白胨和氨基酸成为 C_1～C_6 的普通和支链脂肪酸。用触酶产生和细菌排列方式(球菌链、双球菌或四联球菌)不能与消化链球菌可靠地相鉴别。消化球菌 DNA 的 G+C mol%为 50～51,但大多数消化链球菌的种为 28～34。

P. niger 黑色消化球菌

此菌在葡萄糖肉汤中形成直径 0.3～1.3 μm,单个、成对、四联或不规则的团块。血平板上菌落黑色、极小到 0.5 mm,圆整突起,光滑而不溶血,当暴露于空气中时,黑色菌落变成浅灰色,传代数次之后,在血平板上可不产生黑色菌落,但在庖肉琼脂中(不在表面)可保持黑色菌落。在卵黄琼脂上未见脂酶和卵磷脂酶。

肉汤培养呈光滑的白色或灰白沉淀而不混浊。适温 37 ℃,在 25～45 ℃可生长。不发酵糖类,产生硫化氢(SIM 培养基),有微弱的触酶活性,不产生吲哚、脲酶和凝固酶(coagulase),不还原硝酸盐,不水解七叶苷和淀粉。

在 PY-丙酮酸盐中产生(每 100 mL 培养基中的物质的量浓度,单位 mmoL/L):乙酸(3.5)、异丁酸(0.3)、丁酸(1.2)、异戊酸(0.6)和己酸(0.4)。不利用乳酸盐和延胡索酸盐,从胨中产生较多的氢。

从人的脐部、阴道分离,有时来自临床标本。

Peptoniphilus 亲胨菌属 Ezaki et al. 2001 IJSEM 51(4):1521～1528.

革兰氏染色阳性，无芽胞，专性厌氧球菌。细胞成对、短链、四联或呈小堆状，无动力。主要的细胞脂肪酸是 $C_{18:1}$，不发酵糖类，在PYG培养基中主要的终产物是丁酸。细胞壁的二氨基酸是鸟氨酸，而肽桥为D-谷氨酸。DNA的G+C mol%为30～34。

模式种：*Peptoniphilus asaccharolyticus*（不解糖亲胨菌）

P. asaccharolyticus（原 *Peptostreptococcus asaccharolyticus*） 不解糖亲胨菌

P. coxii 考克斯氏亲胨菌 IJSEM 2013;63:1～5. Anaerobe 2012;18:244～248.

P. duerdenii 迪尤尔登氏亲胨菌 IJSEM 2012;62:2336～2341.

P. gorbachii 戈巴赫氏亲胨菌 IJSEM 2010;60:1477～1479. J. Clin. Microbiol. 2007;45:1746～1752.

P. harei（原 *Peptostreptococcus harei*） 哈氏亲胨菌 IJSEM 2001;51:1521～1528.

P. indolicus（原 *Peptostreptococcus indolicus*） 产吲哚亲胨菌 IJSEM 2001;51:1521～1528.

P. ivorii（原 *Peptostreptococcus ivorii*） 艾氏亲胨菌 IJSEM 2001;51:1521～1528.

P. lacrimalis（原 *Peptostreptococcus lacrimalis*） 人眼（泪腺）亲胨菌 IJSEM 2001;51:1521～1528.

P. methioninivorans 食甲硫氨酸亲胨菌 IJSEM 2011;61:1962～1969.

P. olsenii 奥尔森氏亲胨菌 IJSEM 2010;60:1477～1479. J. Clin. Microbiol. 2007;45:1749～1752.

P. stercorisuis 猪粪亲胨菌 IJSEM 2014;64:3538～3545.

P. stomatis 口腔亲胨菌 IJSEM 2006;56:751～754.

P. timonensis 蒂蒙亲胨菌 IJSEM 2015;65:2777～2783. Stand. Genomic Sci. 2012;7:1～11.

P. tyrrelliae 蒂勒尔氏亲胨菌 IJSEM 2013;63:1～5. Anaerobe 2012;18:244～248.

Peptostreptococcus 消化链球菌属 Kluyver & van Niel 1936, 401[AL] 1986 手册;2:1083～1092.

革兰氏染色阳性，厌氧无芽胞球菌。可成对、四联、不规则成团或呈链状。化能有机营养型，代谢蛋白胨和氨基酸成乙酸，常有异丁酸、丁酸、异戊酸或异己酸；一个高度分解糖的种（*P. productus*）能分解代谢糖类联合，产生乙酸、甲酸、琥珀酸和乳酸。模式种的DNA的G+C mol%为33，*P. productus* 为44～45，其他种为27～35。

模式种：*Peptostreqtococcus anaerobius*（厌氧消化链球菌）

P. anaerobius 厌氧消化链球菌

P. asaccharolyticus 不解糖消化链球菌→*Peptoniphilus* IJSEM 2001;51:

1521～1528.

P. barnesae 巴尔涅斯消化链球菌 Arch. Microbiol 1985; 143: 26～31. IJSB 1986;36:354～356. →*Gallicola barnesae* IJSEM 2001;51(4):1521～1528.

P. canis 狗消化链球菌 IJSEM 2013;63:2365～2367.

P. harei 海(哈)氏消化链球菌 IJSB 1997;47(3):781～786. →*Peptoniphilus larei* IJSEM 2001;51:1521～1528.

P. heliotrinreducens 还原天芥菜碱消化链球菌

P. heliotrinreducens→*Slackia heliotrinreducens* IJSB 1999;49(2):595～600.

P. hydrogenalis 产氢消化链球菌→*Anaerococcus hydrogenalis* IJSEM 2001; 51(4):1521～1528.

P. indolicus 吲哚消化链球菌→*Peptoniphilus indolicus* IJSEM 2001; 51: 1521～1528.

P. ivorii 艾弗氏消化链球菌 IJSB 1997;47:781～787. →*Peptoniphilus ivorii* IJSEM 2001;51:1521～1528.

P. lacrimalis 人眼(泪液)消化链球菌 IJSB 1992;42(4):602～605. →*Peptoniphilus lacrimalis* IJSEM 2001;51:1521～1528.

P. lactolyticus 解乳糖消化链球菌 IJSB 1992; 42(4): 602～605. →*Anaerococcus lactolyticus* IJSEM 2001;51:1521～1528.

P. magnus 大消化链球菌→*Finegoldia magna Anaerobe* IJSEM 1999;5:555～559. (←*Peptococcus*)

P. micros 微小消化链球菌→*Micromonas*→*Parvimonas micra* IJSEM 2006;56: 2711～2713.

P. octavius 第八消化链球菌 IJSB 1997; 47(3): 781～786. →*Anaerococcus octavius* IJSEM 2001;51(4):1521～1528.

P. parvulus 极小消化链球菌→*Streptococcus* →*Atopobium parvulum* FEMS Microbiol. Lett. 1992;95:235～240.

P. prevotii 普氏消化链球菌→*Anaerococcus prevotii* IJSEM 2001;51(4):1521～1528. (←*Peptococcus*)

P. productus 延长(产生)消化链球菌→*Rumonococcus productus* IJSB 1994;44: 130～136. →*Blautia producta* IJSEM 2008;58:1896～1902.

P. russellii 罗氏消化链球菌 IJSEM 2011;61:1875～1879.

P. stomatis 口腔消化链球菌 IJSEM 2006;56:751～754.

P. tetradius 四联消化链球菌→*Anaerococcus tetradius* IJSEM 2001; 51(4): 1521～1528.

P. vaginalis 阴道消链球菌 IJSB 1992; 42(4): 602～605. →*Anaerococcus vaginalis* IJSEM 2001;51(4):1521～1528.

表 115 消化链球菌属(*Peptostreptococcus*)菌种的鉴别特征

菌种(Species)	主要挥发脂肪酸 (Volatile fatty acid)	产生				发酵(fermentation)				
		吲哚 (Indole)	脲酶 (Urease)	碱性磷酸酶 (Alkaline phosphatase)	精氨酸双水解酶 (Arginine dihydrolase)	葡萄糖 (Glucose)	乳糖 (Lactose)	棉籽糖 (Raffinose)	核糖 (Ribose)	甘露糖 (Mannose)
大消化链球菌 (*P. magnus*)	乙	—	—	D	D	—/W	—	—	—	—
微小消化链球菌 (*P. micros*)	乙	—	—	+	—	—	—	—	—	—
还原天芥菜硷消化链球菌 (*P. heliotrinreducens*)	乙	—	—	—	+	—	—	—	—	—
不解糖消化链球菌 (*P. asaccharolyticus*)	丁	D	—	—	D	—	—	—	—	—
黑尔氏消化链球菌 (*P. harei*)	丁	D	—	—	—	—	—	—	—	—
产吲哚消化链球菌 (*P. indolicus*)	丁	+	—	+	—	—	—	—	—	—
氢消化链球菌 (*P. hydrogenolis*)	丁	+	—	—	—	+	+	+	—	+
解乳消化链球菌 (*P. lactolyticus*)	丁	—	—	—	—	—	—	—	—	—
人眼消化链球菌 (*P. lacrimalis*)	丁	—	+	—	—	+	+	—	—	+
阴道消化链球菌 (*P. vaginalis*)	丁	—	—	W	+	+	—	—	—	W
普氏消化链球菌 (*P. prevotii*)	丁	—	+	—	—	—	—	+	+	+
四联消化链球菌 (*P. tetradius*)	丁	—	+	—	—	+	—	+	—	+
艾弗氏消化链球菌 (*P. ivorii*)	异戊	—	—	—	—	—	—	—	—	—
厌氧消化链球菌 (*P. anaerobius*)	异己	—	—	—	—	+	—	—	—	+
第八消化链球菌 (*P. octavius*)	正己	—	—	—	—	+	—	—	+	+

表 115 消化链球菌属(*Peptostreptococcus*)菌种的鉴别特征(续)

菌种(Species)	糖分解和蛋白分解酶								
	aGAL	aGLU	bGUR	ArgA	ProA	LeuA	PyrA	TyrA	HisA
大消化链球菌(*P. magnus*)	−	−	−	+	−	+	+	−/W	W
微小消化链球菌(*P. micros*)	−	−	−	+	+	+	+	+	+
还原天芥菜硷消化链球菌(*P. heliotrinreducens*)	−	−	−	D	+	+	−	W	W
不解糖消化链球菌(*P. asaccharolyticus*)	−	−	−	+	−	D	−	D	W
黑尔氏消化链球菌(*P. harei*)	−	−	−	+	−	D	−	W	D
产吲哚消化链球菌(*P. indolicus*)	−	−	−	+	−	−	−	+	+
氢消化链球菌(*P. hydrogenolis*)	−	D	−	−	−	−	−	−	−
解乳消化链球菌(*P. lactolyticus*)	−	−	−	W	−	+	−	−	−
人眼消化链球菌(*P. lacrimalis*)	−	−	−	+	−	−	−	−	−
阴道消化链球菌(*P. vaginalis*)	−	−	−	+	−	+	−	−	+
普氏消化链球菌(*P. prevotii*)	+	+	+	+	−	−	+	W	+
四联消化链球菌(*P. tetradius*)	−	+	+	W	−	−	−	−	W
艾弗氏消化链球菌(*P. ivorii*)	−	−	−	−	+	−	−	−	−
厌氧消化链球菌(*P. anaerobius*)	−	+	−	−	+	−	−	−	−
第八消化链球菌(*P. octavius*)	−	−	−	−	+	−	W	−	−

注:"乙"表示乙酸盐(acetate),"丁"表示丁酸盐(butyrate),"异戊"表示异戊酸盐(isovalerate),"异己"表示异己酸盐(isocaproate),"正己"表示正己酸盐(n-caproate),"aGAL"表示 α-半乳糖苷酶(α-galactosidase),"aGLU"表示 α-葡萄糖苷酶(α-glucosidase),"bGUR"表示 β-葡萄糖苷酸酶(β-glucuronidase),"ArgA"表示精氨酸芳氨酶(arginine arylamidase),"ProA"表示脯氨酸芳氨酶(proline arylamidase),"LeuA"表示亮氨酸芳氨酶(leucine arylamidase),"PyrA"表示焦谷氨酸盐芳氨酶(pyroglutamate arylamidase),"TyrA"表示酪氨酸芳氨酶(tyrosine arylamidase),"HisA"表示组氨酸芳氨酶(histidine arylamidase)。

表 116 消化链球菌(*Peptostreptococcus*)种的鉴别

特征(Characteristic)	厌氧消化链球菌(*P. anaerobius*)	不解糖消化链球菌(*P. asaccharolyticus*)	还原天芥菜碱消化链球菌(*P. heliotrinreducens*)	产吲哚消化链球菌(*P. indolicus*)	大消化链球菌(*P. magnus*)	微小消化链球菌(*P. micros*)	普氏消化链球菌(*P. prevotii*)	产生消化链球菌(*P. productus*)	四联消化链球菌(*P. tetradius*)
产生丁酸盐(Butyrate)	−	+	D	+	−	−	+	−	+
从延胡索酸产琥珀酸(Succinate from fumarate)	ND	−	+	−	−	−	−	ND	ND
从乳酸盐产丙酸盐(Propionate from lactate)	−	−	−	+	−	−	−	−	−
吲哚(Indole)	−	+	−	+	−	−	−	−	−
硝酸盐(Nitrate)还原	−	−	−	+	−	−	−	−	−
凝固酶(Coagulase)	−	−	ND	+	−	−	−	ND	−
脲酶(Urease)	−	−	−	−	−	−	−,+	D	+
触酶(Catalase)	−	V	−	−	+,−	−	V	−	V
七叶苷(Esculin)水解	−	−	−	−	−	−	−,W	+	−,W
产酸自:									
葡萄糖(Glucose)	W,−	−	−	−	−,W	−	W	+	+
乳糖(Lactose)	−	−	−	−	−	−	−	+	−
麦芽糖(Maltose)	W,−	−	−	−	−	−	W,−	+	+
甘露糖(Mannose)	−	−	−	−	−	−	V	+	+
蔗糖(Sucrose)	−,W	−	−	−	−	−	−,W	+	+
产氨自:									
谷氨酸盐(Glutamate)	−	+	ND	+	−	−	−	ND	−
甘氨酸(Glycine)	−	−	ND	−	+	W	−	ND	−
碱性磷酸酶(Alkaline phosphatase)	−	−	ND	+	−(D)	+	+	ND	−
β-葡糖苷酸酶(β-Glucuronidase)	−	−	ND	−	−	−	−	ND	+
α-葡糖苷酶(α-Glucosidase)	+	−	ND	−	−	−	−	ND	W
G+C mol%	33～34	31～32	35～37	32～34	32～34	27～28	29～33	44～45	30～32

Peptostreptococcus 消化链球菌属 Emend by Ezaki et al. 2001; IJSEM 51(4):1521～1528.

革兰氏染色阳性，无动力的球菌或球杆菌，通常排列成链，专性厌氧菌。细胞壁的二氨基酸是 L-赖氨酸，而肽桥是 D-天门冬氨酸。DNA 的 G+C 含量为 33～34 mol%(Tm)。弱的糖分解菌，吲哚、脲酶、碱性磷酸酶、精氨酸双水解酶和凝固酶皆阴性。多数菌株从葡萄糖产酸，某些菌株从甘露糖、麦芽糖或蔗糖产酸，在 PYG 培养基上的代谢终产物是乙酸、丁酸、异丁酸、异戊酸和异己酸，不还原硝酸盐成亚硝酸盐，不水解七叶苷。模式种是厌氧消化链球菌(*Peptostreptococcus anaerobius*)，即此属唯一剩余的菌种。在系统发育上，*Peptostreptococcus anaerobius* 属于 *Clostridial* 组Ⅺ。厌氧消化链球菌的模式株是 NCTC11460T。

Photobacterium 发光杆菌属 Beijerinck 1889,401^AL by Baumann and Baumann in 1984 Manual;1:539～545.

革兰氏染色阴性，丰满的直杆菌，宽 0.8～1.3 μm，长 1.8～2.4 μm。在某些培养条件下积累聚 β-羟丁酸盐，不能利用外源的单体 β-羟丁酸盐。在老培养或不利的条件下常见纡徊体的形成，不形成芽胞或小囊胞。由 1～3 根无鞘鞭毛运动，有的无动力。化能有机营养型，进行呼吸和发酵型代谢，后者为普遍的电子受体。不脱硝，不固定分子氮，发酵葡萄糖产生酸性终产物。生长需要钠离子，大多数株生长于含有海水基、葡萄糖和氯化铵的无机盐培养基上，其他株还需要甲硫氨酸。除葡萄糖外，都能利用 D-甘露糖、果糖和甘油及生长于 20 ℃。两个种有生物发光性。通常存在于海洋环境和在海洋动物的肠内容物表面，有的作为海鱼特殊发光器官的共生物。DNA 的 G+C mol% 为 40～44(Tm,Bd)。

模式种：*Photobacterium phosphoreum*(明亮发光杆菌)(Cohn 1878) Beijerinck 1889,401.

P. aestuarii 潮汐发光杆菌 IJSEM 2014;64:625～630.

P. alginatilyticum 解海藻酸盐发光杆菌 IJSEM 2017;67:1912～1917.

P. angustum 狭小发光杆菌

P. aphoticum 无冷光发光杆菌 IJSEM 2011;61:1579～1584.

P. aplysiae 海兔发光杆菌 IJSEM 2005;55:2293～2296.

P. aquae 水发光杆菌 IJSEM 2014;64:475～480.

P. aquimaris 海水发光 IJSEM 2009;59:1438～1442.

P. carnosum 肉发光菌 IJSEM 2018;681411～1417. Syst. Appl. Microbiol. 2018; 44:44～50.

P. damsela 美人鱼发光杆菌(原 *Listonella damsela*, Love et al.) IJSB 1991;41:529～534.

P. demsela* subsp. *piscicida 美人鱼发光杆菌杀鱼亚种(原 *Pasteurella piscicida*, Snieszko et al. 1964)

P. fischeri 费氏发光杆菌→*Aliivibrio fischeri* IJSEM 2007;57:2823～2829.

P. frigidiphilus 嗜冷发光杆菌 IJSEM 2006;56:1067～1071.

P. gaetbulicola 栖滩涂发光杆菌 IJSEM 2010;60:3587～2591.

P. galatheae 研探队发光杆菌 IJSEM 2015;65:4503～4507.

P. ganghwense 光华岛发光杆菌 IJSEM 2006;56:745～749.

P. halotolerans 耐盐发光杆菌 IJSEM 2006; 56: 1067～1071.

P. histaminum 组氨发光杆菌 IJSB 1994;44:631～636.

P. iliopiscarium 鱼肠发光杆菌(原 *Vibrio iliopiscarium*)

P. indicum 印度洋发光杆菌 IJSEM 2004;54:1773～1788.

P. jeanii 琼氏发光杆菌 IJSEM 2010;60:2843～2848.

P. kishitanii 岸谷氏发光杆菌 IJSEM 2007;57:2073～2078.

P. leiognathi 鳆发光杆菌

P. lipolyticum 解脂发光杆菌

P. lutimaris 海泥发光杆菌 IJSEM 2007;57:332～336.

P. panuliri 龙虾发光杆菌 IJSEM 2015;65:2777～2783. Curr. Microbiol. 2014; 69:660～668.

P. phosphoreum 明亮发光杆菌

P. piscicola 栖鱼发光杆菌 IJSEM (未见页数). Syst. Appl. Microbiol. 2014; 37: 541～542.

P. profoundum 深海发光杆菌

P. proteolyticum 解蛋白发光杆菌 IJSEM 2017;67:1835～1840.

P. rosenbergii 卢森伯格氏发光杆菌 IJSEM 2005;55:913～917.

P. sanctipauli 圣彼得发光杆菌 IJSEM 2015;65:1～4.

P. sanguinicancri 血发光杆菌 IJSEM 2016;66:3761～3764. Antioie van Leeuwenhoek 2016;109:817～825.

P. swingsii 斯温格斯氏发光杆菌 IJSEM 2011;61:315～319.

P. toruni 托鲁诺发光杆菌 IJSEM 2017;67:4518～4525.

Photorhabdus 光杆菌属 Boemare, Akhurst & Mourant 1993, IJSB 1993;43(2):249～255.

革兰氏染色阴性的无芽胞杆菌,在培养物内和培养物间细胞大小变化很大,从 0.5 μm×2 μm 到 2 μm×10 μm,有时丝状体可长至 30 μm,球状体存在于对数生长后期,周毛运动。多数株产生红、粉或黄色素菌落,特别是在营养丰富的培养基如胰化大豆胨琼脂和卵黄营养琼脂培养基上。兼性厌氧,呼吸和发酵性代谢。生物发光,通常由暗适应眼睛(dark-adapted eye)可见,生物发光的强度在分离中和分离物间的差异可用光度计或闪烁计数器检测,已知一非发光的分离物。触酶阳性,不还原硝酸盐,氧化酶、ONPG、VP、精氨酸双水解酶和赖氨酸、鸟氨酸脱羧酶皆阴性,水解明胶,水解吐温 20,许多株对吐温

40、吐温 60、吐温 80 能进行脂解。从葡萄糖产酸不产气，能被分解产酸的化合物很少，从果糖、甘露糖和 N-乙酰葡萄糖胺中产酸；对甘油、核糖和麦芽糖的产酸不定。能利用琥珀酸盐、延胡索酸盐、L-酪氨酸、L-谷氨酸盐和葡萄糖胺为唯一的碳源。最适温度 25 ℃，有的株 37 ℃时不生长。对昆虫有致病性，将此菌注射至蜡螟(*Hemocoel*)体内，半数致死量不到 100 个细菌。DNA 的 G+C mol%为 43～44。多数菌株的自然栖息地是异小杆线虫(*Heterorhabditidae*)科的昆虫致病性线虫的肠腔和感染了这些线虫的昆虫；一个 DNA 相关组与人的临床标本有关。

在同一分离物内菌落形态可高度差异。两个极端型称为“Ⅰ相”和“Ⅱ相”，Ⅰ相发现于线虫的传染期，Ⅱ相从试管培养和临床标本中而来。Ⅰ相产生很粘的菌落并吸附色素，在麦康克琼脂上产生红色菌落，它也吸附其他色素(例如溴麝香草酚蓝和刚果红)。大量细胞含有蛋白性包涵体，Ⅰ相培养产生琼脂扩散性抗微生物化合物和卵磷脂酶。Ⅰ相比Ⅱ相的生物发光强，脂溶性也强。对于产色素的菌株，Ⅰ相的色素与Ⅱ相不同，Ⅱ相菌落不粘，也不吸附色素；抗微生物活性和卵磷脂酶也极弱，在试管培养稳定期中可发生从Ⅰ相到Ⅱ相的变化；从Ⅱ相到Ⅰ相未阐明。也可看到具有Ⅰ相几个特征的中间型菌落。

模式种：*Photorhabdus luminescens*(发光光杆菌)

P. akhurstii 阿克赫斯特氏光杆菌 IJSEM 2018;68:2664～2681.

P. asymbiotica 非共生光杆菌 IJSB 1999;49(4):1645～1656.

P. asymbiotica* subsp. *asymbiotica 非共生光杆菌非共生亚种

P. asymbiotica* subsp. *australis 非共生光杆菌南部亚种

P. australis 南方光杆菌 IJSEM 2018;68:2664～2681.

P. bodei 博德氏光杆菌 IJSEM 2018;68:2664～2681.

P. caribbeanensis 伽雷班岛光杆菌 IJSEM 2018;68:2664～2681.

P. cinerea 灰烬样光杆菌 IJSEM 2018;68:2664～2681.

P. damsela(原 *Vibrio demsela*) 美人鱼光杆菌

P. hainanensis 海南光杆菌 IJSEM 2018;68:2664～2681.

P. heterorhabditis 线虫光杆菌 IJSEM 2014;64:1540～1545.

P. kayaii 卡雅氏光杆菌 IJSEM 2018;68:2664～2681.

P. khanii 卡恩氏光杆菌 IJSEM 2018;68:2664～2681.

P. kleinii 克莱恩氏光杆菌 IJSEM 2018;68:2664～2681.

P. laumondii 劳曼德氏光杆菌 IJSEM 2018;68:2664～2681.

P. luminescens(原 *Xenorhabdus luminescens*) 发光光杆菌

P. luminescens* subsp. *akhurstii 发光光杆菌阿氏亚种 IJSB 1999;49(4):1645～1656.

P. luminescens* subsp. *kayaii 发光光杆菌克氏(凯氏)亚种

P. luminescens* subsp. *laumondii 发光光杆菌劳氏亚种 IJSB 1999;49(4):1645～1656.

P. luminescens* subsp. *luminescens 发光光杆菌发光亚种 IJSB 1999;49(4):1645～1656.

P. luminescens* subsp. *neonieputensis 发光光杆菌纽尼普特亚种 IJSEM 2013;63:1853～1858.

P. luminescens* subsp. *thracensis 发光光杆菌色雷斯光杆菌 IJSEM 2004;54:1005～1006. Syst. Appl. Microbiol. 2004;27:36～42.

P. namnaonensis 南瑙区光杆菌 IJSEM 2018;68:2664～2681.

P. noenieputensis 诺涅普特光杆菌 IJSEM 2018;68:2664～2681.

P. stackebrandtii 斯塔克布拉恩氏光杆菌 IJSEM 2018;68:2664～2681.

P. tasmaniensis 塔斯马尼亚光杆菌 IJSEM 2018;68:2664～2681.

P. temperata 中温光杆菌 IJSB 1999;49(4):1645～1656.

P. temperata* subsp. *cinerea 中温光杆菌灰白亚种 IJSEM 2008;58:2579～2581.

P. temperata* subsp. *temperata 中温光杆菌中温亚种 IJSB 1999;49(4):1645～1656.

P. thracensis 色雷斯光杆菌 IJSEM 2018;68:2664～2681.

Planococcus 动性球菌属 Migula 1894 emend Nakagawa, Sakana & Yokota IJSB 1996;46(4):866～870.

革兰氏染色阳性至可变,细胞球形,直径 1.0～1.2 μm,单个、成对、三个或四个存在;也可呈杆状,大小(0.4～0.8)μm×(1.0～20)μm,有动力,具有几根鞭毛,不形成芽胞。细菌菌苔呈黄到橙色。化能有机营养型,呼吸型代谢,需氧菌。触酶阳性,脲酶阴性,不还原硝酸盐为亚硝酸盐,不水解七叶苷、淀粉和吐温 80。主要的异戊二烯呼吸醌是 MK-7 和 MK-8。细胞脂肪酸主要为支链脂肪酸。DNA 的 G+C mol%为 39～52。

P. alkanoclasticus 解烃动性球菌 IJSEM 2001;51:1229. J. Appl. Microbiol. 2001;90:237～247.

P. antarcticus 南极动性球菌 IJSEM 2002;52:1437～1438. Extremophiles 2002;6:253～261.

P. citreus 柠檬色动性球菌

P. columbae 鸽动性球菌 IJSEM 2007;57:1266～1271.

P. donghaensis 东海动性球菌 IJSEM 2007;57:2645～2650.

P. faecalis 粪动性球菌 IJSEM 2015;65:3373～3378.

P. halocryophilus 喜盐冷动性球菌 IJSEM 2012;62:1937～1944.

P. halophilus 嗜盐动性球菌

P. kocurii 科氏动性球菌

P. maitriensis 麦特瑞动性球菌 IJSEM 2004;54:307～308. Syst. Appl. Microbiol. 2003;26:505～510.

P. maritimus 滨海动性球菌 IJSEM 2003;53:2013～2017.

P. mcmeekinii 麦氏动性球菌 IJSB 1998;48:1083～1084. Syst. Appl. Microbiol. 1998;21:306～314. →*Planomicrobium mcmeekinii* IJSEM 2001;51:1511～1520.

P. okeanokoites（原 *Flavobacterium okeanokoite*）　海床动性球菌→*Planomicrobium okeanokoites*　IJSEM 2001;51:1511～1520.

P. plakortidis　海绵动性球菌　IJSEM 2012;62:883～889.

P. rifietoensis　莱比托泉动性球菌　IJSEM 2003;53:1701～1702. Syst. Appl. Microbiol. 2003;26: 357～366.

P. rubber　红色动性球菌　IJSEM 2017;67:2549～2554.

P. salinarum　盐场动性球菌　IJSEM 2010;60:754～758.

P. salinus　盐动性球菌　IJSEM 2018;68:589～595.

P. stackebrandtii　斯托克布兰的特氏动性球菌　IJSEM 2005;55:91～94.

P. versutus　敏捷动性球菌　IJSEM 2017;67:944～950.

Plesiomonas 邻单胞菌属　Habs & Schubert 1962, 324[AL] 1984 手册；1:548～550.

革兰氏染色阴性，钝端直的杆菌，大小(0.8～1.0)μm×3.0 μm，未见有芽胞，极毛运动，一般为丛毛菌。兼性厌氧，化能有机营养型，行呼吸和发酵型代谢。分解糖类产酸不产气，大多数菌株可在无机酸盐培养基中以铵盐为唯一的氮源，以葡萄糖为碳源进行生长。氧化酶和触酶反应阳性，淀粉酶、脂酶和蛋白酶阴性，赖氨酸、鸟氨酸和精氨酸脱羧酶阳性，大多数株对弧菌抑菌剂 O/129 敏感。存在于鱼和其他水生动物和各种哺乳动物中，可能不属于人的肠道正常菌群，但能引起人腹泻。DNA 的 G+C mol%为 51(Ch)。

模式种：*Plesiomonas shigelloides*(类志贺邻单胞菌)

P. shigelloides　类志贺邻单胞菌

Porphyromonas 卟啉单胞菌属　Shan and Collins 1988; IJSB 1988;38(1):128～131.

革兰氏染色阴性，专性厌氧，无芽胞、无动力的杆菌或球杆菌，大多数菌细胞在肉汤中很小，为(0.5～0.8)μm×(1.0～3.5)μm，但有时较长(4～6 μm)。在血平板上菌落光滑(很少粗糙)，有光泽，凸起，直径 1～3 mm，6～10 天逐渐从边缘向中心变黑，最后全部菌落由于产生亚铁原卟啉(protoheme)而变黑。糖类对其生长无明显影响，含氮源物质如际胨、胰胨和酵母浸膏可明显促进生长，最适生长温度为 37 ℃。在 BM 或 PYG 培养基中主要的发酵产物为正丁酸和乙酸，也可产生微量的丙酸、异丁酸和异戊酸。

产生苹果酸盐脱氢酶和谷氨酸盐脱氢酶，缺乏葡萄糖-6-磷酸盐脱氢酶和 6-磷酸葡萄糖酸盐脱氢酶。蛋白质分解能力不定，仅有有限的发酵氨基酸的能力，例如天冬氨酸与天冬酰胺。产生吲哚，不能还原硝酸盐成亚硝酸盐，不水解淀粉和七叶苷。

细胞壁肽聚糖含有赖氨酸作为二氨基酸；缺乏 2-酮-3-脱氧辛酸(2-keto-3-deoxyoctulosonic acid)。主要的呼吸醌是含 9～10 个异戊二烯单位的不饱和甲基萘醌。存在非羟化的和 3-羟长链脂肪酸。非羟基脂肪酸主要为异甲基支链型(异构型 $C_{15:0}$ 酸)和少量的直链饱和酸,3-羟脂肪酸为直链饱和型。DNA 的 G+C mol%为 45~54。

模式种:*Porphyromonas asaccharolytica*(不解糖卟啉单胞菌)

P. asaccharolytica(原 *Bacteroides asaccharolyticu*) 不解糖卟啉单胞菌

P. bennonis 辨野(板东)氏卟啉单胞菌 IJSEM 2009;59:1727~1732.

P. cangingivalis 犬齿龈液卟啉单胞菌 IJSB 1994;44(4):674~679.

P. canoris 犬嘴(犬口)卟啉单胞菌 IJSB 1994;44(2):204~208.

P. cansulci 犬口腔卟啉单胞菌 IJSB 1994;44(4):674~679.

P. catoniae(原 *Oribaculum catoniae*) 凯托氏(卡顿氏)卟啉单胞菌 IJSB 1995;45(3):578~581.

P. circumdentaria 牙周卟啉单胞菌 IJSB 1992;42:434~438.

P. crevioricanis 狗口腔(狗龈隙)卟啉单胞菌 IJSB 1994;44(4):637~640.

P. endodontalis(原 *Bacteroides endodontalis*) 牙髓卟啉单胞菌

P. gingivalis(原 *Bacteroides gingivalis*) 牙龈卟啉单胞菌

P. gingivicanis 狗牙龈卟啉单胞菌 IJSB 1994;44(4):637~640.

P. gulae 兽口卟啉单胞菌 IJSEM 2001;51(3):1179~1189.

P. levii(原 *Bacteroides levii*) 列氏(利氏)卟啉单胞菌 IJSB 1995;45(3):586~588.

P. loveana 洛夫氏卟啉单胞菌 IJSEM 2016;66:3771~3778.

P. macacae 猕猴卟啉单胞菌(原 *Bacteroides macacae*) IJSB 1995;45(1):90~92.

P. pasteri 巴氏卟啉单胞菌 IJSEM 2015;65:2511~2515.

P. pogonae 蜥蜴卟啉单胞菌 IJSEM 2015;65:2017~2025. Syst. Appl. Microbiol. 2015;38:104~109.

P. salivosus(原 *Bacteroides salivosus*) 唾液卟啉单胞菌 IJSB 1992;42(3):434~438. →*Porphyromonas macacae* IJSB 1995;45:90~92.

P. somerae 苏氏卟啉单胞菌 IJSEM 2006;56:925~927. J. Clin. Microbiol. 2005;43:4455~4459.

P. uenonis 上野氏卟啉单胞菌 IJSEM 2005;55:547~549.

表 117 卟啉单胞菌属某些种的鉴别

特征	非解糖卟啉单胞菌	牙龈卟啉单胞菌	狗龈卟啉单胞菌	卡顿氏卟啉单胞菌	苏氏卟啉单胞菌	上野氏卟啉单胞菌	辨野氏卟啉单胞菌
色素产生	+	+	+	−	+	+	w
荧光	+	+	−	−	D	+	−
吲哚	+	+	+	−	−	+	−
触酶	−	−	−	−	−	−	D

续表

特征	非解糖卟啉单胞菌	牙龈卟啉单胞菌	狗龈卟啉单胞菌	卡顿氏卟啉单胞菌	苏氏卟啉单胞菌	上野氏卟啉单胞菌	辨野氏卟啉单胞菌
酶活性(商品试验):							
α-岩藻糖苷酶	+	−	−	+	−	−	−
α-半乳糖苷酶	−	−	−	D	−	−	−
β-半乳糖苷酶	−	−	−	+	+	−	+
N-乙酰-β-葡糖胺酶	−	−	+	+	+	−	+
胰凝乳蛋白酶	−	−	−	D	+	−	+
胰蛋白酶	−	−	+	D	−	−	−
发酵:							
葡萄糖	−	−	−	+	W	−	−
乳糖	−	−	−	+	W	−	−
麦芽糖	−	−	−	+	W		−
PYG 的终产物	A,P,ib,B,IV,s	A,P,ib,B,IV,s	A,P,ib,B,IV,s,pa	a,P,iv,l,S	A,P,ib,B,IV,s	A,P,ib,B,IV,s	A,S

注:"PYG"表示胨-酵母浸膏-葡萄糖培养基,"A"表示乙酸,"P"表示丙酸,"IB"表示异丁酸,"B"表示丁酸,"IV"表示异戊酸,"V"表示戊酸,"L"表示乳酸,"S"表示琥珀酸,"PA"表示苯乙酸,大写字母表示为主要产物,小写字母表示为微量产物。引自 IJSEM 2009;59:1727～1732.

Pragia 布拉格菌属 Aldova et al. 1988, IJSB 1988;38(2):183～189.

革兰氏染色阴性,氧化酶阴性,触酶阳性,有周鞭毛,发酵性杆菌,符合肠杆菌科的定义。氧化葡萄糖酸盐,产生硫化氢(菌株 DRL 25577 例外),西蒙氏柠檬酸盐培养基上可生长,VP 反应和酪氨酸廓清试验(tyrosine clearing test)阴性。

模式种:*Pragia fontium*(泉水布拉格菌)

根据《临床微生物学手册》(Manual of Clinical Microbiology)第 5 版与第 6 版的内容,泉水布拉格菌性状如下:菌落不产生黄色素,有动力,发酵葡萄糖产酸不产气,甲基红反应阳性,VP 反应阴性。生化反应不活泼,不产生吲哚、脲酶、赖氨酸脱羧酶、鸟氨酸脱羧酶、精氨酸双水解酶、明胶酶、脂酶、DNA 酶。不在氰化钾培养基上生长,不利用丙二酸盐、乙酸盐、黏液酸盐(mucate)及约旦氏酒石酸盐(Jordan tartrate)。

除部分菌株发酵水杨素和水解七叶苷外,全部菌株皆不发酵乳糖、麦芽糖、甘露醇、蔗糖、甘露糖、卫矛醇、侧金盏花醇、肌醇、山梨醇、阿拉伯糖、棉子糖、鼠李糖、木糖、蕈糖、纤维二糖、赤藓醇、蜜二糖、甘油、D-阿糖醇和 α-甲基-D-葡萄糖苷。此菌从水中分离。

Prevotella 普雷沃氏菌属 Shan & Collins 1990，IJSB 1990;40(2):205～208.

革兰氏染色阴性，专性厌氧，无芽胞、无动力的多形性杆菌。血平板上的菌落从极小到直径 2.0 mm，通常圆整、光滑，凸起而有光泽；血平板上的菌落呈透明、混浊、灰、淡棕或黑色，溶血不定。葡萄糖肉汤培养通常混浊并有光滑的或线状沉淀，最终 pH 值为 4.5～5.2，在 BM 肉汤中对葡萄糖的利用率为 30%～90%。最适生长温度为 37 ℃，但有的株生长于 25 ℃和 45 ℃。大多数种的生长会被 6.5%的氯化钠所抑制，大多数种生长需要氯高铁血红素和 2-甲基萘醌，20%的胆汁能抑制生长。在 BM 培养基或胨酵母浸膏葡萄糖培养基上发酵的主要产物是乙酸和琥珀酸，有时还有低浓度的异丁酸、异戊酸或乳酸。有苹果酸盐脱氢酶和谷氨酸盐脱氢酶，而缺葡萄糖-6-磷酸盐脱氢酶和 6-磷酸葡萄糖酸盐脱氢酶。蛋白分解能力不一，多数种发酵氨基酸的能力有限。几乎全部的种吲哚阴性，不还原硝酸盐为亚硝酸盐。细胞壁肽聚糖含有内消旋二氨基庚二酸，主要的呼吸醌是含有 10～13 个异戊二烯单位的不饱和甲基萘醌，既有非羟基脂肪酸也有 3-羟脂肪酸，非羟基脂肪酸主要是直链饱和的、反异构型和异构型甲基支链型，产生鞘脂。DNA 的 G+C mol%为 40～52。

模式种：*Prevotella melaninogenica*（产黑色素普雷沃氏菌）

P. albensis 阿尔巴(苏格兰)普雷沃氏菌 IJSB 1997;47(2):284～288.

P. amnii 羊水普雷沃氏菌 IJSEM 2008;58:89～92.

P. aurantiaca 橙色普雷沃氏菌 IJSEM 2010;60:500～503.

P. baroniae 巴隆氏普雷沃菌氏 IJSEM 2005;55:1551～1555.

P. bergensis 卑尔根普雷沃氏菌 IJSEM 2006;56:609～612.

P. bivia 双路普雷沃氏菌 IJSB 1990;40:205～208.

P. brevis 短普雷沃氏菌 IJSB 1997;47(2):284～288.

P. bryantii 布赖恩特氏普雷沃氏菌 IJSB 1997;47(2):284～288.

P. buccae 颊普雷沃氏菌 IJSB 1990;40:205～208.

P. buccalis 口颊普雷沃氏菌 IJSB 1990;40:205～208.

P. copri 粪普雷沃氏菌 IJSEM 2007;57:941～946.

P. corporis 人体普雷沃氏菌 IJSB 1990;40:205～208.

P. dentalis(原 *Mitesuokella dentalis*) 牙普雷沃氏菌 IJSB 1995;45(4):832～836.

P. dentasini 普雷沃氏菌猴齿 IJSEM 2010;60:1637～1639.

P. denticola 栖牙普雷沃氏菌 IJSB 1990;40:205～208.

P. disiens 解糖胨普雷沃氏菌 IJSB 1990;40:205～208.

P. enoeca 栖居普雷沃氏菌 IJSB 1994;44(4):599～602.

P. falsenii 法森氏普雷沃氏菌 IJSEM 2009;59:319～322.

P. fusca 深色普雷沃氏菌 IJSEM 2011;61:854～858.

P. heparinolytica 解肝素普雷沃氏菌 IJSB 1990;40:205～208.

P. histicola 居组织普雷沃氏菌 IJSEM 2008;58:1788～1791.

P. intermedia 中间普雷沃氏菌 IJSB 1990;40:205～208.

P. jejuni 空肠普雷沃氏菌 IJSEM 2013;63:4218～4223.
P. loescheii 洛氏普雷沃氏菌 IJSB 1990;40:205～208.
P. maculosa 斑点普雷沃氏菌 IJSEM 2007;57:2936～2939.
P. marshii 马氏普雷沃氏菌 IJSEM 2005;55:1551～1555.
P. melaninogenica 产黑色素普雷沃氏菌 IJSB 1990;40:205～208.
P. micans 发亮普雷沃氏菌 IJSEM 2009;59:771～774.
P. multiformis 多形普雷沃氏菌 IJSEM 2005;55:815～819.
P. multisaccharivorax 多嗜糖普雷沃氏菌 IJSEM 2005;55:1839～1843.
P. nanceiensis 南锡普雷沃氏菌 IJSEM 2007;57:2216～2220.
P. nigrescens 变黑普雷沃氏菌 IJSB 1992;42(4):542～546.
P. oralis 口腔普雷沃氏菌 IJSB 1990;40:205～208.
P. oris 口普雷沃氏菌 IJSB 1990;40:205～208.
P. oulorum 龈炎普雷沃氏菌 IJSB 1990;40:205～208.
P. pallens 苍白(浅色)普雷沃氏菌 IJSB 1998;48:47～51.
P. paludivivens 沼泽普雷沃氏菌 IJSEM 2007;57:1803～1809.
P. pleuritidis 胸膜炎普雷沃氏菌 IJSEM 2007;57:1725～1728.
P. ruminicola 栖瘤胃普雷沃氏菌 IJSB 1990;40:205～208.
P. saccharolytica 解多糖普雷沃氏菌 IJSEM 2010;60:2458～2461.
P. salivae 唾液普雷沃氏菌 IJSEM 2004;54:877～883.
P. scopos 靶状普雷沃氏菌 IJSEM 2011;61:854～858.
P. shahii 谢氏普雷沃氏菌 IJSEM 2004;54:877～883.
P. stercorea 粪便普雷沃氏菌 IJSEM 2007;57:941～946.
P. tannerae 坦纳氏普雷沃氏菌 IJSB 1994;44(4):599～602.
P. timonensis 蒂蒙普雷沃氏菌 IJSEM 2007;57:883～886.
P. veroralis 真口腔普雷沃氏菌 IJSB 1990;40:205～208.
P. zoogleoformans 动胶普雷沃氏菌 IJSB 1990;40:205～208.

表 118 普雷沃氏菌属(*Prevotella*)种的鉴别

菌种(Species)	从下面糖产酸							水解		
	阿拉伯糖 (Arabinose)	纤维二糖 (Cellobiose)	乳糖 (Lactose)	甘露糖 (Mannose)	棉籽糖 (Raffinose)	水杨素 (Salicin)	木糖 (Xylose)	七叶苷 (Esculin)	明胶 (Gelatin)	血平板上产色素 (Pigment production on blood agar)
牙普雷沃氏菌 (*P. dentalis*)	+	+	+	+	+	−	−	+	−	−
双路普雷沃氏菌 (*P. bivia*)	−	−	+	+	−	−	−	−	+	−

续表

菌种(Species)	从下面糖产酸							水解		血平板上产色素 (Pigment production on blood agar)
	阿拉伯糖 (Arabinose)	纤维二糖 (Cellobiose)	乳糖 (Lactose)	甘露糖 (Mannose)	棉籽糖 (Raffinose)	水杨素 (Salicin)	木糖 (Xylose)	七叶苷 (Esculin)	明胶 (Gelatin)	
颊普雷沃氏菌 (*P. buccae*)	+	+	+	+	+	+	+	+	+	−
口颊普雷沃氏菌 (*P. buccalis*)	−	+	+	+	+	+	−	+	−	−
人体普雷沃氏菌 (*P. corporis*)	−	−	−	+	−	−	−	−	+	+
栖牙普雷沃氏菌 (*P. denticola*)	−	v	+	+	+	v	−	+	+	v
解糖胨普雷沃氏菌 (*P. disiens*)	−	−	−	−	−	−	−	−	+	−
栖居普雷沃氏菌 (*P. enoeca*)	−	−	+	v	−	−	v	v	+	−
解肝素普雷沃氏菌 (*P. heparinolytica*)	+	+	+	+	−	+	+	+	−	−
中间普雷沃氏菌 (*P. intermedia*)	−	−	−	v	v	−	−	−	+	+
洛氏普雷沃氏菌 (*P. loescheii*)	−	+	+	+	+	v	−	+	+	+
产黑色素普雷沃氏菌 (*P. melaninogenica*)	−	v	+	+	+	−	−	v	+	+
口腔普雷沃氏菌 (*P. oralis*)	−	+	+	+	+	+	+	+	+	−
口普雷沃氏菌 (*P. oris*)	+	+	+	+	+	+	−	+	v	−
齿龈普雷沃氏菌 (*P. oulora*)	−	−	+	+	+	−	−	+	−	−
栖瘤胃普雷沃氏菌 (*P. ruminicola*)	+	+	+	+	+	+	v	+	+	−
坦纳氏普雷沃氏菌 (*P. tannerae*)	−	−	v	v	v	−	−	v	+	v
真口腔普雷沃氏菌 (*P. veroralis*)	−	v	+	+	+	v	v	+	v	−
动胶普雷沃氏菌 (*P. zoogleoformans*)	v	v	v	v	v	v	v	+	v	−

表 119　普雷沃氏菌属(*Prevotella*)菌种的鉴别

特　征	谢氏普雷沃氏菌	唾液普雷沃氏菌	双路普雷沃氏菌	人体普雷沃氏菌	栖牙普雷沃氏菌	中间普雷沃氏菌	洛氏普雷沃氏菌	产黑色素普雷沃氏菌	变黑普雷沃氏菌	口腔普雷沃氏菌	口普雷沃氏菌	苍白普雷沃氏菌	真口腔普雷沃氏菌
API ZYM:													
碱性磷酸酶	W	+	+	−	+	+	+	+	+	+	+	+	+
α-半乳糖苷酶	W	+	−	−	−	−	+	W	−	−	W	−	W
β-半乳糖苷酶	W	+	+	−	W	−	+	+	−	+	W	−	+
α-葡萄糖苷酶	W	+	+	W	+	+	+	+	+	+	+	+	+
β-葡萄糖苷酶	−	+	−	−	−	−	−	−	−	−	+	−	−
N-乙酰-β-葡萄糖胺酶	+	+	+	−	+	−	+	+	−	+	+	−	+
α-岩藻糖苷酶	W	W	+	−	W	W	W	+	W	−	−	−	W
API An-Ident:													
吲哚	−	−	−	−	−	+	−	−	+	−	−	+	−
N-乙酰-β-D-葡萄糖胺酶	+	+	+	−	+	−	+	+	−	W	+	−	+
α-阿拉伯呋喃糖苷	−	+	−	−	−	−	−	−	−	−	+	−	−
β-葡萄糖苷酶	−	+	−	−	−	−	+	W	−	W	−	−	W
α-L-岩藻糖苷酶	+	+	+	−	+	+	+	+	+	W	W	−	+
碱性磷酸酶	W	+	+	−	+	+	+	+	+	+	W	+	+
α-半乳糖苷酶	W	W	W	−	W	−	+	+	−	W	W	−	W
β-半乳糖苷酶	W	+	+	−	W	−	+	+	−	W	−	−	+
精氨酸氨肽酶	−	−	−	−	+	+	+	+	+	−	−	+	−
组氨酸氨肽酶	−	−	−	−	−	W	−	+	−	−	−	−	−
甘氨酸氨肽酶	−	−	+	−	−	−	−	−	−	−	−	−	−

注:引自 IJSEM 2004;54:877～883. 全部菌株 API ZYM 中呈阳性的是:酸性磷酸酶、萘酚-AS-BI-磷酸解酶和 API An-Ident 的 α-葡萄糖苷酶、吲哚乙酸酯和丙氨酸氨肽酶活性。全部菌株阴性的是在 API ZYM 上酯酶(C4)、酯脂酶(C4)、脂酶(C4)、亮氨酸、缬氨酸和胱氨酸芳胺酶、胰蛋白酶、胰凝乳蛋白酶、β-葡萄糖醛酸酶、α-甘露糖苷酶和 API An-Ident 上的精氨酸、亮氨酸、脯氨酸、酪氨酸和苯丙氨酸氨肽酶、焦谷氨酸芳胺酶和触酶。

***Propionibacterium* 丙酸杆菌属** Orla Jensen 1909, 337[AL] 1986 手册;1346～1353.

革兰氏染色阳性,多形性杆菌,大小(0.5～0.8)μm×(1～5)μm,常呈类白喉杆菌状或棒状,一端圆,另一端渐细或尖状;某些细胞也可为球状、叉形或分枝状,单个、成对或形成短链,呈"V"形、"Y"形或像汉字笔画成团排列。无动力,无芽胞。化能有机营养型,发酵产物包括大量丙酸和乙酸，以及通常少量的异戊酸、甲酸、琥珀酸或乳酸和二氧化碳。厌氧到耐氧，通常触酶阳性，30～37 ℃生长迅速，菌落可为白、灰、粉、红、黄或橙色。DNA 的 G+C mol%为 53～67(Tm)。

模式种：*Propionibacterium freudenreichii*（费氏丙酸杆菌）

P. acidifaciens 产酸丙酸杆菌 IJSEM 2009;59:2778～2781.

P. acidipropionici 丙酸丙酸杆菌

P. acnes 痤疮（疮疱）丙酸杆菌

P. australiense 澳大利亚丙酸杆菌 IJSEM 2002;52:1915～1916. Anaerobe 2002;8:41～47.

P. avidum 贪婪丙酸杆菌

P. cyclohexanicum 环己酸丙酸菌 IJSB 1997;47(3):825～831.

P. damnosum 变质丙酸菌 IJSEM 2014;64:2980～2985.

P. freudenreichii 费氏丙酸杆菌

P. granulosum 颗粒丙酸杆菌

P. innocuum 无害丙酸杆菌 Valid IJSB 1992;42(2):328～329. FEMS Microbiol. Lett. 1991;84:295～300.

P. innocuum→*Propioniferax* IJSB 1994;44(3):579～582.

P. jensenii 詹氏丙酸杆菌

P. lymphophilum 嗜淋巴丙酸杆菌

P. microaerophilum 微嗜氧丙酸杆菌 IJSEM 2001;51(4):1373～1382.

P. namnetense 那姆奈特丙酸杆菌 IJSEM 2016;66:3393～3399.

P. olivae 橄榄丙酸杆菌 IJSEM 2014;64:2980～2985.

P. propionicum 丙酸丙酸杆菌 IJSB 1988;38:354～357.

P. thoenii 特氏丙酸杆菌

Propionimicrobium 产丙酸菌属 Stackebrandt, Schumann, Schaal et al. 2002. IJSEM 2002;52:1925～1927.

革兰氏染色阳性，多形性杆菌，大小(0.5～0.8)μm×(1～2.5)μm，类白喉状或棒状，可能呈球状，单个成对或短链，呈“V”形、“Y”形或成簇。无动力，无芽胞。化能有机营养型，厌氧菌。发酵终产物包括丙酸、乙酸、琥珀酸、异戊酸及少量甲酸。两株中的一株产生触酶。主要的甲基萘醌是 MK-9(H_4)，肽聚糖含有赖氨酸和天门冬氨酸(Lys-Asp 型)，主要的脂肪酸是 $C_{18:1}\omega 9c$、反异构型 $C_{15:0}$ 和 $C_{16:0}$。DNA 的 G+C mol%为 53～54(Tm)，或 56(mol%,HPLC)。按 16S rRDA 分析属于丙酸菌科。

模式种：*Propionimicrobium lymphophilum*（嗜淋巴产丙酸菌）

P. lymphophilum（原 *Propionibacterium lymphophilum*） 嗜淋巴产丙酸菌

Proteus 变形杆菌属 Hauser 1885，12^{AL}1984 手册；1：491～494.

革兰氏染色阴性，直杆菌，大小(0.4～0.8)μm×(1.0～3.0)μm，周鞭毛运动，多数菌株以周期性移动循环的迁徙产生同心环带，或散布为均一的膜。此属细菌符合肠杆菌科的定义，能使苯丙氨酸和色氨酸氧化脱氨。水解尿素，能使几种单糖和双糖产酸。不能使肌醇或直链四羟、五羟或六羟醇产酸，但通常可使甘油产酸。产生硫化氢，有病原性，会引起尿道感染；也可作为二次性侵入者引起其他部位的脓毒性病变。存在于人和多种动物的肠道中；也存在于粪肥、土壤和污水中。此属中一个种仅从舞毒蛾幼虫(gypsy moth larva)中分离。DNA 的 G+C mol%为 38～41(Tm)。

模式种：*Proteus vulgaris* (普通变形杆菌)

P. alimentorum 食物变形杆菌 IJSEM 2018；68：1390～1395.

P. cibarium 发酵海鲜变形杆菌 IJSEM 2016；66：2158～2164.

P. columbae 鸽子变形杆菌 IJSEM 2018；68：552～557.

P. hauseri 豪氏变形杆菌 IJSEM 2000；50(5)：1869～1875.

P. inconstans 不稳定(无恒)变形杆菌

P. mirabilis 奇异变形杆菌

P. myxofaciens 产黏变形杆菌

P. terrae 土地变形杆菌 IJSEM 2016；66：1603～1606. Antonie van Leeuwenhoek 2015；108：1457～1468.

P. vulgaris 普通变形杆菌

Providencia 普罗非登斯菌属 Ewing 1962，96^{AL}1984 手册；1：494～496.

革兰氏染色阴性，直杆菌，大小(0.6～0.8)μm×(1.5～2.5)μm，符合肠杆菌科的一般定义，周鞭毛运动，不发生迁徙，兼性厌氧。氧化苯丙氨酸和色氨酸脱氨，从下面一种或多种多羟醇中产酸：肌醇、D-甘露醇、侧金盏花醇、D-阿拉伯糖醇、赤藓醇，从甘露糖中产酸，吲哚反应阳性，能利用西蒙氏柠檬酸盐和约旦氏酒石酸盐。从腹泻粪便、尿路感染、伤口、烧伤和菌血症中分离。DNA 的 G+C mol%为 39～42。

模式种：*Providencia alcalifaciens*(产碱普罗非登斯菌)

P. alcalifaciens 产碱普罗非登斯菌

P. burhodogranariea 大红仓普罗非登斯菌 IJSEM 2009；59：1108～1111.

P. friedericiana 弗里德氏普罗非登斯菌 IJSB 1983；33：709～715. → *Providencia rustigianii* IJSB 1986；36：565.

P. heimbachae 海氏(亨巴赫氏)普罗非登斯菌 IJSB 1986；36(2)：252～256.

P. rettgeri 雷氏普罗非登斯菌

P. rustigianii 拉氏(鲁氏)普罗非登斯菌(原 *Providencia alcalifaciens* biogroup 3) Valid IJSB 1983；33(3)：672～674. J. Clin. Microbiol. 1983；17：1057～1060.

P. rustigianii 菌名优先于 *P. friedericiana* IJSB 1986;36(4):565.

P. sneebia 斯尼大学普罗非登斯菌 IJSEM 2009;59:1108～1111.

P. stuartii 斯氏普罗非登斯菌

P. thailandensis 泰国普罗非登斯菌 IJSEM 2014;64:2927～2929. J. Gen. Appl. Microbiol. 2013;59:185～190.

P. vermicola 居线虫普罗非登斯菌 IJSEM 2006;56:625～633.

表 120 普罗非登斯菌属(*Providencia*)的菌种鉴别

特征(Characteristics)	亨巴赫氏普罗非登斯菌(*P. heimbachae*)	鲁氏普罗非登斯菌(*P. rustigianii*)	雷氏普罗非登斯菌(*P. rettgeri*)	产碱普罗非登斯菌(*P. alcalifaciens*)	斯氏普罗非登斯菌(*P. stuartii*)
吲哚(Indole)	－(0)	＋(100)	＋(99)	＋(99)	＋(98)
西蒙氏柠檬酸盐(Simmon citrate)	－(0)	V(15)	＋(95)	＋(98)	＋(93)
脲酶(Urease)	－(0)	－(0)	＋(98)	－(0)	V(30)
动力(36 ℃)(Motility, 36 ℃)	V(46)	V(28)	＋(94)	＋(96)	V(85)
氰化钾生长	－(7)	＋(100)	＋(97)	＋(100)	＋(100)
从葡萄糖产气	－(0)	V(36)	－(10)	V(85)	－(0)
产酸自:					
侧金盏花醇(Adonitol)	＋(92)	－(0)	＋(100)	＋(98)	－(5)
D-阿糖醇(D-Arabbitol)	＋(92)	－(0)	＋(100)	－(0)	－(0)
半乳糖(Galactose)	＋(92)	＋(96)	＋(92)	－(0)	＋(92)
肌醇(Inositol)	V(46)	－(0)	＋(90)	－(1)	＋(95)
甘露醇(Mannitol)	－(0)	－(0)	＋(100)	－(2)	－(10)
鼠李糖(Rhamnose)	＋(100)	－(0)	V(70)	－(0)	－(0)
蕈糖(Trehalose)	－(0)	－(0)	－(0)	－(2)	＋(98)

表 121 普罗非登斯菌属几个种的鉴别特征

特征	斯尼大学普罗非登斯菌	大红仓普罗非登斯菌	居线虫普罗非登斯菌	雷氏普罗非登斯菌	斯氏普罗非登斯菌	拉(鲁)氏普罗非登斯菌	海(亨)氏普罗非登斯菌	产碱普罗非登斯菌
尿酶	＋	－	ND	＋	－	－	－	－
利用								
L-阿拉伯糖	－	＋	＋	w	－	w	－	－
侧金盏花醇	－	＋	＋	＋	－	－	＋	＋
苦杏仁苷	＋	v	－	＋	－	－	－	－
D-阿糖醇	＋	＋	＋	＋	－	－	＋	－
L-阿糖醇	－	－	＋	＋	－	－	＋	－
熊果苷	＋	－	－	＋	－	－	－	－

续表

特征	斯尼大学普罗非登斯菌	大红仓普罗非登斯菌	居线虫普罗非登斯菌	雷氏普罗非登斯菌	斯氏普罗非登斯菌	拉(鲁)氏普罗非登斯菌	海(亨)氏普罗非登斯菌	产碱普罗非登斯菌
赤藓醇	−	−	+	ND	−	−	+	−
七叶苷	+	−	−	+	−	−	−	−
半乳糖	−	−	+	+	+	+	+	−
肌醇	−	+	+	+	w	−	+	
D-来苏糖	−	−	ND	ND	ND	−	ND	−
麦芽糖	−	−	−	−	−	−	w	−
甘露醇	+	+	+	+	−	−	−	−
鼠李糖	−	v	−	v	v	−	v	v
水杨素	+	−	−	−	−	−	−	−
山梨醇	+	v	−	−	−	−	−	−
蔗糖	−	?	?	−	−	ND	−	−
蕈糖	+	+	−	−	ND	−	−	−
木糖醇	−	−	−	−	+	−	−	−
木糖	w	−	−	−	−	−	−	−

注：上述菌全部阳性的是葡萄糖、果糖、甘露糖、核糖、甘油；全部阴性的是乳糖、蜜二糖、山梨糖、纤维二糖、精氨酸双水解酶、赖氨酸和乌氨酸脱羧酶、明胶酶和硫化氢产生。引自 IJSEM 2009;59:1108～1111.

Pseudoalteromonas 假交替单胞菌属，假异单胞菌属

Gauthier, Gauthier & Christen 1995, IJSB 1995;45(4):755～761.

革兰氏染色阴性，需氧性海洋细菌，其表型性状如同交替单胞菌属（*Alteromonas*），无芽胞的直的或弯曲杆菌，大小(0.2～1.5)μm×(1.8～3)μm，多数种以无鞘的单极毛运动，*P. luteoviolacea* 和 *P. denitrificans* 鞭毛有鞘。不发光，有的种产生色素。严格需氧，化能有机营养型进行呼吸，而非发酵型代谢。氧化酶阳性，触酶活性通常弱和不规则，全部种生长于 20 ℃，仅一个种（*P. denitrificans*）能脱硝。无精氨酸双水解酶系统，不积累聚 β-羟丁酸盐(poly β-hydroxybutyrate)。全部种需海水进行生长，多数种需要有机生长因子。所有已知的 12 个种具有下列共同性状：能水解明胶、脂质、卵磷脂、DNA 和利用葡萄糖为主要碳源，而不能利用 D-核糖、L-鼠李糖、松二糖、水杨素、D-葡萄糖酸盐、葡萄糖醛酸盐、DL-甘油酸盐、赤藓醇、山梨醇、肌醇、侧金盏花醇、L-缬氨酸、L-乌氨酸和间羟基苯甲酸盐。DNA 的 G+C mol%为 37～50。

模式种：*Pseudoalteromonas haloplanktis*[游海(盐浮游)假交替单胞菌]

P. aestuarivivens 栖潮滩假交替单胞菌 IJSEM 2016;66:2078～2083.

P. agarivorans 食琼脂假交替单胞菌 IJSEM 2003;53:125～131.

P. aliena 另种假交替单胞菌 IJSEM 2004;54:1431～1437.

P. amylolytica 解淀粉假交替单胞菌 IJSEM 2017;67:3140～3143. PLoS one 2017;12:EO179997.

P. antarctica 南极交替单胞菌 IJSB 1997;47(2):345～351.

P. arabiensis 阿拉伯海交替单胞菌 IJSEM 2013;63:1805～1809.

P. arctica 北极交替单胞菌 IJSEM 2008;58:2018～2024.

P. atlantica 大西洋假交替单胞菌

P. aurantia 橙色假交替单胞菌

P. bacteriolytica 溶菌假交替单胞菌 IJSB 1998;48(3):769～774. →*Algicola bacteriolytica* IJSEM 2004;54:1773～1788.

P. bynsanensis 边山假交替单胞菌 IJSEM 2005;55:2519～2523.

P. carrageenovora 嗜角叉菜假交替单胞菌

P. citrea 柠檬假交替单胞菌

P. denitrificans 脱硝假交替单胞菌

P. distincta 明显假交替单胞菌 IJSEM 2000;50:141～144.

P. donghaensis 东海假交替单胞菌 IJSEM 2011;61:351～355.

P. elyakovii 艾氏假交替单胞菌 IJSEM 2000;50:265～271.

P. espejiana 埃氏假交替单胞菌

P. fenneropenaei 对虾假交替单胞菌 IJSEM 2016;66:2754～2759.

P. flavipulchra 金色假交替单胞菌 IJSEM 2002;52:263～271.

P. haloplanktis 游海(盐浮游)假交替单胞菌

P. fuliginea 黑粽假交替单胞菌 IJSEM 2016;66:3737～3742.

P. gelatinilytica 解明胶假交替单胞菌 IJSEM 2016;66:3538～3545.

P. issachenkonii 伊萨臣柯氏假交替单胞菌 IJSEM 2002;52:229～234.

P. lipolytica 解脂假交替单胞菌 IJSEM 2010;60:2176～2181.

P. luteoviolacea 藤黄紫假交替单胞菌 IJSB 1995;45:755～761.

P. maricaloris 温海假交替单胞菌 IJSEM 2002;52:263～271.

P. marina 海假交替单胞菌 IJSEM 2007;57:12～18.

P. mariniglutinosa 海胶黏假交替单胞菌 IJSEM 2003;53:1105～1109.

P. neustonica 纽斯顿假交替单胞菌 IJSEM 2016;66:3377～3382.

P. nigrifaciens 致黑假交替单胞菌

P. paragorgicola 居柳珊瑚假交替单胞菌 IJSEM 2002;52:1759～1766.

P. peptidolytica 解胨假交替单胞菌 IJSEM 2000;50:565～574.

P. phenolica 酚假交替单胞菌 IJSEM 2003;53:583～588.

P. piratic 海盗假交替单胞菌 IJSEM 2017;67:2683～2688.

P. piscicida 杀鱼假交替单胞菌

P. profundi 深海假交替单胞菌 IJSEM 2016;66:4416～4421.

P. prydzensis 普里兹湾假交替单胞菌 IJSB 1998;48(3):1037～1041.

P. rubra 红色假交替单胞菌

P. ruthenica 罗塞尼亚假交替单胞菌 IJSEM 2002;52:235～240.

P. sagamiensis 相模湾假交替单胞菌 IJSEM 2003;53:1807～1811. →*Algicola sagamiensis*. IJSEM 2007;57:12～18.

P. shioyasakiensis 潮合崎假交替单胞菌 IJSEM 2014;64:101～106.

P. spongiae 海绵假交替单胞菌 IJSEM 2005;55:1593～1596.

P. tetraodonis 河豚毒素假交替单胞菌 IJSEM 2001;51:1071～1078.

P. tunicata 被衣假交替单胞菌 IJSB 1998;48(4):1205～1212.

P. translucida 半透明假交替单胞菌 IJSEM 2002;52:1759～1766.

P. ulvae 石莼假交替单胞菌 IJSEM 2001;51(4):1499～1504.

P. undina 水蛹假交替单胞菌

P. xiamenensis 厦门假交替单胞菌 IJSEM 2014;64:444～448.

Pseudomonas 假单胞菌属

Migula 1894, 237[AL] (Nom. Cons. Opin. 5, Jud, Comm. 1952,237) 1984 手册;1:141～199.

革兰氏染色阴性,直的或略弯曲的杆菌,但非螺旋形,大小(0.5～1.0)μm×(1.5～5.0)μm,许多种可积累聚β-羟丁酸盐为碳源(即嗜苏丹黑颗粒),不产生菌柄,不围绕菌鞘,不产生芽胞,以一或几根极毛运动,罕见不运动者。有的种也形成短波的侧毛。需氧菌,以氧为最终电子受体进行严格的呼吸型代谢,在一定情况下可以硝酸盐作为替代的电子受体,使自身厌氧生长。不产生黄单胞菌素(xanthomonadins),大多数种在酸性条件(pH 值 4.5)不生长,大多数种不需要有机生长因子。氧化酶阳性或阴性,触酶阳性。化能有机营养型,有的种兼性化能自养,能利用氢气或一氧化碳为能源。广泛分布于自然界中,有的种对人、动物或植物有致病性。DNA 的 G+C mol%为 58～70(Bd)。

模式种:*Pseudomonas aeruginosa*(铜绿假单胞菌)

P. abietaniphila 嗜松烷香烷(酸)假单胞菌 IJSB 1999;49(3):935～936. Appl. Syst. Microbiol. 1999;22:68～78.

P. abyssi 深渊假单胞菌 IJSEM 2018;68:2462～2467.

P. aeruginosa 铜绿假单胞菌

P. aestusnigri 污潮汐假单胞菌 IJSEM 2014;64:2927～2929. Syst. Appl. Microbiol. 2014;37:89～94.

P. agarici 伞菌假单胞菌

P. alcaligenes 产碱假单胞菌

P. alcaliphila 嗜碱假单胞菌 IJSEM 2001;51(2):349～355.

P. alkyphenolica 烷基酚假单胞菌 IJSEM 2015;65:4013～4018.

P. aminovorans 嗜氨基假单胞菌→*Aminobacter* IJSB 1992;42(1):84.

P. amygdali 扁桃假单胞菌

P. anguilliseptica 病鳝假单胞菌

P. antarctica 南极假单胞菌 IJSEM 2004;54:713～719.

P. arsenicoxydans 砷氧化假单胞菌 IJSEM 2011;61:1～3. Syst. Appl. Microbiol. 2010;33:193～197.

P. argentinensis 阿根廷假单胞菌 IJSEM 2005;55:1107～1112.

P. asplenii 铁角蕨假单胞菌

P. asturiensis 阿斯图里亚斯假单胞菌 IJSEM 2013; 63: 3931 ～ 3934. Syst. Appl. Microbiol. 2013;36:320～324.

P. asuensis 亚利桑那大学假单胞菌 IJSEM 2015;65:2017～2025. J. Microbiol. 2015;53:6～13.

P. aurantiaca 栖青木假单胞菌

P. aureofaciens 致金色假单胞菌

P. avellanae 洋榛假单胞菌(原 *P. syringae* pv. *avellanae*) IJSB 1997;47(2): 601～602. Syst. Appl. Microbiol. 1996;19:589～595.

P. azotifigens 固氮假单胞菌 IJSEM 2005;55:1539～1544.

P. azotoformans 产氮假单胞菌

P. baetica 巴埃提卡假单胞菌 IJSEM 2012;62:874～882.

P. balearica 巴利阿里岛假单胞菌 IJSB 1996;46:200～205.

P. bauzanensis 博尔扎诺假单胞菌 IJSEM 2011;61:2333～2337.

P. beijerinckii 拜氏假单胞菌→*Chromohalobacter beijerinckii* IJSEM 2006;56: 1953～1957.

P. benzenivorans 食苯假单胞菌 IJSEM 2012;62:1017～1019. Curr. Microbial. 2010;60:85～91.

P. beteli 甜菜假单胞菌

P. borbori 污水假单胞菌 IJSEM 2006;56:1875～1881.

P. boreopolis 北城假单胞菌

P. brassicacearum 甘蓝假单胞菌 IJSEM 2000;50:9～18.

P. brenneri 布伦那氏假单胞菌 IJSEM 2002;52:1437～1438. IJSEM 2008;58: 1755～1763. Res. Microbiol. 2001;152:493～502.

P. caeni 污水假单胞菌 IJSEM 2009;59:2591～2598.

P. canadensis 加拿大假单胞菌 IJSEM 2017;67:889～895.

P. cannabina 大麻假单胞菌(原 *P. syringae* pv. cannabina＝genomo species 9 of Gardan et al. 1999) IJSB 1999;49:469～478.

P. carboxydohydrogena 氢碳酸假单胞菌

P. caricapapayae 番木瓜假单胞菌

P. caspiana 卡斯帕尼亚假单胞菌 IJSEM 2017;67:4291～4293. Syst. Appl. Microbiol. 2017;40:266～273.

P. cattleyae 卡特米兰假单胞菌→*Acidovorax*

P. cedrela 雪松假单胞菌 IJSEM 2002;52:1437～1438. Res. Microbiol. 1999;

150:303～316.

P. cerasi 樱桃假单胞菌 IJSEM 2017;67:1～3. Syst. Appl. Microbiol. 2016;39: 370～377.

P. chengduensis 成都假单胞菌 IJSEM 2014;64:95～100.

P. chlororaphis 绿针假单胞菌

P. cichorii 菊苣假单胞菌

P. cissicola 青紫葛假单胞菌→*Xanthomonas* IJSB 1997;47(1):228～230.

P. citronellolis 香茅醇假单胞菌

P. coleopterorum 鞘翅目(树皮甲虫)假单胞菌 IJSEM 2015;65:2852～2858.

P. composti 堆肥假单胞菌 IJSEM 2011;61:2962～2966.

P. congelans 成冰假单胞菌 IJSEM 2003;53:1461～1469.

P. corrugata 起皱假单胞菌

P. costantinii 康氏假单胞菌 IJSEM 2002;52:1973～1983.

P. cremoricolorata 类黄褐假单胞菌 IJSEM 2002;52:685～690. J. Gen. Appl. Microbiol. 2001;47:247～261.

P. cuatrocienegasensis 夸特罗谢内加斯谷假单胞菌 IJSEM 2009;59:1416～1420.

P. deceptionensis 欺骗岛假单胞菌 IJSEM 2011;61:2401～2405.

P. delafieldii 德氏假单胞菌→*Acidovorax* IJSB 1990;40:384～398.

P. delhiensis 德里假单胞菌 IJSEM 2007;57:527～531.

P. donghuensis 东湖假单胞菌 IJSEM 2015;65:2017～2025. Antonie van Leeuwenhoek 2015;107:83～94.

P. doudoroffii 杜氏假单胞菌→*Oceanomonas* IJSEM 2001;51(1):67～72.

P. duriflava 硬黄假单胞菌 IJSEM 2008;58:1404～1408.

P. echinoides 刺状假单胞菌→*Sphingomonas echinoids* IJSB 1999;49(3):1103～1109.

P. elongata 伸长假单胞菌→*Microbulbifer elongates* IJSEM 2003;53:1357～1361.

P. endophytica 植物内假单胞菌 IJSEM 2015;65:2110～2117.

P. entomophila 嗜昆虫假单胞菌 IJSEM 2012;62:1443～1445. Syst. Appl. Microbiol. 2012;35:145～149.

P. extremaustralis 极南方假单胞菌 IJSEM 2010;60:469～472.

P. extremorientalis 远东假单胞菌 IJSEM 2002;52:2113～2120.

P. facilis 敏捷假单胞菌→*Acidovorax facilis* IJSB 1990;40:384～398.

P. ficuserectae 无花果(天仙果)假单胞菌 IJSB 1983;33:546～550.

P. flava 黄假单胞菌→*Hydrogenophaga flava* IJSB 1989;39:319～333.

P. flavescens 变黄假单胞菌

P. flectens 弯曲假单胞菌

P. flexibilis 灵活假单胞菌 IJSEM 2016;66:1603～1606. Syst. Appl. Microbiol. 2015;38:563～566.

P. fluorescens 荧光假单胞菌

P. floridensis 佛罗里达假单胞菌 IJSEM 2018;68:64～70.

P. fluvialis 河流假单胞菌 IJSEM 2018;68:402～408.

P. formosensis 台湾假单胞菌 IJSEM 2013;63:3168～3174.

P. fragi 莓实假单胞菌

P. frederiksbergensis 菲特列堡假单胞菌 IJSEM 2000;50:1957～1964.

P. fulva 黄褐假单胞菌

P. furukawaii 古川氏假单胞菌 IJSEM 2018;68:1429～1435.

P. fuscovaginae 褐鞘假单胞菌

P. gelidicola 冷水栖(石花菜)假单胞菌

P. geniculata 膝形假单胞菌

P. gessardii 格萨德氏假单胞菌 IJSB 1999;49(4):1559～1572.

P. glareae 卵石假单胞菌 IJSEM 2015;65:3763～3767. Arch. Microbiol. 2015;197:693～699.

P. graminis 青草假单胞菌 IJSB 1999;49:297～308.

P. granadensis 格拉纳达假单胞菌 IJSEM 2015;65:625～632.

P. grimontii 格氏假单胞菌 IJSEM 2002;52:1497～1503.

P. guangdongensis 广东假单胞菌 IJSEM 2013;63:4599～4605.

P. guariconensis 瓜里科假单胞菌 IJSEM 2013;63:4413～4420.

P. guineae 吉尼亚氏假单胞菌 IJSEM 2007;57:2609～2612.

P. halophila 嗜盐假单胞菌 Valid IJSB 1989;39(2):205. Syst. Appl. Microbiol. 1988;11:36～43.

P. helleri 海伦氏假单胞菌 IJSEM 2016;66:1163～1173.

P. helmanticensis 赫尔曼蒂卡假单胞菌 IJSEM 2014;64:2338～2345.

P. hibiscicola 栖木槿假单胞菌

P. hussainii 侯赛因氏假单胞菌 IJSEM 2014;64:2330～2337.

P. huttiensis 哈特(赫替)假单胞菌→*Herbaspirillum huttiense* IJSEM 2004;54:2223～2230.

P. indica 印度假单胞菌 IJSEM 2002;52:1559～1567.

P. indigofera 产靛假单胞菌→*Vogesella indigoferi* IJSB 1997;47(1):19～27.

P. iners 懒惰假单胞菌→*Marinobacterium georgiense* IJSEM 2002;52:739～747.

P. japonica 日本假单胞菌 IJSEM 2008;58:1511～1512. J. Gen. Appl. Microbiol. 2008;54:61～69.

P. jessenii 杰森假单胞菌 IJSB 1999;49:935～936. Syst. Appl. Microbiol. 1999;22:45～58.

P. jinjuensis 普州(金州)假单胞菌 IJSEM 2003;53:21～27.

P. kilonensis 基尔假单胞菌 IJSEM 2001;51(4):1549～1555.

P. knackmussii 纳克马斯氏假单胞菌 IJSEM 2007;57:572～576.

P. koreensis 高丽假单胞菌 IJSEM 2003;53:21～27.

P. kunmingensis 昆明假单胞菌 IJSEM 2014;64:559～564.

P. kuykendallii 凯肯德尔氏假单胞菌 IJSEM 2012;62:2549～2554. Curr. Microbiol. 2012;65:170～175.

P. lactis 乳假单胞菌 IJSEM 2017;67:1656～1664.

P. lanceolata 柳叶刀形假单胞菌→*Curvibacter lanceolatus* IJSEM 2004;54:2223～2230.

P. lemoignei 勒氏假单胞菌→*Paucimonas lemoignei* IJSEM 2001;51(3):905～908.

P. libanensis 黎巴嫩假单胞菌 IJSB 1999;49(3):1091～1101.

P. lini 亚麻假单胞菌 IJSEM 2002;52:513～523.

P. linyingensis 临颍假单胞菌 IJSEM 2015;65:1105～1111. Curr. Microbiol. 2012;65:595～600.

P. litoralis 海边假单胞菌 IJSEM 2012;62:438～444.

P. lundensis 隆德假单胞菌 IJSB 1986;36(2):339～342.

P. lurida 显黄假单胞菌 IJSEM 2007;57:979～985.

P. lutea 黄假单胞菌 IJSEM 2004;54:847～850.

P. luteola 浅藤黄假单胞菌 IJSB 1985;35(4):467～474. →*Chryseomonas luteola* IJSB 1987;37:245～250.

P. mandelii 曼德尔假单胞菌 IJSB 1999;49(3):935～936. Syst. Appl. Microbiol. 1999;22:45～58.

P. marginalis 边缘假单胞菌

P. maricola 居海假单胞菌 IJSEM 2008;58:706～710.

P. marina 海洋假单胞菌→*Cobetia marina* IJSEM 2002;52:1915～1916.

P. matsuisoli 马祖岛土假单胞菌 IJSEM 2015;65:902～909.

P. mediterranea 地中海假单胞菌 IJSEM 2002;52:1749～1758.

P. meliae 苦楝假单胞菌

P. mendocina 门多萨假单胞菌

P. mephitica 臭味假单胞菌→*Janthinobacterium lividum*

P. meridiana 南方假单胞菌 IJSEM 2004;54:713～719.

P. mesophilica 嗜中温假单胞菌→*Methylobacterium mesophilium*

P. migulae 米氏假单胞菌 IJSB 1999;49(4):1559～1572.

P. monteilii(原 *P. putida* Ⅱ亚群) 蒙蒂尔氏假单胞菌 IJSB 1997;47(3):846～852.

P. moorei 摩尔氏假单胞菌 IJSEM 2007;57:923～931.

P. moraviensis 莫拉维亚假单胞菌 IJSEM 2006;56:2657～2663.

P. mosselii 摩斯氏假单胞菌 IJSEM 2002;52:363～376.

P. mucidolens 霉味假单胞菌

P. multiresinivorans 嗜聚树脂假单胞菌 IJSB 1999;49(3):935～936. Syst. Appl.

Microbiol. 1999;22:68～78. →*Pseudomonas nitroreducens* IJSEM 2007;57:878～882.

P. nautica 航海假单胞菌→*Marinobacter hydrocarbonoclasticus* IJSB 1998;48(4):1445～1448.

P. nitritireducens 亚硝酸盐还原假单胞菌 IJSEM 2015;65:1105～1111. Arch. Microbiol. 2012;194:809～813.

P. nitroreducens 硝酸盐还原假单胞菌

P. oceani 海洋假单胞菌 IJSEM 2016;66:4250～4255.

P. oleovorans 食油假单胞菌

P. orientalis 东方假单胞菌 IJSEM 2002;52:1437～1438. Res. Microbiol. 1999;150:303～316.

P. oryzihabitans 栖稻假单胞菌 IJSB 1985;35(4):467～474.

P. otitidis 耳炎假单胞菌 IJSEM 2006;56:709～714.

P. pachastrellae 海绵假单胞菌 IJSEM 2005;55:919～924.

P. palleroni 帕氏假单胞菌→*Hydrogenophaga* IJSB 1989;39:319～333.

P. panacis 人参假单胞菌 IJSEM 2005;55:1721～1724.

P. panipatensis 帕尼帕特假单胞菌 IJSEM 2008;58:1339～1345.

P. parafulva 类黄假单胞菌 IJSEM 2002;52:685～690. J. Gen. Appl. Microbiol. 2001;46:247～261.

P. pelagia 海假单胞菌 IJSEM 2009;59:3019～3024.

P. peli 污水假单胞菌 IJSEM 2006;56:1875～1881.

P. perfectomarina 金海假单胞菌→*Pseudomonas stutzeri* IJSB 1987;37(1):1～3.

P. pertucinogena 穿孔(百日咳)假单胞菌

P. pictorum 皮克特假单胞菌

P. plecoglossicida 杀香鱼假单胞菌 IJSEM 2000;50(1):83～89.

P. poae 草假单胞菌 IJSEM 2003;53(5):1461～1469.

P. pohangensis 浦项假单胞菌 IJSEM 2006;56:2153～2156.

P. populi 杨树假单胞菌 IJSEM 2016;66:1419～1425.

P. proteolytica 解蛋白假单胞菌 IJSEM 2004;54:713～719.

P. profundi 深海假单胞菌 IJSEM 2018;68:1776～1780.

P. prosekii 普罗塞克假单胞菌 IJSEM 2014;64:2184～2187. Curr. Microbiol. 2013;67:637～646.

P. pseudoalcaligenes 类产碱假单胞菌

P. pseudoflava 类黄假单胞菌→*Hydrogenophaga* IJSB 1989;39:319～333.

P. psychrophila 嗜冷假单胞菌 IJSEM 2002;52:343～349,685～690. Extremophiles 2001;5:319～333.

P. psychrotolerans 耐冷假单胞菌 IJSEM 2004;54:1633～1637.

P. punonensis 普诺假单胞菌 IJSEM 2013;63:1834～1839.

P. putida 恶臭假单胞菌

P. radiora　辐射假单胞菌→*Methylobacterium radiotolerans*

P. reidholzensis　雷德霍兹假单胞菌　IJSEM 2017;67:2853～2861.

P. reinekei　赖内克氏假单胞菌　IJSEM 2007;57:923～931.

P. resinovorans　食树脂假单胞菌

P. rhizosphaerae　根围假单胞菌　IJSEM 2003;53:2067～2072.

P. rhodesiae　罗兹氏假单胞菌　IJSB 1997;47(2):601～602. Syst. Appl. Microbiol. 1996;19:600～607.

P. rhodos　紫红色假单胞菌→*Methylobacterium rhodinum*

P. rubrilineans　红条纹假单胞菌→*Acidovorax avanae*

P. rubrisubalbicans　红苍白假单胞菌→*Herbaspirillum rubrisubalbicans*　IJSB 1996;46:802.

P. sabulinigri　黑沙假单胞菌　IJSEM 2009;59:38～41.

P. saccharophila　嗜糖假单胞菌→*Pelomonas saccharophila*　IJSEM 2005;55:2419～2425.

P. sagittaria　人马座假单胞菌　IJSEM 2013;63:2410～2417.

P. salegens　需盐假单胞菌　IJSEM 2014;64:3565～3570.

P. salina　盐假单胞菌　IJSEM 2015;65:2846～2851.

P. salomonii　萨氏假单胞菌　IJSEM 2002;52:2065～2074.

P. saponiphila　喜肥皂(洗涤剂)假单胞菌　IJSEM 2012;62:1017～1019. Curr. Microbiol. 2010;60:85～91.

P. savastanoi　萨维斯氏假单胞菌　IJSB 1992;42(4):606～612.

P. segetis　土假单胞菌　IJSEM 2006;56:2593～2595.

P. seleniipraecipitans　亚硒酸盐沉淀假单胞菌　IJSEM 2011;61:1499～1501. Curr. Microbiol. 2011;62:565～569.

P. sesami　芝麻假单胞菌　IJSEM 2017; 67: 3140 ～ 3143. Antonie van Leeuwenhoek 2017;110:843～852.

P. silesiensis　西里西亚假单胞菌　IJSEM 2018;68:1411～1417. Syst. Appl. Microbiol. 2018;41:13～22.

P. simiae　猴假单胞菌　IJSEM 2006;56:2671～2676.

P. soli　土地假单胞菌　IJSEM 2015;65:741～744. Syst. Appl. Microbiol. 2014; 37: 412～416.

P. spinosa　多刺假单胞菌→*Malikia spinosa*　IJSEM 2005;55:621～629.

P. stanieri　施塔尼尔氏假单胞菌→*Marinobacterium stanieri*　IJSEM 2002;52:739～747.

P. straminea　稻草假单胞菌

P. stutzeri　斯氏假单胞菌

P. synxantha　类黄假单胞菌

P. syringae　丁香假单胞菌

P. syzygii 蒲桃假单胞菌 Valid IJSB 1990;40(3):320～321. Syst. Appl. Microbiol. 1990;13:34～43. →*Ralstonia syzygii* IJSEM 2004;54:317～327.

P. taeanensis 泰安(韩国)假单胞菌 IJSEM 2010;60:2719～2723.

P. taiwanensis 台湾假单胞菌 IJSEM 2010;60:2094～2098.

P. tarimensis 塔里木假单胞菌 IJSEM 2017;67:4372～4378.

P. taetrolens 腐臭假单胞菌

P. thermotolerans 耐热假单胞菌 IJSEM 2002;52:2203～2209.

P. thivervalensis 蒂瓦尔假单胞菌 IJSEM 2000;50(1):9～18.

P. tolaasii 托拉氏假单胞菌

P. toyotomiensis 丰田假单胞菌 IJSEM 2011;61:1842～1848.

P. trenae 山黄麻假单胞菌(原 *P. syringae* pv. *tremae* = genomo species 5 of Gardan et al. 1999) IJSB 1999;49(2):469～478.

P. trivialis 琐细假单胞菌 IJSEM 2003;53(5):1461～1469.

P. tuomuerensis 托木尔峰假单胞菌 IJSEM 2009;59:139～143.

P. turukhamskensis 图鲁克汉斯克假单胞菌 IJSEM 2016;66:4657～4664.

P. umsongensis 阴城假单胞菌 IJSEM 2003;53:21～27.

P. vancouverensis 温哥华假单胞菌 IJSB 1999;49(3):935～936. Syst. Appl. Microbiol. 1999;22:68～78.

P. veronii 维隆氏假单胞菌 IJSB 1996;46(4):1138～1144.

P. versuta 灵巧假单胞菌 IJSEM 2017;67:3140～3143. Syst. Appl. Microbiol. 2017;40:191～198.

P. viridiflava 绿黄假单胞菌

P. vranovensis 弗拉诺夫假单胞菌 IJSEM 2006;56:2657～2663.

P. wadenswilevensis 瓦登斯维尔假单胞菌 IJSEM 2017;67:2853～2861.

P. welhenstephanensis 维尔衡斯蒂芬假单胞菌 IJSEM 2016;66:1163～1173.

P. xanthomarina 海黄色假单胞菌 IJSEM 2005;55:2235～2238. J. Gen. Appl. Microbiol. 2005;51:65～71.

P. xiamenensis 厦门假单胞菌 IJSEM 2008;58;1911～1915.

P. xinjiangensis 新疆假单胞菌 IJSEM 2009;59:1286～1289.

P. yamanorum 雅曼那斯族假单胞菌 IJSEM 2015;65:424～431.

P. zeshuii 泽树假单胞菌 IJSEM 2012;62:2608～2612.

P. zhaodongensis 肇东假单胞菌 IJSEM 2015;65:1022～1030.

表 122　临床标本中常见的假单胞菌(*Pseudomonas*)的性状

特征(Characteristics)	铜绿假单胞菌 (*P. aeruginosa*)	荧光假单胞菌 (*P. fluorescens*)	恶臭假单胞菌 (*P. putida*)	斯氏假单胞菌 (*P. stutzeri*)	门多萨假单胞菌 (*P. mendocina*)	类产碱假单胞菌 (*P. pseudoalcaligenes*)	产碱假单胞菌 (*P. alcaligenes*)	假单胞菌 CDC 组 I (*Pseudomonas* CDC group)	缺陷假单胞菌 (*P. diminuta*)	泡囊假单胞菌 (*P. vesicularis*)
氧化酶(Oxidase)	100	100	100	100	100	100	100	100	100	100
生长于：										
麦康克琼脂(MacConkey agar)	99	100	100	100	100	93	98	97	96	26
溴棕三甲铵	88	96	93	3	100	64	15	13	0	0
6.5%的氯化钠	7	3	11	100	100	4	10	14	0	0
42 ℃	100	0	0	90	100	75	48	48	19	0
硝酸盐(Nitrate)还原	74	19	0	100	100	93	61	100	4	7
硝酸盐(nitrate)产气	60	4	0	100	100	5	0	100	0	0
荧光素(Pyoverdin)	69	91	82	0	0	0	0	0	0	0
精氨酸双水解酶(Arginine dihydrolase)	99	99	99	0	100	36	7	33	0	0
赖氨酸脱羧酶(Lysine decarboxylase)	0	0	0	0	0	0	ND	0	0	0
苯丙氨酸脱氨酶(Phenylalanine deaminase)	8	3	2	55	50	21	20	ND	16	6
溶血(Hemolysis)	38	14	0	0	0	0	11	0	0	0
水解：										
尿素(Urea)	66	44	43	17	50	8	21	3	0	0
DNA	9	0	0	0	0	0	0	ND	12	0
卵磷脂(Licithin)	8	89	0	8	0	0	0	ND	0	0
明胶(Gelatin)	46	100	0	0	0	3	2	4	58	38
乙酰胺(Acetamide)	37	1	3	0	0	4	0	ND	0	0
七叶苷(Esculin)	0	0	0	0	0	0	ND	0	0	100
产酸自：										
葡萄糖(Glucose)	98	100	100	100	100	19	0	0	29	57
果糖(Fructose)	89	99	99	95	100	100	0	0	0	0
半乳糖(Galactose)	81	98	99	91	100	4	0	0	0	15
甘露糖(Mannose)	79	99	99	89	100	1	0	0	0	0

续表

特征(Characteristics)	铜绿假单胞菌(*P. aeruginosa*)	荧光假单胞菌(*P. fluorescens*)	恶臭假单胞菌(*P. putida*)	斯氏假单胞菌(*P. stutzeri*)	门多萨假单胞菌(*P. mendocina*)	类产碱假单胞菌(*P. pseudoalcaligenes*)	产碱假单胞菌(*P. alcaligenes*)	假单胞菌 CDC 组 I(*Pseudomonas* CDC group)	缺陷假单胞菌(*P. diminuta*)	泡囊假单胞菌(*P. vesicularis*)
鼠李糖(Rhamnose)	22	43	28	23	0	0	0	0	0	0
木糖(Xylose)	85	97	98	94	100	8	0	0	0	11
乳糖(Lactose)	0	11	13	0	0	0	0	0	0	0
蔗糖(Srcrose)	0	47	10	0	0	0	0	0	0	0
麦芽糖(Maltose)	12	31	19	99	0	11	0	0	2	62
甘露醇(Mannitol)	68	93	17	70	0	3	0	0	0	0
乳糖(Lactose,10%)	14	61	42	0	0	0	0	0	0	0
鞭毛数(No. of flagella)	1	>1	>1	1	1	1	1	1	1	1

表 123 假单胞菌属(*Pseudomonas*)种的鉴别

特征(Characteristics)	黄色假单胞菌(*P. flava*)	丁香假单胞菌(*P. syringae*)	绿黄假单胞菌(*P. viridiflava*)	菊苣叶斑假单胞菌(*P. cichorii*)	荧光假单胞菌(*P. fluorescens*)	致金色假单胞菌(*P. aureofaciens*)	绿针假单胞菌(*P. chlororaphis*)	恶臭假单胞菌(*P. putida*)	铜绿假单胞菌(*P. aeruginosa*)	门多萨假单胞菌(*P. mendocina*)
鞭毛数	1	>1	1~2	>1	>1	>1	>1	>1	1	1
42 ℃生长	−	−	−	−	−	−	−	−	−	+
黄色细胞色素(Pigment)	+	−	−	−	−	−	−	−	−	+
氧化酶(Oxidase)	+	−	−	+	+	+	+	+	+	+
精氨酸双水解酶(Arginine dihydrolase)	−	−	−	−	+	+	+	+	+	+
明胶液化(Liquefaction of gelatin)	−	D	+	−	+	+	+	−	+	−
过敏反应(Hypersensitive response)	−	+	+	+	−	−	−	−	−	−
脱硝(Denitrification)	−	−	−	−	D	−	+	−	+	+
利用:										
β-丙氨酸(β-Alanine)	−	−	−	−	+	+	+	+	+	+

续表

特征(Characteristics)	黄色假单胞菌 (*P. flava*)	丁香假单胞菌 (*P. syringae*)	绿黄假单胞菌 (*P. viridiflava*)	菊苣叶斑假单胞菌 (*P. cichorii*)	荧光假单胞菌 (*P. fluorescens*)	致金色假单胞菌 (*P. aureofaciens*)	绿针假单胞菌 (*P. chlororaphis*)	恶臭假单胞菌 (*P. putida*)	铜绿假单胞菌 (*P. aeruginosa*)	门多萨假单胞菌 (*P. mendocina*)
D-天冬氨酸盐(D-Glutamate)	—	—	—	+	D	—	D	D	—	—
苯甲酸盐(Benzoate)	—	—	—	—	D	D	+	D	+	D
赤藓醇(Erythritol)	—	D	+	—	D	—	—	—	—	—
乙醇(Ethanol)	—	—	—	—	D	—	—	D	+	+
牻牛儿醇(Geraniol)	—	—	—	—	—	—	—	—	+	+
羟甲基戊二酸盐 (Hydroxy—methyl glutarate)	+	D	+	+	D	—	—	—	—	D
异亮氨酸(Isoleucine)	—	—	—	—	+	+	+	+	D	+
L-赖氨酸(L-Lysine)	—	—	—	—	D	D	D	D	+	—
D-苹果酸盐(D-Malate)	+	D	+	+	D	—	D	D	D	D
核糖(Ribose)	—	D	+	+	D	+	+	D	+	—
异戊酸盐(Isovalerate)	—	—	—	—	D	+	+	+	+	+
D-酒石酸盐(D-Tartrate)	—	D	+	—	D	—	—	D	—	—
L-酒石酸盐(L-Tartrate)	—	D	—	+	D	—	D	D	—	D
m-酒石酸盐(m-Tartrate)	+	D	+	+	D	—	—	D	—	—
蕈糖(Trehalose)	+	—	—	—	D	D	+	—	—	—
葫芦巴碱(Trigonelline)	+	D	+	+	D	—	—	D	—	—
L-酪氨酸(L-Tyrosine)	—	D	+	+	+	+	+	+	+	+
L-缬氨酸(L-Valine)	—	—	—	—	+	+	+	+	D	+

表 124　假单胞菌荧光菌群鉴别特征

特　征	摩斯氏假单胞菌	蒙蒂尔氏假单胞菌	荧光生物变种Ⅰ	荧光生物变种Ⅱ	荧光生物变种Ⅲ	荧光生物变种Ⅳ	荧光生物变种Ⅴ	绿针假单胞菌	恶臭生物变种A	恶臭生物变种B	韦龙假单胞菌	罗得西亚假单胞菌	黎巴嫩假单胞菌	东方假单胞菌	雪松假单胞菌
脓青素产生	—	—	—	—	—	—	—	—	—	—	—	—	—	—	—
脱硝	—	—	—	+	+	+	—	+	—	—	+	—	—	—	D
4 ℃生长	—	—	+	+	+	+	D	+	D	+	+	+	+	+	+

续表

特　征	摩斯氏假单胞菌	蒙蒂尔氏假单胞菌	荧光生物变种Ⅰ	荧光生物变种Ⅱ	荧光生物变种Ⅲ	荧光生物变种Ⅳ	荧光生物变种Ⅴ	绿针假单胞菌	恶臭生物变种A	恶臭生物变种B	韦龙假单胞菌	罗得西亚假单胞菌	黎巴嫩假单胞菌	东方假单胞菌	雪松假单胞菌
41 ℃生长	−	−	−	−	−	−	−	−	−	−	−	−	−	−	−
卵磷脂酶	D	−	+	D	+	+	D	D	−	−	−	+	+	D	−
明胶酶	D	−	+	+	+	+	+	+	−	−	D	−	−	−	−
同化：															
核糖	+	+	+	+	D	+	D	+	D	D	+	+	+	+	+
木糖	−	−	+	D	D	D	D	−	D	D	+	+	+	+	+
鼠李糖	D	−	−	D	D	−	D	−	−	−	−	−	D	D	D
甘露糖	+	−	+	+	+	+	D	+	D	D	+	+	+	+	+
甘露醇	D	−	+	+	D	+	D	+	D	D	ND	ND	+	+	+
蕈糖	D	−	+	+	D	+	D	+	−	−	D	+	D	+	+
2-酮-D-葡萄糖酸盐	+	+	+	+	+	D	+	+	D	+	+	+	+	+	+
黏液酸盐	−	−	+	+	D	+	+	+	D	+	D	+	+	+	+
丙二酸盐	−	D	+	+	D	+	D	+	D	+	+	+	+	+	+
D-酒石酸盐	−	−	−	D	−	−	D	−	D	D	−	−	−	−	D
内消旋酒石酸盐	+	−	−	−	D	−	D	−	D	−	−	−	D	−	−
赤藓醇	−	−	D	D	+	−	D	−	−	−	+	−	+	−	+
山梨醇	D	−	+	+	D	+	D	−	−	D	+	+	+	+	+
肌醇	−	+	D	+	D	+	D	+	−	−	+	+	+	+	+
侧金盏花醇	−	−	+	−	D	−	D		−	−	−	−	+	+	+
苯甲酸盐	−	+	D	D	D	+	D	ND	D	+	+	−	−	−	−
α-氨基丁酸盐	+	+	−	−	−	−	−	−	−	D	+	+	+	+	+
L-组氨酸	+	+	+	D	+	+	D	+	+	+	D	+	−	−	−
L-色氨酸	−	−	+	D	D	−	D	+	−	+	+	−	−	−	−
组胺	+	D	D	−	D	−	D	D	D	+	−	−	−	−	−
色胺	−	−	−	D	D	−	−	−	D	+	−	−	−	−	−
葫芦巴碱	−	D	D	D	D	−	D	−	D	+	+	−	−	+	+

注:引自 IJSEM 2002;52:363～376.

Pseudoramibacter 假枝杆菌属 Willems & Collins 1996；IJSB 1996；46(4)：1083～1087.

革兰氏染色阳性，细胞杆状，成对存在，类似展翅飞鸟，簇集或呈汉字样，无动力，不产生芽胞。严格厌氧，可发酵的糖类能刺激其生长，发酵的终产物为甲酸、乙酸、丁酸、己酸和氢气。细胞壁为 A 型，胞壁的二氨基酸为内消旋二氨基庚二酸。

模式种：*Pseudoramibacter alactolyticus*（不解乳假枝杆菌）

P. alactolyticus 不解乳假枝杆菌（原 *Eubacterium alactolyticum*）

Psychrobacter 冷杆菌属 Juni & Heym 1986，IJSB 1986；36(3)：388～391.

革兰氏染色阴性需氧菌，无动力，无色素，无芽胞，触酶阳性，氧化酶阳性，对青霉素敏感的球杆菌，大小(0.9～1.3)μm×(1.5～3.8)μm。球状者倾向于呈卵形；而杆状者从极短到较长，有的株杆状中稍膨胀。多数株嗜冷，可在 5 ℃生长，适温为 20 ℃左右，35～37 ℃通常不生长，那些在 35～37 ℃生长良好的株通常 5 ℃不生长。在心浸液琼脂上菌落光滑而混浊。*P. immobilis* 的 $A351^T$ 株 G+C mol%为 44。本属属于超科Ⅱ。

模式种：*Psychrobacter immobilis*（不动冷杆菌）

P. adeliensis 阿代尔冷杆菌 IJSEM 2005；55：547～549.

P. aestuarii 潮间带冷杆菌 IJSEM 2010；60：1631～1636.

P. alimentarius 食物冷杆菌 IJSEM 2005；55：171～176.

P. aquaticus 水冷杆菌 IJSEM 2005；55：757～762.

P. aquimaris 海水冷杆菌 IJSEM 2005；55：1007～1013.

P. arcticus 北极冷杆菌 IJSEM 2006；56：1285～1291.

P. arenosus 海沙冷杆菌 IJSEM 2004；54：1741～1745.

P. celer 速生冷杆菌 IJSEM 2005；55：1885～1890.

P. cibarius 酵海品冷杆菌 IJSEM 2005；55：577～582.

P. ciconiae 白鹳冷杆菌 IJSEM 2015；65：772～777.

P. cyohalolentis 冻盐晶冷杆菌 IJSEM 2006；56：1285～1291.

P. faecalis 粪冷杆菌 IJSEM 2002；52：1437～1438. Syst. Appl. Microbiol. 2002；25：31～36.

P. fozii 弗兹氏冷杆菌 IJSEM 2003；53：1093～1100.

P. frigidicola 居冷冷杆菌 IJSB 1996；46：841～848.

P. fulvigens 产棕冷杆菌 IJSEM 2009；59：1480～1486.

P. glaciei 冰川冷杆菌 IJSEM 2016；66：1792～1798.

P. glacincola 冰栖冷杆菌 Syst. Appl. Microbiol. 1997；20：209～215.

P. immobilis 不动冷杆菌 J. Clin. Microbiol. 1990；29：2041.

P. jeotgali 盐渍海鲜冷杆菌 IJSEM 2003；53：449～454.

P. luti 污泥冷杆菌 IJSEM 2003;53:1093～1100.

P. lutiphocae 海豹粪冷杆菌 IJSEM 2009;59:2049～2053.

P. marincola 海居冷杆菌 IJSEM 2002;52:1291～1297.

P. maritimus 海洋冷杆菌 IJSEM 2004;54:1741～1745.

P. namhaensis 南海冷杆菌 IJSEM 2005;55:1007～1013.

P. nivimaris 海雪冷杆菌 IJSEM 2004;54:1909～1910. Syst. Appl. Microbiol. 2004;27:399～406.

P. oceani 大洋冷杆菌 IJSEM 2015;65:1450～1455.

P. okhotskensis 鄂霍茨克海冷杆菌 IJSEM 2003;53:1985～1989.

P. pacificensis 太平洋冷杆菌 IJSEM 2000;50:835～846.

P. pasteurii 巴斯德氏冷杆菌 IJSEM 2017;67:3192～3197.

P. phenylpyruvicus（原 *Moraxella phenylpyruvica*） 苯丙酮酸冷杆菌 IJSB 1996;46:841～848.

P. piechaudii 皮氏冷杆菌 IJSEM 2017;67:3192～3197.

P. pocilloporae 珊瑚冷杆菌 IJSEM 2016;66:5091～5098.

P. piscatorii 鱼厂冷杆菌 IJSEM 2010;60:205～208.

P. proteolyticus 解蛋白冷杆菌 Syst. Appl. Microbiol. 2001;24:44～53. IJSEM 2001;51:1619～1620.

P. psicatorii 鱼场冷杆菌 IJSEM 2010;60:205～208.

P. pulmonis 肺冷杆菌 IJSEM 2003;53:415～419.

P. salsus 盐冷杆菌 IJSEM 2005;55:547～549. Syst. Appl. Microbiol. 2004;27:628～635.

P. sanguinis 血液冷杆菌 IJSEM 2012;62:49～54.

P. submarines 海生冷杆菌 IJSEM 2002;52:1291～1297.

P. urativorans 食尿酸冷杆菌 IJSB 1996;46:841～848.

P. valis 溪谷冷杆菌 IJSEM 2005;55:757～762.

表 125 冷杆菌属(*Psychrobacter*)种的鉴别

特征	肺冷杆菌	不动冷杆菌	太平洋冷杆菌	冰栖冷杆菌	居冷冷杆菌	苯丙酮酸冷杆菌	食尿酸冷杆菌	解蛋白冷杆菌
35 ℃生长	+	V	+	−	−	+	−	−
硝酸盐还原	+	+	−	V	−	−(+)	V−	−
产酸自：								
葡萄糖	−	+	+	−	−	−	−	+
鼠李糖	−	+	ND	−	−	−	−	+
阿拉伯糖	−	+	+	−	−	−	−	+
产生：								
脲酶	−	+	+	V^-(+)	−	+	V^+	+

续表

特　征	肺冷杆菌	不动冷杆菌	太平洋冷杆菌	冰栖冷杆菌	居冷冷杆菌	苯丙酮酸冷杆菌	食尿酸冷杆菌	解蛋白冷杆菌
酯酶 C4	+	V^+	ND	−	−	−	−	+
酯酶 C14	−	V^+	ND	+	−	−	−	−
缬氨酸芳胺酶	+	−	ND	−	−	−	−	+
胱氨酸芳胺酶	+	−	ND	−	−	−	−	−
碱性磷酸酶	−	V^+（V^-）	ND	−	−	+	−	+
酸性磷酸酶	−	−	ND	−	−	+	−	+
作为主要碳源：								
柠檬酸盐	−	V^-（−）	−	+	−	+（−）	−	+
己酸盐	−	+（−）	−	+	+（−）	−	+（−）	−
苹果酸盐	−	+	+	−	+	+	V^+	−

注：引自 IJSEM 2003；53：415～419.

***Psychroflexus* 冷弯菌属**　Bowman et al. 1999. IJSB 1999；49（1）：1～3. Microbiology. 1998；144：1601～1609.

革兰氏染色阴性，细胞形态从杆状到卷曲的丝状到不定长度的丝状，球状细胞存在于老的培养物中。不形成环状细胞和气泡，无芽胞，无运动或者慢的滑动运动(gliding motility)。形成类胡萝卜色素样色素，缺乏黄色素。为严格需氧性化能异养菌，喜冷性或需冷菌，轻度或中度嗜盐。主要的细胞脂肪酸是 $C_{15:0}$、$C_{15:1}$ω10c、异构型 $C_{16:0}$、异构型 $C_{16:0}$—3OH 和 $C_{17:0}$—3OH。主要的呼吸醌是甲基萘醌-6（只测了 *Psychroflexus gondwanense*）。DNA 的 G+C mol%为 32～36。属于黄杆菌科（*Flavobacteriaceae*）。含有两个种：关德瓦那冷弯菌（*Psychroflexus gondwanense*）和弯曲冷弯菌（*Psychroflexus torquis*）。

模式种：*Psychroflexus torqus*（弯曲冷弯菌）

P. gondwanense（原 *Flavobacterium gondwanense*）　关德瓦那冷弯菌

P. halocasei　盐干酪冷弯菌　IJSEM 2012；62：1850～1856.

P. planctonicus　住浮游冷弯菌　IJSEM 2016；66：125～131.

P. salarius　盐冷弯菌　IJSEM 2014；64：3467～3472.

P. salinarum　盐场冷弯菌　IJSEM 2009；59：2404～2407.

P. saliphilus　嗜盐冷弯菌　IJSEM 2016；66：5124～5128.

P. salis　盐冷弯菌　IJSEM 2016；66：125～131.

P. sediminis　沉淀冷弯菌　IJSEM 2009；59：569～573.

P. torques　弯曲冷弯菌

P. tropicus　热带冷弯菌　IJSEM 2004；54：935～940.

（边锋芝　编写）

Rahnella 兰恩氏菌属 Izard et al. 1981，382VP 1984 手册;1:513～513.

小杆状细菌，大小(0.5～0.7)μm×(2～3)μm，符合肠杆菌科的定义。36 ℃无动力，于 25 ℃有动力。还原硝酸盐为亚硝酸盐，发酵葡萄糖产酸，大多数株产气。赖氨酸和鸟氨酸脱羧酶及精氨酸双水解酶阴性，苯丙氨酸脱氨酶弱阳性，多数株甲基红反应阳性，全部菌株 VP 反应阳性。可发酵多种糖类，包括乳糖、麦芽糖、鼠李糖、棉子糖和水杨素。存在于淡水中，偶从人的临床标本中分离出，但临床意义尚不知。DNA 的 G+C mol%为 51～56(Tm)。

模式种：*Rahnella aquatilis*(水生兰恩氏菌)

目前仅上述一个种，此种的性状如下：VP 反应阳性，甲基红反应多数菌株也呈阳性，发酵葡萄糖产酸产气，大多数菌株可在西蒙氏柠檬酸盐琼脂上生长，大多数菌株有苯丙氨酸脱氨酶，不产生吲哚，不产生硫化氢。呈阴性反应的还有：脲酶、赖氨酸脱羧酶、鸟氨酸脱羧酶、精氨酸双水解酶、明胶酶、脂酶和 DNA 酶。此菌发酵葡萄糖、乳糖、甘露醇、蔗糖、水杨素、山梨醇、阿拉伯糖、蕈糖、纤维二糖、蜜二糖、甘露糖，不发酵侧金盏花醇、肌醇、赤藓醇、D-阿糖醇和 α-甲基-D-葡萄糖苷。

多数菌株也发酵卫矛醇(88%)、棉子糖(94%)、鼠李糖(94%)、麦芽糖(94%)、木糖(94%)。本菌水解七叶苷和 ONPG。

R. bruchi 布雷克甲虫兰恩氏菌 IJSEM 2017;67:529～531. Syst. Appl. Microbiol. 2014;37:545～552.

R. inusitata 罕见兰恩氏菌 IJSEM 2017;67:529～531. Syst. Appl. Microbiol. 2014;37:545～552.

R. variigena 异源兰恩氏菌 IJSEM 2017;67:529～531. Syst. Appl. Microbiol. 2014;37:545～552.

R. victoriana 维多利亚夫人兰恩氏菌 IJSEM 2017;67:529～531. Syst. Appl. Microbiol. 2014;37:545～552.

R. woolbedingensis 伍尔贝丁兰恩氏菌 IJSEM 2017;67:529～531. Syst. Appl. Microbiol. 2014;37:694～557.

Ralstonia 罗尔斯顿氏菌属 Yabuuchi et al. 1996. IJSB 1996;46(2):625～626. Microbiol. Immunol. 1995;39(11):897～904.

革兰氏染色阴性杆菌，以单极毛或周毛运动，或无鞭毛不运动。氧化酶活性因菌种而异。单糖、双糖和多元醇可被其氧化和作为唯一的碳源和能源而同化。罗尔斯顿氏菌属的三个菌种的模式株不能同化半乳糖、甘露醇、甘露糖和山梨醇是此属与伯克氏菌属鉴别的表型特征。此属三个种的细胞脂质中含有甘油残基-2 位有 2-羟脂肪酸的磷脂酰乙醇胺，这与伯克氏菌属一样。罗尔斯顿氏菌的三个种的模式株于双向薄层层析上未发现两类鸟氨酸脂质，在细胞脂肪酸中也未显示 C_{19} 环丙酸，而在洋葱伯克氏菌(*B. cepacia*)中明显存在这种细胞脂和脂肪酸成分。鞭毛形态一直是革兰氏染色阴性杆菌的重要分类和鉴定特征之一，但现在已知某些种当成为兼性寄生菌时丧失鞭毛，此属的菌种存在不同的鞭毛形态。皮氏罗尔斯顿氏菌(*R. pickettii*)分离自临床标本和医院环境，但致病性未确定；青枯罗尔斯顿氏菌(*R. solanacearum*)的异质性需分类解决，后者可引起番茄、土豆、烟草的疾病。三个种模式株的DNA的G+C mol %为64.0、66.6和65.5。

模式种：*Ralstonia pickettii*(皮氏罗尔斯顿氏菌)

R. basilensis 巴塞尔罗尔斯顿氏菌 IJSB 1999；49(4)：1325～1326. Appl. Environ. Microbiol. 1998；64：2566～2571.

R. basilensis 巴塞尔罗尔斯顿氏菌(修改描述) IJSEM 2001；51：1773～1782.

R. basilensis→*Wautersia*→*Cupriavidus basilensis* IJSEM 2004；54：2285～2289.

R. campinensis 坎皮纳罗尔斯顿氏菌 IJSEM 2001；51：1773～1782.

R. campinensis → *Wautersia* → *Cupriavidus campinensis* IJSEM 2004；54：2285～2289.

R. eutropha(原 *Alcaligenes eutrophus*) 真养罗尔斯顿氏菌→*Wautersia eutropha*→*Cupriavidus necator* IJSEM 2004；54：2285～2289.

R. gilardii 吉氏罗尔斯顿氏菌 IJSB 1999；49(2)：405～413.

R. gilardii → *Wautersia gilardii* → *Cupriavidus gilardii* IJSEM 2004；54：2285～2289.

R. insisdiosa 诡谲罗尔斯顿氏菌 IJSEM 2003；53：1075～1080.

R. mannitolytica 解甘露醇罗尔斯顿氏菌 IJSEM 2001；51(2)：547～558.

R. metallidurans 耐金属罗尔斯顿氏菌 IJSEM 2001；51：1773～1782.

R. metallidurans→*Wautersia metallidurans*→*Cupriavidus metallidurans* IJSEM 2004；54：2285～2289.

R. oxalateica 草酸盐罗尔斯顿氏菌 Syst. Appl. Microbiol. 2001；23：206～209.

R. oxalaticus 草酸罗尔斯顿氏菌 IJSEM 2000；50(6)：1953. Syst. Appl. Microbiol. 2000；23：206～209.

R. oxalaticus→*Wautersia oxalatica*→*Cupriavidus oxalaticus* IJSEM 2004；54：2285～2289.

R. paucula 罕见罗尔斯顿氏菌 (原 CDC group Ivc-2) IJSB 1999；49(2)：663～669.

R. paucula → *Wautersia paucula* → *Cupriavidus pauculus* IJSEM 2004；54：2285～2289.

R. pickettii(原 *Burkholderia pickettii*) 皮氏罗尔斯顿氏菌

R. pseudosolanacearum 类青枯(茄科)罗尔斯顿氏菌 IJSEM 2014；64：3087～3103.

R. respiraculi 呼吸罗尔斯顿氏菌 IJSEM 2003：53(5)：1341.

R. respiraculi→*Wautersia respiraculi*→*Cupriavidus respiraculi* IJSEM 2004；54：2285～2289.

R. solanacearum(原 *Burkholderia solanacearum*) 青枯(茄)罗尔斯顿氏菌

R. syzygii 蒲桃罗尔斯顿氏菌(原 *Pseudomonas syzygii*) IJSEM 2004；54：317～327.

R. taiwanensis 台湾罗尔斯顿氏菌 IJSEM 2001;51(5):1729～1735.

R. taiwanensis→*Wautersia*→*Wautersia taiwanensis*→*Cupriavidus taiwanensis* IJSEM 2004;54:2285～2289.

表 126 罗尔斯顿氏菌属(*Ralstonia*)种的鉴别

特征	巴西罗尔斯顿氏菌	真养罗尔斯顿氏菌	吉氏罗尔斯顿氏菌	罕见罗尔斯顿氏菌	皮氏罗尔斯顿氏菌	青枯罗尔斯顿氏菌	台湾罗尔斯顿氏菌
触酶活性	+	+	+	+	−	+	+
氧化酶活性	+	+	−	+	−	+	+
青霉素(10 μg)生长	−	−	−	−	W	−	V
水解吐温 80	+	W	−	+	+	−	+
42 ℃生长	−	+	−	+	+	−	−
氧化发酵试验:							
葡萄糖	−	−	+	−	W	−	−
果糖	−	−	+	−	+	−	−
木糖	−	−	+	−	W	−	−
硝酸盐还原	−	+	−	−	+	+	+
脲酶活性	+	−	−	+	V	−	−
同化:							
葡萄糖	−	−	−	−	+	+	−
阿拉伯糖	−	−	−	−	+	−	−
N-乙酰葡萄糖胺	−	+	−	−	+	−	−
癸酸盐	+	+	−	+	W	−	+
柠檬酸盐	+	+	−	+	+	+	V
己二酸盐	+	+	−	+	W	−	−
苯乙酸盐	+	+	W	+	W	−	+
碱性磷酸酶	+	+	+	+	W	W	+
酸性磷酸酶	+	+	−	+	W	W	+
酯酶 C4	+	+	+	+	W	W	W
胱氨酸芳胺酶	−	−	−	+	−	−	W
磷酸酰胺酶	+	+	W	+	W	W	+
酯酶 C14	−	−	−	+	+	−	−

注:引自 IJSEM 2001;51:1729～1735.

Raoultella 劳特氏菌属　Drancourt et al. IJSEM 2001；51(3)：925～931.

革兰氏染色阴性，无动力、有荚膜的杆菌。兼性厌氧，10 ℃生长是此属的特征。氧化酶阴性，触酶阳性，多数种能利用柠檬酸盐与葡萄糖为主要的碳源，发酵葡萄糖产酸产气，多数种产生 2,3-丁二醇，VP 反应阳性。来自水、土、植物，有时来自哺乳动物黏膜，包括人的标本。

模式种：*Raoultella Rplanticola*［植生劳特氏菌，此菌的模式株是 ATCC33531T(CIP100751T)］。

R. electrica　电(生物膜)劳特氏菌　IJSEM 2014；64：1384～1388.

R. ornithinolytica(原 *Klebsiella ornithinolytica*)　解鸟氨酸劳特氏菌

R. planticola(原 *Klebsiella planticola*)　植生劳特氏菌

R. terrigena(原 *Klebsiella terrigena*)　土生劳特氏菌

Rathayibacter 拉思氏菌属　Zgurskaya et al. 1993，IJSB 1993；43(1)：143～149.

革兰氏染色阳性，不规则的多形性短杆菌，大小(0.4～0.8)μm×(0.5～1.8)μm，可呈“V”形，并可呈短链状，未见明确的杆-球生活环。无动力，不形成芽胞，不抗酸。专性需氧菌，化能有机营养型，进行氧化型代谢，触酶阳性，营养要求严格，为中温菌，最适生长温度 24～28 ℃。

细胞壁肽聚糖含有丙氨酸、谷氨酸、甘氨酸和二氨基丁酸(比例为 1∶1∶1∶2)，胞壁糖包括葡萄糖、甘露糖和鼠李糖，有的株也有木糖和半乳糖。甲基萘醌为 MK-10 型，无枝菌酸，在细胞脂肪酸中，反异构型的支链饱和脂肪酸为主(反异构型 $C_{15:0}$ 和反异构型 $C_{17:0}$)，有鉴别意义的极性脂为磷脂酰甘油、二磷脂酰甘油。DNA 的 G+C mol% 为 63～72。

多数株利用纤维二糖、果糖、半乳糖、葡萄糖、甘油、麦芽糖、甘露糖、松三糖、α-甲基-D-吡喃阿拉伯糖苷、棉子糖、水杨素、蔗糖和蕈糖为主要碳源，但不能利用侧金盏花醇、糊精、卫矛醇、赤藓醇、肌醇、来苏糖、甘露醇、蜜二糖、鼠李糖、塔格糖或山梨醇。

能利用乙酸盐、甲酸盐、延胡索酸盐、葡萄糖酸盐、戊二酸盐、2-酮戊二酸盐、乳酸盐、苹果酸盐、丙酸盐、琥珀酸盐和戊酸盐，能同化苯丙氨酸和甲硫氨酸，但大多数氨基酸不能作为氮源。

酪蛋白、弹性蛋白、鸟嘌呤、次黄嘌呤、睾酮(testosterone)、吐温 60、吐温 80、淀粉、尿素和黄嘌呤不被水解或分解，不还原硝酸盐为亚硝酸盐。生长于 16～35 ℃，但 10 ℃或 37 ℃不生长。分离自谷类作物和一年生谷草中。

模式种：*Rathayibacter rathayi*(拉思拉思氏菌)

R. agropyri　冰草拉思氏菌　IJSEM 2018；68：1519～1525.

R. caricis　薹草拉思氏菌　IJSEM 2002；52：1917～1923.

R. festucae 紫羊茅(牛毛草)拉思氏菌 IJSEM 2002;52:1917~1923.

R. oskolensis 奥斯科尔河拉思氏菌 IJSEM 2018;68:1442~1447.

R. rathayi(原 *Clavibacter rathayi*) 拉思拉思氏菌

R. tritici(原 *Clavibacter tritici*) 小麦拉思氏菌

R. iranicus(原 *Clavibacter iranicus*) 伊朗拉思氏菌

R. toxicus(原 *Clavibacter toxicus*) 中毒拉思氏菌 IJSB 1998;48(2):403~410.

Rhizobium 根瘤菌属 Frank 1889, 338[AL] 1984 手册;1:235~242.

革兰氏染色阴性,杆菌,大小(0.5~0.9)μm×(1.2~3.0)μm。在不同的生长情况下常呈多形性,通常含有聚β-羟丁酸盐颗粒,在相差显微镜下显折光,由单极毛、次极毛或2~6根周毛运动,少数株有菌毛。需氧菌,以氧为最终电子受体,呈呼吸型代谢,常可在低于1.0 kPa的氧压下良好生长,适温25~30 ℃,最适pH值6~7。菌落圆形,凸起,半透明,隆起而呈黏液质,在酵母浸膏-甘露醇无机盐琼脂上,3~5天后直径通常为2~4 mm。在肉汤中震荡培养2~3天明显混浊。化能有机营养型,可利用众多的糖类和有机酸盐为碳源,不形成气体,不利用纤维素和淀粉,在含甘露醇或其他糖类的无机盐培养基中产酸,生长于糖类培养基中通常伴有丰富的胞外多糖黏液形成。铵盐、硝酸盐、亚硝酸盐和大多数氨基酸可作为氮源。有的菌株可以在含有无维生素的酪蛋白水解物的简单无机盐培养基中生长,很少利用蛋白胨,不水解酪素和琼脂,有的菌需要生物素或其他水溶性维生素,不产生3-酮糖苷(3-ketoglycosides)。此菌的特点是能侵入温带和某些热带豆科植物的根毛中刺激产生根瘤,在这种情况下此菌作为胞内共生者而存在。全部菌株表现宿主范围亲和性(宿主特异性),此菌在根瘤中呈多形性(类菌体),正常参与固定大气氮,成为可被宿主植物利用的结合型氨。DNA的G+C mol%为59~64(Tm)。

模式种:*Rhizobium leguminosarum*(豌豆根瘤菌根瘤菌)

R. acidisoli 酸土根瘤菌 IJSEM 2016;66:398~406.

R. aegyptiacum 埃及根瘤菌 IJSEM 2017;67:3140~3143. Syst. Appl. Microbiol. 2016;39:275~279.

R. aethiopicum 埃塞俄比亚根瘤菌 IJSEM 2017;67:1095~1098. Stand. Gemonic. Sci. 2017;12:14.

R. aggregatum 成团根瘤菌 IJSEM 2011;61:1215~1225.(原 *Blastobacter aggregatus*)

R. alamii 阿拉米氏根瘤菌 IJSEM 2009;59:367~372.

R. alkalisoli 碱土根瘤菌 IJSEM 2009;59:3006~3011.

R. altiplani 高原根瘤菌 IJSEM 2016;66:4116~4124.

R. alvei 河床根瘤菌 IJSEM 2015;65:472~478.

R. anhuiense 安徽根瘤菌 IJSEM 2015;65:2960~2967.

R. arenae 沙土根瘤菌 IJSEM 2017;67:2098~2103.

R. azibense 菜豆根瘤菌 IJSEM 2014;64:1501~1506.

R. azooxidifex 产偶氮氧化物根瘤菌 IJSEM 2016;66:2354~2361.

R. bangladeshense 孟加拉国根瘤菌 IJSEM 2015;65:3037～3045.

R. binae 农所根瘤菌 IJSEM 2015;65:3037～3045.

P. borbori 污泥根瘤菌 IJSEM 2011;61:816～822.

P. calliandrae 朱樱花根瘤菌 IJSEM 2013;63:3423～3429.

R. capsici 辣椒(胡椒)根瘤菌 IJSEM 2015;65:2017～2025. Antonie van Leeuwenhoek 2015;107:773～784.

R. cauense 鸡眼草根瘤菌 IJSEM 2015;65:741～744. Syst. Appl. Microbiol. 2012;35:415～420.

R. cellulosilyticum 解纤维素根瘤菌 IJSEM 2007;57:844～848.

R. ciceri 鹰嘴豆根瘤菌 IJSB 1994;44(3):511～522. →*Mesorhizobium ciceri* IJSB 1997;47(3):895～898.

R. daejeonense 大田根瘤菌 IJSEM 2005;55:2543～2549.

R. ecuadorense 菜豆(厄瓜多尔)根瘤菌 IJSEM 2015;65:3162～3169.

R. endolithicum 内石根瘤菌 IJSEM 2014;64:1455～1458. Antonie van Leeuwenhuek 2014;104:1235～1244. (石内岩生细菌)

R. endophyticum 植内生根瘤菌 IJSEM 2011;61:1011～1013. Syst. Appl. Microbiol. 2010;33:322～327.

R. esperanzae 埃斯伯扎氏根瘤菌 IJSEM 2017;67:3937～3945.

R. etli 菜豆根瘤菌 IJSB 1993;43(2):374～377.

R. fabae 蚕豆根瘤菌 IJSEM 2008;58:2871～2875.

R. favelukesii 费弗鲁克氏根瘤菌 IJSEM 2016;66:4451～4457.

R. flavum 黄色根瘤菌 IJSEM 2014;64:2017～2022.

R. fredii 弗氏根瘤菌 IJSB 1984;34:484～486. →*Sinorhizobium fredii* IJSB 1988;38(4):392～397. →*Ensifer fredii* IJSEM 2003;53:2107～2110.

R. fredii (←*Sinorhizobium fredii*) IJSB 1992;42(1):93～96.

R. fredii→*Sinorhizobium* gen. emend IJSB 1994;44(4):715～733.

R. freirei 弗莱尔氏根瘤菌 IJSEM 2013;63:4167～4173.

R. galegae 山羊豆根瘤菌 IJSB 1989;39(3):365～367.

R. gallicum 高卢根瘤菌 IJSB 1997;47(4):996～1006.

R. gei 水杨梅根瘤菌 IJSEM 2016;66:4282～4288.

R. giardinii 贾第尼氏根瘤菌 IJSB 1997;47(4):996～1006.

R. herbae 草药根瘤菌 IJSEM 2011;61:1912～1920.

R. hainanense 海南根瘤菌 IJSB 1997;47(3):870～873.

R. halophytocola 居盐生植物根瘤菌 IJSEM 2012;62:1997～2003.

R. helianthi 向日葵根瘤菌 IJSEM 2015;65:4455～4460.

R. herbae 药草根瘤菌 IJSEM 2011;61:1912～1920.

R. huakuii 华癸根瘤菌 IJSB 1991;41(2):275～280. →*Mesorhizobium huakuii* IJSB 1997;47(3):895～898.

R. huautlense 瓦乌特拉根瘤菌 IJSB 1998;48(3):687～699.

R. indigoferae 木蓝根瘤菌 IJSEM 2002;52:2231～2239.

R. ipomoeae 甘薯根瘤菌 IJSEM 2016;66:1633～1640.

R. jajuaris 美洲虎根瘤菌 IJSEM 2013;63:2423～2429.

R. japonicum 大豆根瘤菌 IJSB 1982;32:136. =*Bradyrhizobium japonicum*

R. laguerreae 拉氏根瘤菌 IJSEM 2014;64:242～247.

R. larrymoorei 劳瑞摩尔氏根瘤菌 IJSEM 2004;54:149.

R. leguminosarum 豌豆根瘤菌根瘤菌

R. lemnae 浮萍根瘤菌 IJSEM 2014;64:2455～2460.

R. lentis 兵豆(小扁豆)根瘤菌 IJSEM 2015;65:3037～3045.

R. leucaenae 银合欢根瘤菌 IJSEM 2012;62:1179～1184.

R. loessense 黄土高原根瘤菌 IJSEM 2003;53(5):1581.

R. loti 百脉根瘤菌→*Mesorhizobium loti* IJSB 1997;47(3):895～898.

R. lupini 羽扇豆根瘤菌

R. lusitanum 葡萄牙根瘤菌 IJSEM 2006;56:2631～2637.

R. marinum 海根瘤菌 IJSEM 2015;65:4449～4454.

R. mayense 玛雅根瘤菌 IJSEM 2013;63:3423～3429.

R. mediterraneum 地中海根瘤菌 IJSB 1995;45(4):640～648. =*Mesorhizobium mediterraneum* IJSB 1997;47:895～898.

R. meliloti 苜蓿根瘤菌→*Mesorhizobium* IJSB 1994;44(4):715～733. →*Sinorhizobium meliloti*→*Ensifer meliloti* IJSEM 2003;53:2107～2110.

R. mesosinicum 华中根瘤菌 IJSEM 2009;59:1919～1923.

R. metallidurans 抗金属根瘤菌 IJSEM 2015;65:1525～1530.

R. miluonense 汨罗根瘤菌 IJSEM 2008;58:1364～1368.

R. mongolense 内蒙古根瘤菌 IJSB 1998;48(1):13～22.

R. multihospitium 多宿主根瘤菌 IJSEM 2008;58:1693～1699.

R. naphthalenvorans 嗜萘酚根瘤菌 IJSEM 2018;68:693～694. J. Gen. Appl. Microbiol. 2012;3:211～224.

R. nepotum 亲属根瘤菌 IJSEM 2012;62:2045～2047.

R. oryzae 稻根瘤菌 IJSEM 2008;58:2158～2163.

R. oryzicola 栖稻根瘤菌 IJSEM 2015;65:2931～2936.

R. oryziradicis 稻根根瘤菌 IJSEM 2017;67:963～968.

R. pakistanense 巴基斯坦根瘤菌 IJSEM 2015;65:3763～3767. Antonie van Leeuwenhoek 2016;107:281～290.

R. paknamense 北榄区根瘤菌 IJSEM 2013;63:3823～3828.

R. paranaense 巴拉那根瘤菌 IJSEM 2014;64:3222～3229.

R. petrolearium 石油土根瘤菌 IJSEM 2012;62:1871～1876.

R. phaseoli 菜豆根瘤菌

R. pisi 豌豆根瘤菌 IJSEM 2008;58:2484～2490.

R. populi 杨树(胡杨)根瘤菌 IJSEM 2014;64:3215～3221.

R. pseudoryzae 类水稻根瘤菌 IJSEM 2011;61:2425～2429.

R. pusense 普萨根瘤菌 IJSEM 2011;61:2632～2639.

R. radiobacter 放射形根瘤菌 IJSEM 2001;51:89～103.

R. rhizogenes 发根根瘤菌 IJSEM 2001;51:89～103.

R. rosettiformans 玫瑰花结状根瘤菌 IJSEM 2011;61:1218～1225.

R. rubi 悬钩子根瘤菌 IJSEM 2001;51:89～103.(原 *Agrobacterium rubi*)

R. selenitireducens 亚硒酸盐还原根瘤菌 IJSEM 2008; 58: 1057. Curr. Microbiol. 2007;55:455～460.

R. skierniewicense 斯克尔尼维根瘤菌 IJSEM 2012;62:895～899.

R. smilacinae 鹿药属根瘤菌 IJSEM 2015;65:1～4. Antonie van Leeuwenhoek 2014;106:715～723.

R. soli 土壤根瘤菌 IJSEM 2010;60:1387～1393.

R. sophorae 苦参(槐)根瘤菌 IJSEM 2015;65:497～503.

R. sophoriradicis 苦参(槐根)根瘤菌 IJSEM 2015;65:497～503.

R. sphaerophysae 苦马豆根瘤菌 IJSEM 2012;62:2549～2554. Antonie van Leeuwenhoek 2011;99:845～854.

R. straminoryzae 稻草根瘤菌 IJSEM 2014;64:2962～2968.

R. subbaraonis 宋巴拉奥氏根瘤菌 IJSEM 2013;63:581～585.

R. sullae 岩黄芪根瘤菌 IJSEM 2002;52:1267～1276.

R. taibaishanense 太白山根瘤菌 IJSEM 2012;62:335～341.

R. tarimense 塔里木根瘤菌 IJSEM 2013;63:2424～2429.

R. tianshanense 天山根瘤菌 IJSB 1995;45(1):153～159.→*Mesorhizobium tianshanense* IJSB 1997;47(3):895～898.

R. tibeticum 西藏根瘤菌 IJSEM 2009;59:3051～3057

R. torimense 塔里木根瘤菌 IJSEM 2013;63:2424～2429.

R. tropici 热带根瘤菌 IJSB 1991;41(3):417～426.

R. tubonense 吐蕃(西藏)根瘤菌 IJSEM 2011;61:512～517.

R. undicola 居水根瘤菌 IJSEM 2001;51:89～103.

R. vallis 红河谷根瘤菌 IJSEM 2011;61:2582～2588.

R. vignae 绿豆根瘤菌 IJSEM 2011;61:580～586.

R. viscosum 螺纹形根瘤菌 IJSEM 2017;67:1789～1792.

R. vitis(原 *Agrobacterium vitis*) 葡萄根瘤菌 IJSEM 2001;51:89～103.

R. wenxiniae 文新根瘤菌 IJSEM 2017;67:2798～2803.

R. yanglingense 杨凌根瘤菌 IJSEM 2001;51(3):909～914.

R. yantingensis 盐亭根瘤菌 IJSEM 2015;65:412～417.

R. zeae 玉米根瘤菌 IJSEM 2017;67:2306～2311.

Rhodococcus 红球菌属 Zopf 1891，28[AL]1986 手册;2:1472～1481.

拥有从杆状到形成蔓延的分枝的基丝，所有的菌株形态发生周期是从球形或短杆状时期开始的，因菌的不同，表现出复杂程度不一的、连续的形态变化，以完成生长周期，即球菌发芽成短杆状，形成边缘突起的丝状体，产生蔓延的分枝菌丝，由于杆菌、丝状体和菌丝的断裂再次形成球菌或短杆菌。有的菌株产生薄弱的镜下可见的气中菌丝，它可分枝，或由不分枝的菌丝体结合并向上伸出形成气中菌丝束。红球菌无动力，不形成分生孢子和芽胞。

革兰氏染色阳性，在生长的某个时期部分有抗酸性。为需氧菌，化能有机营养型，行氧化型代谢。触酶阳性，大多数株在标准的实验室培养基上于 30 ℃生长良好，有的株需要硫胺素。菌落可以粗糙、光滑或呈黏液性，颜色可浅黄、奶油色、黄、橙或红色，也有无色的变异发生。芳基硫酸酯酶(arylsulphatase)阴性，对溶菌酶敏感，不分解酪蛋白、纤维素、壳多糖质、弹性蛋白或木聚糖。能利用广泛的有机化合物作为唯一的碳源和能源进行生长。

细胞壁肽聚糖含有大量二氨基庚二酸、阿拉伯糖和半乳糖。此菌属含有二磷脂酰甘油、磷脂酰乙醇胺和磷脂酰肌醇甘露糖苷，主要的呼吸醌是含 8～9 个异戊二烯单位的二氢甲基萘醌，大量直链不饱和脂肪酸和结核硬脂酸(tuberculostearic acids)，以及 32～66 碳和多至 4 个双键的枝菌酸、枝菌酸酯经热解气相色谱释放的脂肪酸酯含 12～18 个碳。DNA 的 G+C mol%为 63～72(Tm)。此菌分布广泛，但在土壤和食草类动物的粪便中最多。有的株对人和动物有致病性。

模式种：*Rhodococcus rhodochrous*[紫红(玫瑰色)红球菌]

R. aerolatus 气生红球菌 IJSEM 2015;65:465～471.

R. aetherivorans 食醚红球菌 IJSEM 2004;54:1005～1006. Syst. Appl. Microbiol. 2004;27:61～65.

R. agglutinans 凝集红球菌 IJSEM 2015;65:2777～2783. Antoie van Leeuwenhoek 2015;107:1271～1280.

R. aichiensis 爱知红球菌 Microbiol. Immunol. 1982;26:1101～1119.

R. aichiensis→*Gordona aichiensis* IJSB 1994;44(4):769～773.

R. antrifimi 穴内红球菌 IJSEM 2015;65:4043～4048.

R. artemisiae 艾蒿红球菌 IJSEM 2012;62:900～905.

R. baikonurensis 拜科努尔红球菌 IJSEM 2004;54:827～835.

R. biphenylvorans 食联苯红球菌 IJSEM 2015;65:1105～1111. Antoie van Leeuwenhoek 2015;107:55～63.

R. bronchialis 支气管红球菌→*Gordonia bronchialis* J. Gen. Appl. Micrbbiol. 1988;34:341～348.

R. canchipurensis 坎齐坡红球菌 IJSEM 2013;63:114～118.

R. cerastii 卷耳红球菌 IJSEM 2013;63:1024～1029.

R. chlorophenolicus 氯酚红球菌 IJSB 1986;36(2):246～251.

R. chlorophenolicus→*Mycobacterium chlorophenolicus* IJSB 1994;(3):485～493, 444～498.

R. chubuensis(原 *later subjective synonym*) 楚布红球菌→*Gordona sputi* IJSB 1994;44(4):764～768.

R. chubuensis 楚布红球菌 Microbiol. Immunol. 1982;26:1101～1119. →*Gordonia sputi* IJSB 1994;44:764～768.

R. coprophilus 嗜粪红球菌

R. corallinus 珊瑚红球菌→*Rhodococcus rubropertinctus*→*Gordonia rubropertincta*

R. corynebacterioides(原 *Nocardia corynebacterioides*) 类棒菌状红球菌 IJSEM 2005;55:1345～1348.

R. defluvii 污水红球菌 IJSEM 2014;64:755～761.

R. degradans 分解红球菌 IJSEM 2015;65:4381～4387.

R. enclensis 国化室红球菌 IJSEM 2014;64:2693～2697.

R. equi 马红球菌

R. electrodiphilus 亲电红球菌 IJSEM 2018;68:2644～2649.

R. enclensis 国化室红球菌 IJSEM 2014;64:2693～2697.

R. erythropolis 红城红球菌

R. fascians 束(聚集)红球菌

R. gannanensis 加马宁红球菌 IJSEM 2017;67:4291～4293. Antonie van Leeuwenhoek 2017;110:1113～1120.

R. globerulus 圆红球菌

R. gordoniae 戈登氏红球菌 IJSEM 2004;54:407～411.

R. hoagie 恒氏红球菌 IJSEM 2014;64:755～761.

R. humicola 栖土红球菌 IJSEM 2016;66:2362～2369.

R. intechensis 微研院红球菌 IJSEM 2006;56:1965～1969.

R. jialingiae 家玲红球菌 IJSEM 2010;60:378～381.

R. jostii 宙斯氏(乔斯特)红球菌 IJSEM 2002;52:409～413.

R. koreensis 朝鲜红球菌 IJSEM 2000;50(3):1193～1201.

R. kroppenstedtii 库潘斯特氏红球菌 IJSEM 2006;56:979～982.

R. kunmingensis 昆明红球菌 IJSEM 2008;58:1467～1471.

R. kyotonensis 京都红球菌 IJSEM 2007;57:1956～1959.

R. lactis 乳红球菌 IJSEM 2015;65:4215～4220.

R. luteus (原 *later subjective synonym*)→*R. fascinas* IJSB 1994;44(4):627～630.

R. maanshanensis 马鞍山红球菌 IJSEM 2002;52:2121～2126.

R. marinonascens 海生红球菌

R. maris 海红球菌→*Dietzia maris*

R. obuensis →*Rhodococcus sputi*

R. olei 油红球菌 IJSEM 2018;68:1749～1756.

R. opacus 混浊红球菌 IJSB 1995;45(2):418～419. Syst. Appl. Microbiol. 1994;17:355～360.

R. opacus 混浊红球菌 Valid IJSB 1995;45(1):197～198. Syst. Appl. Microbiol. 1994;17:355～360.

R. pedocola 居土红球菌 IJSEM 2016;66:2362～2369.

R. percolatus 渗滤器红球菌 IJSB 1996;46(1):23～30. J. Gen. Microbiol. 1977;100:99～102.(属的修正定义)

R. phenolicus 酚红球菌 IJSEM 2006;56:499～500. Syst. Appl. Microbiol. 2005;28:695～701.

R. pyridinivorans 嗜吡啶红球菌 IJSEM 2000;50(6):2173～2180.

R. qingshengii 庆笙红球菌 IJSEM 2007;57:2754～2757.

R. rhodnii 椿象红球菌

R. rhodochrous 紫红(玫瑰色)红球菌

R. roseus→*R. rhodochrous* IJSB 1995;45(1):101～103.

R. ruber 赤红球菌

R. rubropertinctus 深红红球菌→*Gordonia rubropertincta*

R. soli 土壤红球菌 IJSEM 2015;65:1105～1111. Antonie van Leeuwenhoek 2015;107:357～366.

R. sovatensis 苏瓦塔红球菌 IJSEM 2017;67:190～196.

R. sputi 痰液红球菌→*Godornia sputi* IJSB 1994;44:764～768.

R. terrae 土地红球菌→*Godornia terrae* IJSB 1997;47:479～491. IJSEM 2001;51:1933～1938.

R. triatomae 猎蝽红球菌 IJSEM 2005;55:1575～1579.

R. trifolii 车轴草(三叶草)红球菌 IJSEM 2013;63:1024～1029.

R. tukisamuensis 月寒红球菌 IJSEM 2003:53(5):1333～1337.(月寒为日本北海道札幌市的一个城镇)

R. wratislaviensis 弗罗茨瓦夫红球菌 IJSEM 2002;52:749～755.

R. yunnanensis 云南红球菌 IJSEM 2005;55:1133～1137.

R. zopfii 佐夫氏红球菌 IJSB 1994;44(1):106～110.

表 127　红球菌属(*Rhodococcus*)种的鉴别

特征(Characteristic)	玫瑰色红球菌(*R. rhodochrous*)	氯酚红球菌(*R. chlorophenolicus*)	嗜粪红球菌(*R. coprophilus*)	红串红球菌(*R. erythropolis*)	聚集红球菌(*R. fascians*)	圆红球菌(*R. globerulus*)	赤红球菌(*R. ruber*)	佐夫氏红球菌(*R. zopfii*)
形态发育顺序	EB-R-C	R-C	H-R-C	EB-R-C	H-R-C	EB-R-C	H-R-C	H-R-C
以下列化合物为生长唯一碳源:								
肌醇(Inositol)(1%)	−	+	−	D	−	−	−	−
麦芽糖(Maltose)(1%)	+	−	+	+	−	+	+	+
D-甘露醇(D-Mannitol)(1%)	+	+	−	+	+	D	+	−
L-鼠李糖(L-Rhamnose)(1%)	−	+	−	−	−	−	−	−
山梨醇(Sorbitol)(1%)	+	+	+	+	+	D	+	−
苯甲酸盐(Benzoate)(0.1%)	+	ND	D	−	−	D	+	+
柠檬酸盐(Citrate)(0.1%)	+	ND	−	+	+	+	+	−
乙醇(Ethanol)(1%)	+	ND	+	+	+	+	+	+
甘油(glycerol)(1%)	+	−	−	+	+	+	+	+
蔗糖(Sucrose)(1%)	+	+	D	+	+	+	+	−
D-蕈糖(D−Trehalose)(1%)	+	+	D	+	+	D	+	−
癸二酸盐(Sebacate)(1%)	+	ND	D	+	+	+	+	+
丙酮酸盐(Pyruvate)(1%)	+	ND	+	+	+	+	+	+
琥珀酸盐(Succinate)(1%)	+	ND	−	+	+	+	+	+
酚(Phenol)(0.2%)	ND	ND	ND	ND	ND	ND	ND	+
甲苯(Toluene)(蒸气)	ND	ND	ND	ND	ND	ND	ND	+
联二苯(Biphenyl)(蒸气)	ND	ND	ND	ND	ND	ND	ND	+
枝菌酸(Mycolic acid)碳原子数	36～50	33～43	38～48	34～48	38～52	ND	40～50	33～36
DNA 的 G+C mol%	67～70	ND	67～69	67～71	63～68	63～67	69～73	70
与 *R. Zopfii* 的 DNA 相关性/%	21	4	48	41	58	11	27	100

注:"R-C"表示杆-球形态,"EB-R-C"表示原级分枝继以杆-球形态,"H-R-C"表示菌丝形成继以杆-球形态。

表 128 红球菌属(*Rhodococcus*)种的鉴别

特征(Characteristic)	嗜粪红球菌 (*R. coprophilus*) (*n*=3)	马红球菌 (*R. equi*) (*n*=2)	红串红球菌 (*R. erythropolis*) (*n*=13)	聚集红球菌 (*R. fascians*) (*n*=1)	藤黄红球菌 (*R. luteus*) (*n*=1)	圆红球菌 (*R. globerulus*) (*n*=2)	海水红球菌 (*R. maris*) (*n*=2)	椿象红球菌 (*R. rhodnii*) (*n*=3)	玫瑰色红球菌 (*R. rhodochrous*) (*n*=13)	赤红球菌 (*R. ruber*) (*n*=13)
利用:										
半乳糖(Galactose)	0	100	85	+	+	0	0	100	85	38
鼠李糖(Rhamnose)	0	50	0	—	—	0	0	0	23	23
核糖(Ribose)	0	100	92	+	+	0	0	33	15	8
蔗糖(Sucrose)	0	0	92	+	+	50	0	0	31	46
松二糖(Turanose)	0	0	0	—	—	0	0	0	0	0
D-阿糖醇 (D-Arabitol)	0	0	92	+	+	100	0	100	100	100
肌醇(Inositol)	0	0	100	—	—	0	0	0	0	15
戊二酸盐 (Glutarate)	0	50	31	—	—	0	0	0	46	0
葡萄糖酸盐 (Gluconate)	33	0	100	+	+	100	0	100	8	15
癸酸盐(Caprate)	0	100	92	+	+	100	0	67	69	54
柠檬酸盐(Citrate)	0	0	100	+	—	100	0	0	62	85
4-氨基丁酸 (4-Aminobutyrate)	0	0	54	—	—	50	50	0	0	62
2-羟戊酸盐 (2-Hydroxyvalerate)	0	100	85	+	+	0	0	33	8	8
2-酮戊二酸盐 (2-Oxoglutarate)	33	50	69	+	+	0	50	33	46	54
庚二酸盐 (Pimelate)	0	0	38	—	—	100	0	0	23	31
琥珀酸盐 (Succinate)	0	100	100	+	—	100	0	100	62	69
苯甲酸盐 (Benzoate)	67	0	31	—	—	50	0	0	46	69
3-羟苯甲酸盐 (3-Hydroxybenzoate)	100	50	0	—	—	50	0	0	54	92
4-羟苯甲酸盐 (4-Hydroxybenzoate)	0	100	69	—	—	50	0	0	62	92

续表

特征(Characteristic)	嗜粪红球菌(*R. coprophilus*)(*n*=3)	马红球菌(*R. equi*)(*n*=2)	红串红球菌(*R. erythropolis*)(*n*=13)	聚集红球菌(*R. fascians*)(*n*=1)	藤黄红球菌(*R. luteus*)(*n*=1)	圆红球菌(*R. globerulus*)(*n*=2)	海水红球菌(*R. maris*)(*n*=2)	椿象红球菌(*R. rhodnii*)(*n*=3)	玫瑰色红球菌(*R. rhodochrous*)(*n*=13)	赤红球菌(*R. ruber*)(*n*=13)
苯乙酸盐(Phenylacetate)	0	0	62	—	—	0	0	0	38	46
奎尼酸盐(Quinate)	0	0	100	+	—	100	0	0	100	100
L-丙氨酸(L-Alanine)	0	0	100	+	—	0	0	0	15	15
L-天冬氨酸(L-Aspartate)	0	50	0	—	—	0	0	0	0	0
L-亮氨酸(L-Leucine)	0	50	85	—	+	100	0	33	31	62
L-脯氨酸(L-Proline)	0	0	38	—	+	0	0	0	0	8
L-丝氨酸(L-Serine)	0	0	46	—	—	0	0	0	0	8
L-缬氨酸(L-Valine)	0	0	100	—	+	100	0	0	69	31
腐胺(Putrescine)	0	0	100	—	—	100	0	0	8	100
酪胺(Tyramine)	0	0	15	—	+	0	0	0	48	23
乙酰胺(Acetamide)	0	100	85	—	—	0	0	100	15	77

表 129 红球菌属(*Rhodococcus*)红串红球菌 16S rDNA 近似种的鉴别

特征	马鞍山红球菌	红串红球菌	聚集红球菌	圆红球菌	朝鲜红球菌	海生红球菌	混浊红球菌	渗滤器红球菌	弗罗茨瓦夫红球菌
形态顺序	R-C	EB-R-C	H-R-C	EB-R-C	EB-R-C	H-R-C	H-R-C	H-R-C	EB-R-C
七叶苷水解	+	+	—	+	—	+	—	—	+
熊果苷	+	+	—	+	—	+	—	—	+
脲酶	+	+	+	+	+	—	+	+	+
利用碳源:									
L-阿拉伯糖	—	—	+	—	W	—	—	—	+
阿拉伯糖醇	—	—	+	+	+	—	+	+	+
纤维二糖	—	—	—	—	—	—	+	—	—

续表

特　征	马鞍山红球菌	红串红球菌	聚集红球菌	圆红球菌	朝鲜红球菌	海生红球菌	混浊红球菌	渗滤器红球菌	弗罗茨瓦夫红球菌
半乳糖	+	−	+	−	+	−	+	+	−
甘油	+	+	+	+	+	−	+	+	+
肌醇	−	+	−	−	+	+	+	+	+
菊糖	−	+	W	+	+	+	+	+	+
乳糖	−	−	−	−	+	−	+	−	−
麦芽糖	+	+	−	+	+	−	+	+	+
甘露醇	−	+	+	+	+	−	+	+	+
甘露糖	+	−	+	+	+	+	+	+	+
蜜二糖	+	−	−	−	+	−	+	+	+
鼠李糖	W	−	−	−	+	−	−	−	+
核糖	+	+	+	+	+	−	+	+	−
山梨醇	−	+	+	+	+	W	+	+	+
蔗糖	+	+	+	+	+	−	+	+	+
蕈糖	W	+	+	+	+	−	+	+	+
松二糖	+	−	−	−	+	−	+	+	+
木糖	−	−	+	+	+	W	−	+	−
乙酸盐	+	+	−	+	+	+	+	+	+
苯甲酸盐*	−	−	−	−	−	−	+	−	+
琥珀酸盐	+	+	−	+	+	+	+	+	−
柠檬酸盐	−	+	−	+	+	−	+	+	−

注：引自 IJSEM 2002；52：2121～2126．"＊"表示 0.1％浓度。

表 130　红球菌属（*Rhodococcus*）种的鉴别特征

特　征	形态转变	尿素分解	酪氨酸分解	利用（浓度为 5％）：鼠李糖	麦芽糖	甘露醇	肌醇	山梨醇	蔗糖	乙醇	甘油	蕈糖	苹果酸盐	葡萄糖酸盐	柠檬酸盐	乳酸盐	对羟基苯甲酸盐	10 ℃生长	40 ℃生长
宙斯氏红球菌	H-RC	−	+	−	+	+	−	−	−	−	−	−	−	+w	−	−	+	+w	−
混浊红球菌	H-RC	+	ND	−	+	+	+	+	−	−	−	−	−	+	+w	−	+	+	+
渗滤器红球菌	H-RC	+	ND	−	+	+	+	+	+	−	+	+	−	+	−	−	+	+	+
嗜粪红球菌	H-RC	V	−	−	+	−	−	−	V	+	−	V	−	−	−	V	−	+	+
马红球菌	H-RC	+	−	−	−	−	−	−	+	+	−	+	+	−	−	+	+	+	+

续表

特征	形态转变	尿素分解	酪氨酸分解	利用(浓度为5%)：鼠李糖	麦芽糖	甘露醇	肌醇	山梨醇	蔗糖	乙醇	甘油	蕈糖	苹果酸盐	葡萄糖酸盐	柠檬酸盐	乳酸盐	对羟基苯甲酸盐	10 ℃生长	40 ℃生长
红串红球菌	EB-RC	+	V	−	+	+	V	+	+	+	+	+	+	+	+	+	V	+	+
聚集红球菌	H-RC	+	+	−	−	+	−	+	+	+	+	+	+	+	+	+	+	+	+
圆红球菌	EB-RC	+	−	−	+	ND	−	ND	+	+	+	+	+	−	+	−	V	+	+
朝鲜红球菌	EB-RC	+	ND	+	+	+	+	+	+	ND	+	+	+	ND	+	ND	−	ND	ND
海生红球菌	H-RC	−	V	−	−	−	+	V	−	−	V	−	V	V	−	−	−	+	−
椿象红球菌	EB-RC	+	+	−	−	+	−	+	+	+	ND	+	+	+	V	V	V	−	−
玫瑰色红球菌	EB-RC	V	+	−	+	+	−	+	+	+	+	+	ND	ND	+	ND	+	+	+
赤红球菌	RC	+	+	−	−	+	−	+	+	+	+	+	+	V	+	V	−	ND	+
佐夫氏红球菌	H-RC	ND	ND	−	+	−	−	−	−	+	+	−	ND	ND	−	ND	ND	ND	ND

注：引自 IJSEM 2002；52：409～413. “H-RC”表示菌丝-杆-球生长环，“EB-RC”表示初级分枝-杆-球生长环。

表 131　红球菌属的几个种的鉴别特征

	酚红球菌	佐夫氏红球菌	玫瑰色红球菌	吡啶红球菌	赤红球菌	嗜粪红球菌	椿象红球菌
形态发生顺序	H-R-C	H-R-C	EB-R-C	EB-R-C	H-R-C	H-R-C	EB-R-C
DNA 的 G+C mol%	66.7	70	67～70	66	69～73	67～69	66
硝酸盐还原	+	+	+	+	+	+	−
硫化氢产生	−	−	−	+	+	+	+
水解：							
七叶苷	−	+	+	−	−	−	−
熊果苷	−	−	+	+	−	−	−
吐温 80	+	+	+	+	+	+	−
酪氨酸	+	−	+	+	+	−	+
尿素	−	+	−	+	−	−	+
产酸自：							
甘露醇	−	−	+	−	+	−	+
山梨醇	−	−	+	+	+	−	+
木糖	−	−	−	−	−	−	w

续表

	酚红球菌	佐夫氏红球菌	玫瑰色红球菌	吡啶红球菌	赤红球菌	嗜粪红球菌	椿象红球菌
果糖	−	−	+	+	+	+	−
核糖	−	W	−	+	−	−	−
葡萄糖	−	−	+	+	+	W	+
麦芽糖	−	−	+	−	−	−	−
蕈糖	+	−	+	−	−	−	−
淀粉	−	−	−	+	+	−	−
利用为单碳源:							
乙酸盐	+	−	+	+	+	W	+
琥珀酸盐	+	+	+	+	+	−	+
酚(0.75% W/V)	+	−	−	−	−	−	−
甲苯(蒸气)	W	+	+	+	+	W	−
联二苯(蒸气)	W	+	W	+	W	−	−

注:"H-R-C"表示菌丝之后表现杆状球状,"EB-R-C"表示原体分枝之后出现杆状球状。引自 Syst. Appl. Microbiol. 2005;28:695～701.

Rickettsia 立克次体属 da Rocha-Lima 1916, 567[AL] (Nom. Gen. Cons. Opin. 19, Jud. Comm. 1958,158) 1984 手册;1:688～698.

革兰氏染色阴性,短杆状,大小(0.3～0.5)μm×(0.8～2.0)μm,当分裂减弱时可更长一点,常围以蛋白质微荚膜层或黏液层,用吉曼尼兹(Giménez)法染色时保留碱性复红。需氧,无宿主细胞不能培养,在某些脊椎动物和节肢动物细胞质内有时在核内生长,不能在吞噬泡内生长。离开宿主成分后一般不稳定,某些蛋白质、蔗糖及能维持外膜坚固性和 ATP 浓度的试剂可提高稳定性,速冻并存于−50 ℃是最好的保存法,56 ℃迅速灭活。通过三羧酸循环代谢谷氨酸盐产生能量,但不能利用葡萄糖,能转运和代谢磷酸化的化合物,但不能合成和分解单磷酸核苷。通常在脊椎动物和无脊椎动物宿主间自然循环。是斑疹伤寒(typhus)、斑点热(spotted fever)或丛林斑疹伤寒(scrub typhus)的病原体。DNA 的 G+C mol%为 29～33(Tm, Bd)。

模式种:*Rickettsia prowazekii*(普氏立克次体)

R. prowazekii 普氏立克次体

R. canadensis 加拿大立克次体

R. typhi 斑疹伤寒立克次体

斑点热组:

R. akari 螨立克次体

R. australis 南方立克次体

R. conorii 康氏立克次体

R. montana 蒙大拿立克次体

R. parkeri 帕氏立克次体

R. rhipicephali 扁头蜱立克次体

R. rickettsii 立氏立克次体

R. sibirica 西伯利亚立克次体

丛林斑疹伤寒组：

R. tsutsugamushi 恙虫热立克次体

近年报道的种：

R. aeschlimanii 艾希曼氏立克次体 IJSB 1997;47(2):548～554.

R. aficae 非洲立克次体 IJSB 1996;46(2):611～614.

R. amblyommatis 硬蜱立克次体 IJSEM 2016;66:5236～5243.

R. asembonensis 阿森博立克次体 IJSEM 2016;66:4512～4517.

R. asiatica 亚洲立克次体 IJSEM 2006;56:2265～2368.

R. bellii 贝氏立克次体 IJSB 1983;33:94～106.

R. buchneri 布氏立克次体 IJSEM 2015;65:965～970.

R. felis 猫立克次体 IJSEM 2001;51:339～347. J. Clin. Microbiol. 1996;34(3):671～674.

R. gravesii 格拉夫氏立克次体 IJSEM 2017;67:3156～3161.

R. heilongjiangensis 黑龙江立克次体 IJSEM 2006;56:499～500. J. Clin. Microbiol. 2003;41:5456～5465.

R. helvetica 瑞士立克次体 IJSB 1993;43(3):521～526.

R. honei 霍恩立克次体 IJSB 1998;48(4):1399～1404.

R. hoogstraalii 古德斯特罗氏立克次体 IJSEM 2010;60:977～984.

R. japonica 日本立克次体 IJSB 1992;42(2):303～305.

R. massiliae 马赛立克次体 IJSB 1993;43(4):839～840.

R. montanensis 蒙大拿立克次体 IJSB 1984;34:355～367.

R. peacockii 皮科克氏立克次体 IJSB 1997;47(2):446～452.

R. raoultii 拉乌尔特氏立克次体 IJSEM 2008;58:1635～1639.

R. rhipicephali 扇头蜱立克次体 IJSB 1988;38(2):220～222. 1984 年手册第 1 卷:688～698.

R. sennetsu 腺热立克次体(原 *Ehrlichia sennetsu*) IJSB 1984;34:355. →*Neorickettsia sennetsu* IJSEM 2001;51:2145～2165.

R. slovaca 斯洛伐克立克次体 IJSB 1998;48(4):1455～1462.

R. tamurae 田村氏立克次体 IJSEM 2006;56:1673～1675.

R. tsutsugamushi→*Orientia tsutsugamushi* IJSB 1995;45(3):589～591.

Riemerella 里默尔氏菌属 Sengers et al. 1993，IJSB 1993；43(4)：768～776.

革兰氏染色阴性，无芽胞的杆菌，在空气中含丰富的二氧化碳的条件下初次分离后，大多数菌株需氧和微需氧，使许多糖类轻度产酸或发酵。由于此属仅有一个种，故目前不能对此属描写出生化反应。DNA 的 G+C mol%为 29～35。鸭病里默尔氏菌(*R. anatipestifer*)可引起败血症，并不仅限于鸭。无动力、无芽胞的杆菌，大小(0.3～0.5)μm×(1～2.5)μm，单个、成对或成短链，未见滑行运动。当在富含胨、胨-血液或巧克力色琼脂上时，36 ℃微需氧培养 2 天后形成光滑、无色的菌落。最适生长于 37 ℃，多数株 45 ℃可生长，但 4 ℃不长。需要硫胺素，但低浓度的吡啶硫胺(pyrithiamin)和氨丙嘧吡啶(amprolium)可抑制生长。不还原硝酸盐。脲酶、胰凝乳蛋白酶(chymotrypsin)、溶血和石蕊牛乳反应因株而异，不产生吲哚，多液化明胶和凝固鸡蛋培养基。生长于赫德尔森(Huddleson)的硫堇培养基(thionine medium)、碱性复红培养基和含 10%胆汁的血清琼脂上，在含 40%胆汁的血清琼脂、柠檬酸盐琼脂、麦康克琼脂或氰化钾肉汤中不生长。不产生硫化氢，下面的酶活性为阳性：氧化酶、触酶、酸性和碱性磷酸酶、C_8 酯酶、亮氨酸芳胺酶、缬氨酸芳胺酶、胱酸芳胺酶、磷酰胺酶和 α-葡萄糖苷酶。对青霉素高度敏感，对多黏菌素和卡那霉素高度抵抗。

MK-7 是模式株主要的呼吸醌。脂肪酸包括支链脂肪酸异构型 $C_{13:0}$、异构型 $C_{15:0}$、异构型 $C_{15:0}$—3OH 和异构型 $C_{17:0}$—3OH。分离自鸭、鹅、火鸡、水鸟的败血性疾病。

模式种：*Riemerella anatipestifer*(鸭病里默尔氏菌)

鸭病里默尔氏菌位置在黄杆菌科，rRNA 超科Ⅴ，与 *Bergeyella zoohelcum* 接近。IJSB 1997；47(2)：562～565.

Riemerella 里默尔氏菌属 Sengers et al. 1993；修正描述 Vancanneyt et al. 1999 IJSB 1999；49(1)：289～295.

革兰氏染色阴性，无芽胞，无动力的杆菌，宽 0.2～0.5 μm，长 1～2.5 μm。全部菌株可以微需氧生长，大部分在血琼脂上需氧生长，有的菌株在 37 ℃厌氧生长。菌落光滑无色素或灰白至浅灰黄色。在石蕊乳糖上的生长因株而异，不能在麦康克琼脂上生长。大多数菌株呈 VP 反应阳性，不还原硝酸盐，在含胨培养基中从葡萄糖产酸经常阴性。具有下列酶活性：氧化酶、触酶、明胶酶、α-葡萄糖苷酶、α-麦芽糖苷酶、碱性和酸性磷酸酶、C_8 酯酶、C_4 酯酶、萘酚-AS-BI-磷酸酶、亮氨酸芳胺酶、缬氨酸芳胺酶、胱氨酸芳胺酶和 L-天冬氨酸芳胺酶。下面的反应则因菌株而异：脲酶、胰凝乳蛋白酶、胰蛋白酶和精氨酸双水解酶活性、吲哚产生、溶血、七叶苷水解。下面的酶反应因使用的微量法不同而不同：β-葡糖苷酶、α-半乳糖苷酶和脂酶活性(这三个试验使用 API ID32E 全部阳性，而使用 API ZYM 系统全部阴性)。

下面的酶活性呈阴性反应：软骨素硫酸酯酶、透明质酸酶、β-半乳糖苷酶、β-葡糖苷酸酶、α-甘露糖苷酶、α-岩藻糖苷酶、胰蛋白酶、鸟氨酸和赖氨酸脱羧酶。全部菌株不能利用丙二酸盐为碳源，在 API 20 NE 系统中不能利用 D-葡萄糖、L-阿拉伯糖、D-甘露糖、D-甘露醇、N-乙酰葡糖胺、麦芽糖、D-葡萄糖酸盐、癸酸盐、己二酸盐、L-苹果酸盐、柠檬酸盐或苯乙酸盐为碳源。在 API ID32E 系统中不能利用下列化合物产酸：D-阿拉伯糖醇、L-阿拉伯糖醇、半乳糖醛酸盐、5-酮葡萄糖酸盐、D-甘露醇、麦芽糖、侧金盏花醇、异麦芽酮糖、蔗糖、L-阿拉伯糖、海藻糖、鼠李糖、肌醇、山梨醇或纤维二糖。

而使用 BSS(buffered single substrate，缓冲单基板)试验(仅含磷酸盐、氯化钠，以酚红为指试剂)，加浓菌液，37 ℃孵育 6 h 和 24 h，变橙色为弱阳性，变黄色为阳性。观察到下列糖类产酸：葡萄糖、麦芽糖、D-甘露糖和糊精。产酸差的为果糖、L-山梨糖和海藻糖，不产酸的为乳糖、D-半乳糖、N-乙酰-D-葡糖胺、乳果糖、海藻糖、蔗糖、D-甘露醇、L-阿拉伯糖、肌醇、山梨醇、D-木糖、卫矛醇、水杨素或侧金盏花醇。

此属为黄杆菌科成员，其紧邻金色杆菌属(*Chryseobacterium*)和伯杰氏菌属(Bergeyella)。MK-6 为模式种中的主要呼吸醌，优势脂肪酸为支链脂肪酸异构型 $C_{13:0}$、异构型 $C_{15:0}$、反异构型 $C_{15:0}$、异构型 $C_{15:0}$—3OH 和异构型 $C_{17:0}$—3OH。主要来自病鸟，少数来自猪。此菌可引起鸭、鸽和其他家禽和野鸟的败血症。

模式种：*Riemerella anatipestifer*(鸭病里默尔氏菌)，DNA C+G 物质的量百分比(mol%)为 29～37。

R. anatipestifer 鸭病里默尔氏菌

R. columbina 鸽里默尔氏菌

R. columbipharyngis 鸽咽喉里默尔氏菌 IJSEM 2013;63:280～287.

Rikenella 立肯氏菌属 Collins, Shah & Mitsuoka 1985, Valid IJSB 1985;35:375～376(VP 表 18). Syst. Appl. Microbiol. 1985;6:79～81.

革兰氏染色阴性，无芽胞、无动力、两端尖的小杆菌。专性厌氧，存在可发酵糖类时可促进生长(例如葡萄糖)，适温 37 ℃，在 PYFG 肉汤中生长良好，最终 pH 值 5.5～5.8。从葡萄糖等糖中产酸，葡萄糖发酵的主要产物为丙酸和琥珀酸，并有中量的乙酸。有苹果酸盐脱氢酶，缺乏葡萄糖-6-磷酸盐脱氢酶、6-磷酸葡萄糖酸盐脱氢酶和谷氨酸盐脱氢酶，不水解七叶苷，不还原硝酸盐。有非羟基的和 3-羟基长链脂肪酸，脂肪酸主要为异构型甲基支链型，中量的直链饱和型，产生甲基萘醌。DNA 的 G+C mol%为 59.5～60.7(Tm)。

模式种：*Rikenella microfusis*(小锤立肯氏菌)

R. microfusis 小锤立肯氏菌(原 *Bacteroides microfusus*)

Roseomonas 玫瑰单胞菌属 Rihs et al. 1998 IJSB 1998;48(2):627. J. Clin. Microbiol. 1993;31(12):3275～3283.

革兰氏染色阴性，非发酵型的丰满球杆菌，成对或短链，主要为球状，仅偶尔为杆状。生长于 5%的绵羊血琼脂、5%的兔血心浸液琼脂、巧克力色琼脂、药用炭酵母浸出物

(BCYE)琼脂、胰大豆胨琼脂(trypticase soy agar),几乎全部(91%)生长于麦康克琼脂,但不在含6%的氯化钠的培养基中生长。生长于25 ℃、30 ℃、35 ℃,通常42 ℃也生长。在BCYE琼脂上35 ℃培养2~3天后形成细小、淡粉色、有光泽、凸起、完整且常为黏液型的菌落。触酶阳性,脲酶阳性,不产生溶血。呈现阴性反应的为:吲哚、ONPG、硫化氢产生、明胶水解、乙酰胺同化、溴棕三甲铵生长、赖氨酸脱羧酶、鸟氨酸脱羧酶、精氨酸双水解酶。

不氧化卫矛醇、乳糖、麦芽糖、棉子糖、鼠李糖、蔗糖或甲醇,不吸收长波紫外线。基因种1~4和6的模式株有单极毛,有动力。氧化酶反应不定,因为在VAMC(Veterans Affairs Medical Center,退伍军人事务医疗中心)实验室试验时许多株呈弱阳性,而在CDC试验时20%的株为阴性。呈现结果不定的反应还有:柠檬酸盐利用、七叶苷水解、硝酸盐还原,氧化L-阿拉伯糖、果糖、半乳糖、葡萄糖、甘油、甘露糖、甘露醇、水杨素和木糖。

DNA的G+C mol%为65~71。种间的DNA相关性为7%~53%。对人有致病性,可引起菌血症、伤口感染和尿路感染。

模式种:*Roseomonas gilardii*(吉拉得氏玫瑰单胞菌)

R. aeriglobus 空调机玫瑰单胞菌 IJSEM 2018;68:2130~2133. Antonie van Leeuwenhoek 2018;111:343~351.

R. aerofrigidensis 空调玫瑰单胞菌 IJSEM 2017;67:4039~4044.

R. aerilata 气生玫瑰单胞菌 IJSEM 2008;58:1482~1485.

R. aerophila 喜气玫瑰单胞菌 IJSEM 2013;63:2334~2337.

R. aestuarii 河口玫瑰单胞菌 IJSEM 2010;60:1477~1479.

R. alkaliterrae 碱土玫瑰单胞菌 IJSEM 2014;64:3603~3606. Antonie van Leeuwenhoek 2014;105:899~905.

R. aquatica 水玫瑰单胞菌 IJSEM 2006;56:2291~2295.

R. arctica 南极玫瑰单胞菌 IJSEM 2016;66:1218~1223.

R. arcticisoli 南极土玫瑰单胞菌 IJSEM 2016;66:4057~4064.

R. cervicalis 宫颈玫瑰单胞菌

R. deserti 沙漠玫瑰单胞菌 IJSEM 2018;68:675~680.

R. eburnea 象牙色玫瑰单胞菌 IJSEM 2016;66:385~390.

R. elaeocarpi 杜英玫瑰单胞菌 IJSEM 2016;66:474~480.

R. fauriae 费氏(福尔氏)玫瑰单胞菌

R. fluminis 河流玫瑰单胞菌 IJSEM 2018;68:782~787.

R. frigidaquae 冷水玫瑰单胞菌 IJSEM 2009;59:1630~1634.

R. gilardii 吉拉得氏玫瑰单胞菌

R. gilardii* subsp. *gilardii 吉拉得氏玫瑰单胞菌吉拉得亚种

R. gilardii* subsp. *resea 吉拉得氏玫瑰单胞菌玫瑰色亚种 IJSEM 2003;53:1701~1702. Am. J. Clin. Pathol. 2003;120:256~264.

R. hibiscisoli 木槿土玫瑰单胞菌 IJSEM 2017;67:2873~2878.

R. lacus 湖玫瑰单胞菌 IJSEM 2006;56:25~28.

R. ludipueritiae(原 *Teichococcus ludipueritiae*)　幼儿园玫瑰单胞菌　IJSEM 2009;59:1193～1198.

R. mucosa　黏液玫瑰单胞菌　IJSEM 2003;53:1701～1702. Am. J. Clin. Pathol. 2003;120:256～264.

R. musae　香蕉玫瑰单胞菌　IJSEM 2017;67:3140～3143. Antonie van Leeuwenhoek 2013;103:617～624.

R. nepalensis　尼泊尔玫瑰单胞菌　IJSEM 2017;67:981～987.

R. oryzae　水稻玫瑰单胞菌　IJSEM 2015;65:3535～3540.

R. oryzicola　水稻土玫瑰单胞菌　IJSEM 2015;65:4839～4844.

R. pecuniae　硬币玫瑰单胞菌　IJSEM 2011;61:610～515.

R. radiodurans　抗辐射玫瑰单胞菌　IJSEM 2018;68:2443～2447.

R. rhizosphaerae　根围玫瑰单胞菌　IJSEM 2014;64:1127～1133.

R. riguiloci　淡水玫瑰单胞菌　IJSEM 2012;62:3024～3029.

R. rosea　玫瑰色玫瑰单胞菌(原 *Muricoccus roseus*)　IJSEM 2009;59:1193～1198.

R. rubra　红色玫瑰单胞菌　IJSEM 2016;66:3821～3827.

R. soli　土壤玫瑰单胞菌　IJSEM 2014;64:1024～1029.

R. stagni　池塘玫瑰单胞菌　IJSEM 2008;58:1193～1194. J. Gen. Appl. Microbiol. 2008;54:167～171.

R. suffusca　亮棕玫瑰单胞菌　IJSEM 2017;67:2390～2396.

R. terrae　土壤玫瑰单胞菌　IJSEM 2007;57:2485～2488.

R. terricola　栖土玫瑰单胞菌　IJSEM 2017;67:4836～4841.

R. vinacea　葡萄酒色玫瑰单胞菌　IJSEM 2008;58:2070～2074.

R. wooponensis　伍波湿地玫瑰单胞菌　IJSEM 2015;65:4049～4054.

表 132　玫瑰单胞菌属菌种模式株的鉴别特征

特征	冷水玫瑰单胞菌	吉氏1玫瑰单胞菌	吉氏2玫瑰单胞菌	水生玫瑰单胞菌	宫颈玫瑰单胞菌	福尔氏玫瑰单胞菌	黏液玫瑰单胞菌	湖玫瑰单胞菌	土壤玫瑰单胞菌	气生玫瑰单胞菌	葡萄酒色玫瑰单胞菌
分离来源	冷水	可饮水	血	饮用水	宫颈	伤口	血	淡水湖沉淀	土壤	空气	土壤
最适温度/℃	30	35	35	28	35	35	35	30	25	30	30～32
氧化酶活性	+	−	v	−	+	+	v	+	+	+	+
还原硝酸盐	+	−	−	+	−	+	−	+	−	−	+
脲酶	−	+	+	+	+	ND	+	+	+	−	−
同化(在 API50CH):											
L-阿拉伯糖	−	+	+	−	v	+	+	+	−	−	+
柠檬酸盐	−	+	+	−	v	v	+	−	−	−	−
甘油	−	+	ND	−	−	+	ND	−	−	−	−

续表

特征	冷水玫瑰单胞菌	吉氏1玫瑰单胞菌	吉氏2玫瑰单胞菌	水生玫瑰单胞菌	宫颈玫瑰单胞菌	福尔氏玫瑰单胞菌	黏液玫瑰单胞菌	湖玫瑰单胞菌	土壤玫瑰单胞菌	气生玫瑰单胞菌	葡萄酒色玫瑰单胞菌
果糖	−	+	ND	−	+	+	ND	−	−	−	−
苹果酸盐	−	+	+	+	ND	ND	+	+	−	−	−
主要呼吸醌	Q-10	ND	ND	Q-10	ND	ND	ND	Q-10	Q-10 (Q-7,Q-11)	Q-10	Q-10
DNA 的 G+C mol%	69.6	67.6	ND	68.6	70.4	68	ND	71.9	69.3	72.1	67.3

注:"吉氏 1"是指吉拉得氏玫瑰单胞菌吉拉得氏亚种,"吉氏 2"是指吉拉得氏玫瑰单胞菌玫瑰亚种。引自 IJSEM 2009;59:1630～1639.

***Rothia* 罗氏菌属** Georg & Brown 1967, 68[AL] 1986 手册;2:1342～1346.

革兰氏染色阳性,球状、类白喉杆菌状或丝状,通常 1.0 μm 粗,不规则的膨胀和棒状端可粗达 5.0 μm。生长时可单一地为球形、类白喉杆菌状或丝状,或这些形态的混合。无荚膜,无动力,不抗酸。

成熟的菌落(培养 4～7 天)直径 2～6 mm,奶油白色,光滑或粗糙,通常质软,但可干而易碎或呈黏液状。适温 35～37 ℃,触酶阳性,化能有机营养型,发酵糖类,发酵葡萄糖的主要代谢产物是乳酸。胞壁肽聚糖含有丙氨酸、谷氨酸和赖氨酸,但无二氨基庚二酸,胞壁糖包括半乳糖、葡萄糖和果糖。DNA 的 G+C mol%为 47～53。

模式种:*Rothia dentocariosa*(龋齿罗氏菌)

龋齿罗氏菌性状如下:需氧菌,OF 试验则为发酵型,发酵葡萄糖的终产物为乙酸、乳酸和少量丙酮酸和琥珀酸,而不产生丙酸、丁酸、异戊酸和己酸。触酶阳性,不产生吲哚,还原硝酸盐和亚硝酸盐。从葡萄糖、蔗糖、蕈糖、果糖、麦芽糖、水杨素产酸,而不能发酵棉子糖、木糖、侧金盏花醇、苦杏仁苷(amygdalin)、纤维二糖、卫矛醇、赤藓醇、肌醇、菊糖、甘露醇、蜜二糖、山梨醇、淀粉和 α-甲基-D-甘露糖苷。

能水解七叶苷,不水解酪蛋白,明胶则反应不定,在三糖铁中产生硫化氢,甲基红和 VP 反应不定。可生长于含 2%的氯化钠的培养基中,在含 10%的胆汁的培养基中生长,在含 20%的胆汁的培养基上则生长不定。

以后报道的种:

R. aeria 空气罗氏菌 IJSEM 2004;54:827～835.

R. aerolata 气生罗氏菌 IJSEM 2016;66:3102～3107.

R. amarae 污沟(沟渠)罗氏菌 IJSEM 2002;52:2257～2260.

R. dentocariosa 龋齿罗氏菌

R. endophytica 植物内罗氏菌 IJSEM 2013;63:3964～3969.

R. mucilaginosa(原 *Stomatococcus mulcilaginosus*) 黏滑罗氏菌 IJSEM 2000;50(3):1247～1251.

R. nasimurium 小鼠鼻罗氏菌 IJSEM 2000;50(3):1247～1251.

R. terrae　土壤罗氏菌　IJSEM 2008;58:84～88.

表 133　罗氏菌属(*Rothia*)几个种的鉴别

特征	空气罗氏菌 AI-17B[T]	龋齿罗氏菌基因变种Ⅱ CCUG 25688	龋齿罗氏菌基因变种Ⅱ CCUG 33543	龋齿罗氏菌 JCM 3067[T]	黏滑罗氏菌 CCM 2417[T]
利用：					
甲基-α-D-葡萄糖苷	+	+	+	－	－
甲基-β-D-葡萄糖苷	+	+	+	－	+
水杨素	+	+	+	－	+
L-苹果酸盐	－	－	－	+	－
α-羟丁酸盐	+	W	+	+	－
丙酮酸盐	－	－	－	W	+
琥珀酸盐	－	－	－	+	－
L-乳酸盐	+	+	+	+	－
单甲基琥珀酸盐	－	－	－	W	－
2-3-丁二醇	－	－	W	+	+
甘油	+	+	+	+	－
DL-α-甘油磷酸盐	－	－	－	－	+
触酶	+	+	+	+	－
碱性磷酸酶	－	－	－	－	+
主要的甲基萘醌	MK-7	ND	ND	MK-7	MK-7
细胞脂肪酸成分/%：					
异构型 $C_{14:0}$	2.7	3.5	ND	4.0	10.8
异构型 $C_{15:0}$(13-甲基 $C_{14:0}$)	4.5	4.5	ND	3.3	5.9
反异构型 $C_{15:0}$	52.9	51.6	ND	53.3	45.7
异构型 $C_{16:0}$(14-甲基 $C_{15:0}$)	20.3	17.3	ND	14.6	21.6
$C_{16:0}$	1.9	7.1	ND	6.0	9.6
反异构型 $C_{17:0}$(14-甲基 $C_{18:0}$)	16.0	16.0	ND	16.9	6.4
与空气相关的罗氏菌 AI-17B[T]：					
16S rDNA 顺序相似性/%	(100)	99.8	ND	98.0	96.4
DNA-DNA 相关性/%	(100)	100.0	100.0	34.1	21.2

注：引自 IJSEM 2004;54:827～835.

Ruminobacter 瘤胃杆菌属 Stackebrandt & Hippe 1987, Valid IJSB 1987;37:179. Syst. Appl. Microbiol. 1986;8:204～207.

革兰氏染色阴性，无芽胞，卵圆状到长条状的杆菌。化能有机营养型，分解糖类，发酵产物包括琥珀酸盐、乙酸盐和甲酸盐，也形成微量的乳酸盐和乙醇。专性厌氧，需要二氧化碳（用于参与琥珀酸的形成）。无细胞色素，壁肽聚糖含有二氨基庚二酸，缺乏鞘磷脂，主要脂肪酸是直链饱和脂肪酸和不饱和脂肪酸。

此属模式种的16S rRNA序列属于*Proteobacteria*的γ亚纲，与肠杆菌科、弧菌属、军团菌属皆为一类。DNA的G+C mol%为40～42（Bd）。

模式种：*Ruminobacter amylophilus*（嗜淀粉瘤胃杆菌）

R. amylophilus（原*Bacteroides amylophilus*） 嗜淀粉瘤胃杆菌

R. ruminicola 栖瘤胃瘤胃杆菌

R. succinogenes 产琥珀酸瘤胃杆菌

（纪全江 编写）

Salibacillus 盐芽胞杆菌属 Waino et al. 1999 IJSB 1999;49(2):821～831.

盐芽胞杆菌属的特征如同加拉维托(Garabito)等的描述（IJSB 1997;47:735～741）。另外的特征是：主要的极性脂是磷脂酰甘油和二磷脂酰甘油，以及两种尚不知道结构的磷脂，主要的细胞脂肪酸是异构型$C_{15:0}$和反异构型$C_{15:0}$。主要的甲基萘醌是MK-7。

模式种：*Salibacillus salexigens*（需盐盐芽胞杆菌）

S. marismortui（原*Bacillus marismortui*） 死海盐芽胞杆菌 IJSEM 2000;50(4):1501～1503. →*Virgibacillus marismortui* IJSEM 2003;53:501～511.

S. salexigens（原*Bacillus salexigens*） 需盐盐芽胞杆菌→*Virgibacillus salexigens* IJSEM 2003;53:501～511.

Salinivibrio 嗜盐弧菌属 Mellado et al. 1996, IJSB 1996;46(3):817～821.

革兰氏染色阴性，大小(1.5～3.2)μm×0.5 μm，弯曲杆菌，单个存在，有时连接呈"S"形或螺旋状，由单极鞭毛运动，不形成芽胞。菌落圆整，突起，混浊，奶酪色，肉汤中生长均匀混浊。

中等嗜盐，37 ℃生长于0.5%～20%的海盐浓度，最适生长于10%的盐中，生长于5～45 ℃（适温为37 ℃）和pH值5～10（最适pH值为7.5）。

兼性厌氧菌，产生触酶和氧化酶，化能有机营养型。从葡萄糖中产酸不产气，液化明胶但不水解淀粉，VP反应和精氨酸脱羧酶试验阳性，吲哚、β-半乳糖苷酶、赖氨酸脱羧酶和鸟氨酸脱羧酶试验阴性。

DNA的G+C mol%为49.4～50.5（Tm）。分离自高盐环境（盐场、盐土）和腌制的食物(腌肉等)。此属为变形菌纲(*Proteobacteria*)的 γ 亚纲。

模式种:*Salinivibrio costicola*[肋生(住肋)嗜盐弧菌]

S. bovis 牛嗜盐弧菌 IJSEM 2009;59:2080~2083.

S. costicola(原 *Vibrio costicola*) 肋生(住肋)嗜盐弧菌

S. costicola 修正描述 IJSEM 2000;50(2):615~622.

S. costicola* subsp. *alscaliphilus 住肋嗜盐弧菌嗜碱亚种 IJSEM 2005;55:983~985.

S. costicola* subsp. *costicol 住肋嗜盐弧菌住肋亚种

S. costicola* subsp. *vallismortis 住肋嗜盐弧菌死谷亚种 IJSEM 2000;50:615~622.

S. kushneri 嗜盐弧菌 IJSEM 2018;68:2130~2132. Syst. Appl. Microbiol. 2018;41:159~166.

S. proteolyticus 解蛋白嗜盐弧菌 IJSEM 2008;58:1159~1163.

S. sharmensis 沙姆沙伊赫嗜盐弧菌 IJSEM 2011;61:2025~2026. Extremophiles 2011;15:213~220.

S. siamensis 暹罗嗜盐弧菌 IJSEM 2009;59:880~885.

表 134 嗜盐弧菌属(*Salinivibrio*)与弧菌(*Vibrio*)等菌属的鉴别

特征(Characteristic)	嗜盐弧菌属(*Salinivibrio*)	弧菌属(*Vibrio*)	盐弧菌属(*Halovibrio*)	解纤维菌属(***Deleya***)	盐单胞菌属(*Halomonas*)	色盐杆菌属(***Chromohalobacter***)	沃氏菌属(***Volcaniella***)	红单胞菌属(***Arhodomonas***)
形态(Morphology)	弯杆	直或弯杆	弯杆	杆	杆	杆	短杆	短杆
色素(Pigment)	无	酪色	淡棕	无	酪黄	紫	无	无
鞭毛:								
极毛(Polar flagella)	+	+	+	−	−	−	−	+
周毛(Peritrichous flagella)	−	−	−	(+)	(+)	+	−	−
氧化酶(Oxidase)	+	+	+	(+)	+	−	−	−
在无氯化钠的环境中生长	−	(−)	−	−	(−)	(−)	−	−
在 20%的氯化钠中最适生长	+	−	+	(+)	+	+	+	+
在 5%~10%的氯化钠中生长	+	−	+	+	+	+	+	+
厌氧生长(Anaerobic growth)	+	+	−	−	−	−	−	−
从葡萄糖产酸	+	+	−	+	±	+	−	ND
水解明胶(Hydrolysis of gelatin)	+	(+)	−	−	ND	−	+	−
水解淀粉(Hydrolysis of starch)	−	(+)	−	ND	ND	−	−	−

续表

特征(Characteristic)	嗜盐弧菌属 (*Salinivibrio*)	弧菌属 (*Vibrio*)	盐弧菌属 (*Halovibrio*)	解纤维菌属 (***Deleya***)	盐单胞菌属 (*Halomonas*)	色盐杆菌属 (***Chromohalobacter***)	沃氏菌属 (***Volcaniella***)	红单胞菌属 (***Arhodomonas***)
VP 反应	+	(−)	ND	ND	ND	−	−	−
靛基质(Indole)	−	ND	−	ND	(−)	−	−	−
β-半乳糖苷酶(β-Galactosidase)	−	+/−	ND	ND	ND	−	ND	ND
精氨酸脱羧酶 (Arginine decarboxylase)	+	−	−	−	ND	−	ND	−
赖氨酸脱羧酶 (Lysine decarboxylase)	−	+/−	−	ND	ND	−	ND	−
鸟氨酸脱羧酶 (Ornithine decarboxylase)	−	+/−	−	ND	ND	−	ND	−
G+C mol%	49～51	38～51	61	52～68	59～63	62～65	59～66	67

Salmonella 沙门氏菌属

Lignieres 1900，389[AL] 1984 手册；1：427～456.

革兰氏染色阴性，直杆菌，大小(0.7～1.5)μm×(2.0～5.0)μm，符合肠杆菌科的一般定义，通常有动力(周毛)，兼性厌氧，菌落直径通常为 2～4 mm。还原硝酸盐为亚硝酸盐，通常从葡萄糖产气，在三糖铁琼脂中通常产生硫化氢，吲哚阴性。通常可利用柠檬酸盐为唯一的碳源，赖氨酸和鸟氨酸脱羧酶通常阳性，脲酶阴性。不能使苯丙氨酸和色氨酸氧化脱氨，通常不发酵蔗糖、水杨素、肌醇和苦杏仁苷，不产生脂酶和 DNA 酶。对人有致病性，可引起肠热症、胃肠炎和败血症，也可传染许多动物，某些血清学变种有严格的宿主适应性。DNA 的 G+C mol%为 50～53(Ch，Tm，Bd)。

模式种：*Salmonella choleraesuis*(猪霍乱沙门氏菌)

“亚属”Ⅰ：

S. choleraesuis 猪霍乱沙门氏菌

S. enteritidis 肠炎沙门氏菌

S. gallinarum 鸡沙门氏菌

S. hirschfeldii 希氏沙门氏菌(副伤寒 C)

S. paratyphi-A 甲型副伤寒沙门氏菌

S. schottmuelleri 薛氏沙门氏菌(副伤寒 B)

S. typhi 伤寒沙门氏菌

S. typhimurium 鼠伤寒沙门氏菌

"亚属"Ⅱ:

S. salamae 萨拉姆沙门氏菌

"亚属"Ⅲ:

S. azizonae 亚利桑那沙门氏菌

"亚属"Ⅳ:

S. houtenae 豪顿沙门氏菌

"亚属"Ⅴ:

S. bongor 邦戈尔沙门氏菌

沙门氏菌属近年来变化很大,要了解其情况可参考下列文献:

IJSB 1984:34:508~511.

IJSB 1985;35:375~376.

IJSB 1987;37:465~468.

Ann. Microbiol. 1982;133B:245~254.

Ann. Inst. Pasteur. 1986;137B:211~217.

IJSB 1990;40:317~319.

IJSB 1999;49:927~930.

IJSEM 2000;50:1693~1694.

IJSEM 2005;55:519~520.

IJSEM 2005;55:521~524.

现在采用的分类方法就是上面所列举文献的主张,并且也参考了其他主张而折中列于下。在医学和流行病学上要重视血清型。

S. arizonae 亚利桑那沙门氏菌→*Salmonella choleraesuis* subsp. *arizonae* IJSB 1995;35:375~376.

S. bongori 邦戈尔沙门氏菌 IJSB 1989;39:371. J. Clin. Microbiol. 1989;27:313~320.

S. choleraesuis 猪霍乱沙门氏菌→*Salmonella enterica* IJSB 1987;37:465~468.

S. choleraesuis* subsp. *arizoae 猪霍乱沙门氏菌亚利桑那亚种 IJSB 1985;35:375~376.→*Salmonella enterica* subsp. *arizonae*

S. choleraesuis* subsp. *bongori 猪霍乱沙门氏菌邦戈尔亚种 IJSB 1985;35:375~376. →*Salmonella enterica* subsp. *bongori* IJSB 1987;37:465~468. =*Salmonella bongori*

S. choleraesuis* subsp. *choleraesuis 猪霍乱沙门氏菌猪霍乱亚种→*Salmonella enterica* subsp. *enterica* IJSB 1987;37:465~468.

S. choleraesuis* subsp. *diarizonae 猪霍乱沙门氏菌双亚利桑那亚种 IJSB 1985;35:375~376.→*Salmonella enterica* subsp. *diarizonae* IJSB 1987;37:465~468.

S. choleraesuis* subsp. *houtenae 猪霍乱沙门氏菌豪顿亚种 IJSB 1985:35:357~356. Ann. Microbiol. 1982;133B:245~254.→*Salmonella enterica* subsp. *houtenae* IJSB 1987;37:465~468.

S. choleraesuis* subsp. *indica 猪霍乱沙门氏菌印度亚种 IJSB 1987;37:179～180. Ann. Inst. Pasteur. 1986;137:211～217. →*Salmonella enterica* subsp. *indica* IJSB 1987;37:465～468.

S. choleraesuis* subsp. *salamae 猪霍乱沙门氏菌萨拉姆亚种 IJSB 1985;35:375～376. →*Salmonella enterica* subsp. *salmae* IJSB 1987;37:465～468.

S. enterica 肠炎沙门氏菌 IJSB 1987;37:465～468. IJSEM 2005;55:519～520. IJSEM 2005;55:521～524.

S. enterica* subsp. *arizonae 肠炎沙门氏菌亚利桑那亚种 IJSB 1987;37:465～468. IJSEM 2005;55:519～520. IJSEM 2005;55:521～524.

S. enterica* subsp. *bongori 肠炎沙门氏菌邦戈尔亚种 IJSB 1987;37:465～468. →*Salmonella bongori*

S. enterica* subsp. *diarizonae 肠炎沙门氏菌双亚利桑那亚种 IJSB 1987;37:465～468. IJSEM 2005;55:519～520. IJSEM 2005;55:521～524.

S. enterica* subsp. *houtenae 肠炎沙门氏菌肠炎亚种 IJSB 1987;37:465～468. IJSEM 2005;55:519～520. IJSEM 2005;55:521～524.

S. enterica* subsp. *indica 肠炎沙门氏菌印度亚种 IJSB 1987;37:465～468. IJSEM 2005;55:519～520. IJSEM 2005;55:521～524.

S. enterica* subsp. *salamae 肠炎沙门氏菌萨拉姆亚种 IJSB 1987;37:465～468. IJSEM 2005;55:519～520. IJSEM 2005;55:521～524.

S. enteritidis 肠炎沙门氏菌→*Salmonella* subsp. *enterica*

S. paratyphi 副伤寒沙门氏菌 IJSEM 2000;50:941～944. →*Salmonella* subsp. *enterica*

S. subterranean 地下沙门氏菌 IJSEM 2005;55:547～549. Appl. Environ. Microbiol. 2004;70:2959～2965.

S. typhi 伤寒沙门氏菌 →*Salmonella enterica* subsp. *enterica*

S. typhimurium 鼠伤寒沙门氏菌→*Salmonella enterica* subsp. *enterica*

***Sanguibacter* 血杆菌属** Fernandez-Garayzabal et al. 1995, IJSB 1995;45(3):619～620. Lett. Appl. Microbiol. 1995;20:69～75.

革兰氏染色阴性,有动力,呈不规则的短杆状。最适生长温度 25～30 ℃,触酶阳性,氧化酶阴性,兼性厌氧。从葡萄糖、果糖、半乳糖、麦芽糖、乳糖、蔗糖、纤维二糖、L-阿拉伯糖、鼠李糖、核糖、蕈糖、木糖、甘露糖、苦杏仁苷、熊果苷、甘油、蜜二糖、水杨素、松二糖、D-来苏糖和糖原产酸;不从侧金盏花醇、D-阿拉伯糖、阿拉伯糖醇、卫矛醇、赤藓醇、D-岩藻糖、肌醇、松三糖、L-山梨糖、木糖或塔格糖产酸。水解七叶苷,不水解纤维素和吐温80,不产生枝菌酸。细胞中的长链脂肪酸主要是直链饱和型和反异构甲基支链型,异构甲基支链型仅有少量,主要的甲基萘醌为 MK-9(H_4),胞壁肽聚糖为 A4α 型(L-赖-丝-D-谷)。DNA 的 G+C mol%为 69～70。

模式种：*Sanguibacter keddieii*［科氏(凯迪氏)血杆菌］

S. antarcticus 南极血杆菌 IJSEM 2008;58:50～52.

S. gelidistatuariae 冰雕血杆菌 IJSEM 2017;67:1442～1450.

S. inulinus 菊糖血杆菌 IJSB 1996;46(3):811～813.

S. keddieii 科氏(凯迪氏)血杆菌

S. marinus 海生血杆菌 IJSEM 2005;55:1755～1758.

S. soli 土壤血杆菌 IJSEM 2008;58:538～541.

S. suarezii 苏氏血杆菌

Sarcina 八叠球菌属 Goodsir 1842, 434[AL] 1986 手册;2:1100～1103.

革兰氏染色阳性，近球形细胞，直径 1.8～3.0 μm，以 8 个或更多打包样排列存在，培养中有的细菌单个存在或少于 8 个存在，通常细胞的邻接面较平，以三个垂直的平面分裂。此菌曾有产生芽胞的报道，无动力。为化能有机营养型的厌氧菌，只有发酵性代谢，相对耐氧。糖类为发酵底物，发酵葡萄糖主要产生二氧化碳、氢气、乙酸、乙醇(*S. ventriculi*)和丁酸(*S. maxima*)，无色素，触酶阴性。最低的营养需要包括多种氨基酸和某些维生素、一种可发酵性底物和无机盐，生长于 pH 值在 1～9.8 的环境。DNA 的 G+C mol%为 28～31(Bd)。

模式种：*Sarcina ventriculi*(胃八叠球菌)

S. maxima 最大八叠球菌

S. ventriculi 胃八叠球菌

表 135 八叠球菌属(Sarcina)菌种的特征

特征(Characteristic)	胃八叠球菌 (*S. ventriculi*)	最大八叠球菌 (*S. maxima*)	特征(Characteristic)	胃八叠球菌 (*S. ventriculi*)	最大八叠球菌 (*S. maxima*)
细胞直径/μm	1.8～2.4	2～3	发酵：		
包聚形成	+	+	D-阿拉伯糖(D-Arabinose)	−	D
厌氧生活	+	+	L-阿拉伯糖(L-Arabinose)	D	+
色素	−	−	D-核糖(D-Ribose)	−	−
触酶	−	−	D-木糖(D-Xylose)	−	+
pH=2 时生长	+	+	果糖(Fructose)	+	+
纤维素形成	+	−	半乳糖(Galactose)	+	+
G+C mol% (Bd)	30.6	28.6	纤维二糖(Cellobiose)	D	−
从糖中产生：			乳糖(Lactose)	+	−
二氧化碳、氢气、乙酸盐	+	+	蜜二糖(Melibiose)	+	−
乙醇	+	−	蔗糖(Sucrose)	+	+
丁酸盐	−	+			

Scardovia 斯加都伟氏菌属 Jian & Dong IJSEM 2002；52：809～812.

革兰氏染色阳性，可呈杆状、小球状或形态可变。不抗酸，不形成芽胞，无动力，厌氧菌，为糖分解菌，发酵葡萄糖以物质的量比例为 1∶2.9 产生 L-(+)-乳酸和乙酸，可发酵葡聚糖。DNA 的 G+C mol％为 45±1。在人的龋齿中发现。根据 16S rRNA 分析与 HSP60 基因顺序，应属于双歧杆菌科中的一个新属，此属只有一个种，即模式种 *Scardovia inopinata*（异形斯加都伟氏菌）。

模式种：*Scardovia inopinata*（异形斯加都伟氏菌）

S. inopinata（原 *Bifidobacterium inopinatum*） 异形斯加都伟氏菌

S. wiggsiae 威格斯氏斯加都伟氏菌 IJSEM 2011；61：25～29.

Schwartzia 施瓦茨氏菌属 Gylswyk, Hippe & Rainey 1997；IJSB 1997；47(1)：155～159.

此属的细菌为革兰氏染色阴性，厌氧，无芽胞，是以侧毛运动的弯曲杆菌。它们为糖分解菌而不发酵氨基酸或肽，但可发酵琥珀酸产生丙酸。它们非蛋白分解性，不产生触酶或脲酶，也不还原硝酸盐。为中温菌，DNA 的 G+C mol％约 46。

模式种：*Schwartzia succinivorans*（嗜琥珀酸施互茨氏菌，存在于牛胃中，为唯一的种）

S. succinivorans 嗜琥珀酸施互茨氏菌

Sebaldella 塞巴鲁德菌属 Collins & Shah 1986，IJSB 1986；36(2)：349～350.

革兰氏染色阴性，无芽胞、无动力的杆菌。专性厌氧，从葡萄糖等糖中产酸，发酵葡萄糖的主要产物是乙酸和乳酸，也产生甲酸。缺乏单磷酸已糖旁路酶、葡萄糖-6-磷酸盐脱氢酶和 6-磷酸葡萄糖酸盐脱氢酶，也缺乏谷氨酸盐脱氢酶和苹果酸盐脱氢酶。非羟基和 3-羟基长链脂肪酸存在，主要是直链饱和型和单不饱和型，缺乏甲基萘醌。DNA 的 G+C mol％为 32～36(Ch，Bd)。

模式种：*Sebaldella termitidis*（白蚁塞巴鲁德菌）

S. termitidis（原 *Bacteroides termitidis*） 白蚁塞巴鲁德菌

Selenomonas 月形单胞菌属 Von Prowazek 1913，36[AL] 1984 手册；1：650～653.

革兰氏染色阴性，弯曲成螺杆状，大小通常为(0.9～1.1)μm×(3.0～6.0)μm，两端渐细而钝圆，呈短肾状到新月状或弧形，长的细胞和细胞链常呈螺旋状。不形成荚膜，不产生芽胞，以主动的翻滚运动，鞭毛(多达 16 根)直线排列成束，在细胞分裂区的凹面一侧的中央附近。严格厌氧,适温 35～40 ℃,最高温度 45 ℃,最低温度 20～30 ℃。化能有机营养型,进行发酵型代谢,糖类(有时为氨基酸)和乳酸可作为发酵底物,发酵葡萄糖主要产生乙酸、丙酸、二氧化碳和(或)乳酸盐,也可产生少量氢气和琥珀酸,触酶阴性。DNA 的 G+C mol%为 54～61(Bd)。

模式种:*Selenomonas sputigena*(生痰月形单胞菌)

S. acidaminovorans 嗜氨酸月形单胞菌 IJSB 1997;47(2):601～602. Arch. Microbiol. 1992;157:169～175.

S. artemidis 蛛形月形单胞菌 IJSB 1987;37(3):271～280.

S. bovis 牛月形单胞菌 IJSEM 2009;59:2080～2083.

S. dianae 月神月形单胞菌 IJSB 1987;37(3):271～280.

S. flueggei 福氏月形单胞菌 IJSB 1987;37(3):271～280.

S. infelix 不幸月形单胞菌 IJSB 1987;37(3):271～280.

S. lacticifex 产乳酸月形单胞菌 IJSB 1990;40(1):19～27.

S. lipolytica 解脂月形单胞菌 IJSB 1990;48:783～791.

S. noxia 有害月形单胞菌 IJSB 1987;37(3):271～280.

S. ruminantium 反刍月形单胞菌

S. sputigena 生痰月形单胞菌

Serpula = ***Serpulina*** 小蛇菌属

Stanton et al. 1991, IJSB 1991;41(1):50～58. Stanton 1992, IJSB 1992;42(1):189～190.

革兰氏染色反应阴性,疏松而规则的螺旋状细菌,大小(7～9)μm×(0.3～0.4)μm。典型的螺旋体超微结构由外鞘、细胞膜包裹的细胞质圆柱体和插生于胞质圆柱体每端,并存在于外鞘和胞质之间的内鞭毛所组成,细胞每端插生 8～9 根鞭毛,在 22 ℃弯曲和蠕动运动,37～42 ℃则移位运动。宿主相关,从猪和其他哺乳动物的肠内容物和粪便中分离。一个种(猪痢疾小蛇菌)对猪的肠道有致病性。

化能有机营养型。利用可溶性糖生长,发酵弱,从葡萄糖产生乙酸盐、丁酸盐、氢气和二氧化碳。不还原硝酸盐,脂酶与卵磷脂酶阴性。在含 1%的甘氨酸的培养基中不生长,在含 10%的胎牛、牛或家兔血清的胰酪大豆胨或脑心浸液汤中可厌氧生长。生长于 36～42 ℃,25～30 ℃不生长,38 ℃培养 48～96 h 后在胰酪大豆胨血琼脂上可见菌落,大小 0.5～3 mm,平,半透明,弱或强的溶血,因种而异。

用于从肠内容物中分离 *S. hyodysenteriae* 和 *S. innocens* 的选择培养基,含有放线壮观素(spectinomycin)或多黏菌素 E、万古霉素、利福平和螺旋霉素的混合物。

在 16S rRNA 中此属有螺旋体特异的碱基排列。此属在 DNA 相关性和 16S rRNA 顺列资料中有本属的特异性。3 株 *S. hyodysenteriae* 和 2 株 *S. innocens* 的 16S rRNA 顺序中相当于大肠杆菌 625～650 位的碱基为 5′-CGGRAACGCCUCGGAUACUGURAGUC-3′。DNA 的 G+C mol%为 25～26。

S. alvinipulli 鸡腹泻小蛇菌 IJSB 1998;48(3):669～676. =*Brachyspira alvi-*

nipulli IJSB 1998;48:327～328. Microbiol. Immunol. 1997;41:445～452.

S. hyodysenteriae(原 *Treponema hyodysenteriae*) 猪痢疾小蛇菌 =*Brachyspira hyodysenteriae* IJSB 1998;48:327～328. Microbiol. Immunol. 1997;41:445～452.

S. innocens(原 *Treponema innocens*) 无害小蛇菌=*Brachyspira innocens* IJSB 1998;48:327～328. Microbiol. Immunol. 1997;41:445～452.

S. intermedia 中间小蛇菌 IJSB 1997;47(4):1007～1012. = *Brachyspira intermedia* IJSEM 2006;56:1009～1012.

S. murdochii 默多克小蛇菌 IJSB 1997;47(4):1007～1012. =*Brachyspira murdochii* IJSEM 2006;56:1009～1012.

S. pilosicoli 多毛小蛇菌 IJSB 1996;46(1):206～215. =*Brachyspira pilosicoli* IJSB 1998;48:327～328. Microbiol. Immunol. 1997;41:445～452.

表 136 小蛇菌(*Serpula*)种的鉴别

种名(Species)	溶血 (Hemolysis)	吲哚 (Indol)	马尿酸盐水解 (Hippurate hydrolysis)	β-半乳糖苷酶 (β-Galactosidase)	β-葡糖苷酶 (β-Glucosidase)	鞭毛数 (Number of flagellum)
猪痢疾小蛇菌(*S. hyodysenteriae*)	强	+	−	−	+	22～28
无害小蛇菌(*S. innocens*)	弱	−	−	−	+	20～26
肠毛小蛇菌(*S. pilosicoli*)	弱	−	+	+/−	−	8～12
中间小蛇菌(*S. intermedia*)	弱	+	−	−	+	24～28
默多克小蛇菌(*S. murdochii*)	弱	−	−	−	+	22～26

Serratia 沙雷氏菌属 Bizio 1823, 288[AL] 1984 手册;1:477～484.

直杆菌,大小(0.5～0.8)μm×(0.9～2.0)μm,两端钝,符合肠杆菌科的定义,一般以周毛运动,兼性厌氧。菌落经常混浊,有少许彩虹色调或白色、粉色、红色。几乎全部菌株都能在含 0～4%的氯化钠、pH 值 5～9 时生长于 10～36 ℃的环境。触酶反应强阳性。从丙酮酸盐产生 3-羟基丁酮。从葡萄糖酸盐产生还原性化合物,不论是否存在 0.001 mol/L 的碘乙酸皆可发酵葡萄糖,能发酵麦芽糖、甘露醇和蕈糖,并用之为唯一的碳源;能利用 D-丙氨酸、丙氨酸、4-氨基丁酸盐、辛酸盐、柠檬酸盐、L-岩藻糖、D-葡萄糖胺、犬尿烯酸盐、L-脯氨酸、腐胺和酪氨酸为主要碳源。不发酵卫矛醇和塔格糖,也不利用其为主要碳源。丁酸盐和 5-氨基戊酸盐不被作为主要碳源利用。胞外酶水解 DNA、脂质三丁酸甘油酯、玉米油、吐温 80 和蛋白质(明胶、酪蛋白),但不水解淀粉(4 d)、聚半乳糖醛酸或果胶。不产生苯丙氨酸脱氨酶和硫代硫酸盐还原酶(从硫代硫酸盐产生硫化氢),ONPG 为大多数株所水解。一般不需要生长因子,存在于自然环境(土壤、水和植物表面)或作为人的条件致病菌。DNA 的 G+C mol%为 52～60(Tm,Bd)。

模式种:*Serratia marcescens*(黏质沙雷氏菌)

S. aquatilis 水生沙雷氏菌 IJSEM 2016;66:407～413.

S. entomophila 嗜虫沙雷氏菌 IJSB 1988;38(1):1～6.

S. ficaria 无花果沙雷氏菌

S. fonticola 居泉沙雷氏菌

S. glossinae 采采蝇沙雷氏菌 IJSEM 2010;60:1261～1265.

S. grimesii 葛氏(格氏)沙雷氏菌 IJSB 1983;33:439. Curr. Microbiol. 1982;7:69～74.

S. liquefaciens 液化沙雷氏菌→*Serratia proteamaculans*

S. marcescens 黏质沙雷氏菌

S. marcescens* subsp. *sakuensis 黏质沙雷氏菌长野亚种 IJSEM 2003;53:253～258.

S. marcescens* subsp. *sakuensis 黏质沙雷氏菌长野(佐久)亚种 IJSEM 2003;53:253～258.

S. myotis 蝙蝠沙雷氏菌 IJSEM 2015;65:90～94.

S. nematodiphila 嗜线虫沙雷氏菌 IJSEM 2009;59:1603～1608.

S. odorifera 气味沙雷氏菌

S. oryzae 水稻沙雷氏菌 IJSEM 2017;67:2928～2933.

S. plymuthia 蒲城沙雷氏菌

S. quinivorans 食醌沙雷氏菌

S. proteamaculans 变形斑病沙雷氏菌 IJSB 1983;33:439. Curr. Microbiol. 1982;7:69～74.

S. rubidaea 深红(红色)沙雷氏菌

S. symbiotica 共生沙雷氏菌 IJSEM 2011;61:2081～2088.

S. ureilytica 解脲沙雷氏菌 IJSEM 2005;55:2155～2158.

S. vespertilionis 蝙蝠沙雷氏菌 IJSEM 2015;65:90～94.

表 137 沙雷氏菌属(*Serratia*)种的鉴别

特征(Characteristic)	嗜虫沙雷氏菌(*S. entomophila*)	黏质沙雷氏菌(*S. marcescens*)	无花果沙雷氏菌(*S. ficaria*)	蒲城沙雷氏菌(*S. plymuthia*)	液化沙雷氏菌组(*S. liquefaciens group*)	红色沙雷氏菌(*S. rubidaea*)	气味沙雷氏菌(*S. odorifera*)	居泉沙雷氏菌(*S. fonticola*)
利用:								
反乌头酸盐(Trans-Aconitate)	+	+	+	d	D	+	+	d
五戊醇(Adonitol)	+	+	+	−	D	+	+	+
L-阿拉伯糖(L-Arabinose)	−	−	+	+	+	+	+	+
D-阿糖醇(D-Arabitol)	D	−	+	−	−	+	−	+
L-阿糖醇(L-Arabitol)	D	+	+	−	−	−	+	+
苯甲酸盐(Benzoate)	d	D	d	d	D	d	−	−
甜菜碱(Betaine)	−	−	−	D	−	+	−	−
卫矛醇(Dulcitol)	−	−	−	−	−	−	−	+
赤藓醇(Erythritol)	−	D	+	−	D	+	D	+
龙胆酸盐(Gentisate)	−	D	−	−	D	−	−	d
3-羟苯甲酸盐(3-Hydroxybenzoate)	−	D	−	−	−	−	−	−
4-羟苯甲酸盐(4-Hydroxybenzoate)		D	d	d	d	−	−	−
衣康酸盐(Itaconate)	+	−	−	−	−	−	−	−
苹果酸盐(D-Malate)	d	D	d	d	D	d	+	d
麦芽糖醇(Maltitol)	−	−	+	+	+	+	−	d
松三糖(Melezitose)	−	−	+	+	+	D	−	−
D-蜜二糖(Melibiose)	−	−	d	+	+	+	+	+
奎尼酸盐(Quinate)	d	D	+	+	−	+	−	−
鼠李糖(Rhamnose)	−	−	+	−	D	−	+	+
蔗糖(Sucrose)	+	+	+	+	+	+	D	−
D-酒石酸盐(D-Tartrate)	−	−	−	−	−	D	d	d
m-酒石酸盐(m-Tartrate)	−	D	−	−	D	−	+	−
β-羧基戊二酸盐(β-Tricarballytate)	−	−	−	−	−	D	−	d
葫芦巴碱(Trigonelline)	−	D	d	−	−	+	+	−
木糖醇(Xylitol)	−	+	+	−	−	d	d	d
D-木糖(D-Xylose)	D	−	+	+	+	+	+	d

续表

特征(Characteristic)	嗜虫沙雷氏菌(S. entomophila)	黏质沙雷氏菌(S. marcescens)	无花果沙雷氏菌(S. ficaria)	蒲城沙雷氏菌(S. plymuthia)	液化沙雷氏菌组(S. liquefaciens group)	红色沙雷氏菌(S. rubidaea)	气味沙雷氏菌(S. odorifera)	居泉沙雷氏菌(S. fonticola)
灵菌红素(Prodigiosin)	—	D	—	d	—	d	—	—
吡嗪气味(Pyzazinic oder)	—	—	+	—	—	d	+	—
葡萄糖产气(Gas from glucose)	—	—	—	d	+	—	—	d
赖氨酸脱羧酶(Lysine decarboxylase)	—	+	—	—	+	D	+	+
鸟氨酸脱羧酶(Ornithine decarboxylase)	—	+	—	—	+	—	D	+
精氨酸脱羧酶(Arginine decarboxylase)	—	—	—	—	D	—	—	—
丙二酸盐(Malonate)试验	—	—	—	—	—	D	—	+
四硫黄酸盐(Tetrathionate)还原	—	D	—	—	+	—	—	+

注:液化沙雷氏菌组包括液化沙雷氏菌(*S. liquefaciens*)、变形斑病沙雷氏菌(*S. proteamaculans*)和格氏沙雷氏菌(*S. grimesii*)。"D"表示实验用于鉴别种内的生物型,"d"表示 10%~89%的株为阳性。

表 138 沙雷氏菌属(*Serratia*)种的鉴别

特征(Characteristic)	黏质沙雷氏菌(S. marcescens)	液化沙雷氏菌(S. liquefaciens)	蒲城沙雷氏菌(S. plymuthia)	红色沙雷氏菌(S. rubidaea)	气味沙雷氏菌(S. odorifera)	无花果沙雷氏菌(S. ficaria)
生长于:						
D-乳糖(Lactose)	—	D	+	+	+	D
棉子糖(Raffinose)	—	+	+	+	Db	+
赤藓醇(Erythritol)	D	D	—	+	D	+
D-葡萄糖胺(D-Glucosamine)	+	+	D	+	+	+
D-纤维二糖(D-Cellobiose)	—	—	+	+	+	+
2,3-丁二醇(2,3-Butanediol)	—	—	D	—	ND	ND
α-甲基葡萄糖苷(α-Methylglucoside)	—	—	D	+	—	+
甜菜碱(Betaine)	—	—	Db	+	—	—
黏液酸盐(Mucate)	—	—	D	+	+	+
奎尼酸盐(Quinate)	Db	Db	+	+	—	+
烟酸盐(Nicotinate)	+	+	+	—	+	+
DL-精氨酸(DL-Arginine)	—	—	—	D	ND	ND

续表

特征(Characteristic)	黏质沙雷氏菌(*S. marcescens*)	液化沙雷氏菌(*S. liquefaciens*)	普城沙雷氏菌(*S. plymuthia*)	红色沙雷氏菌(*S. rubidaea*)	气味沙雷氏菌(*S. odorifera*)	无花果沙雷氏菌(*S. ficaria*)
β-丙氨酸(β-Alanine)	+	D	D	−	ND	ND
乌氨酸(L-Ornithine)	D	D	−	−	Db	−
辛酸盐(Caprylate)	+	+	+	+	+	+
组织胺(Histamine)	−	−	−	D	−	−
D-松三糖(Melezitose)	−	+	+	Db	−	+
鼠李糖(Rhamnose)	−	Db	−	−	+	+
山梨醇(Sorbitol)	+	+	Db	−	+	+
L-阿拉伯糖(L-Arabinose)	−	+	+	+	+	+
甲基红(Methyl red)	−	D	D	−	+	−
葡萄糖产气(Glucose,gas)	−	+	D	−	−	−
吲哚产生(Indole production)	−	−	−	−	+	−
吐温 80 水解(Tween hydrolysis)	+	+	+	+	−	+
壳多糖质水解(Chitin hydrolysis)	+	D	+	−	−	+
生长于:						
4 ℃	−	+	+	−	+	+
37 ℃	+	+	D	+	+	+
40 ℃	+	−	−	D	+	+
7%的氯化钠	+	D	D	+	ND	ND

注:"Db"表示种内可鉴别生物型。

表 139　沙雷氏菌属某些种的生化鉴别

特征	嗜线虫沙雷氏菌	黏质1沙雷氏菌	黏质2沙雷氏菌	解脲沙雷氏菌	气味沙雷氏菌	红色沙雷氏菌	嗜虫沙雷氏菌	液化沙雷氏菌	格氏沙雷氏菌	蒲城沙雷氏菌	食醌沙雷氏菌	变形斑病沙雷氏菌	居泉沙雷氏菌	无花果沙雷氏菌
荧光	+	+	−	−	−	−	ND	ND	−	+	ND	ND	ND	ND
芽胞形成	−	+	−	−	−	−	−	−	−	−	−	−	−	−
色素产生	+	−	+	−	−	+	−	−	−	+	−	−	+	−
甲基红	−	−	−	+	+	−	−	+	+	+	−	−	+	+
酪蛋白酶	+	+	−	+	−	−	+	+	+	+	+	+	−	−
脲酶	−	−	−	+	−	−	−	−	−	−	−	−	−	−
脂酶(吐温 80)	+	+	+	+	−	+	+	+	+	+	+	+	+	+
精氨酸双水解酶	+	−	−	+	−	−	−	−	+	−	−	−	−	−
糖类利用:														
侧金盏花醇	+	+	−	+	−	+	+	−	−	−	−	−	+	+
乳糖	+	−	−	−	+	+	−	−	−	+	−	−	+	+
D-阿拉伯糖	+	−	−	−	+	+	−	−	−	−	−	−	−	−
棉子糖	+	−	−	−	+	+	−	+	−	+	+	+	+	+
D-木糖	+	−	−	+	+	+	−	+	+	+	+	+	+	+
蜜二糖	+	−	−	+	+	+	−	+	+	+	+	+	+	+
有机酸盐利用:														
草酸盐	−	+	−	+	−	−	ND	−	−	−	−	−	−	−
乳酸盐	+	−	+	+	+	+	+	+	+	+	+	+	+	+
氨基酸利用:														
D-丝氨酸	+	+	+	+	−	−	−	−	+	+	−	−	ND	ND
L-鸟氨酸	+	−	+	+	+	−	−	+	+	+	+	+	+	+
丙氨酸	+	+	+	+	+	−	+	+	+	+	+	+	+	+
L-脯氨酸	+	−	+	+	+	+	+	+	+	+	+	+	+	+
苏氨酸	−	−	−	+	−	−	ND	−	−	−	−	−	−	−
苯丙氨酸	−	−	+	+	−	−	−	ND	−	−	ND	ND	−	−
L-色氨酸	+	+	+	−	+	+	−	+	+	−	+	+	ND	ND

注:全部菌株可生长于含 8%的氯化钠的培养基上,VP 反应阳性,水解七叶苷,使赖氨酸或鸟氨酸脱羧;可生长于西蒙氏柠檬酸盐中,可利用琥珀酸盐、L-精氨酸和 L-组氨酸,能从葡萄糖和蔗糖产酸,但不产生吲哚和硫化氢。“黏质1”表示黏质沙雷氏菌长野亚种,“黏质 2”表示黏质沙雷氏菌黏质亚种。引自 IJSEM 2009;59:1603～1608.

Shewanella 许旺氏菌属(希瓦氏菌属) Mac Donell & Colwell 1986，IJSB 1986;36(2):354～356. Syst. Appl. Microbiol. 1985;6:171～182.

革兰氏染色阴性，直或弯杆菌。无色素，极毛运动，化能有机营养型。氧化酶阳性，与水和海洋环境相关。DNA 的 G+C mol%为 44～47。

模式种：*Shewanella putrefaciens*(腐败许旺氏菌)

S. abyssi 深渊许旺氏菌 IJSEM 2006;56:1607～1613.

S. aestuarii 潮间带许旺氏菌 IJSEM 2013;63:4683～4690.

S. affinis 邻附许旺氏菌 IJSEM 2004; 54: 1089 ～ 1093. → *Shewanella colwelliana* IJSEM 2007;57:347～352.

S. alga 海藻许旺氏菌 IJSB 1990;40(4):331～336. IJSB 1992;42(4):628～634. J. Clin. Microbiol 1998;36(3):783～787. 此菌不能从 D-核糖以外的糖类产酸；可在绵羊血平板上溶血，42 ℃生长，在 65%的氯化钠存在时生长，这些特性可与 *Shewanella putrefaciens* 相区别。

S. algicola 栖藻许旺氏菌 IJSEM 2016;66:2218～2224.

S. algidipiscicola 居冷鱼许旺氏菌 IJSEM 2007;57:347～352.

S. amazonensis 亚马孙许旺氏菌 IJSB 1998;48(3):965～972.

S. aquimarina 海水许旺氏菌 IJSEM 2004;54:2347～2352.

S. arctica 北极许旺氏菌 IJSEM 2012;62:1128～1133.

S. atlantica 大西洋许旺氏菌 IJSEM 2007;57:2155～2162.

S. baltica 波罗的海许旺氏菌(原 *Shewanella putrefaciens* Owen's genomic group Ⅱ) IJSB 1998;48(1):179～186.

S. basaltis 玄武岩许旺氏菌 IJSEM 2008;58:1907～1910.

S. benthica 深海许旺氏菌

S. canadensis 加拿大许旺氏菌 IJSEM 2007;57:2155～2162.

S. chilikensis 吉尔卡胡许旺氏菌 IJSEM 2009;59:3111～3115.

S. colwelliana 考氏许旺氏菌 Valid IJSB 1990;40(3):320～321. Syst. Appl. Microbiol. 1989;12:275～279. (←*Alteromonas*)

S. corallii 珊瑚许旺氏菌 IJSEM 2010;60:2293～2297.

S. decolorationis 脱色许旺氏菌 IJSEM 2005;55:363～368.

S. denitrificans 脱硝许旺氏菌 IJSEM 2002;52:2211～2217.

S. donghaensis 东海许旺氏菌 IJSEM 2007;57:208～212.

S. fidelis 真许旺氏菌 IJSEM 2003;53:577～582.

S. fodinae 煤矿物许旺氏菌 IJSEM 2010;60:1649～1654.

S. frigidimarina 冰海许旺氏菌 IJSB 1997;47(4):1040～1047.

S. gaetbuli 潮间带许旺氏菌 IJSEM 2004;54;487～491.

S. gelidii 藻许旺氏菌 IJSEM 2016;66:2899～2905. (Gelidium 为藻类名)

S. gelidimarina 冷海许旺氏菌 IJSB 1997;47(4):1040～1047.

S. glacialipiscicola 居冰鱼许旺氏菌 IJSEM 2007;57:347～352.

S. hafniensis 哥本哈根许旺氏菌 IJSEM 2006;56:243～249.

S. halifaxensis 哈利法克斯许旺氏菌 IJSEM 2006;56:205～212.

S. haliotis 鲍鱼许旺氏菌 IJSEM 2007;57:2926～2931.

S. hanedai(原 *Alteromonas hanedai*) 羽田氏许旺氏菌

S. indica 印度许旺氏菌 IJSEM 2011;61:2058～2064.

S. intestini 肠许旺氏菌 IJSEM 2017;67:1901～1905.

S. inventionis 研发许旺氏菌 IJSEM 2016;66:4947～4953.

S. irciniae 海绵许旺氏菌 IJSEM 2006;56:2871～2877.

S. japonica 日本海许旺氏菌 IJSEM 2001;51(3):1021～1033.

S. kaireitica 凯瑞号许旺氏菌 IJSEM 2006;56:1607～1613.

S. litorisediminis 滨海沉淀许旺氏菌 IJSEM 2013;63:1～5. Antonie van Leeuwenhoek 2012;102:591～599.

S. livingstonensis 利文斯顿许旺氏菌 IJSEM 2002;52:195～205.

S. loihica 洛希海山许旺氏菌 IJSEM 2006;56:1911～1916.

S. mangrovi 红树林许旺氏菌 IJSEM 2015;65:2630～2634.

S. marina 海许旺氏菌 IJSEM 2009;59:1888～1894.

S. marinintestina 海肠许旺氏菌 IJSEM 2003;53:491～499.

S. marisflavi 黄海许旺氏菌 IJSEM 2004;54:2347～2352.

S. morhuae 大西洋鳕许旺氏菌 IJSEM 2006;56:243～249.

S. olleyana 奥莉氏许旺氏菌 IJSEM 2002;52:2101～2106.

S. oneidensis 奥奈达许旺氏菌 IJSB 1999;49(2):705～724.

S. pacifica 太平洋许旺氏菌 IJSEM 2004;54:1083～1087.

S. pealeana 鱿鱼许旺氏菌 IJSB 1999;49(4):1341～1351.

S. piezotolerans 抗压许旺氏菌 IJSEM 2007;57:60～65.

S. pneumatophori 鲭鱼许旺氏菌 IJSEM 2005;55:2355～2359.

S. profunda 深海许旺氏菌 IJSEM 2004;54:1943～1949.

S. psychrophila 喜冷许旺氏菌 IJSEM 2007;57:60～65.

S. putrefaciens(原 *Pseudomonas putrifaciens* 和 *Alteromonas putrifaciens*) 腐败许旺氏菌

S. sairae 秋刀鱼许旺氏菌 IJSEM 2003;53:491～499.

S. schlegeliana 黑真鲷许旺氏菌 IJSEM 2003;53:491～499.

S. sediminis 沉淀许旺氏菌 IJSEM 2005;55:1511～1520.

S. spongiae 海绵许旺氏菌 IJSEM 2006;56:2879～2882.

S. surugensis 骏河湾许旺氏菌 IJSEM 2006;56:1607～1613.

S. vesiculosa 充泡许旺氏菌 IJSEM 2009;59:336～340.

S. violacea 紫色许旺氏菌 IJSB 1999;49(2):341～342. Arch. Microbiol. 1998;170:331～338.

S. waksmanii 瓦克斯曼许旺氏菌 IJSEM 2003;53(5):1471～1477.

S. woodyi 伍迪氏许旺氏菌 IJSB 1997;47(4):1034～1039.

S. xiamenensis 厦门许旺氏菌 IJSEM 2010;60:1585～1589.

表 140　许旺氏菌属(*Shewanella*)种的鉴别

菌种(Species)	生长于：25 ℃	30 ℃	8%的氯化钠	海水(Seawater)需要	几丁酶(Chitinase)	淀粉酶(Amylase)	鸟氨酸脱羧酶(Ornithine decarboxylase)	发酵葡萄糖(Glucose fermentation)	发酵 N-乙酰葡糖胺(N-Acetylglucosamine fermentation)	异化性 Fe (III) 还原	合成 EPA*	G+C mol%
冷海许旺氏菌(*S. gelidimarina*)	−	−	−	+	+	−	−	−	+	+	+	48
冰海许旺氏菌(*S. frigidimarina*)	+	−	+	−	−	−	V	+	−	+	+	40～43
深海许旺氏菌(*S. benthica*)	−	−	−	+	+	−	−	+	+	v	+	47
羽田氏许旺氏菌(*S. hanedai*)	−	−	−	+	+	+	−	−	−	−	+	43～44
腐败许旺氏菌(*S. putrefaciens*)	+	+	−	−	−	−	+	−	−	+	−	44～47
海藻许旺氏菌(*S. alga*)	+	+	+	+	−	−	+	−	−	+	−	53～54
考氏许旺氏菌(*S. colwelliana*)	+	+	−	+	−	+	−	−	−	ND	ND	46

* 注："EPA"为二十五碳酸(eicosapentaenoic acid)。

表 141　许旺氏菌属(*Shewanella*)种的鉴别

特　征	潮滩许旺氏菌	海藻许旺氏菌	亚马孙许旺氏菌	波罗的海许旺氏菌	冰海许旺氏菌	日本海许旺氏菌	利文斯顿许旺氏菌	奥奈达许旺氏菌	腐败许旺氏菌
细胞形态	直杆	直杆	直杆	直杆	直或弯杆	直杆	直杆	直杆	直杆
最适生长温度/℃	30	25～35	25～35	ND	20～22	20～25	15	25～35	25～35
最适生长 pH 值	7～8	7～8	7～8	ND	ND	7.5	ND	7.8	7.8
生长于：									
4 ℃	−	−	+	+	+	−	ND	V	+
35 ℃	+	+	+	ND	−	+	−	+	V
40 ℃	−	+	+	−	ND	−	−	V	−
还原：									
$NO_3 \rightarrow NO_2$	−	+	+	+	+	+	+	V	+
$NO_2 \rightarrow N_2$	−	−	+	ND	ND	ND	−	−	−
溶血	+	V	+	ND	ND	+	ND	−	−
产生：									
硫化氢	−	+	+	+	+	ND	+	+	+
淀粉酶	+	−	−	ND	−	+	ND	−	−
明胶酶	+	V	+	ND	+	+	+	+	−

续表

特　征	潮滩许旺氏菌	海藻许旺氏菌	亚马孙许旺氏菌	波罗的海许旺氏菌	冰海许旺氏菌	日本海许旺氏菌	利文斯顿许旺氏菌	奥奈达许旺氏菌	腐败许旺氏菌
脂酶	+	—	—	+	+	+	+	—	—
壳多糖酶	ND	ND	ND	ND	—	—	ND	ND	ND
生长于：									
0%的氯化钠	—	+	+	ND	+	ND	ND	+	+
6%的氯化钠	+	+	—	ND	+	ND	—	V	+
10%的氯化钠	—	+	—	ND	—	ND	—	—	—
利用：									
半乳糖	—	V	+	ND	—	+	+	V	+
果糖	—	—	—	ND	—	+	ND	—	—
蔗糖	—	—	—	+	+	—	—	—	V
麦芽糖	—	V	—	+	+	+	+	—	V
乳糖	—	—	—	ND	ND	—	ND	—	V
琥珀酸盐	—	V	+	ND	+	+	+	+	V
延胡索酸盐	—	V	+	ND	+	—	ND	V	V
柠檬酸盐	—	—	—	+	ND	—	ND	—	—
甘露醇	—	—	—	ND	+	—	+	—	—
甘油	—	—	—	ND	ND	—	ND	—	—
山梨醇	—	—	—	ND	ND	—	ND	—	—
苹果酸盐	—	—	—+	ND	—	ND	—	—	
DL-乳酸盐	—	+	+	ND	ND	ND	+	+	V
DNA G+C mol%	42	52～55	52	46	40～43	43～44	41	45	43～47

注：引自 IJSEM 2004；54：487～491.

表 142　许旺氏菌属(*Shewanella*)种的鉴别

特　征	海肠许旺氏菌	黑真鲷许旺氏菌	竹刀鱼许旺氏菌	鱿鱼许旺氏菌	冷海许旺氏菌	考氏许旺氏菌	羽田氏许旺氏菌	伍迪氏许旺氏菌	冰海许旺氏菌	日本许旺氏菌	利文斯顿许旺氏菌	腐败许旺氏菌
生长于：												
25 ℃	+	+	+	+	—	+	+	+	+	+	—	+
32 ℃	—	+	—	—	—	—	—	—	—	+	—	+
37 ℃	—	—	—	—	—	—	—	—	—	+	—	+
最适生长温度	20～25	20～25	20～25	25～30	15～17	25	15～20	25	20～22	20～25	15～20	25～35
生长于：												
0%的氯化钠	—	—	—	—	—	—	—	—	+	+	+	+
6%的氯化钠	—	—	—	—	+	—	—	—	+	—	—	—
磷光(luminescene)	—	—	—	—	—	—	+	+	—	—	—	—
色素	—	—	—	—	—	黑	黑	—	—	—	—	—

续表

特征	海肠许旺氏菌	黑真鲷许旺氏菌	竹刀鱼许旺氏菌	鱿鱼许旺氏菌	冷海许旺氏菌	考氏许旺氏菌	羽田氏许旺氏菌	伍迪氏许旺氏菌	冰海许旺氏菌	日本许旺氏菌	利文斯顿许旺氏菌	腐败许旺氏菌
产生：												
淀粉酶	−	−	−	−	−	+	−	+	−	+	−	−
壳多糖酶	−	−	−	−	+	−	+	−	−	−	−	−
DNase	+	+	−	−	+	+	ND	ND	+	+	−	+
脂酶	+	−	+	−	+	+	+	−	+	+	−	+
脲酶	−	+	−	−	−	ND	ND	ND	−	ND	−	−
ONPG	+	+	−	−	−	ND	ND	ND	−	ND	+	−
发酵葡萄糖	−	−	−	−	−	−	−	−	+	+	+	−
利用：												
乙酸盐	V	−	−	−	+	−	+	+	+	+	−	+
葡萄糖	+	+	+	+	−	−	−	−	+	+	+	−
N-乙酰葡萄糖胺	+	+	+	+	+	−	+	−	−	+	+	+
丙酸盐	V	+	+	+	−	−	+	+	+	ND	−	−
L-精氨酸	+	−	+	−	ND	ND	−	ND	ND	ND	ND	−
L-组氨酸	+	−	−	+	−	+	−	ND	−	ND	−	−
L-亮氨酸	+	−	−	+	−	ND	+	+	+	ND	ND	−
腐胺	−	−	−	+	−	−	+	+	−	ND	ND	−
七叶苷	−	+	−	−	−	ND	ND	ND	−	ND	+	−
EPA 产生	+	+	+	+	+	ND	+	+	+	+	−	−
DNA G+C mol%	43	45	43	45	48	46	45	39	40～43	43～44	41	46

注：引自 IJSEM 2003；53：491～499. 上述细菌为革兰氏染色阴性杆菌，单极毛运动，氧化酶阳性，产生触酶和明胶酶，全部种还原硝酸盐成亚硝酸盐，不产生赖氨酸脱羧酶和精氨酸水解酶。还可参看 IJSEM Online。

Shigella 志贺氏菌属

Castellani & Chalmers 1919，936[AL] 1984 手册；1：423～427.

革兰氏染色阴性，直杆状，与肠杆菌科其他菌类似，无动力。兼性厌氧，有呼吸型，也有发酵型代谢。触酶阳性(一个种除外)，氧化酶阴性。化能有机营养型，发酵糖不产气(少量例外产气)，不能利用柠檬酸盐和丙二酸盐为唯一的碳源，不生长于氰化钾培养基，不产生硫化氢。是人和其他灵长类动物的肠道致病菌，可引起细菌性痢疾。DNA 的 G+C mol%为 49～53。

模式种：*Shigella dysenteriae*(痢疾志贺氏菌)

S. boydii 鲍氏志贺氏菌

S. dysenteriae 痢疾志贺氏菌

S. flexneri 福氏志贺氏菌

S. sonnei　宋内氏志贺氏菌

表 143　大肠埃希氏菌(*E. coli*)与志贺氏菌(*Shigella*)的鉴别

特征 (Characteristic)	"正常"大肠埃希氏菌 ("Normal" *E.coli*)	不活泼大肠埃希氏菌 (Inactive *E. coli*)	痢疾志贺氏菌 (*S. dysenteriae*)	福氏志贺氏菌 (*S. flexneri*)	福氏志贺氏菌 O6 (*S. Flexneri* O6)	鲍氏志贺氏菌 (*S. boydii*)	宋内氏志贺氏菌 (*S. sonnei*)
凝集于志贺氏菌血清 (Agglutination in *Shigella* antisera)	(+)	(+)	++++	++++	++++	++++	++++
动力(Motility)	85	0	0	0	0	0	0
葡萄糖产气(Glucose,gas)	91	0	0	0	18	0	0
乳糖发酵(Lactose fermentation)	90	0	0	0	0	1	2
吲哚(Indole)	99	90	44	62	0	29	0
黏液酸盐发酵(Mucate fermentation)	94	25	0	0	0	0	16
乙酸盐利用(Acetate utilization)	84	59	0	0	0	0	0
克氏柠檬酸盐(Christensen citrate)	24		0	0	0	0	0
赖氨酸脱羧酶(Lysine decarboxylase)	88	43	0	0	0	0	0
精氨酸双水解酶(Arginine dihydrolase)	17	2	2	0	49	18	1
鸟氨酸脱羧酶(Ornithine decarboxylase)	63	18	0	0	0	3	99
蔗糖发酵(Sucrose fermentation)	51	11	0	2	0	0	0.1
水杨素发酵(Salicin fermentation)	37	3	0	0	0	0	0

Shuttleworthia 舒特勒沃斯氏菌属

Downes, et al. IJSEM 2002;52:1469～1475.

专性厌氧菌，无芽胞，无动力，微弯曲的革兰氏染色阳性短杆菌。分解糖，分解葡萄糖的主要终产物为乙酸盐、丁酸盐和乳酸盐。在肉汤培养基中生长良好，存在可发酵的糖类可刺激其生长。水解七叶苷，产生吲哚，不还原硝酸盐，不水解精氨酸和尿素，不液化明胶，不产生硫化氢和触酶。存在 20%的胆汁时可生长。*S. satelles* 的 DNA 的 G+C mol% mol%为 51。

模式种：*Shuttleworthia satelles*(卫星舒特勒沃斯氏菌)

S. satelles　卫星舒特勒沃斯氏菌

Sinorhizobium 中华根瘤菌属 Chen，Yan and Li 1988，IJSB 1988;38(4):392～397.

革兰氏染色阴性，杆菌，大小(0.5～0.9)μm×(1.2～3.0)μm，通常含有聚β-羟丁酸盐颗粒，无芽胞，以单极毛或1～3根及更多的周毛运动。需氧菌，以氧为最终受电子体进行呼吸型代谢。菌落圆形，凸起，半透明，隆起，呈黏液型，酵母-甘露醇琼脂上培养3～5天通常直径为2～4 mm，在肉汤中震荡培养2～3天后明显混浊。适温25～30 ℃，大多数株可生长于35 ℃，有的株10 ℃可生长。最适pH值6～8，有的株生长于pH值为5.0的环境，另外有的株可在pH值为10.5的环境下生长；多数株在有1%的氯化钠时可生长，而1.5%时不生长，虽然少数株在酵母-甘露醇琼脂上含4.5%的氯化钠的情况下生长良好。

D-阿拉伯糖、纤维二糖、果糖、半乳糖、葡萄糖、L-谷酰胺、乳糖、D-甘露糖、甘露醇、D-核糖、琥珀酸盐、木糖和D-松二糖可被利用作为碳源，但不利用酒石酸铵、草酸盐、纤维素、卫矛醇、岩藻糖、甘氨酸、山梨糖、藻酸盐和香草酸为碳源。全部株在酵母-甘露醇琼脂上产酸。与氨基酸相比，铵盐和硝酸盐为更好的氮源，但有的株利用某些氨基酸，胨利用很差。全部株需要泛酸和烟酸，对其他维生素则反应不一。全部株敏感于强力霉素、四环素、金霉素和土霉素，但抵抗万古霉素、氯霉素、红霉素、青霉素、麦迪霉素和两性霉素乙。全部株产生细胞色素氧化酶和触酶。

此属成员宿主范围不广，有效成瘤于*Glycine soja*、*Glycine max cv.* TGm 119、TGm120和TGm344，*G. Max cv.* Kai Yu No. 8、*Vigna unquiculata cv.* VITA-3和*Cajanus cajan cv.* CITA-1。无效共生于下列植物：*Vigna radiata*、*Macroptilium atropurpureum*、*Macroptilium lathyroides*和*Sesbania cannabina*.

多数株可检出大的质粒；结构性*nif*基因大质粒中（唯一已知的例外是菌株USDA194），*nif*基因和*nod*基因位于一个质粒上。DNA的G+C mol%为59.9～63.8。

模式种：*Sinorhizobium fredii*（费氏中华根瘤菌）

S. fredii （原*Rhizobium fredii*） 费氏中华根瘤菌

S. fredii*→*Rhizobium IJSB 1992;42(1):93～96.

S. fredii 保留在修正描述的*Sinorhizobium* IJSB 1994;44(4):715～733.

S. meliloti（原*Rhizobium meliloti*） 苜蓿中华根瘤菌 IJSB 1994;44(4):715～733.

S. saheli 萨赫勒中华根瘤菌 IJSB 1994;44(4):715～733.

S. teranga 适宜中华根瘤菌 IJSB 1994;44(4):715～733.

S. xinjiangensis 新疆中华根瘤菌

Sinorhizobium 中华根瘤菌属 (Chen, Yan, and Li) emend de Lajudie et al. 1994, IJSB 1994;44(4):715～733.

除与 Chen,Yan 和 Li 的描述的一致之处外,未提及药敏谱,并有下列不同之处:以单极毛或 1～6 根鞭毛运动,少数菌株有菌毛,有时可在低于 1.0 Pa 的氧压下良好生长,不能从乳糖产生 3-酮乳糖。DNA 的 G+C mol%为 57～66 (Tm)。在分子水平上,此菌可用 16S rRNA 序列进行识别。

模式种:*Sinorhizobium fredii*(费氏中华根瘤菌)

S. americanum 美洲中华根瘤菌 IJSEM 2004;54:1909～1910.

S. arboris 树中华根瘤菌 IJSB 1999;49(4):1359～1368.

S. fredii(原 *Rhizobium fredii*) 费氏中华根瘤菌

S. kosyiense 柯士地中华根瘤菌 IJSB 1999;49(4):1359～1368.

S. kummerowiae 鸡眼草中华根瘤菌 IJSEM 2002;52:2231～2239.

S. medicae 苜蓿草中华根瘤菌 IJSB 1996;46:(4):972～980.

S. meliloti 苜蓿草中华根瘤菌 IJSB 1994;44:715～733.

S. morelense 莫雷洛斯中华根瘤菌 IJSEM 2002;52:1687～1683.

S. saheli 萨赫勒中华根瘤菌 IJSB 1994;44:715～733.

S. terangae 适宜中华根瘤菌 IJSB 1994;44:715～733.

S. xinjiangense 新疆中华根瘤菌 IJSB 1998;48:1073～1075.

此属与 *Ensifer*(剑菌属)在性状上密不可分或两属名皆可使用。剑菌属的模式种为 *Ensifer adhaerens* (粘着剑菌),两属之间的关系还有一些问题尚未解决,见 IJSB 1982;32:339～345. IJSEM 2003;53:1207～1217. IJSEM 2007;57:489～503.

Slackia 斯莱克氏菌属 Wade et al. 1999 IJSB 1999; 49(2):595～600.

革兰氏染色阳性,细胞球状、球杆状或短杆状,无动力的专性厌氧菌,不产生芽胞。对胆汁敏感,能水解精氨酸,不产生触酶、脲酶和吲哚,不水解七叶苷,0.5%的精氨酸能刺激其生长,不发酵糖。DNA 的 G+C mol%为 60～64。

模式种:*Slackia exigua*(乏生斯莱克氏菌)

S. equolifaciens IJSEM 2010;60:1721～1724.

S. exigua(原 *Eubacterium exiguum*) 乏生斯莱克氏菌

S. faecicanis 狗粪斯莱克氏菌 IJSEM 2005;55:1243～1246.

S. heliotrinireducens(原 *Peptostreptococcus heliotrinireducens*) 还原天芥菜碱斯莱克氏菌

S. isoflavoniconvertens 异黄酮转化斯莱克氏菌 IJSEM 2009;59:2129～2130. Appl. Environ. Microbiol. 2009;75:1740～1744.

S. piriformis 梨形斯莱克氏菌 IJSEM 2010;60:2639～2646.

Sphingobacterium 鞘氨醇杆菌属 Yabuuchi et al. 1983, IJSB 1983;33(3):580～589.

革兰氏染色阴性、无芽胞的直杆菌,无鞭毛,但存在滑动运动。产生触酶,化能有机营养型,不需特殊生长因子,菌落于室温数天发黄。不产生吲哚和乙酰甲基甲醇,无蛋白分解能力,不液化明胶,对糖类氧化产酸而不发酵。此属与黄杆菌属和噬纤维菌属(*Cytophaga*)的鉴别见 IJSB 1983;33:580。

此属细胞脂中含有(神经)鞘氨醇磷脂,其 N-脂酰鞘氨醇部分主要是支链二羟饱和 $C_{17:0}$(神经)鞘氨醇,而主要的酸是异构型 $C_{15:0}$—2OH。DNA 的 G+C mol%为 39～42。

模式种: *Sphingobacterium spiritivorum*[食神(喜醇)鞘氨醇杆菌]

S. alimentarium 食物鞘氨醇杆菌 IJSEM 2012;62:1506～1511.

S. alkalisoli 栖碱土鞘氨醇杆菌 IJSEM 2017;67:1943～1948.

S. anhuiense 安徽鞘氨醇杆菌 IJSEM 2008;58:2098～2101.

S. antarcticum 南极鞘氨醇杆菌 IJSB 1992;42:102～106.

S. arenae 沙砾鞘氨醇杆菌 IJSEM 2014;64:248～253.

S. bambusae 竹子鞘氨醇杆菌 IJSEM 2010;60:1477～1479. J. Microbiol. 2009;47:693～698.

S. bovisgrunnientis 牦牛鞘氨醇杆菌 IJSEM 2018;68:636～642.

S. caeni 污泥鞘氨醇杆菌 IJSEM 2013;63:2260～2264.

S. canadense 加拿鞘氨醇杆菌 IJSEM 2008;58:1～2. Syst. Appl. Microbiol. 2007;30:519～524.

S. cellulitidis 蜂窝组织炎鞘氨醇杆菌 IJSEM 2017;67:1415～1421.

S. changzhouense 常州鞘氨醇杆菌 IJSEM 2013;63:4515～4518.

S. cibi 食物鞘氨醇杆菌 IJSEM 2016;66:5336～5344.

S. cladoniae 地衣鞘氨醇杆菌 IJSEM 2013;63:755～760.

S. composti 堆肥鞘氨醇杆菌 IJSEM 2007;57:1371～1373. J. Microbiol. Biotechnol. 2006;16:1728～1733.

S. corticis 树皮鞘氨醇杆菌 IJSEM 2017;67:3860～3864.

S. daejeonense 大田鞘氨醇杆菌 IJSEM 2006;56:2031～2036.

S. faecium 屎鞘氨醇杆菌 Valid IJSB 1993;43(4):864～865. J. Gen. Appl. Microbiol. 1992;38:465～482.

S. ginsenosidimutans 人参皂苷转化鞘氨醇杆菌 IJSEM 2014;64:1455～1458. J. Gen. Appl. Microbiol. 2013;59:345～352.

S. gobiense 戈壁鞘氨醇杆菌 IJSEM 2014;64:3931～3935.

S. griseoflavum 灰黄鞘氨醇杆菌 IJSEM 2016;66:1956～1961.

S. heparinum 肝素鞘氨醇杆菌 Valid IJSB 1993;43(4):864～865. J. Gen. Appl. Microbiol. 1992;38:465～482.

S. heparinum 肝素鞘氨醇杆菌→*Pedobacter heparinum* IJSB 1998;48(1):165～177.

S. hotanense 和田河谷鞘氨醇杆菌 IJSEM 2013;63:815～820.

S. humi 土壤鞘氨醇杆菌 IJSEM 2017;67:4632～4638.

S. jejuense 济州鞘氨醇杆菌 IJSEM 2016;66:4433～4439.

S. kitahiroshimense 北广岛鞘氨醇杆菌 IJSEM 2008;58:1576～1579.

S. mizutae 水谷氏鞘氨醇杆菌 IJSB 1993;53:580～598. (←*Flavobacterium*)

S. mucilaginosum 黏糊鞘氨醇杆菌 IJSEM 2015;65:2949～2954.

S. multivorum 多食鞘氨醇杆菌 IJSB 1983;33:580～589. (←*Flavobacterium*)

S. mucilaginosum 粘糊鞘氨醇杆菌 IJSEM 2015;65:2949～2954.

S. nematocida 杀线虫鞘氨醇杆菌 IJSEM 2012;62:1809～1813.

S. pakistanese 巴基斯坦鞘氨醇杆菌 IJSEM 2015;65:1～4. Antonie van Leeuwenhoek 2014;105:325～333.

S. paludis 湿地鞘氨醇杆菌 IJSEM 2014;64:3453～3458.

S. piscium 鱼鞘氨醇杆菌 Valid IJSB 1993;43:864～865. J. Gen. Appl. Microbiol. 1992;38:465～482.

S. piscium 鱼鞘氨醇杆菌→*Pedobacter piscium* IJSB 1998;48(1):165～177.

S. populi 杨树鱼鞘氨醇杆菌 IJSEM 2016;66:3456～3462.

S. psychroaquaticum 冷水生鞘氨醇杆菌 IJSEM 2013;63:952～958.

S. shayense 沙雅氨醇杆菌 IJSEM 2010;60:3277～2381.

S. siyangense 泗阳鞘氨醇杆菌 IJSEM 2008;58:1458～1462.

S. solani 马铃薯鞘氨醇杆菌 IJSEM 2018;68:1012～1017.

S. soli 土壤鞘氨醇杆菌 IJSEM 2017;67:2284～2288.

S. spiritivorum 食神(喜醇)鞘氨醇杆菌 IJSB 1983;33:580～589. (←*Flavobacterium*)

S. spiritivorum* 与 *F. yabuuchiae 同菌异名 IJSB 1993;43:864. J. Gen. Appl. Microbiol. 1992;38:465.

S. suaedae 碱蓬鞘氨醇杆菌 IJSEM 2015;65:4508～4513.

S. tabacisoli 烟草土鞘氨醇杆菌 IJSEM 2017;67:4808～4813.

S. thalpophilum 嗜温鞘氨醇杆菌 Valid IJSB 1993;43(4):864～865. J. Gen. Appl. Microbiol. 1992;38:465～482.

(←*Flavobacterium*)

S. thermophilum 嗜热鞘氨醇杆菌 IJSEM 2013;63:1584～1588.

S. wenxiniae 文新鞘氨醇杆菌 IJSEM 2012;62:683～687.

S. yanglingensis 杨凌鞘氨醇杆菌 IJSEM 2014;64:3862～3866.

S. zeae 玉米鞘氨醇杆菌 IJSEM 2016;66:2643～2649.

Sphingobium 鞘氨醇菌属 Takeuchi, Hamana & Hiraish 2001 IJSEM 51(4):1405～1417.

革兰氏染色阴性，无芽胞杆菌，大小(0.3～0.7)μm×(1.0～3.5)μm，有或无动力，菌落黄或浅褐色，严格需氧菌，化能有机营养型。触酶阳性，不还原硝酸盐，优势的泛醌是Q-10。优势的脂肪酸是$C_{19:1}$而$C_{16:0}$较少，主要的2-脂肪酸是$C_{14:0}$—2OH，有糖鞘氨醇脂，主要的多胺成分是亚精胺。DNA的G+C mol%为62～67。特征性的16Sr RNA标签为52:359(U:A)、134(G)、593(U)、987:1218(A:U)、990:1215(U:G)。存在于土壤(六氯酚污染的土壤)和临床标本中。

模式种：*Sphingobium yanoikuyae*(矢野鞘氨醇菌)

S. abikonense 无机鞘氨醇菌 IJSEM 2009;59:2291～2296.

S. algicola 居藻鞘氨醇菌 IJSEM 2017;67:5165～5171.

S. amiense 阿见(美)菌鞘氨醇 IJSEM 2003;53:2045～2048.

S. aromaticiconvertens 芳香物转化鞘氨醇菌 IJSEM 2007;57:306～310.

S. baderi 巴德氏鞘氨醇菌 IJSEM 2013;63:673～678.

S. barthaii 巴思氏鞘氨醇菌 IJSEM 2015;65:2919～2924.

S. boeckii 伯克氏鞘氨醇菌 IJSEM 2013;63:735～743.

S. chinhatense 金赫德鞘氨醇菌 IJSEM 2009;59:3140～3144.

S. chlorophenolicum(原 *Sphingomonas chlorophenolica*) 氯酚鞘氨醇菌

S. chungbukense 忠北鞘氨醇菌(原 *Sphingomonas chungbukensis*) IJSEM 2005;55:1965～1972.

S. cloace 阴沟鞘氨醇菌(原 *Sphingomonas cloacae*) IJSEM 2006;56:2147～2152.

S. cupriresistens 耐铜鞘氨醇菌 IJSEM 2013;63:604～609.

S. czechense 捷克鞘氨醇菌 IJSEM 2013;63:723～728.

S. endophyticum 植物内鞘氨醇菌 IJSEM 2015;65:2017～2025. Antonie van Leeuwenhoek 2015;107:1001～1008.

S. faniae 范氏鞘氨醇菌 IJSEM 2010;60:408～412.

S. fontiphilum 嗜泉鞘氨醇菌 IJSEM 2013;63:1906～1911.

S. francense 法国鞘氨醇菌 IJSEM 2005;55:1965～1972.

S. fuliginis 烟灰鞘氨醇菌 IJSEM 2006;56:2147～2152.

S. herbicidovorans(原 *Sphingomonas herbicidovorans*) 嗜除草剂鞘氨醇菌

S. hydrophobicum 憎水鞘氨醇菌 IJSEM 2016;66:3912～3916.

S. indicum 印度鞘氨醇菌 IJSEM 2005;55:1965～1972.

S. japanicum 日本鞘氨菌醇 IJSEM 2005;55:1965～1972.

S. jiangsuense 江苏鞘氨醇菌 IJSEM 2012;62:800～805.

S. lactosutens 乳糖同化鞘氨醇菌 IJSEM 2009;59:2291～2296.

S. limneticum 湖水鞘氨醇菌 IJSEM 2013;63:735～743.

S. lucknowense 勒克瑙鞘氨醇菌 IJSEM 2012;62:618～623.

S. mellinum 蜜样鞘氨醇菌 IJSEM 2014;64:1340～1350.

S. naphthae 油污鞘氨醇菌 IJSEM 2017;67:2986～2993.

S. olei 油鞘氨醇菌 IJSEM 2007;57:2613～2617.

S. phenoxybenzoativorans 食苯氧苯甲酸鞘氨醇菌 IJSEM 2015;65:1986～1991.

S. qiquonii 其国鞘氨菌醇 IJSEM 2010;60:2724～2728.

S. quisquiliarum 垃圾鞘氨醇菌 IJSEM 2010;60:429～433.（六六六分解菌）

S. rhizovicinum 邻根鞘氨醇菌 IJSEM 2008;58:1801～1806.

S. scionense 西兰鞘氨醇菌 IJSEM 2010;60:413～416.

S. suberifaciens（原 *Sphingomonas suberifaciens*） 木塞味鞘氨醇菌 IJSEM 2013;63:735～743.

S. subterraneum 地下水鞘氨醇菌 IJSEM 2015;65:393～398.

S. sufflavum 浅黄鞘氨醇菌 IJSEM 2013;63:3444～3450.

S. ummariense 乌马里鞘氨醇菌 IJSEM 2009;59:162～166.

S. vermicompostiv 蚯蚓堆肥鞘氨醇菌 IJSEM 2009;59:3145～3149.

S. vulgare 普通鞘氨醇菌 IJSEM 2010;60:2473～2477.

S. wenxiniae 文新鞘氨醇菌 IJSEM 2011;61:1776～1780.

S. xanthum 黄色鞘氨醇菌 IJSEM 2014;64:1340～1350.

S. xenophagum（原 *Sphingomonas xenophaga*） 噬杀虫剂鞘氨醇菌 IJSEM 2006;56:667～670.

S. yanoikuyae（原 *Sphingomonas yanoikuyae*） 矢野鞘氨醇菌 IJSEM 2001;51:1405～1417.

Sphingomonas 鞘氨醇单胞菌属 Yabuuchi et al. 1990, IJSB 1990;40(3):320～321. Microbiol. Immunol. 1990;34:99～119.

革兰氏染色阴性、无芽胞的直杆菌，以单极毛运动，产生触酶。除一种之外，菌落从一开始就明显呈柠檬黄色。专性需氧，从戊糖、己糖和双糖中氧化产酸，但不分解多羟醇和菊糖。呼吸醌是 Q-10，主要的脂肪酸是顺十八碳烯酸和 2-羟肉豆蔻酸（2-hydroxymyristic acid，十四烷酸），细胞脂含有神经磷脂，其主要长链基是 d-18:0、d-20-1 和 d-21-1（各占模式株 *S. paucimobilis* 的 59%、11%和 12%），糖部分是葡萄糖醛酸，脂肪酸是 2-羟肉豆蔻酸。DNA 的 G+C mol%为 64～66。分布广，有的是条件致病菌。

模式种：*Sphingomonas paucimobilis*（少动鞘氨醇单胞菌）

S. abaci 台鞘氨醇单胞菌 IJSEM 2005;55:2565～2569.

S. adhaesiva 粘连鞘氨醇单胞菌 Microbiol Immunol. 1990;34:99～119.

S. aerolata 气生鞘氨醇单胞菌 IJSEM 2003;53:1253～1260.

S. aerophila 好气鞘氨醇单胞菌 IJSEM 2014;64:926～932.

S. aestuarii 潮间带鞘氨醇单胞菌 IJSEM 2009;59:1359～1363.

S. alaskensis 阿拉斯加鞘氨醇单胞菌班 IJSEM 2001;51(1):73～79.

S. alpina 高山鞘氨醇单胞菌 IJSEM 2012;62:1558～1563.

S. antarctica 南极鞘氨醇单胞菌 IJSEM 2017;67:4064～4068.

S. aquatilis 水生鞘氨醇单胞菌 IJSEM 2001;51(4):1491～1498.

S. arantia 鞘氨醇单胞菌 IJSEM 2016; 66: 1603 ~ 1606. Antonie van Leeuwenhoek 2015;108:1341～1347.

S. aromaticivorans 食芳香物鞘氨醇单胞菌 IJSB 1997;47(1):191～201. →*Novosphingobium* IJSEM 2001;51(4):1405～1417.

S. asaccharolytica 非解糖鞘氨醇单胞菌 IJSB 1995;45(2):334～341.

S. astaxanthinifaciens 产虾青素鞘氨醇单胞菌 IJSEM 2008;58:1511～1512. FEMS Microbiol. Lett. 2007;273:140～148.

S. aurantiaca 橙色鞘氨醇单胞菌 IJSEM 2003;53(5):1253～1260.

S. azotifigens 固氮鞘氨醇单胞菌 IJSEM 2006;56:889～893.

S. canadensis 加拿大鞘氨醇单胞菌 IJSEM 2013;63:3214～3219.

S. capsulata(原 *Flavobacterium capsulatum*) 荚膜鞘氨醇单胞菌 Microbiol. Immunol. 1990;34:99～119. →*Novosphingobium* IJESM 2001;51(4):1405～1417.

S. changbaiensis 长白山鞘氨醇单胞菌 IJSEM 2010:60:790～795.

S. chlorophenolica 氯酚鞘氨醇单胞菌 IJSB 1996;46(2):625～626. Syst. Appl. Microbiol. 1995;18:527～538. →*Sphingobium* IJSEM 2001;51(4):1405～1417.

S. chungbukensis 忠北鞘氨醇单胞菌 IJSEM 2000;50(4):1641～1647.

S. cloacae 阴沟鞘氨醇单胞菌 IJSEM 2001;51(2):603～610.

S. canadensis 加拿大鞘氨醇单胞菌 IJSEM 2013;63:3214～3219.

S. colocasiae 芋头鞘氨醇单胞菌 IJSEM 2018;68:138～140.

S. crusticola 居硬地壳鞘氨醇单胞菌 IJSEM 2017;67:3033～3037.

S. cynarae 菜蓟(野生石竹)鞘氨醇单胞菌 IJSEM 2013;63:72～79.

S. daechungensis 大中水库鞘氨醇单胞菌 IJSEM 2014;64:1412～1418.

S. desiccabilis 可干存鞘氨醇单胞菌 IJSEM 2007;57:1028～1034.

S. dokdonensis 独岛鞘氨醇单胞菌 IJSEM 2006;56:2165～2169.

S. echinoids 棘状鞘氨醇单胞菌 IJSB 1999;49:1103～1109.

S. emend 鞘氨醇单胞菌 IJSEM 2003;53(5):1258.

S. faeni 干草鞘氨醇单胞菌 IJSEM 2003;53(5):1253～1260.

S. faucium 峡谷鞘氨醇单胞菌 IJSEM 2016;66:2847～2852.

S. fennica 芬兰鞘氨醇单胞菌 IJSEM 2007;57:1740～1746.

S. flava 黄色鞘氨醇单胞菌 IJSEM 2015;65:3763～3767. Arch. Microbiol. 2015;197:883～888.

S. fonticola 泉鞘氨醇单胞菌 IJSEM 2015;65:4495～4502.

S. formosensis 台湾鞘氨醇单胞菌 IJSEM 2012;62:1581～1586.

S. frigidaeris 制冷鞘氨醇单胞菌 IJSEM 2017;67:3907～3912.

S. gei 路边青鞘氨醇单胞菌 IJSEM 2015;65:1160～1166.

S. gimensis 金毛鞘氨醇单胞菌 IJSEM 2014;64:3603～3606. Antonie van Leeuwenhoek 2014;105:1091～1097.

S. ginsengisoli 人参土鞘氨醇单胞菌 IJSEM 2013;63:496～501.

S. ginsenosidimutans 人参苷转化鞘氨醇单胞菌 IJSEM 2011;61:2563～2565 J. Microbiol. 2010;48:760～766.

S. glacialis 冰冻鞘氨醇单胞菌 IJSEM 2011;61:587～591.

S. gotjawalisoli 落叶林土鞘氨醇单胞菌 IJSEM 2017;67:2975～2979.

S. guangdongensis 广东鞘氨醇单胞菌 IJSEM 2014;64:1697～1702.

S. haloaromaticamans 喜卤芳化物鞘氨醇单胞菌 IJSEM 2007;57:1740～1746.

S. hengshuiensis 衡水鞘氨醇单胞菌 IJSEM 2015;65:4644～4649.

S. hankookensis 韩泰鞘氨醇单胞菌 IJSEM 2009;59:2788～2793.

S. herbicidovorans 食除草剂鞘氨醇单胞菌 IJSB 1997;47(2):601～602. Appl. Environ. Microbiol. 1996; 62: 4318 ～ 4322. → *Sphingobium* IJSEM 2001; 51 (4): 1405～1417.

S. histidilytica 解组氨酸鞘氨醇单胞菌 IJSEM 2010;60:1038～1043.

S. hylomeconis 菏青花鞘氨醇单胞菌 IJSEM 2015;65:4025～4031.

S. indica 印度鞘氨醇单胞菌 IJSEM 2012;62:2997～3002.

S. insulae 岛鞘氨醇单胞菌 IJSEM 2008;58:231～236.

S. japonica 日本鞘氨醇单胞菌 IJSEM 2009;59:1179～1182.

S. jaspsi 日科促会鞘氨醇单胞菌 IJSEM 2007;57:1435～1441.

S. jeddahensis 吉达鞘氨醇单胞菌 IJSEM 2017;67:4057～4063.

S. jejuensis 济州岛鞘氨醇单胞菌 IJSEM 2012;62:1～4. J. Microbiol. 2011; 49:238～242.

S. jinjuensis 晋州鞘氨醇单胞菌 IJSEM 2011;61:2389～2394.

S. kaistensis 韩科技院鞘氨醇单胞菌 IJSEM 2007;57:1527～1534.

S. koreensis 朝鲜鞘氨醇单胞菌 IJSEM 2002;51(4):1491～1498.

S. kyeonggiensis 京庚鞘氨醇单胞菌 IJSEM 2014;64:2184～2187. Antonie van Leeuwenhoek 2014;105:791～797.

S. kyungheensis 庆熙鞘氨醇单胞菌 IJSEM 2013;63:3848～3853.

S. lacus 湖泊鞘氨醇单胞菌 IJSEM 2015;65:2824～2830.

S. laterariae 砖窑鞘氨醇单胞菌 IJSEM 2012;62:2891～2896.

S. leidyi 莱迪氏鞘氨醇单胞菌 IJSEM 2012;62:2835～2843.

S. limnosediminicola 栖湖泊沉淀鞘氨醇单胞菌 IJSEM 2017;67:2834～2841.

S. lutea 黄色鞘氨醇单胞菌 IJSEM 2016;66:5493～5499.

S. macrogoltabidus 解聚乙二醇鞘氨醇单胞菌 Valid IJSB 1993;43(4):864～865. Syst. Appl. Microbiol. 1993; 16: 227 ～ 238. → *Sphingopyxis* IJSEM 2001; 51 (4): 1405～1417.

S. mali 苹果鞘氨醇单胞菌 IJSB 1995;45(2):334～341.

S. melonis 甜瓜鞘氨醇单胞菌 IJSEM 2002;52:2081～2087.

S. metalli 矿鞘氨醇单胞菌 IJSEM 2016;66:2046～2051.

S. molluscorum 双壳贝鞘氨醇单胞菌 IJSEM 2007;57:358～363.

S. montana 山岭鞘氨醇单胞菌 IJSEM 2018;68:683～694. Antonie van Leeuwenhoek 2017;12:1659～1668.

S. morindae 海巴戟鞘氨醇单胞菌 IJSEM 2015;65:2817～2823.

S. mucosissima 极黏鞘氨醇单胞菌 IJSEM 2007;57:1028～1034.

S. naasensis 国农科院鞘氨醇单胞菌 IJSEM 2014;64:926～932.

S. naphthae 油污鞘氨醇单胞菌 IJSEM 2016;66:4621～4627.

S. natatoria(原 *Blastomonas natatoria*) 泳池(浮游)鞘氨醇单胞菌 IJSB 1999;49(3):935～936. Microbiol. Immunol. 1999;43(4):339～349.

S. oligophenolica 低酚鞘氨醇单胞菌 IJSEM 2004;54:2185～2190.

S. oryziterrae 水稻土鞘氨醇单胞菌 IJSEM 2011;61:2389～2394.

S. palustris 沼泽鞘氨醇单胞菌 IJSEM 2017;67:2834～2841.

S. panacis 人参鞘氨醇单胞菌 IJSEM 2017;67:529～531. Antonie van Leeuwenhoek 2016;109:735～736.

S. panaciterrae 人参土鞘氨醇单胞菌 IJSEM 2017;67:529～531. Arch. Microbiol. 2015;197:973～981.

S. panni 抹布鞘氨醇单胞菌 IJSEM 2005;55:2565～2569.

S. parapaucimobilis 类少动鞘氨醇单胞菌

S. paucimobilis(原 *Pseudomonas paucimobilis*) 少动鞘氨醇单胞菌

S. phyllophaerae 叶球鞘氨醇单胞菌 IJSEM 2004;54:2147～2150.

S. piscinae 鱼塘鞘氨醇单胞菌 IJSEM 2016;66:5301～5308.

S. pituitisa 黏滑鞘氨醇单胞菌 IJSEM 2001;51(3):827～841.

S. polyaromaticivorans 食多环芳烃鞘氨醇单胞菌 IJSEM 2012;62:1223～1227.

S. prati 草地鞘氨醇单胞菌 IJSEM 2016;66:4269～4275.

S. pruni 桃鞘氨醇单胞菌 IJSB 1995;45(2):334～341.

S. pseudosanguinis 假血液鞘氨醇单胞菌 IJSEM 2007;57:1342～1345.

S. psychrolutea 冷橙黄鞘氨醇单胞菌 IJSEM 2015;65:2955～2959.

S. qilianensis 祁连山鞘氨醇单胞菌 IJSEM 2016;66:2463～2466. China Curr. Microbiol. 2016;72:363～369.

S. rhizophila 嗜根鞘氨醇单胞菌 IJSEM 2018;68:681～686.

S. rosa 玫瑰鞘氨醇单胞菌 IJSB 1995;45(2):334～341. →*Novosphingobium* IJSEM 2001;51(4):1405～1417.

S. roseiflava 黄玫瑰鞘氨醇单胞菌 IJSEM 2000;50(4):1415～1417. J. Gen. Appl. Microbiol. 2000;46:9～18.

S. rubra 红鞘氨醇单胞菌 IJSEM 2011;61:1028～1032.

S. sanguinis 血液鞘氨醇单胞菌 Valid IJSB 1993;43(4):864～865. Syst. Appl.

Microbiol. 1993;16:227～238.

S. sanxanigenens 胞外多糖鞘氨醇单胞菌 IJSEM 2009;59:719～723.(可产生三赞胶)

S. sediminicola 居沉淀鞘氨醇单胞菌 IJSEM 2013;63:496～501.

S. silvisoli 森林土鞘氨醇单胞菌 IJSEM 2017;67:2704～2710.

S. soli 土壤鞘氨醇单胞菌 IJSEM 2006;56:703～707.

S. sperminifaciens 产亚精胺鞘氨醇单胞菌 IJSEM 2017;67:2160～2165.

S. starnbergensis 施塔恩贝格湖鞘氨醇单胞菌 IJSEM 2013;63:1017～1023.

S. stygae 冥河鞘氨醇单胞菌 IJSB 1997;47(1):191～201. →*Novosphingobium* IJSEM 2001;51(4):1405～1417.

S. subarctica 亚北极鞘氨醇单胞菌 IJSB 1996;46(4):1042～1055. →*Novosphingobium* IJSEM 2001;51(4):1405～1417.

S. suberifaciens 木栓化鞘氨醇单胞菌(以前的 *Rhizomonas suberifaciens*) IJSB 1999;49(3):935～936. Microbiol. Immunol. 1999;43(4):339～349.

S. subterranea 地下鞘氨醇单胞菌 IJSB 1997;47(1):191～201. →*Novosphingobium* IJSEM 2001;51(4):1405～1417.

S. taejonensis 大田鞘氨醇单胞菌 IJSEM 2001;51(4):1491～1498.

S. terrae 土壤鞘氨醇单胞菌 Valid IJSB 1993;43(4):864～865. Syst. Appl. Microbiol. 1992;16:227～237. →*Sphingopyxis* 2001;51(4):1405～1417.

S. trueperi(原 *Pseudomonas azotocolligans*) 特鲁帕氏(楚氏)鞘氨醇单胞菌 IJSB 1997;47(2):577～583.

S. ursincola(原 *Erythromonas ursincola*) 伴熊鞘氨醇单胞菌 IJSB 1999;49(3):935～936. Microbiol Immunol. 1999;43(4):339～349.

S. vulcanisoli 火山土鞘氨醇单胞菌 IJSEM 2015;65:3320～3325.

S. wittichii 魏氏鞘氨醇单胞菌 IJSEM 2001;51(2):281～292.

S. xenophaga 噬杀虫剂鞘氨醇单胞菌 IJSEM 2000;50(1):35～41.

S. xinjiangensis 新疆鞘氨醇单胞菌 IJSEM 2011;61:1865～1869.

S. yabuuchiae 薮内鞘氨醇单胞菌 IJSEM 2004;54:819～825.

S. yanoikuyae 矢野氏鞘氨醇单胞菌 Microbiol. Immunol. 1990;34:99～119. →*Sphingobium* IJSEM 2001;51(4):1405～1417.

S. yantingensis 盐亭鞘氨醇单胞菌 IJSEM 2014;64:1030～1034.

S. yunnanensis 云南鞘氨醇单胞菌 IJSEM 2005;55:2361～2364.

S. zeae 玉米鞘氨醇单胞菌 IJSEM 2015;65:2542～2548.

S. zeicaulis 玉米鞘氨醇单胞菌 IJSEM 2016;66:3755～3760.

Sphingomonas 鞘氨醇单胞菌属 (Yabuuchi et al. 1990)修正描述:Yabuuchi et al. 1999. IJSB 1999;49(3):935~936. Microbiol. Immunol. 1999;43(4):339~349.

革兰氏染色阴性,无芽胞杆菌或卵状细菌,菌体大小(0.7~1.4)μm×(0.4~0.9)μm(*S. suberifaciens*)或(0.7~1.4)μm×(0.9~2.0)μm(*S. ursincola*)。两个种(*S. natatoria* 和 *S. ursincola*)在电镜下可看到出芽或不对称分裂,在革兰氏染色中呈双极染色,某些种呈玫瑰花状,当运动时则为单鞭毛运动。严格需氧菌,行呼吸型代谢,从不发酵。一个种的细胞(*S. ursincola*)含有细菌叶绿素 a,为兼性光能营养菌。菌落颜色因种而不同,如深黄、橙色、棕橙色、淡黄色、奶油黄色或无色素。产生触酶,除少数例外呈氧化酶阳性,呼吸醌为泛醌 10。N-2′-羟基-十四烷酰基二氢神经氨酸 1-葡萄糖醛酸是细胞脂中的主要神经氨脂,主要长链基是 d-18:0、d-19:1、d-20:1 和 d-21:1。

分离自广泛的自然和人工环境,有的对人和蔬菜有致病性。DNA 的 G+C mol%为 59~67(HPLC)。

模式种:*Sphingomonas paucimobilis*(少动鞘氨醇单胞菌,Holmes et al. 1977,Yabuuchi et al. 1990)

表 144 鞘氨醇单胞菌属(*Sphingomonas*)种的鉴别

特征(Characteristic)	少动鞘氨醇单胞菌(*S. paucimobilis*)	类少动鞘氨醇单胞菌(*S. parapaucimobilis*)	粘连鞘氨醇单胞菌(*S. adhaesiva*)	荚膜鞘氨醇单胞菌(*S. capsulata*)	血液鞘氨醇单胞菌(*S. sanguis*)	土壤鞘氨醇单胞菌(*S. terrae*)
3-酮乳糖(3-Ketolactose)	+	+	−	−	+	−
明胶(Gelatin)	−	+	−	−	+	−
硝酸盐(Nitrate)还原	−	+	−	−	−	−
苯丙氨酸(Phenylalanine)脱氨	+	−	−	+	+	−
甘油(Glycerol)产酸	−	−	−	+	+	−
鼠李糖(Rhamnose)产酸	−	+	−	+	+	−
水杨素(Salicin)产酸	−	−	−	−	+	−
同化(Assimilation of):						
己二酸盐(Adipate)	−	−	−	+	−	+
癸酸盐(Caprate)	−	−	−	−	−	−
柠檬酸盐(Citrate)	+	+	−	−	−	−
果糖(Fructose)	+	+	+	+	+	−

续表

特征(Characteristic)	少动鞘氨醇单胞菌(*S. paucimobilis*)	类少动鞘氨醇单胞菌(*S. parapaucimobilis*)	粘连鞘氨醇单胞菌(*S. adhaesiva*)	荚膜鞘氨醇单胞菌(*S. capsulata*)	血液鞘氨醇单胞菌(*S. sanguis*)	土壤鞘氨醇单胞菌(*S. terrae*)
延胡索酸盐(Fructose)	+	+	+	+	+	+
葡萄糖酸盐(Gluconate)	—	+	—	+	—	—
鼠李糖(Rhamnose)	—	+	—	+	—	—
木糖(Xylose)	+	+	—	+	+	—
主要的多胺(Polyamine)	高精胺	高精胺	亚精胺	亚精胺	高精胺	亚精胺
主要的 2-羟脂肪酸(2-Hydroxy fatty acid)	$C_{14:0}$	$C_{14:0}$	$C_{14:0}$ ($C_{15:0}$)	$C_{14:0}$	$C_{14:0}$	$C_{14:0}$ $C_{15:0}$

表 144　鞘氨醇单胞菌属(*Sphingomonas*)种的鉴别(续)

特征(Characteristic)	解聚乙乙醇鞘氨醇单胞菌(*S. macrogoltabidus*)	矢野氏鞘氨醇单胞菌(*S. yanoikuyae*)	玫瑰鞘氨醇单胞菌(*S. rosa*)	桃鞘氨醇单胞菌(*S. pruni*)	非解糖鞘氨醇单胞菌(*S. asaccharolytica*)	苹果鞘氨醇单胞菌(*S. mali*)
3-酮乳糖(3-Ketolactose)	—	+	+	+	+	+
明胶(Gelatin)	—	—	—	—	—	—
硝酸盐(Nitrate)还原	—	—	W	—	—	—
苯丙氨酸(Phenylalanine)脱氨	—	—	+	—	—	—
甘油(Glycerol)产酸	—	—	—	—	—	—
鼠李糖(Rhamnose)产酸	—	+	+	—	—	+
水杨素(Salicin)产酸	—	—	+	—	—	—
同化(Assimilation of)：						
己二酸盐(Adipate)	—	—	—	—	—	+
癸酸盐(Caprate)	—	+	—	—	—	—

续表

特征(Characteristic)	解聚乙二醇鞘氨醇单胞菌 (*S. macrogoltabidus*)	矢野氏鞘氨醇单胞菌 (*S. yanoikuyae*)	玫瑰鞘氨醇单胞菌 (*S. rosa*)	桃鞘氨醇单胞菌 (*S. pruni*)	非解糖鞘氨醇单胞菌 (*S. asaccharolytica*)	苹果鞘氨醇单胞菌 (*S. mali*)
柠檬酸盐(Citrate)	-	+	-	-	-	-
果糖(Fructose)	-	+	+	+	-	W
延胡索酸盐(Fructose)	-	+	-	+	-	+
葡萄糖酸盐(Gluconate)	-	+	+	+	-	+
鼠李糖(Rhamnose)	-	+	+	+	+	+
木糖(Xylose)	-	+	+	+	+	+
主要的多胺(Polyamine)	亚精胺	亚精胺	亚精胺	高精胺	亚精胺	高精胺
主要的 2-羟脂肪酸 (2-Hydroxy fatty acid)	$C_{14:0}$ $C_{16:0}$	$C_{14:0}$	$C_{14:0}$	$C_{14:0}$ $C_{16:0}$	$C_{15:0}$ $C_{14:0}$	$C_{14:0}$ $C_{15:0}$

注:引自 IJSB 1995;45(2):340.

Sphingomonas 鞘氨醇单胞菌属 (Yabuuchi et al.) emend Takeuch, Hamana & Hiraich 2001 IJSEM 51:1405~1417.

革兰氏染色阴性,无芽胞的杆菌,大小(0.3~0.8)μm×(1.0~1.9)μm,有动力或无动力。菌落黄色或米色,严格需氧,化能有机营养型,触酶阳性。优势的呼吸醌为 Q-10,主要的脂肪酸是 $C_{18:1}$、饱和的 $C_{16:0}$ 和(或)$C_{17:1}$,主要的 2-羟脂肪酸是 $C_{14:0}$—2OH 或 $C_{15:0}$—2OH,存在鞘糖脂,同型亚精胺是主要的多胺成分。DNA 的 G+C mol%为 62~68。系统发育地位为变形菌纲(*Proteobacteria*)的 α-4 亚纲。特征性的 16S rRNA 标签为 52:359(C:G)、134(G)、593(G)、987:1218(G:C)和 990:1215(U:G)。存在于土壤和临床标本中。此修正属中有 9 个种:*Sphingomonas adhaesiva*, *S. asaccharolytica*, *S. echinoides*, *S. mali*. *S. parapaucimobilis*, *S. paucimobilis*, *S. pruni*, *S. sanguinis* 和 *S. trueperi*,模式种是 *Sphingomonas paucimobilis*。

从原 *Sphingomonas* 中分出 *Sphingobium*, *Novosphingobium* 和 *Sphingopyrix*。

***Sphingomonas* 鞘氨醇单胞菌属** (Yabuuchi et al. 1990) Yabuuchi et al. 2002 IJSEM 2002;52:1485～1496.

将 Takeudi et al. 分出的 *Sphingobium*, *Novosphingobium* 和 *Sphingopyrix* 重新加入此属。

革兰氏染色阴性,无芽胞的杆状或椭圆状细菌。大小 0.7 μm×1.4 μm,0.4 μm×0.9 μm(*Sphingomonas suberifaciens*)或 0.9 μm×2.0 μm(*Sphingomonas ursinecola*),两个种(*Sphingomonas natatoria* 和 *Sphingomonas ursincola*)在电镜下可见芽状或非对称分裂。革兰氏染色呈双极染色(*Sphingomonas ursinecola*),某些种形成玫瑰花状。运动者通常有单极鞭毛,*Sphingomonas trueperi* 为周毛菌。*Sphingomonas chlorophenolica*, *S. cloacae*, *S. xenophaga*, *S. aromaticivorans*, *S. subterranean*, *S. capsulate*, *S. stygia*, *S. subarctica*, *S. rosa*, *S. ursinecola*, *S. natatoria*, *S. roseiflava*, *S. pruni* 和 *S. asaccharolytica* 无动力,因而它们在 0.3%的琼脂半固体平板上不显示分布生长。为严格需氧菌,行呼吸型代谢,而不是发酵型。*S. ursinecola* 和 *S. natatoria* 细胞中含有细菌叶绿素 a,这些种是兼性光能营养菌。菌落颜色因种而不同,有深黄、橙、柠檬黄等颜色或无色素,*S. paucimobilis* 的深黄色素报告为胡萝卜素,为诺托黄素(nostoxanthin)而非黄单胞菌黄素(xanthomonadin)。此种色素也在 *Sphingomonas*〔*Pseudomonas*〕*echinoides* 和 *Sphingomonas sanguineis* 中被发现。在某些条件下,色素产生依赖使用的培养基,某些无色素的 *S. yanoikuyae* 菌落当放在室温下 3 天后可变成柠檬黄色。*S. herbicidovorans* 的模式株通过积累 2,5-二羟苯乙酸(homogentisic acid)产生尿黑酸,如同铜绿假单胞菌的 *pyomelanogenic* 菌株那样。

产生触酶,除少数外氧化酶阳性。*S. herbicidovorans* 的模式株在胨培养基中从苯丙氨酸产生尿黑酸和一水溶性黑色素样棕色色素。呼吸醌为泛醌 10。检查的全部 28 个菌种中,其细胞脂中有 SGL-1 和 2-羟豆蔻酸,但没有 3-羟脂肪酸。SGL-1 的主要长链基脂肪酸是 $C_{18:0}$、$C_{20:1}$ 和 C_{21} 环丙烷。SGL-1 存在于 *S. yanoikuyae*,*S. macrogaltabidus*, *S. terrae*,*S. wittichii* 和 *S. cloacae*。*Sphingomonas* 种的 SGL 的化学构造、功能和分布在变形菌纲(*Proteobacteria*)的其他菌种中已有报告。*S. herbicidovorans* 的模式株代表第二类菌种,在这里 2,5-二羟苯乙酸的积累是通过苯丙氨酸和酪氨酸的代谢缺陷形成的。

截至 2019 年,此属列有 77 个种可查,'Bacterial Nomenclature UP to Date' web (DSMZ http://www.dsmz.de)可提供进一步的信息。

广泛分布于自然界和人工环境中,有的是人和莴苣的病原菌。临床株对氟喹诺酮类敏感,而其他来源的,特别是来自土壤中的种一般抵抗抗微生物药剂。最高生长温度为 26 ℃或 28 ℃的种往往不是人的病原菌,尽管来自自然界抵抗各种抗微生物制剂的菌是潜在的人的病原菌。个别菌株可代谢二氧(杂)芑和其他氯酚衍生物。DNA 的 G+C mol%为 59～67(HPLC)。

模式种:*Sphingomonas paucimobis*(少动鞘氨醇单胞菌)

表 145 鞘氨醇单胞菌各 5 种模式株的底物利用试验(Biotype 100 中的结果)

特征	D-半乳糖醛酸盐	苯乙酸盐	2-氧戊二酸盐	2-酮-D-葡萄糖酸盐	苯甲酸盐	D-酒石酸盐	甘露醇	柠檬酸盐	L-氨酸	木糖	L-苹果酸盐	L-谷氨酸盐	鼠李糖	琥珀酸盐	甘露糖	乳酮糖	D-葡萄糖胺	甜菜碱	戊二酸盐
氯酚鞘氨醇单胞菌	-	-	-	-	-	-	-	-	+	-	+	+	-	-	-	-	-	-	-
食除草剂鞘氨醇单胞菌	-	-	-	-	-	-	-	-	-	-	+	-	+	-	-	-	-	-	-
矢野氏鞘氨醇单胞菌	-	-	-	-	-	-	-	+	-	+	+	+	+	+	+	-	-	-	-
阴沟鞘氨醇单胞菌	-	-	-	-	-	-	-	-	-	+	-	+	-	-	-	-	-	-	-
食异物鞘氨醇单胞菌	-	-	-	-	-	-	-	-	-	+	+	-	-	+	-	-	-	-	-
木栓化鞘氨醇单胞菌	-	-	-	-	-	-	-	-	-	-	-	-	-	-	-	-	-	-	-
食芳香物鞘氨醇单胞菌	+	-	-	-	-	-	-	-	+	+	-	+	+	-	+	-	-	-	-
地下鞘氨醇单胞菌	-	+	-	-	-	-	-	-	+	+	-	+	+	-	+	-	-	-	-
荚膜鞘氨醇单胞菌	-	-	-	-	-	-	-	-	-	+	+	+	+	+	+	-	-	-	-
冥河鞘氨醇单胞菌	-	-	+	+	+	-	-	-	-	-	-	+	-	+	-	-	-	-	-
亚北极鞘氨醇单胞菌	-	-	-	-	+	-	-	-	+	+	+	+	+	+	-	-	-	-	-
玫瑰鞘氨醇单胞菌	-	-	-	-	+	-	-	-	-	+	-	-	+	+	+	-	-	-	-
解聚乙二醇鞘氨醇单胞菌	-	-	-	-	-	+	-	-	-	-	-	+	-	-	-	-	-	-	-
土壤鞘氨醇单胞菌	-	-	-	-	-	+	-	-	+	-	+	+	-	-	-	-	-	-	-
伴熊鞘氨醇单胞菌	-	-	-	-	-	-	+	-	-	-	-	-	-	-	+	-	-	-	-
泳池鞘氨醇单胞菌	-	-	-	-	-	-	-	-	+	+	-	+	-	-	-	-	-	-	-
类少动鞘氨醇单胞菌	-	-	+	+	-	-	-	+	-	+	+	+	+	+	+	+	+	-	-
黄玫瑰鞘氨醇单胞菌	-	-	-	-	-	-	-	-	-	+	+	-	-	+	-	-	-	-	-
血液鞘氨醇单胞菌	-	-	-	-	-	-	-	-	-	+	-	+	-	+	+	+	-	-	-
少动鞘氨醇单胞菌	-	-	-	-	-	-	-	+	-	+	+	+	-	+	+	+	-	+	+
黏滑鞘氨醇单胞菌	-	-	+	-	-	+	-	-	+	+	+	+	-	+	+	+	-	-	-
特鲁帕氏鞘氨醇单胞菌	+	-	-	-	-	-	-	-	-	+	+	+	-	+	+	-	-	-	-
苹果鞘氨醇单胞菌	-	-	-	-	-	-	-	-	-	+	-	+	-	-	-	-	-	-	-
桃鞘氨醇单胞菌	+	-	-	-	-	-	-	-	+	+	+	+	-	-	+	-	-	-	-
非解糖鞘氨醇单胞菌	-	+	-	-	-	-	+	+	+	-	+	+	-	+	+	-	-	-	+
粘连鞘氨醇单胞菌	-	-	+	-	-	-	-	-	-	-	+	+	-	+	+	-	-	-	-

注:引自 IJSEM 2002;52:1485~1496. 上述全部菌株都不利用卫矛醇、山梨糖、D-阿拉伯糖醇、L-阿拉伯糖醇、山梨醇、侧金盏花醇、L-酒石酸盐、组胺、组氨酸、乙醇胺、丙二酸盐、色氨酸。

表 146　鞘氨醇单胞菌各个模式株在 API 20 NE 中的表现

特征	七叶苷	ONPG	同化										
			葡萄糖	L-阿拉伯糖	甘露糖	N-乙酰葡萄糖胺	麦芽糖	葡萄糖酸盐	癸酸盐	己二酸盐	苹果酸盐	柠檬酸盐	苯乙酸盐
氯酚鞘氨醇单胞菌	+	+	+	−	+	−	−	−	+	−	−	−	−
食除草剂鞘氨醇单胞菌	+	+	+	−	−	−	−	−	−	−	+	−	−
矢野氏鞘氨醇单胞菌	+	+	+	+	−	+	+	+	−	−	+	−	−
阴沟鞘氨醇单胞菌	*	−	+	+	+	+	+	+	+	+	+	−	−
食异物鞘氨醇单胞菌	+	+	+	+	−	−	+	−	−	−	+	−	−
木栓化鞘氨醇单胞菌	+	+	−	−	−	−	−	−	−	−	−	−	−
食芳香物鞘氨醇单胞菌	+	+	+	−	+	+	+	−	−	−	−	−	−
地下鞘氨醇单胞菌	+	+	+	+	+	−	+	−	−	−	−	−	−
荚膜鞘氨醇单胞菌	+	+	+	+	+	+	+	+	−	−	−	−	−
冥河鞘氨醇单胞菌	+	+	+	+	−	−	+	−	−	−	−	−	−
亚北极鞘氨醇单胞菌	+	+	+	+	+	+	+	−	−	+	+	−	−
玫瑰鞘氨醇单胞菌	+	+	+	+	−	+	+	−	−	−	−	−	−
解聚乙二醇鞘氨醇单胞菌	+	+	+	−	−	−	−	−	−	−	−	−	−
土壤鞘氨醇单胞菌	+	−	−	−	−	−	+	−	−	−	+	−	−
伴熊鞘氨醇单胞菌	+	−	−	−	−	−	+	−	−	−	−	−	−
泳池鞘氨醇单胞菌	+	−	+	+	−	−	+	−	−	+	−	−	−
类少动鞘氨醇单胞菌	+	+	+	+	+	+	+	+	−	−	+	+	−
黄玫瑰鞘氨醇单胞菌	+	+	+	+	−	−	+	+	−	−	+	−	−
血液鞘氨醇单胞菌	+	+	+	+	+	+	+	+	−	−	+	−	−
少动鞘氨醇单胞菌	+	+	+	+	+	+	+	+	−	+	+	+	−
黏滑鞘氨醇单胞菌	+	+	+	+	−	+	+	+	+	+	+	−	−
特鲁帕氏鞘氨醇单胞菌	+	+	+	+	+	+	+	−	−	−	+	−	−
苹果鞘氨醇单胞菌	+	+	+	+	+	+	+	+	−	−	−	−	−
桃鞘氨醇单胞菌	+	+	+	+	−	+	+	−	−	−	−	−	−
非解糖鞘氨醇单胞菌	+	+	+	+	+	+	+	−	−	−	−	−	−
粘连鞘氨醇单胞菌	+	+	+	−	+	+	+	−	−	−	+	−	−

注：引自 IJSEM 2002;52:1485～1496.全部菌株锌粉试验阳性，而亚硝酸盐试验阴性；吲哚、厌氧葡萄糖产酸、精氨酸双水解酶、脲酶和甘露醇利用全部阴性。虽然 API 20 NE 阴性，但斜面试验和在 Biotype 100 中阳性。

表 147　鞘氨醇单胞菌各菌种的性状特征

特征	菌落颜色	动力	鞭毛	氧化酶	细菌叶绿素a	七叶苷水解	明胶水解	淀粉水解	吐温80	西蒙氏枸盐	DNA酶	苯丙氨酸脱氨	氧化产酸自 葡萄糖	麦芽糖	蔗糖	木糖	卫矛醇	山梨醇	甘露醇	肌醇	侧金盏花醇
氯酚鞘氨醇单胞菌	—	—		+	—	+	+	—	—	+	+	—	+	—	+	+	+	—	+	—	+
食除草剂鞘氨醇单胞菌	黄	+	ND	—	—	+	+	—	—	—	—	—	+	+	—	+	(+)	—	(+)	—	(+)
矢野氏鞘氨醇单胞菌	(黄)	+	单极	—	—	+	—	—	—	+	—	—	+	+	+	+	—	—	—	—	—
阴沟鞘氨醇单胞菌	黄绿	—		—	—	+	—	—	—	—	—	—	—	(+)	—	—	—	—	—	—	—
食异物鞘氨醇单胞菌	黄	—		+	—	+	—	—	+	—	—	+	+	+	(+)	+	+	—	—	—	—
木栓化鞘氨醇单胞菌	ND	+	单极	+	—	+	—	—	—	—	—	—	ND	ND	ND	ND	ND	ND	ND	ND	ND
食芳香物鞘氨醇单胞菌	黄	—		+	—	+	+	+	—	—	+	—	+	+	+	+	+	—	+	—	+
地下鞘氨醇单胞菌	黄	—		+	—	+	+	—	—	—	+	—	+	+	+	+	+	—	+	—	—
荚膜鞘氨醇单胞菌	黄	—		—	—	+	—	+	+	—	+	+	+	+	+	+	—	—	—	—	—
冥河鞘氨醇单胞菌	黄	—		+	—	+	+	—	—	—	+	—	+	+	+	+	ND	+	+	+	—
亚北极鞘氨醇单胞菌		—		+	—	+	+	—	—	+	+	—	+	+	+	—	(+)	(+)	+	—	—
玫瑰鞘氨醇单胞菌		—		—	—	+	—	—	—	—	+	—	(+)	+	+	—	ND	—	—	—	—
解聚乙二醇鞘氨醇单胞菌	(黄)	+	单极	+	—	+	+	+	+	+	—	—	+	+	+	+	—	+	—	—	—
土壤鞘氨醇单胞菌	(黄)	+	单极	+	—	+	+	—	—	(+)	+	—	—	—	—	—	+	+	+	—	—
伴熊鞘氨醇单胞菌	橙	—		+	+	(+)	+	+	+	—	—	—	(+)	+	+	—	+	—	+	—	—
泳池鞘氨醇单胞菌	橙	—	单极	—	+	+	—	+	+	—	(+)	—	—	+	+	—	+	—	+	+	+
类少动鞘氨醇单胞菌	黄	+	单极	—	—	+	—	+	+	—	—	—	—	—	+	(+)	—	—	—	—	—
黄玫瑰鞘氨醇单胞菌	橙黄	—		—	—	+	—	+	+	—	—	—	+	+	+	+	—	—	—	—	—
血液鞘氨醇单胞菌	黄	+	单极	—	—	+	+	+	+	—	—	—	+	+	+	+	—	—	—	—	—
少动鞘氨醇单胞菌	黄	+	单极	—	—	+	+	+	+	+	—	+	+	+	+	+	—	—	—	—	—
黏滑鞘氨醇单胞菌	黄	+	单极	+	—	+	—	+	+	—	—	—	+	—	+	—	—	—	—	(+)	—
特鲁帕氏鞘氨醇单胞菌	黄	+	周	—	—	+	—	—	—	—	(+)	—	+	+	+	+	(+)	—	(+)	—	—
苹果鞘氨醇单胞菌	柠檬黄	+	ND	+	—	+	—	—	+	—	+	—	+	+	—	+	+	—	—	+	—
桃鞘氨醇单胞菌	黄	—		+	—	+	—	(+)	+	—	ND	—	—	+	—	+	—	(+)	—	—	—
非解糖鞘氨醇单胞菌	黄	—		+	—	+	—	+	+	—	ND	—	(+)	+	—	(+)	+	—	+	—	—
粘连鞘氨醇单胞菌	黄	+	单极	—	—	+	+	+	+	—	—	—	+	+	+	+	—	—	—	—	—

注：引自 IJSEM 2002;52:1485～1496.

Sphingopyxis 鞘氨醇盒菌属 Takeuchi, Hamana & Hiraish

IJSEM 2001;51(4):1405～1417.

革兰氏染色阴性、无芽胞的杆菌，大小(0.3～0.5)μm×0.9 μm，有动力或无动力，菌落黄或浅褐色。严格需氧，化能有机营养型。触酶阳性，不还原硝酸盐。优势的泛醌是Q-10，主要的脂肪酸是 $C_{18:1}$，饱和的 $C_{16:0}$、$C_{15:0}$—2OH 和(或)$C_{16:0}$—2OH。存在糖鞘氨醇脂，亚精胺是主要的多胺成分。DNA 的 G+C mol%为 63.0～65.0。特征性的 16S rRNA 标签是 52∶359(C∶G)、134(G)、539(U)、987∶1218(G∶C)、990∶1215(U∶G)。存在于土壤和地下水中。

模式种：*Sphingopyxis macrogoltabida*(解聚乙二醇鞘氨醇盒菌)

S. alaskensis 阿拉斯加鞘氨醇盒菌 IJSEM 2003;53:473～477.

S. baekryungensis 白翎岛鞘氨醇盒菌 IJSEM 2005;55:1223～1227.

S. bauzanensis 博尔扎诺鞘氨醇盒菌 IJSEM 2010;60:2618～2622.

S. chilensis 智利鞘氨醇盒菌 IJSEM 2003;53:473～477.

S. contaminans 污染鞘氨醇盒菌 IJSEM 2014;64:2238～2243.

S. flava 黄色鞘氨醇盒菌 IJSEM 2015;65:3720～3726.

S. flavimaris 黄海鞘氨醇盒菌 IJSEM 2005;55:369～373.

S. fribergensis 弗赖贝格鞘氨醇盒菌 IJSEM 2015;65:3008～3015.

S. ginsengisoli 人参土鞘氨醇盒菌 IJSEM 2008;58:2342～2347.

S. granuli 颗粒鞘氨醇盒菌 IJSEM 2011;61:2563～2565.

S. indica 印度鞘氨醇盒菌 IJSEM 2013;63:2186～2191.

S. italica 意大利鞘氨醇盒菌 IJSEM 2013;63:2565～2569.

S. litoris 海岸鞘氨醇盒菌 IJSEM 2008;58:2415～2419.

S. macrogoltabida(原 *Sphingomonas macrogoltabidus*) 解聚乙二醇鞘氨醇盒菌

S. marina 海洋鞘氨醇盒菌 IJSEM 2008;58:2415～2419.

S. nepalensis 尼泊尔鞘氨醇盒菌 IJSEM 2018;68:364～370.

S. panaciterrae 人参土鞘氨醇盒菌 IJSEM 2011;61:2563～2565. J. Microbiol. Biotechnol. 2008;18:1001～1005.

S. panaciterrulae 人参田鞘氨醇盒菌 IJSEM 2010;60:2358～2363.

S. rigui 沼泽鞘氨醇盒菌 IJSEM 2013;63:1297～1303.

S. soli 土壤鞘氨醇盒菌 IJSEM 2010;60:1682～1686.

S. solisivae 森林土鞘氨醇盒菌 IJSEM 2017;67:1820～1826.

S. taejonensis 大田鞘氨醇盒菌 IJSEM 2006;56:667～670.

S. terrae(原 *Sphingomonas terrae*) 土地鞘氨醇盒菌

S. ummariensis 乌村鞘氨醇盒菌 IJSEM 2010;60:780～784.

S. witflariensis 威兹拉鞘氨醇盒菌 IJSEM 2002;52:2029～2034.

S. wooponensis 乌坡鞘氨醇盒菌 IJSEM 2013;63:1297～1303.

Spirillum 螺菌属 Ehrenberg 1832, 38[AL] 1984 手册;1:90～93.

革兰氏染色阴性,坚硬的螺旋状细菌,大小(1.4～1.7)μm×(14～60)μm,在细胞的两极原浆膜之下有极膜(polar membrane),从超薄切片可见,形成胞内聚β-羟丁酸盐颗粒,不形成球形体。以大的双极丛毛运动,鞭毛为长波,约一个螺旋,用暗视野或相差显微镜易于看到。在普通液体培养基中微嗜氧,当在特殊培养基或补以某些成分时可需氧生长,只有在特殊条件下才能在固体培养基上形成菌落。以氧为最终的受电子体进行严格的呼吸型代谢,不能利用硝酸盐进行厌氧生长,适温 30 ℃。氧化酶和磷酸酶阳性,触酶阴性,吲哚和硫酸酯酶阴性,不水解酪蛋白、淀粉、七叶苷、明胶、DNA 和 RNA。培养基中极低浓度的过氧化氢即能抑制生长,约 0.02%的氯化钠即抑制生长,浓度大于 0.01 mol/L 的磷酸盐即有抑制作用。不分解糖类,某些有机酸盐(特别是琥珀酸盐)可作为碳源,不需要维生素。存在于不流动的淡水环境中。DNA 的 G+C mol%为 38 (Tm)或 36 (Bd)。

模式种:*Spirillum volutans*(迂回螺菌)

S. volutans 迂回螺菌

S. winogradskyi 维诺格拉德斯基氏螺菌 IJSEM 2009;59:2916～2920.

未定位种:

S. minus 减少螺菌

S. pulli 雏鸡螺菌

Staphylococcus 葡萄球菌属 1884, 18[AL] (Nom. Cons. Opin. 17 Jud. Comm. 1985,153)1986 年手册;2:1013～1035.

革兰氏染色阳性,球状菌,直径 0.5～1.5 μm,单个、成对或四联,其特征是多于一个平面分裂而形成不规则的团聚。无动力、无芽胞,细胞壁含有肽聚糖和磷壁酸,肽聚糖中的二氨基酸为 L-赖氨酸。

兼性厌氧(厌氧种 *S. saccharolyticus* 例外),在有氧条件下生长快而丰盛,通常触酶阳性,多数种在含 10%的氯化钠的条件下可生长,以及可在 18～40 ℃生长。

化能有机营养型,进行呼吸和发酵代谢,某些种主要为呼吸型,而另一些种主要为发酵型。电子传递系统中有不饱和甲基萘醌和细胞色素 a 和细胞色素 b (*S. caseolyticus* 和 *S. sciuri* 还有细胞色素 c),多数种有类胡萝卜色素。厌氧条件下可从葡萄糖产生 D 型和(或)L-乳酸。因种的不同,乳糖或半乳糖通过 D-塔格糖-6-磷酸盐途径或莱洛伊尔(Leloir)途径进行代谢。用糖类和(或)氨基酸为能源,各种糖类可需氧利用并产酸,大多数种葡萄糖发酵的主要产物为乳酸;存在空气时主要产物为乙酸和二氧化碳。多数种有Ⅰ类果糖 1,6-二磷酸醛缩酶。

营养需要可变。鉴定的多数种需要一种有机氮源,即某种氨基酸和 B 族维生素;而另一些种可以用硫酸铵作为主要的底物氮。有的种厌氧生长时需要尿嘧啶和(或)可发酵性碳源。

对溶葡萄球菌素(lysostaphin)敏感,但抵抗溶菌酶的溶解,肽聚糖中有较大量 L-丝氨酸或L-丙氨酸取代甘氨酸的种株比主要以甘氨酸为肽桥者对溶葡萄球菌素更不敏感。某些种抵抗新生霉素(novobiocin),而另一些则对之敏感。通常敏感的消毒剂为酚及其衍生物、水杨酰苯胺(salicylanilides)、二苯脲(carbanilides)和卤素(氯和碘)及其衍生物。

是具有或窄或宽宿主范围的各种噬菌体的宿主。在某些种已证明可由转导、转化和细胞-细胞接触来传递特征。

自然栖居主要是在温血动物的皮肤、皮肤腺体和黏膜上。宿主范围或窄或宽,因特定的种或亚种而不同。有的可分离自动物产品(肉、乳、奶酪)或来自环境(带菌杂物、土壤、沙、尘、空气或自然水体),有的种是人和(或)动物的机会致病菌。DNA的G+C mol%为30~39。

模式种:*Staphylococcus aureus*(金黄色葡萄球菌)

S. agnetis 阿格尼丝氏葡萄球菌 IJSEM 2012;62:61~65.

S. argensis 阿根河葡萄球菌 IJSEM 2015;65:2661~2665.

S. argenteus 银色葡萄球菌 IJSEM 2015;65:15~22.(为金黄色葡萄球菌复合群之一)

S. arlettae 阿尔莱特葡萄球菌 Valid IJSB 1985;35:223~225. Syst. Appl. Microbiol. 1985;5:467~482,501~509.

S. aureus 金黄色葡萄球菌

S. aureus* subsp. *anaerobius 金黄色葡萄球菌厌氧亚种 IJSB 1985;35:99~102.

S. aureus* subsp. *aureus 金黄色葡萄球菌金黄亚种 IJSB 1990;40:317~319.

S. auricularis 耳葡萄球菌

S. capitis 头状葡萄球菌

S. caprae 山羊葡萄球菌

S. carnosus 肉葡萄球菌

S. caseolyticus 溶酪葡萄球菌

S. chromogenes 产色葡萄球菌 Valid IJSB 1987;37(2):179~180. Syst. Appl. Microbiol. 1986;8:169~173. [Vaild IJSB 1988;38(3):328~329.重复合格化]

S. cohnii 孔氏葡萄球菌

S. condimenti 调味葡萄球菌 IJSB 1998;48(3):651~658.

S. delphini 海豚葡萄球菌 IJSB 1988;38(4):436~439.

S. devriesei 德氏葡萄球菌 IJSEM 2010;60:2739~2744.

S. edaphicus 土壤葡萄球菌 IJSEM 2018;68:1411~1417. Appl. Environ. Microbiol. 2017.

S. epidermidis 表皮葡萄球菌

S. equorum 马葡球菌 Valid IJSB 1985;35:223~225. Syst. Appl. Microbiol. 1985;5:467~482,501~509.

S. felis 猫葡萄球菌 IJSB 1989;39(4):373~377.

S. fleurettii 弗勒特氏葡萄球菌 IJSEM 2000;50(4):1521~1527.

S. gallinarum 鸡葡萄球菌

S. haemolyticus 溶血葡萄球菌

S. hominis 人葡萄球菌

S. hyicus 猪葡萄球菌

S. intermedius 中间葡萄球菌

S. jettensis 杰特葡萄球菌 IJSEM 2013;63:3250～3256.

S. kloosii 克氏葡萄球菌 Valid IJSB 1985;35(2):223～225. Syst. Appl. Microbiol. 1985;5:467～482.

S. lentus 缓慢葡萄球菌

S. lugdunensis 里昂葡萄球菌 IJSB 1988;38(2):168～172.

S. lutrae 水獭葡萄球菌 IJSB 1997;47(3):724～726.

S. massiliensis 马赛葡萄球菌 IJSEM 2010;60:1066～1072.

S. microti 田鼠葡萄球菌 IJSEM 2010;60:566～573.

S. muscae 苍蝇葡萄球菌 IJSB 1992;42(1):97～101.

S. nepalensis 尼泊尔葡萄球菌 IJSEM 2003;53:2007～2011.

S. pasteuri 巴氏葡萄球菌 IJSB 1993;43(2):237～244.

S. petrasii 皮特拉斯氏葡萄球菌 IJSEM 2013;63:2365～2367. Syst. Appl. Microbiol. 2013;36:90～95.

S. pettenkoferi 佩滕科夫氏葡萄球 IJSEM 2007;57:1543～1548.

S. piscifermentans 鱼酵葡萄球菌 IJSB 1992;42(4):577～581.

S. pulvereri 普尔弗尔氏葡萄球菌 IJSB 1995;45(1):169～172.

S. pseudointermedius 假中间葡萄球菌 IJSEM 2005;55:1569～1573.

S. rostri 猪鼻葡萄球菌 IJSEM 2010;60:2042～2047.

S. saccharolyticus 解糖葡萄球菌

S. saprophyticus 腐生葡萄球菌

S. schleiferi 施氏葡萄球菌 IJSB 1988;38(2):168～172.

S. schweitzeri 施魏策尔氏葡萄球菌 IJSEM 2015;65:15～22.

S. sciuri 松鼠葡萄球菌

S. simiae 猕猴葡萄球菌 IJSEM 2005;55:1953～1958.

S. simulans 模仿葡萄球菌

S. succinus 琥珀葡萄球菌 IJSB 1998;48(2):511～518.

S. succinus* subsp. *casei 琥珀葡萄球菌干酪亚种 IJSEM 2003;53:1～2. Syst. Appl. Microbiol. 2002;25:353～359.

S. warneri 沃氏葡萄球菌

S. xylosus 木糖葡萄球菌

（葡萄球菌现有 47 个种，产凝固酶的葡萄球菌有：*S. aureus*，*S. intermedius*，*S. delphini*，*S. schleiferi* subsp. *coagulans*，*S. lutrae* 和 *S. hyicus* 的某些株。凝固酶阴性而认为有潜在致病性的有：*S. epidermidis*，*S. haemolyticus*，*S. lugdunensis*，*S. schleiferi* 等）

表 148　凝固酶阳性的葡萄球菌(*Staphylococcus*)种与亚种的鉴别

特征(Characteristic)	水獭葡萄球菌 (*S. lutrae*)	施氏葡萄球菌凝固亚种 (*S. schleiferi* subsp. *coagulans*)	施氏葡萄球菌施氏亚种 (*S. schleiferi* subsp. ***schleiferi***)	金黄色葡萄球菌金黄色亚种 (*S. aureus* subsp. *aureus*)	金黄色葡萄球菌金黄色亚种 (*S. aureus* subsp. *anaerobrus*)	中间葡萄球菌 (*S. intermedius*)	猪葡萄球菌 (*S. hyicus*)	海豚葡萄球菌 (*S. delphini*)
需氧生长	+	+	+	+	−/w	+	+	+
菌落直径大于 5 mm	−	+	−	+	−	+	+	+
色素(Pigment)	−	−	−	+	−	−	−	−
凝固酶(Coagulase)	+	+	−	+	+	+	D	+
凝集因子(Clumping)	−	−	+	+	−	D	−	−
DNA 酶(DNase)	+	+	+	+	+	+	+	−
溶血	+	+	+	+	+	+	−	+
3-羟基丁酮(Acetoin)	−	+	+	+	−	−	−	−
透明质酸酶(Hyaluronidase)	−	−	ND	+	+	−	+	ND
产酸:								
麦芽糖(Maltose)	+	−	−	+	+	−/W	−	+
半乳糖(Galactose)	+	+	ND	+	−	+	+	ND
蕈糖(Trehalose)	+	−	D	+	−	+	+	−
木糖(Xylose)	+	−	−	−	−	−	−	−

表 149 临床常见葡萄球菌(*Staphylococcus*)菌种的鉴定试验

菌种(Species)	菌落色素(Colony pigment)	凝固酶(Coagulase)	凝集因子(Clumping facter)	耐热核酸酶(Heat-stable nuclease)	碱性磷酸酶(Alkaline phosphatase)	吡咯芳胺酶(Pyrrolidonyl arylamidase)	鸟氨酸脱羧酶(Ornithine decarboxylase)	脲酶(Urease)	β-半乳糖苷酶(β-Galactosidase)	3-羟基丁酮(Acetoin production)	新生霉素抵抗(Novobiocin resistance)	多黏菌素抵抗(Polymyxin B production)	蕈糖(Trehalose)	甘露醇(Mannitol)	甘露糖(Mannose)	松二糖(Turanose)	木糖(Xylose)	纤维二糖(Cellobiose)	麦芽糖(Maltose)	蔗糖(Sucrose)
金黄色葡萄球菌(*S. aureus*)	+	+	+	+	+	−	−	D	−	+	−	+	+	+	+	+	−	−	+	+
表皮葡萄球菌(*S. epidermidis*)	−	−	−	−	+	−	(D)	+	−	+	−	+	−	−	(+)	(D)	−	−	+	+
溶血葡萄球菌(*S. haemolyticus*)	D	−	−	−	−	+	−	−	−	+	−	−	+	D	−	(D)	−	−	+	+
里昂葡萄球菌(*S. lugdunensis*)	D	−	(+)	−	−	+	+	D	−	+	−	D	+	−	+	(D)	−	−	+	+
施氏葡萄球菌(*S. schleiferi*)	−	−	+	+	+	+	−	−	(+)	+	−	−	D	−	+	−	−	−	−	−
腐生葡萄球菌(*S. saprophyticus*)	D	−	−	−	−	−	−	+	+	+	+	−	+	D	−	+	−	−	+	+
中间葡萄球菌(*S. intermedius*)	−	+	D	+	+	+	−	+	+	−	−	−	+	(D)	+	D	−	−	(±)	+
猪葡萄球菌(*S. hyicus*)	−	D	−	+	+	−	−	D	−	−	−	+	+	−	+	−	−	−	−	+

注:"(±)"为迟缓弱阳性,"±"为 90%以上的株弱阳性,"D"为 11%~89%的株阳性。

表 150　葡萄球菌属(*Staphylococcus*)中一般种的鉴别

菌种(Species)	大菌落(Large colony)	色素(Pigment)	凝固酶(Coagulase)	凝集因子(Clumping facter)	耐热核酸酶(Heat-stable nuclease)	溶血素(Hemolysins)	氧化酶(Oxidase)	脲酶(Urease)	3-羟基丁酮(Acetoin)	硝酸盐还原(Nitrate reduction)	七叶苷水解(Esculin hydrolysis)	耐新生霉素(Novobiocin resistance)	耐多黏菌素(Polymyxin B resistance)	D-酒石酸盐(D-Tartrate)	甘露醇(Mannitol)	甘露糖(Mannose)	松二糖(Turanose)	木糖(Xylose)	纤维二糖(Cellobiose)	阿拉伯糖(L-Arabionse)	麦芽糖(Maltose)	乳糖(Lactose)	蔗糖(Sucrose)	棉籽糖(Raffinose)
金黄葡萄球菌(*S. aureus*)	+	+	+	+	+	+	−	D	+	+	−	−	+	+	+	+	+	−	−	−	+	+	+	−
表皮葡萄球菌(*S. epidermidis*)	−	−	−	−	−	(D)	−	+	+	+	−	−	+	−	−	(+)	(D)	−	−	−	+	D	+	−
头状 葡萄球菌(*S. capitis*)	−	−	−	−	−	(D)	−	−	D	D	−	−	−	−	+	+	−	−	−	−	−	−	(+)	−
山羊葡萄球菌(*S. caprae*)	D	−	−	−	−	(D)	−	+	+	+	−	−	−	(+)	D	+	−	−	−	−	(D)	+	−	−
解糖葡萄球菌(*S. saccharolyticus*)	−	−	−	−	−	−	−	ND	ND	+	ND	−	ND	−	−	(+)	ND	−	−	−	−	−	−	−
沃氏葡萄球菌(*S. warneri*)	D	D	−	−	−	(D)	−	+	+	D	−	−	−	+	D	−	(D)	−	−	−	(+)	D	+	−
溶血葡萄球菌(*S. haemolyticus*)	+	D	−	−	−	(+)	−	−	+	+	−	−	−	+	D	−	(D)	−	−	−	+	D	+	−
人型葡萄球菌(*S. hominis*)	−	D	−	−	−	−	−	+	D	D	−	−	−	D	−	−	+	−	−	−	+	D	+	−
里昂葡萄球菌(*S. lugdunensi*)	D	D	−	(+)	−	(+)	−	D	+	+	−	−	D	+	−	+	(D)	−	−	−	+	+	+	−

续表

菌种(Species)	大菌落(Large colony)	色素(Pigment)	凝固酶(Coagulase)	凝集因子(Clumping facter)	耐热核酸酶(Heat-stable nuclease)	溶血素(Hemolysins)	氧化酶(Oxidase)	脲酶(Urease)	3-羟基丁酮(Acetoin)	硝酸盐还原(Nitrate reduction)	七叶苷水解(Esculin hydrolysis)	耐新生霉素(Novobiocin resistance)	耐多黏菌素(Polymyxin B resistance)	D-酒石酸盐(D-Tartrate)	甘露醇(Mannitol)	甘露糖(Mannose)	松二糖(Turanose)	木糖(Xylose)	纤维二糖(Cellobiose)	阿拉伯糖(L-Arabionse)	麦芽糖(Maltose)	乳糖(Lactose)	蔗糖(Sucrose)	棉籽糖(Raffinose)
施氏葡萄球菌(*S. schleiferi*)	−	−	−	+	+	(+)	−	−	+	+	−	−	−	D	−	+	−	−	−	−	−	−	−	−
耳葡萄球菌(*S. auricularis*)	−	−	−	−	−	−	−	−	−	(D)	−	−	−	(+)	−	−	(D)	−	−	−	(+)	−	D	−
腐生葡萄球菌(*S. saprophyticus*)	+	D	−	−	−	−	−	+	+	−	−	+	−	+	D	−	+	−	−	−	+	D	+	−
孔氏葡萄球菌(*S. cohnii*)	D	−	−	−	−	(D)	−	−	D	−	−	+	−	+	D	(D)	−	−	−	−	(D)	−	−	−
木糖葡萄球菌(*S. xylosus*)	+	D	−	−	−	−	−	+	D	D	D	+	−	+	+	+	D	+	−	D	+	D	+	−
克氏葡萄球菌(*S. kloosii*)	D	D	−	−	−	(D)	−	D	D	−	D	+	−	+	+	−	−	(D)	−	D	D	(D)	(±)	−
马胃葡萄球菌(*S. equorum*)	−	−	−	−	−	(D)	−	+	−	+	D	+	ND	+	+	+	D	+	(D)	+	D	D	+	−
阿来特葡萄球菌(*S. arlettae*)	D	+	−	−	−	−	−	−	−	−	−	+	ND	+	+	+	D	+	(D)	+	D	D	+	−
鸡葡萄球菌(*S. gallinarum*)	+	D	−	−	−	(D)	−	+	−	+	+	+	−	+	+	+	+	+	+	+	+	D	+	+

续表

菌种(Species)	大菌落(Large colony)	色素(Pigment)	凝固酶(Coagulase)	凝集因子(Clumping facter)	耐热核酸酶(Heat-stable nuclease)	溶血素(Hemolysins)	氧化酶(Oxidase)	脲酶(Urease)	3-羟基丁酮(Acetoin)	硝酸盐还原(Nitrate reduction)	七叶苷水解(Esculin hydrolysis)	耐新生霉素(Novobiocin resistance)	耐多黏菌素(Polymyxin B resistance)	D-酒石酸盐(D-Tartrate)	甘露醇(Mannitol)	甘露糖(Mannose)	松二糖(Turanose)	木糖(Xylose)	纤维二糖(Cellobiose)	阿拉伯糖(L-Arabionse)	麦芽糖(Maltose)	乳糖(Lactose)	蔗糖(Sucrose)	棉籽糖(Raffinose)
模仿葡萄球菌 (*S. simulans*)	+	−	−	−	−	(D)	−	+	D	+	−	−	−	D	+	D	−	−	−	−	(±)	+	+	−
肉葡萄球菌 (*S. carnosus*)	+	−	−	−	−	−	−	−	+	+	−	−	−	D	+	+	−	−	−	−	−	D	−	−
中间葡萄球菌 (*S. intermeDius*)	+	−	+	D	+	D	−	+	−	+	−	−	−	+	(D)	+	D	−	−	−	(±)	D	+	−
海豚葡萄球菌 (*S. Delphini*)	+	−	+	−	−	+	−	+	−	+	ND	−	ND	−	(+)	+	ND	−	ND	−	+	+	+	ND
猪葡萄球菌 (*S. hyicus*)	+	−	D	−	+	−	−	D	−	+	−	−	+	+	−	+	−	−	−	−	−	+	+	−
产色葡萄球菌 (*S. chromogenes*)	+	+	−	−	−	−	−	+	−	+	−	−	+	+	D	+	D	−	−	−	D	+	+	−
溶酪葡萄球菌 (*S. caseolyticus*)	−	D	−	−	ND	−	+	−	−	+	ND	−	−	D	−	−	−	−	−	−	+	+	D	ND
松鼠葡萄球菌 (*S. sciuri*)	+	D	−	−	−	−	+	−	−	+	+	+	−	+	+	(D)	(±)	(D)	+	D	(D)	(D)	+	−
缓慢葡萄球菌 (*S. lentus*)	−	D	−	−	−	−	+	−	−	+	+	+	−	+	+	+	(±)	(±)	+	D	D	D	+	+

***Stenotrophomonas* 寡养单胞菌属(寡食单胞菌属)** Palleroni & Bradbury 1993, IJSB 1993;43(3):606~609.

革兰氏染色阴性,无芽胞杆菌,大小 0.5 μm×1.5 μm,以数根极毛运动,可产生菌毛,无聚羟丁酸盐颗粒,也不水解胞外的多聚物。菌落光滑、有光泽,边缘整齐,呈白色、灰色或淡黄色。

菌株生长需要甲硫氨酸,但并非普遍特征。能还原硝酸盐,但不能作为氮源,不脱硝,卵黄反应也呈阴性,液化明胶,脂酶(吐温 80)阳性,适温 35 ℃。

营养谱有限,试验的 146 种有机化合物中,只有 24 种可作为碳源与能源供其生长。不利用多羟醇、芳香化合物或胺类生长,新分离株可利用烃,但于实验室传代后失去此性质。分离于各种自然材料、人的传染物和临床材料,是除铜绿假单胞菌(*P. aeruginosa*)及不动杆菌(*Acinetobacter*)之外的临床实验室最常见的非发酵型革兰氏染色阴性杆菌。

模式种:*Stenotrophomonas maltophilia* (*Pseudomonas maltophilia*, *Xanthomonas maltophilia*, 嗜麦芽寡养单胞菌)

该菌由极毛运动,鞭毛数多于 1 根,菌落可呈黄色(不是类胡萝卜素或黄单胞菌素)。产生脂酶,生长需甲硫氨酸或半胱氨酸为生长因子。可利用的有机化合物为葡萄糖、甘露糖、蔗糖、蕈糖、麦芽糖、纤维二糖、乳糖、水杨素、乙酸盐、丙酸盐、戊酸盐、丙二酸盐、琥珀酸盐、延胡索酸盐、苹果酸盐、乳酸盐、柠檬酸盐、2-酮戊二酸盐、丙酮酸盐、L-丙氨酸、D-丙氨酸、L-谷氨酸盐、L-组氨酸和 L-脯氨酸。

试验过 146 种有机化合物,仅上面这 24 种化合物可被此菌利用作为碳源。

S. acidaminiphila 喜氨酸寡养单胞菌 IJSEM 2002;52:559~568.

S. africana 非洲寡养单胞菌 IJSB 1997;47(1):160~163.

S. africana =*S. maltophilia* IJSEM 2005;55:1569~1573.

S. bentonitica 膨润土寡养单胞菌 IJSEM 2017;67:2779~2786.

S. chelatiphaga 食螯合剂寡养单胞菌 IJSEM 2010;60:1009~1010. Syst. Appl. Microbiol. 2009;32:157~162.

S. daejeonensis 大田寡养单胞菌 IJSEM 2011;61:598~604.

S. dokdonensis 独岛寡养单胞菌 IJSEM 2006;56:1363~1367.

S. humi 土寡养单胞菌 IJSEM 2007;57:2056~2061.

S. indicatrix 指示寡养单胞菌 IJSEM 2018;68:1830~1838.

S. koreensis 韩国寡养单胞菌 IJSEM 2006;56:81~84.

S. lactitubi 导乳管寡养单胞菌 IJSEM 2018;68:1830~1838.

S. maltophilia 嗜麦芽寡养单胞菌

S. nitritireducens 亚硝酸盐还原寡养单胞菌 IJSEM 2000;50(1):273~282.

S. pavanii 帕文氏寡养单胞菌 IJSEM 2011;61:926~931.

S. pictorum 皮克茨寡养单胞菌 IJSEM 2017;67:1894~1900.

S. rhizophila 嗜根寡养单胞菌 IJSEM 2002;52:1937~1944.

S. terrae 土壤寡养单胞菌 IJSEM 2007;57:2056~2061.

S. tumulicola 栖小山寡养单胞菌 IJSEM 2016;66:1119~1124.

表 151 寡养单胞菌属(***Stenotrophomonas***)两菌种模式株的特征

特征(Characteristic)	嗜麦芽寡养单胞菌 (*S. maltophilia*)(ATCC13637^T)	非洲寡养单胞菌 (*S. africana*)(MGB^T)
革兰氏染色反应(Gram stain reaction)	阴性	阴性
动力(Motility)	+	+
鞭毛数(No. of flagella)	>1	2
氧化酶(Oxidase)	—	—
触酶(Catalase)	+	+
生长需要:		
甲硫氨酸(Methionine)	—	—
硝酸盐(Nitrate)	—	—
纤维双糖(Cellobiose)	+	+
麦芽糖(Maltose)	+	+
乳糖(Lactose)	+	+
吲哚产生(Indole production)	—	—
硝酸盐还原(Nitrate reduction)	—	—
从蔗糖产酸(Acid produced from sucrose)	+	+
从乳糖产酸(Acid produced from lactose)	+	+
卵磷脂酶(Lecithinase)	—	—
明胶(Gelatin)液化	+	+
吐温 80 水解(Tween 80 hydrolysis)	+	+
与 ATCC13637^T 的 16S rRNA 同源性/% (%16S rRNA homology with ATCC 13637^T)	100	98.7
与 ATCC13637^T 的 DNA 同源性/% (%DNA hybridization with ATCC 13637^T)	100	35

注:* 表内的生长需要试验,可能是底物利用试验(编者)。

表 152 寡养单胞菌属(*Stenotrophomonas*)种的鉴别

特 征	嗜麦芽寡养单胞菌	野油菜黄单胞菌	亚硝酸盐还原寡养单胞菌	嗜根寡养单胞菌
硝酸盐还原至亚硝酸盐	+	−	−	100
七叶苷水解	+	−	−	100
卵磷脂酶	+	+	−	0
生长于:				
4 ℃	−	+	−	100
37 ℃	+	−	+	100
生长于存在:				
红霉素	+	+	−	67
卡那霉素	−	−	−	0
庆大霉素	+	+		100
四环素	−	−	−	0
新生霉素	+	−	−	67
4%的氯化钠	+	−		100
产生黄原菌素	−	+	−	−
植物病原性	−	+	−	−

注:引自 IJSEM 2002;52:1937～1944.

表 153 嗜根寡养单胞菌与嗜麦芽寡养单胞菌的鉴别特征

特 征	阳性菌株/%	
	嗜根寡养单胞菌(3 株)	嗜麦芽寡养单胞菌(13 株)
生长于:		
4 ℃	100	16
37 ℃	100	100
41 ℃	0	72
生长于木糖	100	18
5%的氯化钠存在可生长	0	100
产生渗透物:		
蕈糖	100	100
葡萄糖酰甘油	100	0
脂酶	0	82
β-葡萄糖苷酶	0	100

续表

特　征	阳性菌株/%	
	嗜根寡养单胞菌(3 株)	嗜麦芽寡养单胞菌(13 株)
抗真菌活性:		
立枯丝核菌 (*Rhizoctonia solani*)	100	0
菌核菌 (*Sclerotinia sclerotiorum*)	100	0
大丽花轮枝菌 (*Verticillum dahliae*)	100	0
白色念珠菌 (*Candida albicans*)	100	0

注:引自 IJSEM 2002;52(6):1937～1944.

Streptococcus 链球菌属

Rosenbach 1884, 22[AL] 1986 手册; 2: 1043～1071.

革兰氏染色阳性,细胞正常为球形或卵圆形,直径不足 2 μm,当生长于液体培养基中时成对或成链。一般无动力,不形成芽胞,多兼性厌氧,但有的需添加二氧化碳,有的严格厌氧。化能有机营养型,行发酵型代谢,发酵糖类主要产生乳酸,但不产气,某些种发酵有机酸(苹果酸和柠檬酸)和氨基酸(丝氨酸和精氨酸)。触酶阴性。营养需要较复杂而不一致。

适温通常约 37 ℃,但最高与最低温度因种而异。许多种为人或动物的共栖或寄生者,有的是强致病菌;少数为腐生菌,存在于自然环境中。DNA 的 G+C mol%为 34～46 (Tm,Bd)。

模式种: *Streptococcus pyogenes*(化脓链球菌)

化脓溶血链球菌:

S. agalactiae　无乳链球菌

S. equi　马链球菌

S. iniae　海豚链球菌

S. pneumoniae　肺炎链球菌

S. pyogenes　化脓链球菌

口腔链球菌:

S. cricetus　大鼠链球菌

S. ferus　野生链球菌

S. milleri　米氏链球菌

S. mitior　温和链球菌

S. mutans　变异链球菌

S. rattus 鼠链球菌

S. salivarius 唾液链球菌

S. sanguis 血链球菌

S. sobrinus 表兄链球菌

肠链球菌：

S. avium 鸟链球菌→*Enterococcus* IJSB 1984;34:220～223.

S. durans 坚强链球菌 IJSB 1984;34:220～223.

S. faecalis 粪链球菌→*Enterococcus* IJSB 1984;34:31～34.

S. faecium 屎链球菌→*Enterococcus* IJSB 1984;34:31～34.

S. gallinarum 鸡链球菌→*Enterococcus* IJSB 1984;34:220～223.

S. saccharolyticus 解糖链球菌

乳酸链球菌：

S. cremoris 乳脂链球菌

S. garvieae 格氏链球菌

S. lactis 乳链球菌

S. plantarum 植物链球菌

S. raffinolactis 棉子糖乳链球菌

厌氧链球菌：

S. hansenii 汉氏链球菌

S. morbillorum 麻疹链球菌

S. parvulus 微细链球菌→*Atopobium* IJSB 1993;43(1):188～189. FEMS Microbiol. Lett. 1992;95:235～240.

S. pleomorphus 多形链球菌

现有的链球菌种：

S. acidominimus 少酸链球菌

S. adjacens 毗邻链球菌 IJSB 1989;39(3):290～294. →*Granulicatella adjacens*

S. agalactiae 无乳链球菌 IJSB 1980;30:225～420.

S. alactolyticus 非解乳糖链球菌 Valid IJSB 1985;35(2):223～225. Syst. Appl. Microbiol. 1985;5:467～482.

S. anginosus 咽峡炎链球菌

S. australis 南部链球菌 IJSEM 2001;51:1277～1281.

S. azizii 阿兹氏链球菌 IJSEM 2017;67:5032～5037.

S. bovimastitidis 牛乳房炎链球菌 IJSEM 2018;68:21～27.

S. bovis 牛链球菌→*Streptococcus equinus*

S. caballi 驮马(家马)链球菌 IJSEM 2008;58:262～266.

S. cameli 骆驼链球菌 IJSEM 2015;65:1105～1111. Antonie van Leeuwenhoek 2015;107:503～510.

S. canis 狗链球菌 IJSB 1986;36(3):422～425.

S. caprae 山羊链球菌 IJSEM 2016;66:196～200.

S. caprinus 山羊链球菌 IJSB 1996;46(1):362～363. Lett. Appl. Microbiol. 1994;18:313～318. →*Streptococcus gallolyticus* IJSB 1997;47:893～894.

S. castoreus 海獭链球菌 IJSEM 2005;55:843～846.

S. caviae 豚鼠链球菌 IJSEM 2017;67:1551～1556.

S. cecorum 盲肠链球菌 IJSB 1983;33:772～776. →*Enterococcus cecorum* IJSB 1989;39:495～497. Lett. Appl. Microbiol. 1989;8:185～189.

S. constellatus 星群链球菌

S. cremoris 乳脂链球菌→*Lactococcus lactis* subsp. *cremoris*

S. criceti 仓鼠链球菌

S. crista 嵴链球菌 IJSB 1991;41(4):543～547.

S. cuniculi 兔链球菌 IJSEM 2014;64:2486～2490.

S. danieliae 丹尼尔氏链球菌 IJSEM 2013;63:797～798. Arch. Microbiol. 2013;195:43～49.

S. defectivus 缺陷链球菌 IJSB 1989;39(3):290～294. →*Abiotrophia defective*

S. dentapri 公野猪齿链球菌 IJSEM 2010;60:820～823.

S. dentasini 驴链球菌 IJSEM 2013;63:2782～2786.

S. dentasini 猴齿链球菌 IJSEM 2013;63:2782～2786.

S. dentiloxodontae 象齿链球菌 IJSEM 2016;66:3878～3883.

S. dentirousetti 蝙蝠齿链球菌 IJSEM 2008;58:160～163.

S. dentisani 健齿链球菌 IJSEM 2014;64:60～65.

S. devriesei 戴氏链球 IJSEM 2004;54:631～632. Syst. Appl. Microbiol. 2004;27:146～150.

S. didelphis 袋鼠链球菌 IJSEM 2000;50(2):759～765.

S. difficilis 难辨链球菌 Valid IJSB 1995;45(1):197～198. Curr. Microbiol. 1994;28:139～143. →*Streptococcus agalactiae* IJSEM 2005;55:961～965.

S. downei 唐村链球菌 IJSB 1988;38(1):25～29.

S. durans 坚强链球菌 IJSB 1984;34:327～331. →*Enterococcus durans*

S. dysgalactiae 停乳链球菌 IJSB 1983;33:404～405.

S. entericus 肠链球菌 IJSEM 2002;52:665～669.

S. equi 马链球菌

S. equinus 马链球菌

S. ferus 野生链球菌 IJSB 1983;33:883～885. emend IJSEM 2003;53:143～146.

S. gallinaceus 雉链球菌 IJSEM 2002;52:1161～1164.

S. gallinarum 鸡链球菌 IJSB 1982;32:410～415. →*Enterococcus gallinarum*

S. gallolyticus 解没食子酸盐链球菌 IJSB 1996;46(1):362～363. Syst. Appl. Microbiol. 1995;18:74～78.

S. gallolyticus 修正描述:IJSEM 2002;52:939～944.

S. gallolyticus* subsp. *gallolyticus 解没食子酸盐链球菌解没食子酸盐亚种 IJSEM 2003;53:631～645.

S. gallolyticus* subsp. *macedonicus 解没食子酸盐链球菌马其顿亚种 IJSEM 2003;53:631～645.

S. gallolyticus* subsp. *pasteurianus 解没食子酸盐链球菌巴斯德亚种 IJSEM 2003;53:631～645.

S. garvieae 格氏链球菌 IJSB 1984;34:270～271. J. Gen. Microbiol. 1983;129:3427～3431.

S. gordonii 戈氏链球菌 IJSB 1989;39(4):471～484.

S. halichoeri 灰海豹链球菌 IJSEM 2004;54:1753～1756.

S. halotolerans 耐盐链球菌 IJSEM 2016;66:4211～4217.

S. hansenii 汉森氏链球菌→*Blautia hansenii* IJSEM 2008;58:1896～1902.

S. henry 亨利氏链球菌 IJSEM 2008;58:262～266.

S. himalayensis 喜马拉雅链球菌 IJSEM 2017;67:256～261.

S. hongkongensis 香港链球菌 IJSEM 2013;63:2570～2576.

S. hyointestinalis 猪肠链球菌 IJSB 1988;38(4):440～441.

S. hyovaginalis 猪阴道链球菌 IJSB 1997;47(4):1073～1077.

S. ictaluri 鲶鱼链球菌 IJSEM 2007;57:1603～1606.

S. infantarium 婴链球菌 IJSEM 2000;50(4):1425～1434.

S. infantis 婴儿链球菌 IJSB 1998;48(3):921～927.

S. intermedius 中间链球菌

S. intestinalis 肠链球菌 IJSB 1988;38(3):245～248.

S. intestinalis 是 *S. alactolyticus* 的迟同义名 IJSB 1999;49(2):737～741.

S. lactarius 乳汁链球菌 IJSEM 2011;61:1048～1052.

S. loxodontisalivarius 非洲象唾液链球菌 IJSEM 2014;64:3288～3292.

S. lutetiensis 巴黎链球菌 IJSEM 2002;52:1247～1255.

S. macacae 猕猴链球菌 IJSB 1984;34:332～335.

S. macedonicus 马其顿链球菌 IJSB 1998;48(2):519～527.

S. marimammalium 海哺乳动物链球菌 IJSEM 2005;55:271～274.

S. marmotae 旱獭链球菌 IJSEM 2016;66:4315～4322.

S. massiliensis 马赛链球菌 IJSEM 2006;56:1127～1131.

S. merionis 蒙古沙鼠链球菌 IJSEM 2009;59:766～770.

S. minor 小链球菌 IJSEM 2004;54:449～452.

S. mitis 缓症链球菌

S. morbillorum 麻疹链球菌→*Gemella morbillorum*

S. moroccensis 摩洛哥链球菌 IJSEM 2014;64:2480～2485.

S. mutans 变异链球菌

S. oligofermentans 寡酵链球菌 IJSEM 2003;53:1101～1104.

S. oralis 口腔链球菌 IJSB 1982;32:410～415. emend IJSB 1989;39:471～484.

S. oricebi 卷尾猴口链球菌 IJSEM 2016;66:1063～1067.

S. oriloxodontae 象齿链球菌 IJSEM 2014;64:3755～3759.

S. orisasini 驴口链球菌 IJSEM 2013;63:2782～2786.

S. orisratti 鼠口链球菌 IJSEM 2000;50(1):55～61.

S. orisuis 猪口腔链球菌 IJSEM 2007;57:1272～1275.

S. ovis 绵羊链球菌 IJSEM 2001;51(3):1147～1150.

S. ovuberis 绵羊乳房链球菌 IJSEM 2017;67:4340～4344.

S. oxisasini 猴口链球菌 IJSEM 2013;63:2782～2786.

S. panodentis 黑猩猩齿链球菌 IJSEM 2016;66:1～3. Microbiol. Immunol. 2015;59:526～532.

S. pantholopis 羚羊链球菌 IJSEM 2016;66:3281～3286.

S. parasanguis 副血链球菌 Valid IJSB 1990;40(3):320～321. FEMS Microbiol. Lett. 1990;68:115～122.

S. parasuis 类猪链球菌 IJSEM 2015;65:438～443.

S. parauberis 副乳房链球菌 Valid IJSB 1990;40(4):470～471. J. Appl. Microbiol. 1990;68:485～490.

S. parvulus 微细链球菌 IJSB 1983;33:82～84. IJSB 1991;41:261～266.

S. pasteurianus（原 *Streptococcus bovis biotype* Ⅱ. 2） 巴斯德研究院链球菌 IJSEM 2002;52:1247～1255.

S. penaeicida 杀虾链球菌 IJSEM 2018;68:1490～1495.

S. peroris 泛口腔链球菌 IJSB 1998;48(3):921～927.

S. phocae 海豹链球菌 IJSB 1994;44(4):646～650.

S. plantarum 植物链球菌 Valid IJSB 1984;34:270～271. J. Gen. Microbiol. 1983;129:3427～3431.

S. pleomorphus 多形链球菌

S. pluranimalium 多动物链球菌 IJSB 1999;49(3):1221～1226.

S. plurextorum 多器官链球菌 IJSEM 2009;59:504～508.

S. pneumoniae 肺炎链球菌

S. porci 猪链球菌 IJSEM 2010;60:104～108.

S. porcinus 豚链球菌 Valid IJSB 1985;35(3):223～225. Syst. Appl. Microbiol. 1984;5:402～413.

S. porcorum 猪链球菌 IJSEM 2011;61:1585～1589.

S. pseudopneumoniae 假肺炎链球菌 IJSEM 2005;55:1～2. J. Clin. Microbiol. 2004;42:4686～4696.

S. pseudoporcinus 假豚链球菌 IJSEM 2007;57:893～897. J. Clin. Microbiol. 2006;44:2584～2586.

S. pyogenes 化脓链球菌

S. raffinolactis 棉子糖乳链球菌→*Lactococcus raffinolactis*

S. ratti 鼠链球菌

S. respiraculi 呼吸道链球菌 IJSEM 2018;68:2082～2087.

S. rifensis 里夫链球菌 IJSEM 2014;64:2480～2485.

S. rubneri 鲁氏链球菌 IJSEM 2013;63:4026～4032.

S. ruminantium 反刍动物链球菌 IJSEM 2017;67:3660～3665.

S. rupicaprae 麂皮链球菌 IJSEM 2011;61:1989～1993.

S. saccharolyticus 解糖链球菌 Valid IJSB 1985;35(2):223～225. Syst. Appl. Microbiol. 1985;5:467～482. →*Enterococcus saccharolyticus*

S. salivarius 唾液链球菌

S. saliviloxodontae 非洲象唾液链球菌 IJSEM 2014;64:3288～3292.

S. sanguinis 血链球菌

S. shiloi 希洛链球菌 Valid IJSB 1995;45(1):197～198. Curr. Microbiol. 1994;28:139～143. →*Streptococcus iniae* IJSB 1995;45:840～843.

S. sinensis 中国链球菌 IJSEM 2002;52:1437～1438. J. Clin. Microbiol. 2002;40:805～810.

S. sobrinus 表兄链球菌 IJSB 1983;33:883～885.

S. suis 猪链球菌 IJSB 1987;37(2):160～162.（2005 年 6 月在中国四川因此菌感染病死 38 人和 600 头猪）

S. tangierensis 骆驼链球菌 IJSEM 2015;65:1105～1111. Antonie van Leeuwenhoek 2015;107:503～511.

S. thermophilus（原 *S. salivarius* subsp. *thermophilus*） 嗜热链球菌 IJSB 1995;45(3):619～620. Syst. Appl. Microbiol. 1991;14:386～388.

S. thoraltensis 托尔豪特链球菌 IJSB 1997;47(4):1073～1077.

S. tigurinus 迪城链球菌 IJSEM 2012;62:2941～2945.

S. troglodytae 黑猩猩链球菌 IJSEM 2013;63:418～422.

S. troglodytidis 黑猩猩链球菌 IJSEM 2013;63:449～453.

S. uberis 乳房链球菌

S. urinalis 尿链球菌 IJSEM 2000;50(3):1173～1178.

S. ursoris 熊口链球菌 IJSEM 2011;61:40～44.

S. utetiensis 新巴黎链球菌 IJSEM 2002;52:1247～1255.（原 *Streptococcus infantarius* subsp. *coli*）

S. vestibularis 前庭链球菌 IJSB 1988;38(4):335～339.

S. waius 奶链球菌 IJSB 1999;49(2):759～767.

S. waius 同于 *Streptococcus macedonicus* IJSEM 2002;52:939～944.

关于 *S. constellatus*，*S. intermedius* 和 *S. anginosus* 之间的关系，见 IJSB 1997;37(3):222～228. IJSB 1991;41(1):1～5.

表 154　肺炎链球菌、假肺炎链球菌和草绿色链球菌组的表型和基因型

分离物	奥泼托根敏感试验								自溶素基因		肺炎球菌溶素 (Pneumolysin) 基因 PCR 阳性
	含二氧化碳空气时的抑菌环			不含二氧化碳空气时的抑菌环			胆汁溶菌	Phadebact 试验阳性	PCR		
	6 mm	8～13 mm	≥14 mm	6 mm	8～13 mm	≥14 mm			～200 bp	～270 bp	
肺炎链球菌(87 株)	2	1	84	0	0	87	87	87	0	87	87
假肺炎链球菌(35 株)	20	13	2	0	5	30	0	35	24	0	35
草绿色链球菌组(35 株)	33	1	1	30	2	3		10	2	1	4
米氏链球菌(6 株)	6	0	0	6	0	0	0	0	0	0	0
缓症链球菌(16 株)	14	1	1	11	2	3	0	8	2	1	4
口腔链球菌(6 株)	6	0	0	6	0	0	0	1	0	0	0
唾液链球菌(6 株)	6	0	0	6	0	0	0	1	0	0	0
血链球菌(1 株)	1	0	0	1	0	0	0	0	0	0	0

注:引自 J. Clin. Microbiol. 2004;42:4686～4696. Phadebact 为瑞典免疫产品,作协同凝集试验。由此表可见:做奥普托欣(Optochin)试验时应在含二氧化碳的烛缸中进行,而胆汁溶菌试验很可靠。假肺炎链球菌没有荚膜。

表 155　触酶阴性革兰氏染色阳性球菌的基本表型试验

PYR	LAP	NaCl	形态	可能的鉴定
+	+	+	链状	*Enterococcus* 肠球菌属(1984),*Vagococcus* 游球菌属(1990),*Lactococcus* 乳球菌属(1986),或 *Flacklamia languida* 之外的 *Flacklamia* 种(法肯莱姆氏菌属,1997)或 *Ignavigranum*(惰球菌属,1999)
+	+	+	堆簇	*Flacklamia languida* 无力法肯莱姆氏菌或 *Dolosigranulum* 蒙球菌属(1994)
+	+	−	链状	*Abiotrophia* 乏养菌属(1995),*Granulicatella* 小链球菌属(2000)或 *Gemella haemolysan*(溶血孪生球菌)以外的 *Gemella* 种
+	+	−	堆簇	*Rothia mucilaginosa* 黏滑罗氏菌或 *Gemella haemolysans*
+	−	+	链状	*Globicatella* 圆短链菌属(1995),格鲁比卡氏菌属
+	−	+	堆簇	*Aerococcus viridans* 绿色气球菌或 *Helcococcus* 创伤球菌属(1993)
+	−	−	链状	*Dolosicoccus* 狡诈球菌属(1999)
−	+	+	堆簇	*Aerococcus urinae* 脲气球菌或 *Pediococcus*(片球菌属,1984,抗万古霉素)
−	+	−	链状	*Viridans streptococci*(草绿色链球菌)
−	−	+	链状	*Leuconostoc*(明串珠菌属,1878,抗万古霉素)

注:引自 J. Clin. Microbiol. 2003;40(4):1129～1133. PYR 为吡咯烷酮芳胺酶,LAP 为白氨酸氨肽酶,NaCl 一项为含 6.5%的氯化钠时的生长情况。

表 156 草绿色链球菌种群的某些特征

种组或株型	VP 反应	精氨酸	甘露醇	山梨醇	备注
Mutans(变异)	+	−	+	+	变异链球菌和表兄链球菌(*S. lobrinus*)(可能山梨醇不定)可能和人的龋齿和心内膜炎有关
Sativaris(唾液)	+	−	−	−	唾液链球菌和不太常见的前庭链球菌(VP 反应阴性)偶尔从低中性粒细胞的患者中分离
Bovis(牛)	+	−	v	−	牛链球菌为此组的主要成员,可引起心内膜炎和与结肠癌相关的菌血症
Anginosus(咽峡炎)	+	+	v	−	咽峡炎链球菌、星群链球菌(*S. constellatus*)和中间链球菌(*S. intermedius*)呈不同的溶血反应和兰斯菲尔德(Lancefield)抗原,与化脓感染有关
Mitis(缓症):					
精氨酸水解阳性	−	+	−	v	血链球菌(*S. sanguis*)和戈氏链球菌(*S. gordonii*)最常见,引起心内膜炎
精氨酸水解阴性	−	−	−	−	包括缓症链球菌(*S. mitis*)和口腔链球菌(*S. oralis*),前者从免疫力低下的菌血症和败血症休克患者中分离出

注:引自 J. Clin. Mecrobiol. 2002;40(4):1129～1133. 精氨酸为水解试验。

***Streptomyces* 链霉菌属** Waksman and Henrici 1943, 339[AL] 1989 手册;4:2452～2492.

绝大部分为腐生的革兰氏染色阳性需氧菌,基丝生长发育良好,多分枝,一般不形成横隔也不断裂,但偶尔有的菌基丝断裂,孢子也很少生在基丝上。气丝分枝,在气丝上生有长孢子丝链,直或呈波曲、螺旋形等,孢子丝链分化为孢子,系横隔分裂。孢子圆形、椭圆形或杆状,表面光滑,附有瘤状物,或有长、短、粗、细不等的刺、毛发状或鳞片状物等。

细胞壁化学组分为Ⅰ型,含有 LL-DAP 和甘氨酸。糖型 C,但有的往往含有特征性糖,磷脂为 PⅡ型,呼吸醌为 MK-9(H4,H6,H8),DNA 的 G+C mol%为 69～78。模式种为白色链霉菌(*S. albus*)。

链霉菌属已有千余种,同种异名相当混乱。仅极少几种,例如索马里链霉菌(*S. somaliensis*)与放线菌性足菌肿(mycetoma)病有关。白色链霉菌(*S. albus*)和天蓝色链霉菌(*S. coelicolor*)也从临床检本中分离得到。灰色链霉菌(*S. griseus*)接种于小鼠腹腔或静脉时有致病性。

本属菌种极多(至 2011 年已超过 590 个种),分类异常庞杂和混乱,可参阅专门的书籍。

Sutterella 萨特氏菌属 Wexler et al. 1996，IJSB 1996；46（1）：252～285.

革兰氏染色阴性的直杆菌，在微嗜氧空气中（含 2%或 6%的氧）或厌氧条件下生长。抵抗含 20%胆汁的纸片，不分解糖，在需氧条件下，培养基中含有甲酸盐和延胡索酸盐时不还原四氯四氮唑（tetrazolium tetrachloride）。与纤细弯曲菌（*C. gracilis*）和其他弯曲菌的鉴别如表 157 所示。

16S rRNA 测序和 DNA 杂交的资料显示，萨特氏菌属（*Sutterella*）与纤细弯曲菌（*C. gracilis*）和其他弯曲菌无关。

模式种：*Sutterella wadsworthensis*（沃兹沃思萨特氏菌）

S. parvirubra 小红萨特氏菌 IJSEM 2008；58：970～975.

S. stercoricans 狗粪萨顿氏菌 IJSEM 2004；54：1581～1584.

S. wadsworthensis 沃兹沃思萨特氏菌

表 157 萨特氏菌属（*Sutterella*）与类似菌的鉴别

属种（Genus or species）	氧化酶（Oxidase）	尿素（Urea）	吲哚氧基乙酸盐（Indoxyl acetate）	2%的氧中生长	6%的氧中生长	抵抗20%的胆汁	TTC还原（TTC reduction）
解尿拟杆菌（*B. ureolyticus*）	+	+	ND	+	+或 W	S	ND
弯曲菌属（*C. ampylobacter*）	+	－	V	+	+	V	+
纤细弯曲菌（*C. gracilis*）	－	－	+	+	－[b]	S	+
萨特氏菌属（*Sutterella utterella*）	－	－	－	+	+（－）	R	－

注：a. 培养基中有甲酸盐（formate）和延胡索酸盐（fumarate）时需氧条件下还原 TTC；b. 在布氏琼脂并含甲酸盐（formate）和延胡索酸盐（fumarate）而不含血时 *C. gracilis* 方可在 6%的氧中生长，加入血时便不能生长。

Suttonella 苏同（萨顿）氏菌属 Dewhirst et al. 1990，IJSB 1990；40(4)：426～433.

革兰氏染色阴性，但倾向于抵抗脱色。直杆菌，大小 1.0 μm×(2～3)μm，两端钝圆。偶尔成对、成团或成链。通常试验中无动力，但可有菌毛（伞形的）并表现为搐动。在血平板 37 ℃培养 48 h 形成半透明小菌落，新分离的培养物使培养基成凹，菌落边缘扩散。需氧菌，氧化酶阳性（当用四甲基对苯二胺试验时），触酶阴性，吲哚阳性（较弱），脲酶阴性，DNA 酶阴性，鸟氨酸和赖氨酸脱羧酶阴性。化能有机营养型，进行严格的发酵型代谢，从葡萄糖和有限的糖类产酸不产气。不还原硝酸盐，产生硫化氢（以醋酸铅法而非三糖铁法），在麦康克琼脂上不生长。DNA 的 G+C mol%为 49。此菌属的单一种是 *Suttonella indologenes*。

S. indologenes(原 *Kingella indologenes*) 产吲哚萨顿氏菌

S. ornithocala 居鸟萨顿氏菌 IJSEM 2005;55:2269～2272.

(姚明晓 编写)

Tannerella 坦娜氏菌属 Sakamoto, et al. 2002 IJSEM 2002;52:841～849.

革兰氏染色阴性,专性厌氧菌,呈无动力的纺锤形,大小(0.3～0.5)μm×(1～30)μm,发酵的主要终产物为乙酸、丁酸、异戊酸、丙酸和苯乙酸,可产生少量的异丁酸和琥珀酸。多数菌株生长时需要 NAM,有的株则不需要;20%的胆汁可抑制生长。能水解七叶苷,产吲哚不定,存在胰蛋白酶活性。存在 G6PDH、6PGDH、MDH 和 GDH 途径。主要的呼吸醌是甲基萘醌 MK-10 和 MK-11,存在无羟基或 3-羟长链脂肪酸,非羟基脂肪酸主要是饱和长链酸和反异构甲基支链型,比起真正的类杆菌,反异构型 $C_{15:0}$ 与异构型 $C_{15:0}$ 的比例非常高(不低于 20)。DNA 的 G+C mol%为 44～48。此菌属是 *Cytophaga-Flavobacterium-Bacteroides* (CFB)菌群中的类杆菌亚群,与 *Bacteroides distasonis* 和 *B. merdae* 关系密切。

模式种:*Tannerella forsythensis*(福赛斯坦娜氏菌)

T. forsythensis(原 *Bacteroides forsythensis*) 福赛斯坦娜氏菌

表 158 坦娜氏菌属(*Tannerella*)与类似菌属的鉴别

特 征	坦娜氏菌属	吉氏类杆菌	屎类杆菌
胆汁生长	−	+	+
NAM 需要	+*	−	−
吲哚产生	V	−	−
触酶	V	+	−
七叶苷水解	+	+	+
色素产生	−	−	−
代谢	NF	F	F
主要终产物	A,B,IV,P,PA	A,S	A,S
存在有:			
G6PDH	+	+	+
6PGDH	+	+	+
蛋白分解活性	+	−	−
主要脂肪酸	反异构型 $C_{15:0}$	反异构型 $C_{15:0}$	反异构型 $C_{15:0}$
反异构型 $C_{15:0}$ 与异构型 $C_{15:0}$ 比例	22.8～95.2	4	6.3
优势的甲基萘醌	MK-10,MK-11	MK-10	MK-9,MK-10
G+C mol%	44～48	43～45	43～46
主要存在	牙周囊	粪	粪

表 158 坦娜氏菌属(*Tannerella*)与类似菌属的鉴别(续)

特 征	卟啉单胞菌属	类杆菌属	普雷沃氏菌属
胆汁生长	—	+	—
NAM 需要	—	—	—
吲哚产生	V	V	V
触酶	V	V	V
七叶苷水解	—	+	V
色素产生	+	—	V
代谢	NF	F	MF
主要终产物	A,B,IV,P,PA,S	A,S	A,S
存在有:			
G6PDH	V	+	—
6PGDH	V	+	—
蛋白分解活性	V	—	V
主要脂肪酸	异构型 $C_{15:0}$	反异构型 $C_{15:0}$	反异构型 $C_{15:0}$
反异构型 $C_{15:0}$ 与异构型 $C_{15:0}$ 比例	<1	2.1～5.4	1.2～11.3
优势的甲基萘醌	MK-9,MK-10	MK-10,MK-11	MK-10,MK-11,MK-12,MK-13
G+C mol%	40～55	40～48	40～60
主要存在	口腔	粪	口腔

注:引自 IJSEM 2002;52:841～849.

Tatumella 塔特姆氏菌属 Hillis et al. 1982, 267[VP]1984 手册;1:515～516.

菌体呈小杆形,大小(0.6～0.8)μm×(0.9～3)μm,符合肠杆菌科的一般定义,36 ℃时无动力,当生长于 25 ℃时约一半的菌株以极毛、次极毛或侧毛运动,兼性厌氧。生化反应 25 ℃比 36 ℃时更活跃,发酵葡萄糖产酸不产气,在 36 ℃发酵少数几种其他糖。原培养物于实验室培养基中常常数周内死亡。与肠杆菌科其他菌不同,该菌在青霉素纸片(10 U)周围可形成大的抑菌环。从人的临床标本(主要是从呼吸道)中分离得到,可能是不太常见的条件致病菌(从血中得到三个分离物)或栖居菌。DNA 的 G+C mol%为 53～54

(Bd)。

模式种:*Tatumella ptyseos*(痰塔特姆氏菌)

仅有这一个种,此菌种36 ℃时无动力,菌落无黄色素。还原硝酸盐为亚硝酸盐,氧化酶阴性。发酵葡萄糖产酸不产气,此外还发酵甘露糖、蔗糖和蕈糖。绝大多数菌株产生苯丙氨酸脱氨酶,不产生吲哚,甲基红与VP反应阴性,绝大多数菌株不在西蒙氏柠檬酸盐上生长,不产生硫化氢。其他呈现阴性的生化反应有:脲酶、赖氨酸脱羧酶、鸟氨酸脱羧酶、精氨酸双水解酶、明胶酶、脂酶、DNA酶、氰化钾生长、ONPG和七叶苷水解。

不发酵乳糖、麦芽糖、甘露醇、卫矛醇、侧金盏醇、肌醇、山梨醇、阿拉伯糖、鼠李糖、纤维二糖、赤藓醇、D-阿糖醇和α-甲基-D-葡萄糖苷,不分解利用黏液酸盐、约旦氏酒石酸盐、丙二酸盐、乙酸盐和柠檬酸盐。

很少在临床标本中遇到,从痰中分离得到。

T. citrea(原 *Pantoea citrea*) 柠檬塔特姆氏菌 IJSEM 2010;60:484~494.

T. morbirosea 凤梨病塔特姆氏菌 IJSEM 2010;60:484~494.

T. punctata(原 *Pantoea punctata*) 斑点塔特姆氏菌 IJSEM 2010;60:484~494.

T. ptyseos 痰塔特姆氏菌

T. saanichensis 萨尼奇(温哥尔)塔姆氏菌 IJSEM 2015;65:1959~1966.

T. terreae(原 *Pantoea terrea*) 土壤塔特姆氏菌 IJSEM 2010;60:484~494.

Telluria 土地菌属 Bowman et al. 1993, IJSB 1993;43(1):120~124.

革兰氏染色阴性,直杆菌,大小(0.5~1.0)μm×(2.0~3.0)μm,有时呈丝状,可长达30 μm,此情况在陈旧培养中较多见。单个、成对或成短链,在液体培养基中形成单极毛,在固体培养基中另外还有侧毛,显著积累聚β-羟丁酸盐。严格需氧,在静止液体培养基中只形成表面菌膜,化能有机营养型。不能用氢作为化能自养的能源,不脱硝,无精氨酸双水解酶,在含糖类和无机或有机联合氮源的培养基中生长良好,缺糖类的培养基中生长差,对氯化钠敏感,在多于1.5%时完全抑制生长,0.5%时生长也很差。能活跃地利用复杂的多糖,包括淀粉和木聚糖,其他化合物因种而异,不水解纤维素,能水解明胶、酪蛋白、DNA、七叶苷、吐温40、吐温60和吐温80,产生磷酸酶和芳基硫酸酯酶。在20~45 ℃时生长良好,适温30~35 ℃,最适pH值为7.0,主要的醌是Q-8。DNA的G+C mol%为67~72。已知存在于土壤中,特别是在植物根际。属于变形菌纲β亚纲。

模式种: *Telluria mixta*(混毛土地菌)

T. chitinolytica 解壳多糖土地菌

T. mixta 混毛土地菌(原 *Pseudomonas mixta*)

Terrabacter 地杆菌属　Collins, Dorsch & Stackebrandt 1989, IJSB 1989;39(1):1～6.

在复杂的培养基中生长时存在杆-球生长环，在对数期培养物中可看到不规则的杆状菌；稳定期培养物主要由球状菌组成，杆状菌和球状菌皆为革兰氏染色阳性。不抗酸，也不形成芽胞，杆状不运动或偶尔运动。生长于 10～35 ℃，63 ℃时 30 min 不存活，生长于 5%的氯化钠环境中。触酶阳性，氧化酶阴性，专性需氧。在含胨培养基中不从葡萄糖和其他糖中产酸，不水解纤维素，还原硝酸盐为亚硝酸盐，胞壁肽聚糖中含有 L-2,6-二氨基庚二酸，缺乏枝菌酸。长链脂肪酸主要为异构甲基支链型，直链饱和型、反异构甲基支链型和单不饱和异构甲基支链型也存在，极性脂包括二磷脂酰甘油、磷脂酰乙醇胺、磷脂酰肌醇和某些未知的含氨基的磷糖脂。主要的呼吸醌为有 8 个异戊二烯单位的四氢甲基萘醌。DNA 的 G+C mol%为 69.8～73.4 (Tm)。在系统发生上，此属属于放线菌目亚组，与类诺卡氏菌属(*Nocardioides*)一起形成一个分离的分支。

模式种：*Terrabacter tumescens*(肿胀地杆菌)

T. aeriphilus　喜空气地杆菌　IJSEM 2010;60:1130～1134.

T. aerolatus　气携地杆菌　IJSEM 2007;57:2106～2109.

T. carboxydivorans　食一氧化碳地杆菌　IJSEM 2011;61:482～486.

T. ginsenosidimutans　人参苷转化地杆菌　IJSEM 2011;61:2563～2565. Appl. Environ. Microbiol. 2010;76:5827～5836.

T. lapitti　小石头地杆菌　IJSEM 2008;58:1084～1088.

T. terrae　土地地杆菌　IJSEM 2005;55:2491～2495.

T. terrigena　地生地杆菌　IJSEM 2009;59:2798～2802.

T. tumescens(原 *Arthrobacter tumescens*)　肿胀地杆菌

Tissierella 泰氏(替策氏)菌属　Collins & Shah 1986, IJSB 1986;36(3):461～463.

专性厌氧的革兰氏染色阴性无芽胞杆菌，弱发酵或不发酵，在胨-酵母浸液-葡萄糖肉汤中的主要代谢终产物为乙酸、丁酸、异戊酸和少量的其他酸。有 6-磷酸葡萄糖酸盐脱氢酶，缺乏葡萄糖-6-磷酸盐脱氢酶、谷氨酸盐脱氢酶和苹果酸盐脱氢酶，胞壁肽聚糖中有内消旋二氨基庚二酸，存在非羟基和 3-羟基长链脂肪酸，脂肪酸主要是直链饱和型和异构甲基支链型，缺乏甲基萘醌。DNA 的 G+C mol%为 28。

模式种：*Tissierella praeacuta*(前锐泰氏菌)

T. creatinini　肌酐泰氏菌　IJSB 1995;45(3):436～440.

T. creatinophila　喜肌酸泰氏菌　IJSB 1998;48(3):983～993.

T. praeacuta　前锐泰氏菌(原 *Bacteroides praeacutus*)，接近于 *Clostridium hastiforme*　IJSB 1995;45(3):436～440.

Tissierella 泰氏菌属 Collins and Shah 修正描述 Farrow et al. IJSB 1995;45(3):436～440.

革兰氏染色阴性或革兰氏染色阳性的杆菌，胞壁肽聚糖中含有内消旋二氨基庚二酸或D-鸟氨酸。细胞脂肪酸主要为直链饱和和异构甲基支链型或不饱和脂肪酸。菌株主要生长于肌酐中，典型的产生乙酸、肌氨酸、N-氨甲酰胺肌氨酸、氨和二氧化碳。DNA的G+C mol%为28～32。

模式种：*Tissierella carlieri*（卡氏泰氏菌）

T. carlieri 卡氏泰氏菌 IJSEM 2014;64:3603～3606. Syst. Appl. Microbiol. 2414;37:23～34.

Trabulsiella 特拉伯氏菌属 Mc Whorter et al. 1992, IJSB 1992;42(2):327～329. J. Clin. Microbiol. 1991;29(7):1480～1485.

革兰氏染色阴性，氧化酶阴性，有动力，发酵型无色素，符合肠杆菌科定义的杆菌。DNA相关性与沙门氏菌属比较接近。VP反应阴性，产生硫化氢，脲酶、苯丙氨酸脱氨酶和明胶酶阴性。赖氨酸和鸟氨酸脱羧酶阳性，能在氰化钾培养基中生长，还原硝酸盐为亚硝酸盐，脂酶和DNA酶阴性。大多数菌株能利用柠檬酸盐，能利用乙酸盐，但不利用丙二酸盐。分解葡萄糖产酸产气，发酵L-阿拉伯糖、纤维二糖、麦芽糖、甘露醇、甘露糖、鼠李糖、山梨醇、木糖和黏液酸。不为沙门氏菌噬菌体裂解。偶从腹泻患者的粪便中分离到，致病性未知，易与沙门氏菌混淆，需加以鉴别（噬菌体裂解、H抗原、DNA探针及此菌的蜜二糖阴性，对氨苄青霉素抵抗等）。DNA的G+C mol%未知。

模式种：*Trabulsiella guamensis*（关岛特拉伯氏菌）

T. guamensis 关岛特拉伯氏菌

T. odontotermitis 黑翅白蚁特拉伯氏菌 IJSEM 2007;57:696～700.

Treponema 密螺旋体属 Schaudinn 1905, 1728^{AL}1984 手册；1:49～57.

革兰氏染色阴性，螺旋形杆菌，大小(0.1～0.4)μm×(5～20)μm，细胞表现为紧密规则或不规则的螺旋。有一到多根胞外质鞭毛（轴丝）插生入原浆筒体（protoplasmic cylinder）的每端，原浆丝（cytoplasmic fibrils）、微管（microtubules）和胞浆内微管（intracytoplasmic tubules）在紧靠原浆膜下的原浆中位于鞭毛下方。在不利的培养或环境条件下形成球状或螺旋体球状，陈旧培养时也这样。用镀银法染色好，革兰氏染色或吉姆萨染色时多数种着色很差，用暗视野或相差显微镜观察最好。有动力，在液体培养基中有旋转，也有移动运动。严格厌氧或微嗜氧，人的病原性种被认为微嗜氧，不能在人工培养基或组织培养中生长，化能有机营养型，可利用各种糖类或氨基酸作为碳源和能源。可培养的厌氧种触酶和氧化酶阴性，某些需要血清中的长链脂肪酸，而另一些可培养的种则需要短链挥发性脂肪酸供其生长。存在于人和动物的口腔、肠道和生殖道部位，有宿主相关性，某些种为病原体。DNA 的 G+C mol%为 25～54。

模式种：*Treponema pallidum*（苍白密螺旋体）

T. amylovorum 食淀粉密螺旋体 IJSB 1997;47(3):842～845.

T. azotonutricium 偶氮营养密螺旋体 IJSEM 2004;54:631～632. Appl. Environ. Microbiol. 2004;70:1315～1320.

T. bajacaliforniensis IJSEM 2004;54:631～632. Arch. Microbiol. 1985;142:317～325.

T. berlinense 柏林密螺旋体 IJSEM 2005;55:1675～1680.

T. brennaborense 伯兰登堡密螺旋体 IJSB 1999;49(1):43～50.

T. bryantii 布氏密螺旋体

T. caldarium 栖温水密螺旋体 IJSEM 2013;63:3131～3134. Stand. Genomic Sci. 2013;8:88～105.

T. carateum 斑点病密螺旋体

T. denticola 齿垢密螺旋体 IJSB 1993;43(2):196～203.

T. hyodysenteriae 猪痢疾密螺旋体 Serpula IJSB 1991;41(1):50～58. →*Brachspira hyodysenteriae* Microbiol. Immunol. 1997;41:445～452.

T. innocens 无害密螺旋体 Serpula IJSB 1991;41(1):50～58.

→*Brachyspira innocens* Microbiol. Immunol. 1997;41:445～452.

T. isoptericolens 白蚁密螺旋体 IJSEM 2008;58:1079～1083.

T. lecithinolyticum 解卵磷脂密螺旋体 IJSB 1999;49(4):1329～1339.

T. maltophilum 嗜麦芽糖密螺旋体 IJSB 1996;46(3):745～752.

T. medium 中等密螺旋体 IJSB 1997;47(1):67～72.

T. minutum 微细密螺旋体

T. pallidum* subsp. *endemicum 苍白密螺旋体皮下亚种

T. pallidum* subsp. *pallidum 苍白密螺旋体苍白亚种

T. pallidum* subsp. *pertenue 苍白密螺旋体细长亚种

T. paraluiscuniculi 兔梅毒密螺旋体

T. parvum 小密螺旋体 IJSEM 2001;51(3):955～962.

T. pectinovorum 嗜果胶密螺旋体 IJSB 1983;33(4):852～856.

T. pedis 脚炎密螺旋体 IJSEM 2009;59:987～991.

T. pertenue 极细密螺旋体

T. phagedenis 溃蚀密螺旋体

T. porcinum 豚密螺旋体 IJSEM 2005;55:1675～1680.

T. primitia 初获(首次)密螺旋体 IJSEM 2004;54:631～632. Appl. Environ. Microbiol. 2004;70:1315～1320.

T. putidum 烂臭密螺旋体 IJSEM 2004;54:1117～1122.

T. refringens 屈曲密螺旋体

T. saccharophilum 嗜糖密螺旋体 IJSB 1986;36(2):354～356. Appl. Environ. Microbiol. 1985;50:212～219.

T. scoliodontum 畸形齿密螺旋体

T. socranskii 索氏密螺旋体 IJSB 1984;34(4):457～462.

T. stenostreptum 紧卷密螺旋体 IJSEM 2013;63:3131～3134. Stand. Genomic Sci. 2013;8:88～105.

T. succinifaciens 产琥珀酸密螺旋体

T. vincentii 文氏密螺旋体

Tropheryma 养障菌属 La Scola et al. 2001 IJSEM 51(4):1471～1479.

模式种是 *Tropheryma whipplei*(惠普尔氏病养障菌),为革兰氏染色阴性短杆菌,大小(0.8～1.7)μm×(0.25～0.3)μm,有时当细胞分裂损害时菌可更长。无动力,无鞭毛,细胞膜外有薄的同质性的壁和一细胞膜样结构,电镜下壁呈三层构造。只能在细胞内培养,但不能在宿主细胞内培养,而是用 HEL 和 MRC-5 细胞以最低必需培养基加 10%的胎牛血清和 2 mmol/L 的 L-谷氨酰胺在 37 ℃培养,于 5%的二氧化碳中生长良好。在细胞内或细菌外可看到,当在细菌外时,倾向于聚集成团包被在细菌外的基质中,形成长的带状构造。复制倍增时间测定为 18 天,可在－80 ℃冷冻存活。16S rDNA 显示它属于放线菌纲。菌株 Twist-Marseille DNA 的 G+C mol%是 59.4。是人的条件致病菌,是导致人患惠普尔氏病的原因。此病为发热的全身性疾病,患者表现为体重减轻,腹泻,多腺体病,多关节炎。

T. whipplei 惠普尔氏病养障菌

Tsukamurella 冢村氏菌属 Collins 1988, IJSB 1988; 38(4): 385～391.

革兰氏染色阳性,弱抗酸性(有的株强抗酸),无芽胞的杆菌,无动力,专性需氧。化能有机营养型,从一些糖中产酸。产生触酶,吡嗪酰胺酶(pyrazinamidase)阳性。肽聚糖中诊断性氨基酸为内消旋二氨基庚二酸(A1γ 变型);细胞壁的聚糖部分含有羟乙酰残基,主要的胞壁糖是阿拉伯糖和半乳糖。有长链枝菌酸(整体为 62～78 个碳原子)并含有 1～6 个双键,枝菌酸热裂解释放的脂肪酸酯有 20～22 个碳原子。细胞中长链脂肪酸主要为直链饱和、单不饱和和 10-甲基支链型,主要的极性脂为二磷脂酰甘油、磷脂酰乙醇胺、磷脂酰肌醇和单酰与双酰的磷脂酰肌醇二甘露糖苷,有的株含糖脂,呼吸醌为甲基萘醌,主要为 MK-9。DNA 的 G+C mol%为 67～68。

模式种:*Tsukamurella paurometabolum* [稍变(少代谢)冢村氏菌]

T. paurometabolum 稍变(少代谢)冢村氏菌

近年报道的种：

T. carboxydivorans 食一氧化碳冢村氏菌 IJSEM 2009;59:1541～1544.

T. hongkongensis 香港冢村氏菌 IJSEM 2016;66:391～397.

T. inchonensis 仁川冢村氏菌 IJSB 1995;45(3):522～527.

T. pseudospumae 假泡沫冢村氏菌 IJSEM 2004;54:1209～1212.

T. pulmonis 肺冢村氏菌 IJSB 1996;46(2):429～436.

T. sinensis 中国冢村氏菌 IJSEM 2016;66:391～397.

T. soli 土壤冢村氏菌 IJSEM 2010;60:1667～1671.

T. spongiae 海绵冢村氏菌 IJSEM 2007;57:1478～1481.

T. spumae 泡沫冢村氏菌 IJSEM 2003;53:1701～1702. Syst. Appl. Microbiol. 2003;26:367～375.

T. strandjordae 斯特朗氏冢村氏菌 J. Clin. Microbiol. 2001;39(4):1467～1476.

T. strandjordii（修正） 斯特朗冢村氏菌 IJSEM 2002;52:1075～1076.

T. sunchonensis 顺天冢村氏菌 IJSEM 2008;58:1993～1994. J. Microbiol. 2003;41:83～88.

T. tyrosinosolvens 溶酪氨酸冢村氏菌 IJSB 1997;47(3):607～614.

T. wratislaviensis 弗罗茨瓦夫(兰蒂斯拉维)冢村氏菌 IJSB 1995;45(2):418～419. Zentralbl. Bakteriol. 1991;275:162～178.

T. wratislaviensis→*Rhodococcus wratislaviensis* IJSEM 2002;52:749～755.

Turicella 苏黎世菌属

Funke et al. 1994, IJSB 1994; 44(2): 270～273.

模式种：*Turicella otitidis*（耳炎苏黎世菌）

革兰氏染色阳性，无动力、无芽胞的白喉菌样杆菌(diphtheroids)，排列呈“V”形或栅状。菌落圆形凸起，奶油色，在羊血琼脂上 37 ℃培养 48 h 菌落直径 1～2 mm。触酶阳性，氧化酶阴性，呼吸型代谢。不从葡萄糖、糖原、乳糖、麦芽糖、甘露醇、核糖、蔗糖和木糖中产酸，也不在三糖铁琼脂中产酸，不还原硝酸盐，不产生吲哚，不水解脲和七叶苷，在有6%的氯化钠时仍可生长，产生酸性磷酸酶、碱性磷酸酶和亮氨酸芳胺酶(leucine arylamidase)。

胞壁含有内消旋二氨基庚二酸、阿拉伯糖和半乳糖。不产生枝菌酸，主要的甲基萘醌是 MK-10 和 MK-11，直链饱和脂肪酸主要是软脂酸和硬脂酸，油酸是主要的不饱和脂肪酸，可产生结核硬脂酸。DNA 的 G+C mol%为 65～72。分离自中耳炎患者的中耳渗出物。

Turicibacter 苏黎世杆菌属 Bosshard, Zbinden and Altwegg. IJSEM 2002;52:1263～1266.

革兰氏染色阳性,长得不规则的杆菌,成链,大小(0.5～2.0)μm×(0.7～7.0)μm,不形成芽胞。菌落灰白,突起较高但不规则,有扩散的波状边缘,化能有机营养型,严格厌氧,行发酵型代谢。生长于25～46 ℃,最适生长温度为37 ℃,pH值小于等于6.5或pH值8.0以上不生长,氧化酶和触酶阴性。麦芽糖和5-酮葡萄糖酸盐是已知唯一可利用的糖类,有α-葡萄糖苷酶、α-半乳糖苷酶和β-半乳糖苷酶活性,不还原硝酸盐,不产生吲哚,乳酸是发酵的主要产物。主要的细胞脂肪酸是$C_{16:0}$(37%)、$C_{18:0}$(15.5%)和$C_{18:1}$ω9c(14.5%)。DNA的G+C mol%为36.9。系统发生分析此新种是革兰氏染色阳性菌,低DNA G+C含量,次于*Mollicutes*的深分枝菌,与其他菌仅呈低的相关性(16S rDNA相似性低于88%)。

模式种:*Turicibacter sanguinis*(血苏黎氏杆菌,模式株为DSM14220^T=NCCB 100008^T)

T. sanguinis 血苏黎氏杆菌

Ureaplasma 脲原体属 Shepard et al. 1974, 167^{AL} 1984 手册;1:770～775.

革兰氏染色阴性,18～24 h培养的细胞呈圆形或球杆状,直径约330 nm。因菌株、菌龄和检查方法的不同,可看到各种多形性类型。无动力,微嗜氧,适温37 ℃,22 ℃生长差,42 ℃不生长,最适pH值约6.0。菌落通常较小,直径15～60 μm,无表面环带生长(无柔膜体纲其他成员那种"煎蛋"状)。醋酸亚铊(thallous acetate,0.05%)、5-碘-2′-脱氧尿苷(5-iodo-2′-deoxyuridine,125 μg/mL)、羟基脲(hydroxyurea,500 μg/mL)、乙酰氧肟酸(acetohydroxamic acid,1 mmol/L)、四环素、红霉素、链霉素、氯霉素、庆大霉素和卡那霉素可抑制生长,而青霉素不抑制。全部株水解脲产氨,不代谢精氨酸和一般的糖类。主要存在于人和各种动物的口腔、呼吸道和泌尿生殖道中。人来源的脲原体的DNA的G+C mol%为26.9～28.0,牛来源者为28.7～30.2。

模式种:*Ureaplasma urealyticum*(解脲脲原体)

U. canigenitalium 犬生殖道脲原体 IJSB 1993;43(4):640～644.

U. cati 猫脲原体 IJSB 1990;40(1):45～51.

U. diversum 差异脲原体

U. felinum 猫口咽脲原体 IJSB 1990;40(1):45～51.

U. gallorale 鸡口脲原体 IJSB 1987;37(4):333～338.

U. parvum(原*Ureaplasma urealyticum biovar* 1) 小脲原体 IJSB 1999;49(4):1879～1889. IJSEM 2002;52:587～597.

U. urealyticum 解脲脲原体

(张书新 编写)

Vagococcus 游球菌属 Collins et al. 1990 IJSB 1990;40(2):212. J. Appl. Microbiol. 1989;67:453～460.

革兰氏染色阳性,细胞卵圆形,单个,成对或成短链,顺成链的方向延长。不形成芽胞,兼性厌氧,触酶阴性。10～40 ℃可生长,但不在 45 ℃生长;在 4%的氯化钠存在下可生长,但不能在含 6%的氯化钠的培养基中生长;pH 值 9.6 时不生长,也不能在 60 ℃存活 30 min。化能有机营养型,进行发酵型代谢,发酵葡萄糖主要的终产物为 L-乳酸。与 Lancefield N 组的抗血清反应。胞壁的肽聚糖为赖氨酸-天冬氨酸型,长链脂肪酸为直链饱和和单不饱和型,棕绿油酸(hexadecenoic acid)为典型的 Δ7 型,而油酸为典型的 Δ9 型。DNA 的 G+C mol%为 33.6。

模式种:*Vagococcus fluvialis* (河流游球菌)

V. acidifermentans 发酵产酸游球菌 IJSEM 2011;61:1123～1126.

V. carniphilus 喜肉游球菌 IJSEM 2004;54:1505～1510.

V. elongates 长形游球菌 IJSEM 2007;57:751～754.

V. entomophilus 嗜昆虫游球菌 IJSEM 2014;64:731～737.

V. fessus 乏活(水獭)游球菌 IJSEM 2000;50:1151～1154.

V. fluvialis 河流游球菌 Collins, Ash, Farrow, Wallbanks and Williams 1989.

V. lutrae 水獭游球菌 IJSB 1999;49(3):1251～1254.

V. penaei 对虾游球菌 IJSEM 2010;60:2159～2164.

V. salmoninarum 鲑鱼游球菌 IJSB 1990;40(3):224～230.

Variovorax 贪噬菌属 (Davis 1969) Willems et al. 1991, IJSB 1991; 41:445～450.

直的到略弯的杆菌,大小(0.5～0.6)μm×(1.2～3.0)μm,单个或成对。以退化的周鞭毛运动,由于产生类胡萝卜素导致菌落发黄。氧化酶和触酶阳性。需氧菌,化能有机营养型,有的株能以氢为能源进行化能自养生长,这些株称为"生物型Ⅰ";不能利用氢者称为"生物型Ⅱ"。以氧为最终的电子受体进行氧化性糖类代谢,在含糖类、有机酸(包括氨基酸和脒)的培养基中生长良好。DNA 的平均 G+C mol%为 66.8～69.4。在 DNA-rRNA 杂交方面,贪噬菌属(*Variovorax*)的菌株和争论贪噬菌(*V. paradoxus*)的模式株 ATCC 17713tl 间的 Tm(e)值为 79.0～81.0 ℃。贪噬菌属属于丛毛单胞菌科(*Comamonadaceae*),与此科中的食酸菌属(*Acidovorax*)、丛毛单胞菌属(*Comamonas*)、噬氢菌属(*Hydrogenophagu*)和嗜木杆菌属(*Xylophilus*)等距。此属含单一种 *Variovorax paradoxus*。

V. paradoxus 争论贪噬菌 (原 *Alcaligenes paradoxus*)

此菌即原来的争论产碱菌(见 1984 年版《伯杰氏系统细菌学手册》第 1 卷第 371 页)。本菌为直杆状,大小 0.5 μm×(1.5～2.6)μm。单个或成对,通常由 1～2 根"退化"的周毛运动。在营养琼脂上形成黄色菌落，光泽而有黏性，黄色素为类胡萝卜素，在丙酮中最大吸收峰在 405 nm 和(或)425 nm 处。许多株存在氢、氧和二氧化碳时可进行化能自养生活，不脱硝，可代谢间羟基苯甲酸盐和对羟基苯甲酸盐，邻位分裂原儿茶酸盐，最适生长温度 30 ℃，主要存在于土壤中。

V. boronicumulans 集硼贪噬菌 IJSEM 2008;58:286～289.

V. dokdonensis 独岛贪噬菌 IJSEM 2006;56:811～814.

V. ginsengisoli 人参土贪噬菌 IJSEM 2010;60:1565～1569.

V. gossypii 棉花贪噬菌 IJSEM 2015;65:4335～4340.

V. guangxiensis 广西贪噬菌 IJSEM 2015;65:1105～1111. Antoie van Leeuwenhoek 2015;107:65～72.

V. humicola 腐质贪噬菌 IJSEM 2016;66:2520～2527.

V. paradoxus(原 *Alcaligenes paradoxus*) 争论贪噬菌

V. soli 土贪噬菌 IJSEM 2006;56:2899～2901.

Veillonella 韦荣氏球菌属 Prevot 1933,118, emend Mut. Char. Rogosa 1965,706[AL] 1984 手册;1:681～683.

革兰氏染色阴性球菌，直径 0.3～0.5 μm，在光镜下呈双球状、成团和短链状。无芽胞，无动力，厌氧菌。最适温度 30～37 ℃，最适 pH 值 6.5～8.0。氧化酶阴性，触酶阴性，但某些种可产生不含卟啉的不典型触酶。化能有机营养型，发酵丙酮酸盐、乳酸盐、苹果酸盐、延胡索酸盐和草酰乙酸盐；不发酵糖类和多羟醇，例外的仅有一个种，它能发酵果糖。从乳酸盐产生乙酸盐、丙酸盐、二氧化碳和氢气。营养需要复杂，生长时需二氧化碳。寄生于人和其他动物的口腔、肠道和呼吸道中。DNA 的 G+C mol%为 36～43 (Tm) 或 40～44 (Bd)。

模式种：*Veillonella parvula* (小韦荣氏球菌)

V. alcalescens* subsp. *alcalescens 产碱韦荣氏球菌产碱亚种

V. alcalescens* subsp. *criceti 产碱韦荣氏球菌仓鼠亚种

V. alcalescens* subsp. *dispar 产碱韦荣氏球菌殊异亚种

V. alcalescens* subsp. *ratti 产碱韦荣氏球菌大鼠亚种

V. atypica 非典型韦荣氏球菌

V. caviae 豚鼠韦荣氏球菌

V. criceti 仓鼠韦荣氏球菌

V. denticariosi 腐牙韦荣氏球菌 IJSEM 2007;57:2844～2848.

V. dispar 殊异韦荣氏球菌

V. magna 大韦荣氏球菌 IJSEM 2008;58:2755～2761.

V. montpellierensis 蒙彼利埃韦荣氏球菌 IJSEM 2004;54:1311～1316.

V. parvula 小韦荣氏球菌

V. ratti 鼠韦荣氏球菌

V. rodentium 啮齿韦荣氏球菌

V. rogosae 罗格斯氏韦荣氏球菌 IJSEM 2008;58:581～584.

V. seminalis 精液韦荣氏球菌 IJSEM 2014;64:3526～3531.

V. tobetsuensis 当别韦荣氏球菌 IJSEM 2013;63:1443～1449.

Vibrio 弧菌属 Pacini 1854, 411[AL] 1984 手册;1:518～534.

革兰氏染色阴性,直或弯曲的杆状,大小(0.5～0.8)μm×(1.4～2.6)μm,陈旧培养物或不利条件下通常产生衰退型(involution form),不形成芽胞或小孢囊(microcysts)。在液体培养基中由单极鞭毛或多极毛运动,极鞭毛由与细胞膜外膜连接的鞘包裹,在固体培养基上可形成多根侧毛,侧毛比鞘裹的极鞭毛波长短。兼性厌氧,能进行发酵,也能进行呼吸代谢,分子氧为电子受体。不能脱硝或固氮,全部为化能有机营养型,多数能生长于含葡萄糖和氯化铵的无机培养基中,少数菌株需要有机生长因子;钠离子对所有的种都有刺激生长作用,大多数种则绝对不可缺少,最适生长所需的最低浓度为 5～700 mmol/L,多数种在含海水基的培养基中生长良好。发酵葡萄糖产生酸性终产物,但一般不产气,全部利用葡萄糖、果糖、麦芽糖和甘油。大多数种氧化酶阳性。全部在 20 ℃生长,大多数在 30 ℃生长。存在于不同盐度的水体中。在海洋和海湾环境及海产动物的肠内容物表面分布极为普遍。某些种也存在于淡水环境中。若干个种是人以及海洋脊椎动物和无脊椎动物的病原菌。DNA 的 G+C mol%为 38～51 (Bd, Tm)。

模式种:*Vibrio cholerae*(霍乱弧菌)

V. aerogenes 产气弧菌 IJSEM 2000;50(1):321～329.

V. aestivus 夏季弧菌 IJSEM 2013;63:1～5. Syst. Appl. Microbiol. 2012;35:427～431.

V. aestuarianus 河口弧菌 IJSB 1983;33:699～702.

V. agarivorans 食琼脂弧菌 IJSEM 2001;51(6):2031～2036.

V. albensis 易北河弧菌

V. alginolyticus 溶藻弧菌=*Beneckea alginolytica*

V. algivorus 阿尔特沃拉弧菌 IJSEM 2016;66:3164～3169.

V. anguillarum 鳗弧菌→*Listonella anguillarum*

V. angustum 狭窄弧菌 J. Bacteriol. 2000;182:6964～6974.

V. aphrogenes 产泡沫弧菌 IJSEM 2018;68:693～694.

V. cortegradensis IJSEM 2014;64:1455～1458. Antonie van Leeuwenhoek 2014;105:335～341.

V. areninigre 黑沙弧菌 IJSEM 2008;58:1903～1906.

V. artabrorum 阿尔塔布里弧菌 IJSEM 2011;61:2406～2411.

V. atlanticus 大西洋弧菌 IJSEM 2011;61:2406～2411.

V. atypicus 非典型弧菌 IJSEM 2010;60:2517～2523.

V. azureus 天蓝弧菌 IJSEM 2009;59:1645～1649.

V. barjaei 巴扎伊弧菌 IJSEM 2017;67:4291～4293.

V. bivalvicida 双壳软体弧菌 IJSEM 2016;66:1913～1915.

V. brasiliensis 巴西弧菌 IJSEM 2003;53:245～252.

V. breoganii 布罗干王弧菌 IJSEM 2009;59:1589～1594.

V. calviensis 卡尔维弧菌 IJSEM 2002;52:549～553.

V. campbellii 坎氏弧菌

V. carchariae 鲨鱼弧菌 IJSB 1985; 35: 223. Microbiol. Ecol. 1984; 10: 271～282.

V. carchariae(为 *V. harvey* 的迟同义名) IJSB 1998;48(3):749～758.

V. casei 干酪弧菌 IJSEM 2010;60:1745～1749.

V. celticus 凯尔特弧菌 IJSEM 2011; 61: 475～476. Syst. Appl. Microbiol. 2010;33:311～315.

V. chagasii 齐氏弧菌 IJSEM 2003;53:753～759.

V. cholerae 霍乱弧菌

V. cidicii 疾控中心弧菌 IJSEM 2016;66:4148～4155.

V. cincinnatiensis 辛辛那提弧菌 IJSB 1986;36:354～356. J. Clin. Microbiol. 1986;23(1):104～108.

V. comitans 伴生弧菌 IJSEM 2007;57:916～922.

V. communis 普通弧菌 IJSEM 2011;61:362～368.

V. coralliilyticus 溶珊瑚弧菌 IJSEM 2002;52:309～315.

V. cortegadensis 心腺弧菌 IJSEM 2014;64:1455～1458.

V. costicola 肋生(住肋)弧菌→*Salinivibrio costicola*

V. crassostreae 牡蛎弧菌 IJSEM 2004;54:2137～2140.

V. crosa 克罗萨氏弧菌 IJSEM 2015;65:1～4. Antoie van Leeuwenhoek 2014; 106:457～463.

V. cyclotrophicus 嗜芳环弧菌 IJSEM 2001;51(1):61～66.

V. damsela 美人鱼(海鱼)弧菌 IJSB 1982;32:267. Science 1981;214:1139～1140. →*Photobacterium damselae*

V. diabolicus 恶魔弧菌 IJSB 1997;47(4):989～995.

V. diazotrophicus 重氮养弧菌 IJSB 1982;32:356～357.

V. europaeus 欧洲弧菌 IJSEM 2016;66:4791～4796.

V. ezurae 江连氏(井面氏)弧菌 IJSEM 2005;55:1～2. Syst. Appl. Microbiol. 2004;27:527～534.

V. fischeri 费氏弧菌→*Aliivibrio fischeri* IJSEM 2007;57:2823～2829.

V. fluvialis 河弧菌

V. fortis 强壮弧菌 IJSEM 2003;53(5):1495～1501.

V. fujianensis 福建弧菌 IJSEM 2018;68:1146～1152.

V. furnissii 弗尼斯氏弧菌 IJSB 1984;34(1):91. J. Clin. Microbiol. 1983;18:816～824.

V. gallaecicus 加利西亚弧菌 IJSEM 2009;59:1555～1556. Syst. Appl. Microbiol. 2009;32:111～117.

V. gallicus 高卢弧菌 IJSEM 2004;54:843～846.

V. gangliei 猪舍弧菌 IJSEM 2018;68:1969～1974.

V. gazogenes 产气弧菌

V. gigantis 长巨牡蛎弧菌 IJSEM 2005;55:2251～2255.

V. hangzhouensis 杭州弧菌 IJSEM 2009;59:2099～2103.

V. halioticoli 鲍肠弧菌 IJSB 1998;48(2):573～580.

V. harveyi 哈维氏弧菌

V. hemicentroti 马粪海胆弧菌 IJSEM 2013;63:3647～3703.

V. hepatarius 虾肝弧菌 IJSEM 2003;53(5):1495～1501.

V. hippocamp 海马弧菌 IJSEM 2010;60:1477～1479. FEMS Microbiol. Lett. 2010;307:30～34.

V. hispanicus 西班牙弧菌 IJSEM 2004;54:261～265.

V. hollisae 霍利斯弧菌 IJSB 1982;32:384. J. Clin. Microbiol. 1982;15:395～401. →*Grimontia hollisae* IJSEM 2003;53:1615～1617.

V. hyugaensis 土甘子弧菌 IJSEM 2015;65:3763～3767.

V. ichthyoenteri 牙鲆肠弧菌 IJSB 1996;46(1):155～159.

V. iliopiscarius 鱼肠弧菌 IJSB 1995;45(2):418～419. Syst. Appl. Microbiol. 1994;17(3):370～379.

V. iliopiscarius →*Photobacterium ilopiscarium* IJSB 1999;49(1):247～260.

V. inhibens 抑制弧菌 IJSEM 2015;65:741～744. J. Antibiot. (Tokyo) 2012;65:301～305.

V. inusitatus 异常弧菌 IJSEM 2007;57:916～922.

V. ishigakensis 石垣岛弧菌 IJSEM 2018;68:693～694.

V. japonicus 日本刺参弧菌 IJSEM 2017;67:1095～1098.

V. jasicida 杀龙虾弧菌 IJSEM 2012;62:1864～1870.

V. kanaloae 夏威夷海神(卡那罗)弧菌 IJSEM 2003;53:753～759.

V. lentus 慢弧菌 IJSEM 2001;51(4):1449～1456.

V. litoralis 海滨弧菌 IJSEM 2007;57:562～565.

V. logei 火神弧菌→*Aliivibrio logei* IJSEM 2007;57:2823～2829.

V. madracius 石珊瑚弧菌 IJSEM 2015;65:1～4. Curr. Microbiol. 2014;69:405～411.

V. mangrove 红树林弧菌 IJSEM 2011;61:475～476. FEMS Microbiol. Lett.

2010;307:35～40.

V. marinus 海产弧菌

V. marinus→*Moritella marina* IJSB 1999;49(2):341～342. FEMS Microbiol. Lett. 1998;165:373～378.

V. marisflavi 黄海弧菌 IJSEM 2011;61:568～573.

V. maritimus 海洋弧菌 IJSEM 2011;61:3009～3015.

V. mediterranei 地中海弧菌 IJSB 1986;36:278～281.

V. metoecus 陌生弧菌 IJSEM 2014;64:3208～3214.

V. metschnikovii 梅氏弧菌

V. mexicanus 墨西哥弧菌 IJSEM 2015;65:3763～3767.

V. mimicus 拟态(最小)弧菌 IJSB 1982;32:267. J. Clin. Microbiol. 1981;14:631～639.

V. mytili 贻贝弧菌 IJSB 1993;43(2):358～362.

V. natriegens 需钠弧菌

V. navarrensis 纳瓦拉弧菌 IJSB 1991;41(2):290～294.

V. neonatus 新生弧菌 IJSEM 2005;55:1～2. Syst. Appl. Microbiol. 2004;27:527～534.

V. neptunius 罗马海神弧菌 IJSEM 2003;53:245～252.

V. nereis 沙蚕(海蛹)弧菌

V. nigripulchritudo 黑美人弧菌

V. oceanisediminis 海洋沉淀弧菌 IJSEM 2015;65:3552～3557.

V. ordalii 奥氏弧菌 IJSB 1982;32:384～385. Curr. Microbiol. 1981;6:343～348.

V. orientalis 东方弧菌 IJSB 1983;33:673. Curr. Microbiol. 1983;8:95～100.

V. ostreicida 杀牡蛎弧菌 IJSEM 2014;64:1641～1646.

V. owensii 欧文斯氏弧菌 IJSEM 2010;60:469～472. FEMS Microbiol. Lett 2010;302:175～181.

V. pacinii 帕斯尼氏弧菌 IJSEM 2003;53:1567～1573.

V. palustris 盐沼弧菌 IJSEM 2017;67:3506～3512.

V. parahaemolyticus 副溶血弧菌＝*Beneckea parahaemolytica*

V. pectenicida 杀扇贝弧菌 IJSB 1998;48(2):481～487.

V. pelagius 海弧菌→*Listonella pelagia*

V. penaeicida 杀对虾弧菌 IJSB 1995;45(1):134～138.

V. plantisponsor 益植物弧菌 IJSEM 2012;62:473～475. Syst. Appl. Microbiol. 2011;34:487～493.

V. pomeroyi 蒲梅利氏弧菌 IJSEM 2003;53:753～759.

V. ponticus 黑海弧菌 IJSEM 2005;55:1～2. Syst. Appl. Microbiol. 2004;27:535～540.

V. porteresiae 红树野稻弧菌 IJSEM 2008;58:1608～1615.

V. profundus 深洋弧菌 IJSB 1995;45(1):197～198. Syst. Appl. Microbiol. 1994;17:232～236.

V. proteolyticus 解蛋白弧菌

V. quintilis 七月弧菌 IJSEM 2013;63:1～5. Syst. Appl. Microbiol. 2012;35:427～431.

V. rarus 少见弧菌 IJSEM 2007;57:916～922.

V. renipiscarius 鱼肾弧菌 IJSEM 2015;65:1941～1945.

V. rhizosphaerae 根围弧菌 IJSEM 2007;57:2241～2246.

V. rotiferianus 轮虫弧菌 IJSEM 2003;53:239～243.

V. rubber 红色弧菌 IJSEM 2003;53:479～484.

V. rumoiensis 留萌弧菌 IJSB 1999;49(3):935～936. Appl. Environ. Microbiol. 1999;65:67～72.

V. sagamiensis 相模湾弧菌 IJSEM 2011;61:475～476. J. Gen. Appl. Microbiol. 2010;56:499～507.

V. salilacus 盐湖弧菌 IJSEM 2015;65:2653～2660.

V. salmonicida 杀鲑弧菌 IJSB 1986;36:518～520. →*Aliivibrio salmonicida* IJSEM 2007;57:2823～2829.

V. scophthalmi 大菱鲆(比目鱼)弧菌 IJSB 1997;47(1):58～61.

V. shilonii 希娄氏弧菌 IJSEM 2001;51(4):1383～1388. →*Vibrio mediterranei* Syst. Appl. Microbiol. 2001;24:516～519.

V. sinaloensis 锡那罗亚弧菌 IJSEM 2008;58:1621～1624.

V. sonorensis 松山弧菌 IJSEM 2017;67:1～3.

V. spartinae 斯巴丁弧菌 IJSEM 2017;67:3506～3512.

V. splendidus 灿烂弧菌

V. stylophorae 珊瑚弧菌 IJSEM 2011;61:2180～2185.

V. superstes 余生弧菌 IJSEM 2003;53:1813～1817.

V. succinogens 产琥珀酸弧菌→*Wolinella succinogens*

V. superstes 余生弧菌 IJSEM 2003;53:1813～1817.

V. tapetis 蛤仔弧菌 IJSB 1996;46(2):480～484.

V. tasmaniensis 塔斯玛尼亚弧菌 IJSEM 2003;53:1701～1702. Syst. Appl. Microbiol. 2003;26:65～69.

V. thalassae 深海弧菌 IJSEM 2014;64:2603～2606. Syst. Appl. Microbiol. 2014;37:320～328.

V. toranzoniae IJSEM 2013;63:2365～2367. Syst. Appl. Microbiol. 2013;36:96～100.

V. trachuri 竹荚鱼弧菌 IJSB 1996;46(2):625～626. Microbiol. Immunol.

1995;39(11):831～837.

V. trachuri 是 *Vibria harveyi* 的迟同义名 IJSEM 2002;52:973～976.

V. tritonius 海神弧菌 IJSEM 2015;65:1105～1111. Front. Microbiol. 2013;4:414. Effective publication online.

V. tubiashii 图比亚西(飞足)氏(塔氏)弧菌 IJSB 1984;34(1):1～4.

V. viscosus 黏性弧菌 IJSEM 2000;50(2):427～450.

V. variabilis 易变弧菌 IJSEM 2011;61:3009～3015.

V. viscosus →*Moritella* IJSEM 2000;50(2):479～488.

V. vulnificus 创伤弧菌

V. wodanis 渥顿弧菌 IJSEM 2000;50(2):427～450. →*Aliivibrio wodanis* IJSEM 2007;57:2823～2829.

V. xuii 徐氏弧菌 IJSEM 2003;53:245～252.

表 159 弧菌属(*Vibrio*)菌种的鉴别

菌种(Species)	对O/129敏感(Susceptibility to O/129,10 μg)	精氨酸双水解酶(Arginine dihydrolase)	赖氨酸脱羧酶(Lysine decarboxylase)	鸟氨酸脱羧酶(Ornithine decarboxylase)	生长于6%的氯化钠	生长于35 ℃	明胶酶(Gelatinase)	脂酶(Lipase)	从蔗糖产酸(Acid produced from sucrose)	发光(Luminescence)	利用葡糖酸盐(Gluconate)	利用丙酸盐(Propionate)	G+C mol%
杀对虾弧菌(*V. penaeicida*)	+	−	−	−	−	−	+	+	−	−	−	−	46/47
港湾弧菌(*V. aestuarianus*)	+	+	−	−	ND	+	+	ND	+	−	ND	ND	43/44
溶藻弧菌(*V. alginolyticus*)	−	−	+	+	+	+	+	+	+	−	−	+	45/47
鳗弧菌(*V. anguillarum*)	+	+	−	−	+	+	+	+	+	−	−	+	44/46
坎氏弧菌(*V. campbellii*)	−	−	+	−	+	+	+	+	−	−	−	+	46/48
鲨鱼弧菌(*V. carchariae*)	−	−	+	+	+	+	+	+	+	−	ND	−	46
霍乱弧菌(*V. cholerae*)	+	−	+	+	v	+	+	+	+	v	−	+	47/49

续表

菌种(Species)	对O/129敏感 (Susceptibility to O/129,10 μg)	精氨酸双水解酶 (Arginine dihydrolase)	赖氨酸脱羧酶 (Lysine decarboxylase)	鸟氨酸脱羧酶 (Ornithine decarboxylase)	生长于6%的氯化钠	生长于35 ℃	明胶酶 (Gelatinase)	脂酶 (Lipase)	从蔗糖产酸 (Acid produced from sucrose)	发光 (Luminescence)	利用葡糖酸盐 (Gluconate)	利用丙酸盐 (Propionate)	G+C mol%
辛辛那提弧菌 (*V. cincinnatiensis*)	-	-	+	-	+	+	-	-	+	-	-	ND	45
肋生弧菌 (*V. costicola*)	-	+	-	-	+	+	+	v	+	-	-	+	50
海鱼弧菌 (*V. damsela*)	ND	+	-	-	+	+	-	-	-	-	-	-	43
重氮养弧菌 (*V. diazotrophicus*)	ND	+	-	-	+	+	-	-	+	-	+	v	46/47
费氏弧菌 (*V. fischeri*)	+	-	+	-	+	v	-	+	-	+	-	-	39/41
河弧菌 (*V. fluvialis*)	-	+	-	-	+	+	+	+	+	-	+	+	49/51
弗尼斯氏弧菌 (*V. furnissii*)	-	+	-	-	+	+	+	+	+	-	-	+	50
产气弧菌 (*V. gazogenes*)	+	-	-	-	+	+	+	+	+	-	-	+	47
哈维氏弧菌 (*V. harveyi*)	-	-	+	+	+	+	+	+	v	v	+	+	46/48
霍利斯弧菌 (*V. hollisae*)	ND	-	-	-	v	+	-	-	-	-	ND	ND	50
火神弧菌 (*V. logei*)	v	-	+	-	ND	-	-	v	v	+	-	-	40/42
海产弧菌 (*V. marinus*)	-	-	+	-	-	-	v	+	v	-	-	-	42
地中海弧菌 (*V. mediterranei*)	ND	-	v	-	ND	ND	-	+	+	v	ND	ND	42/43
梅氏弧菌 (*V. metschnikovii*)	+	+	v	-	+	+	+	+	+	-	-	-	44/46
最小弧菌 (*V. mimicus*)	v	-	+	+	v	+	+	+	v	-	+	-	ND
贻贝弧菌 (*V. mytili*)	ND	+	-	-	+	+	-	+	+	-	-	ND	45/46

续表

菌种(Species)	对O/129敏感 (Susceptibility to O/129,10 μg)	精氨酸双水解酶 (Arginine dihydrolase)	赖氨酸脱羧酶 (Lysine decarboxylase)	鸟氨酸脱羧酶 (Ornithine decarboxylase)	生长于6%的氯化钠	生长于35 ℃	明胶酶 (Gelatinase)	脂酶 (Lipase)	从蔗糖产酸 (Acid produced from sucrose)	发光 (Luminescence)	利用葡糖酸盐 (Gluconate)	利用丙酸盐 (Propionate)	G+C mol%
需钠弧菌 (*V. natriegens*)	−	−	−	−	+	+	+	+	+		v	+	46/47
纳瓦拉弧菌 (*V. navarrensis*)	ND	−	−	−	+	+	+	ND	+	−	−	−	45/47
海蛹弧菌 (*V. nereis*)	−	+	−	−	+	+	v	−	+	−	−	+	46/47
黑美人弧菌 (*V. nigripulchritudo*)	−	−	−	−	−	−	+	+	−	−	+	+	46/47
病海鱼弧菌 (*V. ordalii*)	+	−	−	−	+	−	+	−	+	−	−	−	44/46
东方弧菌 (*V. orientalis*)	ND	+	ND	ND	ND	+	+	+	ND	+	−	−	45/46
副溶血弧菌 (*V. parahaemolyticus*)	−	−	+	+	+	+	+	+	−	−	v	+	46/47
海弧菌Ⅰ (*V. pelagius biovar* Ⅰ)	+	−	−	−	+	+	−	+	+	−	−	+	45/47
海弧菌Ⅱ (*V. pelagius biovar* Ⅱ)	+	−	−	−	+	+	+	+	+	−	−	+	45/47
解蛋白弧菌 (*V. proteolyticus*)	−	+	+	−	+	+	+	+	−	−	−	−	51
杀鲑弧菌 (*V. salmonicida*)	ND	−	ND	ND	−	−	−	−	ND	ND	ND	ND	42
灿烂弧菌Ⅰ (*V. splendidus biovar* Ⅰ)	+	+	−	−	v	v	+	+	v	+	+	+	45/46
灿烂弧菌Ⅱ (*V. splendidus biovar* Ⅱ)	+	−	−	−	v	−	+	+	−	−	−	+	45/46
飞足氏弧菌 (*V. tubiashii*)	v	+	−	−	v	+	+	+	+	−	−	−	43/45
创伤弧菌Ⅰ (*V. vulnificus biovar* Ⅰ)	+	−	+	+	+	+	+	+	−	−	+	+	46/48
创伤弧菌Ⅱ (*V. vulnificus biovar* Ⅱ)	ND	−	+	+	ND	+	+	+	−	−	ND	ND	46/47

表 160　弧菌科中几个菌属的鉴别

特　征	肠弧菌属 (*Enterovibrio*)	发光杆菌属 (*Photobacterium*)	嗜盐弧菌属 (*Salinivibrio*)	弧菌属 (*Vibrio*)
ONPG	+	+*	−	+*
明胶酶	−	−+	+	+*
VP 反应	−	+*	+	−+
吲哚反应	+	−	−	+*
精氨酸双水解酶	+	+	+	−*
硝酸盐还原	−	+*	−	++
敏感于 O/129(150 μg)	−	+	+	++
利用：				
柠檬酸盐	−	−	−	+*
丙酮酸盐	−	++	+	++
丙酸盐	−	−	+	+*
L-脯氨酸	−	−+	+	++
D-丙氨酸	−		+	++
乌头酸盐	−		−	++
DNA G+C mol%	47.1～47.9	40.0～44.0	49.0～50.5	38.8～50.6

注："*"表示 65%以上的种显示此特征(例外的参见补充资料 IJSEM Online：http://ijs.sgmjournals.org/)。"+"表示 85%以上的种显示此特征。"++"表示 65%以上的种其 DNA 的 G+C mol%含量不在 47～48 之间。引自：IJSEM 2002;52:2015～2022.

Victivallis **食谷菌属**　Zoetendal，Plugge，Akkermans et al. IJSEM 2003;53:211～215.

革兰氏染色阴性球菌，无动力，无芽胞，严格厌氧。细胞产生细胞外的物质，生长于糖中。

模式种：*Victivallis vadensis*（瓦赫宁根食谷菌，Vada 为荷兰瓦赫宁根的一处地名）对该模式种的描述如下：

革兰氏染色阴性，无动力球菌，单个细胞直径 0.5～1.3 μm。在纯培养状态，在厌氧条件下可生长于各种糖中，可转化葡萄糖为乙酸盐、乙醇、氢气和碳酸氢盐。在含低于 0.75%(W/V)的琼脂时可生长于固体培养基上；细胞能在 pH 值 6.5 和 37 ℃的环境下，在含有纤维二糖时很好地生长于碳酸氢盐缓冲的无机盐培养基中。DNA 的 G+C mol%为 59.2。模式株为 C3lloT(=DSM 14823T=ATCC BAA-548T)

Virgibacillus 枝芽胞杆菌属 Heyndrickx et al. 1998 IJSB 1998;48(1):99～106.

细胞有动力,革兰氏染色阳性杆菌,大小(0.5～0.7)μm×(2～5)μm,常形成链。含有位于极端(有时位于次极端)的球形到椭圆形的芽胞,芽胞位于膨大的孢子囊中。在胰酪大豆胨琼脂上两天形成小的(0.5～2 mm)圆形菌落,略不规则,光滑,有光泽或有时无光泽,扁平,奶酪样,奶油色到黄白色并混浊。此属成员兼性厌氧,触酶阳性,需要泛酸、硫胺素、生物素和氨基酸。在 API 20E 和常规试验中 VP 反应阴性,不产生吲哚,还原硝酸盐成亚硝酸盐不定。能水解酪蛋白和七叶苷,通常可水解明胶,通常不产生硫化氢(但少数株在 API 20E 中呈弱阳性)。少数菌株在 API 20E 中精氨酸双水解酶、柠檬酸盐利用和 ONPG 呈阳性。4%的氯化钠可刺激生长,不为 10%的氯化钠所抑制。生长于 15～50 ℃,最适温度约 37 ℃。从 API 50CHB 中的下列化合物中产酸不产气:N-乙酰葡糖胺、熊果苷、果糖、半乳糖、葡萄糖、麦芽糖、甘露糖、核糖、水杨素、塔格糖和海藻糖。从下列糖类中产酸不定:苦杏仁苷、D-阿拉伯糖、纤维二糖、L-岩藻糖、β-龙胆二糖、葡萄糖酸盐、甘油、糖原、肌醇、乳糖、甲基-α-D-葡糖苷、甲基-α-D-甘露糖苷、鼠李糖、山梨醇、淀粉、蔗糖和 D-松二糖。主要的细胞脂肪酸是异构型 $C_{15:0}$ 和反异构型 $C_{15:0}$,主要的醌为甲基萘醌 7。模式种的模式株的肽聚糖为内消旋 DAP 直接型。DNA 的 G+C mol%有的报道为 36.9(Tm),笔者唯一测定的种 *Virgibacillus pantothenticus*(泛酸枝芽胞杆菌)的模式株为 38.3。

V. pantothenticus 泛酸枝芽胞杆菌(以前的 *Bacillus pantothenticus*)

Virgibacillus 枝芽胞杆菌属的补充描述[见 Waino et al. 1999 IJSB 1999;49(2):821～831.]:极性脂为磷脂酰甘油、二磷脂酰甘油、磷脂酰乙醇胺和一个糖脂,主要的细胞脂肪酸是反异构型 $C_{15:0}$ 和反异构型 $C_{17:0}$,主要的醌为甲基萘醌 MK-7。

模式种:*Virgibacillus pantothenticus* (泛酸枝芽胞杆菌)

V. albus 白色枝芽胞杆菌 IJSEM 2013;63:1～5. Antone van Leeuwenhoek 2012;102:553～560.

V. alimentarium 食物枝芽胞杆菌 IJSEM 2011;61:2851～2855.

V. arctics 北极枝芽胞杆菌 IJSEM 2009;59:2219～2225.

V. byunsanensis 全罗北道枝芽胞杆菌 IJSEM 2010;60:291～295.

V. carmonensis 卡莫那枝芽胞杆菌 IJSEM 2003;53:501～511.

V. campisalis 盐场枝芽胞杆菌 IJSEM 2012;62:347～351.

V. chiguensis 七股枝芽胞杆菌 IJSEM 2008;58:341～345.

V. dokdonensis 独岛枝芽胞杆菌 IJSEM 2005;55:1833～1837.

V. flavescens 浅黄枝芽胞杆菌 IJSEM 2016;66:1138～1143.

V. halodenitrificans 需盐脱硝枝芽胞杆菌 IJSEM 2004;54:2163～2167.

V. halophilus 嗜盐枝芽胞杆菌 IJSEM 2007;57:1607～1611.

V. halotolerans 耐盐枝芽胞杆菌 IJSEM 2013;63:3358～3363.

V. indicus 印楝枝芽胞杆菌 IJSEM 2018;68:2015～2023.

V. kapii 虾酱枝芽胞杆菌 IJSEM 2016;66:1832～1837.

V. kekensis 柯柯盐湖枝芽胞杆菌 IJSEM 2008;58:647～653.

V. koreensis 韩国枝芽胞杆菌 IJSEM 2006;56:251～257.

V. marismortui 死海枝芽胞杆菌 IJSEM 2003;53:501～511.

V. natechei 纳塔雷枝芽胞杆菌 IJSEM 2016;66:1～3.

V. necropolis 墓地枝芽胞杆菌 IJSEM 2003;53:501～511.

V. oceani 海洋枝芽胞杆菌 IJSEM 2015;65:159～164.

V. olivae 橄榄废水枝芽胞杆菌 IJSEM 2007;57:906～910.

V. pantothenticus 泛酸枝芽胞杆菌 emend IJSB 1999;49(3):1083～1090.

V. phasianinus 石斑鱼枝芽胞杆菌 IJSEM 2018;68:1190～1196.

V. picturae 图画枝芽胞杆菌 IJSEM 2003;53:501～511.

V. profundi 深海枝芽胞杆菌 IJSEM 2018;68:2015～2023.

V. proomii 普鲁氏枝芽胞杆菌 IJSB 1999;49(3):1083～1090.

V. salarium 盐枝芽胞杆菌 IJSEM 2008;58:2409～2414.

V. salinus 盐枝芽胞杆菌 IJSEM 2010;60:1009～1010.

V. sediminis 沉淀枝芽胞杆菌 IJSEM 2009;59:2058～2063.

V. salexigens 需盐枝芽胞杆菌 IJSEM 2003;53:501～511.

V. siamensis 暹罗枝芽胞杆菌 IJSEM 2011;61:1011～1013. J. Gen. Appl. Microbiol. 2010;56:369～379.

V. soli 土壤枝芽胞杆菌 IJSEM 2011;61:275～280.

V. subterraneus 地下枝芽胞杆菌 IJSEM 2010;60:2763～2767.

V. xinjiangensis 新疆枝芽胞杆菌 IJSEM 2010;60:1009～1010. J. Microbiol. 2009;47:705～709.

Vogesella 沃格氏菌属 Grimes et al. 1997. IJSB 1997;47(1):19～27.

革兰氏染色阴性的杆菌，平均大小 0.5 μm×3.5 μm，主要单个存在，有时成对和短链状存在，偶尔呈弧状杆菌状。当生长于限制氮的琼脂上时，多数株形成丝杆和长链，并有较多的聚 β-羟丁酸盐颗粒形成，生长于平板计数琼脂培养基上时聚 β-羟丁酸盐形成明显减少，未见其他类型的内容物。以单极毛运动，呈快速地投标状或"之"字形运动。菌落颜色富有特点，生长早期(16～20 h)为半透明带微黄色，后呈淡蓝色(24 h)，最后成为有金属铜光泽的极深的品蓝色(36～48 h)，此蓝色的形成原因是靛蓝色素(indigoidine $C_{10}H_8N_4O_4$ 或称 5,5'-二氨基-4,4'-二羟基-3,3'-叠氮连对苯醌-2,2')。沃格氏菌属的菌株属于非发酵型，在有氧条件下分解少数单糖，低氧时则不分解。不水解淀粉和果胶，也不分解与果胶有关的糖(阿拉伯糖和半乳糖)。非脂溶性，也不水解酪蛋白和明胶，可利用某些氨基酸和肽，但不使之脱羧。从色氨酸代谢中产生吲哚，并能脱硝；能利用柠檬酸盐，众多的单碳源可支持其生长。DNA 的 G+C mol%为 65.4～68.8(Tm)。基于 5S 和 16S rRNA 序列分析的结果，沃格氏菌属为 *Proteobacteria* 的 β 亚群，与色杆菌属靠近。本研究分离的 4 个菌株保藏为 ATCC

35906～ATCC 35909。

模式种：*Vogesella indigofera*（产靛沃格氏菌）

V. alkaliphila 嗜碱沃格氏菌 IJSEM 2013;63:2338～2343.

V. aminigena 河水沃格氏菌 IJSEM 2015;65:3634～2640.

V. facilis 易养沃格氏菌 IJSEM 2016;66:817～823.

V. fluminis 河流沃格氏菌 IJSEM 2013;63:3043～3049.

V. indigofera（原 *Pseudomonas indigofera*） 产靛沃格氏菌

V. lacus 湖沃格氏菌 IJSEM 2009;59:2629～2632.

V. mureinivorans 食胞壁质沃格氏菌 IJSEM 2010;60:2467～2472.

V. perlucida 透明沃格氏菌 IJSEM 2008;58:2677～2681.

（温方红 编写）

Waddlia 华诊原体属 Rurangirwa et al. 1999 IJSB 1999;49(2):577～581.

属名来自华盛顿动物疾病诊断实验室（WADDL），属于衣原体目中的华室原体科（*Waddliaceae*）中的唯一的一个属。目前只一个种：*Waddlia chondrophila*（嗜线粒体华诊原体）。本属成员的 16S rDNA 以超过 90% 的相似度类似于嗜线粒体华室原体 WSU 86-1044^T。

模式种：*Waddlia chondropjila*（嗜线粒体华诊原体，分离自妊娠头 3 个月的流产胎牛）

W. chondrophila 嗜线粒体华诊原体

Wautersia 沃特氏菌属 Vaneechoutte et al. IJSEM 2004;54:317～327.

革兰氏染色阴性的杆菌，以周鞭毛运动。专性需氧，在血平板上 30 ℃培养 24 h 形成 1～2 mm 的不滑菌落。触酶和氧化酶阳性，不产酸，也不同化葡萄糖，对多黏菌素敏感。细胞脂肪酸为饱和型和单不饱和直链型，主要为 $C_{16:1}$ ω9c、$C_{16:0}$，$C_{18:1}$ ω11c 及 $C_{14:0}$。

模式种：*Wautersia eutropha*（真养沃特氏菌）

Wautersia→*Cupriavidus*（贪铜菌属） Makkar and Casda 1987 emend Vandamme and Coenye 2004，见：IJSEM 2004;54:2285～2289 Vandamme (P) and Coenye (T) Taxonomy of the genus Cupriavidus: a tale and found. 因为 *Wautersia* 的模式种真养沃特氏菌实为杀虫贪铜菌（*Cupriavidus necator*）的迟同义名，所以沃特氏菌属实为贪铜菌属。下面的种可放在贪铜菌属之下：

W. basilensis（原 *Ralstonia basilensis*） 巴塞尔沃特氏菌

W. campinensis（原 *Ralstonia campinensis*） 坎皮纳沃特氏菌

W. eutropha 真养沃特氏菌

W. gilardii（原 *Ralstonia gilardii*） 吉氏沃特氏菌 J. Clin. Microbiol. 2001;39:

4583～4584.

W. metallidurans（原 *Ralstonia metallidurans*） 耐金属沃特氏菌

W. numazuensis 沼津沃特氏菌 IJSEM 2005；55：1395～1397. Arch. Microbiol. 2005；183：56～65.

W. oxalatica（原 *Ralstonia oxalatica*） 草酸盐沃特氏菌

W. paucula（原 *Ralstonia paucula*） 罕有沃特氏菌 IJSB 1999；49：663～669. IJSEM 2004；54：317～327.

W. respiraculi（原 *Ralstonia respiraculi*） 呼吸道沃特氏菌

W. taiwanensis（原 *Ralstonia taiwanensis*） 台湾沃特氏菌

Weeksella 威克氏菌属 Holmes et al. 1987，IJSB 1987；37(2)：179～180. Syst. Appl. Microbiol. 1986；8：185～190.

革兰氏染色阴性，平行边的杆菌，两端钝，典型的大小为 0.6 μm×(2～3)μm，胞内无聚 β-羟丁酸盐颗粒，不形成芽胞，无动力，不滑动也不扩散。需氧，进行严格的呼吸型代谢，生长于 18～42 ℃。在固体培养基上无色素，菌落圆形(直径 0.5～2 mm)，略凸起，光滑而有光泽，边缘整齐。触酶与氧化酶阳性，不消化琼脂，化能有机营养型，不分解糖，产生吲哚。一般存在的环境不清楚，呈明显的寄生性、腐生性，或共栖于人和其他温血动物的黏膜上。DNA 的 G+C mol%为 35～38(Tm)。

模式种：*Weeksella virosa*（黏液威克氏菌）

W. massiliensis 马赛威克氏菌 IJSEM 2017；67：2075～2078.

W. virosa 黏液威克氏菌(原 Flavobacterium group Ⅱ f)

W. zoohelcum（原 Flavobacterium Group Ⅱ j） 动物溃疡威克氏菌 IJSB 1987；37(2)：179～180. Syst. Appl. Microbiol. 1986；8：191～196.

W. zoohelcum→*Bergeyella* IJSB 1994；44(4)：827～831.

表 161 威克氏菌属(*Weeksella*)的性状

特征(Characteristic)	黏液威克氏菌 (*W. virosa*) (原 Group Ⅱ f)	动物溃疡威克氏菌 (*W. zoohelcum*) (原 Group Ⅱ j)
专性需氧(Strictly aerobic)	100	100
动力(Motility)	0	0
色素(Pigment)	－(固体上)	＋
OF 培养基上的表现(Result in OF medium)	－	－
糖类分解(Sugar degradation)	0	0

续表

特征(Characteristic)	黏液威克氏菌 (*W. virosa*) (原 Group Ⅱ f)	动物溃疡威克氏菌 (*W. zoohelcum*) (原 Group Ⅱ j)
触酶(Catalase)	98	100
西蒙氏柠檬酸盐(Citrate, Simmons)	0	0
明胶酶(Gelatinase)	100	98
吲哚(Indole)	100	98
麦康克琼脂(MacConkey agar)生长	10	2
硝酸盐还原(Nitrate reduction)	0	0
氧化酶(Oxidase)	100	100
脲酶(Urease)	0	100
42 ℃生长	70	10
DNA 酶(DNase)	0	0
甲基红、VP 反应	0	0

Weissella 魏斯氏菌属

Collins et al. IJSB 1994;44:370～371. L. N. 49. J. Appl. Bacteriol. 1993;75:595～603.

革兰氏染色阳性,无芽胞,无动力,触酶阴性,发酵型,兼性厌氧菌,有杆状也有球状的细菌。

模式种:*Weissella viridescens*(绿色魏斯氏菌)

W. beninensis 贝宁魏斯氏菌 IJSEM 2010;60:2193～2198.

W. bombi 熊蜂魏斯氏菌 IJSEM 2015;65:2017～2025.

W. ceti 鲸鱼魏斯氏菌 IJSEM 2011;61:2758～2762.

W. cibaria 食物魏斯氏菌 IJSEM 2002;52:141～148.

W. confusa(原 *Lactobacillus confusa*) 混淆魏斯氏菌

W. diestrammenae 骆驼蟋蟀魏斯氏菌 IJSEM 2013;63:2951～2956.

W. fabaria 可可豆魏斯氏菌 IJSEM 2010;60:1999～2005.

W. ghanensis 加纳魏斯氏菌 IJSEM 2008;58:2721～2725.

W. halotolerans(原 *Lactobacillus halotolerans*) 耐盐魏斯氏菌

W. hellenica 希腊魏斯氏菌

W. kanlderi(原 *Lactobacillus kanlderi*) 坎氏魏斯氏菌

W. kimchii 渍菜魏斯氏菌 IJSEM 2002;52:507～511.→*Weissella cibaria*

W. koreensis 韩国魏斯氏菌 IJSEM 2002;52:1257～1261.

W. minor(原 *Lactobacillus minor*) 小魏斯氏菌

W. oryzae 水稻魏斯氏菌　IJSEM 2013;63:1417～1420.

W. paramesenteroides(原 *Leuconostoc paramesenteroides*)　类肠膜魏斯氏菌

W. soli　土地魏斯氏菌　IJSEM 2002;52:831～834.

W. thailandensis　泰国魏斯氏菌　IJSEM 2000;50:1479～1485.

W. uvarum　葡萄魏斯氏菌　IJSEM 2014;64:3885～3890.

W. viridescens(原 *Lactobacillus viridescens*)　绿色魏斯氏菌

表 162　魏斯氏菌属(*Weissella*)种的鉴别

性状	土地魏斯氏菌	坎氏魏斯氏菌	混淆魏斯氏菌	希腊魏斯氏菌	类肠膜魏斯氏菌	泰国魏斯氏菌	耐盐魏斯氏菌	小魏斯氏菌	绿色魏斯氏菌
产酸:									
L-阿拉伯糖	+	−	−	+	D	+	−	−	−
核糖	+	+	+	−	ND	+	+	+	−
木糖	+	−	+	−	D	−	−	−	−
半乳糖	−	+	+	−	+	+	−	−	−
果糖	−	+	+	+	+	+	+	+	+
水杨素	+	−	+	−	−	−	−	−	−
纤维二糖	−	−	+	−	D	−	−	+	−
蜜二糖	+	−	−	−	+	+	−	−	−
蔗糖	+	−	+	+	+	D	−	+	D
蕈糖	+	−	−	+	+	D	+	+	D
棉子糖	+	−	−	−	D	+	−	−	−
水解七叶苷	+	−	+	ND	D	ND	−	+	−
精氨酸产氨	+	+	+	−	−	−	+	+	−
产生葡聚糖	−	+	+	−	−	−	ND	−	ND
乳酸构型	D	DL	DL	D	D	D	DL	DL	DL
G+C mol%	43	39	45～47	39～40	37～38	38～41	45	44	41～44
细胞形态	短杆,常一头粗	不规则杆	短杆,常一头粗	大球或扁豆状	球或扁豆状	球状	不规则短或球杆	不规则短杆	小,不规则的杆

注:引自 IJSEM 2002;52:831～834.

***Wolinella* 沃林氏菌属**　Tanner et al. 1981, 439^VP 1984 手册;1:646～651. emend Vandamme et al. 1991, IJSB 1991;41(1):88～103.

革兰氏染色阴性,螺旋形、弯曲或直的不分枝的细菌,大小(0.5～1.0)μm×(2～

6)μm,两端钝圆或锥形。不形成芽胞,由单极毛进行迅速的投掷运动(darting motility)。菌落从淡黄混浊到灰色半透明,凸起、蚀入和扩散,各种变型皆可看到。厌氧菌,以氢和甲酸盐作为供电子体并被用为能源,延胡索酸和硝酸盐被用作电子受体。甲酸盐被氧化成二氧化碳,而延胡索酸被还原成琥珀酸;糖类不被发酵,也不支持生长。产生硫化氢,触酶阴性。菌株从牛的瘤胃、人的齿龈沟和牙根管中分离。DNA 的 G+C mol%为 42~48 (Tm)。

模式种:*Wolinella succinogenes* (产琥珀酸沃林氏菌)

W. curva 弯曲沃林氏菌 IJSB 1984;34:275~282.

W. curva 与 ***W. recta*** 划入弯曲菌属 IJSB 1991;41(1):88~103.

W. recta 直肠沃林氏菌

W. succinogenes(原 *Vibrio succinogenes*) 产琥珀酸沃林氏菌

(高屹 编写)

Xanthomonas 黄单胞菌属 Dowson 1939, 187[AL] 1984 手册;1:199~210.

革兰氏染色阴性,直的杆菌,通常大小为(0.4~0.7)μm×(0.7~1.8)μm,主要单个存在,不产生聚 β-羟丁酸盐颗粒,不产生鞘或菌柄,不产生芽胞,单极毛运动。专性需氧,以氧为最终受电子体进行呼吸型代谢,不脱硝或还原硝酸盐,适温 25~30 ℃。菌落通常黄色、光滑、奶油样或发黏,色素是高度特征性的溴化芳基聚烯(brominated arylpolyenes)或称为"黄单胞菌素"(xanthomonadins)。氧化酶试验阴性或弱阳性,触酶阳性。化能有机营养型,能利用各种糖类和有机酸盐作为主要的碳源,从许多糖类中产生少量的酸,但不分解鼠李糖、菊糖、侧金盏花醇、卫矛醇、山梨醇、内消旋肌醇或水杨素,不在紫牛乳(purple milk)或石蕊牛乳(litmus milk)中产酸,不利用天门冬酰胺为主要的碳源和氮源。0.1%(通常为 0.02%)的氯化三苯四氮唑可抑制其生长,需要的生长因子通常包括甲硫氨酸、谷氨酸、烟酸或它们的混合物。为植物病原菌,其存在与植物相关。DNA 的 G+C mol%为 63~71(Tm, Bd)。

模式种:*Xanthomonas campestris* (野油菜黄单胞菌)

X. albilineans 白纹黄单胞菌

X. alfalfae 紫花苜蓿黄单胞菌 IJSEM 2007;57:893~897.

X. ampelina 葡萄酒黄单胞菌

X. ampelina→*Xylophilus* IJSB 1987;37(4):422~430.

X. arboricola 树栖黄单胞菌 IJSB 1995;45(3):472~489.

X. axonopodis 地毯草黄单胞菌 IJSB 1995;45(3):472~489.

X. bromi 雀麦草黄单胞菌 IJSB 1995;45(3):472~489.

X. campestris 野油菜黄单胞菌

X. cassavae 木薯黄单胞菌 IJSB 1995;45(3):472~489.

X. citri 柑橘黄单胞菌 IJSB 1989;39(1):14~22.

X. codiaei 巴豆黄单胞菌 IJSB 1995;45(3):472~489.

X. cucurbitae 黄瓜黄单胞菌 IJSB 1995;45(3):472～489.

X. cynarae 菜蓟黄单胞菌 IJSEM 2000;50(4):1471～1478.

X. dyei 戴伊氏黄单胞菌 IJSEM 2010;60:1009～1010. Plant Pathol. 2010;59:270～281.

X. euvesicatoria 水疱(似辣椒斑病)黄单胞菌 IJSEM 2006;56:925～927. Syst. Appl. Microbiol. 2004;27:755～762.

X. floridensis 佛罗里达黄单胞菌 IJSEM 2017;67:3645～3654.

X. fragariae 草莓黄单胞菌

X. fuscans 变褐黑黄单胞菌 IJSEM 2007;57:893～897. →*Xanthomonas citri*

X. gardneri 加德纳黄单胞菌 IJSEM 2006;56:925～927. Syst. Appl. Microbiol. 2004;27:755～762.

X. hortorum 花园黄单胞菌 IJSB 1995;45(3):472～489.

X. hyacinthi 风信子黄单胞菌 IJSB 1995;45(3):472～489.

X. maliensis 马里黄单胞菌 IJSEM 2015;65:2017～2025. Antonie van Leeuwenhoek 2015;107:869～881.

X. maltophilia(原 *Pseudomonas maltophilia*) 嗜麦芽黄单胞菌 IJSB 1983;33:409～413.

X. maltophilia→*Stenotrophomonas* IJSB 1993;43(3):606～609.

X. melonis 甜瓜黄单胞菌 IJSB 1995;45(3):472～489.

X. nasturtii 豆瓣菜黄单胞菌 IJSEM 2017;67:3645～3654.

X. oryzae 水稻黄单胞菌 IJSB 1990;40(3):309～311.

X. perforans 穿孔黄单胞菌 IJSEM 2006;56:925～927. Syst. Appl. Microbiol. 2004;27:755～762.

X. phaseoli 菜豆黄单胞菌 IJSB 1989;39(1):14～22.

X. pisi 豌豆黄单胞菌 IJSB 1995;45(3):472～489.

X. populi 杨属黄单胞菌 IJSB 1990;40:348～369. IJSB 1992;42:652～653.

X. prunicola 桃树黄单胞菌 IJSEM 2018;68:1857～1866.

X. sacchari 甘蔗黄单胞菌 IJSB 1995;45(3):472～489.

X. theicola 居茶黄单胞菌 IJSB 1995;45(3):472～489.

X. translucens 半透明黄单胞菌 IJSB 1995;45(3):472～489.

X. vasicola 居维管束黄单胞菌 IJSB 1995;45(3):472～489.

X. vesicatoria 茄科黄单胞菌 IJSB 1995;45(3):472～489.

***Xanthomonas* 黄单胞菌属** (Dowson 1939) Vauterin et al. 1995, IJSB 1995;45(3):472～489.(对黄单胞菌属重新分类)

植物病原菌或与植物有关,多形成黄色黏液型光滑菌落,黄色素为单溴或二溴芳多烯,故称为"黄单胞菌素",为本属特征。胞外多糖称为"黄聚糖",与此属的黏液生长有关。

革兰氏染色阴性,大小(0.4～0.6)μm×(1.0～2.9) μm,多单个或成对存在,也有成链的,有时可见丝状菌体,通常以单极毛运动。

有触酶,不产生脲酶和吲哚,不还原硝酸盐为亚硝酸盐,无氧化酶或仅呈弱反应,不形成乙酰甲基甲醇,不酸化石蕊牛乳。pH 值 4.5 时,4 ℃或 37 ℃不生长,6%的氯化钠,30%的葡萄糖,0.01%的甲基绿,0.01%的硫堇,0.01%的醋酸铅或 0.1%的氯化三苯四氮唑可抑制其生长。通常对红霉素和四环素敏感。从许多糖类中产生少量酸,但不分解鼠李糖、侧金盏花醇、山梨糖、山梨醇、赤藓醇或肌醇。不能利用甘氨酸、L-谷氨酰胺和 L-天门冬酰胺为主要的碳源和能源。化能有机营养型,需一种或多种生长因子。

黄单胞菌株含有下列脂肪酸:异构型 $C_{11:0}$、异构型 $C_{11:0}$—3OH、异构型 $C_{12:0}$—3OH、异构型 $C_{13:0}$—3OH、异构型 $C_{15:0}$、顺式 9-$C_{16:0}$、$C_{16:0}$、异构型 $C_{17:1}$ 和异构型 $C_{17:0}$。在上述脂肪酸中,异构型 $C_{11:0}$、异构型 $C_{11:0}$—3O 和异构型 $C_{13:0}$—3OH 为此属的特征性酸,可用来与其他菌鉴别。

黄单胞菌属菌株主要的多胺为亚精胺,以可测出量存在精胺而不含 2-羟腐胺、1,3-二氨丙烷和腐胺,某些株含有尸胺。

以 Biolog GN 微量板试验,至少 94%的株可氧化果糖、α-D-葡萄糖、甘露糖、甲基丙酮酸盐和 2-酮戊二酸盐。94%以上的株不氧化下列含碳化合物:α-环化糊精、侧金盏花醇、D-阿拉伯糖醇、赤藓醇、肌醇、木糖醇、D-葡萄糖胺酸、γ-羟丁酸、衣康酸、癸二酸、鸟氨酸、焦谷氨酸、D-丝氨酸、DL-肉碱、β-氨基丁酸、苯乙胺、腐胺、2-氨基乙醇和 2,3-丁二醇。DNA 的 G+C mol%为 63.3～69.7。

模式种:*Xanthomonas campestris*(野油菜黄单胞菌)

X. arboricola 树栖黄单胞菌

X. axonopodis 地毯草黄单胞菌

X. bromi 雀麦黄单胞菌

X. campestris 野油菜黄单胞菌

X. cassavae 木薯黄单胞菌

X. codiaei 巴豆黄单胞菌

X. cucurbitae 黄瓜黄单胞菌

X. hortorum 花园黄单胞菌

X. hyacinthi 风信子黄单胞菌

X. melonis 甜瓜黄单胞菌

X. pisi 豌豆黄单胞菌

X. sacchari 甘蔗黄单胞菌

X. theicola 居茶黄单胞菌

X. translucens 半透明黄单胞菌

X. vasicola 居维管束黄单胞菌

X. vesicatoria 茄科黄单胞菌

Xenorhabdus 致病杆菌属 Thomas & Poinar 1979，354[AL]1984 手册;510～511.

杆菌，大小(0.8～2)μm×(4～10)μm，陈旧培养时胞内含有结晶内含物，而不是聚β-羟丁酸盐。陈旧培养中，由于细胞壁的分解引起球状体(球状细胞)的形成。平均直径2.6 μm，以周毛运动。兼性厌氧，具有呼吸和发酵两种代谢。一个种触酶阴性，另一个种生物发光。适温25 ℃，36 ℃生长差或不生长；即便在25 ℃，从葡萄糖产酸也弱或者迟缓。对大多数糖类不发酵或产酸量很少，不还原硝酸盐为亚硝酸盐，用于鉴别肠杆菌科的大多数生化反应此属呈阴性。只能从线虫(*Neoaplectana* 和 *Heterorhabditis* 属)和它们寄生的昆虫幼虫中分离。DNA 的 G+C mol%为 43～44(Bd)。

模式种：*Xenorhabdus nematophilus* (嗜线虫致病杆菌)

X. beddingii 贝丁氏致病杆菌 IJSB 1993;43(4):864～865. J. Gen. Microbiol. 1988;134:1834～1845.

X. bovienii 博维氏致病杆菌 IJSB 1993;43(4):864～865. J. Gen. Microbiol. 1988;134:1834～1845.

X. budapestensis 布达佩斯致病杆菌 IJSEM 2005;55:1395～1397. Syst. Appl. Microbiol. 2005;28:115～122.

X. cabanillasii 卡巴尼拉斯氏致病杆菌 IJSEM 2006;56:2805～2818.

X. doucetiae 道赛特氏致病杆菌 IJSEM 2006;56:2805～2818.

X. ehlersii 埃拉氏致病杆菌 IJSEM 2005; 55: 1395～1397. Syst. Appl. Microbiol. 2005;28:115～122.

X. griffiniae 格里芬氏致病杆菌 IJSEM 2006;56:2805～2818.

X. hominickii 霍氏致病杆菌 IJSEM 2006;56:2805～2818.

X. indica 印度致病杆菌 IJSEM 2009;59:2647～2648. Syst. Appl. Microbiol. 2006;29:519～525.

X. innexi 因耐公司致病杆菌 IJSEM 2005;55:1395～1397. Syst. Appl. Microbiol. 2005;28:115～122.

X. japonicus 日本致病杆菌 IJSB 1995;45(3):619～620. World J. Microbiol. Biotechnol. 1994;10:207～210.

X. koppenhoeferi 霍潘蒿芬氏致病杆菌 IJSEM 2006;56:2805～2818.

X. kozodoii 库氏致病杆菌 IJSEM 2006;56:2805～2818.

X. luminescens 发光致病杆菌→*Photorhabdus luminescens*

X. mauleonii 莫氏致病杆菌 IJSEM 2006;56:2805～2818.

X. miraniensis 密拉尼致病杆菌 JSEM 2006;56:2805～2818.

X. nematophilus 嗜线虫致病杆菌

X. poinarii 波因那氏致病杆菌 IJSB 1993;43(4):864～865. J. Gen. Microbiol. 1988;134:1834～1845.

X. romanii 罗曼氏致病杆菌 IJSEM 2006;56:2805～2818.

X. stockiae 斯托克氏致病杆菌 IJSEM 2006;56:2805～2818.

X. szentirmaii 萨恩迪迈氏(森提尔迈氏)致病杆菌 IJSEM 2005;55:1395～1397. Syst. Appl. Microbiol. 2005;28:115～122.

X. vietnamensis 越南致病杆菌 IJSEM 2010;60:1921～1937.

Xenorhabdus 致病杆菌属 修正描述 Thomas & Poinar 1983, IJSB 1983;33(4):878～879.

革兰氏染色阴性,无芽胞、无周鞭毛的杆菌,大小(0.3～1.9)μm×(2.3～21.9)μm(平均1.0 μm×5.8 μm),有动力,在陈旧培养中胞内形成结晶内含物(不是聚β-羟丁酸盐),由于胞壁分解形成的球状细胞平均直径2.6 μm。兼性厌氧,化能有机营养型,在肉浸液和简单的胨琼脂上生长良好。行呼吸和发酵代谢,发酵葡萄糖、果糖、麦芽糖、甘露糖和核糖产酸,通常不产气;对纤维二糖、甘油、肌醇、松三糖、α-甲基葡萄糖苷、水杨素、山梨醇、蔗糖、蕈糖和木糖的产酸情况则不一致,不水解淀粉。

此菌由线虫带入昆虫宿主体内,有利于线虫在昆虫中繁殖。嗜线虫致病杆菌(*X. nematophilus*)在营养琼脂上24 ℃培养24～48 h菌落直径约1 mm,一般光滑湿润,略黏,有时呈颗粒状,有的边缘略不规则,呈灰白色、奶油色、黄棕色或锈棕色至红色。不产生赖氨酸脱羧酶、鸟氨酸脱羧酶和精氨酸双水解酶和氧化酶,甲基红和VP反应阴性。不产生硫化氢(三糖铁琼脂中),不还原硝酸盐为亚硝酸盐,在西蒙氏柠檬酸盐中不生长。DNA的G+C mol%为43～50。

(李荣国 编写)

Yersinia 耶氏菌属 van Logham 1944, 15[AL] 1984 手册;1:498～506.

革兰氏染色阴性,直杆状到球杆状,大小(0.5～0.8)μm×(1～3)μm,不形成芽胞,不产生荚膜,但鼠疫耶氏菌(*Yersinia pestis*)生长于37 ℃或在体内时有封套(envelope)形成。37 ℃时无动力,但生长于30 ℃以下时以周鞭毛运动,鼠疫耶氏菌无动力。在普通的营养培养基上可以生长,在营养琼脂上菌落半透明到混浊,24 h后直径0.1～1.0 mm。适温28～29 ℃。兼性厌氧,具有呼吸和发酵型代谢。氧化酶阴性,触酶阳性,除了特殊的生物变种之外,可还原硝酸盐为亚硝酸盐,发酵葡萄糖和其他糖类产酸,但少量产气或不产气。表型特征与温度有关,通常在25～29 ℃培养比在35～37 ℃培养表现出更多的特征,研究过的种表现出肠道杆菌共同抗原。分布广泛(活的和无生命的),有的种适应于特殊的宿主。DNA的G+C mol%为46～50(Tm, Bd)。

模式种:*Yersinia pestis* (鼠疫耶氏菌)

Y. aldovae 阿氏耶氏菌 IJSB 1984;34:166～172.

Y. aleksiciae 阿利克西奇氏耶氏菌 IJSEM 2005;55:831～835.

Y. bercovieri 伯氏耶氏菌 IJSB 1988;38(4):424～429.

Y. enterocolitica 小肠结肠炎耶氏菌

Y. enterocolitica* subsp. *enterocolitica 小肠结肠炎耶氏菌小肠结肠炎亚种 IJSEM 2000;50(4):1515～1517. Int. J. Med. Microbiol. 2000;290:61～64.

Y. enterocolitica* subsp. *pelearctica 小肠结肠炎耶氏菌古北区亚种 IJSEM 2000;50(4):1515～1517. Int. J. Med. Microbiol. 2000;290:61～64.

Y. entomophaga 食昆虫耶氏菌 IJSEM 2011;61:844～849.

Y. frederiksenii 弗氏耶氏菌

Y. intermedia 中间耶氏菌

Y. kristensenii 克氏耶氏菌

Y. massiliensis 马赛耶氏菌 IJSEM 2008;58:779～784.

Y. mollaretii 莫氏耶氏菌 IJSB 1988;38(4):424～429.

Y. nurmii 纳氏耶氏菌 IJSEM 2011;61:2368～2372.

Y. pekkanenii 帕氏耶氏菌 IJSEM 2011;61:2363～2367.

Y. pestis 鼠疫耶氏菌

Y. pseudotuberculosis 假结核耶氏菌

Y. rohdei 罗氏耶氏菌 IJSB 1987;37(4):327～332.

Y. ruckeri 鲁氏耶氏菌

Y. similis 类似耶氏菌 IJSEM 2008;58:952～958.

Y. wautersii 沃特氏耶氏菌 IJSEM 2014;64:2184～2187. Int. J. Med. Microbiol. 2014;304:452～463.（假结核群）

表 163 耶氏菌属(*Yersinia*)菌种的生化反应鉴别

特征(Characteristic)	莫氏耶氏菌(*Y. mollaretii*)	伯氏耶氏菌(*Y. bercovieri*)	小肠结肠炎耶氏菌(*Y. enterocolitica*) 生物组1~4(Biogroup 1~4)	小肠结肠炎耶氏菌(*Y. enterocolitica*) 生物组5(Biogroup 5)	中间耶氏菌(*Y. mtermedia*)	弗氏耶氏菌(*Y. frederiksenii*)	克氏耶氏菌(*Y. kristensenii*)	阿氏耶氏菌(*Y. aldovae*)	罗氏耶氏菌(*Y. rohdei*)	鼠疫耶氏菌(*Y. pestis*)	假结核耶氏菌(*Y. pseudotuberculosis*)	鲁氏耶氏菌(*Y. ruckeri*)
吲哚(Indole)	−	−	D	−	+	+	D	−	−	−	−	−
VP 反应	−	−	D	+	+	D	−	+	−	−	−	−
西蒙氏柠檬酸盐(Citrate, Simmons)	−	−	−	−	+	D	−	D	+	−	−	−
鸟氨酸(L-Ornithine)	+	+	+	D	+	+	+	+	+	−	−	+
黏液酸盐,产酸(Mucate, acid)	+	+	−	−	D	D	−	D	−	ND	−	−
吡嗪酰胺酶(Pyrazinamidase)	+	+	D	−	+	+	+	+	+	−	−	ND

续表

特征(Characteristic)	莫氏耶氏菌 (*Y. mollaretii*)	伯氏耶氏菌 (*Y. bercovieri*)	小肠结肠炎耶氏菌 (*Y. enterocolitica*)		中间耶氏菌 (*Y. mtermedia*)	弗氏耶氏菌 (*Y. frederiksenii*)	克氏耶氏菌 (*Y. kristensenii*)	阿氏耶氏菌 (*Y. aldovae*)	罗氏耶氏菌 (*Y. rohdei*)	鼠疫耶氏菌 (*Y. pestis*)	假结核耶氏菌 (*Y. pseudotuberculosis*)	鲁氏耶氏菌 (*Y. ruckeri*)
			生物组1~4 (Biogroup 1~4)	生物组5 (Biogroup 5)								
蔗糖(Sucrose)	+	+	+	D	+	+	−	−	+	−	−	−
纤维二糖(Cellobiose)	+	+	+	+	+	+	+	−	+	−	−	−
鼠李糖(Rhamnose)	−	−	−	−	+	+	−	+	−	−	+	−
蜜二糖(Melibiose)	−	−	−	−	+	−	−	−	D	D	+	−
山梨糖(L-Sorbose)	+	−	D	D	+	+	+	−	ND	−	−	ND
L-岩藻糖(L-Fucose)	−	+	D	−	D	+	D	D	ND	ND	−	ND

***Yokenella* 约克菌属** Kosako, Sakazaki & Yoshizaki 1985 IJSB 1985;35(2):223～225. Jpn. J. Med. Sci. Biol. 1984;37:117～124.

革兰氏染色阴性,氧化酶阴性,无芽胞,以周鞭毛运动的杆菌。无色素,还原硝酸盐为亚硝酸盐,发酵葡萄糖和其他糖类产酸产气,生长于 37 ℃,4 ℃不生长。能利用柠檬酸盐为主要碳源,而不利用丙二酸盐,VP 反应阴性;生长于氰化钾肉汤,产生赖氨酸脱羧酶、鸟氨酸脱羧酶和半乳糖苷酶。能发酵 L-阿拉伯糖、纤维二糖、果糖、蜜二糖和鼠李糖;不能从乳糖、棉子糖、侧金盏花醇、D-阿拉伯糖醇、卫矛醇、山梨醇、肌醇、熊果苷、水杨素、α-甲基-D-葡糖苷、2-酮葡萄糖酸盐或 5-酮葡萄糖酸盐产酸,不水解七叶苷。DNA 的 G+C mol%为 59。

模式种:*Yokenella regensburgei* (雷金斯堡约克菌)

Y. regensburgei 雷金斯堡约克菌

Y. regensburgei = *Koserella trabulsii*(小棒科泽氏菌) IJSB 1987;37(2):127～129.

Y. regensburgei 的发表优先于 *K. Trabulsii* IJSB 1991;41(1):171.

(李赫 编写)

***Zavarzinia* 扎瓦氏菌属** Meyer et al. 1994, IJSB 1994;44(1):182～183. Syst. Appl. Microbiol. 1993;16:390～395.

嗜中温,革兰氏染色阴性,专性需氧的单极毛杆菌。其分类位置在 *Proteobacteria* 中的 α-1 亚纲和 α-2 亚纲之间。此属目前仅一个种:餐伴扎瓦氏菌(*Zavarzinia compransoris*),即过去的餐伴假单胞菌。为革兰氏染色阴性,有时弯曲的杆菌,以很长(6～8.5 μm)

的极鞭毛运动。菌落很薄而透明，在湿琼脂表面细菌倾向于泳出。有强的触酶活性，生长需要硫胺素，有机酸（除柠檬酸外）和氨基酸作为主要的碳源和能源，但不利用糖类。餐伴扎瓦氏菌（*Z. compransoris*）可利用氨、硝酸盐、亚硝酸盐、羟胺或脲作为氮源，在异养脱硝（heterotrophic denitrification）时可以用丙酮酸盐作为电子供体而生成水。DNA 的 G+C mol%为 66.1。

模式种：*Zavarzinia compransoris*（餐伴扎瓦氏菌）

Z. compransoris　餐伴扎瓦氏菌→*Bergeyella*　IJSB 1994；44(4)：827～831.

Zoogloea 动胶菌属　Itzigsohn 1968，IJAB 1980；30：419(AL)；Shin et al. emend IJSB 1996；46：826～831.

原来本属（1999 年以前）只有一个种（生枝动胶菌），所以此种的描述就代表了此菌属的描述。此属为革兰氏染色阴性需氧性杆菌，主要存在于有机物丰富的水环境中，易于在活性污泥中分离到。无芽胞，以极鞭毛运动，大小(0.5～1.3)μm×(1.0～3.6)μm。以氧化代谢产生能量。虽然生枝动胶菌能以氧化无机物金属，例如锰(Mn)作为主要能量来源，但也能利用有机化合物作为碳源，在能量需要上作为化能自养菌，平时培养用营养琼脂和营养肉汤都可以。生枝动胶菌具有形成絮状物的能力，称为"毛絮"或"绒毛"，是由细胞聚集生长而成，细胞之间的连接是由细胞外的纤维丝卷缠而成，这种动胶构架（zoogloeal matrix）在化学上是由多糖构成的细胞外多聚物线索组成的，多糖的化学组成和结构及此结构的物理和化学性状因种而有差异。此属现在已有 9 个种，其中 4 个为生枝动胶菌的变种，研究最多和分布广泛的代表种是生枝动胶菌 115。

生枝动胶菌 115 的构架多糖为弱酸性，轻度水溶性，在 pH 值 3～10 和 15～90 ℃时稳定，在盐存在时不沉淀，并具有高度黏性。多糖的主要组成包括葡萄糖、半乳糖和丙酮酸。此多聚糖链为 β-1，4-连接，高度分枝的规则的重复单位，大致的分子量为 10^5。本菌属其他种的多糖中可能含有甘露糖、己糖、阿拉伯糖、鼠李糖、葡萄糖胺、岩藻糖胺或尿酸。此菌细胞外的酸性多糖（或称"动胶聚糖"，zooglan）具有催化作用，对 4-亚苄基-2-苯噁唑啉有甲基解作用。在污水处理厂的活性污泥中的活性污泥絮状物中，此菌起主要作用，经测定生枝动胶菌在活性污泥中的含量很高，可达总细胞数的 10%。此菌在水处理中能起到降低生物耗氧量（biological oxygen demand，BOD）的作用，能吸附金属。生枝动胶菌细胞内含有聚 β-羟丁酸盐，此为生产新一代可降解塑料的物质。

Z. caeni　污泥动胶菌　IJSEM 2009；59：526～530.

Z. oleivorans　食油动胶菌　IJSEM 2015；65：274～279.

Z. oryzae　稻动胶菌　IJSEM 2006；56：619～624.

Z. remigera　生枝动胶菌

Z. resiniphila　嗜树脂动胶菌　IJSB 1999；49：935～936. Syst. Appl. Microbiol. 1999；22：68～78.

表 164 动胶菌属菌种的鉴别

特征	污泥动胶菌	污泥动胶菌*	嗜树脂动胶菌	水稻动胶菌	生枝动胶菌
细胞直径/μm	0.6～0.9	0.6～0.9	0.5～0.7	1.0	1.0～1.2
45 ℃生长	－	－	＋	－	－
触酶	＋	＋	－	＋	＋
脲酶	－	＋	－	＋	＋
脱硝	＋(慢)	＋(快)	－	＋	＋
水解：					
明胶	＋	＋	＋	－	＋
酪蛋白	－	－	＋	－	＋
利用为唯一碳源：					
乙酸盐	＋	＋	＋	－	＋
柠檬酸盐	－	－	－	－	＋
葡萄糖	＋	－	＋	－	－
甘露醇	－	＋	＋	－	＋
DNA 的 G＋C mol％	64.9	65.0	ND	65.1	65.3

注：* 为非模式株。引自 IJSEM 2009;59:526～530.

（林黎明　编写）

附录 1:菌属类别查询表

革兰氏染色阳性球菌

革兰氏染色阳性需氧芽胞杆菌

革兰氏染色阳性杆菌(需氧的)

革兰氏染色阳性杆菌(兼性厌氧,无动力)

革兰氏染色阳性杆菌(棒状,需氧和兼性厌氧的)

革兰氏染色阳性杆菌(厌氧的)

革兰氏染色阴性球菌

革兰氏染色阴性杆菌(专性需氧,极毛)

革兰氏染色阴性杆菌(专性需氧,周毛)

革兰氏染色阴性杆菌(专性需氧,无动力)

革兰氏染色阴性杆菌(专性需氧,鞭毛不定)

革兰氏染色阴性杆菌(兼性厌氧,极毛或侧毛,紫色素)

革兰氏染色阴性杆菌(微需氧或厌氧)

革兰氏染色阴性杆菌(需氧和兼性厌氧,无动力)

革兰氏染色阴性弯曲杆菌(微嗜氧,有动力)

革兰氏染色阴性杆菌(肠杆菌科)

革兰氏染色阴性杆菌(弧菌科)

革兰氏染色阴性杆菌(专性厌氧)

其他原核细胞微生物

附录 2:常用细菌底物利用实验的有机化合物

英文名称	中文名称	英文名称	中文名称
acetamide	乙酰胺	acetate	乙酸盐
acetylglu-cosamine	乙酰葡萄糖胺	aconitate	顺乌头酸盐
adenine	腺嘌呤	adipate	己二酸盐
adonitol	侧金盏花醇	aesculin	七叶苷
D-alanine	丙氨酸	L-alanine	L-丙氨酸
β-alanine	β-丙氨酸	aminobutyrate	氨基丁酸
amygdalin	苦杏仁苷	arabitol	阿拉伯糖醇
arabinose	阿拉伯糖	arbutin	熊果苷
arginine	精氨酸	ascorbate	抗坏血酸盐
asparagine	天门冬素	aspartate	天门冬氨酸
azelate	壬二酸盐	benzoat	苯甲酸盐
betanine	甜菜碱	2,3-butanediol	2,3-丁二醇
butyrate	丁酸盐	caprate	癸酸盐
caproate	己酸盐	caprylate	辛酸盐
carnitine	肉碱,	cellobiose	纤维双糖
cellulose	纤维素	chitin	壳多糖质
citraconate	柠康酸盐	citrate	柠檬酸盐
citrulline	瓜氨酸	creatine	肌酸
cystine	胱氨酸	dextrin	糊精
dulcitol	卫矛醇	elastin	弹性蛋白
erythritol	赤藓醇	erythrose	赤藓糖
esculin	七叶苷	ethanol	乙醇
fructose	果糖	fucose	岩藻糖
fumarate	延胡索酸盐	galactose	半乳糖
gelatin	明胶	gentiobiose	龙胆二糖

续表

英文名称	中文名称	英文名称	中文名称
geraniol	牻牛儿醇	gluconate	葡萄糖酸盐
glucosamine	葡萄糖胺	glutamate	谷氨酸盐
glutarate	戊二酸盐	glycerate	甘油酸盐
acetamide	乙酰胺	acetate	乙酸盐
glycerin=glycerol	甘油	β-glycerophosphate	β-甘油磷酸盐
glycine	甘氨酸	glycogen	糖原
glycollate	羟基乙酸盐=甘油酸盐	glyoxylate	乙醛酸盐
guanine	鸟嘌呤	heptanoate	庚酸盐
hippurate	马尿酸盐	histidine	组氨酸
hydroxybenzoate	羟基苯甲酸盐	β-hydroxybutyrate	β-羟基丁酸盐
hypoxanthine	次黄嘌呤	inositol	肌醇
isobutyric acid	异丁酸	isoleucine	异亮氨酸
isonicotinic acid	异烟酸	isopropanol	异丙醇
isovalerate	异戊酸盐	itaconate	衣康酸盐
α-ketoglutarate	α-酮戊二酸盐	kynurenic acid	犬尿喹啉酸
kynurenine	犬尿氨酸	kynurenate	犬尿烯酸盐
kynuric acid	犬尿酸=N-草酰邻氨基苯甲酸	lactate	乳酸盐
lactose	乳糖	leucine	亮氨酸
levulinate	乙酰丙酸盐	lysine	赖氨酸
lyxose	来苏糖	malate	苹果酸盐
maleate	顺丁烯二酸盐	malonate	丙二酸盐
mandelate	扁桃酸盐	maltose	麦芽糖
mannitol	甘露醇	mannose	甘露糖
melezitose	松三糖	melibiose	蜜二糖
mesaconate	中康酸盐	meso-tartrate	内消旋酒石酸盐
methanol	甲醇	methionine	甲硫氨酸
α-methyl-D-glucoside	α-甲基-D-葡萄糖苷	α-methyl-D-manmnoside	α-甲基-D-甘露糖苷
mucate	黏液酸盐	niacin	烟酸
nicotinic acid	烟酸=尼克酸	nicotinate	烟酸盐
norleucine	正亮氨酸	octanoic acid	辛酸

续表

英文名称	中文名称	英文名称	中文名称
ornithine	鸟氨酸	oxalate	草酸盐
pectin	果胶	pelargonate	壬酸盐
phenylacetic acid	苯乙酸	phenylalanine	苯丙氨酸
acetamide	乙酰胺	acetate	乙酸盐
phthalate	苯二甲酸盐	pimelate	庚二酸盐
proline	脯氨酸	propionate	丙酸盐
purine	嘌呤	putrescine	腐胺=丁二胺
pyrimidine	嘧啶	pyruvate	丙酮酸盐
quinate	喹尼酸盐	raffinose	棉子糖
rhamnose	鼠李糖	ribose	核糖
salicin	水杨素	salicylate	水杨酸盐
sarcine	次黄嘌呤	sarcosine	肌氨酸
sebacate	癸二酸盐	serine	丝氨酸
sorbitol	山梨醇	sorbose	山梨糖
sterol	甾醇=固醇	suberate	辛二酸盐
succinate	琥珀酸盐	sucrose	蔗糖
tagatose	塔格糖	tartrate	酒石酸盐
testosterone	睾酮	transaconitate	反乌头酸盐
threonone	苏氨酸	trehalose	海藻糖=蕈糖
trigonelline	葫芦巴碱	tryptophan	色氨酸
turanose	松二糖	tyrosine	酪氨酸
urate	尿酸盐	urea	脲=尿素
uric acid	尿酸	urocanic acid	尿刊酸=苯唑丙烯酸
valerate	戊酸盐	valine	缬氨酸
vanillic acid	香草酸=4-羟基-3-甲基苯甲酸	xanthine	黄嘌呤
xylitol	木糖醇	xylose	木糖

（赵乃昕　编写）

附录 3：医学常见酵母菌种

Blastoschizomyces **分裂芽生菌属**

Blastoschizomyces capitatus 头分裂芽生菌

Candida **念珠菌属(假丝酵母)**

Candida albicans 白色念珠菌(白假丝酵母)

Candida auris 耳念珠菌

Candida boidinii 伯伊丁念珠菌(伯伊丁假丝酵母)

Candida blankii

Candida catenulate 念珠状/链形/链状念珠菌(链形假丝酵母)

Candida ciferrii 西弗念珠菌(西弗假丝酵母)

Candida claussenii 克劳森念珠菌(克劳森假丝酵母)现已归于白色念珠菌

Candida colliculosa 软念珠菌(软假丝酵母)

Candida curvata 弯曲念珠菌(弯曲假丝酵母)

Candida dubliniensis 都柏林念珠菌(都柏林假丝酵母)

Candida fabianii(原 *Hansenula fabianii*)

Candida famata 无名/法氏念珠菌(法氏假丝酵母)

Candida glabrata 光滑念珠菌(光滑假丝酵母)

Candida guilliermondii 高里氏/季也蒙念珠菌(季也蒙假丝酵母)

Candida haemullonii 希木龙念珠菌(希木龙假丝酵母)

Candida humicola 土生念珠菌(土生假丝酵母)现已归于隐球菌属(*Cryptococcus*)

Candida inconspicua 平常念珠菌(平常假丝酵母)同克柔氏念珠菌(*Candida kruseri*)

Candida ingens

Candida kefyr 乳酒念珠菌(乳酒假丝酵母)

Candida kruseri 克柔氏念珠菌(克柔氏假丝酵母)

Candida lambica 郎比可/郎比念珠菌(郎比假丝酵母)

Candida langeronii 兰氏念珠菌(兰氏假丝酵母)

Candida lipolytica 解脂/溶脂念珠菌(解脂假丝酵母)

Candida lodderae 罗得念珠菌(罗得假丝酵母)

Candida lusitaniae 葡萄牙念珠菌(葡萄牙假丝酵母)

Candida macedoniensis 马其顿念珠菌(马其顿假丝酵母)

Candida magnoliae 木兰念珠菌(木兰假丝酵母)

Candida membranifaciens 成膜/膜醭念珠菌(膜醭假丝酵母)

Candida metapsilosis 间平滑念珠菌(间平滑假丝酵母,原近平滑念珠菌 3 型)

Candida norvegensis 挪威念珠菌(挪威假丝酵母)

Candida orthopsilosis 邻平滑念珠菌(邻平滑假丝酵母,原近平滑念珠菌 2 型)

Candida parapsilosis 近平滑念珠菌(近平滑假丝酵母)

Candida paratropicalis 近/环热带念珠菌(近热带假丝酵母)
Candida pelliculosa 角膜/角膜带念珠菌(角膜假丝酵母)
Candida pseudorugosa 假皱纹念珠菌(假皱褶假丝酵母)
Candida pseudotropicalis 假热带念珠菌(假热带假丝酵母,现改称 *Candida kefyr* 乳酒念珠菌)
Candida rugosa 皱纹/皱落/皱褶念珠菌(皱褶假丝酵母)
Candida sake 清酒念珠菌(清酒假丝酵母)
Candida salida 赛丽达念珠菌(赛丽达假丝酵母)
Candida sorbosa 蝇类念珠菌(蝇类假丝酵母)
Candida sphaerica 球形念珠菌(球形假丝酵母)
Candida stellatoidea 类星形/星形念珠菌(类星形假丝酵母)
Candida tropicalis 热带念珠菌(热带假丝酵母)
Candida utilis 产朊念珠菌(产朊假丝酵母)
Candida valida 粗壮念珠菌(粗壮假丝酵母)
Candida veronae 佛罗那念珠菌(佛罗那假丝酵母)
Candida vini 葡萄酒念珠菌(葡萄酒念假丝酵母)
Candida zeylanoides 维斯旺类筒/涎沫念珠菌(涎沫假丝酵母)

Cryptococcus 隐球菌属

Cryptococcus albidus 浅白隐球菌
Cryptococcus curvatus 达堤拉假丝酵母菌
Cryptococcus gastricus 胃隐球菌
Cryptococcus humicolus 土生隐球菌
Cryptococcus laurentii 劳伦/罗伦隐球菌
Cryptococcus luteolus 浅黄隐球菌
Cryptococcus neoformans 新生/新型隐球菌
Cryptococcus terreus 地生隐球菌
Cryptococcus uniguttulatus 指甲/单咽隐球菌

Geotrichum 地霉属/地丝菌属

Geotrichum candidum 白地霉(白地丝菌)
Geotrichum capitatum 头地霉(头地丝菌)
Geotrichum clavatum 棒地霉(棒地丝菌)
Geotrichum fermentans 发酵地霉(发酵地丝菌)
Geotrichum penicillatum 帚状地霉(帚状地丝菌)

Hansenula 汉逊酵母属

Hansenula anomala 异常/异型汉逊酵母

Hansenula californica 加利福尼亚汉逊酵母
Hansenula polymorpha 多形汉逊酵母

Kloeckera **克勒克酵母属**
Kloeckera apiculata 柠檬克勒克酵母

Malassezia **鳞斑霉菌属(马拉色菌属)**
Malassezia dermatis 皮肤马拉色菌(皮肤鳞斑霉菌)
Malassezia furfur 糠秕马拉色菌(糠秕鳞斑霉菌)
Malassezia obtusa
Malassezia ovale 卵形马拉色菌(卵形鳞斑霉菌)
Malassezia pachydermatis 厚皮马拉色菌(厚皮鳞斑霉菌)
Malassezia restricta
Malassezia sympodialis 合轴马拉色菌(合轴鳞斑霉菌)

Pichia **毕赤酵母属**
Pichia farinosa 粉丝毕赤酵母
Pichia ohmeri 奥莫毕赤酵母
Pichia wiekerhamii 威克毕赤酵母(现已划归原壁菌属)

Prototheca **原壁菌属(原藻属)**
Prototheca filamenta 丝状原壁菌(丝状原藻)
Prototheca stagnora 壅滞原壁菌(壅滞原藻)
Prototheca wickerhamii 威克原壁菌(威克原藻)
Prototheca zopfii 小型原壁菌(小型原藻)

Pythium
Pythium insidiosum

属于似卵菌科,水生物种,感染人类和动物。相比于真菌,更接近于硅藻和金褐藻。存在两个发育时期:双鞭毛游动孢子和直角分枝菌丝。游动孢子是感染因子,可在水中游动,接触人体组织后出芽形成菌丝,引起的疾病称为“腐皮病”。De Cock, Mendoza, Padhyd et al. 1987, J. Clin. Microbiol. 25:344~349.

Rhodotorula **红酵母属**
Rhodotorula aurantiaca 橙黄红酵母
Rhodotorula glutinis 黏红酵母(胶红酵母)
Rhodotorula graminis 禾本红酵母
Rhodotorula marina 海滨红酵母

Rhodotorula minuta 小红酵母
Rhodotorula mucilaginosa 胶质红酵母
Rhodotorula pilimanae 果蝇红酵母
Rhodotorula rubra 红红酵母(深红酵母)

Saccharomyces **酵母属**
Saccharomyces bailii 拜耳酵母
Saccharomyces cerevisiae 酿酒酵母
Saccharomyces kluyveri
Saccharomyces pasteurianus 巴氏酵母
Saccharomyces rouxii 鲁氏酵母

Sporobolomyces **掷孢酵母属**
Sporobolomyces holsaticus
Sporobolomyces roseus 玫瑰色掷孢酵母
Sporobolomyces salmonicolor 赭色掷孢酵母

Torulopsis **球拟酵母属(球拟酵母属的种已转入念珠菌属)**

Trichosporum **丝孢酵母属**
Trichosporon asahii 阿沙丝孢酵母
Trichosporon asteroides 星状丝孢酵母
Trichosporon beigelii 白吉利丝孢酵母
Trichosporon cutaneum 皮肤丝孢酵母
Trichosporon holsaticus 不对称丝孢酵母
Trichosporon ovoides 卵形丝孢酵母
Trichosporon inkin 墨汁丝孢酵母
Trichosporon mucoides 类黏丝孢酵母
Trichosporon pullulans 茁芽丝孢酵母
Trichosporon roseus 玫瑰色丝孢酵母

(苑广盈 编写)

附录 4: 主要的动物致病原虫

Acanthamoeba 棘阿米巴
Babasia 巴贝斯属，巴贝斯虫
Balantidium 小袋(纤毛)虫属:*B. coli* 结肠小袋虫

Blastocystis 芽囊原虫属

Chilomastix 唇鞭毛属

Coccidium 球虫属

Cryptosporidium 隐孢子虫属

Eimeria 艾美耳球虫属

Encephalitozoon 脑原虫属

Entamoeba 阿米巴(原虫):*E. coli* 结肠阿米巴;*E. histolytica* 溶组织阿米巴

Frenkelia 弗兰克属

Giardia 贾第氏属;*G. lamblia* 蓝氏贾第虫

Isospora 等孢(球虫)属

Leishmania 利什曼属;*L. donovani* 杜氏利什曼原虫

Leucocytozoon 住白细胞虫属

Naegleria 耐格里(虫)属

Neospora 新孢子虫属

Nosema 微粒子虫属

Plasmodium 疟原虫:*P. falciparum* 恶性疟原虫;*P. malariae* 三日疟原虫;*P. vivax* 间日疟原虫

Pneumocystis 肺孢子虫属;*P. carinii* 卡氏肺孢子虫

Sarcocystis 住肉孢子虫属

Theileria 泰勒属(原虫)

Toxoplasma 弓形体属:*T. gondii* 鼠弓形体(岗地弓形体)

Trichmonas 毛滴虫属:*T. vaginalis* 阴道毛滴虫

Trypanosoma 锥虫属:*T. cruzi* 克氏锥虫

(苑广盈 编写)

附录5:主要的医学病毒

2019-nCoV 新型冠状病毒

adenovirus 腺病毒

arbovirus 虫媒病毒

avian influenza virus 禽流感病毒

bird influenza virus 禽流感病毒

blue tongue virus 蓝舌病病毒

cowpox virus 牛痘病毒

canine distemper virus 犬瘟热病毒

coxsackie virus 柯萨奇病毒

coronavirus 冠状病毒
cytomegalovirus(CMV) 巨细胞病毒
Dengue virus 登革热病毒
enterovirus 肠道病
echovirus 艾柯病毒
Ebolavirus 埃伯(博)拉病毒
EBV(Epstein-Barr virus) E-B 病毒
flavivirus 黄病毒
foot-and-mouth disease virus 口蹄疫病毒
Hantavirus 汉坦病毒
HAV(hepatitis A virus) 甲型肝炎病毒
HBV(hepatitis B virus) 乙型肝炎病毒
HCV(hepatitis C virus) 丙型肝炎病毒
hemorrhagic fever virus 出血热病毒
hepatitis virus 肝炎病毒
HHV (Human herpes virus) 人类疱疹病毒
HIV (human immunodeficiency virus) 人类免疫缺陷病毒
HPV (human papillomavirus) 人乳头瘤病毒
HSV (Herpes simplex virus) 单纯疱疹病毒
human polymavirus 人多瘤病毒
influenza virus (=influ virus) 流感病毒
Japanese encephalitis virus 日本脑炎病毒,流行性脑炎病毒 Lassa virus 拉沙病毒
Marburg virus 马尔堡病毒
measles virus 麻疹病毒
molluscum contagiosum virus 接触性传染性软疣病毒
mumps virus 腮腺炎病毒
myxoma virus 黏病毒
Newcastle disease virus 新城疫病毒
papilloma virus 乳头瘤病毒
polymavirus 多瘤病毒
poxvirus 痘病病毒
parainfluenza virus (PIV) 副流感病病毒毒
poliovirus 脊髓灰质炎病毒
reovirus 呼肠孤病毒
rabies virus 狂犬病毒
respiratory syncytial virus (RSV) 呼吸道融合细胞病毒
rhinovirus 鼻病毒
rubella virus 风疹病毒

rotavirus　轮状病毒

SARS (Serve Acute Respiratory Syndromes)　严重急性呼吸道综合征,由冠状病毒引起

smallpox virus　天花病毒

varicella virus　水痘病毒

variola virus　天花病毒

VSV (varicella-zoster virus)　水痘带状疱疹病毒

West Nile virus　西罗尼病毒

yellow fever virus　黄热病毒

(苑广盈　编写)

附录 6:抗菌药物名称

amikacin　AMK　阿米卡星(氨基糖苷类)

amoxicillin　AMX　阿莫西林(广谱青霉素)

amoxicillin-clavulanic acid　AMC　阿莫西林-克拉维酸

amphotericin B　AMB　两性霉素 B(抗真菌药)

ampicillin　AMP　氨苄西林(广谱青霉素)

ampicillin-sulbactam　SAM　氨苄西林-舒巴坦

azithromycin　AZM　阿奇霉素(大环内酯类)

azlocillin　AZL　阿洛西林(酰脲类青霉素)

aztreonam　ATM　氨曲南(单环 β 内酰胺类)

bacilracin　BAC　杆菌肽(多肽类)

carbenicillin　CAR　羧苄西林(广谱青霉素)

cefacetrile　头孢乙腈(一代头孢)

cefaclor　CEC　头孢克洛(二代头孢)

cefadroxil　CFR　头孢羟氨苄(一代头孢)

cefalexin　CL　头孢氨苄(一代头孢)

cefamandole　CFM　头孢孟多(二代头孢)

cefathiamidine　头孢硫咪(一代头孢)

cefazaflur　头孢氮氟(一代头孢)

cefazedone　头孢西酮(一代头孢)

cefazolin　CFZ　头孢唑啉(一代头孢)

cefbuperazone　头孢拉宗(三代头孢)

cefdinir　CDR　头孢地尼(三代头孢)

cefepime FEP 头孢吡肟(四代头孢)
cefetamet FET 头孢他美(三代头孢)
cefixime CFM 头孢克肟(三代头孢)
cefmenoxime CMX 头孢甲肟(三代头孢)
cefmetazole CMZ 头孢美唑(头霉素类)
cefminox 头孢米诺(二代头孢)
cefodizime 头孢地嗪(二代头孢)
cefonicid CID 头孢尼西(二代头孢)
cefoperazone CFP 头孢哌酮(三代头孢)
cefopodoxime CPD 头孢泊肟(三代头孢)
ceforanide CPO 头孢雷特(二代头孢)
cefotaxime CTX 头孢噻肟(三代头孢)
cefotetan CTT 头孢替坦(头霉素类)
cefotiam 头孢替安(二代头孢)
cefoxitin FOX 头孢西丁(头霉素类)
cefpimizole 头孢咪唑(三代头孢)
cefpiramide 头孢匹胺(三代头孢)
cefpirome 头孢匹罗(四代头孢)
cefprozil CPR 头孢丙烯(二代头孢)
cefradine RAD 头孢拉定(一代头孢)
cefsulodin CFS 头孢磺啶(三代头孢)
ceftazidime CAZ 头孢他啶(三代头孢)
ceftezole 头孢替唑(一代头孢)
ceftibuten CTB 头孢布烯(三代头孢)
ceftizoxime CZX 头孢唑肟(三代头孢)
ceftriazone CRO 头孢曲松(三代头孢)
cefuroxime CXM 头孢呋辛(二代头孢)
cephalothin CEP 头孢噻吩(一代头孢)
cephapirin HAP 头孢匹林(一代头孢)
chloramphenicol CHL 氯霉素
ciprofloxacin CIP 环丙沙星(氟喹诺酮类)
clarithromycin CLR 克拉霉素(大环内酯类)
clavulanic acid CLA 克拉维酸(β内酰胺酶抑制剂)
clindamycin CLI 克林霉素(林可霉素类)
clotrimazol CLT 克霉唑(抗真菌药)
cloxacillin OB 氯唑西林(耐酶青霉素)
colistin sulphate CT 多黏菌素
co-trimoxazole SXT 复方新诺明

dicloxacillin DCX 双氯西林(耐酶青霉素)
dirithromycin DTM 地红霉素(大环内酯类)
doxycycline DOX 多西环素;强力霉素
enoxacin ENX 依诺沙星,氟啶酸
enrofloxacin ENR 恩氟沙星
erythromycin ERY 红霉素(大环内酯类)
fleroxacin FLE 氟罗沙星
flomoxef 氟氧头孢
fluconazole FLC 氟康唑(抗真菌药)
flucloxacillin 氟氯西林
flucytosine 5FS 氟胞嘧啶(抗真菌药)
flumequine 氟甲奎
fusfomycin FOS 磷霉素(化学合成抗生素)
framycetin 新霉素
furazolidone FRZ 呋喃唑酮(硝基呋喃类)
fusidicacid FA 呋西地酸
gatifloxacin GAT 格替沙星
gemifloxacin 吉米沙星
gentamycin GEN 庆大霉素
grepafloxacin GRX 格帕沙星
griseofulvin 灰黄霉素(抗真菌药)
imipenem IMP 亚胺培南(碳青霉烯类)
isoconazole 异康唑(抗真菌药)
isoniazid 异烟肼
itraconazole ITC 伊曲康唑(抗真菌药)
kanamycin KAN 卡那霉素(氨基糖苷类)
ketoconazole KTC 酮康唑(抗真菌药)
lamofloxacin 洛美沙星
latamoxef MOX 拉氧头孢
levofloxacin LVX 左氧氟沙星
lincomycin 林可霉素;洁霉素
lomefloxacin LOM 洛美沙星
mecillinam MPC 美西林
meropenem MEM 美洛培南(碳青霉烯类)
methicillin MET 甲氧西林(耐酶青霉素)
metronidazole 甲硝唑(抗厌氧菌药)
mezlocillin MEZ 美洛西林(酰脲类青霉素)
midecamycin 麦迪霉素(大环内酯类)

minocycline MIN 米诺环素(四环素类)
mupirocin 莫匹罗星
nafcillin NAF 萘夫西林
nalidixic acid NAL 萘啶酸
neomycin 新霉素(氨基糖苷类)
netilmicin NET 萘替米星(氨基糖苷类)
nitrofurantoin NIT 呋喃妥因 (硝基呋喃类)
norfloxacin NOR 诺氟沙星,氟哌酸
norvancomycin 去甲万古霉素(多肽类)
nystatin NYT 制霉菌素(抗真菌药)
ofloxacin OFX 氧氟沙星,氟嗪酸
olamufloxacin 欧拉沙星
oleandomycin OL 竹桃霉素
oxacillin OXA 苯唑西林(耐酶青霉素)
oxytetracycline OTC 土霉素(四环素类)
panipenem 帕尼培南(碳青霉烯类)
pefloxacin 培氟沙星,甲氟哌酸
penicillin PEN 青霉素
pimemidic acid PPA 吡哌酸
piperacillin PIP 哌拉西林(酰脲类青霉素)
pirazonam 吡拉莫南(单环β内酰胺类)
pirlimycin 吡利霉素
pivampicillin 别戊氨苄西林
polymycin 多黏菌素(多肽类)
pyrazinamide PZA 吡嗪酰胺(抗结核药)
rifampin RIF 利福平 (利福霉素类)
rifamycin 利福霉素
rifapentine RF 利福喷叮
rifaximin 利福昔明
rokitamycin RKM 罗他霉素(大环内酯类)
roxithromycin RXM 罗红霉素(大环内酯类)
rufloxacin 芦氟沙星
sitafloxacin 西他沙星
sparfloxacin SPX 司帕沙星
spectinomycin SPT 大观霉素(氨基糖苷类)
spiramycin SPM 螺旋霉素(大环内酯类)
streptomycin STR 链霉素(氨基糖苷类)
sulbactam SUL 舒巴坦(β内酰胺酶抑制剂)

sulfadiazine　SD	磺胺嘧啶
sulfadiazine silver　SD-Ag	磺胺嘧啶银
sulfaguanidine　SG	磺胺胍
sulfamethoxazole　SMZ	磺胺甲基异噁唑
sulfamylon	磺胺米隆(磺胺类)
sulfasalazine	柳氮磺吡啶
tazobactam　TZB	他唑巴坦(β内酰胺酶抑制剂)
teicoplanin　TEC	替考拉宁(多肽类)
telithromycin　TEL	特利霉素
temafloxacin	替马沙星
terbinafine　TRB	特比萘芬(抗真菌剂)
tetracycline　TET	四环素
ticarcillin　TIC	替卡西林(广谱青霉素)
tinidazole	替硝唑(抗厌氧菌药)
tobramycin　TOB	妥布霉素(氨基糖苷类)
tosufloxacin	妥舒沙星
trimethoprim　TMP	甲氧苄氨嘧啶
trovafloxacin　TVA	托法沙星
vancomycin　VAN	万古霉素(多肽类)
voriconazole　VRC	伏立康唑(抗真菌药)

(苑广盈　编写)

附录7:细菌的系统鉴定

一、细菌的表型性状

(一)形态染色

革兰氏染色、抗酸染色、鞭毛染色、异染颗粒染色(metachromatic granules staining)、极染(polar staining)、苏丹黑颗粒(Sudan black granules)染色[=聚-β-羟丁酸盐颗粒(poly-β-hydroxybutyrate granules)染色=脂粒染色(lipid staining)]、电镜磷钨酸染色、电镜超薄切片观察内容:鞭毛着生位置及数量(极毛 polar flagella、次极毛 subpolar flagella、侧毛 lateral flagella、周毛 peritrichous flagella、端生丛毛菌 lophotricha、束毛 tuft of flagella)、无动力(nonmotile)、菌毛(pilus 和 fimbria)、迁徙(swarming motility)[=泳动(swimming motility)]、搐动(twitching motolity)、滑动(gliding movement)、射标运动(darting motility)、芽胞及其位置、发育周期、杆-球循环、包囊(cyst)、小包囊(microcyst)、包膜(envelope)、孢子囊(sporangium)、荚膜(capsule)、微荚膜(microcapsule)、黏液层(slime layer)、质粒(plasmid)。

苏丹黑颗粒染色方法:取0.3 g苏丹黑,用70%的乙醇振荡溶解,备用。涂片,用苏丹黑染液染 10 min,用水冲去染液,并用滤纸将残水吸干,用二甲苯冲洗涂片至无色素洗脱,晾干后,用 0.5%的番红染液复染 1～2 min。水洗,吸干,镜检。

(二)培养特征

琼脂类型[营养琼脂(nutrient agar)、血琼脂(blood agar)、麦康克琼脂(MacConkey agar)、SS 琼脂],菌落的大小、颜色、形状、凸起、边缘、表面(光滑 shiny glistening 或粗糙 rough surface)、软(soft)或硬(solidity)、革状(leathery)、黏性(slimy 或 viscous)或胶性(gummy)表现、奶酪样(butter-like texture)、透明度(透明 transparent、半透明 translucent 或不透明 opaque)、湿润(moist)或干燥(dry)、易碎性(brittle),粉状(powdery)色素与色调,水溶性或脂溶性,色素产生条件,溶血性(α 溶血或 β 溶血,camp 试验),液体培养基中的生长表现,对氧的要求。

(三)初步鉴定

对氧的要求[需氧(aerobic)、厌氧(anaerobic)、发酵型(fermentative)、兼性厌氧(facultative anaerobic)、微需氧(microaerophilic)、耐氧厌氧、化能异养(chemoorganotroph)、兼性化能自养(facultative chemolithotroph)],氧化发酵试验(O/F test),是否需要生长因子(growth factor),氧化酶(oxidase),触酶(catalase),硝酸盐还原(nitrate reduction),亚硝酸盐还原(nitrite reduction),硝酸盐产气。

(四)一般抵抗力

对热、干燥、高盐、氯化三苯四氮唑(TTC)、十二烷三甲基溴化胺(Cetrimide)、奥普托欣(Optochin)、二氨基二异丙基蝶啶(O/129)、叠氮化钠、氰化钾、亚砷酸钠、胆汁的抵抗。

(五)一般生化反应

IMViC 试验,硫化氢产生(三糖铁中),水解酶(明胶、弹性蛋白、酪蛋白、淀粉、纤维素、木聚糖、几丁质、果胶、DNA、尿素、卵磷脂、吐温 80 酯酶、七叶苷、ONPG 等,各种商品化提供的芳胺酶、氨肽酶、芳基硫酸酯酶、精氨酸双水解酶、鸟氨酸脱羧酶、赖氨酸脱羧酶、苯丙氨酸脱氨酶,原儿茶酸盐的开环方式),底物利用试验(见本书附录 2 的有机化合物),糖醇发酵试验(见本书附录 2 的糖醇类)。

1. 西蒙氏柠檬酸盐利用试验

培养基的制备:

$(NH_4)_2SO_4$:2.0 g

NaH_2PO_4:0.5 g

K_2HPO_4:0.5 g

$MgSO_4 \cdot 7H_2O$:0.2 g

$CaCl_2$:0.1g

柠檬酸盐:5 g

琼脂:10 g

蒸馏水:1000 mL

调 pH 值至 7.0,灭菌后摆成斜面备用。接种细菌后 24 h 生长者为阳性,不生长者为阴性。在此培养基上生长者说明不需要生长因子;不能在此培养基上生长者可能需要生长因子,也可能只是不能利用柠檬酸盐,而不是需要生长因子(如大肠埃希氏菌),因而需要做如下所示的生长因子需要试验。

2. 生长因子需要试验

培养基的制备：

$(NH_4)_2SO_4$：2.0 g

NaH_2PO_4：0.5 g

K_2HPO_4：0.5 g

$MgSO_4 \cdot 7H_2O$：0.2 g

$CaCl_2$：0.1 g

葡萄糖：5 g

苹果酸钠：5 g

琼脂：10 g

蒸馏水：1000 mL

调 pH 值至 7.0，灭菌后摆成斜面备用。接种细菌后 24 h 生长者说明此菌不需要生长因子，不能生长者说明此菌需要生长因子。

3. 氧化发酵试验(OF 试验)

Hugh 与 Lifson 培养基的制备：

蛋白胨：2 g

NaCl：5 g

K_2HPO_4：0.2 g

琼脂：5～6 g

葡萄糖：10 g

1%的溴麝香草酚蓝(BTB)溶液：3mL

蒸馏水 1000：mL

调 pH 值至 7.0～7.2，分装入小试管，灭菌后备用。穿刺接种时，一管加液体石蜡，为封管；一管不加，为开管。只在开管上部生长者为氧化型细菌，在两管中皆生长者为发酵型细菌。

(六)要试验所选用细菌的水解酶产生能力，可做如下试验

1. 淀粉水解酶

营养琼脂中加入 1%的可溶性淀粉，高压灭菌后倒入平板，冷却并待表面干燥后，点种试验菌于琼脂表面，每菌约涂种绿豆粒大小，每个平板(直径 7 cm)可种 5～7 个接种物。培养 1～2 天后，在平板表面倒上稀释的卢格氏碘液，流淌过平板，淀粉遇碘变蓝，菌苔周围有无色透明而不变蓝的环，即表明细菌产生了淀粉酶，环的大小大体可反映细菌产生淀粉酶的能力。

2. 酪蛋白水解酶

用蒸馏水配制 4%的琼脂(不是营养琼脂，是纯的琼脂)，融化后高压灭菌。用灭菌的注射器无菌抽取买来的无菌袋装牛奶中的牛奶，将二者按照 1∶1 的比例混合。注意，混合之前要使牛奶的温度维持在 50 ℃左右，而灭菌的 4%的琼脂温度不能高于 70 ℃，这样二者混合时既不会使牛奶因过热而变性，又不至于因过凉而致混合不均匀，使牛奶结块。

二者混合后，倒平板时若室温较低，则倒平板前还要预热一下平皿。待平皿冷却并且表面干燥后，点种试验菌于牛奶琼脂表面。培养 2～3 天后观察菌苔周围有无略显透明一点的环，有此环者即为产生酪蛋白水解酶的细菌。

3. 吐温 80 脂酶

在营养琼脂中加入 1%的吐温 80，并加入微量 $CaCl_2$（低于万分之一），高压灭菌后倒入平板，冷却并待表面干燥后，点种试验菌于琼脂表面，每个平板分散点种 3～4 个菌苔。培养之后，每天观察菌苔周围的营养琼脂内有无云雾状略显不透明的晕。如有，即为产生吐温 80 脂酶的细菌。

4. 卵磷脂酶

首先制备卵黄盐水：在小三角烧瓶内加入几个玻璃珠或几块小碎玻璃块，并加入一定量的生理盐水后高压灭菌。取新鲜鸡蛋，表面用酒精消毒，挫破蛋壳，插入无菌吸管直达卵黄并吸取卵黄，滴入三角烧瓶中，摇动混合。取约 200 mL 灭菌后冷至 50～55 ℃的营养琼脂，加入约 10 mL 卵黄生理盐水，混合后倒入平板，冷却并待平皿表面干燥后点种试验菌，培养 2～3 天后观察菌苔周围有无发白或黄白色的不透明环，有此环者即为卵磷脂酶阳性菌。

5. DNA(脱氧核糖核酸)酶

用商品化的 DNA 琼脂按说明书配制，灭菌后倒入平板，冷却并待表面干燥后，点种试验菌于琼脂表面，每个平板点种 3～4 个菌株。培养 2～3 天之后，倒入 1 mol/L 的盐酸溶液，因为 DNA 遇酸变混浊，故若在菌苔周围出现无色透明的圈，说明细菌产生 DNA 酶。动物和植物细胞及其残体除纤维素/木质素外，主要就是细胞膜和细胞核，主要含卵磷脂和 DNA。微生物可转化动物和植物的残骸，将有机磷化合物转化为无机磷化合物，在此过程中离不开卵磷脂酶和 DNA 酶。

6. 纤维素分解试验

无机盐基础培养基的制备：

$(NH_4)_2SO_4$：0.05%

$MgSO_4$：0.05%

KH_2PO_4：0.05%

$(NH_4)_2HPO_4$：0.05%

加或不加微量酵母膏(加时加万分之一)，调 pH 值至 7.0～7.5。装在瓶中或大试管中，加入滤纸，使滤纸在液面上下各为一半。高压灭菌后接种菌种或马粪少许。培养 3～10 天后，观察滤纸上有无细菌生长及滤纸溶解情况，若滤纸被溶化、软化、颓塌或出现毛边，说明细菌有纤维素分解酶产生。

我们之所以能比较正确地描述此类细菌，主要是参考了斯塔尼尔等的研究成果(R. Y. Stanier，N. J. Palleroni 和 M. Doudoroff 等，见 The aerobic pseudomonads: a taxonomic study[J]. J. Gen. Microbiol，1966，43：159-271.)的工作。斯塔尼尔等用全面的底物，利用试验描述了当年的假单胞菌属的上千个菌株，他们的描述已成为文献上的珍贵资料。20 世纪 50～80 年代，大家所熟悉的细菌生化反应试验是糖类发酵试验，这用于伤寒、痢疾、霍乱等发酵型细菌的鉴定上当然很好，但用于临床上常见的氧化型细菌就不够准确了。近年来出现了商品化的微量细菌快速鉴定系统，具有独特的优点，如快速、省时、省事，又比较准确，但还是没有经典方法准确可靠。商品化的微量细菌快速鉴定系统用于日常工作还可以，但对发表文章而言，因为要求十分严格，故传统方法还不能完全废除；对于拿不准的试验结果，要用传统方法加以印证，必要时就用传统方法去做。传统经典方法与商品微量法可以相互印证，取长补短。另外，不论商品微量法还是传统经典方法，都要根据细菌的类别来选择鉴定方法，区别对待，因菌制宜，以实现更正确的鉴定。因此，我们建议在全面鉴定之前，先完成细菌的 OF 试验和测定细菌是否需要生长因子。用这两项试验可以将一般常见的细菌分成以下四类：

(1)氧化型，不需要生长因子：可使用以无机盐基础培养基(MBM)为基础的培养基做底物利用试验。

(2)氧化型，需要生长因子：此类菌鉴定不易，可以做糖类发酵试验和有机酸盐的产碱试验，但要在低胨、低酵母浸液的培养基中进行，观察结果时也要十分小心，反复对照。

(3)发酵型，不需要生长因子：可使用以 MBM 为基础的培养基做底物利用试验，也可以做糖类发酵试验。

(4)发酵型，需要生长因子：可以做糖类发酵试验和有机酸盐的产碱试验。

对(1)和(3)类菌，在 MBM 中做底物利用试验效果最好，正如当年斯塔尼尔等和笔者的工作所表明的那样(当年斯塔尼尔等用 146 种有机化合物做了底物利用试验)。总之，要根据上述两试验的结果来选择合适的鉴定方法，微量法如有疑问，可用传统的方法进行验证。通常，商品微量法的供货厂家为了使其产品适应面更广，往往会在培养基中加入各种营养物质，以满足不同菌种的需要；反过来，这些营养物质又会对试验本身造成干扰，使结果难以判断。因此，对于不需要生长因子的细菌，使用不含生长因子(无胨、无酵母浸液、无维生素)的 MBM 培养基要单纯简洁得多，没有杂物干扰，结果也更易于清楚地判断。1996 年，笔者曾建议对不需要生长因子的细菌，应重视底物利用试验。在此，也建议相关厂家设计针对不同菌种的专用鉴定产品。

某些单位完全依赖商品微量法厂家的产品，这不利于工作质量和人员素质的提高。理想的做法是，既会用商品微量法，又会做传统的表型鉴定方法，能驾驭各种方法，相互印证，从而达到最佳的鉴定效果。

细菌的培养特征、生理特性、生化反应、抵抗力和底物利用试验不单单是为了细菌的鉴定、鉴别和分类，也是为了全面了解一种细菌，对其生理生态提供更多的信息。只有了解了其"脾气"和"个性"，才算是对所研究的细菌有了一个比较透彻和全面的了解。这不完全是靠机器及其面板上的项目和 16S rRNA 基因分析所能完成的。

二、16S rRNA 基因测序

(一)总 DNA 的提取和纯化

(1)从平板或斜面上挑取少量湿菌体，用无菌水以 12000 r/min 的转速 4 ℃离心洗涤 5 min，共洗涤 2 次，再用 TE 缓冲液以同样的条件离心洗涤 1 次。

(2)将菌体沉淀悬浮于 400 μL TE 缓冲液中，加入 50 mg/mL 的溶菌酶 20 μL，在 37 ℃下温育 4～24 h。

(3)加入 20％的 SDS 溶液 50 μL，60 ℃水浴 30 min。

(4)加入 400 μL 的酚/氯仿/异戊醇混合溶液(三者的体积比为 25∶24∶1),混匀抽提,12000 r/min 离心 10 min,将上清液用等体积的氯仿抽提 1 次。

(5)用 2 倍体积的−20 ℃无水乙醇或等体积的异丙醇沉淀 DNA,用 70%和 80%的乙醇依次洗涤,晾干。

(6)将 DNA 粗提物溶于 400 μL TE 缓冲液中,加入 10 mg/mL 的 RNase 溶液 2 μL,37 ℃温育 30 min;再加入 20 mg/mL 的蛋白酶 K 溶液 5 μL,37℃温育 2~4 h。

(7)重复步骤(4)与(5)一次。

(8)干燥后的 DNA 溶于适量双蒸水中。

(9)电泳,估计 DNA 的浓度,加双蒸水调整至约 100 ng/μL,备作 PCR 的模板 DNA。

(二)16S rRNA 基因的扩增

16S rRNA 基因的扩增通常使用的两个引物分别对应于大肠埃希氏菌 16S rRNA 的第 8~27 位碱基(27f)和第 1492~1513 位碱基(1492r)的序列如下:

27f:5′−AGAGTTTGATCCTGGCTCAG−3′

1492r:5′−TACGGCTACCTTGTTACGACTT−3′

PCR 产物经 1%的琼脂糖凝胶电泳检测,PCR 产物呈 1.5 kb 左右的条带。对使用 Wizard PCR 纯化体系纯化后的 PCR 产物进行测序,测序使用正反向引物各 3~4 个,分别为 27f、43f、704f、926f 和 519r、765r、1495r、1541r。纯化后的 PCR 产物直接用 Taq DyeDeoxy Terminator Cycle Sequencing Kit(Applied Biosysterms)测序,电泳及数据收集用 Applied Biosystems DNA Sequencer(model 3730)自动进行。也可将 PCR 产物直接提供给专门的测序公司测序。

(三)16S rRNA 基因的扩增

PCR 扩增体系:

扩增引物:27f 和 1492r。

耐热 DNA 聚合酶:Taq DNA 聚合酶。

四种三磷酸脱氧核苷酸(dNTPs)。

合适的缓冲体系(含明胶或 BSA)。

镁离子(Mg^{2+})。

适当的循环参数(变性、复性和延伸时的温度与时间以及循环数,不同厂家的试剂盒不尽相同,请按照说明书操作)。

(四)扩增产物分析

扩增后提纯产物,纯化后的产物直接用 Taq DyeDeory Terminator Cycle Sequencing Kit(Applied Biosystems)测序,电泳及数据收集用 Applied Biosystems DNA sequence (Model 3730)自动进行。进化树是通过比较分子序列的同源性而构建的,经匹配比较分子序列中相同和不同部位的数量,计算出序列的差异。这种差异往往会揭示分子在进化上的距离(evolutionary distance)。再根据序列间的相似值,就可以生成进化树。16S rDNA 系统发育树的构建方法如下:

(1)将得到的 16S rDNA 序列送 GenBank 数据库作 Blast 比较。

(2)根据返回的结果,将相关序列从 GenBank 数据库调入 MEGA 进行比对,生成

MEG 格式文件。

(3)打开生成的 MEG 文件,选择 Kimura 2-parameter(Kimura,1980)计算进化距离。

(4)构建 Neighbor-Joining(N-J)树,并进行 Bootstrap 分析。

(5)构建 Maximum-Parsimony(M-P)和 Minimum-Evolution(M-E)树,同时可结合其他软件构建的 Maximum-Likelihook(M-L)验证分支的可靠性。

(6)观察比较生成的进化树。

(赵乃昕 编写)

本书主要参考文献

[1]蔡妙英,卢运玉,赵玉峰主编. 细菌名称[M]. 2版. 北京:科学出版社,1995.

[2]赵乃昕,岳启安主编. 医学细菌名称及分类鉴定[M]. 济南:山东大学出版社,1996.

[3]赵乃昕,蔡文城,王尊哲,等主编. 医学细菌词汇及分类鉴定[M]. 台北:九州图书文物有限公司,1999.

[4]杨瑞馥,陶天申主编. 细菌名称英解汉译词典[M]. 北京:军事医学科学出版社,2000.

[5]赵乃昕,程光胜. 关于细菌名称汉译中的一个问题[J]. 微生物学通报,2003,30(3):115-116.

[6]周德庆. 关于微生物名称汉译中的一些问题[J]. 微生物学通报,2003,30(6):134-136.

[7]王贤才. 西氏内科学:第九分册(传染病分册,上)[M]. 21版. 西安:西安图书出版公司,2003.

[8]廖延雄. 读"关于细菌名称汉译中的一个问题"有感[J]. 微生物学通报,2004,31(1):144-145.

[9]赵乃昕,张明主编. 医学细菌名称及分类鉴定[M]. 2版. 济南:山东大学出版社,2006.

[10]陶天申,杨瑞馥,东秀珠主编. 原核生物系统学[M]. 北京:化学工业出版社,2007.

[11]张晓华,陈皓文主编. 海洋原核生物名称[M]. 北京:科学出版社,2009.

[12]徐丽华,李文均,刘志恒,等主编. 放线菌系统学[M]. 北京:科学出版社,2007.

[13]房海,陈翠珍,张晓君编著. 水产养殖动物病原细菌学[M]. 北京:中国农业出版社,2010.

[14]阮继生,黄英编著. 放线菌快速鉴定与系统分类[M]. 北京:科学出版社,2011.

[15]杨瑞馥,陶天申,方呈祥,等主编. 细菌名称双解及分类词典[M]. 北京:化学工业出版社,2010.

[16]周德庆编著. 微生物学教程[M]. 3版. 北京:高等教育出版社,2011.

[17]赵乃昕. 关于细菌名称汉译中"氏"的探讨[J]. 中国科技术语,2011,13(4):51.

[18]中国微生物学名词审定委员会. 微生物学名词[M]. 北京:科学出版社,2013.

[19] ZHAO N, MAISHENG MA, ZHANG Y, et al. Comparative description of pseudomonas cocovenenans (van damme, johannes, cox, and berends 1960) ncib 9450t

and strains isolated from cases of food poisoning caused by consumption of fermented corn flour in china[J]. International Journal of Systematic Bacteriology，1990，40(4)：452-455.

[20] ZHAO N，QU C，WANG E，et al. Phylogenetic evidence for the transfer of pseudomonas cocovenenans (van damme et al. 1960) to the genus burkholderia as burkholderia cocovenenans (van damme et al. 1960) comb. nov[J]. International Journal of Systematic Bacteriology，1995，45(3)：600-603.

[21] HUANG Y，ZHAO N，HE L，et al. Arthrobacter scleromae sp. nov. isolated from human clinical specimens[J]. Journal of Clinical Microbiology，2005，43(3)：1451-1455.

[22] YAN S，ZHAO N，ZHANG XH. Myroides phaeus sp. Nov.，Isolated from human saliva，and emended descriptions of the genus myroides and the species myroides profundi zhang et al. 2009 and myroides marinus cho et al. 2011[J]. International Journal of Systematic & Evolutionary Microbiology，2012，62(4)：770-775.

显微镜下的菌体形态

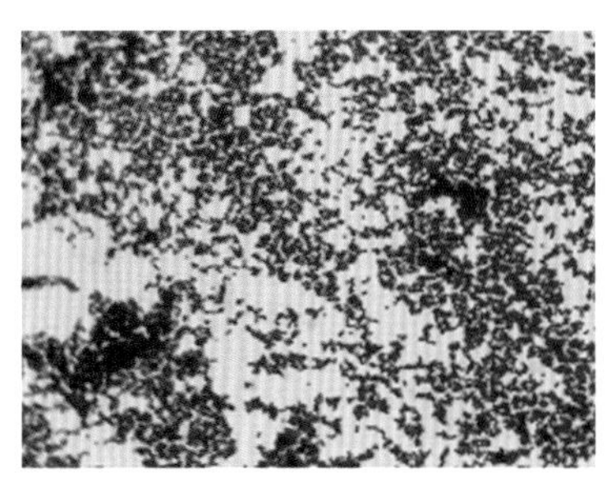

金黄色葡萄球菌

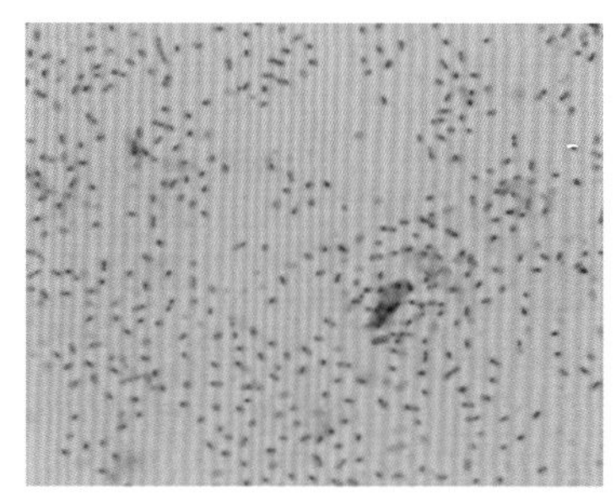

肺炎链球菌

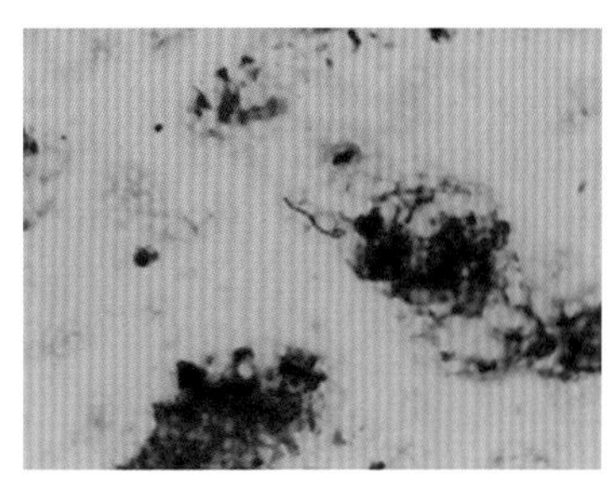

化脓链球菌

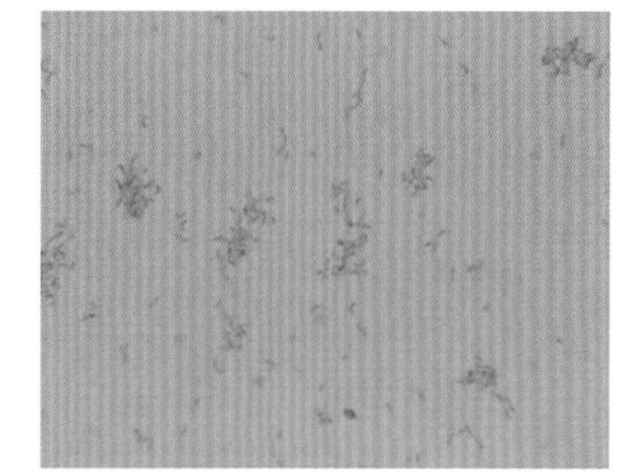

霍乱弧菌

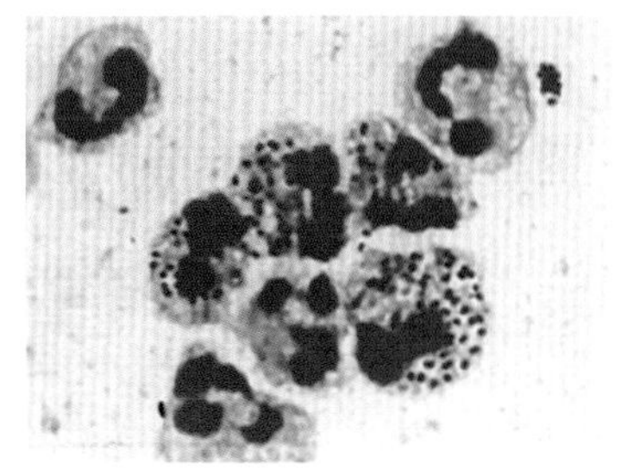

淋病奈瑟氏菌

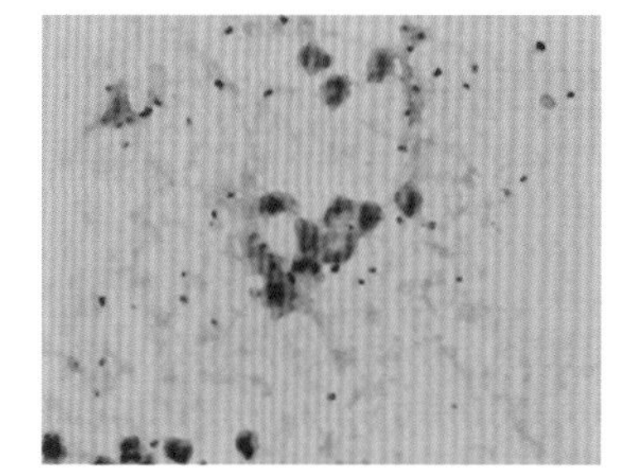

脑膜炎奈瑟氏菌

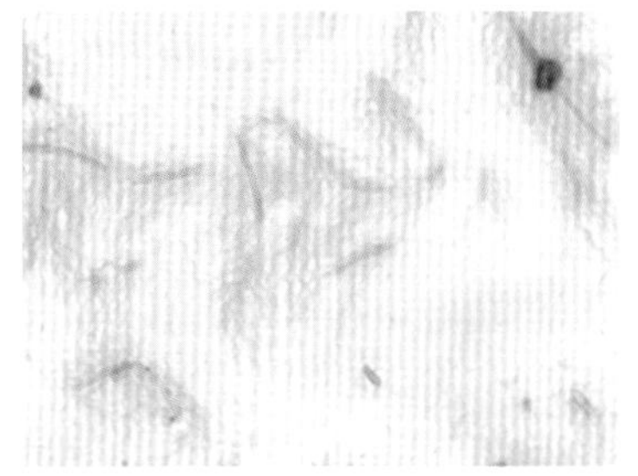

变形杆菌(周鞭毛)

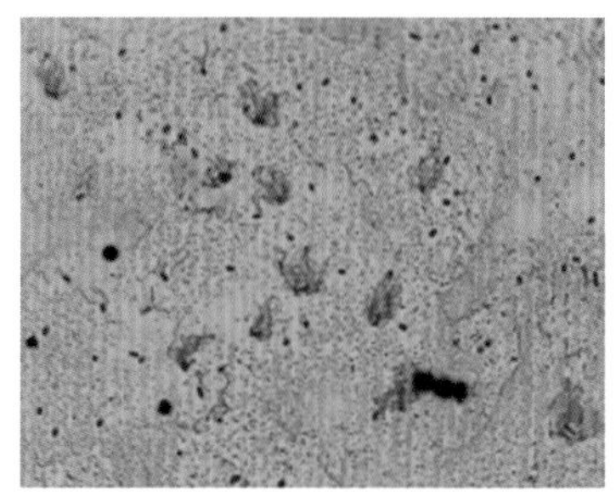

伤寒沙门氏杆菌(周鞭毛)

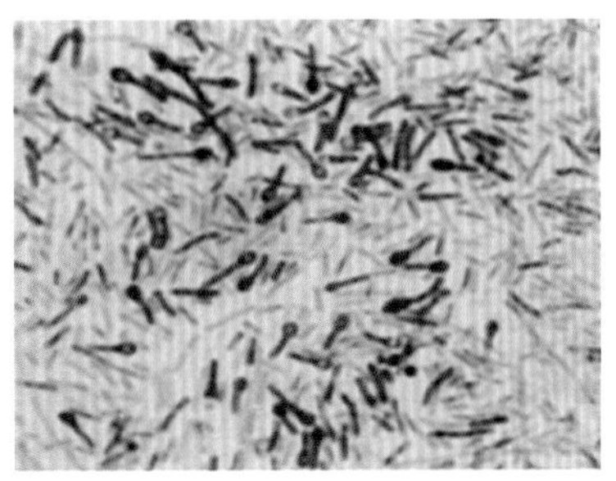
破伤风梭菌

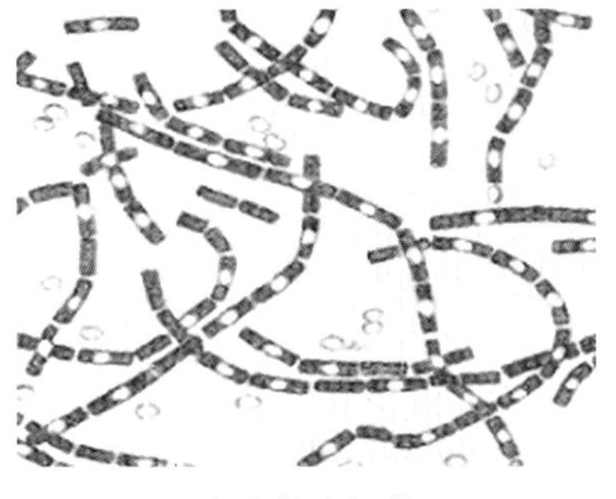
炭疽芽胞杆菌

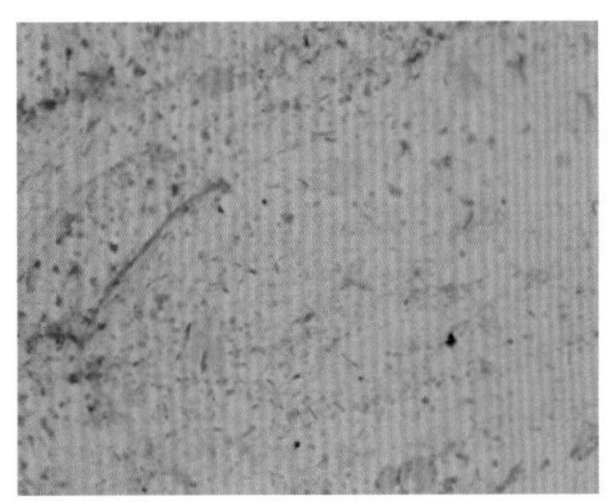
抗酸杆菌(抗酸染色)

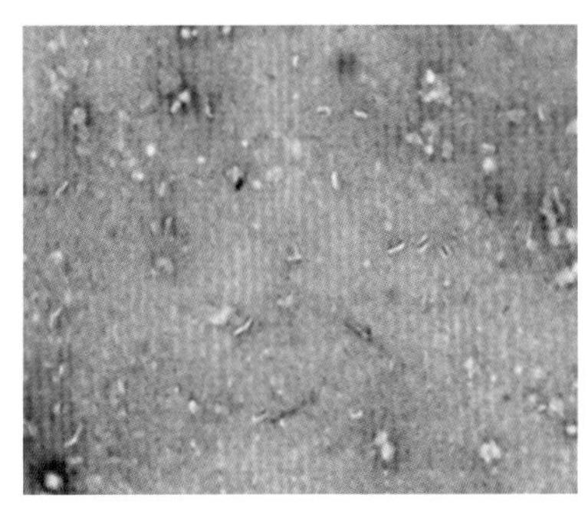
产气荚膜杆菌

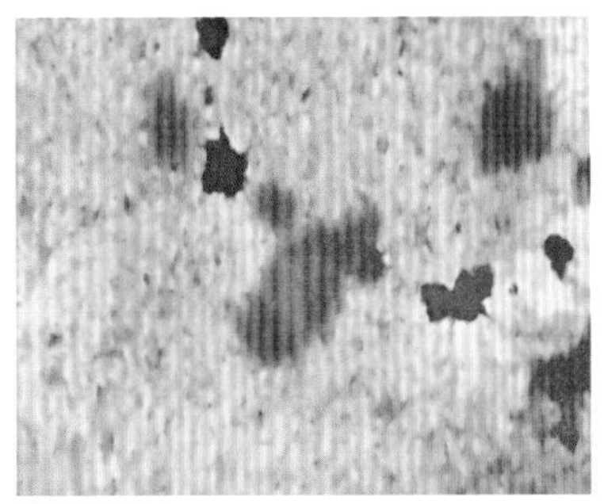
布鲁氏菌(血培养涂片,成堆出现)

布鲁氏菌(细沙状)

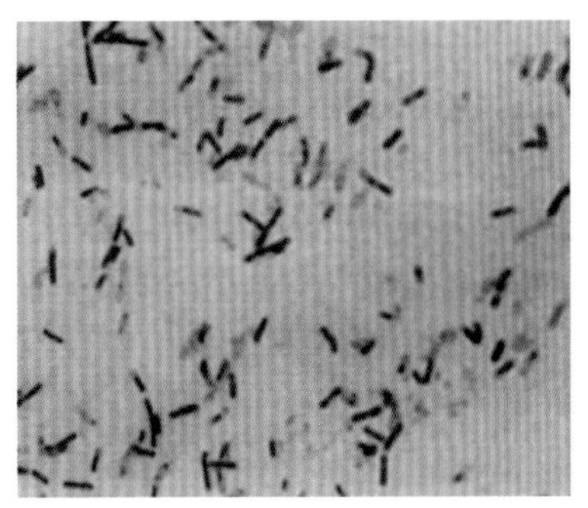
艰难梭菌

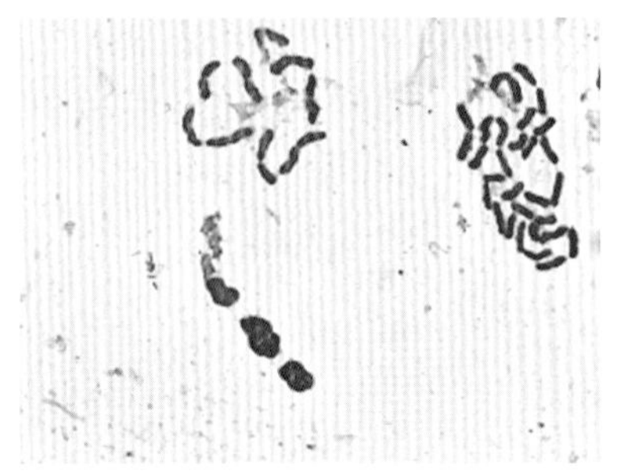
铜绿假单胞菌(腊肠样)

卡他布兰汉氏菌(痰涂片)

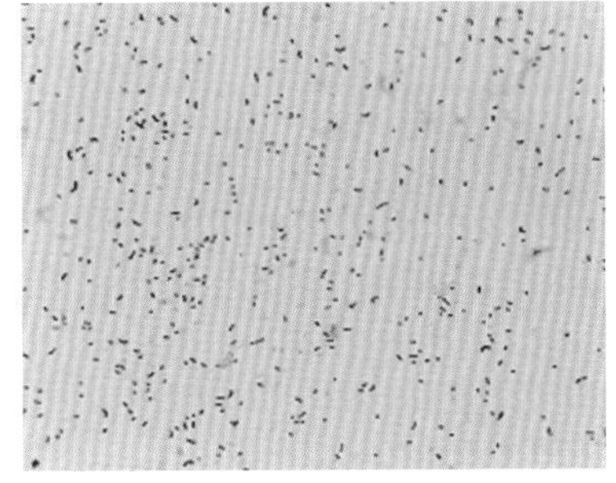
马红球菌

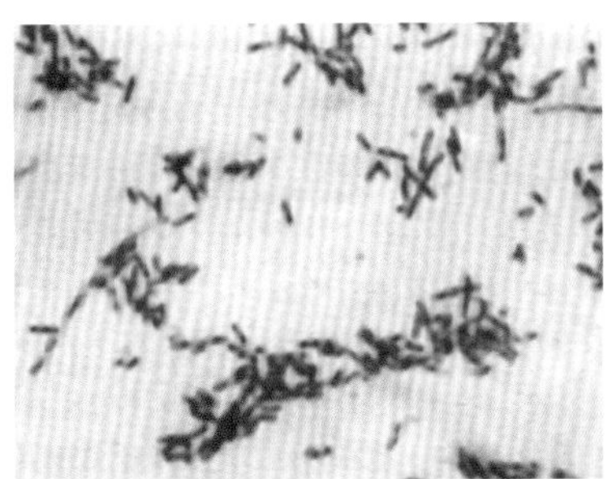
脆弱拟杆菌

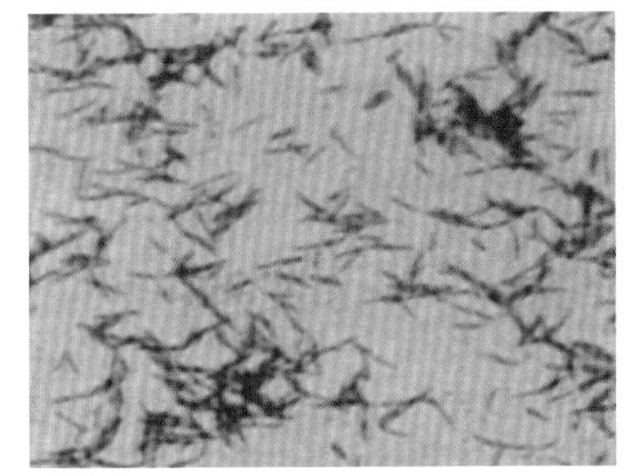
具核梭杆菌

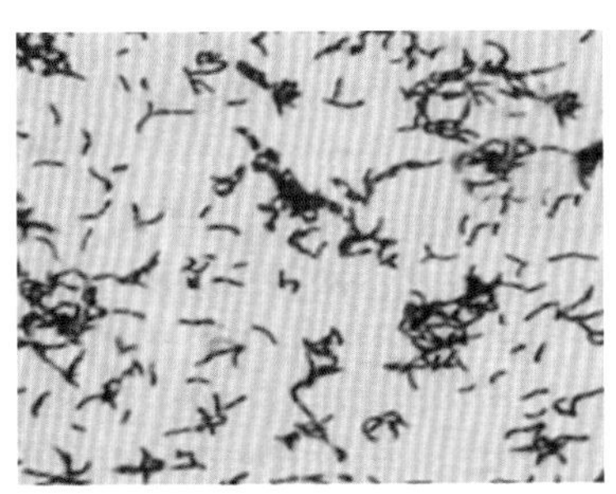
痤疮丙酸杆菌

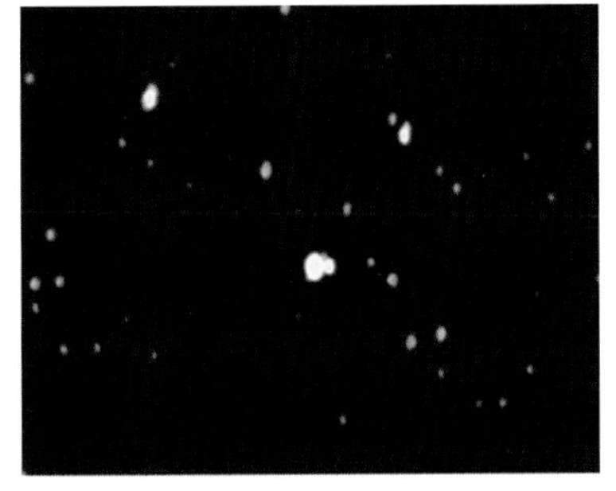
新型隐球菌(墨汁染色)

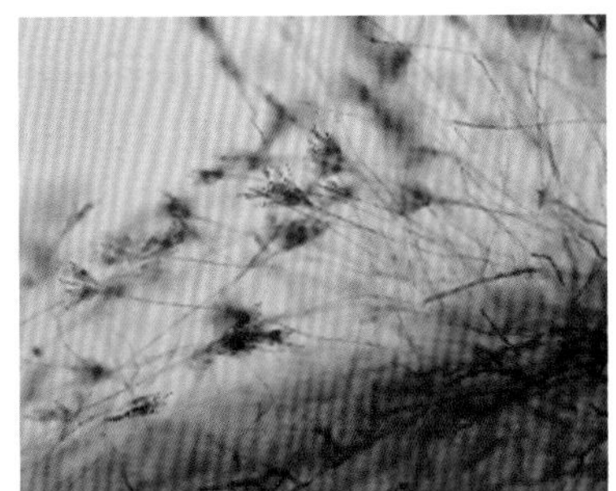
青霉菌

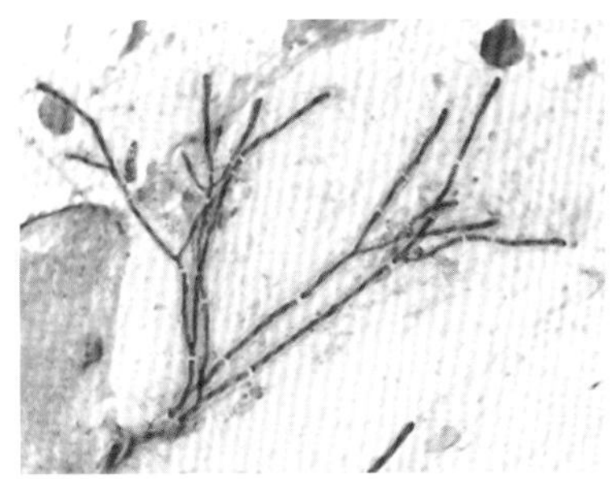
曲霉菌(痰涂片)

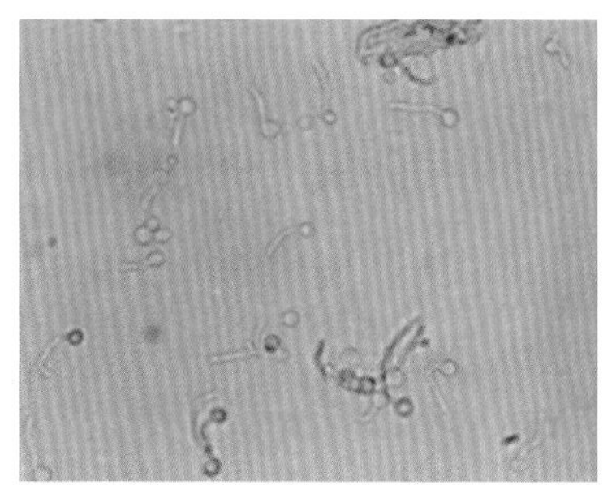
白色假丝酵母菌(芽管)

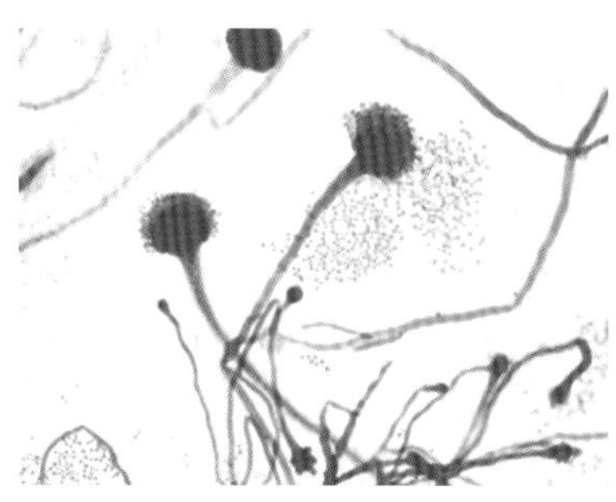
曲霉菌(分生孢子头)

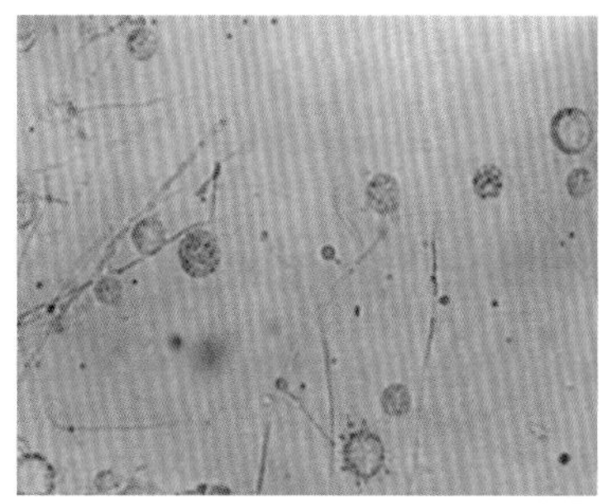
组织胞浆菌

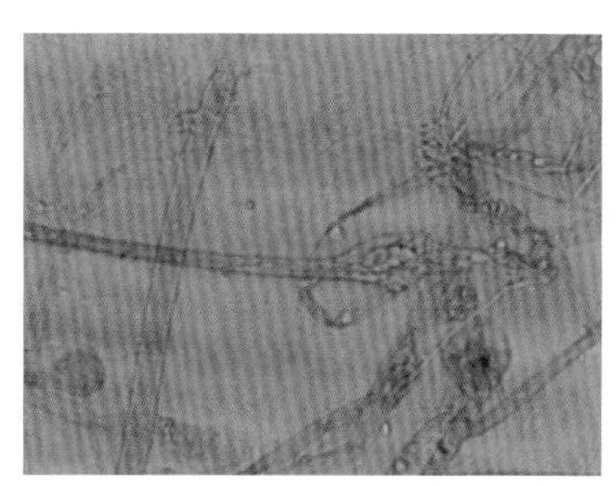
毛霉菌

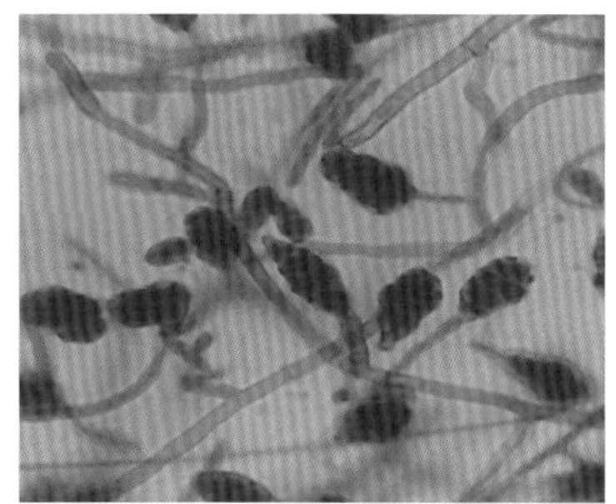
链格孢霉菌

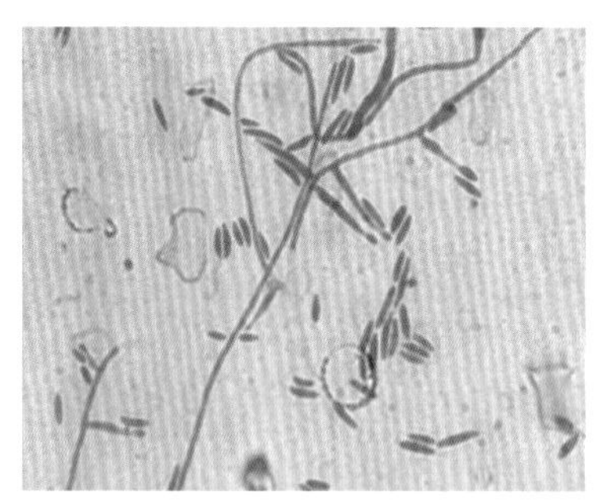
镰刀霉菌

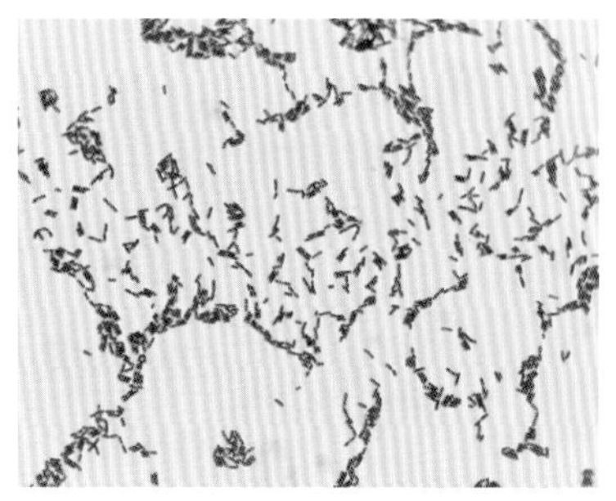
蜡样芽胞杆菌

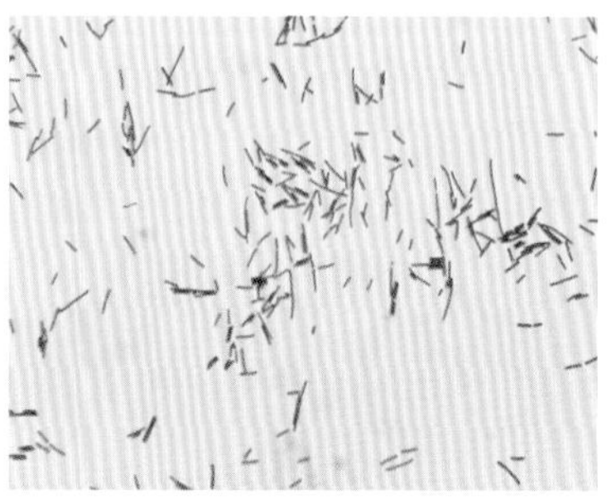
卷曲乳杆菌

培养基上的菌落形态

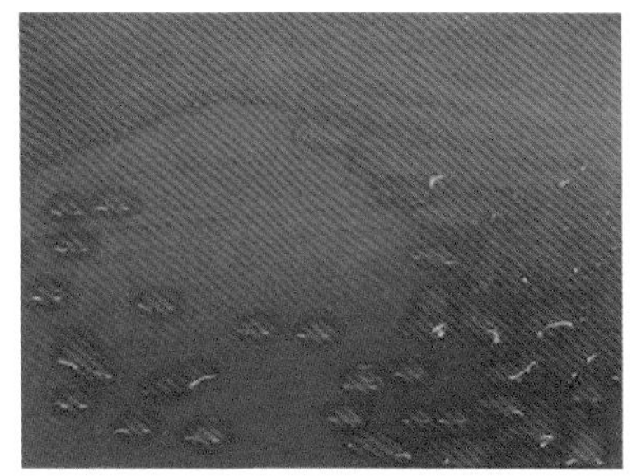

肺炎链球菌(黏液型)

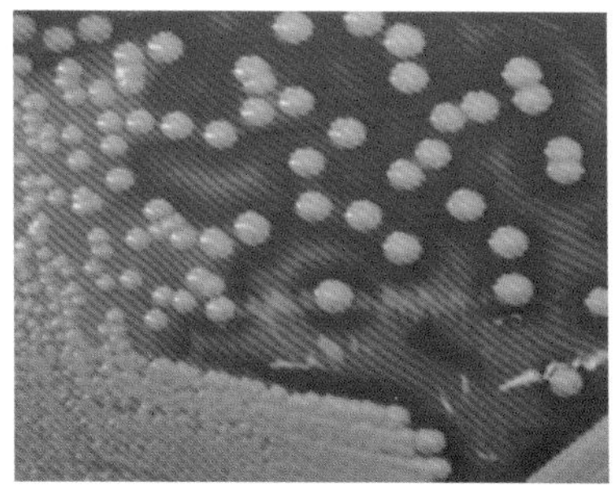

金黄色葡萄球菌

化脓链球菌

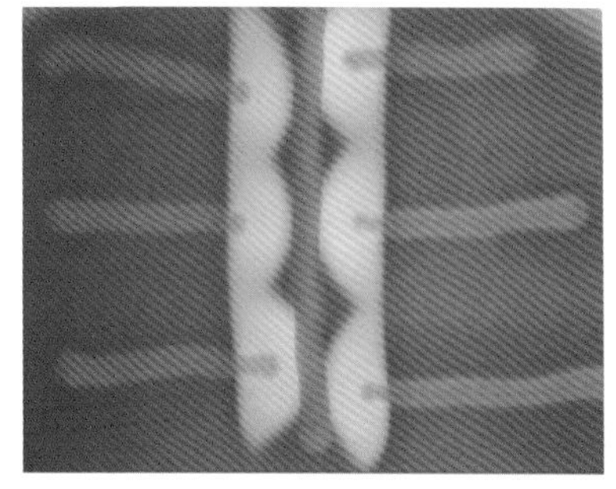

CAMP 试验(无乳链球菌)

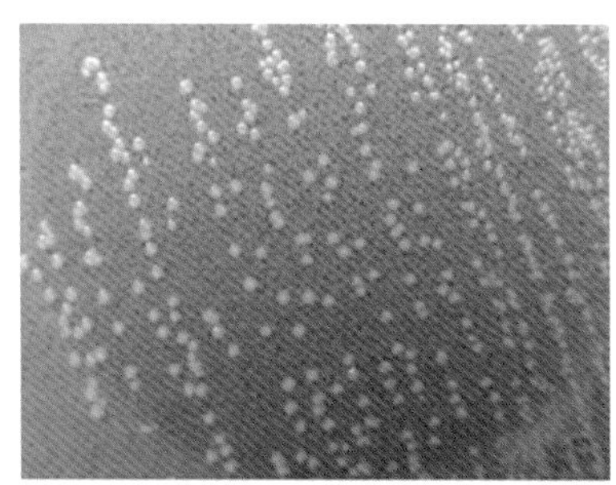

流感嗜血杆菌(巧克力平板)

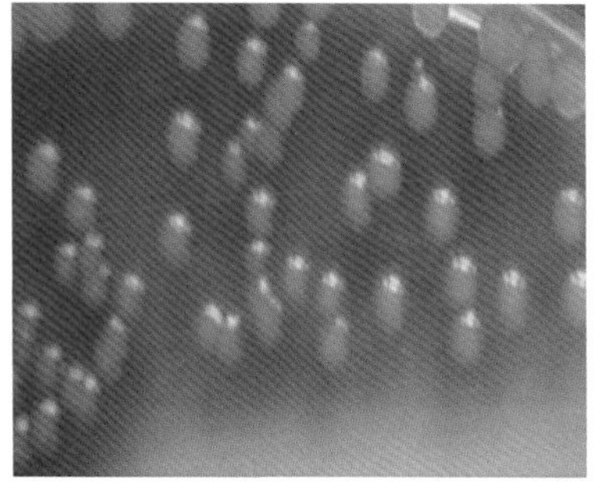

肺炎克雷伯氏菌(中国蓝平板)

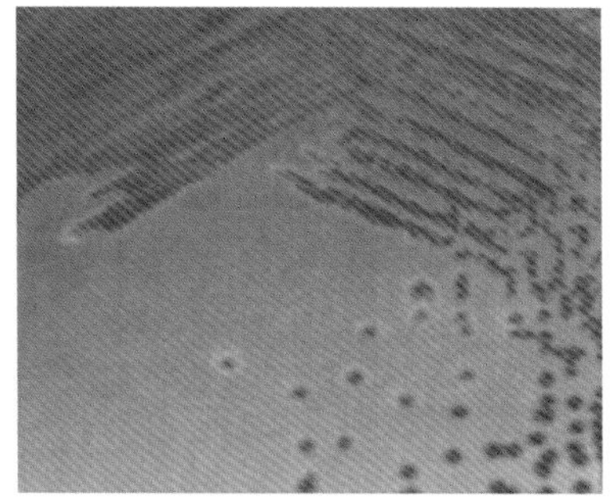

黏质沙雷氏菌(M-H 平板)

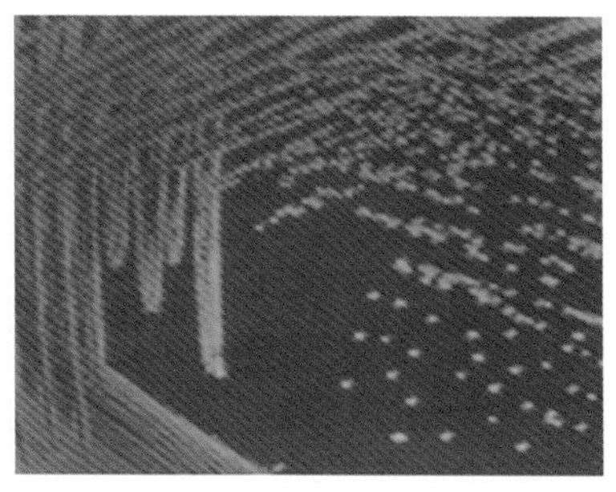

藤黄微球菌

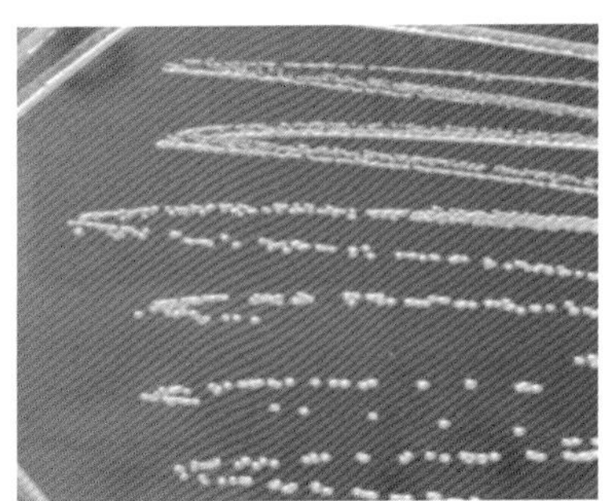

布鲁氏菌(第四天)

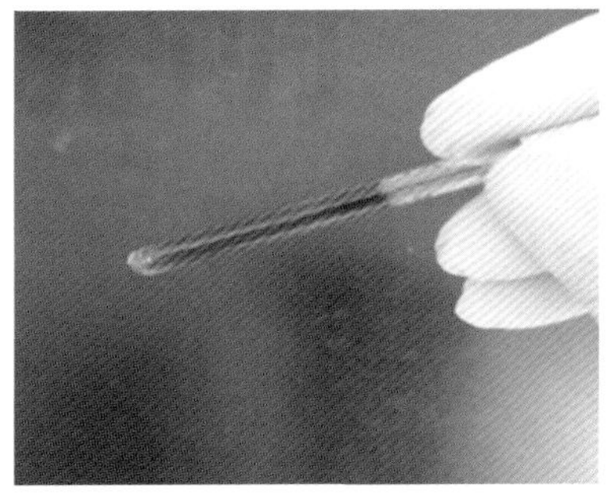

布鲁氏菌尿素酶试验(20 min)

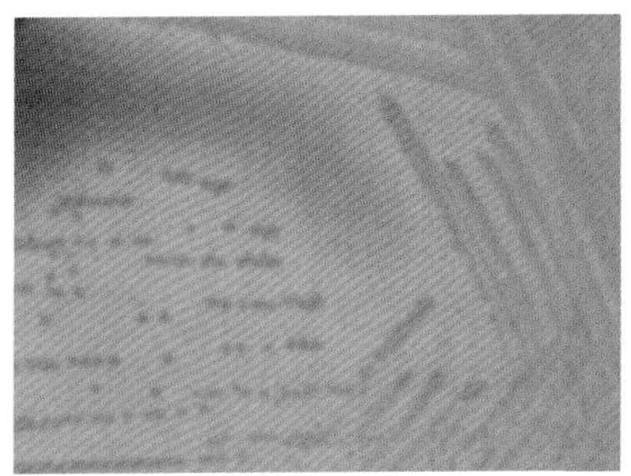

霍乱弧菌(TCBS平板)

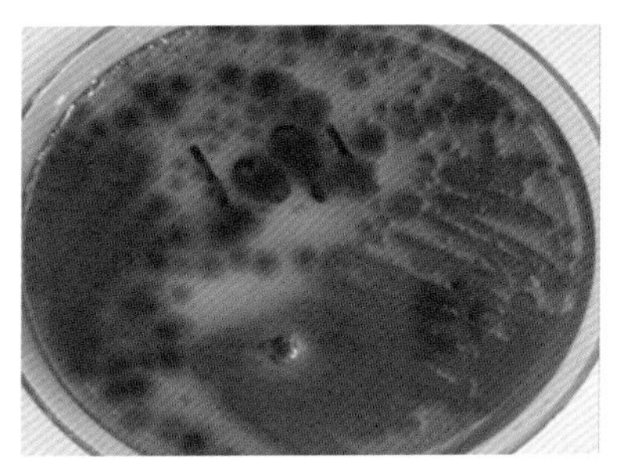

副溶血弧菌(TCBS平板)

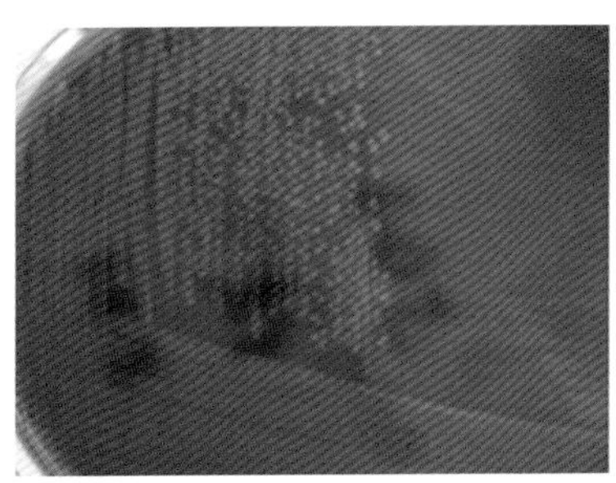

单核细胞增生李斯特氏菌

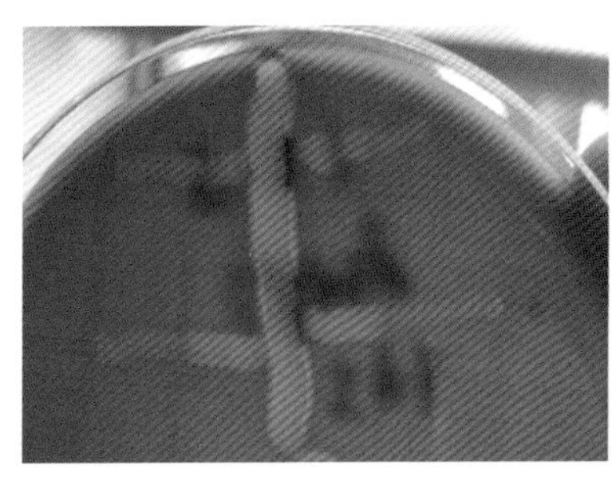

单核细胞增生李斯特氏菌(CAMP试验)

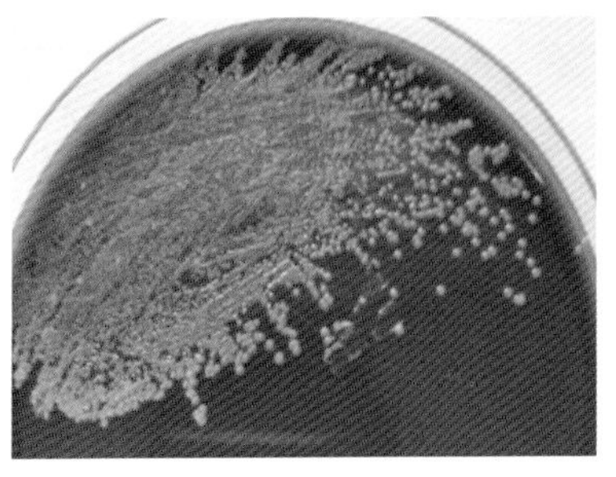

卡他布兰汉氏菌

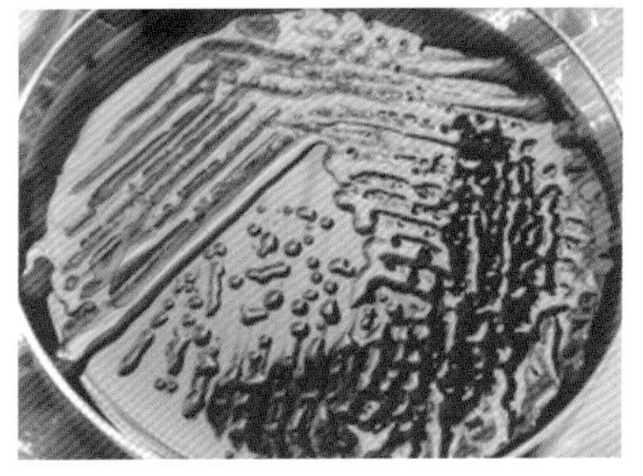

马红球菌

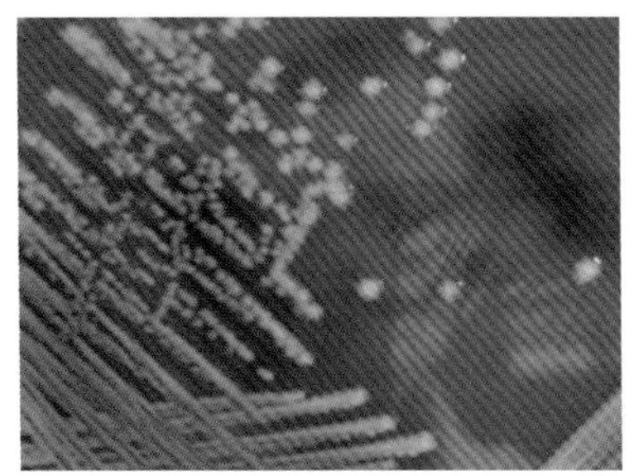

睾丸酮丛毛单胞菌

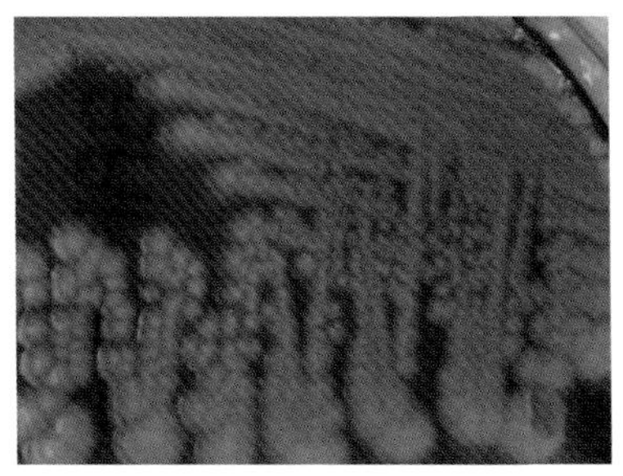

脑膜炎奈瑟氏菌

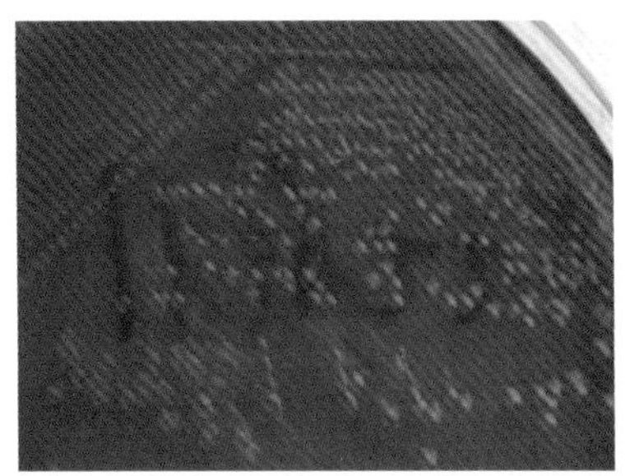

洋葱伯克霍尔德氏菌

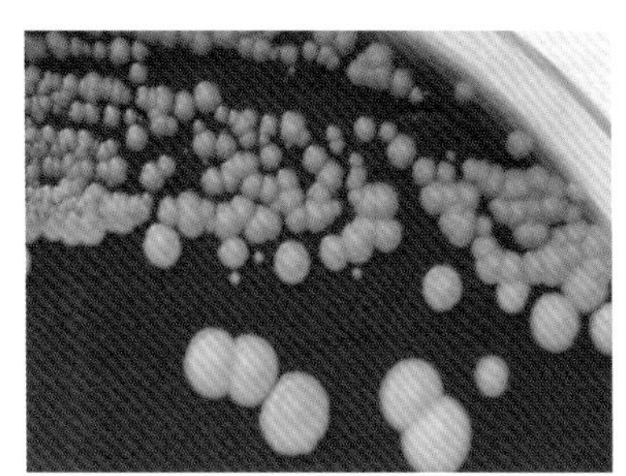

耳念珠菌

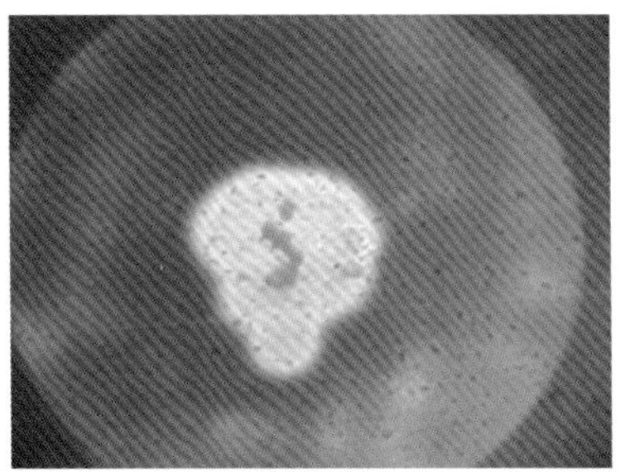

产气荚膜梭菌(双层溶血环)

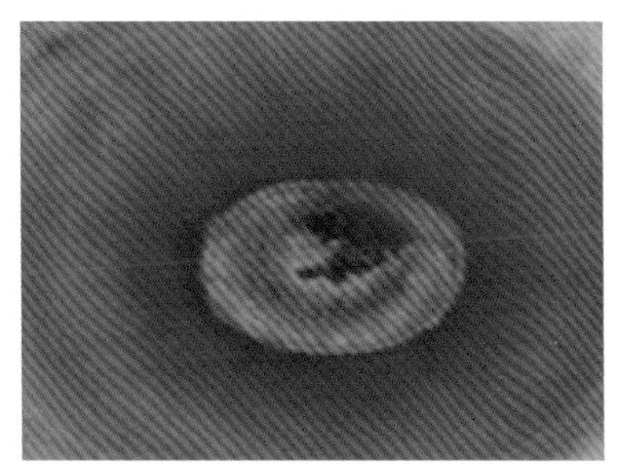

马尔尼菲青霉菌(25 ℃,SDA)

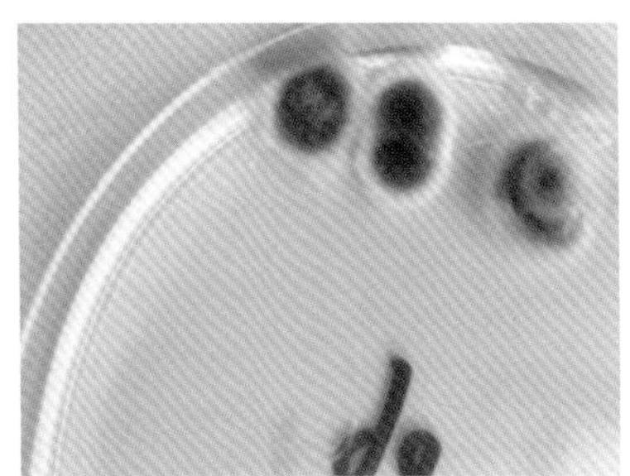

链格孢霉

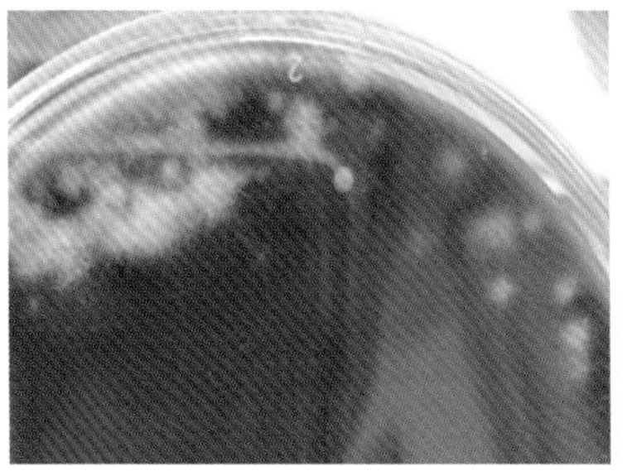

镰刀霉

相关资料阅读

唐菖蒲伯克霍尔德氏菌的表型特征及细菌学检验

摘　要　【目的】测试并描述曾被命名为唐菖蒲伯克霍尔德氏菌和椰毒伯克霍尔德氏菌的4株细菌的表型性状，用以证明它们同属一种，同时检验试验方法的可行性。【方法】着重采用传统的生化反应和底物利用试验，兼用菌细胞脂肪酸气相色谱(GC)分析和简易鉴定方法及产毒方法。【结果】4株菌的30项生化反应完全一致，170项底物利用试验中有95%以上一致，12种脂肪酸及脂肪酸组合基本一致；4株菌都是固氮菌。建立了适合此类细菌的分离鉴定方法、简易鉴定方法和产毒试验方法。【结论】4株菌为同一个种，建议命名为唐菖蒲伯克霍尔德氏菌；马铃薯浸液、甘油和通气可促进该菌产生毒黄素，油酸可促进其产生米酵菌酸。

关键词　唐菖蒲伯克霍尔德氏菌，椰毒伯克霍尔德氏菌，底物利用试验，毒黄素，米酵菌酸，细菌学检验，食物中毒，简易鉴定，产毒试验

The description of phenotype of *Burkholderia gladioli* and its bacterial examination

ABSTRACT　[Objective] To describe the phenotype of four strains of *Burkholderia gladioli and Burkholderia cocovenenans* to verify they are one species and its sanitary and clinical examination. [**Methods**] Using traditionally classic biochemical reactions and substrate utilization test to describe the phenotype and using GC with sherlock system 6.1 to analyze bacterially cellular fatty acids. And the isolation method, simple identification method and toxin-producing methods were tested. [**Results**] More than 30 items of biochemical reactions, 170 items of substrate utilization tests and 12 fatty acids were tested, all showed that the four strains are very similar, conforming single species. Isolation method, simple identification method and toxin-producing methods were established. [**Conclusion**] These strains belong one species, they can be named *Burkholderia gladioli*. Potato extract , glycerin and aeration can promote toxoflavin production and oleic acid can promote bongkrekic acid production.

KEY WORDS　*Burkholderia gladioli*, *Burkholderia cocovenenans*, Traditional phenotype identification , Substrate utilization test, Toxoflavin, Bongkrekic acid, Bacterial examination; Simple bacterial identification method ; food poisoning, Toxin production medium.

唐菖蒲伯克霍尔德氏菌(*Burkholderia gladioli*)曾被分别命名为椰毒假单胞菌(*Pseudomonas cocovenenan*)、酵米面假单胞菌(*Pseudomonas farinofermentans*)、椰毒伯克霍尔德氏菌(*Burkholderia cocovenenans*)等[1-6]。该细菌在自然界广泛存在，可侵染某些植物，如引起唐菖蒲(剑兰)的根腐病[3]、洋葱腐烂病，曾造成印度尼西亚的椰子发酵椰酵饼(bongkrek)[4]和我国东北地区的发酵米面制品(及凉粉、米粉等)，以及收获后未能

及时晾干的鲜银耳等，产生毒素而引发食物中毒[1,6]。该菌又是人体的条件致病菌。本研究是在以前描述的基础上对此菌的表型性状和产毒条件做进一步的描述，以便对此菌的感染和中毒能做出及时和准确的分离鉴定。

1 材料和方法

1.1 材料

1.1.1 菌株

表 1. 研究的唐菖蒲伯克霍尔德氏菌的 4 株菌

菌株	菌株的保藏号	以前的菌名	现在的菌名
1	ATCC 10248=LMG 2216PVRS=CCEB 862	边缘假单胞菌(*Pseudomonas marginata*)[3]	唐菖蒲伯克霍尔德氏菌(*Burkholderia gladioli*)[3,9](16S rRNA：X 67038)
2	ATCC 49839=LMG 18920=NCIMB 9898=DSM 8361=CILP106719	抗微生物假单胞菌(*Pseudomonas antimicrobica*)[8]	唐菖蒲伯克霍尔德氏菌(*Burkholderia gladioli*)[8,9]
3	ATCC 33664=LMG 11626= NCIB 9450 = DSM 11318	椰毒假单胞菌(*Pseudomonas cocovenenans*)[4]	椰毒伯克霍尔德氏菌(*Burkholderia cocovenenans*)[5-6] 唐菖蒲伯克霍尔德氏菌(Burkholderia gladioli)[3,9-10](16S rRNA：U96934)
4	NCIMB12451=CIP 104582= LMG 18113=T 7707	酵米面黄杆菌“”(*Flavobacterium farinofermentans*)[1,2]； 酵米面假单胞菌(*Pseudomonas Covenenans*)[2]	椰毒伯克霍尔德氏菌(*Burkholderia cocovenenans*)[3-6] 唐菖蒲伯克霍尔德氏菌(Burkholderia gladioli)[3-6,9] (16rRNA：AB013111) (16rRNA：AB0123646)

1.1.2 培养基

1.1.2.1 常规细菌鉴定培养基：按《常见细菌系统鉴定手册》[12]中的培养基制备。

1.1.2.2 底物利用试验培养基：按 Stanier et al. (1966)[13]底物利用试验方法中的无机盐基础培养基(mineral basal medium，MBM)制备，试验时加入所试底物(有机化合物)。

1.1.2.3 产毒培养基(toxin-producing medium)：PGA-Tween 80 培养基：20%的马铃薯(potato)浸液中加入 2%的甘油(glycerin)，2%的 Tween 80，0.5%的油酸钠(sodium oleate)和 1.5%的琼脂(agar)，加或不加 0.1%的乙酸钠(sodium acetate)和 0.1%的甲硫氨酸(methionine)，pH 值为 7.0～7.2，制成平板。

1.1.2.4 半定量分离培养基(semi-quantitative isolated medium)MBM 加 1%的甘

油和 1.5％的琼脂制成平板，分离培养，观察黄色菌落，大体估计此菌含量。

1.1.2.5 分离纯化培养基(isolated and purified medium)：

(1)无氮的 MBM 培养基含 1％的甘油、0.5％的胆盐和 1.5％的琼脂，制成平板。

(2)分离鉴定培养基：PG(甘油)A 加 1％的 Tween 80 和微量钙及 0.5％的胆盐，自然 pH，制成平板。其中土豆汁与甘油可促进毒黄素的产生，Tween 80 用于测此菌的脂酶，胆盐抑制革兰氏阳性菌的繁殖。

1.1.3 气相色谱仪及软件[16]

1.2 *方法*

1.2.1 一般生化反应：按《常见细菌系统鉴定手册》[12]中的方法进行。

1.2.2 底物利用试验：用试管斜面法进行，用所试细菌的盐水悬液接种于斜面培养基，每支斜面做一种化合物，30 ℃培养 36 h，观察细菌生长，明显生长者为底物利用试验阳性，否则为阴性。

1.2.3 产毒抑菌试验：将产毒培养基平板的一半涂种唐菖蒲伯克霍尔德氏菌，30 ℃培养 3 天后，于平板的另一侧涂种细菌或酿酒酵母(*Saccharomyces cerevisiae*)悬液，作为生物传感器(biosensor)，培养 2～3 天观察抑菌现象及程度，以测定毒素的存在。

1.2.4 简易鉴定方法(simple identification method)包括革兰氏染色、OF 试验、苏丹黑染色(显微镜下观察黑颗粒)、氧化酶试验、固氮试验和在 PGA(马铃薯浸液甘油琼脂)上，30 ℃培养 2～3 天，观察细菌生长及产黄色素(毒黄素)的情况。

1.2.5 分离保存培养：用营养琼脂，也用无机盐基础培养基(MBM)加甘油及无氮无机盐基础培养基(MBM，用磷酸钾或钠、硫酸镁、氯化钙、微量的铁盐等配制)加甘油平板分离，以便保证最好的分离效果。

1.2.6 细胞脂肪酸分析：从每株菌在 MBM 加葡萄糖培养基上的培养物中取约 40 mg(湿重)菌体，做气相色谱，按 Sasser(1990)[16]的方法进行细胞脂肪酸测定，以 Sherlock 6.1 软件分析脂肪酸图形和和含量。

2 结果

2.1 *表型性状*

均为革兰氏阴性专性需氧菌，易于培养，营养琼脂上菌落湿黏。细胞内含有脂质颗粒(苏丹黑颗粒)，为极毛杆菌。触酶阳性，OF 试验为氧化型，氧化酶试验阴性。不需要生长因子，在 PDA(马铃薯葡萄糖琼脂)上易于生长；产水溶性黄色素；在 PGA(马铃薯甘油琼脂)上产生水溶性黄色素更明显。在 MBM 中加入一种可利用的有机化合物即可生长。对胆盐有抵抗力，在含 0.5％胆盐的普通培养基中可以生长，在麦康克琼脂上可生长；还原硝酸盐为亚硝酸盐，但不能使硝酸盐产气。产生卵磷脂酶、尿素酶、Tween 80 酯酶和酪蛋白水解酶，但不能水解糊精、糖原和淀粉。DNA 水解酶阴性，不水解黄嘌呤、腺嘌呤和鸟嘌呤，不产生吲哚，不产生硫化氢，精氨酸双水解酶试验阴性。41 ℃以上不生长，pH 值在 5.5 以下时不生长。用 API20NE 系统分析，此菌易与洋葱伯克霍尔德氏菌混扰。

2.2 *底物利用试验(Substrate utilization test)*

能被这些菌株利用的化合物为(the following compounds can be utilized by all the four strains)：乙酸盐(acetate)、N-乙酰葡萄糖胺(N-acetylglucosamine)、乙酰甘氨酸

(acetylglycine)、乙酰水杨酸盐(acetylsalicylate)、乌头酸盐(aconitate)、β-丙氨酸(β-alanine)、D-丙氨酸(D-alanine)、L-丙氨酸(L-alanine)、邻氨基苯甲酸盐(anthranilate)、熊果苷(arbutin)、L-阿拉伯糖(L-arabinose)、D-阿拉伯糖醇(D-arabitol)、L-阿拉伯糖醇(L-arabitol)、L-精氨酸(L-arginine)、L-天门冬素(L-asparagine)、L-天冬酸盐(L-asparatate)、壬二酸盐(azelate)、苯甲酸盐(benzoate)、甜菜碱(betaine)、辛酸盐(caprylate)、纤维双糖(cellobiose)、胆碱(choline)、柠檬酸盐(citrate)、3,4-二羟基苯甲酸盐(3,4-dihydroxybenzoate)、卫矛醇(dulcitol)、乙醇(ethanol)、乙醇胺(ethanolamine)、甲酸盐(formate)、果糖(fructose)、L-岩藻糖(L-fucose)、延胡索酸盐(fumarate)、半乳糖(galactose)、葡萄糖酸盐(gluconate)、葡萄糖胺(glucosamine)、葡萄糖(glucose)、葡萄糖醛酸盐(glucuronate)、谷氨酸盐(glutamate)、甘油(glycerin)、α-甘油磷酸盐(α-glycerophosphate)、β-甘油磷酸盐(β-glycerophosphate)、羟基乙酸盐(glycollate)、鸟嘌呤(guanine)、鸟苷(guanosine)、庚酸盐(heptylate)、L-组氨酸(L-histidine)、m-羟基苯甲酸盐(m-hydroxybenzoate)、对羟基苯甲酸盐(p-hydroxybenzoate)、α-羟丁酸盐(α-hydroxybutyrate)、DL-β-羟丁酸盐(DL-β-hydroxybutyrate)、L-羟脯氨酸(L-hydroxyproline)、i-肌醇(i-inositol)、α-酮戊二酸盐(α-ketoglutarate), DL-乳酸盐(DL-lactate)、L-赖氨酸(L-lysine)、DL-苹果酸盐(DL-malate)、丙二酸盐(malonate)、甘露醇(mannitol)、蜜二糖(melibiose)、黏液酸盐(mucate)、烟酸盐(nicotinate)、壬酸盐(pelargonate)、L-脯氨酸(L-proline)、丙酮酸盐(pyruvate)、核糖(ribose)、水杨素(salicin)、肌氨酸(sarcosine)、DL-丝氨酸(DL-serine)、山梨醇(sorbitol)、琥珀酸盐(succinate)、D-酒石酸盐(D-tartrate)、L-酒石酸盐(L-tartrate)、反异构型酒石酸盐(meso-tartrate)、苏氨酸(L-threosine)、反乌头酸盐(trans-aconitate)、海藻糖(trehalose)、L-色氨酸(L-tryptophan)、L-酪氨酸(L-tyrosine)、D-木糖(D-xylose)。

不能被这些菌株利用的化合物为(compounds which did not utilized by these strains):乙酰胺(acetamide)、乙酰苯(acetophenone)、m-氨基苯甲酸盐(m-aminobenzoate)、对氨基苯甲酸盐(p-aminobenzoate)、七叶苷(aesculin)、6-氨基己酸盐(6-aminocaproate)、氨甲基苯甲酸盐(aminomethylbenzoate)、α-氨基戊酸盐(α-aminovalerate)、扁桃酸盐(amygdalate)、对苯二酚(p-benzenediol)、苯甲醇(benzylalcohol)、苄胺(benzylamine)、2,3-丁二醇(2,3-butanediol)、异丁醇(iso-butanol)、正丁醇(n-butanol)、异丁酸盐(iso-butyrate)、DL-瓜氨酸(DL-citruline)、肌酸(creatine)、肌酸酐(creatinine)、L-半胱氨酸(L-cysteine)、胱氨酸(cystine)、糊精(dextrin)、十二烷(dodecane)、赤藓醇(erythritol)、乙二醇(ethyleneglycol)、戊二酸盐(glutarate)、甘氨酸(glycine)、糖原(glycogen)、羟基乙酸盐(glycollate)、乙醛酸盐(glyoxalate)、十六烷(hexadecane)、组织胺(histamine)、菊糖(inulin)、L-异亮氨酸(L-isoleucine)、异烟酸盐(iso-nicotinate)、乳糖(lactose)、L-亮氨酸(L-leucine)、乙酰丙酸盐(levulinate)、来苏糖(lyxose)、顺丁烯二酸盐(maleate)、麦芽糖(maltose)、松三糖(melizitose)、甲醇(methanol)、DL-甲硫氨酸(DL-methionine)、α-甲基-D-葡萄糖苷(α-methyl-D-glucoside)、烟酰胺(nicotinamide)、异烟酸盐(iso-nicotinate)、DL-正亮氨酸(DL-norleucine)、草酸盐(oxalate)、对氨基水杨酸盐(p-aminosalicylate)、苯羟基乙酸盐(phenylglycollate)、泛酸盐(pantothenate)、果胶

(pectin)、苯酚(phenol)、间苯二甲酸盐(m-phthalate)、邻苯二甲酸盐(o-phthalate)、庚二酸盐(pimelate)、1,2-丙二酸盐(propanediol)、异丙醇(iso-propanol)、正丙醇(n-propano)、丙酸盐(propionate)、棉籽糖(raffinose)、间苯二酚(resorcinol)、鼠李糖(rhamnose)、水杨酰胺(salicylamide)、水杨酸盐(salicylate)、山梨酸盐(sorbate)、山梨糖(sorbose)、淀粉(starch)、蔗糖(sucrose)、睾丸酮(testosterone)、胸腺嘧啶(thymine)、色胺(tryptamine)、松二糖(turanose)、异戊酸盐(iso-valerate)、D-缬氨酸(D-valine)、L-缬氨酸(L-valine)。

所试验的4株菌对上述化合物反应不一致或仅微弱利用的化合物未列出,可见有关文献[15]。

2.3 药物敏感试验(drug susceptibilitys)

菌株对阿莫西林/克拉维酸(amoximicillin/ clavulanic acid)、哌拉西林/他唑巴坦(piperacillin/tazobactam)、阿奇霉素(azithromycin)、头孢噻肟(cefotaxime)、复方新诺明(cotrimoxazole)、头孢哌酮(cefoperazone)、头孢他啶(ceftazidime)、环丙沙星(ciprofloxacin)、庆大霉素(gentamycin)、亚胺培南(imipenem,泰能)、左氧氟沙星(levofloxacin)、萘替米星(netilmicin)、阿米卡星(amikacin)、妥布霉素(tobramycin)、替加环素(tigecyclin)、哌拉西林 (piperacillin)敏感(sensitive);对氯霉素(chloramphenicol)中度敏感;对头孢西酮(cefazedone)、头孢唑林(cefazolin)、头孢西丁(cefoxitin)、头孢曲松(ceftriazone)、氨苄西林(ampicillin)、呋喃妥因(sfurantoin)和四环素(tetracycline)有抗药性(resistance);对头孢吡肟(cefepime)、氨曲南(aztreonam)则各株反应不一。

2.4 产毒培养(Culture for toxin production)

试验产毒培养基,以紫外线吸收和以细菌及酵母菌生长是否受其抑制检测其产毒素性能。在营养琼脂上这些菌株不易产生毒素,在PDA和PGA培养基上这些菌株都产生毒黄素(toxoflavin),但未检测到米酵菌酸(bangkrekic acid,BA);将菌接种于含甘油(2%)、Tween 80(1%)、油酸钠(0.5%)、乙酸盐(0.2%)、甲硫氨酸(微量)的PGA上,产生了丰富的毒黄素和米酵菌酸。

产毒培养显示,此4株菌可抑制大肠埃希氏菌、肺炎克雷伯氏菌、黏质沙雷氏菌、铜绿假单胞菌、嗜麦芽寡食单胞菌、化脓性链球菌和啤酒酵母菌(*Sccharomyces cerevisiae*),如图1~图5所示。

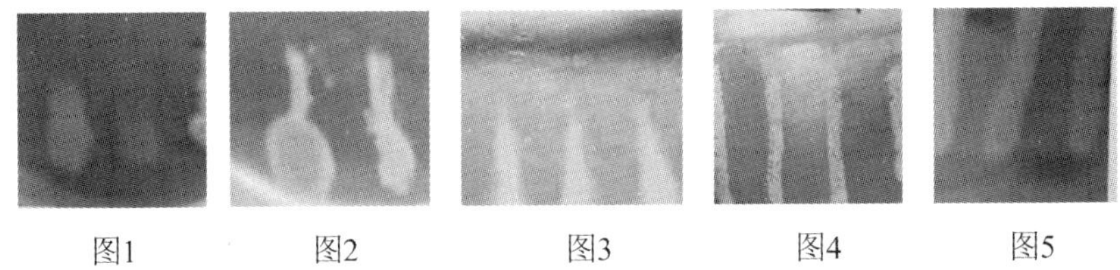

图1 图2 图3 图4 图5

图1. ATCC49839对铜绿假单胞菌(*Pseudomonas aeruginosa*)呈现抑制作用

(Figure 1. Inhibition of ATCC48939 to *Pseudomonas aeruginosa*)

图2. ATCC10248对酿酒酵母菌(*Saccharomyces cerevisiae*)表现抑制作用

(Figure 2. Inhibition of ATCC10248 to *Saccharomyces cerevisiae*)

图3.在PGA Tween 80培养基中,ATCC33664对肺炎克雷伯氏菌(*Klebsiella pneumoniae*)的抑制作用

(Figure 3. On PGA Tween 80 plate, inhibition of ATCC33664 to *Klebsiella pneumoniae*)

图 4. 在营养琼脂中,ATCC33664 对肺炎克雷伯氏菌(*Klebsiella pneumoniae*)不呈现抑制作用

(Figure 4. On nutrient agar plate, no inhibition of ATCC33664 to *Klebsiella pneumoniae*)

图 5. 在营养琼脂中,ATCC10248 对褪色沙雷氏菌(*Serratia marcescens*)微呈现抑菌作用

(Figure 5. On nutrient agar, slight inhibition of ATCC10248 to *Serratia marcescens*)

图 1、图 2、图 3 是产毒培养基,呈现明显抑菌;图 4 和图 5 是营养琼脂,不显抑菌。

2.5 简易鉴定,半定量及分离(simple identification)

上述(1.2.4)简易鉴定的 6 项试验即可鉴定此菌。标本在 MBM 加 2%的甘油琼脂平板上划线接种,观看黄色菌落,色素也不扩散于琼脂中,菌落发黏;在 PG(glycerin)A 培养基上产生黄色素(毒黄素)更丰富,色素也不扩散到培养基中。在营养琼脂上较不易产黄色素,即便产生,到数日后色素也易散于琼脂中。用无氮 MBM 加 1%的甘油的琼脂平板从被杂菌污染的标本中分离唐菖蒲伯克霍尔德菌效果很好,在此培养基上,该菌于 30 ℃室温下放置 2 个月仍然能存活。

2.6 菌细胞脂肪酸分析(cellular fatty acids analysis)

表 2 所示为菌细胞的脂肪酸含量。

表 2 菌细胞的脂肪酸含量

脂肪酸 (Fatty acid)	1 ATCC 10248	2 ATCC 49839	3 ATCC 33664	4 ATCC 12451
14:0	5.99	4.94	4.70	5.75
16:0	28.90	28.43	31.19	27.86
17:0 cyclo	17.73	19.86	21.58	19.17
16:1—2OH	1.59	2.81	1.59	2.00
16:0—2OH	4.31	3.77	4.10	3.53
16:0—3OH	5.77	4.22	4.35	5.69
18:0	2.19	2.01	2.04	1.11
19:0 cyclo w8c	12.53	11.66	11.09	10.87
18:1—2OH	2.03	……	1.92	2.62
Summed features				
2	9.17	8.11	7.79	9.26
3	3.23	5.43	3.57	4.42
8	5.15	7.14	4.98	6.51

注:少于 1%的脂肪酸未列出;Summed features 是一组不能用 MIDI 系统以 GC 分离的脂肪酸;Summed feature 2 含有 12:0 aldehyde 和 16:1 iso—I/14:0—3OH;Summed feature 3 含有 16:1 ω7c/16:1 ω6c；Summed feature 8 含有 18:1 ω7c/18:1 ω6c12 的一组 2～3 种脂肪酸，如表 2 所示。

3　讨论

唐菖蒲伯克霍尔德氏菌是革兰氏阴性、专性需氧的极毛杆菌，能固氮[7,15]，并产生毒黄素和米酵菌酸。我们历年[2,5,6,7,15]和此次的检测结果证明，此菌在形态、培养、生化反应(30 余项)和底物利用试验中有 79 种化合物利用试验均阳性；79 种化合物利用均阴性，即 158 种化合物结果显示此四株唐菖蒲伯克霍尔德氏菌菌株是一致的，加上细胞脂肪酸的一致，加上药敏试验的一致，共约 240 项一致，显示是一个由紧密相关的菌株构成的单一菌种。

我们证明此菌能固氮为固氮菌[7,15]，只要有一单一可用碳源，就能在无氮的 MBM 中生长。在 MBM 中能使甲酸盐变碱，并轻微生长，但不能利用甲醇。这与林羿廷等[23]的报道一致。

某一菌株产毒素量的多少、表型性状的微小差异应属于生物多样性范畴。毒黄素、米酵菌酸，抗细菌的多聚乙酰[26]、抗真菌的烃环萜[27]，及与致病有关的胞外酶，不必因此菌对水稻、玉米[24]、兰科植物[25]等能致病或引起临床感染而建立的新的致病变种。历史上野油菜黄单胞菌甚至曾建立过 140 多个致病变种，现在人们已不再关注。

Jiao 等[18]曾报道，将 PDA 上培养之此菌菌株液体培养物冻融后的浓缩液灌喂小鼠，如小鼠在 2 h 内死亡，便将该菌株定名为唐菖蒲伯克霍尔德氏菌椰毒致病变种。Franka 等[28]误认此变种是引起临床感染之谓，应予纠正，以免讹传。

经我们观察并比较产毒能力，在下列培养基上，后面的培养基比前一个产毒能力大：营养琼脂＜PDA＜PGA＜PGA＋Tween 80＜PGA＋Tween 80＋油酸＜PGA＋Tween 80＋油酸＋微量乙酸盐＋微量甲硫氨酸。

Gaicia 等[17]报道，用去油的椰子培养基培养，在培养基中不加脂肪酸或加入不合适的脂肪酸时，尽管此菌生长得很好但不产生米酵菌酸，当加入油酸(oleic acid)时则可明显促进米酵菌酸的产生。

将菌接种于含 Tween 80、油酸钠、乙酸盐(微量)、甲硫氨酸(微量)的 PGA(马铃薯甘油琼脂)上，此菌明显抑制酿酒酵母菌和细菌，说明此菌产生了能抑制线粒体的米酵菌酸和抑制呼吸链的毒黄素。Tween 80 是聚氧化乙烯山梨糖醇酐单油酸酯，此菌能产生 Tween 80 脂酶(Tween 80 lipase)，能水解 Tween 80 而释放油酸，促进了米酵菌酸的产生，因而对具有线粒体的 ADP/ATP 转移蛋白(translocater)的酵母菌和丝状真菌起抑制作用。1989 年，Attafuah 和 Bradbury[8]曾报道此菌能抑制 30 多种真菌，可能就是由于产生了米酵菌酸和毒黄素所致。

毒黄素的产生与马铃薯的某些成分、甘油，以及培养时的通气状况有关。米酵菌酸的产生则与脂肪酸(主要是油酸)有关。我们用乙酸盐以提供乙酰基，甲硫氨酸提供甲基，为合成米酵菌酸提供了便利。两种毒素的作用可相互叠加。

此菌的危害可分为四大类：

(1)对植物的致病作用：对唐菖蒲、鸢尾[11]、洋葱、水稻、玉米[24]、兰科植物[25]等致病。

水稻的穗腐病和穗黄病(bacterial panicle blight and sheath/grain browning in rice)可由荚壳伯克霍尔德氏菌(*Burkholderia glumae*)和唐菖蒲伯克霍尔德氏菌(*Burkholderia gladioli*)引起,二菌都产生毒黄素[19~21],这说明毒黄素与植物致病性关系很大。

(2)对大规模养植的菇类的污染和感染:我国台湾大规模栽培的杏鲍菇(*Pleurotus eryngii*)曾感染一种称为“细菌性腐败病”的病害,实即此菌[23]。

(3)作为人的条件致病菌,其感染力不强,人的临床感染不太常见,有肺囊性纤维化(cystic fibrosis)、慢性肉芽肿病(chronic granulomatous disease)感染[11]、角膜感染[28]、细支气管炎[30]、插管和不卧床腹膜透析有关的菌血症等。

(4)食物中毒:在印度尼西亚最早发现椰酵饼(bongkrek)[4]食物中毒,在我国最引人关注的是过去东北农村偶尔发生的酵米面食物中毒[1]和银耳养殖专业户因处置不当而发生的变质银耳食物中毒。最近,有报道称莫桑比克发生了家庭用玉米粉(corn flour)土法自制啤酒中毒事件,232 人中毒,死亡 75 人(Mozambique: “Mass poisoning caused by bacterial contamination” allafrica, com, 4 November 2015. Retrieved 7 February 2016)。2010 年和 2016 年,国内发生了几起因食用水泡数日的木耳所致的严重食物中毒,有可能与此菌有关(见附页)。

常见引起食物中毒的细菌有沙门氏菌、变形杆菌、副溶血弧菌、金黄色葡萄球菌、蜡样芽孢杆菌、肉毒梭菌、李斯特氏菌等,都是发酵型细菌,本菌是引起食物中毒的唯一的非发酵型细菌。

偶尔引起此菌食物中毒的发生因素与食物原料的成分、pH 值、湿度、通气(搅动)、温度、存储时间、食用方法等有关,即与此菌的繁殖和产毒有关系,只要了解其生理生化性状,即可控制此菌,避免发生中毒。印尼的椰酵饼、中国的酵米面、莫桑比克的土法啤酒和酿酒中的大曲,只要将 pH 值降至 5.5 以下,便可阻止此菌的生长,也就无此危险了。

近年来有人[31]利用此菌的抗真菌作用,试用其防治收获后的水果,如柑橘和苹果的真菌腐烂病。

临床检验和卫生检验中,对该菌的培养可采用半定量分离培养基,即在 MBM 加甘油的平板上分离培养观察出现的黄色菌落,大体估计此菌的含量;并用此培养基进行分离和菌种纯化。对该菌的鉴定可采用简易鉴定方法,即革兰染色氏阴性、苏丹黑染色阳性、专性需氧的极毛杆菌,不需要生长因子,产生黄色素(毒黄素),有固氮能力和使甲酸盐产碱等性状。上述方法已经多次地验证过。

本文的名词参考了全国科学技术名词审定委员会公布的《微生物学名词》一书[32]和全国科学技术名词审定委员会的刊物《中国科技术语》[33]。

4 参考文献

[1]黑龙江省卫生防疫站. 臭米面食物中毒的病因研究[J]. 黑龙江医药,1978(4):15-18.

[2]徐迪诚,赵乃昕,赵占春,等. 酵米面黄杆菌分类学位置的进一步研究[J]. 哈尔滨医药,1982,2 (2):69-73.

[3] MCCOLLOCH L. A bacterial disease of gladiolus[J]. Science, 1921, 54:

115-116.

[4]DAMME P A, JOHANNES A G, COX H C, et al. On toxolfavin, the yellow poison of *Pseudomonas cocovenenans* [J]. Recueil des Travaux Chimiques des Pays-Bas, 1960, 79: 255-267.

[5]ZHAO N X, MA M S, ZHANG Y P, et al. Comparative description of *Pseudomonas cocovenenans* (van Damme, Johannes, Cox, and Berends 1960) NCIB9450T and strains isolated from cases of food poisoning caused by consumption of fermented corn flour in China[J]. International Journal of Systematic Bacteriology, 1990, 40: 452-455.

[6]ZHAO N X, QU C F, WANG E T, et al. Phylogenetic evidence for the transfer of *Pseudomonas cocovenenans* (van Damme et al. 1960) to the genus *Burkholderia as Burkholderia cocovenenans* (van Damme et al. 1960) comb. nov. [J]. International Journal of Systematic Bacteriology, 1995, 45(3): 600-603.

[7]赵乃昕,彭效祥,高淑萍,等. 椰毒伯克霍尔德氏菌,新发现的固氮菌,及其简易鉴定法法[J]. 潍坊医学院学报,2003,25(2):93-95.

[8]ATTAFUAH A, BRADBURY J F. *Pseudomonas antimicrobica*, a new species strongly antagonistic to plant pathogens[J]. The Journal of applied bacteriology, 1989, 67: 567-573.

[9] COENYE T, HOLMES B, KERSTERS K, et al. Burkholderia cocovenenans (van Damme et al. 1960) Gillis et al. 1995 and *Burkholderia vandii* Urakam 1994 are junior synonyms of *Burkholderia gladioli* (Severini 1913) Yabuuchi et al. 1993 and *Burkholderia plantarii* (Azegami et al. 1987) Urakami et al. 1994, respectively[J]. International Journal of Systematic Bacteriology, 1999, 48: 37-42.

[10]COENYE T, GILLIS M, VANDAMME P. Pseudomonas antimicrobica attafuah and bradbury 1990 is a junior synomym of *Burkholderia gladioli* (Severini 1913) Yabuuchi et al. 1993[J]. International Journal of Systematic and Evolutionary Microbiology, 2000, 50: 2135-2139.

[11]PALLERONI N J. Genus burkholderia[M]//In GARRITY G M, BRENNER D J, KRIEG N R, et al. Bergey's manual of systematic bacteriology: Volume Two, Part C. [M]. 2nd Edn. New York: Springer, 2005.

[12]东秀珠,蔡妙英主编. 常见细菌系统鉴定手册[M]. 北京:科学出版社,2001.

[13] Stanier R Y, PALLERONI N J, DOUDOROFF M, The aerobic pseudomonads: a taxonomic study[J]. J Gen Microbiol. 1966, 43: 159-271.

[14]赵乃昕. 在鉴定不需要生长因子的细菌时应重视底物利用试验. [J]. 微生物学通报,1996,23(6):374-375.

[15]管福来,陶元勇,李赫,等. 一种固氮菌—唐菖蒲伯克霍尔德氏菌的表型特征[J]. 潍坊医学院学报,2016,38(1):1-5.

[16]SASSER M. Identification of bacteria by gas chromatography of cellular fatty acids[Monograph]. Technical Note 101. Newark, DE: MIDI Inc. Myron Sasser May

1990, moRevised Febuary 2001 Technical Note 1.

[17]GAICIA R A, HOTCHKISS J H, STEINKRAUS K H. The effect of lipids on bongkrekic (bongkrek) acid toxin production by *Burkholderia cocovenenans* in coconut media[J]. Food additives and contaminants, 1999, 16(2): 63-69.

[18]JIAO Z Q, KAWAMURA Y, MISHIMA N, et al. Need to differentiate lethal toxin-producing strains of *Burkholderia gladioli*, which cause severe food poisoning: description of *B. gladioli Pathovar cocovenenans* and an emended description of *B. gladiol*[J]. Microbiology and Immunology, 2003, 47: 915-925.

[19]JEONG Y, KIM J, KIM S, et al. Toxoflavin produced by Burkholderia glumae causing rice grain rot is responsible for inducing bacterial wilt in many field crops[J]. Plant Disease, 2003, 87(8): 890-895.

[20]URA H, FURUYA N, IIYAMA K, et al. *Burkholderia gladioli* associated with symptoms of bacterial grain rot and leaf-sheath browning of rice plants[J]. Journal of General Plant Pathology, 2006, 72(2): 98-103.

[21]LEE J, PARK J, KIM S, et al. Differential regulation of toxoflavin production and its role in the enhanced virulence of *Burkholderia gladioli*[J]. Molecular Plant Pathology, 2016, 17(1): 65-76.

[22]ZHU D W, WU Z Y, LUO A M, et al. Characterization and detection of toxoflavin-producing *Burkholderia* in rice straws and daqu for Chinese maotai-flavour liquor brewing[J]. Journal of the Institute of Brewing, 2015, 121(2): 290-294.

[23]林羿廷,吕昀陞,张怡婷,等. *Burkholderia gladioli* 引起之杏鲍菇细菌性腐败病[J]. 植病会刊,2010,19(4):249-254.

[24]ANDRIANA G H, DANIEL T O, DIMAS M S, et al. Leaf stripe and stem rot caused by *Burkholderia gladioli*, a new maize in Mexico[J]. Journal of Phytopathology, 2011, 159(5): 377-381.

[25]KEITH L M, SEWAKE K T, ZEE F T. Isolation and characterization of *Burkholderia gladioli* from orchids in Hawaii[J]. Plant Disease, 2005, 89(12): 1273-1278.

[26]ROSS C, OPEL V, SCHERLACH K, et al. Biosynthesis of antifungal and antibacterial polyketides by *Burkholderia gladioli* in coculture with Rhizopus microsporu[J]. Mycoses, 2014, 57(3): 48-55.

[27]ELSHAFIE H S, CAMELE I, RACIOPPI R, et al. In vitro antifungal activity of *Burkholderia gladioli* pv. agaricicola against some phytopathogenic fungi [J]. International Journal of Molecular Sciences, 2012, 13(12): 16291-16302.

[28]RITTERBAND D, SHAH M, COHEN K, et al. Burkholderia gladioli keratitis associated with consecutive recurrent endophthalmitis[J]. Cornea, 2002, 21 (6): 602-603.

[29]LESTIN F, KRAAK R, PODBIESLKI A. Two cases of keratitis and corneal

ulcers caused by Burkholderia gladioli[J]. Journal of Clinical Microbiology, 2008, 46(7): 2445-2449.

[30]IMATAKI O, KITA N, NAKAYAMA－IMAOHJI H, et al. Bronchiolitis and bacteraemia caused by *Burkholderia gladioli* in a non-lung transplantation patient [J]. New Microbes and Microbes Infections, 2014, 2(6): 175-176.

[31]SCUDERI G, BONACCORSI A, PANEBIANEO S, et al. Some strains of *Burkholderia gladioli* are potential candidates for post-harvest biocontrol of fungal rots in citrus and apple fruits[J]. Journal of Plant Pathology, 2009, 91(1): 207-213.

[32]程光胜,等. 微生物学名词[M]. 2版. 北京:科学出版社,2012.

[33]赵乃昕. 细菌名称汉译中“氏”的探讨[J]. 中国科技术语,2011,13(4):51.

（本文在写作过程中承蒙中国科学院微生物研究所程光胜教授指导,在此表示不胜感谢!）

（赵乃昕教授未发表文章）

Corrected and complementary description of four strains of *Burkholderia gladioli* a nitrogen fixing bacterium , plant and human opportunistic pathogen , occasional food poisoning bacterium and it's simple identification

Abstract The detailed phenotypic characteristics (more than 250 items) of four strains of *Burkholderia gladioli* with original names such as *Pseudomonas gladioli*, *Pseudomonas cocovenenans*, *Pseudomonas antimicrobica*, *and Pseudomonas farinofermentans* described by the traditional methods showed that they were very similar among so-called bio-varieties which is complete phenotypic description of these strains by traditional methods. The results were clear-cut and showed that they were very similar in phenotypic characteristics, so it was considered that these strains should be single species, need not divide them isolating from different sources into subspecies, bio-variety or patho-variety. The bacteria could produce toxoflavin, a pigment, toxin or antibiotic and bongkrekic acid. Their N2-fixing capability was first formally reported. Moreover, as now it is commonly held that the commercial rapid micro-methods are not always reliable, should be carefully chosen and verified by traditional methods sometimes, We here suggested that O-F test and growth-factor requirement test should be carried out before choosing identifying medium systems and pure organic compounds would be preferred in the substrate utilization tests if the bacteria at identification do not need growth factor, which could avoid inaccuracy using the commercial micro-quantitative rapid methods.

Potato extract and glycerin promote toxoflavin production and Tween 80 and oleic acid promote bangkrekic acid production. From this, toxin production medium is designed. Combining phenotypic feature with toxin production can reliably identify the bacterium

Keywords Corrected and complementary description, *Burkholderia gladioli*, Nitrogen fixing bacteria, Commercial rapid micro-methods, Plant and human opportunistic pathogen, occasional food poisoning, toxin production medium, simple identification

1. **Introduction**

Studies by Coenye et al. (1999 and 2000) based on whole protein electrophoretic profiles, DNA-DNA hybridization, and comparison of biochemical properties indicate that both of *Burkholderia cocovenenans* (Zhao et al. 1995) and *Pseudomous antimicrobica* (Attafuah and Bradbury, 1989) should be considered a junior synonym of *Burkholderia goladidi*. The reclassification was correct but it would be more accurate by providing the analysis of phenotypic characteristics. Some phenotypic characteristics of the bacteria, especially biochemical reaction and substrate utilization pattern were offered by our laboratory (Zhao et al. 1990 and Zhao et al. 1995). These results was introduced using the name *Burkholderia cocovenenans* in 2005 by Palleroni (in Bergey's manual of systematic bacteriology, 2 nd Edition). In this study, we have researched four strains isolated from different time, different regions, and different ecological environments, with original names such as *Pseudomonas gladioli*, *Pseudomonas cocovenenans*, *Pseudomonas antimicrobica*, *and Pseudomonas farinofermentans*, to test and observe more than 250 items of phenotypic characteristics. It would be proved using traditional method that these strains are single species, need not to divide them as subspecies, bio-variety or patho-variety, which would also support the result of Coenye et al. (1999 and 2000).

Phenotypic characteristics such as extracellular enzymes, assimilation capacity, substrate utilization pattern, and metabolism and respiration types are all related to ecology, application and environment significance, which were the "temperament" and "live custom" of the bacteria. So phenotypic characteristics are not only used to identify with significance of differentiation, but also bring biological and ecological information to potential application. With wide interests, microbial systematists in their identification works, could easily obtain bacterial surprising feature, beneficial or harmful, such as the ability of decomposing poisonous organic compound, which would make significant value from researches.

2. **Method**

2.1 **Bacterial strain.** Four strains of *Burkholderia gladioli* in this study were examined in Table

Table 1. Origin of the four strains of *Burkholderia gladioli* used in this study

	Strain	Formerly name	Present name
1	ATCC 10248 = LMG 2216 = CCEB 862	*Pseudomonas gladioli*	*Burkholderia gladioli* pv. *gladioli* Type strain of *Burkholderia gladioli* (Palleroni 2005) (16S rRNA:X67038)
2	ATCC 49839 = LMG 18920 = NCIMB 9898 = DSM 8361 = CILP106719	*Pseudomonas antimicrobica*	*Burkholderia gladioli* (Attafuah and Bradbury 1989; Coenye et al. 2000)
3	ATCC 33664 = LMG 11626 = NCIB 9450 = DSM 11318	*Pseudomonas cocovenenans*	*Burkholderia gladioli pv. cocovenenans* (Coenye et al. 1999; Gillis et al. 1995; Van Damme et al. 1960) (16S rRNA : U96934)
4	NCIMB 12451 = CIP 104582 = LMG 18113 = T 7707	*Pseudomonas farinofermentans* *Pseudomonas cocovenenans*	*Burkholderia gladioli pv. cocovenenans* (Coenye et al. 1999; Gillis et al. 1995; Zhao et al. 1990; Zhao et al. 1995) (16S rRNA:ABO13111) (16S rRNA:ABO123646))

These strains isolated from different ecological environments were concomitant with different significances, resultant different names (subsequently with different bio-varieties or patho-varieties).

Strain ATCC 10248 of *Burkholderia* gladioli was isolated from an ornamental plant (gladiolus) disease (McCulloch 1921; Palleroni 2005) and also from Iris spp. and has been cultured from respiratory secretions of cystic fibrosis patients (Coeyne et al., 1999).

Strain ATCC 49839 of *Burkholderia* gladioli was isolated from insect *Planococcoids njalensis* (mealybug). (Attafuah and Bradbury 1989).

Strain ATCC 33664 of *Burkholderia* gladioli was isolated from Bongkrek, a local food in Indonesia. Bongkrek (flat white cakes that are covered with white mold and wrapped in banana or other large leaves) is made by fermenting pressed or grated coconut with the fungus *Rhizopus oryzae*. In Java, this product is eaten by millions of people without harm, but occasionally a bacterium over-grows the fungus and produces bongkrekic acid and toxoflavin. Ingestion of small quantities of these toxins causes poisoning (Bryan 1979; van Damme et al. 1960)

Strain NCIMB 12451 of *Burkholderia* gladioli was isolated from China's fermented corn flour poisoning foods. The fermented corn meal is generally prepared by soaking corn (mainly maize) in water at room temperature for 2 to 4 weeks, washing the preparation in water, and finally grinding the wet corn into flour (rough starch) for various uses as food materials. When the wet rough corn starch is stored moist at room temperature for period of time before use, food poisoning occasional occur. The incidents of the poisoning have been more concentrated in countryside of northeastern China. In recent years, it has been shown that this bacteria were responsible for cases of food poisoning caused by consumption of deteriorated *Tremella fuciformis* (white fungus). This occasionally occurred in rainy season, harvested white fungus could not be normally dried and it was rapidly deteriorated. Contaminated *Burkholderia* gladioli might be selected and outgrown other microbes. (Zhao et al. 1990; Zhao et al. 1995; Gillis et al. 1995; Coenye et al. 1999; Palleroni, 2005)

2.2 **Phenotypic identification test**: Gram-staining and flagellum staining were investigated using (Murray et al. 1981). Cell morphology was determined by transmission electron microscopy. Sudan black granules (poly-β-hydroxybutyrate) were observed by Sudan black staining (Murray et al. 1981). Phenotypic characteristics were investigated using the methods of Stanier et al. (1966) and Zhao et al. (1990). For toxin analysis, toxoflavin and bongkrekic acid were extracted and analyzed as that of Jiao et al. (2003). Potato extract and glycerin could stimulate production of toxoflavin and Tween 80 and oleic acid could stimulate production of bongkrekic acid. Bongkrekic acid was produced in potato glycerin agar (PGA) containing Tween 80 (polyethylene oxide sorbitan monooleate) and oleic acid and was affirmed by ultraviolet light in methanol solution for 267 nm (ε=36700) and 237 nm (ε=32000) , animal (mice) poisoning test and inhibiting bacteria test (as biosensor).

Antimicrobial activity was examined as the methods of Attafush and Bradbury (1989) and the target strains were *Escherichia coli*, *Klebsiella pneumoniae*, *Pseudomonas aeruginosa*, *Serratia* marcescens and *Saccharomyces cerevisiae* were used as a reference for assessing antimicrobial activities of the four strains. For toxoflavin production, potato extract, glycerin and aeration were provided; for bangkrekic acid production, potato extract ,Tween 80 and oleic acid were provided. Drug resistance and susceptibility were tested using the methods of CLSI Standards.

2. 3 **cellular fatty acids (CFA) analysis**: Approximately 40 mg (wet weight) of cell masses were harvested after cultivation on glucose-supplemented mineral basal medium (MBM) agar plates. Fatty acids compositions were determined by gas chromatography as that by Sasser (1990) and profiles were analyzed by using the Sherlock system 6. 1.

2. 4 **Toxin-production media.** The toxin was produced in the following medium : nutrient agar, PDA, PG(glycerin)A medium, PGA medium adding Tween 80 (1%, final concentration), PGA medium adding Tween 80(1%,final concentration) and sodium oleate (0. 5%,final concentration). The pH all were 7. 2.

3. Result

Cells of the four strains were Gram-staining-negative, rod-shaped, and motile by one to seven (mainly one to three) polar flagella. The bacteria contained Sudan black granules (poly-β-hydroxybutyrate). On potato dextrose agar (PDA) plates, colonies were translucent, glistening, convex, and round with entire edges and smooth mucous surfaces. After 2 days, the colonies gradually became greenish yellow, thereafter the pigment diffused into the medium, and eventually the colonies became colorless. But on PGA (potato glycerin agar) plates, the yellow pigment was deeper than that on PDA, deep brown yellow in color and the colonies were always deep yellow until the medium drying out.

Strains could grow by respiration and oxygen was the terminal electron acceptor. The oxidation-fermentation test was oxidative. Nitrate could be reduced but not be as the alternate electron acceptor. No growth factor was required. Good growth was observed on Simmons citrate agar. Growth was also observed on MBM containing an utilizable organic compound. Catalase reaction was positive but oxidase was negative. Hydrogen sulfide and indole were not produced. Tween 80, casein, xanthine and arbutin were hydrolyzed and gelatin was weakly hydrolyzed. DNA, esculin and starch were not hydrolyzed. Lecithinase (egg yolk) activity was present but arginine dihydrolase, lysine decarboxylase, ornithine decarboxylase activities were absent. Atmospheric nitrogen could be fixed. Strains could grow on MacConkey agar and resist bile salt, which inferred that they could be isolated or re-isolated from contaminated samples (such as by

Bacillus and fungus) for obtaining pure culture. Toxoflavin was produced. The medium with peptone (1%) and glycerin (2%) broth was used to culture bacteria for producing toxoflavin, in this case, this toxin was high yielded by shake culture.

The bacterium can not grow above 41 ℃ or below pH 5.5.

For substrate utilization tests, the following compounds could be utilized by all the four strains: N-acetylglucosamine, acetylglycine, acetylsalicylate, aconitate, adipate, adonitol, β-alanine, D-alanine, L-alanine, γ-aminobutyrate, anthranilate, arbutin, L-arabinose, D-arabitol, L-arabitol, L-arginine, L-asparagine, L-asparatate, azelate, benzoate, betaine, caprylate, cellobiose, choline, citraconate, citrate, 3,4-dihydroxybenzoate, dulcitol, ethanol, ethanolamine, formate, fructose, L-fucose, fumarate, galactose, gluconate, glucosamine, glucose, glucuronate, glutamate, glycerin, α-glycerophosphate, β-glycerophosphate, guanine, guanosine, heptylate, L-histidine, m-hydroxybenzoate, p-hydroxybenzoate, α-hydroxybutyrate, DL-β-hydroxybutyrate, L-hydroxyproline, i-inositol, α-ketoglutarate, kynurenate, DL-lactate, L-lysine, DL-malate, malonate, mannitol, mannose, mesaconate, nicotinate, pelargonate, phenylacetate, procatechuate, L-proline, pyruvate, ribose, salicin, sarcosine, sebacate, DL-serine, sorbitol, succinate, D-tartrate, L-tartrate, meso-tartrate, L-threosine, trans-aconitate, trehalose, L-tryptophan, L-tyrosine, trehalose, D-xylose. Compounds that could be slowly or weakly used by these strains were: acetate, amygdalin, D-arabinose, ascorbate, butyrate, D-fucose, lyxose, melibiose, and α-methyl-D-mannoside. While compounds that could not utilized by these strains were: acetamide, acetophenone, m-aminobenzoate, p-aminobenzoate, aesculin, 6-aminocaproate, aminomethylbenzoate, α-aminovalerate, m-aminobenzoate, amygdalate, p-benzenediol, benzylalcohol, benzylamine, 2, 3-butanediol, iso-butanol, n-butanol, iso-butyrate, DL-citruline, creatine, creatinine, L-cysteine, cystine, dextrin, dodecane, erythritol, ethyleneglycol, glutarate, glycine, glycogen, glycollate, glyoxalate, hexadecane, histamine, inulin, L-isoleucine, itaconate, iso-nicotinate, lactose, L-leucine, levulinate, maleate, maltose, mandelate, melizitose, methanol, DL-methionine, α-methyl-D-glucoside, nicotinamide, iso-nicotinate, DL-norleucine, oxalate, p-aminosalicylate, phenylglycollate, pantothenate, pectin, phenol, m-phthalate, o-phthalate, pimelate, 1,2-propanediol, iso-propanol, n-propanol, propionate, propyleneglycol, raffinose, resorcinol, rhamnose, salicylamide, salicylate, sorbate, sorbose, starch, suberate, sucrose, testosterone, thymine, tryptamine, turanose, iso-valerate, D-valine, L-valine. Compounds with equivocal utilization results were: ascorbate, n-butanol, glycollate, DL-ornithine. There was one-carbon compound like formate, alkalizing medium but not supporting growth, while methanol, neither supporting growth nor changing pH.

For substrate utilization tests, there were differences among strains in Table 2.

Table 2. Differential characteristics of the four strains on substrate utilization tests

Substrate	ATCC10248	ATCC 49839	ATCC 33664	NCIMB 12451
Adipate	+	-	+	+
Adonitol	+	+	-	+
DL-α-aminobutyrate	+	+	-	+
DL-γ-aminobutyrate	+	+	(+)	+
Caprate	-	+	(+)	-
Citraconate	-	+	+	+
Hippurate	+	+	-	+
Itaconate	-	-	-	+
Kynurenate	+	+	-	-
Mannose	(+)	-	-	-
Mesaconate	+	+	+	-
Mucate	+	+	-	+
Phenylalanine	+	+	-	-
Phenylacetate	(+)	-	-	+
P-Phthalate	+	+	-	-
1,2-Propanediol	(+)	-	-	-
Quinate	+	+	-	+
Sebacate	+	+	-	+
Seberate	-	-	-	+
Tryptophan	+	+	-	-
Urate	-	+	+	+
Xylitol	-	+	+	+

(+), present in more than 90% of the strains.

These strains could produce bongkrekic acid and toxoflavin (by medium extract ultraviolet absorption curve and animal toxic test), in toxin-production medium. The absence of toxins may be caused by multi-subcultivation in laboratory medium.

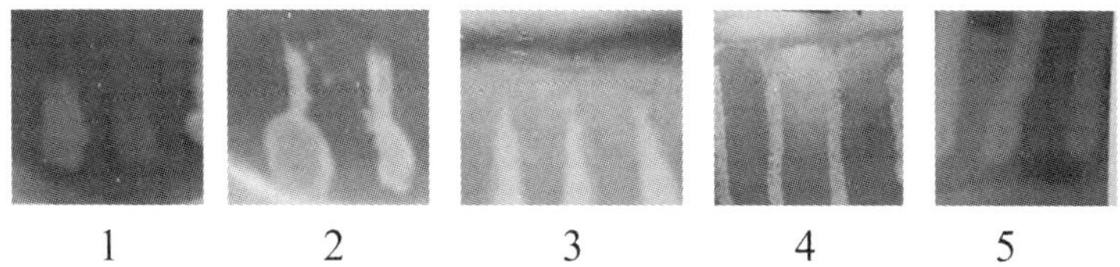

Figure 1～5 were the results of antibacterial activities of the strains. This is the typical results. figure 1～3 were in the toxin-production medium and 4—5 were in the nutrient agar.

Figure 1. Inhibition of ATCC48939 to *Pseudomonas aeruginosa*. on toxin-production medium

Figure 2. Inhibition of ATCC10248 to *Saccharomyces cerevisiae* on toxin-production medium

Figure 3. Inhibition of ATCC33664 to *Klebsiella pneumoniae*) on toxin-production medium

Figure 4. On nutrient agar plate ,no inhibition of ATCC33664 to *Klebsiella pneumoniae*)

Figure 5. On nutrient agar, only slight inhibition of ATCC10248 to *Serratia marcescens*)

Many other bacteria as object of inhibition by the four strains with similar results were not shown.

After testing various media for toxin production, we found that the following media in order to raise toxin production capacity: nutrient agar, PDA, PG(glycerin)A ,and PGA complemented with Tween 80 (1%) and oleate (1%) . In other words, in nutrient agar ,small amounts of toxin were produced, but in toxin-production medium, large amounts of toxin were produced by these strains.

For drug susceptibility, the four strains were : amoximicillin/clavulanic acid,piperacillin/tazobactam, azithromycin, cefotaxime, cotrimoxazole, cefoperazone, ceftazidime, ciprofloxacin, gentamycin, imipenem, levofloxacin, netilmicin, amikacin , tobramycin, tigecyclin, piperacillin were sensitive;;chloramphenicol was middle sensitive ; cefazedone, cefazolin, cefoxitin, ceftriazone, ampicillin, furantoin, and tetracycline were resistance ;cefepime and aztreonam , with different reaction among strains.

The cellular fatty acid profiles of strains ATCC 10248, ATCC 49839, ATCC 33664 and NCIMB 12451 were listed in Table 3. The dominant cellular fatty acids of the four strains were all C16:0, C17:0 cyclo and C19:0 cyclo ω8c.

Table 3. Cellular fatty acid compositions of the four strains of *Burkholderia gladioli*

Fatty acid	ATCC 10248	ATCC 49839	ATCC 33664	NCIMB 12451
14:0	5.99	4.94	4.70	5.75
16:0	28.90	28.43	31.19	27.86
17:0 cyclo	17.73	19.86	21.58	19.17
16:1 2—OH	1.59	2.81	1.59	2.00
16:0 2—OH	4.31	3.77	4.10	3.53
16:0 3—OH	5.77	4.22	4.35	5.69
18:0	2.19	2.01	2.04	1.11
19:0 cyclo ω8c	12.53	11.66	11.09	10.87
18:1 2—OH	2.03	—	1.92	2.62
Summed features				
2	9.17	8.11	7.79	9.26
3	3.23	5.43	3.57	4.42
8	5.15	7.14	4.98	6.51

—, fatty acids not detected or less than 1%.

Summed features are groups of two or three fatty acids that cannot be separated by GC using the MIDI system. Summed feature 2 contained 12:0 aldehyde and 16:1 iso I and/or 14:0 3—OH; Summed feature 3 contained 16:1 ω7c and/or 16:1 ω6c; Summed feature 8 contained 18:1 ω7c and/or 18:1 ω6c biochemical characteristics (substrate utilization, antimicrobial activities and drug resistance) and dominant cellular fatty acids of the four strains, the results were clear-cut and showed that the four strains were very similar in phenotypic characteristics, so they are supposed to classify as closely related strains within a single species instead of dividing them as subspecies, bio-varieties or patho-varieties.

4. Discussion

Substrate utilizations (assimilation) tests could be performed in mineral basal medium (MBM). When substrates were salts of organic acids, bacterial growth was with concomitant alkalization and when sugar or polyols were used as the substrates, positive results were with concomitant acidification. In this case, basal blank medium should be used as a control to check acid or alkali production by the test tube as well as the growth or not. If the compound used as the substrate was neutral amino acid, the test result could not be clear cut and it need compare the bacterial growth quantity in the test tube with the control due to no pH change. Substrate utilization tests were simple to perform using MBM when strains did not require any growth factor.

The four strains were easily cultured without growth factors, and nutritionally they were versatile and could utilize more than 90 different organic compounds as sole carbon sources for growth. The bacteria could fix nitrogen (Zhao et al. 2003 and in this study), as that of *Burkholderia vietnamiensis* (Gillis et al. 1995). To our knowledge, it was the first to formally report of N2-fixing capability of the bacteria (Zhao et al. 2003).

In nitrogen-free MBM containing glycerin (0.2%) and citrate (0.5%), the bacterium can grow and survive long time (more than 2 months) in room temperature. Perhaps the growth is slow and harmful (to the bacterium itself) metabolite accompanied to the growth is also less produced.

The bacteria could weakly utilize formate, the one-carbon organic compound, by these strains as carbon and energy source for growth, but methanol could not be utilized by these strains for growth, so these strains were partially and weakly methyl nutrition bacteria. Surprisingly, *Serratia marcescens* could both grow and product alkaline on MBM added formate agar. Methanol was also used by *Serratia marcescens* as sole carbon and energy sources, this is seldom seen in medical bacteria.

Based on the fact that the toxin-producing capacity could be diminished gradually by long-time transfer in nutrient agar, and Garcia (1999) have shown that bongkrekic acid production related with fatty acid and oleic acid could promote its production, we designed a medium for toxin production. Based on the bacterium possess Tween 80 lipase hydrolyzing Tween 80 to release free oleic acid, which can stimulate the production of bongkrekic acid. Our toxin-production medium showed in method part of this paper. It was somewhat too careless that Jiao et al. (2003) determined their pathovar cocovenenans only depending upon toxin production in PDA medium, to our knowledge this is not the good and suitable medium for toxin production, especially for the strains which long time transferred cultured on nutrient agar. They ignored the subtle details to draw a hasty conclusion.

The bacterium has several pathovar. They are named at primary to name isolated strain by the suffered host's name, such as *B. gladioli* pv *gladioli* (for gladiolus), *B. gladioli pv alliicola* (for onion), *B. gladioli pv agaricicola* (for mushroom) and *B. gladioli pv cocovenenans* (for food poisoning). So, which pv is the name for rice plant (Ura et al. 2006)? which pv is the name for maize (Andriana et al. 2001)? which pv is the name for orchis (Keith et al. 2005) and which pv is the name for human pathogen (Imataki et al. 2014, Lestin et al. 2008, Ritterband et al. 2002, Zhou et al. 2015)? In fact, these different is in the ecological category, is merely biovariety. Not need continue establish new pathogenic variety.

The bacterium can produce toxin, extracellulr enzyme and biological activity agent: such as toxoflavin ,bongkrekic acid, esterase, lipase, chitinase, polyketides (Ross et al. 2014) and hydrocarbon cyclic terpene(Elshafie et al. et al. 2012).

These strains could produce antibiotics (bongkrekic acid and toxoflavin) to inhibit other organisms, and not need growth factor, so they could preferably grow up on the so called "clean", nutrient-poor food materials such as stored moist coarse corn starch, starch gels, newly gathered cultured deteriorated white fungus (*Tremella fuciformis*), and fermented partly defatted coconut, can and bean jelly. These food materials (ecological environments) were different from that of "nutrient" materials suitable for genera *Salmonella*, *Staphylococcus*, *Listeria and Bacillus* etc. , which mostly contaminated meat, egg and milk foods. Garcia (1999) suggested that fatty acids were needed and stimulated production of bongkrekic acid but some food materials such as fermented corn flour (crude starch) and white fungus containing poor if any fatty acid were also reported as poisoning food by *B. gladioli* contamination.

To prevent food poisoning by this bacterium , regular fermentation should be performed , pH should be control below 5. 5 , to inhibit the bacterium,s growth but the growth of fungus or yeast is not influenced.

1989 Attafuah and Bradbury reported the bacterium can inhibit more than 30 species of fungus, probably concerning with bongkrekic acid , toxoflavin and other biological activity factors. Some studies suggested the bacterium may be used in biological control . (Scuderi et al. 2009) But don't forget it is an opportunistic pathogen, don't deviate from public health.

In clinical microbiology, preliminary identifying media were required, as a link ("bridge") between isolation media and identifying media. The preliminary identifying media such as OF test medium, nitrate reduction test and denitrification (gas-production from nitrate) test media combined with gram-staining and oxidase test could distinguish basic kinds of bacteria and facilitate (help) choosing suitable identifying media systems.. At present, phenotypic feature was a weak aspect in the polyphasic taxonomy. We favor well-based polyphasic taxonomy, but also need rigorous phenotypic observation.

This bacterium's simple identification can be done by following items, including gram negative, containing sudan black granules , resistant to bile salt (growth on MacConkey agar) , OF test is oxidative, N2-fixing , not need growth factor, PDA medium producing yellow pigment (toxoflavin).

Identification of bacteria for publication commonly adopt polyphasic taxonomy. The phenotypic characterization are one phase (aspect) of the polyphasic approaches, and was performed as a routine work. Recently, the phenotypic description usually used commercial miniaturized rapid systems, which were timesaving and easily operated and standardized, but the methods had some drawbacks. After all, they are only rapid micro-methods including various reactions, such as positive, weak positive, slowly positive or negative reaction. Sometimes it could not be easily differentiated, especially to perform some tests such as urease, caseinase, lipase, starch hydrolase, DNase, degradation of adenine, xanthine, hypoxanthine and cellulose, nitrogen fixation and denitrification etc. Different biochemical reactions have different optimal duration of incubation and their optimal observation time. At times, there are reaction curves with diagnostic significance. At some instances, different tests need design different controls to ensure the experimental result reliable. In these years, the commercial micro-quantitative rapid methods have been widely used by many taxonomists, although the micro methods were not always accurate and reliable as that of Stanier et al. (1966) and Zhao et al. (1990). BioMerieux and BIOLOG systems contained micro-quantitative growth factor to supporting bacteria which needed growth factors, sometimes if the identified bacteria did not require growth factor, this additional growth factor would interfere the test results, while, pure organic compounds were preferred in the substrate utilization tests and the results were clear-cut and reliable. If researchers have compared commercial miniaturized rapid biochemical reaction system with classical (tube) methods and once found the former's shortcomings, questionable results should be informed to the manufacturer for improvement of its products including the design.

We here suggest that O-F test and growth-factor need or needn't test should be carried out before choosing identifying medium systems. The two tests could divide common bacteria into four categories as follows: ①Oxidative-type and growth not requiring growth factor, this category is suitable substrate utilization test in MBM as that of Stanier et al. (1966) and our works (Zhao et al., 1990 and Zhao et al., 1995) in *Berkholderia cocovenenans*. ②Oxidative-type and growth requiring growth factor, this category is difficult to choose and design properly identifying medium, such as that of *Shewanella putrefaciens* (Holmes et al. 1975); *Myroides phaeus* (Yan et al. 2012) ③ Fermentative-type and growth not requiring growth factor, this category may be using substrate utilization test in MBM or/and sugar fermentative tests. ④Fermentative-type and growth requiring growth factor, this category may be using sugar fermentative tests or acid production test of sugar. The identifying medium could be chosen according to the categories. Substrate utilization test at MBM is preferable as that done by Stanier et al. (1966), Zhao et al. (1990) and this study. It is better than acid production test as that of Holmes et al. (1975) and Coenye et al. (1999). Proper identifying medium series should be chosen according to the mentioned categories. Above is we indicated method, this method, though not perfectly, but it surely helps. Commercial microrapid method corporation should design and produce different products suited for the different categories bacteria respectively.

Phenotypic description and data obtained by commercial miniaturized rapid systems are not fully reliable and can't be used for compileing the Bergey's manual of systematic bacteriology and other books.

References

[1]ANDRIANA GH, TELIZ-Ortiz D, MEJIA-SANCHEZ,D, et al. , Leaf stripe and stem rot. caused by Burkholderia gladioli, a new maize in Mexico. Journal of Phytopathology, 2011, 159 (5): 377-381.

[2]Attafuah A, Bradbury J (1989) *Pseudomonas antimicrobica*, a new species strongly antagonistic to plant pathogens. J App Bacteriol 67:567-573.

[3]Bryan FL (1979) Infections and intoxications caused by other bacteria. Food-borne Infections and Intoxications:211-297.

[4] Coenye T, Gillis M, Vandamme P (2000) *Pseudomonas antimicrobica* Attafuah and Bradbury 1990 is a junior synonym of *Burkholderia gladioli* (Severini 1913) Yabuuchi *et al.* 1993 Int J Syst Evol Microbiol 50:2135-2139.

[5] Coenye T, Holmes B, Kersters K, Govan J, Vandamme P (1999) *Burkholderia cocovenenans* (van Damme *et al.* 1960) Gillis *et al.* 1995 and *Burkholderia vandii* Urakami *et al.* 1994 are junior synonyms of *Burkholderia gladioli* (Severini 1913) Yabuuchi *et al.* 1993 and *Burkholderia plantarii* (Azegami *et al.* 1987) Urakami *et al.* 1994, respectively. Int J Syst Bacteriol 49:37-42.

[6]Elshafie HS, Camele I, Racioppi R, Scrano L, Iacobellis NS and Bufo SA (2012) In Vitro Antifungal Activity of *Burkholderia Burkholderia gladioli* pv. *agaricicola* against some phytopathogenic fungi Int. J. Mol. Sci, 13 (12):16291-16302.

[7]Garcia RA (1999) The effect of lipids on bongkrekic (Bongkrek) acid toxin production by *Burkholderia cocovenenans* in coconut media. Food Addit Contam 16:63-69.

[8]Gillis M , Van Van T, Bardin R & 7 authors (1995) Polyphasic taxonomy in the genus *Burkholderia* leading to an emended description of the genus and proposition of *Burkholderia vietnamiensis* sp. nov. for N2-fixing isolates from rice in Vietnam. Int J Syst Bacteriol 45:274-289.

[9]Holmes B, Lapage S, Malnick H (1975) Strains of Pseudomonas putrefaciens from clinical material. Journal of clinical pathology J Clin Pathol 28:149-155.

[10]Imataki O, Kita N, Nakayama-Imaohji H, J-I-Kida, T. Kuwahara, and Uemura M, (2014) Bronchiolitis and bacteraemia caused by Burkholderia gladioli in a non-lung transplantation patient. New Microbes and Microbes Infections, 2 (6): 175-176.

[11]Jiao Z, Kawamura Y, Mishima N, Yang R, Li N, Liu X, Ezaki T (2003)

Need to Differentiate Lethal Toxin-Producing Strains of *Burkholderia gladioli*, Which Cause Severe Food Poisoning: Description of *B. gladioli Pathovar cocovenenans* and an Emended Description of *B. gladioli*. Microbiol Immunol 47:915-925.

[12]Keith LM , Sewake KT, and Zee FT, (2005). Isolation and characterization of Burkholderia gladioli from orchids in Hawaii , Plant Dis. 89:(12):. 1273-1278.

[13]Lestin F, Kraak R, and Podbieslki A, (2008) Two cases of keratitis and corneal ulcers caused by *Burkholderia gladioli*. J Clin Microbiol, 46 (7): 2445-2449.

[14]McCulloch L (1921) A bacterial disease of gladiolus. Science:115-116.

[15]Murray RGE, Costilow RN, Nester EW, Wood WA, Krieg NR, Phillips GB (1981). Manual of methods for general bacteriology. American society for microbiology, Washington, DC.

[16]Palleroni NJ (2005) genus *Burkholderia*. In: Garrity GM, Brenner DJ, Krieg NR, Staley JT (eds) Bergey's Manual of Systematic Bacteriology, 2nd edn. Springer, New York, pp 575-600.

[17]Ritterband D,Shah M, Cohen K, Lawrence J and Seedor J. (2002) Burkholderia gladioli keratitis associated with consecutive recurrent endophthalmitis. Cornea , 21 (6): 602-603.

[18]Ross C, Opel V, Scherlach K , and Hertweck C, (2014). Biosynthesis of antifungal and antibacterial polyketides by Burkholderia gladioli in coculture with Rhizopus microsporu Mycoses, 57(3): 48～55.

[19]Sasser M (1990) Identification of bacteria by gas chromatography of cellular fatty acids, MIDI Technical Note 101. Newark, DE: MIDI Inc.

[20]Scuderi G. ,Bonaccorsi A. ,Panebianco S. , Vitale A. ,Polizzi G. , Cirvillerig (2009) Some strains of *Burkholderia gladioli* are potential candidates for postharvest biocontrol of fungal rots in citrus and apple fruits. J. Plant Pathol. 91:207-213

[21]Stanier RY, Palleroni NJ, Doudoroff M (1966) The aerobic pseudomonads a taxonomic study. J gen Microbiol 43:159-271.

[22]Ura H, Furuya N, Iiyama K, Hidaka M, Tsuchiya K. and Matsuyama N. (2006) *Burkholderia gladioli* associated with symptoms of bacterial grain rot and leaf-sheath browning of rice plants. .J. Gen. Pathol. 72 : 98-103.

[23]Van Damme P, Johannes A, Cox H, Berends W (1960) On toxoflavin, the yellow poison of *Pseudomonas cocovenenans*. Recueil des Travaux Chimiques des Pays-Bas 79:255-267

[24]Yan S L, Zhao N X, Zhang X H(2012) *Myroides phaeus* sp. nov. ,isolated from human saliva, and emended descriptions of the genus *Myroides* and the species *Myroides profundi* Zhang et al. 2009 and *Myroides marinus* Cho et al. 2011. Int J Syst Evol Microbiol 62:770-775.

[25]Zhao N-X, Ma M-S, Zhang Y-P, (1990) Comparative description of *Pseudomonas cocovenenans* (van Damme, Johannes, Cox, and Berends 1960) NCIB 9450T and strains isolated from cases of food poisoning caused by consumption of fermented corn flour in China. Int J Syst Bacteriol 40:452-455.

[26]Zhao N-X, Peng X-X, Gao S-P, (2003) Newly found nitrogen-fixing bacterium, *Burkholderia cocovenenans* and a simple methodof identifying it. Acta Academiae Medicinae Weifang 25:93-95. In Chinese

[27]Zhao N, Qu C, Wang E, Chen W (1995) Phylogenetic Evidence for the Transfer of *Pseudomonas cocovenenans* (van Damme *et al*. 1960) to the Genus *Burkholderia* as *Burkholderia cocovenenans* (van Damme *et al*. 1960) comb. nov. Int J Syst Bacteriol 45:600-603.

[28]Zhou F, H. Ning, F. Chen, W. Wu, A.. Chen and J. Zhang . (2015) *Burkholderia gladioli* infection isolated from the blood cultures of newborns in the neonatal intensive care unit. European Journal of Clinical Microbiology & Infectious Diseases 34 (8): 1533-1537.

（赵乃昕教授未发表文章）